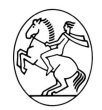

NEURO-PSYCHOPHARMAKA
Ein Therapie-Handbuch

Band 3: Antidepressiva und Phasenprophylaktika

Herausgegeben von
P. Riederer, G. Laux und W. Pöldinger

Mit Beiträgen von
T. Becker P.R. Bieck U. Breyer-Pfaff J. Bruinvels A. Cesura
M. Da Prada A. Delini-Stula L. Demisch J. Demling O. Dietmaier
M. Dose D. Ebert H.M. Emrich M.M. Fichter J. Fritze J. Fuger
M. Gerlach T. Glaser T.W. Guentert R. Hänsel G.F. Hebenstreit†
K. Heininger W.P. Kaschka S. Kasper R. Kettler W. König G. Laux
H.-J. Möller B. Müller-Oerlinghausen N. Nedopil M. Osterheider
W. Pöldinger J.G. Richards K. Rickels P. Riederer M. Schmauß
J. Schöpf M.P. Schoerlin V. Schulz S. Sieberns J. De Vry H. Wachtel
P. Waldmeier G. Wendt

Springer-Verlag Wien New York

Prof. Dr. Peter Riederer
Psychiatrische Universitätsklinik, Würzburg, Bundesrepublik Deutschland

Priv.-Doz. Dr. Gerd Laux
Psychiatrische Universitätsklinik, Bonn, Bundesrepublik Deutschland

Prof. Dr. Walter Pöldinger
Psychiatrische Universitätsklinik, Basel, Schweiz

© 1993 Springer-Verlag/Wien
Printed in Germany

Druck: Konrad Triltsch GmbH, Würzburg
Gedruckt auf säurefreiem Papier

Mit 84 Abbildungen

ISSN-0937-9401
ISBN 3-211-82211-9 Springer Verlag Wien – New York
ISBN 0-387-82211-9 Springer Verlag New York – Wien

Geleitwort

Psychopharmaka gehören zu den meistverordneten Medikamenten, ihre zentrale Bedeutung für die ambulante wie auch stationäre Behandlung psychischer Erkrankungen ist unbestritten. Sie waren die Voraussetzung für die Durchführung sozialpsychiatrischer Reformen, sie eröffneten auch dem Nicht-Psychiater die Möglichkeit der Therapie psychischer Störungen. Heute werden durch Allgemeinärzte, Internisten und Frauenärzte mehr Psychopharmaka verordnet als durch Nervenärzte – eine Entwicklung, die aufgrund der in den letzten Jahren gemachten Erfahrungen als problematisch angesehen werden muß. Geringes pharmakotherapeutisches Wissen führte zu unsachgemäßem Einsatz von Psychopharmaka und verstärkte in der Öffentlichkeit die negativen Attitüden gegenüber dieser Medikamentengruppe.

Innerhalb der biologischen Psychiatrie hat die pharmakologisch-biochemische Grundlagenforschung in den letzten Jahren neue Erkenntnisse für die Psychopharmakologie erbracht, vice versa können „Challenge"-Untersuchungen mittels Psychopharmaka wichtige Beiträge für die Hypothesengenerierung einer Pathophysiologie und Pathoneurochemie psychischer Erkrankungen liefern.

1987 erschien in den USA in Assoziation mit dem American College of Neuropsychopharmacology (ACNP) das über 1700 Seiten umfassende Buch „Psychopharmacology: The Third Generation of Progress". Über 270 Autoren geben in diesem Werk eine Übersicht zu den neurobiologischen Grundlagen der Psychiatrie, die klinische Psychopharmakologie umfaßt 700 Seiten dieses Werkes.

Auf diesem Hintergrund entschlossen wir uns, ein Handbuch zu diesem Themenkreis zu konzipieren. Ende 1988 fragten wir bei renommierten deutschsprachigen Neuro-Psychopharmaka-Experten an, ob Interesse an Konzeption und Mitarbeit eines diesbezüglichen Standardwerkes bestünde. Die überaus positive Resonanz ermunterte uns, das Projekt eines mehrbändigen „Viel-Autoren-Werkes" zu wagen. Die Fülle des Stoffes sowie die erstrebte Handlichkeit ließen es sinnvoll erscheinen, ein mehrbändiges Werk zu planen; in sich abgeschlossene Einzelbände sollten des weiteren die Möglichkeit überarbeiteter Neuauflagen erleichtern.

Die Buchreihe wendet sich an in Klinik und Praxis tätige Nervenärzte, Psychiater und Neurologen sowie in der Neuropsychopharmakologie tätige Grundlagenforscher, denen es als kompetentes Standardwerk und Therapie-Handbuch dienen soll. Für die Fachkompetenz des Nervenarztes, Psychiaters und Neurologen der 90er Jahre soll die Buchreihe eine verläßliche Basis bieten.

Größter Wert wurde darauf gelegt, die komplexe Thematik übersichtlich darzustellen. Alle Bände folgen einem gleichen, strikt gegliederten Aufbau, durch Tabellen und Abbildungen soll die Materie bestmöglich veranschaulicht werden. Die Herausgeber haben sich durch intensive redaktionelle Bearbeitung um größtmögliche Objektivität bemüht, trotz über 100 Autoren hoffen wir, einen akzeptablen Homogenitäts-Spielraum erreicht zu haben.

Zur raschen Vermittlung praxisrelevanter Informationen sollen farblich abgesetzte Übersichtstabellen mit sämtlichen Handelsnamen der in den drei deutschsprachigen Ländern verfügbaren Substanzen am Schluß des jeweiligen Buchbandes dienen.

Die traditionelle Gliederung der Psychopharmaka in Neuroleptika, Antidepressiva und Tranquilizer kann in Anbetracht fließender Übergänge bei neueren Substanzen sowie je nach Dosis heute nicht mehr voll akzeptiert werden, hat sich jedoch bewährt und etabliert und wird deshalb beibehalten.

In Band 1 werden die allgemeinen Grundlagen der Pharmakopsychiatrie dargestellt. Band 2 umfaßt Tranquilizer und Hypnotika, Band 3 Antidepressiva und Phasenprophylaktika, Band 4 Neuroleptika. Band 5 beinhaltet Parkinsonmittel und Nootropika, Band 6 die systematische Abhandlung der Antiepileptika, Betablocker und sonstiger Psychopharmaka sowie die Notfalltherapie.

Die Literatur ist jedem einzelnen Kapitel zugeordnet und umfaßt angesichts der erforderlichen Beschränkung neben wichtigen Primärquellen vor allem relevante Übersichtsarbeiten.

Nach Definition, Einteilung und Chemie werden im 1. Teil vorliegenden Bandes Pharmakologie, Neurobiochemie/Wirkmechanismus sowie Klinik (Indikationen, Dosierung, unerwünschte Wirkungen, Interaktionen, Kontrolluntersuchungen, allgemeine Behandlungsrichtlinien) der trizyklischen und nicht-trizyklischen (aufgrund der Literaturfülle hier schwerpunktmäßig Serotonin-Selektive-Wiederaufnahmehemmer) Antidepressiva sowie der Monoaminoxidase-Hemmer und der atypischen Antidepressiva dargestellt. In weiterer Kapiteln werden Antidepressiva mit neuartigen Wirkungsmechanismen und Präkursoren abgehandelt. Exkurse befassen sich mit den Themenkreisen statistische Meta-Analyse der Wirksamkeit neuer Antidepressiva, antidepressive Infusionstherapie, Kombinationstherapie MAOH/Trizyklika, Langzeitmedikation/Rezidivprophylaxe mit Antidepressiva, dem Procedere bei Therapieresistenz und dem Phytotherapeutikum Hypericin.

Gegenstand des 2. Buchabschnittes ist die systematische Abhandlung der Phasenprophylaktika Lithium und Carbamazepin. Im letzten Kapitel werden die Einsatzmöglichkeiten von Antidepressiva in der Therapie von Eßstörungen resümiert. Wie in jedem Band finden sich am Schluß – farblich hervorgehoben – Übersichtstabellen der Einzelpräparate mit wichtigen praktisch-klinischen Angaben zur raschen Information.

Die Herausgeber danken vor allem den Autoren, die die Herausgabe dieses Werkes durch termingerechte Manuskriptabgabe und unprätentiöse Vornahme der gewünschten Modifikationen ermöglicht haben. Besonders gedankt sei Frau I. Riederer für ihre unermüdliche Sekretariats-Tätigkeit sowie dem Springer-Verlag für die verständnisvolle, angenehme Zusammenarbeit und die hervorragende Ausstattung des Werkes.

Für konstruktive Kritik und Anregungen sind wir aufgeschlossen. Möge mit der Herausgabe dieser Handbuchreihe auch im deutschsprachigen Raum die Forschung auf dem Gebiete der Neuro-Psychopharmakologie trotz zunehmender Hindernisse intensiviert werden. Dem in Klinik und Praxis tätigen Facharzt soll die tägliche Arbeit durch ein kompetentes Handbuch erleichtert werden.

P. Riederer

G. Laux

W. Pöldinger

Würzburg/Bonn/Basel, im Herbst 1993

Inhaltsverzeichnis

Autorenverzeichnis

T. Becker, Dr. med., Psychiatrische Universitätsklinik, Füchsleinstraße 15,
D-97080 Würzburg

P. Bieck, Prof. Dr. med., c/o Dr. J. Wilson, 46 Concord Park East, Nashville, TN 37205,
USA

U. Breyer-Pfaff, Prof. Dr. Dr. med., Institut für Toxikologie, Universität Tübingen,
Wilhelmstraße 56, D-72074 Tübingen

J. Bruinvels, Prof. Dr., Sweelinck Laan 75, NL-3723 Bilthoven

A. Cesura, Dr., Pharmazeutische Forschungsabteilung, Hoffmann La Roche,
CH-4002 Basel

M. Da Prada, Prof. Dr., Pharmazeutische Forschungsabteilung, Hoffmann La Roche,
CH-4002 Basel

A. Delini-Stula, Priv.-Doz. Dr., Roche International Clinical Research Center, 4, Route de
la Rivière, P.O. Box 83, F-67382 Lingolsheim Cedex

L. Demisch, Priv.-Doz. Dr., Zentrum für Psychiatrie, Universität Frankfurt,
Heinrich-Hoffmann-Straße 10, D-60528 Frankfurt/Main

J. Demling, Priv. Doz. Dr., Psychiatrische Klinik, Universität Erlangen, Schwabachanlage 6,
D-91054 Erlangen

O. Dietmaier, Dr., Psychiatrisches Landeskrankenhaus, D-74189 Weinsberg

M. Dose, Priv.-Doz. Dr. med., Bezirkskrankenhaus, Bräuhausstraße 5, D-84416 Taufkirchen

D. Ebert, Dr. med., Psychiatrische Klinik, Universität Erlangen, Schwabachanlage 6,
D-91054 Erlangen

H. Emrich, Prof. Dr. med., Medizinische Hochschule Hannover, Konstanty-Gutschow-
Straße 8, D-30625 Hannover

M. M. Fichter, Prof. Dr. med., Klinik Roseneck, Am Roseneck 6, D-83209 Prien/Chiemsee

J. Fritze, Priv.-Doz. Dr. med., Bereich Medizin, Troponwerke, Berliner Straße 156,
D-51063 Köln

J. Fuger, Dr. med., Westerwaldklinik, Postfach 1240, D-56588 Waldbreitbach

M. Gerlach, Priv.-Doz. Dr. med., Klinische Neurochemie, Psychiatrische Universitätsklinik, Füchsleinstraße 15, D-97080 Würzburg

T. Glaser, Dr., Institut für Neurobiologie, Troponwerke, Berliner Straße 156, D-51063 Köln

T. W. Guentert, Dr., Abteilung für Klinische Pharmakologie, Hoffmann La Roche, CH-4002 Basel

R. Hänsel, Prof. Dr., Westpreußenstraße 71, D-81927 München

K. Heininger, Priv.-Doz. Dr. med., Bayer AG, PH/FE/ME/KFI, Gebäude 431, D-42096 Wuppertal

W. Kaschka, Prof. Dr. med., Psychiatrische Klinik, Universität Erlangen, Schwabachanlage 6, D-91054 Erlangen

S. Kasper, Prof. Dr. med., Psychiatrische Universitätsklinik, Währinger Gürtel 18–20, A-1090 Wien

R. Kettler, Dr., Pharmazeutische Forschungsabteilung, Hoffmann La Roche, CH-4002 Basel

W. König, Dr. med., Psychiatrisches Landeskrankenhaus, D-74189 Weinsberg

G. Laux, Priv.-Doz. Dr. med. Dipl.-Psych., Psychiatrische Universitätsklinik, Sigmund-Freud-Straße 25, D-53105 Bonn

H.-J. Möller, Prof. Dr. med., Psychiatrische Universitätsklinik, Sigmund-Freud-Straße 25, D-53105 Bonn

B. Müller-Oerlinghausen, Prof. Dr. med., Psychiatrische Klinik der Freien Universität, Eschenallee 3, D-14050 Berlin

N. Nepodil, Prof. Dr. med., Psychiatrische Universitätsklinik, Abteilung Forensische Psychiatrie, Nußbaumstraße 7, D-80336 München

M. Osterheider, Dr. med., Psychiatrische Universitätsklinik, Füchsleinstraße 15, D-97080 Würzburg

W. Pöldinger, Prof. Dr. med., Psychiatrische Universitätsklinik, Wilhelm Klein-Straße 27, CH-4025 Basel

J. G. Richards, Dr., Pharmazeutische Forschungsabteilung, Hoffmann La Roche, CH-4002 Basel

K. Rickels, Prof. Dr., 203 Piersol Building, University-Hospital, 3400 Sprude Street G 1, Philadelphia, PA 19104, USA

P. Riederer, Prof. Dipl.-Ing. Dr., Klinische Neurochemie, Psychiatrische Universitätsklinik, Füchsleinstraße 15, D-97080 Würzburg

M. Schmauss, Priv.-Doz. Dr. med., Bezirkskrankenhaus, Dr. Mackstraße 1, D-86156 Augsburg

J. Schöpf, Dr. med., Psychiatrische Universitätsklinik, Postfach 68, CH-8029 Zürich

M. P. Schoerlin, Dr., c/o Robapharm Registrierung, St. Alban – Rheinweg 174, CH-4052 Basel

V. Schulz, Prof. Dr., Lichtwer Pharma, Wallenroder Straße 8–10, D-13435 Berlin

S. SIEBERNS, Bereich Medizin, Troponwerke, Berliner Straße 156, D-51063 Köln

J. DE VRY, Dr., Institut für Neurobiologie, Troponwerke, Berliner Straße 156, D-51063 Köln

H. WACHTEL, Dr. med., Neuropsychopharmakologie, Schering, D-13342 Berlin

P. WALDMEIER, Dr. med., Forschungsabteilung, Ciba Geigy, CH-4002 Basel

G. WENDT, 77, Flinders Avenue, Hillarys, 6025 Western Australia

Neuro-Psychopharmaka, Bd. 3
Riederer P. / Laux G. / Pöldinger W. (Hrsg.)
© Springer-Verlag Wien 1993

1
Definition, Einteilung, Chemie

P. Riederer und G. Laux

1.1 Definition

Als Antidepressiva (Thymoleptika) wird eine Klasse von chemisch unterschiedlichen Medikamenten bezeichnet, die vorwiegend bei Patienten mit depressivem Syndrom eingesetzt wird. 35 Jahre nach ihrer Entdeckkung nehmen Antidepressiva eine zentrale Stellung in der Therapie depressiver Erkrankungen ein. Allen Antidepressiva gemeinsam ist die stimmungsaufhellende und antriebsnormalisierende Wirkung, mit der in der Regel auch ein Abklingen der körperlichen Depressionssymptome einhergeht.

Epidemiologische Untersuchungen zeigen, daß die Punktprävalenz depressiver Symptome in der Bevölkerung 13–20% beträgt, die der „Major Depression" 1,5–5%. Die Lebenszeitprävalenz behandlungsbedürftiger depressiver Erkrankungen beläuft sich auf 4–18% (SMITH und WEISSMAN 1992, WITTCHEN und von ZERSSEN 1988).

Ausgangspunkte für die Entwicklung antidepressiver Substanzen waren die Entdekkung der therapeutischen Wirksamkeit des trizyklischen Präparates Imipramin und die Beobachtung, daß der für die Tuberkulose-Behandlung eingesetzte Monoaminoxidase-Hemmer Iproniazid antidepressive Wirkeigenschaften aufwies (KUHN 1957, LOOMER et al. 1957; vergl. Band 1, Kapitel 2).

In der Folgezeit wurde eine Reihe von trizyklischen und nicht-trizyklischen Antidepressiva entwickelt und eingeführt; neben modifizierten Trizyklika waren dies tetrazyklische und chemisch neuartige Verbindungen, denen insbesondere ein günstigeres Nebenwirkungsprofil zuzukommen scheint. Allerdings wurden unter den neueren Antidepressiva zum Teil im Vergleich zu den klassischen Trizyklika unbekannte oder anstelle der als unerwünscht angesehenen anticholinergen Wirkungen häufiger andersartige Nebenwirkungen beobachtet. Basierend auf der Serotoninmangel-Hypothese der Depression wurden als Aminpräkursoren L-Tryptophan und 5-Hydroxytryptophan (Oxitriptan) entwickelt und das Prinzip einer Substitutionstherapie eingeführt.

1.2 Einteilung

Die Einteilung der Antidepressiva kann nach ihrer chemischen Struktur, nach dem pharmakologischen Wirkmechanismus und den neurobiochemischen Wirkeigenschaften sowie nach klinisch-therapeutischen Wirkprofilen erfolgen.

1.2.1 Einteilung nach strukturchemischen Merkmalen

Nach ihrer chemischen Strukturzugehörigkeit werden folgende Substanzklassen unterschieden:

1. trizyklische Antidepressiva
2. modifizierte trizyklische Antidepressiva
3. tetrazyklische Antidepressiva
4. chemisch neuartige/andersartige Antidepressiva
5. Monoaminoxidase-Hemmer (MAO-Hemmer)
6. Aminpräkursoren.

Im folgenden sind die chemischen Grundgerüste der wichtigsten Antidepressiva wiedergegeben (siehe dazu PÖLDINGER und WIDER 1990, PAIONI 1983). Zusätzlich findet man in den Übersichtstabellen (s. S. 579) von

Tabelle 1.1. 10,11-Dihydro-5H-dibenzo-[b, f]-azepin (N in 5-Stellung) bzw. 10,11-Dihydro-5H-dibenzo-[a, d]cyclohepten-(C in 5-Stellung)-Gerüst

Substanz	R	R_1	R_2	Stellung 5	Stellung 10	Zusätzliche Doppelbindung
Imipramin	CH_3	–	–	N	C	
Desipramin	–	–	–	N	C	
Clomipramin	CH_3	Cl	–	N	C	
Amitriptylin	CH_3	–	–	C	C	5-1 (S)
Nortriptylin	–	–	–	C	C	5-1 (S)
Trimipramin	CH_3	–	CH_3	N	C	
Protriptylin	–	–	–	C	C	10–11
Butriptylin	CH_3	–	CH_3	C	C	
Doxepin	CH_3	–	–	C	O	5-1 (S)
Dothiepin	CH_3	–	–	C	S	5-1 (S)
Lofepramin	-CH$_2$-C(=O)-Phe-Cl	–	–	N	C	

1 (S) bedeutet C-Stellung in 1 der Seitenkette 2-Alkyl-N-alkyl-N-methyl-3-aminopropyl ... (gemäß IUPAC-Nomenklatur); – bedeutet H

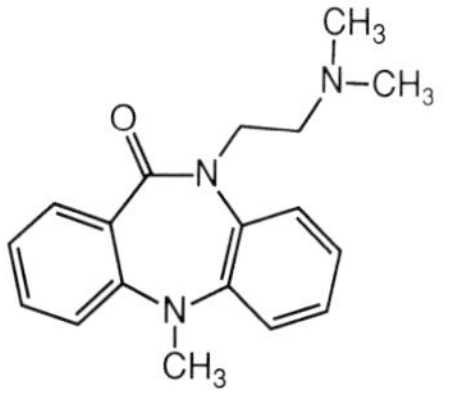

Dibenzepin

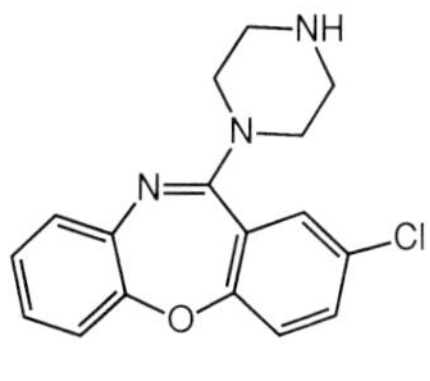

Amoxapin

Abb. 1.1

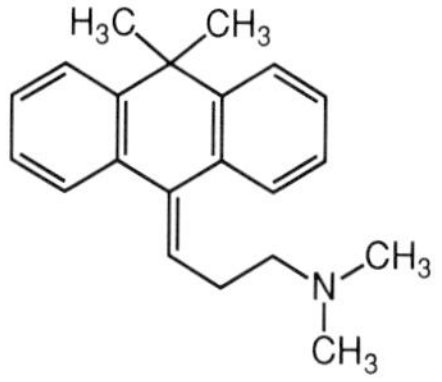

Melitracen

Abb. 1.2

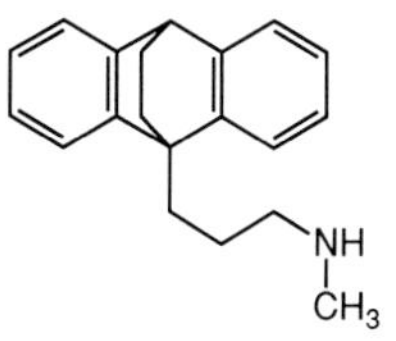

Maprotilin

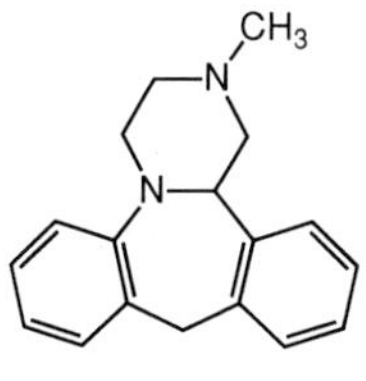

Mianserin

Abb. 1.3

allen im Handel befindlichen Präparaten die entsprechenden chemischen Formeln.

Trizyklische und modifizierte trizyklische Antidepressiva

Die wichtigsten Antidepressiva der ersten Generation gehören zur Gruppe der Dibenzazepin- bzw. der Dibenzocycloheptadien-Reihe mit jeweils linearem 6-7-6 trizyklischem Kern. Die Moleküle sind stereochemisch gewinkelt angeordnet. In 5-Position ist eine häufig modifizierte Seitenkette vom Aminopropyltyp vorhanden. Tabelle 1.1 gibt die klassische Struktur trizyklischer Antidepressiva und die strukturchemischen

Modifikationen wieder. Dabei wurde berücksichtigt, daß vor allem im Handel befindliche Präparate genannt werden.
Substitutionen am Kern schwächen die antidepressive Wirkung meistens ab (Ausnahme Clomipramin). Das Dibenzazepingerüst der Imipraminreihe unterscheidet sich bezüglich der klinischen Wirkung von jenem des Dibenzocycloheptadiengerüstes (Amitriptylinreihe) (siehe pharmakologisch-biochemische Wirkeigenschaften). Die Einführung einer 10,11-Doppelbindung wirkt sich im Gegensatz zum Dibenzazepingerüst beim Dibenzocycloheptadiengerüst wirksamkeitssteigernd aus. Einfache Verzweigungen in der Seitenkette sowie Einführung eines Heteroatoms in die 10,11-Brücke führen zu keinen entscheidenden Änderungen der thymoleptischen Wirkung (PAIONI 1983).
Modifikationen der Aminopropyl-Seitenkette (Tabelle 1.2) ergeben keine entscheidende Wirkänderung. So ist z.B. die klinische Wirkung von Lofepramin ähnlich jener von Imipramin.
Ein Trizyklikum mit zentralem 7-Ring und modifizierter 10,11 Brücke eines Dibenzdiazepins bei verkürzter Seitenkette in 5-Stellung ist *Dibenzepin* (10-[2-(Dimethylamino)ethyl]-5,10-dihydro-5-methyl-11H-dibenzo[b,e][1,4]diazepin-11-on) (s. Abb. 1.1). Trizyklika mit 6-6-6-System sind vor allem für eine Reihe von Neuroleptika charakteristisch. Jene Substanzen, die als Antidepressiva wirken, sind *Melitracen* (9-(3-Dimethylaminopropyliden)-10,10-dimethyl-9,10-dihydroanthrazen) (Abb. 1.2) und Dimetacrin (9,9-Dimethyl-10-[3-(dimethylamino) propyl]acridan).

Tetrazyklische Antidepressiva

Diese Gruppe von Antidepressiva weist z.B. für *Maprotilin* (N-Methyl-9,10-ethanoanthrazen-9(10H)-propylamin) eine gewinkelte sterische Anordnung einer tetrazyklischen Dibenzocyclooctadien-Struktur auf. Im Gegensatz dazu weist *Mianserin* (1,2,3,

Tabelle 1.2. Abweichungen in der Aminopropyl-Seitenkette

Lofepramin	lipophileres p-Chlorbenzoylderivat von Imipramin
Opipramol	substituierter Piperazinring statt Aminogruppe
Noxiptilin	Oxim-dimethylamino-ethylether-Seitenkette mit 4-Atome-Abstand zwischen basischem Zentrum und trizyklischem Kern

4,10,14b-Hexahydro-2-methyldibenzo[c,f]-pyrizano[1,2-a] azepin) eine tetrazyklische Struktur auf mit an der 10,11-Brücke gekoppeltem Piperazinring (Abb. 1.3).

Chemisch neuartige/andersartige Antidepressiva

Zu dieser Gruppe gehören vor allem *Viloxazin* (2-[(o-Ethoxyphenoxy)methyl]morpholin), *Trazodon* (2-[-[4-(m-Chlorophenyl)-1-piperazinyl]propyl]-s-triazolo[4,3-a]pyridin-3(2H)-on), *Fluoxetin* ((±)-N-Methyl-3-phenyl-3-[(α,α,α-trifluoro-p-tolyl)oxy]propylamin), *Fluvoxamin* (5-Methoxy-4'-(trifluoromethyl)valerophenon(E)-O-(2-amino-ethyl)oxim), *Citalopram* (1-[3-(Dimethylamino)propyl]-1-(p-fluorophenyl)-5-phthalancarbonitril) und *Paroxetin* ((–)-trans-4-(p-Fluorophenyl)-3-[(3,4-methylendioxy)phenoxymethyl]piperidin) (Abb. 1.4).

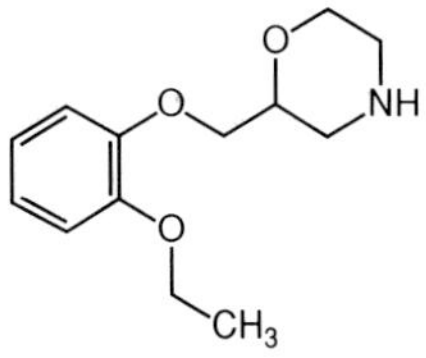

Viloxazin

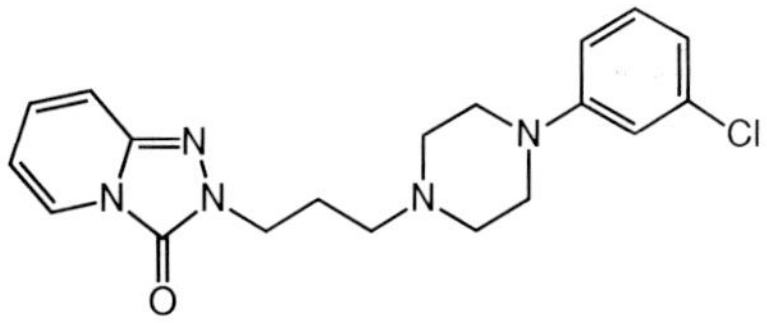

Trazodon

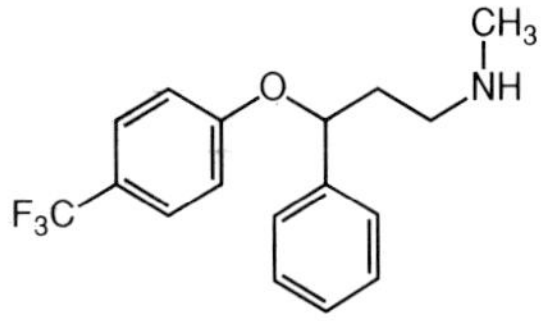

Fluoxetin

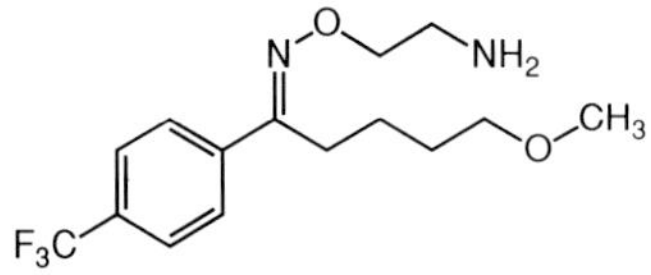

Fluvoxamin

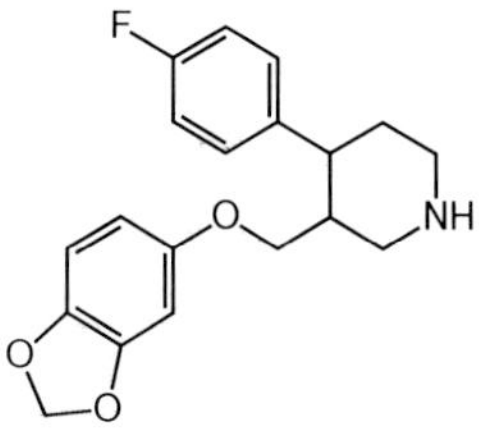

Paroxetin

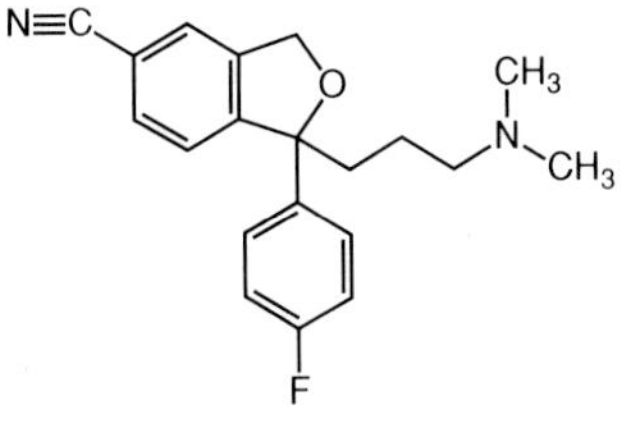

Citalopram

Abb. 1.4

Monoaminoxidase-Hemmer (Abb. 1.5)

Monoaminoxidase (MAO)-Hemmer der ersten Generation hemmen beide MAO-Subtypen, MAO-A und MAO-B. Dazu gehören Nialamid (Isonikotinsäure-2-[(2-benzylcarbamoyl)ethyl]hydrazid), Phenelzin (Phenylethylhydrazin) und *Tranylcypromin* ((±)-trans-2-phenylcyclopropylamin). Pargylin (N-Methyl-N-2-propynylbenzylamin) und *Selegilin* ((R)-(–)-N,α-Dimethyl-N-2-propynylphenethylamin) sind selektive, irreversible Hemmer von MAO-B, Clorgylin (nicht im Handel) ist selektiv und irreversibel für MAO-A („MAO-Hemmer der zweiten Generation"). Von diesen Substanzen haben zur Zeit nur Tranylcypromin und Selegilin (L-Deprenyl) klinische Bedeutung. Da diese Hemmer wegen ihrer langen Bindung an das Enzym die klinische Steuerbarkeit der Medikation schwierig machen, wurde in den letzten Jahren das Konzept verfolgt, selektive und reversible MAO-A bzw. -B-Hemmer zu entwickeln („MAO-Hemmer der dritten Generation").

Als selektive, reversible MAO-A-Hemmer sind *Moclobemid* (p-Chloro-N-(2-morpholinoethyl)benzamid) und *Brofaromin* (4-(7-Bromo-5-methoxy-2-benzofuranyl) piperidin) zu erwähnen, während von den MAO-B-Hemmern noch keine marktreifen Produkte bekannt sind.

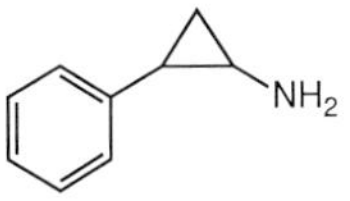

Die Chemie dieser Gruppe von Antidepressiva ist, wie ersichtlich, sehr unterschiedlich (Abb. 1.5). Einige Strukturen leiten sich als substituiertes Phenethylderivat ab. Pargylin, Selegilin und Clorgylin haben die charakteristische N-Methyl-N-propargylamino-Gruppe.

Aminpräkursoren

Zu diesen, mit Ausnahme der Antiparkinsonsubstanz L-DOPA, nicht mehr im Handel befindlichen Aminosäuren gehören L-Tryptophan und L-5-Hydroxytryptophan (Ausnahme Österreich) (Abb. 1.6). Diese Substanzen gehören zur Klasse der aromatischen Aminosäuren.

1.2.2 Einteilung nach pharmakologisch-biochemischen Wirkeigenschaften

In der medikamentösen Depressionstherapie existieren bislang vier pharmakologische Wirkprinzipien:

1. Hemmung der Wiederaufnahme von Noradrenalin und/oder Serotonin
2. Hemmung der MAO-A
3. Blockade/Beeinflussung von (präsynaptischen) Rezeptoren
4. Substitution von Serotonin durch Präkursoraminosäuren

Nach pharmakologisch-neurobiochemischen Gesichtspunkten (vergl. Kapitel 2.2 und 2.3, 3.2 und 3.3) können Antidepressiva eingeteilt werden in

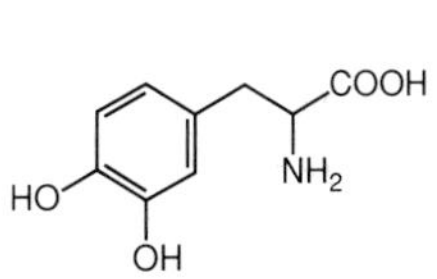

Tranylcypromin   Selegilin (L-Deprenyl)

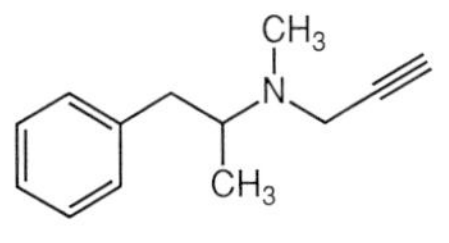

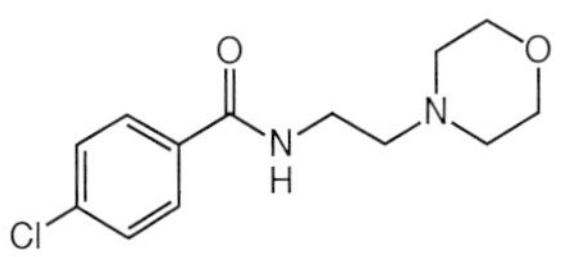

Moclobemid

L-DOPA 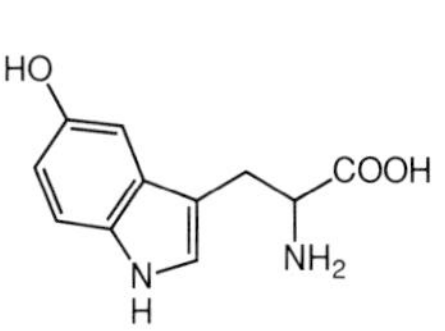   5-Hydroxytryptophan

Abb. 1.5   **Abb. 1.6**

- Noradrenalin-Wiederaufnahmehemmer
- Selektive Serotonin-Wiederaufnahme-hemmer (Serotonin Selective Reuptake Inhibitors, SSRI)
- MAO-Hemmer (MAOH)
- Rezeptor-Antagonisten
- Aminpräkursoren.

Bei der Einteilung in noradrenerge bzw. serotoninerge Antidepressiva (siehe Kapitel 2.2 und 2.3) muß berücksichtigt werden, daß Muttersubstanz und aktiver Metabolit zum Teil unterschiedliche diesbezügliche Aktivität aufweisen (z.B. Amitriptylin/Nor-triptylin, Desipramin/Imipramin). Die ein-deutige biochemische Klassifizierung wird hierdurch ebenso kompliziert wie durch die teilweise bislang ungeklärte Relevanz phar-makologisch aktiver Metaboliten.

Des weiteren stellen die Befunde fast aus-schließlich tierexperimentell gewonnene Akuteffekte dar, während bei chronischer Langzeitapplikation mit anderen pharma-kologisch-biochemischen Wirkungen (z.B. Rezeptor-Adaptation) zu rechnen ist.

Als sogenannte **atypische Antidepressiva** können Substanzen bezeichnet und zusam-mengefaßt werden, die keine primäre Be-einflussung noradrenerger und/oder sero-toninerger Neurotransmitter bewirken. Hierzu zählt das Triazolo-Benzodiazepin *Alprazolam* (8-Chloro-l-methyl-6-phenyl-4H-s-triazolo[4,3-a][1,4]benzodiazepin), das Trizyklikum *Trimipramin* (5-[3-(Dimethyl-amino)-2-methylpropyl]-10,11-dihydro-5H-dibenz[b,f]azepin) (siehe Tabelle 1.1) sowie niedrig dosierte Neuroleptika wie *Flupenti-xol* (2-Trifluoromethyl-9-[3-[4-(2-hydroxy-ethyl)piperazin-1-yl]propyliden]thioxan-then) und *Sulpirid* (N-[(1-Ethyl-2-pyrro-lidinyl)methyl]-5-sulfamoyl-o-anisamid) (Abb. 1.7, siehe auch Kapitel 5).

Aufgrund neuer kontrollierter Studien wur-den jüngst auch für **Phytotherapeutika**, insbesondere Hypericin (Abb. 1.8), antide-pressive Wirkeigenschaften postuliert. Die genauen pharmakologischen Wirkungen

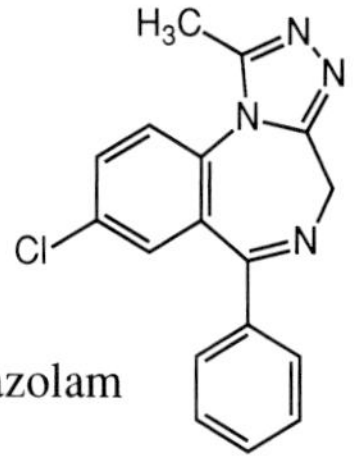

Alprazolam

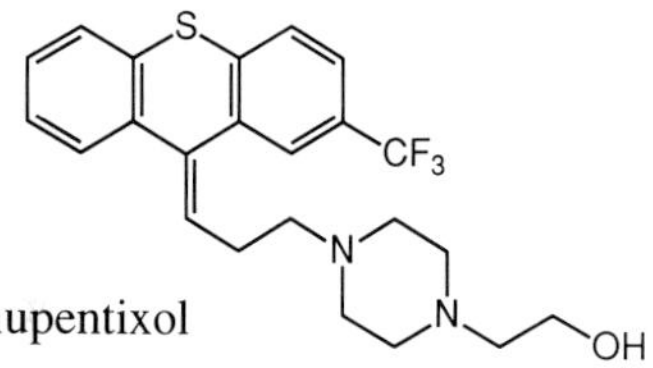

Flupentixol

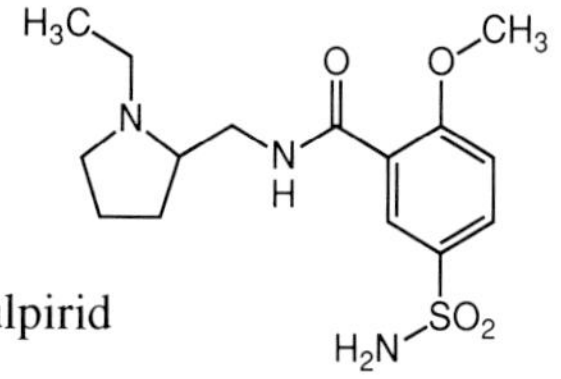

Sulpirid

Abb. 1.7

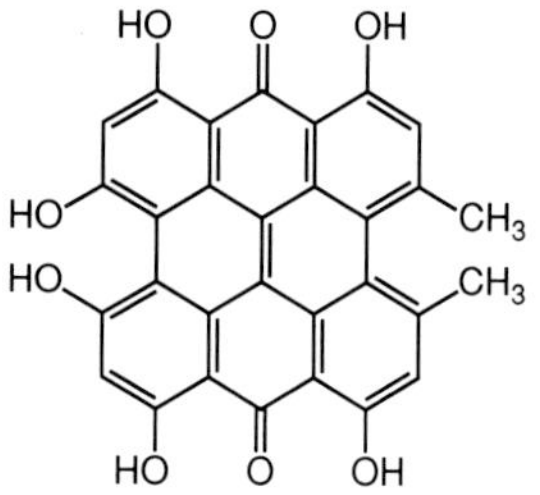

Hypericin

Abb. 1.8

und neurobiochemischen Wirkeffekte die-ser Präparate sind bislang ungenügend er-forscht (siehe Exkurs zu Kapitel 7). Che-misch ist Hypericin ein Naphthodianthron-derivat. Das Molekül (Abb. 1.8) enthält auch das antibiotisch wirksame Acylphloroglucid Hyperforin, an dessen Biogenese neben ei-nem Isopropionyl- und drei Acetylresten drei Dimethylallyl- und ein Geranylrest beteiligt sind (TEUSCHER 1990).

1.2.3 Einteilung nach klinisch-therapeutischen Wirkprofilen

Weite Verbreitung fand die klinische Einteilung nach drei Zielsyndromen, nämlich „ängstlich-psychomotorische Erregtheit", „vital-depressive Verstimmung" und „psychomotorische Gehemmtheit" (KIELHOLZ 1971). Nach dem sogenannten Drei-Komponentenschema wurden innerhalb der Gruppe der Antidepressiva aufgrund ihres klinisch-therapeutischen Wirkprofiles drei Grundtypen unterschieden:

1. Desipramin-Typ (psychomotorisch aktivierend, antriebssteigernd)
2. Imipramin-Typ (psychomotorisch neutral/stabilisierend)
3. Amitriptylin-Typ (sedierend, dämpfend, angstlösend).

Dem Versuch, alle Antidepressiva in dieses von KIELHOLZ vorgeschlagene Schema einzuordnen, kommt allenfalls groborientierende Bedeutung zu. In kontrollierten empirischen Untersuchungen gelang es zumeist nicht, die drei verschiedenen Wirkqualitä-

Tabelle 1.3. Asolo-Schema (AHRENS und RÜTHER 1992)

	Substanz			Substanz
1.	*Wirkmechanismus*		*6.*	*Psychische Wirkungen*
1.1	NA-Aufnahme-Hemmer		6.1	Stimmung
1.2	5-HT-Aufnahme-Hemmer			6.1.1 Aufhellung einer depressiven
1.3	DA-Aufnahme-Hemmer			(Ver-)Stimmung
1.4	MAO-Hemmer			6.1.2 Re-Stabilisierung
1.4.1	MAO-A			6.1.3 Anhebung der Stimmung
1.4.2	MAO-B		6.2	Antrieb
1.5	Andere			6.2.1 Besserung d. Antriebsmangels
				6.2.2 Antriebssteigernd
2.	*Akute Rezeptorwirkung*		6.3	Angst
2.1	$\alpha 1$			6.3.1 Psychische Angst
2.2	$5\text{-}HT_2$			6.3.1.1 Akut
2.3	Muskar. Rezeptor			6.3.1.2 Chronisch
2.4	H_1			6.3.2 Somatische Angst
			6.4	Zwang
3.	*Chronische Rezeptorwirkung*		6.5	Wahn
3.1	α 1-Up			6.5.1 Synthym
3.2	β-Down			6.5.2 Katathym
3.3	DA-Up			
			7.	*Psychomotorik*
4.	*Endokrinologische Beziehungen*		7.1	Motorische Dämpfung
4.1	GH (Wachstumsfaktor)		*8.*	*Schlaf*
4.2	Prolaktin			
4.3	Cortisol		*9.*	*Eßverhalten*
			9.1	Appetit
5.	*Pharmakokinetik*		9.2	Gewicht
5.1	Regelhafte Beziehungen			
5.2	Eliminations-Halbwertszeit		*10.*	*Schmerz (chronisch)*
5.3	Bedeutung der Metaboliten			

••• stark, •• mäßig, • schwach, o fast keine, oo keine, ↑ Up-Regulation, ↓ Down-Regulation

ten voneinander abzugrenzen, neuere Antidepressiva weisen offenbar Wirkspektren auf, die zum Teil wesentlich über diese drei Komponenten hinausgehen (WOGGON 1987).

Empirisch zeigte sich, daß neben dem Faktor Dosis offenbar individuelle (Persönlichkeits-)Merkmale im Einzelfall von Bedeutung sein können und „aktivierende" bzw. „sedierende" Antidepressiva gegenteilige Wirkeffekte entfalten können.

Zu den sedierenden Antidepressiva werden neben Amitriptylin Amitriptylinoxid, Trimipramin und Doxepin gezählt, zu den psychomotorisch aktivierenden neben Desipramin Nortriptylin, Sulpirid und Viloxazin sowie die MAO-Hemmer Tranylcypromin und Moclobemid (vergl. Abb. 2.2.2.1, Seite 20). Mit Hilfe des *Pharmako-EEG's* gelang es, relativ typische Profile von aktivierenden bzw. sedierenden Antidepressiva zu erstellen. So werden von SALETU mittels „Brain-Mapping" zwei Subtypen unterschieden, nämlich thymoleptisch (Amitriptylin-, Imipramin-ähnlich) und thymeretisch (Desipramin-ähnlich) wirksame Antidepressiva (siehe Band 1, Kapitel 3.3).

Von der Gruppe um RÜTHER wird derzeit ein differenzierteres Einteilungsschema für An-

tidepressiva mit 10 Beschreibungsebenen vorgeschlagen (sogenanntes Asolo-Schema [AHRENS und RÜTHER 1992], siehe Tabelle 1.3). Mit Hilfe dieses Schemas werden Antidepressiva umfassend im Sinne einer Synthese ihrer pharmakokinetischen, pharmakodynamischen, endokrinologischen und klinisch-psychopathologischen Wirkeigenschaften charakterisiert, wobei letztere über die bislang übliche Beschränkung auf klinische Depressionssymptome sensu strictu hinausgehen.

Für die praktische Anwendung können Antidepressiva schließlich hinsichtlich der Möglichkeit zusätzlicher Applikationsformen wie folgt eingeteilt werden:

Parenteral (Tropfinfusion, i.m.) verfügbare Antidepressiva: Amitriptylin, Clomipramin, Dibenzepin, Doxepin, Imipramin (nur i.m.), Maprotilin, Trazodon, Trimipramin und Viloxazin.

Oral flüssig (Tropfen, Saft) verfügbare Antidepressiva: Amitriptylin, Imipramin, Trimipramin.

Eine 1988/1989 durchgeführte Befragung von über 17.000 europäischen Psychiatern hinsichtlich ihrer Präferenz in der Behandlung depressiver Erkrankungen ergab, daß tri- und tetrazyklische Antidepressiva vom

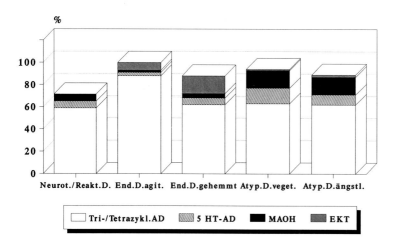

Abb. 1.9. Depressionstherapie – Umfrage europäischer Psychiater (mod. nach PAYKEL und WHITE 1989)

Wiederaufnahmehemmertyp bei weitem dominieren; allerdings kommen bei bestimmten Unterformen depressiver Erkrankung – in den letzten Jahren mit offenbar zunehmender Tendenz – auch selektive Serotonin-Wiederaufnahmehemmer und MAO-Inhibitoren zum Einsatz (PAYKEL und WHITE 1989; siehe Abb. 1.9).

Literatur

AHRENS B, RÜTHER E (1992) The differentiated treatment of depression. A guideline for practical application. Clin Neuropharm 15 [Suppl 1]: 528 B

KIELHOLZ P (1971) Diagnose und Therapie der Depressionen für den Praktiker. Lehmann, München

KUHN R (1957) Über die Behandlung depressiver Zustände mit einem Iminodibenzylderivat (G 22355). Schweiz Med Wochenschr 87: 1135–1140

LOOMER HP, SAUNDERS JC, KLINE NS (1957) A clinical and pharmacodynamic evaluation of iproniazid as a psychic energizer. Psychiatr Res Rep Am Psychiatr Ass 8: 129–141

PAIONI R (1983) Chemie der Antidepressiva. In: LANGER G, HEIMANN H (Hrsg) Psychopharmaka. Springer, Wien New York, S 59–65

PAYKEL ES, WHITE JL (1989) A European study of view on the use of monoamine oxidase inhibitors. Br J Psychiatry 155 [Suppl 6]: 9–17

PÖLDINGER W, WIDER F (1990) Index psychopharmacorum, 7. Aufl. Huber, Bern

SMITH AL, WEISSMAN MM (1992) Epidemiology. In: PAYKEL ES (ed) Handbook of affective disorders. Churchill Livingstone, Edinburgh, pp 111–129

TEUSCHER E (1990) Pharmazeutische Biologie, 4. Aufl. Vieweg, Braunschweig Wiesbaden

WITTCHEN HU, ZERSSEN Dv (1988) Verläufe behandelter und unbehandelter Depressionen und Angststörungen. Eine klinisch-psychiatrische und epidemiologische Verlaufsuntersuchung. Springer, Berlin Heidelberg New York Tokyo

WOGGON B (1987) Psychopharmakotherapie affektiver Psychosen. In: KISKER KP, LAUTER H, MEYER JE et al. (Hrsg) Psychiatrie der Gegenwart, Bd 5. Affektive Psychosen. Springer, Berlin Heidelberg New York Tokyo, S 273–325

Neuro-Psychopharmaka, Bd. 3
Riederer P. / Laux G. / Pöldinger W. (Hrsg.)
© Springer-Verlag Wien 1993

2

Trizyklische Antidepressiva

2.1 Einteilung

G. Laux

Trizyklische Antidepressiva lassen sich nach strukturchemischen und pharmakologisch-neurobiochemischen Gesichtspunkten sowie aufgrund ihrer psychotropen Wirkprofile einteilen.

Das trizyklische Dibenzazepin-Gerüst der „Muttersubstanz" Imipramin erfuhr zahlreiche Strukturmodifikationen (siehe dazu Kapitel 1, Seite 2 f.); die **„klassischen trizyklischen"** Antidepressiva können *strukturchemisch* wie folgt unterteilt werden:

1. Dibenzazepin-Derivate: Imipramin, Desipramin (= Desmethyl-Imipramin), Clomipramin
2. Dibenzocycloheptadien-Derivate: Amitriptylin, Nortriptylin
3. Dibenzoxepin-Derivate: Doxepin
4. Dibenzodiazepin-Derivate: Dibenzepin
5. Anthracen-Derivate: Melitracen

Alle trizyklischen Antidepressiva tragen an einem N- oder C-Atom des zentralen Ringes in 5-Stellung eine Seitenkette; diese besteht aus einer Kette von 3 C-Atomen mit einer Dimethylamino- oder Monomethylamino-Gruppe. Dies hat zu einer Unterteilung in sog. **sekundäre** oder **tertiäre** Amine geführt. Durch Demethylierung entstehen im Organismus aus den tertiären Aminen sekundäre wie z.B. Desipramin aus Imipramin, Nortriptylin aus Amitriptylin. Die demethylierten Metaboliten sind wie die Muttersubstanzen antidepressiv wirksam, jedoch unterschiedlich im psychotropen Wirkprofil (psychomotorisch dämpfend versus aktivierend). Die demethylierten Metabolite (sekundäre Amine) weisen zumeist eine längere Eliminationshalbwertszeit auf als die Muttersubstanzen (tertiäre Amine).

Der Ersatz des Stickstoffs in 5-Stellung durch ein Kohlenstoffatom im zentralen siebener Ring der Dibenzazepine führte zur Klasse der Dibenzozykloheptadiene, deren Hauptvertreter Amitriptylin und sein Metabolit Nortriptylin darstellen.

Aufgrund ihrer *pharmakologisch-neurobiochemischen* Wirkeigenschaften lassen sich trizyklische Antidepressiva wie folgt einteilen:

1. Trizyklika mit Präferenz Noradrenalin-Wiederaufnahmehemmung: Desipramin, Nortriptylin, Dibenzepin

2. Trizyklika mit gemischter Noradrenalin-/ Serotonin-Wiederaufnahmehemmung: Amitriptylin, Doxepin, Imipramin
3. Trizyklika mit Präferenz Serotonin-Wiederaufnahmehemmung: Clomipramin
4. Trizyklika mit andersartigen Wirkmechanismen: Trimipramin (vgl. Kapitel 2.2 Pharmakologie und Kapitel 5 atypische Antidepressiva).

Aufgrund des klinisch dominierenden *psychotropen Wirkprofils* (psychomotorisch aktivierend versus dämpfend, angstlösend) lassen sich trizyklische Antidepressiva wie folgt kategorisieren (vgl.Kap. 1):

1. Desipramin-Typ (aktivierend)

2. Imipramin-Typ
3. Amitriptylin-Typ (dämpfend).

Zu den sog. modifizierten Trizyklika werden

– Amitriptylinoxid
– Dosulepin
– Lofepramin und (z.T.)
– Opipramol gezählt.

Durch Modifikationen an der chemischen Struktur wurde versucht, ein günstigeres Nebenwirkungsprofil – insbesondere hinsichtlich anticholinerger Wirkungen – zu erreichen. Zur Chemie dieser Verbindungen siehe auch Kapitel 1 sowie die Übersichtstabellen mit Strukturformeln (Seite 579).

2.2 Pharmakologie

2.2.1 Pharmakokinetik

U. Breyer-Pfaff

Da die Gruppe der trizyklischen Antidepressiva aufgrund gemeinsamer Merkmale in der chemischen Struktur gebildet wurde, besitzen ihre Vertreter auch ähnliche physikalisch-chemische Eigenschaften. Das lipophile Ringsystem in Verbindung mit der stark basischen Aminogruppe in der Seitenkette bedingt ihren Charakter als amphiphile Basen, deren Kinetik gekennzeichnet ist durch

– gute Resorption aus dem Magen-Darm-Trakt,
– Einschränkung der oralen Bioverfügbarkeit durch „first-pass"-Metabolismus,
– Verteilung im ganzen Organismus mit Anreicherung in Membranen,
– hohe Plasmaproteinbindung,
– geringe renale Ausscheidung in unveränderter Form und

– Elimination überwiegend durch Metabolisierung.

Resorption und orale Bioverfügbarkeit

Außer den oralen Anwendungsformen gibt es von einigen trizyklischen Antidepressiva Präparate zur intramuskulären Injektion oder intravenösen Infusion. Die oral aufgenommenen Pharmaka werden meist schnell resorbiert und erreichen maximale Plasmaspiegel nach 1–6 Stunden. Um hohe Konzentrationsspitzen zu vermeiden, kann man Retard-Präparate anwenden, etwa von Amitriptylin; das Maximum der Konzentration im Plasma tritt dann erst nach 4–12 Stunden auf und ist nur etwa halb so hoch wie nach Gabe normaler Dragees (BURCH und HULLIN 1981). Die Resorptionsquote wird als hoch angenommen, ist aber selten gemessen worden. Die orale Bioverfügbarkeit ist bei allen trizyklischen Antidepressiva deutlich eingeschränkt (Tabelle 2.2.1.1). Der wichtigste

Tabelle 2.2.1.1. Kinetische Parameter von Antidepressiva bei Gabe von Einzeldosen an Versuchspersonen oder Patienten. Angegeben sind Mittelwerte und Standardabweichungen oder Bereiche

Substanz	Untersuchte Gruppe	Applikations-weg	Verteilungs-volumen (l/kg)	Orale Biover-fügbarkeit (%)	$t_{1/2}$ (h)	Lit.
Amitriptylin	7 junge Gesunde	i.v.	14 ± 2		16 ± 6	1
		oral		48 ± 11	18 ± 4	
	5 ältere Gesunde	i.v.	17 ± 2		22 ± 3	
		oral		43 ± 7	23 ± 6	
Amitriptylinoxid	6 Gesunde	i.v.	1,6 ± 0,9		2,6 ± 1,7	2
		oral		64 ± 39	1,8 ± 0,7	
Clomipramin	5 junge Gesunde	i.v.	12 ± 5		25 ± 8	3
		oral		48 (20–78)	21 ± 9	
Desipramin	19 junge Gesunde	oral			21 ± 5	4
	16 ältere Gesunde	oral			28 ± 12	
Dibenzepin	3 Patienten	oral			4	5
Dosulepin[a]	7 Gesunde	oral			20 ± 7	6
Doxepin	7 Patienten	oral[b]			22 ± 2	7
Imipramin	22 junge Gesunde	i.v.	20		17 ± 5	4
		oral		37 ± 12		
	24 ältere Gesunde	i.v.	21		29 ± 9	
		oral		44 ± 15		
Lofepramin	6 ältere Gesunde	oral			2,5	8
Melitracen	7 Gesunde				19 ± 4	9
Nortriptylin	6 junge Gesunde	i.m.	11 ± 3		32 ± 7	10
		oral		61 ± 12	28 ± 8	

[a] = Dothiepin; [b] nach Absetzen einer 3wöchigen Behandlung. *1* SCHULZ et al. 1985; *2* FILSER et al. 1988; *3* NAGY und JOHANSSON 1977; *4* ABERNETHY et al. 1985; *5* GAUCH und MODESTIN 1973; *6* LANCASTER und GONZALEZ 1989b; *7* FAULKNER et al. 1983; *8* LANCASTER und GONZALEZ 1989a; *9* JØRGENSEN, persönl. Mitt.; *10* ROLLINS et al. 1980

Faktor dafür ist die Metabolisierung beim ersten Durchgang („first pass") durch die Darmwand und vor allem durch die Leber nach der Resorption. Dies führt nicht nur zu niedrigeren Konzentrationen der Ausgangssubstanzen, sondern auch zu schnellem Erscheinen von Metaboliten im Plasma; Beispiele sind die Demethylierungsprodukte von Amitriptylin, Imipramin und Clomipramin sowie Desipramin als Metabolit von Lofepramin. Auch während kontinuierlicher Therapie unterscheiden sich die Quotienten der Konzentrationen von Muttersubstanzen und Metaboliten deutlich in Abhängigkeit vom Applikationsweg, z.B. lagen die Verhältnisse Clomipramin/Desmethylclomipramin und Imipramin/Desipramin im Plasma während intramuskulärer Therapie im Mittel 2–2,5mal so hoch wie während oraler (NAGY und JOHANSSON 1977).

Tabelle 2.2.1.2. Proteinbindung von trizyklischen Antidepressiva im Plasma oder Serum. Angegeben sind Mittelwerte und Standardabweichungen oder Bereiche

Substanz	Freie Fraktion (%)	Lit.
Amitriptylin	7.8 ± 1.0	1
	4.3 ± 0.6	2
Amitriptylinoxid	22 ± 5	3
Clomipramin	2.2 (1.4–3.5)	4
Desipramin	15.3 ± 1.6	1
Doxepin	10.5 ± 1.9	5
Imipramin	11.5 ± 1.4	1
	10.9 ± 1.4	6
Lofepramin	0.65 ± 0.12	7
Nortriptylin	11 ± 1.12	1
	8.6 ± 0.9	2

1 Brinkschulte und Breyer-Pfaff 1979; *2* Burch et al. 1981; *3* Midgley et al. 1978; *4* Mårtensson et al. 1984; *5* Abernethy und Todd 1986; *6* Kristensen 1983; *7* Lancaster und Gonzalez 1989a

Verteilung und Bindung

Bei parenteraler Gabe trizyklischer Antidepressiva findet man ein scheinbares Verteilungsvolumen von etwa 10–30 l/kg (Tabelle 2.2.1.1), d.h. die errechnete durchschnittliche Konzentration im Körper liegt 10–30-fach höher als die gemessene Konzentration im Blut, Plasma oder Serum. Demnach muß die Bindung im Gewebe die recht hohe Bindung an Plasmaproteine (Tabelle 2.2.1.2) noch erheblich übertreffen. Im Blut befindet sich jeweils nur ein kleiner Anteil der Pharmaka, und bei Vergiftungen sind therapeutische Maßnahmen, mit denen die Pharmaka aus dem Blut entfernt werden sollen – einschließlich der Hämoperfusion –, wenig aussichtsreich.

Die Bindung im **Plasma** (Tabelle 2.2.1.2) erfolgt an drei Arten von Proteinen: Die höchste Affinität, aber geringste Kapazität besitzt das saure α_1-Glykoprotein, während die verschiedenen Klassen der Lipoproteine und Albumin geringere Affinitäten und höhere Kapazitäten aufweisen. Besonders hoch ist die Bindung von Antidepressiva bei Erkrankungen mit erhöhten Spiegeln von saurem α_1-Glykoprotein und bei Hyperlipoproteinämien (Breyer-Pfaff und Brinkschulte 1989). Dagegen variiert der freie Anteil im Plasma bei Gesunden ebenso wie bei psychiatrischen Patienten im allgemeinen nur um den Faktor 2 (Tabelle 2.2.1.2). In den **Erythrozyten** finden sich meist ähnlich hohe Antidepressiva-Konzentrationen wie im Plasma, im Fall der sekundären Amine bis zu doppelt so hohe (Maguire et al. 1980).

Im **Speichel** kann man Antidepressiva ebenfalls messen, doch eignet sich dieses Vorgehen nicht zur Therapiekontrolle, weil die Speichel/Plasma-Quotienten nicht nur interindividuell, sondern auch intraindividuell stark schwanken, offenbar in Abhängigkeit vom Speichel-pH-Wert (Kragh-Sørensen und Larsen 1980).

Bei stillenden Müttern, die mit Antidepressiva behandelt werden, finden sich diese Substanzen in der **Milch** in etwa gleich hohen Konzentrationen wie im Plasma. Demnach dürften den Säuglingen nur sehr geringe Dosen zugeführt werden, und das entspricht den klinischen Beobachtungen; eine Ausnahme bildete ein Kind, das lethargisch wurde und bei dem eine hohe Plasmakonzentration des demethylierten Metaboliten von Doxepin vorlag (Stancer und Reed 1986).

Während Behandlungen mit Nortriptylin oder Desipramin korrelierten die Spiegel im **Liquor** mit denen im Plasma und entsprachen etwa den freien Plasmakonzentrationen (Potter et al. 1982, Nordin et al. 1985).

Elimination

Die **Ausscheidung** trizyklischer Antidepressiva in unveränderter Form spielt nur eine untergeordnete Rolle außer bei Amitriptylinoxid, von dem innerhalb der ersten 12 Stunden 1/3 der Dosis im Urin erscheint (Midgley et al. 1978). Die übrigen Pharmaka werden überwiegend nach Metabolisierung renal eliminiert, während die Ausgangssubstanzen höchstens 5% der Dosis beitragen. Die metabolische Elimination findet wahrscheinlich zum größten Teil in der Leber statt. Durchschnittliche **Clearance**-Werte nach intravenöser Gabe betrugen für Amitriptylin 860 ml Blut/min (SCHULZ et al. 1985), für Imipramin 960 ml Plasma/min (ABERNETHY et al. 1985). Für eine Leberdurchblutung von 1500 ml/min und einen Blut/Plasma-Quotienten für Imipramin von 1,17 (MAGUIRE et al. 1980) kann man abschätzen, daß etwas mehr als die Hälfte der Pharmakonmenge, die der Leber mit dem Blut zugeführt wird, hier metabolisiert wird. Daß trotzdem die **Halbwertszeiten** relativ lang sind, beruht auf den großen scheinbaren Verteilungsvolumina (s. Tabelle 2.2.1.1). Die Elimination erfolgt bei älteren Probanden langsamer als bei jungen, doch sind die Unterschiede nicht sehr groß (Tabelle 2.2.1.1). Kinder zwischen 5 und 12 Jahren wiesen mit 18 ± 4 h kürzere Nortriptylin-Halbwertszeiten auf als Jugendliche und Erwachsene (GELLER et al. 1984).

Stoffwechsel

Bei der Biotransformation der Antidepressiva zu hydrophileren Verbindungen spielen **Oxidationsreaktionen**, meist an Cytochrom P-450, die wichtigste Rolle (BICKEL 1980). Die Metabolitenmuster sind sehr komplex, da an einem Molekül oft mehrere Reaktionen nacheinander ablaufen.

Die **N-Demethylierung** tertiärer Amine zu sekundären führt in vielen Fällen zu pharmakologisch und klinisch aktiven Verbindungen, z.B. Nortriptylin, Desipramin, Desmethylclomipramin und Desmethyldoxepin; bei deren weiterer Demethylierung entstehen primäre Amine, über deren Aktivität wenig bekannt ist. Beide Gruppen von Metaboliten sind zu lipophil, um in wesentlicher Menge im Urin ausgeschieden zu werden.

Eine N-Dealkylierungsreaktion ist auch die Bildung des aktiven Metaboliten Desipramin aus Lofepramin (LANCASTER und GONZALEZ 1989a).

Einführung von Hydroxyl-Gruppen in das Ringsystem erzeugt alkoholische und phenolische Metaboliten. Das Ausmaß dieser Umsetzungen ist abhängig vom Hydroxylierertyp (s. S. 16); bei schnellen Hydroxylierern erreichen 10-Hydroxynortriptylin und 2-Hydroxydesipramin Plasmakonzentrationen von ähnlicher Höhe wie die Ausgangsverbindungen. Die Hydroxy-Metaboliten weisen bei Untersuchungen in vitro oder beim Tier in vivo schwächere pharmakologische Aktivitäten auf als die Muttersubstanzen; ihr Beitrag zu therapeutischen oder toxischen Wirkungen ist noch unklar (NELSON et al. 1988). Die hydroxylierten Metaboliten werden überwiegend erst nach Konjugation ausgeschieden (BICKEL 1980).

Tertiäre Amine können durch Anlagerung von Sauerstoff **N-Oxide** bilden, die regelmäßig im Harn gefunden werden (BICKEL 1980). Die Reaktion ist reversibel, denn nach Gabe von Amitriptylinoxid wird 1/3 – 2/3 der Dosis zu den eigentlich aktiven Metaboliten Amitriptylin und Nortriptylin umgesetzt (MIDGLEY et al. 1978, KUSS et al. 1985).

Sulfoxidation eines Ring-S-Atoms ist eine Hauptreaktion von Dosulepin und seinem demethylierten Metaboliten; die Sulfoxide sind polar genug, um im Urin ausgeschieden zu werden (LANCASTER und GONZALEZ 1989b).

Die **Konjugation mit Glucuronsäure** – seltener mit Sulfat – dient als Phase-II-Reaktion dazu, lipophile hydroxylierte Metaboliten zu eliminieren. Neben diesen können aber auch tertiäre Amine unter Ausbildung einer quartären Ammoniumverbindung konjugiert werden. In dieser Form scheiden Patienten im Mittel 10% der täglichen Dosis von Dosulepin (LANCASTER und GONZALEZ 1989b) und 18% derjenigen von Amitriptylin aus (VANDEL et al. 1982).

Kumulation zur Gleichgewichtskonzentration

Bei der Behandlung mit den tertiären Aminen Amitriptylin, Imipramin, Clomipramin und Doxepin kumulieren auch ihre pharmakologisch aktiven demethylierten Metaboliten, und zwar zu Konzentrationen, die im Durchschnitt gleich hoch oder höher liegen als die der Muttersubstanzen.

Für die **Kumulation** bei wiederholter Gabe gilt die allgemeine Regel, daß nach 4 Halbwertszeiten über 90% der Konzentration im Gleichgewicht erreicht sind, also bei Halbwertszeiten von 17–30 h nach 3–5 Tagen. Voraussetzung dafür ist, daß eine lineare Kinetik (Kinetik 1. Ordnung) vorliegt, d.h. daß die Eliminationsgeschwindigkeit nicht von der Konzentration abhängt. Für trizyklische Antidepressiva wurde jedoch gelegentlich nicht-lineare Kinetik gefunden. Sie beruht auf einer Sättigung der metabolisierenden Enzymsysteme und hat zur Folge, daß die Halbwertszeit sich mit steigender Konzentration verlängert. Dadurch stellt sich die Gleichgewichtskonzentration verzögert ein; sie steigt außerdem bei einer Dosissteigerung überproportional an. Dieses Verhalten wurde z.B. beobachtet für Imipramin und Desipramin; die Zeit bis zum Erreichen des Gleichgewichts betrug bei hohen Spiegeln bis zu 15 Tage (Brøsen et al. 1986).

Die Höhe der Gleichgewichtskonzentration variiert interindividuell bei gleicher Dosis mindestens 10fach. **Individuell optimierte Dosen** lassen sich finden, indem vor einer Therapie eine Einzeldosis Antidepressivum gegeben und die Plasmakonzentration nach 18 oder 24 h gemessen wird. Aus publizierten Beziehungen zwischen den gemessenen Werten und der Gleichgewichtskonzentration läßt sich die Dosis ermitteln, die zur Erreichung eines bestimmten Spiegels erforderlich ist. Auf diese Weise kann die Mehrzahl der Patienten auf Spiegel im angestrebten Bereich eingestellt werden (Dawling 1988).

Der Hauptgrund für die Variation der Spiegelhöhe ist der Unterschied in der Geschwindigkeit der metabolischen Elimination der Antidepressiva. Dieser Unterschied beruht zum Teil auf einem **Polymorphismus** des oxidativen Arzneimittelstoffwechsels. Er drückt sich aus im genetisch bedingten Fehlen einer Unterart Cytochrom P-450 bei ca. 6% der mitteleuropäischen Bevölkerung, den sogenannten „schlechten" oder „langsamen Hydroxylierern". Die Hydroxylierungen im Ringsystem von Amitriptylin, Nortriptylin, Imipramin, Desipramin, Clomipramin und Desmethylclomipramin sind Reaktionen, die von schlechten Hydroxylierern sehr viel langsamer ausgeführt werden als von schnellen. Infolgedessen stellen sich hohe und gelegentlich toxische Konzentrationen besonders der sekundären Amine ein (Brøsen und Gram 1989).

Entsprechend dem geringen Ansteigen der Halbwertszeiten von Antidepressiva mit dem Alter (s. Tabelle 2.2.1.1) findet man höhere Gleichgewichtsspiegel bei älteren Patienten nur, wenn man die Altersgrenze hoch wählt. So sind, auf die Dosis bezogen, die Plasmakonzentrationen an Nortriptylin und seinem Metaboliten 10-Hydroxynortriptylin bei über 70jährigen höher als bei jüngeren Patienten (Kragh-Sørensen und Larsen 1980, Young et al. 1984).

Bei dialysepflichtiger **Niereninsuffizienz** kumulieren konjugierte Metaboliten zu extrem hohen Spiegeln, wie am Beispiel Nortriptylin-behandelter Patienten gezeigt wurde (Dawling et al. 1982).

Pharmakokinetische Interferenzen treten vor allem in Form von Hemmung oder Beschleunigung des oxidativen Stoffwechsels auf. Besonders wichtig ist die Erhöhung der Antidepressiva-Konzentrationen im Plasma von Patienten, die gleichzeitig Neuroleptika erhalten (Linnoila et al. 1982, Brøsen et al. 1986). Dagegen ist die Hemmwirkung von Cimetidin, Disulfiram und hormonalen Kontrazeptiva auf die Elimination der Antidepressiva meist nur experimentell untersucht worden (Breyer-Pfaff und Gaertner 1987). Erniedrigte Plasmaspiegel stellen sich bei Komedikation mit enzyminduzierenden Pharmaka wie Phenobarbital und Phenytoin ein (Gram 1977), während Benzodiazepine ohne Einfluß sind.

Chronischer Alkoholmißbrauch verändert die Antidepressiva-Spiegel nicht, während bei Rauchern teils gleiche Spiegel gemessen wurden wie bei Nichtrauchern, teils niedrigere (Linnoila et al. 1981).

Die hemmende Wirkung von Aktivkohle auf die Resorption von Antidepressiva wurde mehrmals bestätigt (Crome et al. 1977).

Beziehungen zwischen Konzentration und Wirkung

Angesichts der beträchtlichen Versagerquote bei der Therapie mit Antidepressiva und der großen interindividuellen Unterschiede in den Gleichgewichtskonzentrationen lag die Frage nahe, ob gutes Ansprechen an bestimmte Plasmaspiegelbereiche gebunden ist. Zahlreiche Studien wurden durchgeführt, erbrachten aber oft widersprüchliche Ergebnisse. Das kann mit den zahlreichen pharmakologischen und klinischen Faktoren zusammenhängen, die auf die Meßgrößen einwirken bzw. ihre exakte Erfassung erschweren (Breyer-Pfaff 1980, Gram 1980, Kragh-Sørensen 1980).

Bilden Antidepressiva aktive demethylierte Metaboliten, so werden auch deren Konzentrationen gemessen, und in die Auswertung geht meist die Summe von Muttersubstanz und Metabolit ein. Dagegen ist nicht klar, wie die Spiegel hydroxylierter Metaboliten zu bewerten sind. Obwohl eigentlich nur die freie Konzentration im Plasma die Konzentration am Wirkort im Gehirn richtig widerspiegelt, verzichtet man angesichts der relativ geringen Variation der Bindung auf ihre Bestimmung.

Für mehrere Antidepressiva konnte gezeigt werden, daß die Wirksamkeit unterhalb einer bestimmten Konzentration geringer wird; für einige ließ sich auch eine obere Grenze des therapeutisch günstigen Be-

reichs („**therapeutisches Fenster**") nachweisen, besonders deutlich für Nortriptylin (Perry et al. 1987). Es folgen Beispiele für Konzentrationsbereiche mit gutem Ansprechen auf eine akute Behandlung.

Therapie mit

– Amitriptylin:
Amitriptylin + Nortriptylin 130–220 ng/ml (Boyer und Lake 1987, Breyer-Pfaff et al. 1989)

– Nortiptylin:
Nortriptylin 50–150 ng/ml (Perry et al. 1987)

– Imipramin:
Imipramin+Desipramin ≥ 200ng/ml (Glassman et al. 1977, Perry et al. 1987)

– Desipramin:
Desipramin ≥ 100 ng/ml (Perry et al. 1987)

– Clomipramin:
Clomipramin + Desmethylclomipramin ≥ 160 ng/ml (Faravelli et al. 1984).

Bei einigen Auswertungen stellte sich heraus, daß eine Beziehung zwischen Plasmaspiegel und Ansprechen nur für Untergruppen der Patienten bestand, etwa für solche mit endogener Depression, mit nicht wahnhafter Depression (Gram 1980) oder mit schwerer Depression (Boyer und Lake 1987).

Mehrfach wurde berichtet, daß Patienten bei hohen Plasmaspiegeln nicht ansprachen; Dosissenkung führte dann zur Besserung (z.B. Balant-Gorgia et al. 1989). Diese Patienten waren nicht immer durch starke Nebenwirkungen aufgefallen. Andererseits kann Plasmaspiegelkontrolle zur Vermeidung **toxischer Wirkungen** von Antidepressiva eingesetzt werden, die vor allem schlechte Hydroxylierer bedrohen. Die ZNS-Toxizität trizyklischer Antidepressiva manifestiert sich bei Plasmaspiegeln oberhalb 300 ng/ml, häufiger oberhalb 450 ng/ml als delirantes Syndrom; ihm gehen oft psychische Symptome voraus, die als Verschlimmerung der Depression mißdeutet werden können (PRESKORN und JERKOVICH 1990).

Bei suizidalen Intoxikationen kommt es oberhalb von 1000 ng/ml häufig zu Bewußtlosigkeit, Atemdepression und kardialen Arrhythmien (PETIT et al. 1977).

Literatur

ABERNETHY DR, TODD EL (1986) Doxepin-cimetidine interaction: increased doxepin bioavailability during cimetidine treatment. J Clin Psychopharmacol 6: 8–12

ABERNETHY DR, GREENBLATT DJ, SHADER RI (1985) Imipramine and desipramine disposition in the elderly. J Pharmacol Exp Ther 232: 183–188

BALANT-GORGIA AE, BALANT LP, GARRONE G (1989) High blood concentrations of imipramine or clomipramine and therapeutic failure: a case report study using drug monitoring data. Ther Drug Monit 11: 415–420

BICKEL MH (1980) Metabolism of antidepressants. In: HOFFMEISTER F, STILLE G (eds) Psychotropic agents. Springer, Berlin Heidelberg New York, pp 551–572 (Handbook of experimental pharmacology, vol 55/I)

BOYER WF, LAKE CR (1987) Initial severity and diagnosis influence the relationship of tricyclic plasma levels to response: a statistical review. J Clin Psychopharmacol 7: 67–71

BREYER-PFAFF U (1980) Bestimmung der Plasmaspiegel von Psychopharmaka: ein Beitrag zur Optimierung der Therapie? In: KRYSPIN-EXNER K et al. (Hrsg) Therapie akuter psychiatrischer Syndrome. Schattauer, Stuttgart New York, S 39–50

BREYER-PFAFF U, GAERTNER HJ (1987) Antidepressiva. Pharmakologie, therapeutischer Einsatz und Klinik der Depression. Schattauer, Stuttgart, S 148–150

BREYER-PFAFF U, BRINKSCHULTE M (1989) Binding of tricyclic psychoactive drugs in plasma: contribution of individual proteins and drug interactions. In: BAUMANN P et al. (eds) Alpha$_1$-acid glycoprotein: genetics, biochemistry, physiological functions, and pharmacology. Alan R Liss, New York, pp 351–361

BREYER-PFAFF U, GIEDKE H, GAERTNER HJ, NILL K (1989) Validation of a therapeutic plasma level range in amitriptyline treatment of depression. J Clin Psychopharmacol 9: 116–121

BRINKSCHULTE M, BREYER-PFAFF U (1979) Binding of tricyclic antidepressants and perazine to human plasma. Methodology and findings in normals. Naunyn Schmiedebergs Arch Pharmacol 308: 1–7

BRØSEN K, GRAM LF (1989) Clinical significance of the sparteine/debrisoquine oxidation polymorphism. Eur J Clin Pharmacol 36: 537–547

BRØSEN K, GRAM LF, KLYSNER R, BECH P (1986) Steady-state levels of imipramine and its metabolites: significance of dose dependent kinetics. Eur J Clin Pharmacol 30: 43–49

BURCH JE, HULLIN RP (1981) Amitriptyline pharmacokinetics. Single doses of lentizol compared with ordinary amitriptyline tablets. Psychopharmacology 74: 43–50

BURCH JE, ROBERTS SG, RADDATS MA (1981) Binding of amitriptyline and nortriptyline in plasma determined from their equilibrium distribution between red cells and plasma, and between red cells and buffer solution. Psychopharmacology 75: 262–272

CROME P, DAWLING S, BRAITHWAITE RA, MASTERS J, WALKEY R (1977) Effect of activated charcoal on absorption of nortriptyline. Lancet ii: 1203–1205

DAWLING S (1988) Is there a practical alternative to therapeutic drug monitoring in therapy with tricyclic antidepressants? Clin Chem 34: 841–847

DAWLING S, LYNN K, ROSSER R, BRAITHWAITE R (1982) Nortriptyline metabolism in chronic renal failure: metabolite elimination. Clin Pharmacol Ther 32: 322–329

FARAVELLI C, BALLERINI A, AMBONETTI A, BROADHURST AD, DAS M (1984) Plasma levels and clinical response during treatment with clomipramine. J Affective Disord 6: 95–107

FAULKNER RD, PITTS WM, LEE CS, LEWIS WA, FANN WE (1983) Multiple-dose doxepin kinetics in depressed patients. Clin Pharmacol Ther 34: 509–515

FILSER JG, KAUMEIER S, BRAND T, SCHANZ H, TERLINDEN R, MÜLLER WE (1988) Pharmacokinetics of amitriptyline and amitriptylinoxide after intravenous or oral administration in humans. Pharmacopsychiatry 21: 381–383

GAUCH R, MODESTIN J (1973) Zur Pharmakokinetik von Dibenzepin. Arzneimittelforschung 23: 687–690

GELLER B, COOPER TB, CHESTNUT E, ABEL AS, ANKER JA (1984) Nortriptyline pharmacokinetic parameters in depressed children and adolescents: preliminary data. J Clin Psychopharmacol 4: 265–269

GLASSMAN AH, PEREL JM, SHOSTAK M, KANTOR SJ, FLEISS JL (1977) Clinical implications of impramine plasma levels for depressive illness. Arch Gen Psychiatry 34: 197–204

GRAM LF (1977) Plasma level monitoring of tricyclic antidepressant therapy. Clin Pharmacokinet 2: 237–251

GRAM LF (1980) Pharmacokinetics and clinical response to tricyclic antidepressants. Acta Psychiatr Scand 61 [Suppl 280]: 169–177

KRAGH-SØRENSEN P (1980) The use of clinical kinetic data in treatment with antidepressant drugs. Acta Psychiatr Scand 61 [Suppl 280] : 157–167

KRAGH-SØRENSEN P, LARSEN NE (1980) Factors influencing nortriptyline steady-state kinetics: plasma and saliva levels. Clin Pharmacol Ther 28: 796–803

KRISTENSEN CB (1983) Imipramine serum protein binding in healthy subjects. Clin Pharmacol Ther 34: 689–694

KUSS HJ, JUNGKUNZ G, JOHANNES KJ (1985) Single oral dose pharmacokinetics of amitriptyline-oxide and amitriptyline in humans. Pharmacopsychiatry 18: 259–262

LANCASTER SG, GONZALEZ JP (1989a) Lofepramine. A review of its pharmacodynamic and pharmacokinetic properties, and therapeutic efficacy in depressive illness. Drugs 37: 123–140

LANCASTER SG, GONZALEZ JP (1989b) Dothiepin. A review of its pharmacodynamic and pharmacokinetic properties, and therapeutic efficacy in depressive illness. Drugs 38: 123–147

LINNOILA M, GEORGE L, GUTHRIE S, LEVENTHAL B (1981) Effect of alcohol consumption and cigarette smoking on antidepressant levels of depressed patients. Am J Psychiatry 138: 841–842

LINNOILA M, GEORGE L, GUTHRIE S (1982) Interaction between antidepressants and perphenazine in psychiatric patients. Am J Psychiatry 139: 1329–1331

MAGUIRE KP, BURROWS GD, NORMAN TR, SCOGGINS BA (1980) Blood/plasma distribution ratios of psychotropic drugs. Clin Chem 26: 1624–1625

MARTENSSON E, AXELSSON R, NYBERG G, SVENSSON C (1984) Pharmacokinetic properties of the antidepressant drugs amitriptyline, clomipramine, and imipramine: a clinical study. Curr Ther Res 36: 228–238

MIDGLEY I, HAWKINS DR, CHASSEAUD LF (1978) The metabolic fate of the antidepressive agent amitriptylinoxide in man. Arzneimittelforschung 28: 1911–1916

NAGY A, JOHANSSON R (1977) The demethylation of imipramine and clomipramine as apparent from their plasma kinetics. Psychopharmacology 54: 125–131

NELSON JC, MAZURE C, JATLOW PI (1988) Antidepressant activity of 2-hydroxydesipramine. Clin Pharmacol Ther 44: 283–288

NORDIN C, BERTILSSON L, SIWERS B (1985) CSF and plasma levels of nortriptyline and its 10-hydroxy metabolite. Br J Clin Pharmacol 20: 411–413

PERRY PJ, PFOHL BM, HOLSTAD SG (1987) The relationship between antidepressant response and tricyclic antidepressant plasma concentrations: a retrospective analysis of the literature using logistic regression analysis. Clin Pharmacokinet 13: 381–392

PETIT JM, SPIKER DG, RUWITCH JF, ZIEGLER VE, WEISS AN, BIGGS JT (1977) Tricyclic antidepressant plasma levels and adverse effects after overdose. Clin Pharmacol Ther 21: 47–51

POTTER WZ, CALIL HM, SUTFIN TA, ZAVADIL AP III, JUSKO WJ, RAPOPORT J, GOODWIN FK (1982) Active metabolites of imipramine and desipramine in man. Clin Pharmacol Ther 31: 393–401

PRESKORN SH, JERKOVICH GS (1990) Central nervous system toxicity of tricyclic antidepressants: phenomenology, course, risk factors, and role of therapeutic drug monitoring. J Clin Psychopharmacol 10: 88–95

ROLLINS DE, ALVAN G, BERTILSSON L, GILLETTE JR, MELLSTRÖM B, SJÖQVIST F, TRÄSKMAN L (1980) Interindividual differences in amitriptyline demethylation. Clin Pharmacol Ther 28: 121–129

SCHULZ P, DICK P, BLASCHKE TF, HOLLISTER L (1985) Discrepancies between pharmacokinetic studies of amitriptyline. Clin Pharmacokinet 10: 257–268

STANCER HC, REED KL (1986) Desipramine and 2-hydroxydesipramine in human breast milk and the nursing infant's serum. Am J Psychiatry 143: 1597–1600

VANDEL B, SANDOZ M, VANDEL S, ALLERS G, VOLMAT R (1982) Biotransformation of amitriptyline in depressive patients: urinary excretion of seven metabolites. Eur J Clin Pharmacol 22: 239–245

YOUNG RC, ALEXOPOULOS GS, SHAMOIAN CA, MANLEY MW, DHAR AK, KUTT H (1984) Plasma 10-hydroxynortriptyline in elderly depressed patients. Clin Pharmacol Ther 35: 540–544

2.2.2 Experimentelle und klinische Pharmakologie
A. Delini-Stula

Trizyklische Antidepressiva werden gewöhnlich als „Antidepressiva der ersten Generation" bezeichnet. Prototypen dieser chemischen Klasse sind Imipramin und Amitriptylin. Trotz der zahlreichen Modifikationen im trizyklischen Dibenzepin-Gerüst besitzen sie alle ein mehr oder weniger einheitliches und typisches Wirkprofil.

Experimentelle Pharmakologie

Trizyklische Antidepressiva zeichnet ein relativ breites pharmakologisches Wirkungsspektrum aus:

– anticholinerge, antihistaminerge, periphere/zentrale noradrenerge und serotoninerge Effekte
– aktivierende bzw. hemmende Wirkeigenschaften (Übersichten: DELINI-STULA 1987, BREYER-PFAFF und GAERTNER 1987).

Hierbei geht grundsätzlich die Wiederaufnahmehemmung von Noradrenalin (NA), Serotonin (5-HT) sowie Dopamin (DA) mit aktivierenden und direkte rezeptorblockierende Eigenschaften in der Regel mit hemmenden Wirkungskomponenten einher.

Wirkungen auf das Verhalten

Die Vorstellung, daß trizyklische Antidepressiva adrenerg aktivierende Wirkungen ausüben, leitet sich hauptsächlich von der Tatsache her, daß sie in tierexperimentellen Untersuchungen Reserpin-Antagonismus zeigen oder die Wirkungen von Sympathikomimetika, L-Dopa und Serotonin-Präkursoren (L-5-Hydroxytryptamin, L-Tryptophan) und anderen stimulierenden Präparaten (wie z.B. Amphetamin) potenzieren. Trizyklische Antidepressiva haben *per se* keine direkte stimulierende Wirkung auf das Verhalten.

In mäßigen und hohen Einzeldosen sind die trizyklischen Antidepressiva eher dämpfend. Sie bewirken eine Hemmung des Spontanverhaltens, Verminderung der Orientierungs- und Explorationsaktivität der Tiere und eine Herabsetzung der Weckreaktion im EEG. Trizyklische Antidepressiva potenzieren auch die dämpfende Wirkung der Neuroleptika, Hypnotika und Sedativa sowie diejenige des Alkohols. Nach mehrmaliger Verabreichung schwächt allerdings die sedative Wirkung allmählich ab und läßt dann eine gewisse aktivierende Wirkungskomponente zum Vorschein kommen.

Aufgrund des Verhältnisses zwischen ihren allgemein dämpfenden und ihren aktivie-

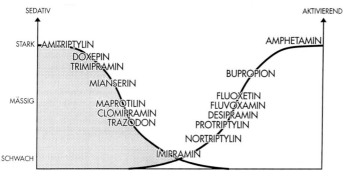

Abb. 2.2.2.1. Rangordnung der Antidepressiva in bezug auf den Ausprägungsgrad ihrer sedativen Eigenschaften. Amphetamin und nicht-trizyklische Antidepressiva dienen hier nur zum anschaulichen Vergleich

renden Eigenschaften können Antidepressiva in drei Kategorien eingeteilt werden (Abb. 2.2.2.1):

– vorwiegend dämpfend,
– sowohl dämpfend als auch aktivierend und
– vorwiegend aktivierend.

Diese pharmakologische Unterscheidung der Antidepressiva (DELINI-STULA 1987) entspricht weitgehend den klinischen Erfahrungen und läßt sich mit den Klassifikationsschemata von KIELHOLZ (1971) sowie LANGER und SCHÖNBECK (1983) vereinbaren.
Unabhängig von ihren allgemein-dämpfen-den Eigenschaften hemmen die trizyklischen Antidepressiva die spontane, angeborene Aggression bei Ratten. Die sogenannten „affektiven" Formen der Aggressivität (z.B. Kampfverhalten nach Isolation) werden andererseits unterschiedlich beeinflußt. In Abhängigkeit von der Art des Antidepressivums, Dosierung und Behandlungsdauer können sowohl Hemmung als auch Verstärkung beobachtet werden. Einzeldosen von Amitriptylin hemmen z.B. die durch soziale Isolation induzierte Aggression bei Mäusen, während beispielsweise Imipramin und Clomipramin eine derartige hemmende Wirkung nur nach wiederholten Verabrei-

Tabelle 2.2.2.1. Vermutliche klinische Bedeutung pharmakologischer Wirkungen der Antidepressiva

Wirkungsart	Vermutliche klinische Bedeutung
A. Monoamin-Wiederaufnahmehemmung	
NA-	Stimmungs- und Antriebssteigerung Vigilanzveränderung Steigerung der pressorischen NA-Effekte Erektions- und Ejakulationsstörungen Tremor
5-HT-	Stimmungs- und Antriebssteigerung Antipanische Wirkung Appetithemmung Libido (Abnahme)
DA-	Psychomotorische Aktivierung Antiparkinson-Effekt Psychose-Induktion
B. Rezeptor-Blockade	
. α_1	Sedation Orthostatische Hypotonie Hypotonie Reflex-Tachykardie
. Ach-	Anticholinerge Begleiterscheinungen Tachykardie
. H_1-	Sedation Gewichtszunahme Hypotonie
. $5\text{-}HT_2$-	Antimigraine-Effekt Ejakulationsstörungen Hypotonie

chungen entfalten (DELINI-STULA und VAS-
SOUT 1981). Die klinische Bedeutung der
Wirkung von Antidepressiva auf verschiedene Formen der affektiven Aggressivität ist
nicht abgeklärt. Sie wird meistens auf die
angstlösenden Eigenschaften dieser Medikamente zurückgeführt, doch muß diese
Verallgemeinerung noch in Frage gestellt
werden. In Testanordnungen, in welchen
typische Anxiolytika wirken, zeigen trizyklische Antidepressiva in der Regel keine
Effekte.

Andere pharmakologische Wirkungen
Von klinischer Bedeutung sind vor allem
anticholinerge, sympathikolytische und
antihistaminische Eigenschaften der Trizyklika, da sie für die Nebenwirkungsprofile
maßgebend sind (Tabelle 2.2.2.1). Diese
Eigenschaften sind Ausdruck von direkten
Rezeptor-blockierenden Wirkungen und
korrelieren weitgehend mit den Bindungs-
affinitäten für die entsprechenden Rezeptoren (siehe unten). Vermutungen hinsichtlich
eines Zusammenhangs zwischen anticholinergen oder antihistaminischen Eigenschaften und antidepressiven therapeuti-

schen Effekten ließen sich nicht eindeutig
nachweisen.
Anticholinerge Eigenschaften sind für
klinische Begleiterscheinungen wie z.B.
Mundtrockenheit, Miktionsstörungen, Obstipation, Sehstörungen u.a. und bei Überdosierung für Verwirrtheitszustände und
Delirien verantwortlich. Steigerung der
Herzfrequenz ist auch eine indirekte Folge
des anticholinergen Effekts.
Anticholinerge Wirkungen der Trizyklika
hängen mit ihren direkten Muskarin-Rezep-
tor-blockierenden Eigenschaften zusammen und lassen sich *in vitro* und *in vivo*
nachweisen. Trizyklika antagonisieren z.B.
kompetitiv blutdrucksenkende, spasmoge-
ne, sekretorische und tremorigene wie auch
toxische Wirkungen von exogen zugeführten Cholinomimetika (z.B. Arecolin, Tremo-
rin, Physostigmin). Die Wirkungsstärke einiger Antidepressiva bezüglich der Hemmung
der Physostigmin-Toxizität ist in Tabelle
2.2.2.2 dargestellt. Unter trizyklischen Antidepressiva haben Amitriptylin, Trimipramin
und Doxepin die ausgeprägteste anticholinerge Wirkung.
Sympathikolytische Eigenschaften ma-

Tabelle 2.2.2.2. Relative *in vitro* und *in vivo* Wirkungsstärke der anticholinergen
Eigenschaften trizyklischer Antidepressiva

Präparat	in vitro – IC_{50} μM	in vivo – ED_{50} mg/kg i.p.	
		(M)	(R)
Amitriptylin	0,043	5	5,9
Trimipramin	–	8,8	–
Doxepin	0,19	14	18
Imipramin	0,32	24	12
Clomipramin	0,23	27	21
Desipramin	0,60	50	24

In vitro Werte stellen die Konzentration des Präparates dar, die eine 50% Hemmung
der Bindung von ^{3}H-QNB (spezifischer Marker von muskarinischen Rezeptoren) an
Rattenhirnschnitten bewirken. *In vivo* Werte stellen diejenige Dosis dar, die 50% der
Tiere von Physostigmin-Toxizität schützt (Für Referenzen siehe DELINI-STULA 1989).
M Maus, *R* Ratte

Tabelle 2.2.2.3. Beeinflussung von Blutdruckeffekten von exogen zugeführtem Noradrenalin durch Antidepressiva an narkotisierten Tieren (nach BREYER-PFAFF und GAERTNER 1987)

Präparat	Effekt
Desipramin	↑ ↑ ↑
Imipramin	↑ ↑ ↑
Clomipramin	↑ ↑
Amitriptylin	↑ ↑
Nortriptylin	↑ ↑
Protriptylin	↑ ↑ ↑
Dibenzepin	↑ ↑ ↑
Trimipramin	o
Doxepin	o
Opipramol	o

Potenzierung: ↑ ↑ ↑ sehr stark, ↑ ↑ mäßig, o keine

nifestieren sich in Kreislaufeffekten, besonders in orthostatischem Blutdruckabfall.
Der Ausprägungsgrad der Effekte der Trizyklika auf das sympathische Nervensystem ist die Resultante aus ihren α-1 Adrenorezeptor-blockierenden und NA-Aufnahmehemmenden Wirkungen. In der Regel führen diese an narkotisierten Tieren zu dosisabhängigem Blutdruckabfall. Im Gegensatz zu dieser Eigenwirkung werden die blutdrucksteigernden Effekte von exogen zugeführtem Noradrenalin oder anderen Sympathikomimetika potenziert (Tabelle 2.2.2.3). Der Tyramin-induzierte Blutdruckanstieg wird hingegen von NA-aufnahmehemmenden Trizyklika antagonisiert. Genauso antagonisieren Trizyklika die hypotensive Wirkung von Guanethidin, da sie seinen aktiven Transport durch die Zellmembran hemmen.
Trizyklika verursachen dosisabhängige Veränderungen der Herzfrequenz, des Herz-Zeitvolumens (HZV) und der Herzkontraktilität. In subtoxischen Dosen treten Reizbildungsstörungen, atrioventrikuläre Überleitungsstörungen, ventrikuläre Leitungsstö-

rungen und Repolarisationsstörungen auf. Die kardiotoxischen Wirkungen scheinen in keinem direkten Zusammenhang mit NA-aufnahmehemmenden Eigenschaften zu sein und werden eher auf anticholinerge und direkte toxische Wirkungen auf das Myokard zurückgeführt.

Antihistaminische Eigenschaften korrelieren vor allem mit allgemein dämpfenden Wirkungen der Antidepressiva. Außerdem hängt die Gewichtszunahme vermutlich mit der Blockade der H_1-Rezeptoren zusammen.

Klinische Pharmakologie

Die Vielfalt von pharmakologischen Wirkungen der Antidepressiva auf neuronale Übertragungssysteme, die in tierexperimentellen Untersuchungen nachgewiesen werden konnten, kommt bei depressiven Patienten im eher globalen therapeutischen Effekt auf die depressive Symptomatik zum Ausdruck. Drei wesentliche Wirkungskomponenten werden dem therapeutischen Effekt unterstellt:

– Stimmungsaufhellung
– Antriebssteigerung
– Angstlösung

Die von einigen Autoren (KIELHOLZ 1971, LANGER und SCHÖNBECK 1983) vorgeschlagene Differenzierung und Klassifizierung von Antidepressiva aufgrund ihrer überwiegend stimmungsaufhellenden, antriebssteigernden oder angstlösenden Eigenschaften basiert allerdings auf empirischen, klinischen Erfahrungen; ein selektiver therapeutischer Effekt von Antidepressiva auf ein depressives Symptom oder Syndrom ist bisher wissenschaftlich nicht dokumentiert. Ebenso konnte keine einzelne, spezifische pharmakologische Wirkung mit therapeutischen Effekten korreliert werden.
An gesunden Probanden bewirken Trizyklika eine dosisabhängige Abnahme der Leistungseffizienz und Sedation. In Überein-

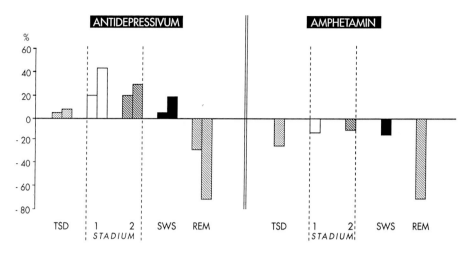

Abb. 2.2.2.2. Schlafsomnogramm nach Behandlung mit einem trizyklischen Antidepressivum und d-Amphetamin (10 mg) als Vergleich. Jede Säule stellt die mittleren prozentualen Abweichungen der Schlaf-Parameter von den individuellen Placebo-Werten (Probanden n = 8) dar. Antidepressivum = Dibenzepin in Dosen von 40, 80 und 160 mg. *TSD* Gesamtschlafdauer; *SWS* „Slow-wave" Schlaf (Tiefschlaf); *REM* paradoxaler Schlaf (modifiziert nach SPIEGEL 1988)

Tabelle 2.2.2.4. Nebenwirkungsprofile der Antidepressiva

Präparate	Art der Nebenwirkung		
	dämpfend	anticholinerg	kardiovaskulär
Amitriptylin	+ + +	+ + + +	+ + +
Imipramin	+ +	+ + +	+ + (+)
Desipramin	0	+ +	+ + (+)
Clomipramin	+ + +	+ + +	+ + +
Trimipramin	+ + + +	+ + + +	+ + +
Doxepin	+ + + (+)	+ + + (+)	+ + +
Nortriptylin	+	+ +	+ +
Protriptylin	0	+ + +	+ + +

Tentative Rangordnung der Antidepressiva bezüglich Ausprägungsgrad und Häufigkeit der wichtigsten Nebenwirkungskategorien unter Berücksichtigung der klinischen Erfahrungen. ++++ sehr stark; +++ stark; ++ mäßig; + schwach; 0 fehlend

stimmung mit diesen Effekten vermehren sie im Wach-EEG den Anteil der langsamen Wellen und reduzieren den Anteil der Alpha-Aktivität. Der Ausprägungsgrad dieser Effekte ist bei verschiedenen Trizyklika unterschiedlich (Übersicht: SPIEGEL 1988), er korreliert aber recht gut mit der Stärke der allgemein dämpfenden Wirkungen am Tier. Alle trizyklischen Antidepressiva außer Trimipramin vermindern dosisabhängig den REM-Schlaf (Abb. 2.2.2.2). Die Schlafdauer oder -kontinuität werden im Gegensatz dazu uneinheitlich beeinflußt. Stark sedierende Präparate wie Amitriptylin und Doxepin zeigen auch im Schlafpolygramm ein typisches, schlafförderndes Muster, während z.B. Imipramin in höheren Dosen eher zu einer Abnahme der Schlafdauer führt. Aufmerksamkeits- und Gedächtnisstörungen, die nach ein- oder mehrmaliger Verabreichung von Trizyklika bei gesunden Probanden auftreten, sind möglicherweise von ihren anticholinergen Eigenschaften abhängig. Bei depressiven Patienten konnten allerdings keine relevanten Beeinträchtigungen der mnestischen Funktionen in therapeutischen Dosen nachgewiesen werden. Im Gegenteil, die im Rahmen der depressiven Symptomatik vorhandenen Gedächtnisstörungen bilden sich im Laufe der Therapie zurück (Übersicht: THOMSON und TRIMBLE 1982, SPIEGEL 1988).

Wirkungen auf das Herz-Kreislaufsystem
Mit der Ausnahme der orthostatischen Hypotonie zeigen Trizyklika in der Regel keine auffallenden Veränderungen des Blutdrucks bei normal funktionierendem Herz-Kreislaufsystem. Hypotensive Effekte, die eher in niedrigen Dosen auftreten können, verstärken sich nach Dosiserhöhung kaum.

Eine Normalisierung findet meistens im Laufe der Behandlung statt. Blutdruckerhöhungen unter Behandlung mit Trizyklika sind selten und kommen am ehesten bei geriatrischen Patienten vor. Orthostatische Hypotonie ist dagegen ein relativ häufiger Nebeneffekt. Mit Ausnahme von Nortriptylin tritt orthostatische Hypotonie nach Schätzungen bei ungefähr 10% der behandelten Patienten auf. Auch die Steigerung der Herzfrequenz, besonders die initiale Tachykardie, ist häufig. Allerdings scheint nach neueren Untersuchungen eine klinisch relevante Erhöhung der Herzfrequenz während der Behandlung eher die Ausnahme zu sein (ROOS und GLASSMAN 1990).

In therapeutischen Plasmakonzentrationen können während der Behandlung mit Trizyklika Herzleitungsstörungen auftreten: Verlängerung des PR-Intervalls, QRS-Komplexes und ST-Segments. Bei nicht vogeschädigtem Herzmuskel bedarf es meistens keiner Intervention.

Nebenwirkungsprofile der trizyklischen Antidepressiva, geordnet nach relativem Ausprägungsgrad und Häufigkeit, sind in der Tabelle 2.2.2.4 zusammengefaßt.

2.3 Neurobiochemie, Wirkmechanismus

2.3.1 Klassische Ansätze

A. Delini-Stula

Hemmung der Monoamin-Aufnahme
Die erste gemeinsame neurobiochemische Eigenschaft der Antidepressiva, die entdeckt wurde, ist die Hemmung des aktiven, energieabhängigen Rücktransportes (Wiederaufnahme, „uptake") von Monoaminen (Noradrenalin, Serotonin, Dopamin) aus dem synaptischen Spalt zurück in das Neuron. Sie bildete auch die Grundlage für die klassischen Hypothesen über den Wirkmechanismus der Antidepressiva bzw. über den Ursprung der Depression (siehe unten). Mit Ausnahme von Trimipramin hemmen alle Trizyklika die Aufnahme von Noradrenalin (NA) und Serotonin (5-HT) kompetitiv. Sie unterscheiden sich allerdings untereinander sowohl hinsichtlich der absoluten

Tabelle 2.3.1.1. Wirkungsstärke der Antidepressiva für Noradrenalin und Serotonin-Aufnahme in Rattenhirn-Synaptosomen nach oraler Verabreichung (nach Maître et al. 1980, 1982)

Präparat	ED_{50} mg/kg	
	NA-	5-HT-
Imipramin	17	50
Desipramin	11	180
Clomipramin	80	15
Desmethylclomipramin	30	100
Amitriptylin	100	120
Nortriptylin	150	200
Doxepin	300	85

Die Werte stellen diejenige Dosis dar, die eine 50% Hemmung der Aufnahme von NA oder 5-HT (indirekte „ex-vivo" Bestimmungsmethode) bewirken. Befunde nach Maître et al. (1980, 1982)

Wirkungsstärke als auch in Bezug auf die Selektivität, mit welcher die Aufnahme dieser Transmitter gehemmt wird (Tabelle 2.3.1.1).

Ausgehend von vergleichenden Untersuchungen der Wirkungsstärke einer Reihe von trizyklischen und nicht-trizyklischen Antidepressiva in standardisierten in vitro, in vivo und ex vivo Testanordnungen bestimmten Maître und Mitarbeiter (1980, 1982) die Kriterien für die Selektivität der aufnahmehemmenden Eigenschaften dieser Präparate. Gemäß diesen Kriterien können Antidepressiva grundsätzlich in selektive und nicht-selektive NA- und 5-HT-Aufnahmehemmer eingeordnet werden, wobei die Mehrzahl der trizyklischen Präparate eher nicht-selektive Hemmer sind. Eine intermediäre Stellung zwischen den beiden Gruppen nehmen Desipramin und Clomipramin ein: Unter in vivo/ex vivo Bedingungen zeigt Desipramin eine bevorzugte Hemmung der NA-, Clomipramin eine bevorzugte Hemmung der 5-HT-Aufnahme im Rattenhirn oder Rattenhirnsynaptosomen (Abb. 2.3.1.1).

Die Wirkungsstärken der trizyklischen und nicht-trizyklischen Antidepressiva wurden von Richelson und Pfenning (1984) durch die Ermittlung von Hemmkonstanten (K_1-Werte) in Rattenhirnsynaptosomen unter in vitro Bedingungen genauer als durch ED_{50} (Dosis, die eine 50% Hemmung der Monoamin-Aufnahme bewirkt) quantifiziert.

Aus diesen Befunden geht hervor, daß praktisch alle Antidepressiva die Monoamin-Wiederaufnahme hemmen, wenn auch bei einzelnen Präparaten die Hemmung des einen oder anderen Transmitters so schwach ist, daß sie unter in vivo Bedingungen wahrscheinlich kaum von funktioneller Bedeutung ist (Tabelle 2.3.1.2). Bezüglich der Selektivität der Wirkung sind die Befun-

Tabelle 2.3.1.2. Wirkungsstärke der NA-, 5-HT- und DA-Wiederaufnahme-Hemmung trizyklischer Antidepressiva in Rattenhirnsynaptosomen *in vitro*

Präparat	K_i (Hemmkonstante) n Mol/l		
	NA-	5-HT-	DA-
Trimipramin	510	2500	5110
Imipramin	13	42	3400
Desipramin	0,9	340	5200
Clomipramin	28	5,4	1800
Amitriptylin	24	66	2300
Nortriptylin	4	260	1700
Protriptylin	0,97	280	1850
Doxepin	19	280	5700

Die Werte stellen die Hemmkonstanten ($10^{-7} \times 1/K_i$ in mol) für die Hemmung des entsprechenden Monoamins in Rattenhirnsynaptosomen dar (Befunde nach RICHELSON und PFENNING 1984, RICHELSON 1989)

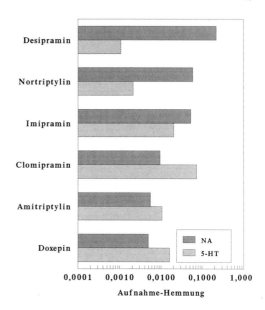

Abb. 2.3.1.1. Vergleich der relativen NA- und 5-HT-aufnahmehemmenden Wirkungsstärke der Antidepressiva nach oraler Verabreichung in Rattenhirnsynaptosomen. Jede Säule stellt den Quotienten $1/ED_{50}$ (Dosis, die eine halbmaximale Hemmung der Aufnahme bewirkt) in mg/kg p.o. für NA- und 5-HT-Aufnahmehemmung in Rattenhirnsynaptosomen dar. Nach Befunden von MAÎTRE et al. (1980, 1982)

de von RICHELSON und PFENNING im Einklang mit denjenigen von MAÎTRE (MAÎTRE et al. 1980, 1982). Trizyklische Antidepressiva hemmen, wie schon erwähnt, auch die DA-Aufnahme (RANDRUP und BRAESTRUP 1977, WALDMEIER 1983, RICHELSON und PFENNING 1984). Diese Wirkung ist aber im allgemeinen schwach ausgeprägt und wird generell als ohne funktionelle Bedeutung *in vivo* angesehen.

Wirkungen auf Rezeptoren

Trizyklische Antidepressiva binden an α-1 adrenerge, cholinerge (muskarinische), histaminerge (H-1 und H-2), serotoninerge (5-HT-1 und 5-HT-2) und Opiat-Rezeptoren mit unterschiedlich hoher Affinität und blockieren sie kompetitiv. Mit Ausnahme von Trimipramin besitzen sie keine nennenswerte Affinität für α-2- und dopaminerge (D-2) Rezeptoren und gar keine für β-adrenerge Rezeptoren oder den GABA-Benzodiazepin-Rezeptor-Komplex.

Die in tierexperimentellen Untersuchungen erhobene Befunde über die Rezeptor-Bindungsstärke der Antidepressiva sind auf den Menschen übertragbar. Die an *post mortem* präparierten Schnitten des Humanhirns ermittelte Rangordnung der Antidepressiva bezüglich ihrer Rezeptor-antagonistischen Wirkungsstärke entspricht weitgehend den Befunden aus tierexperimentellen Untersuchungen (RICHELSON und NELSON 1984). Die relative Wirkungsstärke von verschiedenen Antidepressiva bezüglich Rezeptor-Blockade an humanen Hirnrezeptoren ist in Tabelle 2.3.1.3 sowie Abb. 2.3.1.2 dargestellt (Übersicht: RICHELSON 1991).

Direkte Rezeptor-blockierende Wirkungen der Antidepressiva sind, wie schon erwähnt, für die Nebenwirkungsprofile dieser Präparate von Bedeutung. Es wird allerdings vermutet, daß die Veränderungen der Dichte oder funktionellen Reaktivität von adrenergen (α-1 und α-2, β-1), serotoninergen und dopaminergen Rezeptoren mit den therapeutischen Effekten einhergehen.

Rezeptorveränderungen nach Langzeitbehandlung

Fast alle trizyklischen Antidepressiva (Ausnahme: Trimipramin) führen nach Langzeitbehandlung zu Veränderungen der Dichte oder Reaktivität der monoaminergen Rezeptoren. Besonders konsistent ist die Herabsetzung der Dichte der β-adrenergen Rezeptoren (Übersicht: MAJ et al. 1984), die in der Regel mit der Verminderung der Bildung von cAMP („second messenger") nach Noradrenalin- oder Isoproterenol-Stimulierung gekoppelt ist (VETULANI und SULSER 1975). Es

wurde vermutet, daß dieses Herunterregulations-Phänomen des β-adrenergen Systems einen grundlegenden und für die therapeutische Wirkung der Antidepressiva bestimmenden Mechanismus darstellt (SULSER 1978). Diese Hypothese wurde allerdings nicht bestätigt.

Die Veränderungen der α-1 oder α-2 Rezeptoren sind nicht unter allen Trizyklika oder überhaupt Antidepressiva einheitlich. Es wurden sowohl Reduktion und Steigerung als auch keine Veränderung der Bindungsdichte beobachtet je nach Präparat, Dosierung oder Behandlungsdauer. Auch bei einzelnen Antidepressiva waren die Befunde nicht immer reproduzierbar. Es scheint allerdings, daß die Dichte der α-1 Rezeptoren nach Langzeitbehandlung unbeeinflußt bleibt, aber ihre

Tabelle 2.3.1.3. Die relative Bindungsstärke der repräsentativen Antidepressiva an humanen post mortem Hirnrezeptoren (Befunde nach RICHELSON 1991)

Präparat	Wirkungsstärke[a]						
	a-1	a-2	Ach	H-1	S-1	S-2	D-2
Amitriptylin	3,7	0,11	5,5	91	0,53	3,4	0,10
Amoxapin	2,0	0,038	0,10	4,0	0,46	170	0,62
Desipramin	0,77	0,014	0,50	0,91	0,010	0,36	0,030
Doxepin	4,2	0,091	1,2	420	0,34	4,0	0,042
Imipramin	1,1	0,031	1,1	9,1	0,011	1,2	0,050
Nortriptylin	1,7	0,040	0,67	10	0,32	2,3	0,083
Protriptylin	0,77	0,015	4,0	4,0	0,026	1,5	0,043
Trimipramin	4,2	0,15	1,7	370	0,012	3,1	0,56
Standards für Vergleich							
Atropin			42				
Diphenhydramin				7, 1			
Haloperidol							25
Methysergid						15	
Phentolamin	6,7						
Yohimbin		62					

[a] ausgedrückt als $10^7 \times 1/K_i$ (Hemmkonstante in mol), S-1 und S-2 bezeichnen serotoninerge (5-HT) Rezeptoren

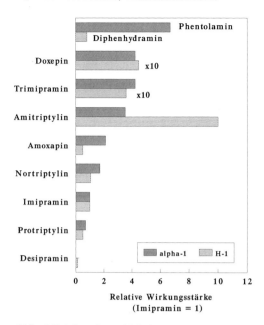

Abb. 2.3.1.2. α1- und H1-Rezeptor-antagonistische Wirkungen der Antidepressiva (modifiziert nach RICHELSON und NELSON 1984)

Empfindlichkeit auf Stimulation doch erhöht wird. Diese erhöhte Empfindlichkeit findet ihren Niederschlag z.B. in Motilitätssteigerung oder Aggressivitätssteigerung nach exogen zugeführtem Noradrenalin oder anderen α-1-adrenergen Agonisten.

Längerfristig verabreichte Trizyklika setzen die Zahl der 5-HT-2 Rezeptoren herab, verändern aber die Dichte von 5-HT-1 Rezeptoren nicht. Im Gegensatz zu diesen Rezeptoreffekten verstärken sie meist die Wirkung von direkten oder indirekten 5-HT Agonisten, was auf eine erhöhte funktionelle Reaktivität des serotoninergen Systems hinweist. Eine erhöhte funktionelle Reaktivität des dopaminergen Systems konnte auch in Verhaltensuntersuchungen aufgrund der Potenzierung der Wirkung von Amphetamin und Dopamin-Agonisten nach wiederholter Verabreichung von Trizyklika bei fehlenden Effekten auf die maximale Bindungszahl von ^{3}H-Spiperon (markiert spezifisch D-2 Rezeptoren) gezeigt werden.

Wirkmechanismus der Antidepressiva

Grundsätzlich soll festgehalten werden, daß der genaue Wirkmechanismus der Antidepressiva nicht abgeklärt ist. Keine der verschiedenen Hypothesen, die seit der Entdeckung von Imipramin im Jahre 1957 formuliert worden sind, konnte bisher bestätigt werden. Nichtsdestotrotz ist das Grundkonzept von einem kausalen Zusammenhang zwischen Depression und einer funktionellen Störung im monoaminergen System noch heute gültig; nach wie vor wird ein Zusammenhang zwischen therapeutischer Wirkung der Antidepressiva und einer speziellen Beeinflussung intraneuronaler und/oder synaptischer Übertragungsmechanismen vermutet. Am Beispiel eines schematisch dargestellten noradrenergen Neurons (Abb. 2.3.1.3) sind mögliche Angriffspunkte der Antidepressiva in die synaptischen Transmitterprozesse illustriert.

Die erste Hypothese („Monoamin-Defizit"-Hypothese) über den Wirkmechanismus der Antidepressiva basierte auf der Annahme, daß eine Erhöhung der intrasynaptischen Konzentration von Noradrenalin (SCHILDKRAUT 1965) und/oder Serotonin (LAPIN und OXENKRUG 1969) für die therapeutische Wirkung der Antidepressiva essentiell ist. Dafür sprach die Tatsache, daß klassische Antidepressiva aufgrund ihrer Monoamin-aufnahmehemmenden Eigenschaften und Monoaminoxidase-Hemmer (MAOH) aufgrund der Hemmung der Desaminierungsprozesse von NA und 5-HT diese Konzentrationserhöhung bewirken. Die Latenzzeit bis zum Eintritt von therapeutischen Effekten ließ sich neben anderen Fakten mit diesem Konzept jedoch nicht vereinbaren. Dagegen sprach auch die therapeutische Wirksamkeit von Präparaten („atypische" Antidepressiva), die andersartige pharmakologische und neurobiochemische Eigenschaften aufweisen.

Die Entdeckung der Phänomene der Herab- und Heraufregulation („down- and up-regulation") von monoaminergen Rezeptoren nach Langzeitbehandlung von Antidepres-

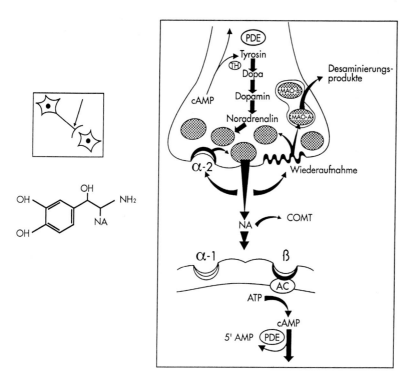

Abb. 2.3.1.3. Schematische Darstellung eines noradrenergen Neurons. Aufgrund der „Monoamin-Defizit"-Hypothese kann angenommen werden, daß Beeinflussung von irgend einem synaptischen Prozeß, der direkt oder indirekt Noradrenalin-gesteuerte Signalübertragung verbessert, einen antide-pressiven Effekt bewirken kann. Folgende Angriffspunkte sind theoretisch möglich: 1. Erhöhte Trans-mittersynthese; 2. erhöhte Freisetzung (Blockade der α-2-Adrenorezeptoren); 3. Hemmung der Wie-deraufnahme; 4. Hemmung der MAO, besonders MAO-A; 5. Hemmung der COMT; 6. direkte α-1 und β-Rezeptor Stimulierung und 7. Erhöhung der cAMP (z.B. durch Hemmung der Phosphodiesterase). Gegenwärtig sind Antidepressiva mit Angriffspunkten: 2. (Mianserin), 3. (Mehrzahl der Präparate) und 4. (Moclobemid als MAO-A Hemmer) eingeführt und etabliert. *COMT* Catechol-O-Methyltransferase; *PDE* Phosphodiesterase; *TH* Tyrosinhydroxylase; *AC* Adenylatcyclase; *ATP* Adenosintriphosphatase; *5'AMP* 5'Adenosinmonophosphatase

siva führte im Laufe der Zeit zu mehreren Revisionen der ursprünglichen Hypothese; alle versuchten den Wirkmechanismus der Antidepressiva mit Veränderungen des ei-nen oder anderen Rezeptorsystems zu er-klären. Keine von diesen Hypothesen, auch die meist verbreitete sog. „β-rezeptor down regulation" Hypothese (SULSER 1978), konn-te ausreichend belegt werden, da in keinen von den untersuchten Rezeptorsystemen Antidepressiva weder ausnahmslos noch einheitlich wirken (Übersichten: MAJ et al. 1984, WILLNER 1985, 1989).

Auch die an sich interessante Hypothese, die die Depression auf eine Dysregulation der „second-messenger" (cAMP und Phos-phatidylinositol-) Systeme zurückführt und folglich die Wirkung der Antidepressiva mit einem Eingreifen in diese Systeme zu erklä-ren versucht (WACHTEL 1988), konnte bisher durch stichhaltige Evidenz nicht unterstützt werden.

Es steht fest, daß bis heute keine der phar-makologischen oder neurobiochemischen Wirkungen der Antidepressiva für sich allein den Wirkmechanismus dieser Präparate erklärt. Alle Hinweise sprechen allerdings dafür, daß – unabhängig vom primären Angriffspunkt – Antidepressiva im Endeffekt eine Verbesserung der generellen Funktionstüchtigkeit monoaminerger Systeme bewirken. Die Richtung dieser Veränderung ist wahrscheinlich die Resultante der Reaktivitätsveränderungen in Einzelsystemen, die vielleicht doch den therapeutischen Effekt bestimmen.

Literatur

BREYER-PFAFF U, GAERTNER HJ (1987) Antidepressiva, Pharmakologie, therapeutischer Einsatz und Klinik der Depression. In: AMMON HPT, WERNING C (Hrsg) Medizinisch-pharmakologisches Kompendium, Bd 5. Wissenschaftliche Verlagsgesellschaft mbH, Stuttgart

DELINI-STULA A (1987) Biochemische Klassifizierung der Antidepressiva und deren klinische Validierung. In: SIMHANDL C, BERNER P, LOCCIONI H, ALF C (Hrsg) Psychiatrie. Klassifikationsprobleme in der Psychiatrie. MVP, Purkersdorf, S 131–148

DELINI-STULA A (1989) Animal models in the research of antidepressants and their experimental validation. Habilitation, Universität Basel

DELINI-STULA A, VASSOUT A (1981) The effects of antidepressants on aggressiveness induced by social deprivation in mice. Pharmacol Biochem Behav 14 [Suppl 1]: 33–41

KIELHOLZ P (1971) Diagnose und Therapie der Depression für den Praktiker. Lehmann, München

LANGER G, SCHÖNBECK G (1983) Psychiatrische Indikationen der Therapie mit Antidepressiva. In: LANGER G, HEIMANN H (Hrsg) Psychopharmaka. Grundlagen und Therapie. Springer, Wien New York, S 118–136

LAPIN LP, OXENKRUG GF (1969) Intensification of the central serotoninergic processes as a possible determinant of the thymoleptic effect. Lancet i: 132–136

MAÎTRE L, MOSER P, BAUMANN PA, WALDMEIER PC (1980) Amine uptake inhibitors: criteria of selectivity. Biogenic amines and affective disorders. Acta Psychiatr Scand 61 [Suppl 280]: 97–110

MAÎTRE L, BAUMANN PA, JAEKEL J, WALDMEIER PC (1982) 5-HT-uptake inhibitors: psychopharmacological and neurobiological criteria of selectivity. Adv Biochem Psychopharmacol 34: 229–246

MAI J, PRZEGALINSKI E, MOGILNICKA E (1984) Hypothesis concerning the mechanism of action of antidepressant drugs. Rev Physiol Biochem Pharmacol 100: 1–74

RANDRUP A, BRAESTRUP C (1977) Uptake inhibition of biogenic amines by newer antidepressant drugs: relevance to the dopamine hypothesis of depression. Psychopharmacology 53: 309–314

RICHELSON E (1989) Antidepressants: pharmacology and clinical use. In: KARASU TB (ed) Treatments of psychiatric disorders: a task force report of the American Psychiatric Association, vol 3, 1st ed. Am Psych Press, Washington DC, pp 1775–1787

RICHELSON E (1991) Biological basis of depression and therapeutic relevance. J Clin Psychiatry 52 [Suppl 6]: 4–10

RICHELSON E, PFENNIG M (1984) Blockade by antidepressants and related compounds of biogenic amine uptake into rat brain synaptosomes: most antidepressants selectively block norepinephrine uptake. Eur J Pharmacol 104: 227–286

RICHELSON E, NELSON A (1984) Antagonism by antidepressants of neurotransmitter receptors of normal human brain in vitro. J Pharmacol Exp Ther 230: 94–102

ROOS SP, GLASSMAN AH (1990) Cardiovascular effects of tricyclic antidepressants in depressed patients with and without heart disease. In: DEKKER M (ed) Pharmacotherapy of depression. Applications for the outpatient practioner. Elsevier, Amsterdam New York Basel, pp 267–280

SCHILDKRAUT JJ (1965) The catecholamine hypothesis of affective disorders: a review of supporting evidence. Am J Psychiatry 122: 509–522

SPIEGEL R (1988) Einführung in die Psychopharmakologie. Huber, Bern, S 271

SULSER F (1978) Functional aspects of the norepinephrine receptor coupled adenylate cyclase system in the limbic forebrain and its modification by drugs which precipitate of alleviate depression: molecular approaches to an understanding of affective disorder. Pharmacopsychiatry 11: 42–43

THOMPSON PJ, TRIMBLE MR (1982) Non-MAOI antidepressant drugs and cognitive functions: a review. Psychol Med 12: 539–548

VETULANI J, SULSER F (1975) Actions of various antidepressant treatments reduces reactivity

of noradrenergic cyclic AMP-generating sy-
stem in limbic forebrain. Nature 257: 495–496
WACHTEL H (1988) Defective second-messenger
function in the etiology of endogenous de-
pression. Novel therapeutic approaches. In:
BRILEY M, FILIOU G (eds) New concepts in
depression. MacMillan, London, pp 277–293
WALDMEIER PC (1983) Neurobiochemische Wir-
kungen antidepressiver Substanzen. In: LAN-
GER G, HEINEMANN H (Hrsg) Psychopharmaka.
Grundlagen und Therapie. Springer, Wien
New York, S 65–81
WILLNER P (1985) Depression. A psychobiological
synthesis. Wiley, New York
WILLNER P (1989) Sensitisation of the action of
antidepressant drugs. In: GONDIL AJ, EMMETT-
OGLESBY M (eds) Psychoactive drugs. Humana
Press, Clifton NJ, pp 407–459

2.3.2 Neuere Ansätze

P. Riederer

Seit Ende der 50er Jahre und spätestens ab
dem Zeitpunkt der Generierung der Seroto-
nin- (COPPEN 1967) sowie Noradrenalinhypothese (SCHILDKRAUT 1965) wogt ein immer
weniger effizient erscheinender Positions-
streit zwischen diesen Schulen hin und her.
Zuviele Fragen bleiben tatsächlich offen,
um die eine oder andere Hypothese zu einem Faktum werden zu lassen (siehe dazu
BIRKMAYER und RIEDERER 1988). Neue Hypothesen wurden entwickelt und konsequen-
terweise wurde mit derselben Zuversicht die
Acetylcholin- (JANOWSKY et al. 1972), GABA-
(LLOYD et al. 1989) und Dopamin- (VAN
PRAAG und KORF 1971) Hypothese erstellt.
Und es ist zu vermuten, daß auch Glutamat
als *der* erregende Neurotransmitter des zen-
tralen Nervensystems (MAJ et al. 1992, LAN-
CASTER und DAVIES 1991, BAKKER et al. 1991,
DIXON et al. 1992) sowie Neuropeptide (z.B.
LESCH und RUPPRECHT 1989) und peptiderge
Neurotransmitter bzw. -modulatoren (z.B.
Substanz P und TRH [thyrotropin releasing
hormone]) für serotoninerge Systeme sowie
Enkephaline und Somatostatin für norad-
renerge Nervenzellen am Depressionsge-

schehen beteiligt sind. Für alle diese Hypothesen, einschließlich der Serotonin- und
Noradrenalinhypothese lassen sich Argumente pro und contra vorbringen.
Selbst bei Herstellung von Interaktionsmo-
dellen, z.B. Noradrenalinhypothese gekoppelt mit Serotoninhypothese ergeben sich
zwar verbesserte Interpretationsmöglich-
keiten, dennoch bleiben auch hierbei Fragen offen (RIEDERER et al. 1985, BIRKMAYER
und RIEDERER 1988, FRITZE et al. 1992).
Unterstützung findet diese Kritik durch die
Entdeckung klinisch aktiver Antidepressiva
mit geringen oder gar keinen Effekten auf
z.B. Noradrenalin- bzw. Serotonin-Wieder-
aufnahme. Die auch heute noch vorge-
brachte Annahme, daß die ausschließliche
Hemmung dieser Mechanismen als unbe-
dingtes Requisit einer antidepressiven Therapie gelten müsse, ist daher stark revisions-
bedürftig (RIEDERER und BIRKMAYER 1993a, b).
Aufgrund der Vielfalt klinischer Symptome,
die qualitativ wechselnd und quantitativ dif-
ferenziert den Leidensdruck eines Patienten
bestimmen, ist nicht anzunehmen, daß eine
Krankheitsvielfalt – unter dem Begriff „Depression" subsummiert – von einem Transmitter bestimmt wird. Es gibt Hinweise
dafür, daß Symptome wie Antriebsverlust,
Schlaflosigkeit, Angst, Suizidneigung, Impulsivität und Streßphänomene von verschiedenen Transmittern getriggert werden.
Antriebslosigkeit ist am ehesten mit einem
Funktionsverlust dopaminerger Nevenzel-
len zu verbinden, während Schlaflosigkeit
mit Serotonin und Neuropeptiden, Angst
mit Noradrenalin und GABA, Suizidneigung
sowie Impulsivität mit Serotonin und Streßphänomene mit Noradrenalin und Acetylcholin in Zusammenhang gebracht werden
(BIRKMAYER und RIEDERER 1988, FRITZE et al.
1992, RIEDERER und BIRKMAYER 1993a, b).
Periphere   Modelle,   endokrinologische
Tests und Challenge Paradigma sind möglicherweise dann sinnvoll, wenn entsprechende zentrale Störungen nachgewiesen
sind. Denn erst dann kann geprüft werden,

ob diese Tests tatsächlich ein zentrales Geschehen in der Peripherie widerspiegeln. Da aber oftmals keine derartigen Untersuchungen an Autopsieprobegut vorliegen, darf es nicht verwundern, wenn die Daten zu diesen Modellen und Tests sehr widersprüchlich, kaum spezifisch und daher wenig reproduzierbar sind. Sie sind ebenfalls nur auf ein Transmittersystem gerichtet, verfolgen daher im Prinzip auch das Konzept der Einzel-Transmitterhypothesen und unterliegen daher derselben oben erwähnten Kritik.

Es ist daher anzunehmen, daß eine solitäre Transmitterstörung bestenfalls mit isolierter Einzelsymptomatik korreliert. Bei Vielfalt von Symptomen ist dagegen Multitransmitterstörung wahrscheinlich.

Welche Alternativen sind heranzuziehen, um Konzepten der biologischen Psychiatrie als Grundelementen depressiven Geschehens und entsprechenden Behandlungsstrategien Geltung zu verschaffen?

Am Beginn war die Pharmakologie, nicht das klinisch-biologische Konzept

Die Konzepte derzeitiger Erforschung **ätiopathobiochemischer** Mechanismen der „Depression" werden von Untersuchungen zur Pharmakopsychologie (KRAEPELIN 1892) und Pharmakopsychiatrie geprägt. Während bei pharmakopsychologischen Untersuchungen relativ einheitliches Datengut für einzelne Tests zu erwarten ist, ist dies in der Pharmakopsychiatrie aufgrund unterschiedlichster qualitativ und quantitativ ablaufender Pathomechanismen nicht wahrscheinlich.

Unzulänglichkeiten heute vorliegender Hypothesen sind u.a. darin begründet, daß sich die biologische Psychiatrie nur mit dem langsam wechselnden Kenntnisstand biochemischer Gehirnforschung parallel entwickeln konnte und damit von der Entwicklung moderner Analysenverfahren stets direkt abhängig ist. Umgekehrt ist es auch

einfacher, Verhaltensänderungen als Folge der Einnahme oder Verabreichung zentral wirksamer Substanzen zu beobachten (KRAEPELIN 1892) und aufgrund dieser Beobachtungen spezielle Substanzen auf ihren Wirkmechanismus hin zu prüfen. Der Beginn der Hypothesenbildung war daher mehr dem Zufall überlassen als der konsequenten Entwicklung eines biochemischen Konzeptes aufgrund entsprechender autoptischer Analysen und der Überprüfung dieses Konzeptes mittels zentral angreifender Substanzen. Das Beispiel der unter Reserpinbehandlung von Patienten mit Bluthochdruck beobachteten depressiven Phasen bei etwa 5–10% der Patienten ergab notwendigerweise Hinweise auf unspezifisches aminerges Defizit als kausaler Ursache dieser nach Absetzen des Medikaments reversiblen Depression (GOODWIN et al. 1972). Ebenso zeigt das Beispiel der Entdeckung der Monoaminoxidasehemmer mit Nachweis gelegentlicher euphorischer Zustände bei Patienten mit Tuberkulose, denen das Tuberkulostatikum Iproniazid verabreicht wurde, daß zu dieser Zeit hypothesengeleitete Ansätze der Depressionsfindung Duplikate der Wirkmechanismen von Medikamenten waren (CRANE 1957).

Auch die Entdeckung des Antipsychotikums Chlorpromazin in den 50er-Jahren (DELAY und DENIKER 1952) wurde ohne die Erkenntnis gemacht, daß eine Blockade von dopaminergen D2-Rezeptoren dafür eine essentielle Voraussetzung wäre (SEEMAN 1980 zur Übersicht).

Unbefriedigend an dieser Entwicklung ist nicht die Tatsache, daß derartige Substanzen klinisch nicht wirksam wären, unbefriedigend ist es, daß auch heute noch „die Pharmakologie von Substanzen die Hypothese zur Ätiopathogenese bedingen" und nicht umgekehrt.

Die Folge dieser Entwicklung besteht zur Zeit darin, immer selektivere und spezifischere Antidepressiva zu entwickeln. Derartige Substanzen sind ohne Zweifel unentbehrlich für die Grundlagenforschung. Ob sie als Antidepressiva den Durchbruch in der Klinik schaffen (und damit Einzelhypothesen zum Durchbruch verhelfen) ist noch offen. Meine persönliche Meinung dazu ist, daß sie z.B. für den schwerer Depressiven weniger geeignet sind als solche Substanzen, denen ein breites pharmakologisches Wirkprofil zugeschrieben wird. Für einzelne Symptome einer „Breitbanderkrankung" wie z.B. „Depression" mögen sie günstig sein, so wie auch für psychische Erkrankungen mit solitärer Neurotransmitterstörung. Nur welche biochemischen Untersuchungen an autoptischem Untersuchungsgut liegen vor, um gezielt den Einsatz selektiver Substanzen zu rechtfertigen?

Im Gegensatz dazu mehren sich die Hinweise aus post mortem Untersuchungen, daß Erkrankungen wie z.B. „Depression" Multi-Neurotransmitterstörungen darstellen. Dies würde, wie oben ausgedrückt, auch dem variablen und komplexen klinischen Bild entsprechen. (Die Behandlung mit Breitband-Psychopharmaka ist auch vergleichbarer mit anderen umfassenden biologisch orientierten Therapien der „Depression" wie z.B. Psychotherapie und Verhaltenstherapie). Die Ätiopathogenese-Konzepte müssen daher in Zukunft auch und verstärkt aus dem biochemisch-klinischen Bereich kommen. Doch welche Alternativen an Arbeitskonzepten gibt es zu den oben genannten Einzel-Neurotransmitterkonzepten?

Alternativen zu Einzel-Neurotransmitterhypothesen

Wirklatenz und antidepressive Wirkung

Ein ernster Einwand gegen die Monoaminhypothese ist augenscheinlich jener, der darauf hinweist, daß die Hemmung z.B. der Monoaminaufnahme bei geeigneter Dosis innerhalb einer kurzen Zeitspanne (Minuten) erfolgt, während der klinische Effekt sehr viel länger auf sich warten läßt (Tage bis Wochen). Diese Diskrepanz ist nur dann

relevant, wenn davon ausgegangen wird, daß Störungen eines einzelnen Transmittersystems im Umfeld lokalisierter synaptischer Funktionsstörungen einen Krankheitskomplex wie „Depression" auslösen kann. Dagegen sprechen allerdings mehrere Hinweise:

1. post mortem Untersuchungen von Gehirnen Depressiver geben Hinweise für Multitransmitterstörungen, welche in verschiedenen Regionen des Gehirns qualitativ und quantitativ unterschiedlich sind (siehe unten; Tabelle 2.3.2.1).

2. klinische Studien, u.a. jene von EMRICH et al. (1987) zeigen, daß dasselbe Patientengut mit nahezu identer Responserate auf Fluvoxamin (ein selektiver Serotoninwiederaufnahmehemmer) und auf Oxaprotilin (ein Noradrenalinaufnahmehemmer) reagiert. Die Zahl der Non-Responder war in beiden Gruppen etwa gleich groß. Etwa 20% dieser letzteren Gruppen verbesserten sich nach Umstellung auf das jeweils andere Medikament. Derartige Studien sind lehrreich, denn sie zeigen zum einen, daß a) mehrere Transmittersysteme „Depression" triggern, b) pharmakologisch unterschiedliche Antidepressiva daher ähnliche klinische Therapieerfolge auslösen können und c) ein Antidepressivum mit Noradrenalin- und Serotoninaufnahmehemmung eine höhere Erfolgsquote aufweisen müßte als Medikamente mit selektiver Einzeltransmitterinteraktion, d) eventuell noch andere Transmitterstörungen vorliegen, da in dieser klinischen Studie selbst durch eine Noradrenalin-Serotonin-Wiederaufnahmehemmung ein Teil der Patienten als Non-Responder eingestuft werden mußte.

3. Wiederholte Verabreichung von Antidepressiva führt häufig zu multiplen Veränderungen von Parametern der Neurotransmission. Nach der akuten Hemmung der Wiederaufnahmemechanismen bestimmter Amine kommt es in der Folge zu Desensitivierung adenylatcyclaseabhängiger Noradrenalinrezeptoren bzw. zur Abnahme von

Rezeptordichte von noradrenergen, serotoninergen (5-HT-2), GABA-A und Benzodiazepin-Rezeptoren, Zunahme der Empfindlichkeit von α_1-Rezeptoren sowie mesolimbischer dopaminerger Funktion, Abnahme der Empfindlichkeit von α_2-, und präsynaptischen Dopaminrezeptoren sowie Zunahme der GABA-B-Rezeptordichte sowie zu komplexen Veränderungen der elektrophysiologischen Antwort gegenüber Serotoninagonisten. Begleitet werden diese umfassenden Veränderungen der Neurotransmission durch Verhaltensänderungen in experimentellen Modellen der Depression (GARRATINI und SAMANIN 1988, LÉONARD 1991, BUNNEY und BUNNEY 1990, RICHARDSON 1991, RICHELSON 1991, ZEMLAN und GARVER 1990).

Down-Regulation
„Down-Regulation" β-adrenerger Rezeptoren (VETULANI und SULSER 1975) ist an intakte serotoninerge Funktion gebunden (RACAGNI und BRUNELLO 1984). Dies zeigt an, daß β-Rezeptoren (Dichte bzw. Empfindlichkeit) als sekundäres Phänomen nach primärer Beeinflussung serotoninerger Systeme herunterreguliert werden. Die Frage, ob diese im Experiment erarbeiteten Zusammenhänge sowie Verminderung der Empfindlicheit der präsynaptischen α_2-Rezeptoren auch bei Depressiven nachvollziehbar sind, ist nicht geklärt. Wohl aber ist in post mortem Studien mehrfach nachgewiesen worden, daß das serotoninerge System bei „Depression" in vielen Regionen des Gehirns verändert ist (NEUMAYER et al. 1975, BIRKMAYER und RIEDERER 1988, zur Übersicht). Es wurde daher schon bald nach Beschreibung dieser Zusammenhänge darauf hingewiesen, daß β-down-Regulation als Folge antidepressiver Behandlung von depressiven Patienten wenigstens diskutierbar ist, möglicherweise aber wegen eines Defekts serotoninerger Funktion be- oder verhindert wird (BRÜCKE et al. 1984).
DUDLEY und BARON (1989) zeigten, daß die down-Regulation von β-Rezeptoren durch eine Kombination von Desmethylimipramin und dem selektiven Serotonin-Wiederaufnahmehemmer (SSRI) Fluoxetin besonders verstärkt und signifikant besser war als die Beeinflussung durch die Einzelsubstanzen. Folgestudien gaben Hinweise für die Annahme, daß es die serotoninergen 1A-Rezeptoren sind, die bei der β-down-Regulation aktiviert werden müssen. Fluoxetin und Citalopram allein machen β-Rezeptoren aber nicht subsensitiv (MANJI und BROWN 1987).
Stimulation von serotoninergen 1A-Rezeptoren (durch Ipsapiron, Buspiron) sowie Blockade von serotoninergen-2-Rezeptoren (WILLNER 1985) wirkt in Tierstudien anxiolytisch, antiaggressiv und antidepressiv. Da bei Depressiven vorwiegend das serotoninerge System gestört ist, bewirkt therapeutische Aktivierung dieses Systems Normalisierung serotoninerger Funktionen und in der Folge „down-Regulation" von β-Rezeptoren. Der klinische antidepressive Effekt setzt daher nicht akut, sondern erst nach Adaptierung dieser interneuronalen Funktionen ein.

Messenger-Systeme
Ähnliches gilt für die Beeinflussung von „second messengern" wie z.B. Adenylatzyklase- und Phosphatidylinositolsysteme durch die Phasenprophylaktika Lithium und Carbamazepin sowie auch von „third messenger-Systemen" durch Antidepressiva (PEREZ et al. 1989, AVISSAR und SCHREIBER 1989, YAMAOKA et al. 1988, LI et al. 1991, LESCH et al. 1991).
Studien von OZAWA und RASENICK (1989) zeigen, daß chronische Behandlung von Ratten mit Antidepressiva (Amitriptylin, Desipramin, Iprindol) zur Stimulation von Guanylylimidodiphosphat-, Natriumfluorid- oder Forskolin-aktivierter Adenylatcyclase in synaptischen Membranen des frontalen Kortex führt. Weiterführende differenzierte Analysen weisen darauf hin, daß chronische Verabreichung von Antidepres-

siva auf die Kopplung zwischen G_S und katalytischer Einheit von Adenylcyclase fördernd wirkt. Diese Daten zeigen, daß die antidepressive Wirkung am Wirkort des stimulierenden GTP-bindenden Proteins G_S gelegen ist. Einem ähnlichen Wirkmechanismus unterliegt auch die Behandlung mit chronischer Elektrokonvulsion (OZAWA und RASENICK 1991).

Erste post mortem Human-Untersuchungen am zerebralen Kortex bipolar Depressiver geben Hinweise für erhöhte Konzentration der $G_{S\alpha}$-Subeinheit (YOUNG et al. 1991).

Diskutiert werden in diesem Zusammenhang nicht nur die Konzentration, sondern auch die Biosynthese auf Genexpressionsebene verschiedener G-Protein-Untereinheiten (LESCH et al. 1991, 1992, LI et al. 1991, YOUNG et al. 1991). Danach kann die Empfindlichkeit des G-Protein-Second Messenger Systems auch mit Veränderungen der Protein- oder der mRNS-Konzentration zusammenhängen. Defekte Proteinfunktion oder reflektorische kompensatorische Mechanismen mögen dafür verantwortlich sein (OZAWA et al. 1993).

Molekularbiologische Aspekte

Arbeiten von RUPPRECHT et al. (1991) sowie WODARZ et al. (1992) weisen auf Störungen der Glucocorticoidrezeptorfunktion bei Depression hin. Die Biosynthese dieser Rezeptoren kann durch Antidepressiva auf Ebene der Genexpression beeinflußt werden.

Andere aktuelle Ansätze, pathobiochemischen Alterationen bei Depression näher zu kommen, sind molekularbiologische Untersuchungen von Polymorphismen (FRITZE et al. 1989) sowie z.B. der „Transporterproteine" biogener Amine. Letztere Untersuchungen beruhen auf Befunden, die auf veränderte Bindung von radiomarkierten Antidepressiva z.B. am „Serotonintransporter" hinweisen (GRAHAM und LANGER 1992).

Tabelle 2.3.2.1 Präkursor-Aminosäuren, biogene Amine und Metaboliten in verschiedenen Gehirnregionen von unipolaren Depressionen post mortem. Mittelwerte in Prozent der Kontrolle (n = 12) von 3 unipolar endogen Depressiven

Anatomische Struktur	TYR	DA	NA	MHPG frei	TRY	5-HT	5-HIES
> N. caudatus	NS	42[a]	82	NS	NS	50[a]	60[b]
> Putamen	NS	52[b]	NS	NS	NS	31[a]	60[b]
> Gl. pallidus	NS	NS	NS	35[b]	NS	NS	NS
> Thalarnus	–	–	–	NS	–	–	–
> Hypothalamus	–	–	–	37[a]	–	–	–
> C. mamillare	–	–	–	50[b]	–	–	–
> S. nigra	NS	NS	NS	59[a]	NS	50[a]	NS
> N. ruber	NS	31[a]	27[a]	NS	NS	NS	NS
> Raphe und Ret. Form.	NS	NS	NS	50[a]	NS	19[a]	35[a]
> G. cinguli	NS	NS	NS	66	NS	NS	NS
> N. amygdalae	NS	NS	38	71	NS	46[a]	44[a]
> G. dentatus	–	–	–	77	–	–	–
> N. accumbens	–	–	–	66[a]	–	–	–
> N. dentatus	–	–	–	NS	–	–	–

Signifikanzen (Student t-Test): [a]$p < 0,01$, [b]$p < 0,05$, *NS* nicht signifikante Unterschiede; alle anderen, zum Teil stark veränderten Werte sind wegen der hohen Standardabweichung nicht signifikant unterschiedlich. Antidepressiva mußten 2 bis 5 Tage vor dem Tod abgesetzt werden
Aus: BIRKMAYER W, RIEDERER P (1988) Depression – Biochemie, Klinik, Therapie. Deutscher Ärzte-Verlag, Köln (mit Genehmigung)

Klonierung und Sequenzierung der cDNAs des Serotonintransporters im Rattenhirn ergaben drei Proteine mit 12 putativen Transmembrandomänen. Man nimmt an, daß diese an der Substrattranslokation, Ionenbindung und Antagonistenbindung teilhaben (BLAKELY et al. 1991, HOFFMAN et al. 1991, MAYSER et al. 1991).

Im Gehirn verstorbener Suizidenten und in Blutplättchen von Patienten mit Depression ist die Bindung von Antidepressiva verändert (GRAHAM und LANGER 1992). Imipramin- und Paroxetinbindungsexperimente zeigen in verschiedenen Regionen des Gehirns Assoziation mit dem Serotonintransporter (CORTES et al. 1988). LESCH et al. (1992) berichten über die Expression der Serotonintransporter mRNA vorwiegend in der Raphe. Weiters wurden Hinweise dafür erbracht, daß Serotonin-Wiederaufnahmehemmer diesen Serotonintransporter auf der Ebene der Genregulation regulieren (LESCH et al. 1992). Isolierung und Sequenzierung einer cDNA, die den Serotonintransporter der menschlichen Raphe kodiert, ist kürzlich beschrieben worden (LESCH et al. 1993). Derartige Studien sind möglicherweise geeignet, Grundlagen zur Aufklärung molekularer Pathomechanismen bei Depressionen zu schaffen. Identifizierung von Polymorphismen, Suche nach chromosomaler Anordnung und Erforschung möglicher genetischer Marker für „Depression" rücken durch derartige Strategien näher.

Post mortem Untersuchungen

Post mortem Untersuchung an verstorbenen Depressiven

Die wenigen Untersuchungen, welche bisher an verstorbenen Depressiven durchgeführt wurden, weisen darauf hin, daß ein einheitliches biochemisches Muster als Pathogenese der Depression nicht anzunehmen ist. Die Ergebnisse von Untersuchungen post mortem (Tabelle 2.3.2.1) lassen vorläufig nur erkennen, daß Transmittersysteme regional extrem unterschiedlich betroffen sein können. Es gibt keine Hinweise dafür, daß nur ein Transmitter bei Depressionen verändert ist. Regionale Differenzierung und multiple Transmitterstörungen weisen auf interneuronale Dysfunktion hin, welche sich klinisch in verschiedenen Symptomen manifestieren könnte (RIEDERER et al. 1985, BIRKMAYER und RIEDERER 1975, 1988, NEUMAYER et al. 1975, PERRY et al. 1983, CROW et al. 1984, YATES et al. 1990, OZAWA et al. 1993).

Alle Studien post mortem haben den Nachteil, daß wichtige biochemisch-klinische Korrelationen (Symptommuster – Befundmuster) an Hand der Einzelkasuistiken nicht durchgeführt wurden. Derartige Studien wären geeignet, Fälle unterschiedlichster Symptomatik biochemisch und klinisch zu beschreiben. Auf diese Weise besteht die Möglichkeit, von der Biochemie des Symptoms zur Biochemie des Syndroms vorzudringen.

Untersuchungen an Gehirnen von Suizidenten

Für die Beteiligung serotoninerger *und* noradrenerger Systeme an der Genese von Depression sprechen post mortem Befunde, welche auf erhöhte $5-HT_2$- und β-adrenerge Rezeptordichten in Gehirnen von Suizidenten hinweisen (ARANGO et al. 1990, BIEGON und ISRAELI 1988, CHEETHAM et al. 1988, MANN et al. 1986). Derartige Studien sind allerdings wenig aussagekräftig, da sowohl Todesart (CO-Vergiftung, Erhängen, unterschiedliche Medikamente etc.) als auch die Klinik des Suizidenten (nicht immer wird der Suizid durch eine Depression ausgelöst) bedeutende Einflußfaktoren darstellen. Es darf daher nicht verwundern, daß DE PAERMENTIER et al. (1990) in einer kontrollierten Studie von Suizidenten sogar eine Reduktion der β-adrenergen Rezeptordichte nachwiesen. Studien an entprechendem Gewebe von Suizidenten mögen daher für spezielle Fragestellungen wichtig sein, zur

Charakterisierung biochemischer Störungen bei „Depression" sind sie weitgehend ungeeignet.

„Regelkreise" steuern motorisches und psychisches Verhalten

Interdisziplinäre Studien der letzten Jahre haben Hinweise für die Organisation und Funktion verschiedener Regelkreise erbracht, die für unser motorisches und psychisches Verhalten von Bedeutung sind (ALEXANDER et al. 1986, zur Übersicht). Abbildung 2.3.2.1 stellt einige dieser Regelkreise schematisch dar. Im Rahmen dieses Artikels soll jedoch nur der **Loop ausgehend vom Gyrus cinguli anterior** näher besprochen werden. An anderer Stelle (Band 1, Kap. 10.2) wird der Motor-Loop ausführlich behandelt.

HEIMER und WILSON beschrieben 1975 das „ventrale striopallidale System". Es war in diesen und späteren Untersuchungen aufgefallen, daß das ventrale Striatum (N. accumbens und Tuberculus olfactorius) massive Projektionen sogenannter „limbischer Strukturen" erhalten. Vor allem Hippocampus (HC), N. amygdala und Regio entorhinalis (EC) (Area 28) sowie perirhinaler Kortex (Area 35) innervieren das ventrale Striatum (limbisches Striatum). Neuere Untersuchungen zeigen, daß letztere Regionen signifikante Projektionen aus dem Gyrus cinguli anterior (Area 24) und Arealen des Lobus temporalis, einschließlich Gyrus temporalis superior (STG) und inferior (ITG) erhalten.

Das ventrale Striatum projiziert zum ventralen Pallidum und zur Substantia nigra bzw. auch zum Globus pallidus, internes Segment, welches schließlich den paramedianen Teil des mediodorsalen Thalamus innerviert. Der Regelkreis schließt sich durch Verbindung dieser Region mit dem Gyrus cinguli anterior.

Die funktionellen Charakteristika dieses Regelkreises sind noch nicht voll spezifiziert. Es scheint aber so zu sein, daß diesem Loop u.a. auch eine Filterfunktion ankommender sensorischer, optischer und auditiver Eindrücke zukommt. Damit wird die Bedeutung dieses Regelkreises für psychisches Verhalten deutlich. Störungen der Funktion dieses Regelkreises dürften mit charakteristischem psychischem Fehlverhalten, Persönlichkeitsstörungen und kognitiven Einbußen bei Schizophrenie, Demenz vom Alzheimer Typ, Huntington Chorea und Parkinson-Krankheit in Verbindung zu bringen sein (BRAAK und BRAAK 1992, JAKOB und BECKMANN 1986, JELLINGER et al. 1991). Störungen der Kognition sowie produktive Psychosen scheinen mit neuropathologischen und funktionellen Veränderungen der Homöostase des Regelkreises verknüpft zu sein.

Dorsolateraler-präfrontaler sowie **lateraler-orbitofrontaler** Regelkreis sind derzeit funktionell weit weniger charakterisiert als z.B. Motor-Loop und Oculomotorloop. Läsionsstudien und „Einzelzellableitungen" weisen aber darauf hin, daß der dorsolaterale-präfrontale Regelkreis mit spatialem Gedächtnis verknüpft werden kann.

Dagegen resultieren Läsionen im lateral-orbitofrontalen Bereich sowie in entsprechenden Arealen des Nucleus caudatus in perseverativer Interferenz mit der Kapazität eines Tieres geeignete Umschaltungen im Verhaltensmuster durchzuführen.

Da die chemische Innervierung dieser Gehirnstrukturen praktisch alle klassischen Neurotransmitter umfaßt (MAURER et al. 1989), wird augenscheinlich, daß Neuroleptika und Antidepressiva zur Beeinflussung auch dieser Regelkreise beitragen. Weiterführende Forschungsarbeit wird in naher Zukunft dazu beitragen, die einzelnen chemischen Verschaltungen detailliert zu charakterisieren. Darauf basierend sollte es möglich sein, gezielter Psychopharmaka zu entwickeln, die nicht nur Transmitter-spezifisch, sondern vielleicht auch Regionen-spezifischer wirken. Das in der Klinik so hervorragend bewährte Antipsychotikum

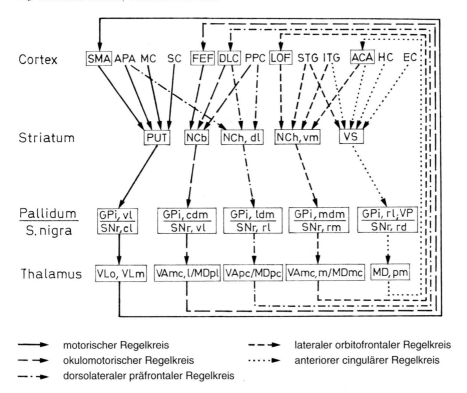

motorischer Regelkreis
okulomotorischer Regelkreis
dorsolateraler präfrontaler Regelkreis

lateraler orbitofrontaler Regelkreis
anteriorer cingulärer Regelkreis

Abb. 2.3.2.1. Regelkreise. Modifiziert nach ALEXANDER et al. (1986); *ACA* Gyrus cinguli pars anterior (anterior cingulate area), *APA* prämotorische Area (arcuate premotor area), *DLC* dorsolateraler präfrontaler Kortex, *EC* entorhinaler Cortex, *FEF* frontale Augenfelder (frontal eye fields), *GPi* Globus pallidus internus, *HC* hippocampal cortex, *ITG* interiorer temporaler Gyrus, *LOF* lateraler orbitofrontaler Cortex, *MC* Motorcortex, *MDpl* medialis dorsalis pars paralamellaris, *MDmc* medialis dorsalis pars magnocellularis, *MDpc* medialis dorsalis pars parvocellularis, *NCb* Nucleus caudatus, corpus (body), *NCh* Nucleus caudatus, caput (head), *PPC* posteriorer parietaler Cortex, *PUT* Putamen, *SC* somatosensorischer Cortex, *SMA* supplementäre motorische Area, *SNr* Substantia nigra pars reticulata, *STG* superiorer temporaler Gyrus, *VAmc* ventralis anterior pars magnocellularis, *VApc* ventralis anterior pars parvocellularis, *VLm* ventralis lateralis pars medialis, *VLo* ventralis lateralis pars oralis, *VP* ventrales Pallidum, *VS* ventrales Striatum, *cl* caudolateral, *cdm* caudal dorsomedial, *dl* dorsolateral, *l* lateral, *ldm* lateral dorsomedial, *m* medial, *mdm* medial dorsomedial, *pm* posteromedial, *rd* rostrodorsal, *rl* rostrolateral, *rm* rostromedial, *vm* ventromedial, *vl* ventrolateral

Clozapin ist nicht nur ein Beispiel für ein Medikament mit Multi-Transmitter Beeinflussung, sondern auch eines mit hoher Affinität zu dopaminergen D4-Rezeptoren. Und es ist vielleicht kein Zufall, daß die höchste Dichte dieser Rezeptoren in limbischen Regionen nachgewiesen wurde (VAN TOL et al. 1991).
Es wird daher postuliert, daß umfangreiche differenzierte Studien an verstorbenen Depressiven regional unterschiedliche Untersuchungsdaten ergeben werden, die schließlich Hinweise auf eine Biochemie von Symptomen bzw. Syndromen erlauben. Dazu wird gehören müssen, daß die Biochemie von „Regelkreisen" bekannt ist und die Beeinflussung des durch den Regelkreis vermittelten Verhaltens mittels Pharmaka möglich ist. Pharmakopsychologie und Imaging-Verfahren an Probanden und Kranken

sind aber zum Verständnis psychischer Funktionen zusätzlich erforderlich.

Das Studium von Regelkreisen und ihre Beziehung zu motorischen und psychischen Ausdrucksweisen läßt vermuten, daß pharmakologisch selektive und spezifische Substanzen vor allem oder nur dann erfolgreiche Medikamente abgeben, wenn die gestörte Transmitterfunktion möglichst solitär in entsprechenden Regelkreisen vorkommt und das Symptom direkt auf diese Störung zu beziehen ist. Bei Erkrankungen wie „Depression" ist dies aber nur als Ausnahme der Regel zu vermuten. Dies mag auch der Grund für meine Annahme sein, daß Substanzen mit breitem, pharmakologischem Profil generell derartige Syndrome optimaler beeinflussen.

Fazit

Man kann sich die Frage stellen, wann es, biochemisch gesehen, zu einer Depression kommt. Die Antwort kann nur eine Arbeitshypothese sein, welche sich aus den bisher bekannten Forschungsergebnisse kristallisieren läßt:

– Zusätzlich zu den „klassischen" Wirkmechanismen weisen neuere Konzepte auf Interaktion von Antidepressiva auf der Ebene der Signaltransduktion (z.B. second und third messenger System) sowie auf molekularbiologischer Ebene hin.

– Ist die Homöostase gestört – regional durch Dysfunktion eines oder mehrerer Systeme –, wird eine Depression in Abhängigkeit vom Grad der Störung klinisch imponieren.

– Bei Annahme einer kybernetischen Homöostase intra- und interneuronaler Systeme wird die Wahrscheinlichkeit einer Depression unabhängig vom aktuellen Grad des Gleichgewichts geringer sein.

– Damit ergibt sich ein Hinweis für die Annahme **differenzierbarer biochemischer Abnormitäten** bei Depression. Es besteht die Möglichkeit, daß regional differenzierbare biochemische/pathobiochemische Muster in Zukunft bestimmten Symptomen-Mustern zugeordnet werden können.

Die Wirklatenz von Psychopharmaka mag u.a. auch darin begründet sein, daß es längere Zeit dauert, bis sich durch Beeinflussung eines Teils eines Regelkreises die Kybernetik des gesamten Loops bzw. der interagierenden Systeme neu adaptiert hat. Möglicherweise ist erst ab diesem Zeitpunkt eine Verbesserung des Krankheitsgeschehens klinisch meßbar.

Das Konzept des primären Nachweises einer Störstelle im Gehirn Depressiver und daraus folgender sekundärer Entwicklung möglicher peripherer Modelle einschließlich neuer Substanzen zur Therapie dieser pathologischen Veränderungen setzt allerdings höhere Autopsieraten als derzeit üblich voraus, da Untersuchungen an Zellinien und Tierstudien zur Lösung dieser Fragen wenig zielführend sind.

Die selektive Hemmung der Wiederaufnahme eines Neurotransmitters durch Antidepressiva scheint nur eine mögliche Interventionsmöglichkeit zur Normalisierung gestörter Neurotransmission zu sein. Die Betonung dieser Mechanismen ist allerdings diskutierbar.

Die Erforschung der Wirkmechanismen von Psychopharmaka hat entscheidend zum Verständnis psychischer Funktionen beigetragen, darf aber nicht von psychologischen und psychiatrischen Konzepten bzw. Forschungsergebnissen abgekoppelt werden. Dies gilt sowohl für „Depression" als auch für „Schizophrenie".

Literatur

ALEXANDER GE, DELONG MR, STRICK PL (1986) Parallel organization of functionally segregated circuits linking basal ganglia and cortex. Ann Rev Neurosci 9: 357–381

ARANGO V, ERNSBERGER P, MARZUK PM et al. (1990) Autoradiographic demonstration of increased serotonin 5-HT2 and β-adrenergic receptor binding sites in the brain of suicide victims. Arch Gen Psychiatry 47: 1038–1047

AVISSAR S, SCHREIBER G (1989) Muscarinic receptor subclassification and G-proteins: significance for lithium action in affective disorders and for the treatment of the extrapyramidal side effects of neuroleptics. Biol Psychiatry 26: 113–130

BAKKER MHM, MCKERNAN RM, WONG EHF, FOSTER AC (1991) [³H]MK-801 binding to N-methyl-d-aspartate receptors solubilized from rat brain: effects of glycine site ligands, polyamines, ifenprodil, and desipramine. J Neurochem 57: 39–45

BIEGON A, ISRAELI M (1988) Regionally selective increase in β-adrenergic receptor density in the brains of suicide victims. Brain Res 442: 199–203

BIRKMAYER W, RIEDERER P (1975) Biochemical post-mortem findings in depressed patients. J Neural Transm 37: 95–109

BIRKMAYER W, RIEDERER P (1988) Depression, 4. Aufl. Deutscher Ärzte-Verlag, Köln

BLAKELY RD, BERSON HE, FREMEAU RT, CARON MC, PEEK MM, PRINCE HK, BRADLEY CC (1991) Cloning and expression of functional serotonin transporter from rat brain. Nature 354: 66–70

BRAAK H, BRAAK E (1992) The human entorhinal cortex: normal morphology and lamina-specific pathology in various diseases. Neurosci Res 15: 6–31

BRÜCKE T, SOFIC E, RIEDERER P, GABRIEL E, JELLINGER K, DANIELCZYK W (1984) Die Bedeutung der serotonergen Raphe-Kortex-Projektion für die Beeinflussung der ß-adrenergen Neurotransmission durch Antidepressiva. Neuropsychiatr Clin 3: 249–255

BUNNEY WE, BUNNEY BG (1990) A view of psychopharmacology, neuro-science, and the major psychoses. In: BUNNEY WE, HIPPIUS H, LAAKMANN G, SCHMAUSS G (eds) Neuropsychopharmacology 1. Springer, Berlin Heidelberg New York Tokyo, pp 11–26

CHEETHAM SC, CROMPTON MR, KATONA CLE, HORTON RW (1988) Brain 5-HT2 receptor binding sites in depressed suicide victims. Brain Res 443: 272–280

COPPEN A (1967) The biochemistry of affective disorders. Br J Psychiatry 113: 1235–1264

CORTES R, SORIANO E, PAZOS A, PROBST A, PALACIOS JM (1988) Autoradiography of antidepressant binding sites in the human brain: localization using [³H]imipramine and [³H]paroxetine. Neuroscience 27: 473–496

CRANE GE (1957) Iproniazid (Marsilid) phosphate, a therapeutic agent for mental disorders and debilitating disease. Psychiatry Res Rep 8: 142-152

CROW TJ, CROSS AJ, COOPER SJ, DEAKIN JFW, FERRIER IN, JOHNSON JA, JOSEPH MH, OWEN F, PAULTER M, LOFTHOUSE R, CORSELLIS JAN, CHAMBERS DR, BLESSED G, PERRY EK, PERRY RH, TOMLINSON BE (1984) Neurotransmitter receptors and monoamine metabolites in the brains of patients with Alzheimer-type dementia and depression and suicides. Neuropharmacology 23: 1561–1569

DELAY J, DENIKER P (1952) Le traitement des psychoses par une méthode neurolytique dérivée le l'hibernothérapie. In: COSSA P, MAISON P (eds) Congrés de Médicins alienistes et neurologists de France, vol 50. Librarie del'académie de Médicine, Paris, pp 497–502

DE PAERMENTIER F, CHEETHAM SC, CROMPTON MR et al. (1990) Brain α-adrenoceptor binding sites in antidepressant-free depressed suicide victims. Brain Res 525: 71–77

DIXON JF, LEE CH, LOS GV, HOKIN LE (1992) Lithium enhances accumulation of [³H]inositol radioactivity and mass of second messenger inositol-1,4,5-triphosphate in monkey cerebral cortex slices. J Neurochem 59: 2332–2335

DUDLEY M, BARON M (1989) The 5-HT₁ₐ site is involved in the rapid down-regulation of cortical β-adrenoreceptors (β-rec). 22nd Winter Conf Brain Res, January 21–28, 1989. Snowbird, Utah

EMRICH HM, BERGER M, RIEMANN D et al. (1987) Serotonin reuptake inhibition vs. norepinephrine reuptake inhibition: a double-blind differential-therapeutic study with fluvoxamine and oxaprotiline in endogenous and neurotic depressives. Pharmacopsychiatry 20: 60–63

FRITZE J, KORONAKIS P, RIEDERER P (1989) Erythrozyten-Membran-proteine bei Schizophrenien und affektiven Psychosen. In: SALETU B (Hrsg) Biologische Psychiatrie. G Thieme, Stuttgart New York, S 246–247

FRITZE J, DECKERT J, LANCZIK M, STRIK W, STRUCK M, WODARZ N (1992) Zum Stand der Aminhypothesen depressiver Erkrankungen. Nervenarzt 63: 3–13

GARRATINI S, SAMANIN R (1988) Biochemical hypotheses on antidepressant drugs: a guide for clinicians or a toy for pharmacologists? Psychol Med 18: 287–304

GOODWIN FK, EBERT MH, BUNNEY WE (1972) Mental effects of reserpine in man: a review. In: SHADER EE (ed) Psychiatric complications of medical drugs. Raven Press, New York, pp 73–101

GRAHAM D, LANGER SZ (1992) Advances in sodium-ion coupled biogenic amine transportes. Life Sci 51: 631–645

HEIMER L, WILSON RD (1975) The subcortical projections of the allocortex. Similarities in the neural associations of the hippocampus, the piriform cortex and the neocortex. In: SANTINI M (ed) Golgi centenary symposium: perspectives in neurology. Raven Press, New York, pp 177–193

HOFFMAN BJ, MEZEY E, BROWNSTEIN M (1991) Cloning of a serotonin transporter affected by antidepressants. Science 254: 579–580

JAKOB H, BECKMANN H (1986) Prenatal developmental disturbances in the limbic allocortex in schizophrenics. J Neural Transm 65: 303–326

JANOWSKY DS, EL-YOUSEF MK, DAVIS JM, SEKERKE HJ (1972) A cholinergic-adrenergic hypothesis of mania and depression. Lancet ii: 632–635

JELLINGER K, BRAAK H, BRAAK E, FISCHER P (1991) Alzheimer lesions in the entorhinal region and isocortex in Parkinson's and Alzheimer's diseases. Ann NY Acad Sci 640: 203–209

KRAEPELIN E (1892) Über die Beeinflussung einfacher psychischer Vorgänge durch einige Arzneimittel. Fischer, Jena

LANCASTER JM, DAVIES JA (1991) Desmethylimipramine potentiates NMDA responses in a mouse cortical slice preparation. Neuro Report 2: 665–668

LÉONARD BE (1991) Antidepressants – current concepts of mode of action. L'Encéphale 17: 127–131

LESCH KP, RUPPRECHT R (1989) Psychoneuroendocrine research in depression. II. Hormonal responses to releasing hormones as a probe for hypothalamic-pituitary-endorgan dysfunction. J Neural Transm 75: 179–194

LESCH KP, AULAKH CS, TOLLIVER TJ, HILL JL, MURPHY DL (1991) Regulation of G proteins by chronic antidepressant drug treatment in rat brain: tricyclics but nor clorgyline increase Go α subunits. Eur J Pharmacol Mol Pharmacol Sect 207: 361–364

LESCH KP, HOUGH CJ, AULAKH CS, WOLOZIN BL, TOLLIVER TJ, HILL JL, AKIYOSHI J, CHUANG DM, MURPHY DL (1992) Fluoxetine modulates G protein α_s, α_q and α_{12} subunit mRNA expression in rat brain. Eur J Pharmacol Mol Pharmacol Sect 227: 233–237

LESCH KP, WOLOZIN BL, ESTLER HC, MURPHY DL, RIEDERER P (1993) Isolation of a cDNA encoding the human brain serotonin transporter. J Neural Transm 91: 67–73

LI PP, TAM YK, YOUNG LT, WARSH JJ (1991) Lithium decreases Gi-1, Gi2 α-subunits mRNA levels in rat cortex. Eur J Pharmacol Mol Pharmacol Sect 206: 165–167

LLOYD KG, ZIVKOVIC B, SCATTON B, MORSELLI PL, BARTHOLINI G (1989) The GABAergic hypothesis of depression. Prog Neuropsychopharmacol Biol Psychiatry 13: 341–351

MAJ J, ROGÓZ Z, SKUZA G, SOWINSKA H (1992) Effects of MK-801 and antidepressant drugs in the forced swimming test in rats. Eur Neuropsychopharmacol 2: 37–41

MANJI H, BROWN JH (1987) The antidepressant effect of beta-adrenoreceptor subsensitivity: a brief review and clinical implications. Can J Psychiatry 32: 788–797

MANN JJ, STANLEY M, MCBRIDE A, MCEWAN BS (1986) Increased serotonin$_2$ and α-adrenergic receptor binding in the frontal cortices of suicide victims. Arch Gen Psychiatry 43: 954–959

MAURER K, RIEDERER P, HEINSEN H, BECKMANN H (1989) Altered P300 topography due to functional and structural disturbances in the limbic system in dementia and psychoses and to pharmacological conditions. Psychiatry Res 29: 391–393

MAYSER W, BETZ H, SCHLOSS P (1991) Isolation of cDNA encoding a novel member of the neurotransmitter transporter gene family. FEBS Lett 295: 203–206

NEUMAYER E, RIEDERER P, DANIELCZYK W, SEEMANN D (1975) Biochemische Hirnbefunde bei endogener Depression. Wien Med Wochenschr 21: 344–349

OZAWA H, RASENICK MM (1989) Coupling of the stimulatory GTP-binding protein G_s to rat synaptic membrane adenylate cyclase is enhanced subsequent to chronic antidepressant treatment. Mol Pharmacol 36: 803–808

OZAWA H, RASENICK MM (1991) Chronic electroconvulsive treatment augments coupling of the GTP-binding protein G_s to the catalytic moiety of adenylyl cyclase in a manner similar to that seen with chronic antidepressant drugs. J Neurochem 56: 330–338

OZAWA H, KATAMURA Y, HATTA S, SAITO T, KATADA T, GSELL W, FRÖLICH L, TAKAHATA N, RIEDERER P (1993) Alterations of guanine nucleotide bindinc proteins in post-mortem human brain in alcoholism. Brain Res (in Druck)

PEREZ J, TINELLI D, BRUNELLO N, RACAGNI G (1989) cAMP-dependent phosphorylation of soluble and crude microtubule fractions of rat cerebral cortex after prolonged desmethylimipramine treatment. Eur J Pharmacol Mol Pharmacol Sect 172: 305–316

PERRY EK, MARSHALL EF, BLESSED G, TOMLINSON BE, PERRY RH (1983) Decreased imipramine binding in the brains of patients with depressive illness. Br J Psychiatry 142: 188–192

PRAAG HM VAN, KORF J (1971) Retarded depression and the dopamine metabolism. Psychopharmacologia 19: 199

RACAGNI G, BRUNELLO N (1984) Transsynaptic mechanisms in the action of antidepressant drugs. Trends Pharmacol Sci 5: 527

RICHARDSON JS (1991) Animal models of depression reflect changing views on the essence and etiology of depressive disorders in human. Prog Neuropsychopharmacol Biol Psychiatry 15: 199–204

RICHELSON E (1991) Biological basis of depression and therapeutic relevance. J Clin Psychiatry 52 [Suppl]: 4–10

RIEDERER P, BIRKMAYER W (1993a) Pathobiochemie bei Depressionen. 1. Alle Defizitmodelle sind heute überholt. Ärztl Prax 45 (14): 27–29

RIEDERER P, BIRKMAYER W (1993b) Pathobiochemie bei Depressionen. 2. Ungleichgewicht zwischen den Überträgersystemen? Ärztl Prax 45 (15): 26–30

RIEDERER P, BECKMANN H, BRÜCKE T (1985) Aktuelle biochemische Hypothesen der endogenen Depression. Wien Klin Wochenschr 97: 190–196

RUPPRECHT R, KORNHUBER J, WODARZ N, LUGAUER J, GÖBEL C, RIEDERER P, BECKMANN H (1991) Lymphocyte glucocorticoid receptor binding during depression and after clinical recovery. J Affect Dis 22: 31–35

SCHILDKRAUT JJ (1965) The catecholamine hypothesis of affective disorders: a review of supporting evidence. Am J Psychiatry 122: 509–522

SEEMAN P (1980) Brain dopamine receptors. Pharmacol Rev 32: 229–313

VAN TOL HHM, BUNZOW JR, GUAN HC, SUNAHARA RK, SEEMAN P, NIZNIK HB, CIVE O (1991) Cloning of the gene for a human dopamine D_4 receptor with high affinity for the antipsychotic clozapine. Nature 350: 610–614

VETULANI J, SULSER F (1975) Action of various antidepressant treatments reduces reactivity of noradrenergic cyclic AMP-generating system in limbic forebrain. Nature 257: 495-497

WILLNER P (1985) Antidepressants and serotonergic neurotransmission: an integrative review. Psychopharmacology 85: 387–404

WODARZ N, RUPPRECHT R, KORNHUBER J, SCHMITZ B, WILD K, RIEDERER P (1992) Cell-mediated immunity and its glococorticoid-sensitivity after clinical recovery from severe major depressive disorder. J Affect Dis 25: 31–38

YAMAOKA K, NAUBA T, NAMURA S (1988) Direct influence of antidepressants on GTP binding protein of adenylate cyclase in cell membranes of the cerebral cortex of rats. J Neural Transm 71: 165–175

YATES M, LEAKE A, CANDY JM, FAIRBAIRN AF, MC KEITH IG, FERRIER IN (1990) $5HT_2$ receptor changes in major depression. Biol Psychiatry 27: 489–496

YOUNG LT, LI PP, KISH SJ, SIU KP, WARSH JJ (1991) Postmortem cerebral cortex Gsα-subunit levels are elevated in bipolar affective disorder. Brain Res 553: 323–326

ZEMLAN FP, GARVER DL (1990) Depression and antidepressant therapy: receptor dynamics. Prog Neuropsychopharmacol Biol Psychiatry 14: 503–523

2.4 Klinik

2.4.1 Indikationen

W. König und G. Laux

Das Indikationsspektrum trizyklischer Antidepressiva wurde seit ihrer Einführung in die Klinik zur Behandlung depressiver Erkrankungen ständig erweitert, und auch heute zeichnen sich noch Perspektiven für künftige neue Einsatzmöglichkeiten ab.

Tabelle 2.4.1.1 gibt eine Übersicht der gegenwärtig häufigsten und bedeutsamsten Indikationen. Vorausgeschickt werden muß allerdings, daß lediglich bei den depressiven Erkrankungen alle trizyklischen Antidepressiva wirksam sind; bei den sonstigen Indikationen sind bisher jeweils nur einzelne Substanzen ausreichend untersucht und nur wenige konnten auch einen Wirknachweis erbringen. Auch gelten die jeweiligen trizyklischen Antidepressiva nicht immer als Mittel der ersten Wahl bei den betreffenden Indikationen.

Depressive Erkrankungen sind die wichtigste Indikation für trizyklische Antidepressiva und sollen deswegen im folgenden vorrangig dargestellt werden. Daran anschließend werden dann weitere spezielle Indikationen beschrieben.

Depressive Erkrankungen

Die antidepressive Wirkung der trizyklischen Antidepressiva ist durch zahlreiche kontrollierte Studien nachgewiesen (Übersicht: MORRIS und BECK 1974); die Erfolgsquote wird in den älteren Studien mit etwa 70% angegeben. Tabelle 2.4.1.2 und 2.4.1.3 geben eine Übersicht.

Tabelle 2.4.1.1. Indikationen für trizyklische Antidepressiva

Depressive Syndrome:	somatogene, endogene, psychogene („neurotische", reaktive) Depression bzw. „major & minor depression" bzw. primäre & sekundäre Depression Depression bei schizoaffektiven Psychosen (Depression bei schizophrenen Psychosen)
Angstkrankheiten:	Panikattacken Phobien (generalisiertes Angstsyndrom)
Zwangserkrankungen	
Chronische Schmerzsyndrome	
Eßstörungen:	Bulimie (Anorexie)
Entzugssyndrome	
Aufmerksamkeitsstörungen mit Hyperaktivität bei Kindern	
Narkolepsie	
Magen-Darm-Erkrankungen (Ulcus)	
Schlafstörungen	
Migräne- Prophylaxe (?)	
Prämenstruelles Syndrom (?)	
Enuresis nocturna (?)	

Tabelle 2.4.1.2. Ergebnisse kontrollierter Vergleichsstudien TZA vs. Placebo (mod. nach MORRIS und BECK 1974)

Substanz	Zahl der Untersuchungen	Wirkstoff	
		besser als Placebo	nicht besser als Placebo
Imipramin	50	30	20
Desipramin	6	4	2
Amitriptylin	20	14	6
Nortriptylin	8	5	3
Protriptylin	3	3	0
Doxepin	1	1	0

Unter dem Oberbegriff der „depressiven Erkrankung" werden in der traditionellen psychiatrischen Terminologie (vgl. hierzu z.B. HUBER 1987) eine Reihe ganz unterschiedlicher Störungen zusammengefaßt. Entsprechend dem triadischen System wird unterteilt in

- körperlich begründbare Depressionen (organisch/symptomatisch)
- endogene Depressionen (idiopathisch/funktionell)
- psychogene Depressionen (neurotisch/reaktiv)

Dieses Konzept findet sich beispielsweise in der ICD–9 (DEGKWITZ et al. 1980).

Die Klassifizierung depressiver Erkrankungen war in den letzten Jahren Gegenstand zahlreicher Untersuchungen, als deren Ergebnisse eine Fülle unterschiedlicher Einteilungsvorschläge vorgelegt wurden (ANGST 1987, vgl. auch PARKER et al. 1991). Besonders in den international am häufigsten verwendeten Diagnose-Systemen DSM-III-R (AMERICAN PSYCHIATRIC ASSOCIATION 1987) und ICD-10 (DILLING et al. 1991) hat sich dies in einer von früheren Einteilungen deutlich abgegrenzten Form niedergeschlagen. So wurde der Begriff der „neurotischen" Depression verlassen und auch das Konzept der endogenen Depression völlig überarbeitet. Neu aufgenommen in die ICD-10 wurde beispielsweise die Einteilung nach dem Schweregrad der Depression; weiterhin von Bedeutung bleibt dagegen die Abgrenzung der körperlich begründbaren Depressionen, da hier primär eine andere, definierte Grundstörung behandelt werden muß. Tabelle 2.4.1.4 zeigt eine Gegenüberstellung der Klassifikationen von ICD-9, ICD-10 und DSM-III-R.

Ursprünglich galt die endogene Depression und insbesondere das „vital-depressive" Syndrom (KUHN 1957) als Hauptindikation für trizyklische Antidepressiva (TZA). In der Folgezeit wurden zahlreiche Studien bei endogenen und psychogenen Depressionen durchgeführt, um u.a. die Frage einer differentiellen Wirksamkeit zu untersuchen. Die Ergebnisse sind jedoch konträr und nennen zum einen eine bessere Wirksamkeit bei endogenen Depressionen, zum anderen aber auch eine gleichgute Wirkung bei psychogenen Depressionen (s. z.B. PHILIPP et al. 1985). Einzelne neuere Studien, die unter großem methodischen Aufwand durchgeführt wurden, legen die Schlußfolgerung nahe, daß TZA bei endogenen wie auch bei psychogenen Depressionen gleich gut wirksam sind (PHILIPP et al. 1985, vgl. Abb. 2.4.1.1) und daß der Schweregrad der Erkrankung sich als wichtiges Response-Kriterium erweist (PAYKEL et al. 1988; vgl. Abb. 2.4.1.2). Die Bestätigung durch methodisch gleichwertig angelegte Replikationsstudien

Tabelle 2.4.1.3. Ergebnisse kontrollierter Vergleichsstudien Imipramin bzw. Amitriptylin vs. andere trizyklische Antidepressiva (modifiziert nach MORRIS und BECK 1974)

Substanz	Zahl der Untersuchungen	besser	gleich	schlechter
		wirksam als Vergleichssubstanz		
Imipramin vs. andere TZA				
Desipramin	11	2	9	0
Amitriptylin	11	2	4	5
Nortriptylin	2	0	2	0
Protriptylin	2	0	2	0
Doxepin	3	0	3	0
Amitriptylin vs. andere TZA				
Imipramin	11	5	4	2
Nortriptylin	7	0	7	0
Protriptylin	6	2	4	0
Doxepin	8	1	4	3

Tabelle 2.4.1.4. Klassifikationen depressiver Erkrankungen nach ICD-9, ICD-10 und DSM-III-R

ICD-9

Organische Depressionen

290.2 Senile Demenz mit depressivem oder paranoidem Erscheinungsbild

294.8 Organische Psychosen mit gemischter paranoider und affektiver Symptomatologie

Endogene Depressionen

295.7 Schizoaffektive Psychosen

296.1 Endogene Depression, bisher nur monopolar

296.3 Depression im Rahmen einer zirkulären Verlaufsform einer manisch-depressiven Psychose

296.4 Mischzustand

298.0 Reaktive depressive Psychose

Psychogene Depressionen

300.4 Neurotische Depression

301.1 Zyklothyme (thymopathische) Persönlichkeit

308.0 Akute Belastungsreaktion mit vorherrschender emotionaler Störung

309.0 Kurzdauernde depressive Reaktion

309.1 Länger dauernde depressive Reaktion

311 Anderweitig nicht klassifizierbare depressive Zustandsbilder

---

ICD-10

< 1. *Somatogene Depressionen* >
  – depressive Symptome bei verschiedenen Demenzformen (F0 x.x3)
  – organische affektive Störungen (F06.3)

< 2. *Endogene Depressionen* >
  a) Bei schizophrenen Psychosen postschizophrene Depression (F20.4)
  b) Bei schizoaffektiven Psychosen schizodepressive Störung (F25.1)
  c) Endogene Depressionen im engeren Sinn (affektive Störungen)
    • *bipolare affektive Störung (F31)*
  – gegenwärtig mittelgradige oder leichte depressive Episode (F31.3.)
  ohne somatische Symptome (F31.30)
  mit somatischen Symptomen (F31.31)
  – gegenwärtig schwere depressive Episode ohne psychotische Symptome (F31.4)
  – gegenwärtig schwere depressive Episode mit psychotischen Symptomen (F31.5)
    • *depressive Episode* (F32)
  – leichte depressive Episode (F32.0)
  ohne somatische Symptome (F32.00)
  mit somatischen Symptomen (F32.01)
  – mittelgradige depressive Episode (F32.1)
  ohne somatische Symptome (F32.10)

  mit somatischen Symptomen (F32.11)
  – schwere depressive Episode ohne psychotische Symptome (F32.2)
  – schwere depressive Episode mit psychotischen Symptomen (F32.3)
    • *rezidivierende depressive Störungen (F33)*
  – gegenwärtig leichte Episode (F33.0)
  ohne somatische Symptome (F33.00)
  mit somatischen Symptomen (F33.01)
  – gegenwärtig mittelgradige Episode (F33.1)
  ohne somatische Symptome (F33.10)
  mit somatischen Symptomen (F33.11)
  – gegenwärtig schwere Episode ohne psychotische Symptome (F33.2)
  – gegenwärtig schwere Episode mit psychotischen Symptomen (F33.3)

< 3. *Psychogene Depressionen* >
    • *anhaltende affektive Störungen (F34)*
  – Zyklothymia (F34.0)
  – Dysthymia (F34.1)
    • *Anpassungsstörungen (F43.2)*
  – kurze depressive Reaktion (F43.20)
  – längere depressive Reaktion (F43.21)
  – Angst und depressive Reaktion, gemischt (F43.22)

DSM-III-R

< *Organische (somatogene) Depressionen* >

290.21 Demenzen, die im Senium und Präsenium auftreten, mit Depression

293.83 Organisch bedingte affektive Störung

< *Endogene Depressionen* >

295.70 Schizoaffektive Störung

296.5 Bipolare Störung, depressiv

296.2 Major Depression, einzelne Episode

296.3 Major Depression, rezidivierend

< *Psychogene Depressionen* >

300.4 Dysthyme Störung (depressive Neurose)

301.13 Zyklothyme Störung

309.0 Anpassungsstörung mit depressiver Verstimmung

---

steht allerdings noch aus. Das Vorliegen einer typisch „endogenen" Symptomkonstellation scheint jedoch ein relativ gut gesicherter Prädiktor einer TZA-Response zu sein (Übersicht: JOYCE und PAYKEL 1989). „Melancholien" sollten unmittelbar biologisch-medikamentös behandelt werden (NELSON et al. 1990).

Im Bereich der körperlich begründbaren Depressionen wird traditionell die Behandlung der Grundkrankheit als wichtigstes therapeutisches Vorgehen angesehen; der erfolgreiche Einsatz von TZA ist aber auch hier nachgewiesen (FAVA et al. 1988, KATON und ROY BYRNE 1988, SMALL 1989, FEDOROFF und ROBINSON 1989).

Die in Kapitel 1.2.3 dargestellte Einteilung der Antidepressiva aufgrund klinisch-therapeutischer Wirkprofile (Desipramin-, Imipramin-, Amitriptylin-Typ) nimmt Bezug auf den phänomenologischen Aspekt des depressiven Syndroms (agitiert, gehemmt, ängstlich etc.) und wurde als richtungsweisend für die Auswahl des Präparates angesehen.

Entsprechend wurde empfohlen, sedierende Substanzen bei ängstlich-agitierten Depressionen und aktivierende Substanzen bei gehemmten Depressionen einzusetzen (KIELHOLZ 1965). Neuere Forschungsansätze der klinischen Psychopharmakologie konnten jedoch keine Belege für eine sichere Abgrenzung einzelner psychopathologischer Syndrome und ihrer spezifischen substanzgruppen-gebundenen Beeinflussung finden. So führen sedierende Antidepressiva auch bei gehemmten Patienten zu einer Antriebsnormalisierung und ängstlich-agitierte Depressive können auch von der Gabe eines als antriebsneutral oder antriebssteigernd bezeichneten trizyklischen Antidepressivums profitieren.

Auch wenn diese Ergebnisse viele der älteren Postulate relativiert bzw. widerlegt haben, so kann dem oben genannten Einteilungsschema dennoch auch aus heutiger Sicht eine gewisse praktisch-therapeutische Bedeutung nicht abgesprochen werden.

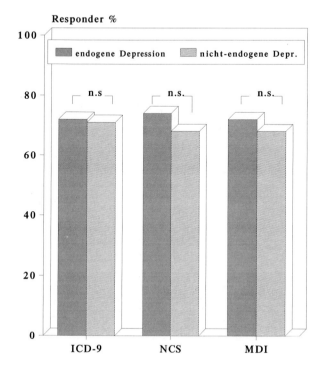

Abb. 2.4.1.1. Response-Raten (Hamilton-Summenscore nach 6 Wochen < 8) bei Patienten mit endogenen bzw. nicht-endogenen Depressionen, klassifiziert nach 3 Diagnosesystemen (nach PHILIPP et al. 1985). *MDI* Michigan-Depression-Index, *NCS* New Castle Scale

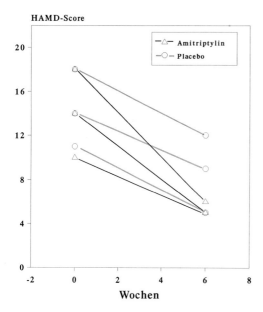

Abb. 2.4.1.2. Wirksamkeit von Antidepressiva im Vergleich zu Placebo in Abhängigkeit vom Depressions-Schweregrad (nach PAYKEL et al. 1988)

Wirksamkeitsnachweis

Die Beurteilung der „echten" antidepressiven Wirkung einzelner Substanzen ist trotz des in vielen Studien dokumentierten Wirksamkeitsnachweises problematischer als es auf den ersten Blick erscheinen mag (Übersicht: MAIER und BENKERT 1987). So darf nicht übersehen werden, daß ältere Studien zum Teil mit methodischen Mängeln behaftet sind und unter den heute geforderten Ansprüchen eher kritisch betrachtet werden müssen. Die relativ hohe Response-Rate von etwa 70% wird rasch relativiert, wenn in Betracht gezogen wird, daß etwa 30% nicht respondieren und von einer ca. 30%igen Placebo-Responserate auszugehen ist (KLEIN et al. 1980). Schwierig abzugrenzen ist auch, welche Rolle der natürliche Verlauf der Erkrankung und damit verbunden die Spontanremission spielen können. Der Anteil dieser Patienten ist bei leichten und situationsgebundenen Depressionen sowie bei ambulant behandelten Patienten bekanntermaßen hoch (KLEIN et al. 1980).

Die psychopathologische Beurteilung der antidepressiven Wirksamkeit, die – zumindest im Rahmen von Prüfstudien – anhand vorgegebener Beurteilungsskalen vorgenommen wird, muß unter methodenkritischen Gesichtspunkten ebenfalls hinterfragt werden. So bieten die gängigen Skalen neben depressiven „Kernsymptomen" eine Reihe von Begleitsymptomen (z.B. somatische Beschwerden, Angst, Schlafstörungen), deren Berücksichtigung bei der Diagnostik die Trennschärfe zu anderen Krankheitsbildern, z.B. Angststörungen, eher verwischt als gewährleistet. Die Besserung dieser genannten Beschwerden ist auch durch einen eher unspezifischen Tranquilizer-Effekt, wie ihn Benzodiazepine aber auch Neuroleptika entfalten, erzielbar und keineswegs an die „antidepressive Potenz" einer Substanz gebunden. Dementsprechend können Summenscores und ihre Veränderungen (insbesondere die Reduktion) durchaus lediglich Ausdruck dieser Tranquilizer-Wirkung sein und eine Besserung der eigentlichen Depression nur vortäuschen. Ein weiterer Mangel vieler Prüfstudien ist auch, daß eine Placebo-Kontrolle fehlt; diese ist zwar ethisch problematisch, aus klinischer Sicht aber erforderlich (KLERMAN 1986, LEBER 1986, RICKELS 1986). Hinsichtlich sonstiger potentieller Schwierigkeiten, die sich in der klinischen Prüfung von Antidepressiva ergeben, sei auf die Kap. 5 und 6 in Band 1 verwiesen.

Spezielle Indikationen

Eingangs wurde bereits erwähnt, daß neben den depressiven Erkrankungen auch andere Störungen, die nicht zwangsläufig eine depressive Begleitsymptomatik zeigen müssen, durch Gabe von trizyklischen Antidepressiva günstig beeinflußt werden können (Übersichten: MURPHY et al. 1985, BALDESSARINI 1989). Die hierzu vorliegenden Studien beschränken sich dabei auf die Untersuchung einzelner Substanzen in einer jeweiligen Indikation, so daß nicht für alle Trizy-

Tabelle 2.4.1.5. Behördlich zugelassene Indikationen trizyklischer Antidepressiva bei nicht-depressiven Erkrankungen

Substanz	Deutschland	Österreich	Schweiz
Amitriptylin	–	–	Enuresis nocturna
Butriptylin	Ø	Angst- und Spannungszustände	Ø
Clomipramin	Zwangsphänomene und Phobien chronische Schmerzzustände narkoleptisches Syndrom Enuresis nocturna	Zwangsphänomene und Phobien narkoleptisches Syndrom chronische Schmerzzustände	Zwangssyndrome Phobien und Panikattacken Kataplexie bei Narkolepsie chronische Schmerzzustände
Dibenzepin	–	–	Enuresis nocturna
Doxepin	akute Angst- u. Erregungszustände funktionelle Organbeschwerden Suizidgefahr, Schlafstörungen Adjuvans bei Magen-Darm-Erkrankungen chronische Schmerzzustände Entzugssyndrome	–	–
Imipramin	Enuresis nocturna Pavor nocturnus Zwangsweinen chronische Schmerzzustände M. Parkinson chronischer Alkoholismus	Enuresis nocturna	Panikattacken Enuresis nocturna chronische Schmerzzustände M. Parkinson, Parkinsonismus
Melitracen	Ø	chronische Schmerzzustände psychoreaktive Syndrome	–
Nortriptylin	dysphorische Zustandsbilder	dysphorische Zustandsbilder	gehemmt apathische Zustände bei alten Leuten
Trimipramin	chronische Schmerzzustände	–	schwere chronische Schmerzzustände

– keine spez. zugelassenen Indikationen; Ø nicht im Handel

klika zu jeder Indikation Ergebnisse vorliegen. Abzugrenzen von diesen Ergebnissen
und den daraus abgeleiteten Therapievor-
schlägen sind diejenigen Indikationen der
Einzelsubstanzen, die von den Behörden in
den Ländern Österreich, Schweiz und
Deutschland zugelassen sind. Tabelle
2.4.1.5 gibt hierzu eine Übersicht.

Panikstörung, Phobien
Die Konzeptualisierung und Operationalisierung der Panikstörung war in den letzten
Jahren Gegenstand zahlreicher umfangreicher Studien (Übersicht: BULLER und BENKERT
1990). Der Einsatz von trizyklischen Antidepressiva zur Behandlung von Patienten mit
Panikattacken hat bereits eine lange Tradition seit Anfang der 60er Jahre. In diesem
Zusammenhang wurde dabei häufig auch
die Wirkung auf Phobien, insbesondere die
Agoraphobie, die eine Panikstörung begleiten kann, untersucht (LYDIARD und BALLEN-
GER 1987, MODIGH 1987). Ausführlich wurde
vor allem die Wirksamkeit von Imipramin
und von Clomipramin geprüft, daneben liegen auch u.a. Berichte zur Wirksamkeit von
Desipramin, Nortriptylin und Amitriptylin vor
(Übersichten: CASSANO et al. 1988, LIEBOWITZ
1989). Gegenwärtig gelten aufgrund der vorliegenden zumeist placebo-kontrollierten
Studien aus der Gruppe der Trizyklika lediglich Imipramin und Clomipramin als Mittel
der Wahl zur Behandlung der Panikstörung.
Empfohlen wird in der Regel eine langsam
einschleichende Dosierung, wobei die Enddosierung durchaus derjenigen bei der Depressionsbehandlung vergleichbar ist. Bei
der generalisierten Angstkrankheit sind TZA
nicht Mittel der 1. Wahl (GASTPAR 1986).

Zwang
Über den Einsatz von trizyklischen Antidepressiva zur Behandlung der Zwangskrank-
heit wurde bereits in den 60er Jahren berichtet. Vorrangig liegen Untersuchungen zu
Clomipramin vor, dessen Wirksamkeit in
zahlreichen offenen und doppelblinden und
auch in Infusionsstudien sehr gut belegt ist

(Übersichten: MCTAVISH und BENFIELD 1990,
CLOMIPRAMINE COLLABORATIVE STUDY GROUP
1991, RAPOPORT 1991). In Vergleichsstudien
mit anderen trizyklischen Antidepressiva
wie Amitriptylin, Desipramin, Imipramin,
Nortriptylin gab es auch Hinweise für die
Wirksamkeit dieser Substanzen, doch war
Clomipramin fast durchweg therapeutisch
überlegen. Die in diesen Studien gemachten
Aussagen über die Wirksamkeit anderer
Trizyklika muß jedoch eingeschränkt werden, da jeweils nur kleine Patientengruppen
untersucht wurden, wodurch die vorliegenden Daten nicht generalisiert werden können. Gegenwärtig hat aus der Gruppe
der trizyklischen Antidepressiva lediglich
Clomipramin eine offizielle Zulassung zur
Behandlung von Zwangskrankheiten.

Schmerzsyndrome
Trizyklische Antidepressiva besitzen eine
eigenständige schmerzdistanzierende Wirkung, die bereits kurze Zeit nach ihrer Einführung in die Klinik therapeutisch genutzt wurde. Gegenwärtig liegen zahlreiche offene und
eine Reihe doppelblinder Studien zum Einsatz von Trizyklika bei unterschiedlichen
Schmerzsyndromen vor (Übersichten: STIM-
MEL und ESCOBAR 1986, MAGNI et al. 1987,
WÖRZ und BASLER 1991). Zu nennen wären
Neuropathien, Trigeminusneuralgie, Rük-
kenschmerzen, chronische Kopfschmerzen,
Migräne, Tumorschmerzen, Arthritisschmer-
zen, schmerzhaftes Schultersyndrom sowie
verschiedene Formen des Gesichtsschmer-
zes wie Myoarthropathie des Kausystems,
orale Dysästhesien, Glossodynie, atypische
Gesichts- und Zahnschmerzen (FEINMANN
1991). Am häufigsten wurden die Substanzen
Clomipramin, Imipramin, Amitriptylin und
Trimipramin untersucht. Die Dosierungen
liegen in den meisten Studien bei 75–125 mg
pro die, also unter der Dosierung bei depressiven Erkrankungen. Jüngst wurde über günstige Therapieeffekte von Amitriptylinoxid in
einer Doppelblindstudie bei N = 211 Patienten mit chronischem Spannungskopfschmerz

berichtet (PFAFFENRATH et al. 1993). Neuerdings wurde verstärktes Interesse auf das sogenannte prämenstruelle Syndrom gelegt (SUNDBLAD et al. 1992). Erste Ergebnisse sprechen auch bei dieser Störung für eine Wirksamkeit von Trizyklika (Clomipramin) und eröffnen Perspektiven für eine weitere Ausweitung des Indikationsspektrums.

Entzugssyndrome
Der Einsatz von trizyklischen Antidepressiva in der Alkohol-, Medikamenten- und Drogenentzugsbehandlung hat sich in den letzten Jahren zunehmend etabliert (WEISS und MIRIN 1989), wobei Doxepin in Deutschland dafür auch eine behördliche Zulassung besitzt. Einzelne Berichte darüber, daß Patienten mit vorbestehender Abhängigkeitserkrankung Doxepin auch mißbräuchlich verwenden (ARZNEIMITTELKOMMISSION DER DEUTSCHEN ÄRZTESCHAFT 1989), haben in den letzten Jahren sowohl zu einer kritischen Haltung gegenüber dieser Indikation allgemein wie auch zur Verunsicherung im Umgang mit der betreffenden Substanz geführt. Obwohl bisher vorliegende Daten aus epidemiologischen Untersuchungen (SCHMIDT et al. 1990) dafür sprechen, daß ein isolierter Mißbrauch von Doxepin weder bei Suchtkranken noch bei Depressiven vorkommt, ist ein abschließendes Urteil zum jetzigen Zeitpunkt noch nicht möglich.

Eßstörungen
Die Behandlung von Eßstörungen (Anorexie, Bulimie) war jahrelang eher die Domäne psychotherapeutischer Behandlungsstrategien, doch sind in den letzten Jahren auch Berichte über die Wirksamkeit einer antidepressiven Behandlung publiziert worden (Übersichten: FICHTER 1991, POPE und HUDSON 1982, HUDSON und POPE 1989, vgl. auch LACEY und CRISP 1980). Der Effekt einer antidepressiven Therapie scheint bei der Bulimie ausgeprägter zu sein als bei der Anorexie. Aufgrund der vermuteten Beziehung von Eßstörungen zum serotonergen System ist aus der Gruppe der trizyklischen Antidepressiva wohl am ehesten Clomipramin zur Therapie geeignet (NUTZINGER et al. 1991).

Depressionen im Rahmen schizophrener Erkrankungen
Depressive Syndrome werden im Rahmen schizophrener Erkrankungen sowohl während der Prodromalphase als auch postpsychotisch angetroffen, die Häufigkeitsangaben hierzu schwanken zwischen 25 und 50%. Daneben wird auch die neuroleptische Behandlung für die Entstehung depressiver Bilder verantwortlich gemacht. Zum Einsatz von Antidepressiva liegen mehrere kontrollierte Studien vor (Übersicht: KRAMER et al. 1989), u.a. zu Amitriptylin, Nortriptylin und Imipramin. Die Ergebnisse sind nicht einheitlich, zeigen in der Mehrzahl aber eher die Tendenz, daß die genannten trizyklischen Antidepressiva unter den gewählten Studienbedingungen nicht die gewünschte Verbesserung der depressiven Symptomatik bewirkt haben.

Schizoaffektive Psychosen
Schizodepressive Phasen sind die häufigsten Manifestationsformen schizoaffektiver Psychosen (Übersicht: MARNEROS und TSUANG 1986).
Der Einsatz von trizyklischen Antidepressiva in Monotherapie wird sehr kontrovers diskutiert, da die bisher vorliegenden Studienergebnisse sehr unbefriedigende Behandlungsresultate mit einer Besserungsrate von lediglich 33–46% zeigen (MÖLLER und MORIN 1989). Deutlich erfolgreicher erwiesen sich dagegen sowohl eine Kombinationstherapie von Neuroleptika und Antidepressiva („Zweizügeltherapie") als auch eine neuroleptische Monotherapie. Genügend systematische Untersuchungen, in denen bei ausreichend großen Patientengruppen diese 3 Behandlungsmöglichkeiten miteinander verglichen werden, stehen allerdings noch aus. Eine abschließende Beurteilung mit daraus abgeleiteten Therapieempfehlungen ist deswegen derzeit noch nicht möglich.

Interessant erscheint jedoch, daß es bei den mit Antidepressiva behandelten Patienten nur in geringem Maße zu einer Provokation bzw. Verstärkung „schizophrener" Symptome kam. Dies zeigt erneut, daß diese Gefahr aus klinischer Sicht möglicherweise überschätzt wird.

Magen-Darm-Erkrankungen (Ulcera)
Trizyklische Antidepressiva können vermutlich durch Blockade von Muskarin-Rezeptoren die Sekretion von Magensäure verringern und einen beschleunigten Heilungsprozeß von Ulcera bewirken, wobei möglicherweise aber auch Histamin-antagonistische und zentrale Wirkungen eine Rolle spielen. Untersuchungen zur Behandlung von Magen- und Duodenal-Ulcera liegen vor allem zu Trimipramin und Doxepin vor (Übersichten: ANDERSEN et al. 1984, BROWN-CARTWRIGHT et al. 1986). Inwieweit die (erfolgreiche) Behandlung einer Begleitdepression eine Rolle bei der Besserung spielt, kann dabei nicht immer eindeutig abgegrenzt werden; auch muß die Frage offen bleiben, ob Ulcera als „Depressionsäquivalente" betrachtet werden können.

Enuresis
Eine der klassischen Indikationen für TZA im Kindesalter ist die Enuresis. Hier wird insbesondere Imipramin seit Jahrzehnten eingesetzt. Die Erfolgsbeurteilung der Therapie ist jedoch nicht einhellig positiv (ANGST und THEOBALD 1970). Auch wurden in den letzten Jahren Behandlungsversuche mit anderen Substanzklassen unternommen (z.B. Benztropin, Desmopressinacetat). Da diese sich z.T. wirksamer als Imipramin erwiesen haben, wird möglicherweise diese Indikation für TZA in naher Zukunft keine bedeutsame Rolle mehr spielen.

Hyperkinetisches Syndrom mit
Aufmerksamkeitsstörungen
TZA sind gegenwärtig nicht Mittel der ersten Wahl in der Behandlung hyperaktiver Kinder mit Aufmerksamkeitsstörungen; hier kommen primär Psychostimulanzien zur Anwendung (SCHULZ und REMSCHMIDT 1990). Mehrere Untersuchungen der letzten Jahre (Übersicht: PLISZKA 1987) lassen jedoch den Schluß zu, daß TZA in dieser Indikation wirksam sind und nicht nur als Alternative bei Non-Respondern versucht werden können. Im Einzelfall sind natürlich die verschiedenen Nebenwirkungsspektren gegeneinander abzuwägen.

Sonstige Indikationen
Neben den beschriebenen Indikationen wurde die Wirksamkeit von TZA bei einer Reihe weiterer Störungen und definierter Krankheitsbilder untersucht, u.a. zur Migräne-Prophylaxe, bei der Schlafapnoe, bei pathologischem Lachen und Weinen, bei Stressinkontinenz, Herzrhythmusstörungen und beim prämenstruellen Syndrom (Übersicht: BALDESSARINI et al. 1991). Diese, z.T. noch im Stadium der Grundlagenforschung befindlichen Untersuchungen sollten in ihren Aussagen jedoch noch nicht verallgemeinert werden. Gleiches gilt auch über erste Berichte zur Wirksamkeit bei der Trichotillomanie (SWEDO et al. 1989).

Literatur

AMERICAN PSYCHIATRIC ASSOCIATION (1987) Diagnostic and statistical manual of mental disorders, 3rd ed, revised. APA, Washington DC

ANDERSEN OK, BERGSAKER-ASPØY J, HALVORSEN L, GIERCKSKY K-E (1984) Doxepin in the treatment of duodenal ulcer. Scand J Gastroenterol 19: 923–925

ANGST J (1987) Begriff der affektiven Erkrankungen. In: KISKER KP, LAUTER H, MEYER J-E, MÜLLER C, STRÖMGREN E (Hrsg) Psychiatrie der Gegenwart 5. Affektive Psychosen. Springer, Berlin Heidelberg New York Tokyo, S 1–50

ANGST J, THEOBALD W (1970) Tofranil[R] (Imipramin). Stämpfli & Cie, Bern

ARZNEIMITTELKOMMISSION DER DEUTSCHEN ÄRZTESCHAFT (1989) Möglicher Mißbrauch des Antidepressivums Doxepin bei Suchtkranken. Dtsch Ärztebl 86: 1467

BALDESSARINI RJ (1989) Current status of antidepressants: clinical pharmacology and therapy. J Clin Psychiatry 50: 117–126

BALDESSARINI RJ, FLEISCHHACKER WW, SPERK G (1991) Pharmakotherapie in der Psychiatrie. Thieme, Stuttgart

BULLER R, BENKERT O (1990) Panikattacken und Panikstörungen – Diagnose, Validierung und Therapie. Nervenarzt 61: 647–657

BROWN-CARTWRIGHT D, BRATER DC, BARNETT CC, RICHARDSON CT (1986) Effect of doxepin on basal gastric acid and salivary secretion in patients with duodenal ulcer. Ann Int Med 104: 204–206

CASSANO GB, PERUGI G, MC NAIR DM (1988) Panic disorder: review of the empirical and rational basis of pharmacological treatment. Pharmacopsychiatry 21: 157–165

CLOMIPRAMINE COLLABORATIVE STUDY GROUP (1991) Clomipramine in the treatment of patients with obsessive-compulsive disorder. Arch Gen Psychiatry 48: 730–738

DEGKWITZ R, HELMCHEN H, KOCKOTT G, MOMBOUR W (Hrsg) (1980) Diagnoseschlüssel und Glossar psychiatrischer Krankheiten, 5. Aufl, korrigiert nach der 9. Revision der ICD. Springer, Berlin Heidelberg New York

DILLING H, MOMBOUR W, SCHMIDT MH (Hrsg) (1991) Internationale Klassifikation psychischer Störungen. ICD-10 Kapitel V (F). Huber, Bern Göttingen Toronto

FAVA GA, SONINO N, WISE TN (1988) Management of depression in medical patients. Psychother Psychosom 49: 81–102

FEDOROFF JP, ROBINSON RG (1989) Tricyclic antidepressants in the treatment of poststroke depression. J Clin Psychiatry 50 [Suppl]: 18–23

FEINMANN C (1991) Trizyklische Antidepressiva als Analgetika. In: WÖRZ R, BASLER H-D (Hrsg) Schmerz und Depression. Deutscher Ärzte Verlag, Köln, S 55–60

FICHTER MM (1991) Behandlung bulimischer Eßstörungen mit Antidepressiva. In: HIPPIUS H, ORTNER M, RÜTHER E (Hrsg) Psychiatrische Erkrankungen in der ärztlichen Praxis. Springer, Berlin Heidelberg New York Tokyo, S 71–76

GASTPAR M (1986) Unterschiedliche Pharmakoneffekte bei Angst und Depression: In: HELMCHEN H, LINDEN M (Hrsg) Die Differenzierung von Angst und Depression. Springer, Berlin Heidelberg New York Tokyo, S 167–176

HUBER G (1987) Psychiatrie. Schattauer, Stuttgart

HUDSON JI, POPE HG (1989) Psychopharmakologische Behandlung der Bulimia. In: FICHTER M (Hrsg) Bulimia nervosa. Enke, Stuttgart, S 284–292

JOYCE PR, PAYKEL ES (1989) Predictors of drug response in depression. Arch Gen Psychiatry 46: 89–99

KATON W, ROY BYRNE PP (1988) Antidepressants in the medically ill: diagnosis and treatment in primary care. Clin Chem 34: 829–836

KIELHOLZ P (1965) Psychiatrische Pharmakotherapie in Klinik und Praxis. Huber, Bern

KLEIN DF, GITTELMANN R, QUITKIN F, RIFKIN A (1980) Diagnostic and drug treatment of psychiatric disorders: adults and children. Williams and Wilkins, Baltimore

KLERMAN G (1986) Scientific and ethical considerations in the use of placebo controls in clinical trials in psychopharmacology. Psychopharmacol Bull 22: 25–29

KRAMER MS, VOGEL WH, DI JOHNSON C, DEWEY DA et al. (1989) Antidepressants in „depressed" schizophrenic inpatients. Arch Gen Psychiatry 46: 922–928

KUHN R (1957) Über die Behandlung depressiver Zustände mit einem Iminodibenzylderivat. Schweiz Med Wochenschr 87: 1135–1140

LACEY JH, CRISP AH (1980) Hunger, food intake and weight: the impact of clomipramine on a refeeding anorexia nervosa population. Postgrad Med J 56: 79–85

LEBER P (1986) The placebo control in clinical trials (a view from the FDA). Psychopharmacol Bull 22: 30–32

LIEBOWITZ MR (1989) Antidepressants in panic disorders. Br J Psychiatry [Suppl 6]: 46–52

LYDIARD RB, BALLINGER JC (1987) Antidepressants in panic disorder and agoraphobia. J Affect Disord 13: 153–168

MAGNI G, CONLON P, ARSIE D (1987) Tricyclic antidepressants in the treatment of cancer pain: a review. Pharmacopsychiatry 20: 160–164

MAIER W, BENKERT O (1987) Methodenkritik des Wirksamkeitsnachweises antidepressiver Pharmakotherapie. Nervenarzt 58: 595–602

MARNEROS A, TSUANG MT (eds) (1986) Schizoaffective psychoses. Springer, Berlin Heidelberg New York Tokyo

MC TAVISH D, BENFIELD P (1990) Clomipramine- an overview of its pharmacological properties and a review of its therapeutic use in obsessive compulsive disorder and panic disorder. Drugs 39: 136–153

MÖLLER HJ, MORIN C (1989) Behandlung schizodepressiver Syndrome mit Antidepressiva. In: MARNEROS A (Hrsg) Schizoaffektive Psychosen. Springer, Berlin Heidelberg New York Tokyo, S 159–178

MODIGH K (1987) Antidepressant drugs in anxiety disorders. Acta Psychiatr Scand 335 [Suppl]: 57–74

MORRIS JB, BECK AT (1974) The efficacy of antidepressant drugs. Arch Gen Psychiatry 30: 667-674

MURPHY DL, SIEVER LJ, INSEL TR (1985) Therapeutic responses to tricyclic antidepressants and related drugs in non-affective disorder patient populations. Prog Neuropsychopharmacol Biol Psychiatry 9: 3–13

NELSON JC, MAZURE CM, JATLOW PI (1990) Does melancholia predict response in major depression? J Affect Disord 18: 157–165

NUTZINGER DO, DE ZWAAN M, SCHÖNBECK G (1991) Serotonin und Eßstörungen. Nervenarzt 62: 198–201

PARKER G, HALL W, BOYCE P et al. (1991) Depression sub-typing: unitary, binary or arbitrary? Aust NZ J Psychiatry 25: 63–76

PAYKEL ES, HOLLYMAN JA, FREELING P, SEDGWICK P (1988) Predictors of therapeutic benefit from amitriptyline in mild depression: a general practice placebo-controlled trial. J Affect Disord 14: 83–95

PFAFFENRATH V, DIENER HC, ISLER H et al (1993) Wirksamkeit und Verträglichkeit von Amitriptylinoxid beim chronischen Spannungskopfschmerz – Eine multizentrische Doppelblindstudie versus Amitriptylin versus Plazebo. Nervenarzt 64: 114–120

PHILIPP M, BECK V, GLOCKE M, METZ K, SCHERHAG R, SCHMIDT R (1985) Vorhersagbarkeit des Therapieansprechens depressiver Patienten auf Doxepin. In: PHILIPP M (Hrsg) Grundlagen und Erfolgsvorhersage der ambulanten Therapie mit Antidepressiva. Springer, Berlin Heidelberg New York Tokyo, S 29–45

PLISZKA SR (1987) Tricyclic antidepressants in the treatment of children with attention deficit disorder. J Am Acad Child Adolesc Psychiatry 26: 127–132

POPE HG, HUDSON JI (1982) Treatment of bulimia with antidepressants. Psychopharmacology 78: 176–179

RAPOPORT JL (1991) Medikamentöse Behandlung der Zwangserkrankung. Nervenarzt 62: 318–320

RICKELS K (1986) Use of placebo in clinical trials. Psychopharmacol Bull 22: 19–24

SCHMIDT LG, GROHMANN R, MÜLLER-OERLINGHAUSEN B, POSER W, RÜTHER E, WOLF B (1990) Mißbrauch von Antidepressiva bei Suchtkranken. Dtsch Ärztebl 87: 92–96

SCHULZ E, REMSCHIDT H (1990) Die Stimulanzien – Therapie des hyperkinetischen Syndroms im Kindes- und Jugendalter. Z Kinder Jugendpsychiat 18: 157–166

SMALL GW (1989) Tricyclic antidepressants for medically ill geriatric patients. J Clin Psychiatry 50 [Suppl]: 27–31

STIMMEL GL, ESCOBAR JI (1986) Antidepressants in chronic pain: a review of efficacy. Pharmacotherapy 6: 262–267

SUNDBLAD C, MODIGH K, ANDERSCH B, ERIKSSON E (1992) Clomipramine effectively reduces premenstrual irritability and dysphoria: a placebo-controlled trial. Acta Psychiatr Scand 85: 39–47

SWEDO SE, LEONARD HL, RAPOPORT JL, LENANE MC et al. (1989) A double-blind comparison of clomipramine and desipramine in the treatment of trichotillomania (hair pulling). N Engl J Med 321: 497–501

WEISS RD, MIRIN SM (1989) Tricyclic antidepressants in the treatment of alcoholism and drug abuse. J Clin Psychiatry 50 [Suppl]: 4–9

WÖRZ R, BASLER H-D (Hrsg) (1991) Schmerz und Depression. Deutscher Ärzte Verlag, Köln

2.4.2 Dosierung
W. König und G. Laux

Die Dosierungsbreite der trizyklischen Antidepressiva ist relativ eng umgrenzt; bei körperlich gesunden Erwachsenen liegen die als wirksam und verträglich erachteten Dosierungen bei den meisten Substanzen zwischen 75 und 300 mg. Tabelle 2.4.2.1 gibt eine Übersicht der gegenwärtig im Handel befindlichen trizyklischen Antidepressiva und ihrer Dosierungsbreite.

Tabelle 2.4.2.1 Empfohlene Dosierungen bei trizyklischen Antidepressiva

	Dosierung in mg/die	
	ambulant	stationär
Amitriptylin	50–150	100–225
Amitriptylinoxid	60–150	120–300
Butriptylin	50–150	100–225
Clomipramin	50–150	100–225
Desipramin	50–150	100–250
Dibenzepin	120–240	360–720
Dosulepin	75–150	100–225
Doxepin	50–150	150–300
Imipramin	75–150	150–300
Lofepramin	70–140	140–280
Melitracen	75–150	150–400
Nortriptylin	75–150	100–300
Trimipramin	100–200	200–400

Dosierungen unter 75 mg Imipramin-Äqui-valent zeigen erfahrungsgemäß keinen aus-reichenden antidepressiven Effekt; die Gabe höherer Dosierungen (> 300 mg Imi-pramin-Äquivalent) kann von einigen Aus-nahmen abgesehen wohl keine zusätzliche Wirkung erzielen und wird überdies durch die in diesem Bereich verstärkt auftretenden Nebenwirkungen limitiert. Abbildung 2.4.2.1 zeigt eine hypothetische Dosis-Wir-kungs-Kurve (WHO 1986).

Als Standard-Dosierung wird für die meisten trizyklischen Antidepressiva eine Tagesdo-sis von 150 mg Imipramin-Äquivalent emp-fohlen (BECKMANN 1981, APPLETON 1982). Diese hat sich in vielen Studien als wirksam erwiesen und wird auch als Standard für Vergleichsstudien gefordert (ANGST et al. 1989). Ergebnisse einzelner Dosisver-gleichsstudien (150 mg versus 300 mg), die von einer besseren Wirksamkeit der höhe-ren Dosierungen berichten (SIMPSON et al. 1976, WATT et al. 1972), sollten nicht dahin-gehend verallgemeinert werden, diese hö-heren Dosierungen als üblichen Standard zu empfehlen.

Im Unterschied zu manchen neueren, nicht-trizyklischen Antidepressiva darf die Zieldo-sis nicht bereits initial verordnet werden;

aufgrund des Nebenwirkungsprofils wird für alle trizyklischen Antidepressiva eine einschleichende Dosierung empfohlen (Be-ginn mit 75 mg Imipramin-Äquivalent). Die-se wird die ersten Behandlungstage beibe-halten; danach wird auf 150 mg aufdosiert. Tritt nach 2–3 Wochen nicht die gewünschte Wirkung ein, kann eine weitere Dosissteige-rung vorgenommen werden. Trizyklische Antidepressiva können aufgrund ihrer lan-gen Halbwertszeit problemlos zweimal oder sogar nur einmal täglich verabreicht wer-den; bei höheren Dosierungen ist die Gabe von mindestens 2 Tagesdosen allerdings vorteilhafter. Die Verteilung der Dosis über den Tag sollte dabei in Abhängigkeit vom Wirkprofil der jeweiligen Substanz (aktivie-rend versus sedierend) erfolgen.

Beim Einsatz trizyklischer Antidepressiva bei nicht-depressiven Erkrankungen gelten mit wenigen Ausnahmen die gleichen Do-sierungsregeln. Bei der Panikstörung wird ein sehr langsames Einschleichen mit initial geringen Dosen (10–25 mg) empfohlen (BULLER und BENKERT 1990); die anzustreben-de Enddosierung liegt aber auch hier im oberen bis hohen Bereich (bis 300 mg). In der Schmerzbehandlung wird in den mei-sten der vorliegenden Studien über eine

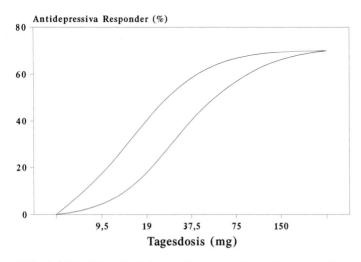

Abb. 2.4.2.1. Hypothetische Antidepressiva Dosis-Response-Kurve (nach WHO-Studie 1986)

gute Wirksamkeit von relativ geringen Dosen (75–125 mg) berichtet (FEINMANN 1991, WÖRZ und BASLER 1991).

Der Effekt der jeweils angewendeten Dosierung wird anhand der klinischen Wirksamkeit kontrolliert; diese bestimmt im jeweiligen Einzelfall, ob eine Dosisanpassung in den unteren oder oberen Bereich erfolgt.

Daneben wurde versucht, über die Bestimmung von Plasmaspiegeln und die jeweilige Relation zur klinischen Wirksamkeit Rückschlüsse auf die erforderliche Dosis zu ziehen. Hierzu liegen inzwischen zahlreiche Studien vor (Übersichten: BAUMANN 1990, DE OLIVEIRA et al. 1989, GUTHRIE et al. 1987, LAUX 1990, PRESKORN 1989 a, b, VAN BRUNT 1983, RISCH et al. 1979 a, b, TASK FORCE ON THE USE OF LABORATORY TESTS IN PSYCHIATRY 1985). Für einzelne Substanzen wurden Normwerte der Plasmaspiegel benannt und sogenannte „therapeutische Fenster" beschrieben, z.B. für Nortriptylin (ASBERG et al. 1971). Die Existenz eines engen Zusammenhangs zwischen Plasmaspiegel und klinischer Wirkung konnte aber bislang für die meisten trizyklischen Antidepressiva nicht verifiziert werden. Hierfür dürften u.a. methodologi-

sche Probleme und pharmakokinetische Besonderheiten (u.a. Rolle aktiver Metabolite, pharmakogenetischer Status) verantwortlich sein (vgl. Kapitel 12.2 in Bd. 1).

Abbildung 2.4.2.2 zeigt modellhaft die Beziehung zwischen Plasmaspiegel und Wirkung trizyklischer Antidepressiva, Tabelle 2.4.2.2 nennt die unterschiedlichen klinischen Wirkungen verschiedener Plasmaspiegel am Beispiel von Amitriptylin und Nortriptylin.

Neben der wissenschaftlich begrenzten Aussagekraft der Plasmaspiegelbestimmungen spielen natürlich auch die Kostenfrage sowie die nur eingeschränkte Verfügbarkeit eine Rolle dafür, daß diese Methode bislang in der Praxis von Bedeutung ist und meist nur unter bestimmten Fragestellungen herangezogen wird (z.B. bei Verdacht auf Intoxikation, bei Therapieresistenz etc.).

Allgemein anerkannte Faktoren, die zur Abweichung von den Standard-Dosierungen berechtigen, sind höheres Alter, Schwangerschaft und Vorhandensein von Begleitkrankheiten; bei Kindern und Jugendlichen wird die Tagesdosis in Abhängigkeit vom Gewicht festgelegt (EGGERS 1992). Weniger gut be-

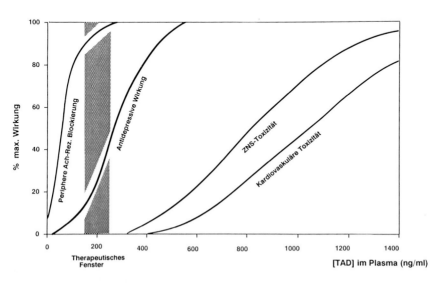

Abb. 2.4.2.2. Konzentrations-Wirkungskurven von trizyklischen Antidepressiva (TAD) vom Typ tertiäre Amine (nach PRESKORN 1989)

gründet, aber weit verbreitet, ist dagegen das Vorgehen, grundsätzlich ambulant wesentlich niedriger zu dosieren als bei stationärer Behandlung (Tabellen 2.4.2.3 a, b). Hierfür spielen mehrere Gründe eine Rolle: Ambulant werden meist leichtere Depressionen behandelt, stationär üblicherweise schwerere Depressionen. Entsprechend wird dann meist empfohlen, leichte Erkrankungen mit niedrigen und schwere mit höheren Dosierungen zu therapieren. Sicherlich muß beim ambulanten Patienten auch das mögliche Nebenwirkungsspektrum stärker bei der Auswahl der Dosis berücksichtigt

Tabelle 2.4.2.2. Wirkungen von Amitriptylin + Nortriptylin in Abhängigkeit ihrer Plasmaspiegel (nach PRESKORN et al. 1989)

Plasmaspiegelbereich	Klinisches Profil
< 50 ng/ml	therapeutische Wirkung unwahrscheinlich
50–150 ng/ml	geringe therapeutische Wirkung
150-250 ng/ml	optimaler Bereich für eine therapeutische Wirkung mit geringem Risiko für Nebenwirkungen
ab etwa 350 ng/ml	zunehmendes Risiko für Nebenwirkungen vom Typ EKG- oder EEG-Veränderungen, kognitive Veränderungen
> 1000 ng/ml	erhöhtes Risiko für epileptische Anfälle, Atmungsstörungen, Koma mit Todesfolgen

Tabelle 2.4.2.3 a. Dosisempfehlungen niedergelassener Nervenärzte für Amitriptylin in Praxis und Klinik (nach LINDEN und SCHÜSSLER 1985)

	Ambulante Behandlung x̄ mg/die	Stationäre Behandlung x̄ mg/die
Niedrige Dosis	60,0 (s = 34,3)	136,5 (s = 51,7)
Mittlere Dosis	79,8 (s = 30,0)	155,7 (s = 45,0)
Hohe Dosis	100,0 (s = 36,8)	182,7 (s = 48,3)

Tabelle 2.4.2.3 b. Durchschnittliche ambulante Tagesdosis verschiedener Antidepressiva (nach LINDEN und SCHÜSSLER 1985)

	x̄ mg/die	1–50 mg	51–100 mg	101–300 mg	N
Amitriptylin	48	67%	26%	7%	78
Clomipramin	53	80%	10%	10%	10
		1–120 mg	121–240 mg	241–480 mg	
Dibenzepin	280	33%	33%	33%	9

werden, u.a. um die Compliance nicht zu gefährden. Beim stationären Patienten ist diese eher gesichert, auch können evtl. notwendige Maßnahmen zur Beseitigung von Nebenwirkungen leichter und schneller getroffen werden. In der Praxis werden dementsprechend höhere Dosierungen sehr selten verwendet (BRANDON 1986, SCHÜSSLER 1987, LINDEN 1987, LINDEN und SCHÜSSLER 1985, TYRER 1987), dort besteht häufig sogar die Tendenz zur Unterdosierung, was mitunter ein Grund für Non-Response sein kann (QUITKIN 1985, BRIDGES 1983, KELLER et al. 1982, WOGGON 1990). Unter dem Gesichtspunkt der Wirksamkeit gibt es allerdings bisher zu wenig sichere Daten aus der ambulanten Behandlung (LINDEN 1987). Es bleibt deshalb offen, ob bei leichten Depressionen niedrige Dosierungen ausreichend wirksam sind, oder ob für die beschriebenen Besserungen andere Faktoren (Placebo-Effekt, Spontanremission) eine Rolle spielen.

Literatur

ANGST J, BECH P, BOYER P, BRUINVELS J, ENGEL E et al. (1989) Consensus Conference on the Methodology of Clinical Trials of Antidepressants, Zurich, March 1988. Report of the Consensus Comittee. Pharmacopsychiatry 22: 3–7

APPLETON WS (1982) Fourth psychoactive drug usage guide. J Clin Psychiatry 43: 12–27

ASBERG M, CRÖNHOLM B, SJÖQVIST F, TUCK D (1971) Relationship between plasma level and therapeutic effect of nortriptyline. Br Med J 3: 331–334

BAUMANN P (1990) Pharmakokinetische Aspekte der Therapieresistenz mit Antidepressiva. In: MÖLLER HJ (Hrsg) Therapieresistenz unter Antidepressiva-Behandlung. Springer, Berlin Heidelberg New York Tokyo, S 85–96

BECKMANN H (1981) Die medikamentöse Therapie der Depression. Nervenarzt 52: 135–146

BRANDON S (1986) Management of depression in general practice.Br Med J 292: 287–289

BRIDGES PK (1983) „… and a small dose of an antidepressant might help". Br J Psychiatry 142: 626–628

BULLER R, BENKERT O (1990) Panikattacken und Panikstörungen – Diagnose, Validierung und Therapie. Nervenarzt 61: 647–657

DE OLIVEIRA IR, DO PRADO-LIMA PAS, SAMUEL-LAJEUNESSE B (1989a) Monitoring of tricyclic antidepressant plasma levels and clinical response: a review of the literature. Part I. Psychiatr Psychobiol 4: 43–60

DE OLIVEIRA IR, DO PRADO-LIMA PAS, SAMUEL-LAJEUNESSE B (1989b) Monitoring of tricyclic antidepressant plasma levels and clinical response: a review of the literature. Part II. Psychiatr Psychobiol 4: 81–90

EGGERS C (1992) Psychopharmakotherapie bei Kindern und Jugendlichen. In: RIEDERER P, LAUX G, PÖLDINGER W (Hrsg) Neuro-Psychopharmaka, Bd. 1. Allgemeine Grundlagen der Pharmakopsychiatrie. Springer, Wien New York, S 381–390

FEINMANN C (1991) Trizyklische Antidepressiva als Analgetika. In: WÖRZ R, BASLER H-D (Hrsg) Schmerz und Depression. Deutscher Ärzte Verlag, Köln, S 55–60

GUTHRIE S, LANE EA, LINNOILA M (1987) Monitoring of plasma drug concentrations in clinical psychopharmacology. In: MELTZER HY (ed) Psychopharmacology. The third generation of progress. Raven Press, New York, pp 1325–1338

KELLER MG, KLERMAN GL, LAVORI PW, FAWCETT JA, CORYELL W, ENDICOTT J (1982) Treatment received by depressed patients. J Am Med Assoc 248: 1848–1855

LAUX G (1990) Dosiserhöhung, Titration eines optimalen Wirkspiegels und Infusionstherapie als effiziente Möglichkeiten der Behandlung therapieresistenter Depressionen mit Antidepressiva. In: MÖLLER HJ (Hrsg) Therapieresistenz unter Antidepressiva-Behandlung. Springer, Berlin Heidelberg New York Tokyo, S 99–112

LINDEN M (1987) Phase-IV-Forschung. Antidepressiva in der Nervenarztpraxis. Springer, Berlin Heidelberg New York Tokyo

LINDEN M, SCHÜSSLER G (1985) Low dosage antidepressant treatment in private psychiatric practice – a replication study. Pharmacopsychiatry 18: 44–45

PRESKORN SH (1989) Tricyclic antidepressants: the whys and hows of therapeutic drug monitoring. J Clin Psychiatry 50 [Suppl]: 34–42

QUITKIN FM (1985) The importance of dosage in prescribing antidepressants. Br J Psychiatry 147: 593–597

RISCH SC, HUEY LY, JANOWSKY DS (1979a) Plasma levels of tricyclic antidepressants and clinical efficacy: review of the literature. Part I. J Clin Psychiatry 40: 4–16

RISCH SC, HUEY LY, JANOWSKY DS (1979b) Plasma levels of tricyclic antidepressants and clinical efficacy: review of the literature. Part II. J Clin Psychiatry 40: 58–69

SCHÜSSLER G (1987) Wie sind Antidepressiva in der Praxis zu dosieren? Wie ist die Einnahmesicherheit in der ambulanten Behandlung zu gewährleisten? In: HIPPIUS H, RÜTHER E (Hrsg) Antidepressiva und Depressionsbehandlung in der ärztlichen Praxis. Springer, Berlin Heidelberg New York Tokyo, S 30–33

SIMPSON GM, LEE JH, CUCULICA A, KELLNER R (1976) Two dosages of imipramine in hospitalised endogenous and neurotic depressives. Arch Gen Psychiatry 33: 1093–1102

TASK FORCE ON THE USE OF LABORATORY TESTS IN PSYCHIATRY (1985) Tricyclic antidepressants – blood level measurements and clinical outcome: an APA task force report. Am J Psychiatry 142: 155–162

TYRER P (1987) Drug treatment of psychiatric patients in general practice. Br Med J 2: 1008–1010

VAN BRUNT N (1983) A clinical utility of tricyclic antidepressant blood levels: a review of the literature. Ther Drug Monit 5: 1–10

WATT DC, CRAMMER JL, ELKES A (1972) Metabolism, anticholinergic effects, and therapeutic outcome of desmethyl-imipramine in depressive illness. Psychol Med 2: 397–405

WHO (WORLD HEALTH ORGANIZATION) (1986) Dose effects of antidepressant medication in different populations. A World Health Organization Collaborative Study. J Affect Disord [Suppl] 2: 1–67

WOGGON B (1990) Frühansprechen auf Antidepressiva: die prognostische Bedeutung der Probetherapie. In: MÖLLER HJ (Hrsg) Therapieresistenz unter Antidepressiva-Behandlung. Springer, Berlin Heidelberg New York Tokyo, S 33–39

WÖRZ R, BASLER H-D (Hrsg) (1991) Schmerz und Depression. Deutscher Ärzte Verlag, Köln

2.4.3 Unerwünschte Wirkungen, Kontraindikationen, Überdosierung, Intoxikation

J. Fritze und G. Laux

Nach RAWLINS (1981) lassen sich zwei Grundtypen unerwünschter Arzneimittelwirkungen unterscheiden: Typ A-Reaktionen (überhöhte pharmakologische Wirkung des Arzneimittels, deshalb dosisabhängig und in der Regel vorhersehbar) und Typ B (immunologisch oder idiosynkratisch; sehr selten, unvorhersehbar). Letztere, auch als (pseudo-) allergische Reaktionen bezeichnet, sollen bei chemisch neuartigen Antidepressiva häufiger als unter den klassischen Trizyklika auftreten. Für die Praxis haben sich folgende pragmatische Definitionen als brauchbar erwiesen:

1. **Begleitwirkungen** („harmlos", keine Änderung der Medikation)
2. **Nebenwirkungen** (ernsthaft störend, Änderung der Dosierung und/oder Zusatzmedikation)
3. **Komplikationen** (potentiell gefährdend, Absetzen der Medikation).

Haupt- und Nebenwirkungen von Antidepressiva hängen nicht nur von der Substanz selbst, sondern auch von Eigenschaften des Individuums ab (Diagnose, Alter, Geschlecht, Ernährungszustand, Begleiterkrankungen, Interaktionen mit Begleitmedikationen, genetische Faktoren). Bestimmte Nebenwirkungen, wie die Sedierung bei Suizidalkranken oder anticholinerge Effekte bei Morbus Parkinson oder Ulcusleiden, können im Einzelfall sehr wohl erwünscht sein, im anderen Fall, wie z.B. hinsichtlich der Fahrtauglichkeit, aber unerwünschte Wirkungen darstellen.

Übersichten zu den Nebenwirkungen von Antidepressiva finden sich bei PINDER (1988) sowie COLE und BODKIN (1990).

Das Problem der Häufigkeit unerwünschter Wirkungen

Dem Antrag auf Zulassung eines Arzneimittels liegen in der Regel die Befunde von nur 1000 bis 3000 Patienten zugrunde. Dies birgt das Risiko, daß seltene Nebenwirkungen der Beobachtung entgehen. Die Häufigkeit der Nennung unerwünschter Wirkungen hängt unter anderem von der **Erfassungs-methode** ab. Eine Übersicht hierzu findet sich bei Koeppen et al. (1989).

Nebenwirkungen werden in kontrollierten Studien möglichst (aber nicht immer) mit Hilfe von Check-Listen dokumentiert. Die Inzidenzen lassen sich aber wegen der Heterogenität der Gruppen, Dosierungen, Plasmaspiegel (meist nicht gemessen) und Erfassungsmethoden nicht verallgemeinern. Infolge ihrer Suggestivwirkungen haben Check-Listen den Nachteil, die Frequenz besonders subjektiver Nebenwirkungen scheinbar zu erhöhen.

Die Bewertung wird zusätzlich dadurch kompliziert, daß subjektive Nebenwirkungen häufig schon primär Teil des depressi-ven Syndroms sind und auch unter Placebo beobachtet werden.

Die Registrierung seltener unerwünschter Wirkungen ist Aufgabe jedes Arztes in der **Nachzulassungsperiode**; dazu dienen *Spontanerfassungssysteme* („Yellow Card System" in Großbritannien; Arzneimittel-kommission der deutschen Ärzteschaft (AMK). Sie werden in der Regel durch **ka-suistische** Einzelbeobachtungen entdeckt. So wurde die hypertensive Krise („Cheese Effect") erst 5 Jahre nach Einführung der irreversiblen Inhibitoren der Monoaminoxi-dase (MAO) erkannt. Diese Spontanmel-dungen erlauben aber keine Klärung von ursächlichem Zusammenhang (häufig Be-gleitmedikationen!) und Inzidenz. Erfah-

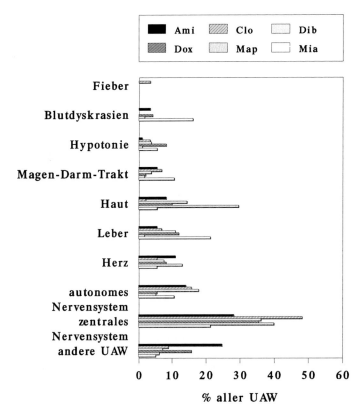

Abb. 2.4.3.1. Unerwünschte Wirkungen einiger Antidepressiva entsprechend der Spontanerfassung durch die Arzneimittelkommission der Deutschen Ärzteschaft (nach Schmidt et al. 1986). *AMI* Ami-triptylin, *CLO* Clomipramin, *DIB* Dibenzepin, *DOX* Doxepin, *MAP* Maprotilin, *MIA* Mianserin

rungsgemäß werden unerwünschte Wirkungen in der ersten Nachzulassungsperiode aufmerksamer beachtet, was zu einer Häufung von Meldungen führt, die auch durch gleichartige Vorbeobachtungen stimuliert werden. Beides steigert scheinbar die Inzidenz. Die Klärung von Inzidenz und Zusammenhang obliegt der systematischen Erfassung. Dazu dienen im stationären Bereich die **organisierte Spontanerfassung** durch wöchentliches Befragen der behandelnden Ärzte nach den Gründen von Absetzereignissen, z.B. im AMÜP-Projekt (Arzneimittelüberwachung in der Psychiatrie) und die **Intensiv-Überwachung** zufällig ausgewählter, neu aufgenommener Patienten, bei denen unerwünschte Wirkungen während des ganzen stationären Aufenthaltes gezielt erfaßt werden (DÖLLE et al. 1986). Nach internationalem Standard gelten hinsichtlich der Häufigkeitsangaben unerwünschter Wirkungen folgende Definitionen:

Häufig vorkommende Nebenwirkungen sind solche, die mehr als 1% der Patienten betreffen. **Gelegentlich** sind solche, die bei 0,1–1% der Patienten vorkommen, als **selten** wird eine Nebenwirkung angesehen, wenn sie bei weniger als 0,1% der behandelten Patienten auftritt.

Dem gegenüber definiert das BGA das Auftreten häufiger Nebenwirkungen mit über 10%, das von gelegentlichen und seltenen Nebenwirkungen mit 1–10% bzw. unter 1%.

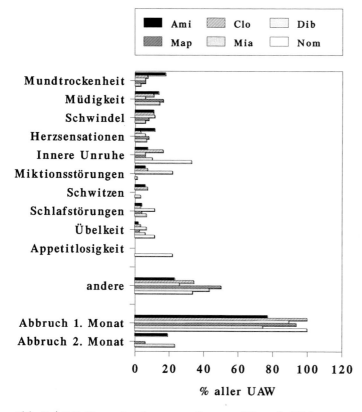

Abb. 2.4.3.2. Unerwünschte, zum Absetzen führende Wirkungen und Absetzzeitpunkt von sechs verschiedenen Antidepressiva bei der stimulierten Spontanerfassung ambulanter Patienten in der nervenärztlichen Praxis (nach SCHMIDT et al. 1988). *AMI* Amitriptylin, *CLO* Clomipramin, *DIB* Dibenzepin, *MAP* Maprotilin, *MIA* Mianserin, *NOM* Nomifensin

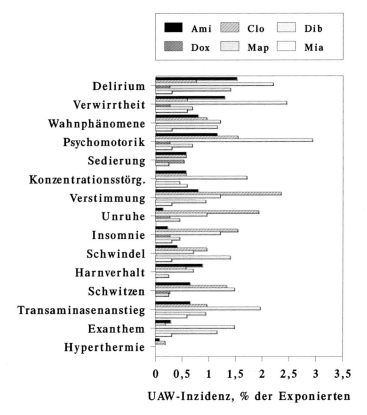

Abb. 2.4.3.3. Inzidenz zum Absetzen führender unerwünschter Wirkungen (UAW) von sechs verschiedenen Antidepressiva in der organisierten Spontanerfassung eines Gesamtkollektivs von n = 3427 stationären Patienten (AMÜP, nach SCHMIDT et al. 1986). *AMI* Amitriptylin, *CLO* Clomipramin, *DIB* Dibenzepin, *DOX* Doxepin, *MAP* Maprotilin, *MIA* Mianserin

Grundsätzlich muß konstatiert werden, daß die zum Teil übliche Angabe einer „Gesamtnebenwirkungsrate" wert- und sinnlos ist, da hierin Begleitwirkungen, Nebenwirkungen und Komplikationen gleichgewichtet werden.

Die Häufigkeit **toxischer**, pharmakodynamisch erklärbarer Wirkungen hängt von **Dosis** und **therapeutischer Breite** der Substanz ab, zusätzlich von der **Pharmakokinetik**. Entscheidend ist die Plasma-Konzentration als Indikator für die Konzentration am Wirkort (Rezeptor). Interindividuell variabel und abhängig von der Applikationsart (oral/parenteral) entstehen aktive Metaboliten (Demethylierungsprodukte der

trizyklischen AD) mit eigenständigem Nebenwirkungs-Profil.

Toxische Effekte leichter Ausprägung sind häufig und reversibel. Inwiefern sie vom Arzt einerseits und vom Kranken andererseits toleriert werden können, hängt auch von peristatischen Faktoren ab. So sind sie in der ambulanten Therapie weniger akzeptabel und häufiger Absetzgrund als in der stationären Behandlung (Abb. 2.4.3.2 im Vergleich zu Abb. 2.4.3.3). **Organische Vorschädigungen** begünstigen toxische Effekte, z.B. Auslösen eines Anfalls bei Epilepsie.

In Anbetracht dieser multiplen Faktoren können keine pauschalen Angaben zu Häu-

Tabelle 2.4.3.1. Geschätzte Inzidenz unerwünschter Wirkungen (UAW) mit Absetzkonsequenz pro 106 Verschreibungen (CSM/ 1985)

Medikament	Einführungsjahr	UAW total	UAW lethal
Imipramin	1959	15–20	1–2
Amitriptylin	1961	10–15	< 1
Nortriptylin	1963	20–30	1–2
Protriptylin	1966	80–100	< 1
Trimipramin	1966	10–15	< 1
Dothiepin (Dosulepin)	1969	20–30	< 1
Doxepin	1969	20–30	< 1
Clomipramin	1970	60–80	5
Maprotilin	1975	400	< 1
Mianserin	1976	200	2–3
Nomifensin[a]	1977	500	7
Zimelidin[a]	1982	3500[b]	50[b]

[a] Zurückgezogen; [b] extrapoliert von 136.000 Verschreibungen

Tabelle 2.4.3.2. Übersicht möglicher unerwünschter Wirkungen unter Behandlung mit trizyklischen Antidepressiva

Zentralnervöse Nebenwirkungen	Sedierung kognitive Störungen Unruhe, Schlafstörungen Delirium Symptomprovokation zerebraler Krampfanfall zentralmotorische/extrapyramidale Symptome Appetitstörung sexuelle Funktionsstörungen
Parasympathisch-autonome Nebenwirkungen	siehe Tabelle 2.4.3.4
Kardiovaskuäre Nebenwirkungen	Hypotonie Tachykardie Erregungsleitungsstörung
(Pseudo-) allergische Effekte	Leukopenie, Agranulozytose Leberenzymanstieg Hautexantheme, Photosensibilisierung

figkeiten unerwünschter Wirkungen gemacht werden. Insofern können die in den Abb. 2.4.3.1 bis 2.4.3.3 und die in Tabelle 2.4.3.1 angegebenen Zahlen nur als Anhaltspunkte dienen.

Von angloamerikanischen Autoren wurde in den letzten Jahren das gemeinsame Erfassen von Antidepressiva-Wirksamkeit und Nebenwirkungsinzidenz in einem sogenannten „Wirksamkeitsindex" zu etablieren versucht. So sehr aus heutiger Sicht eine „nebenwirkungsgeleitete Therapie" (HEINRICH) als wichtig angesehen wird, muß doch vor einer einseitigen Propagierung einer ausschließlichen Bewertung an Hand des Wirksamkeitsindex wegen der Gefahr eines Analogiefehlschlusses gewarnt werden.

Da Antidepressiva überwiegend bei älteren Patienten zum Einsatz kommen, muß möglichen Nebenwirkungen bei Alterspatienten besondere Beachtung geschenkt werden. Übersichten hierzu finden sich bei GLASSMAN et al. (1984) und CROME (1990). Als Ursachen für die erhöhte Inzidenz von unerwünschten Wirkungen im Alter kommen unter anderem altersbedingte Änderungen der Pharmakokinetik, der Rezeptorsensitivität sowie Multimorbidität und Polypharmazie in Frage (vergleiche Band 1, Kapitel 17).

Nebenwirkungen von trizyklischen Antidepressiva

Die vom Imipramin abgeleiteten **trizyklischen** Antidepressiva und das tetrazyklische Maprotilin unterscheiden sich in ihren Nebenwirkungs-Profilen nur quantitativ. Sie werden auf die biochemische Hauptwirkung der präsynaptischen Wiederaufnahmehemmung biogener Amine (Sympathikus-Potenzierung), auf den Antagonismus an muskarinerg-cholinergen Rezeptoren, α_1-/α_2-adrenergen, H_1-/H_2-histaminergen sowie S_1/S_2-serotoninergen Rezeptoren und schließlich auf die Blockierung von ATPasen („Ionenpumpen") und Natriumkanälen („Kardiotoxizität") zurückgeführt.

Zentralnervöse Nebenwirkungen

Sedierung. Müdigkeit bis zur Somnolenz tritt häufig bei Therapiebeginn in hohen Dosen auf, kann aber erwünscht sein. Sedierung ist besonders bei den tertiären Aminen Amitriptylin, Trimipramin und Doxepin, weniger bei den sekundären Aminen Desipramin, Nortriptylin und Protriptylin zu erwarten. Die Sedierung wurde auf die Blockade

von α_1-Rezeptoren zurückgeführt (SNYDER und PEROUTKA 1985), jedoch bestehen positive Korrelationen neben dem α_1-Antagonismus auch zum α_1- und H_1-Antagonismus sowie inverse zur Noradrenalin-Aufnahmehemmung, jedoch keine zur anticholinergen Potenz (vgl. Kap. 2.2.2).

Andererseits wirken aber auch „reine" Anticholinergika sedierend (Scopolamin), wie auch „reine" Antagonisten an den anderen Rezeptoren, so daß vermutlich die Summe der Effekte verantwortlich ist. Die Rolle des Serotonin-Antagonismus ist noch offen, nachdem die zahlreichen Rezeptor-Subtypen z.T. inversen physiologischen Effekten zugeordnet werden. Bei Plasma-Konzentrationen oberhalb von 1000 μg/l ist mit Koma (u.a. Intoxikationszeichen) zu rechnen.

Die Sedierung läßt sich durch **einschleichende** Dosissteigerung und Dosisschwerpunkt/Einmalgabe am Abend mildern. Allerdings kann abendliche **Einmalgabe** besonders bei alten Menschen zu Verletzungsgefahr durch Schwindel, Ataxie, Verwirrtheit und orthostatische Hypotonie bei nächtlichem Aufstehen führen. Andererseits entwickelt sich innerhalb weniger Tage weitgehende Toleranz. Sofern Sedierung erwünscht ist, muß Thrombose- und Pneumonieprophylaxe erfolgen. Das Thromboserisiko ist bei familiärem Mangel an Antithrombin-III besonders hoch.

REM-Schlaf. Inwiefern die anticholinerge Unterdrückung des REM-Schlafs eine unerwünschte und klinisch bedeutsame Nebenwirkung oder notwendiger Teil der Hauptwirkung ist, bleibt abzuwarten.

Kognitive Störungen. Auch unabhängig von der Sedierung verursachen Antidepressiva Störungen von Aufmerksamkeit, Konzentration und Merkfähigkeit. Diese werden den anticholinergen Effekten zugeschrieben (CURRAN et al. 1988). Neben einer „einfachen Benommenheit" wurden in seltenen Fällen „mnestische" Blockaden als spezielle Gedächtnis- und Bewußtseinsstörungen unter der Therapie mit Antidepressiva beschrieben (BÖNING 1980). Dazu könnte passen, daß Amitriptylin bei an Verkehrsunfällen Schuldigen im Vergleich zu anderen Antidepressiva überrepräsentiert sein soll (BERGENER und FRIEDEL 1987). Andererseits zeigte sich in Untersuchungen zur „behavioralen Toxizität" von Antidepressiva, daß auch sedierende Antidepressiva mit geringer oder fehlender anticholinerger Wirkung eine deutliche Verschlechterung psychometrischer Testergebnisse bewirkten (HINDMARCH et al. 1990). Aus klinischer Sicht ist zu erwähnen, daß letztere Untersuchungen zumeist an Probanden durchgeführt wurden, bei depressiven Patienten jedoch Antidepressiva zumeist eine Besserung der krankheitsbedingten kognitiven Störungen bewirken.

Unruhe und Schlafstörungen. Aktivierende Antidepressiva und MAO-Inhibitoren können Schlafstörungen induzieren, weshalb die letzte Gabe vor 17.00 Uhr erfolgen sollte. Aus der Aktivierung leitet sich die relative Kontraindikation Suizidalität ab. Innere Unruhe kann auch Teil der Hauptwirkung sein, nämlich Antriebssteigerung noch vor Stimmungsaufhellung mit erhöhtem Suizidrisiko.

Delirium. Alle Antidepressiva können – besonders bei organischer Vorschädigung, alten Menschen und Kindern – optische **Halluzinosen** (typisch: Arthropodopsie), **Verwirrtheit** und **Delirium** induzieren. Das Risiko nimmt bei Plasma-Konzentrationen von Trizyklika > 300–500 µg/l drastisch zu. Diese Komplikationen werden auf die **anticholinerge** Wirkung zurückgeführt, wofür die geringere Inzidenz bei Antidepressiva der 2. Generation und der kurative Effekt von Physostigmin spricht (2 mg in z.B. 20 ml 0.9% NaCl über 5 min. i.v., ggf. nach 30 min wiederholen, ggf. Tropfinfusion unter Überwachung). Andererseits weisen aber die delirogenen Wirkungen von „rei-

nen" H_1- (und H_2-?) Antihistaminika auf die Bedeutung auch antihistaminerger Eigenschaften hin.

Symptomprovokation. **Dysphorische** Verstimmung soll anticholinergen Effekten anzulasten sein. Sie kann mit zunehmender ängstlicher Unruhe ein Intoxikationsdelir ankündigen und darf dann nicht zur weiteren Dosissteigerung verführen. Die Induktion einer **Manie**, womöglich mit schnellem Phasenwechsel („rapid cycling"), oder produktiv-psychotischer, **„schizophrener"** Symptome durch Antidepressiva ist möglich (WEHR und GOODWIN 1987), aber wohl eher einer Disposition des Kranken als dem Pharmakon anzulasten. So fanden LEWIS und WINOKUR (1982) einen „switch-Effekt" fast nur bei Patienten mit bipolaren affektiven Psychosen, der in dieser Studie nicht häufiger auftrat als bei Spontanverlauf.

Zerebraler Krampfanfall. Trizyklische Antidepressiva können in einer Inzidenz von 0.1 bis 2.2% zerebrale Krampfanfälle auslösen, in der Regel als Grand-Mal-Anfall, eventuell mit Myoklonien als Vorboten (JABBARI et al. 1985, EDWARDS et al. 1986; siehe Tabelle 2.4.3.3).
Die Mechanismen der Anfallsauslösung sind nicht eindeutig geklärt.
Meist haben die Patienten vorbestehende organische Hirnläsionen oder epileptische Anfälle in der Anamnese. Besonders ein fokaler Anfall muß erneute Diagnostik zum Ausschluß einer behandlungsbedürftigen organischen Hirnaffektion veranlassen. Kontrollen der Plasmaspiegel müssen eine toxische Dosierung, nach Dosisreduktion EEG-Kontrollen soweit möglich ein Anfallsrezidiv ausschließen. Ggf. ist das Antidepressivum zu wechseln.

Zentralmotorische Nebenwirkungen. Unter Therapie mit Antidepressiva sind zentralmotorische Nebenwirkungen in Form von vegetativen Irritationen, Tremor, dyskineti-

Tabelle 2.4.3.3. Antidepressiva und zerebrale Anfälle: Meldungen in Großbritannien bis Februar 1984 (CSM, wiedergegeben bei EDWARDS et al. 1986)

Medikament	Konvulsionen bei n = ... Patienten		% Total	Einführungsjahr
	Männer	Frauen		
Maprotilin	33	83	35,4	1975
Zimelidin[b]	9	13	6,4	1982
Mianserin	15	46	18,0	1976
Clomipramin	7	15	7,0	1972
Lofepramin	1	1	0,6	1983
Trazodon	2	6	2,3	1980
Amitriptylin	8	19	7,8	1961
Dothiepin	6	11	4,9	1969
Imipramin	3	12	4,3	1959
Nomifensin[b]	0	5	1,4	1977
Viloxazin	1	4	1,4	1974
Doxepin	2	3	1,4	1969
Nortriptylin	3	5	2,3	1963
Lithium	2	3	1,4	1965
Trimipramin	1	3	1,2	1970
Desipramin	1	2	0,9	1963
L-Tryptophan[a]	0	2	0,6	1971
Phenelzin[a]	2	2	1,2	1959
Butriptylin[a]	0	1	0,3	1975
Iprindol[a]	0	1	0,3	1967
Protriptylin	1	0	0,3	1966
Tranylcypromin	0	2	0,6	1960

[a] In der BRD nicht verfügbar; [b] außer Handel

schen Reaktionen, Myoklonien, Akathisie und extrapyramidal motorische Störungen in Einzelfällen beschrieben worden (FANN et al. 1976, BÖNING 1982, ZUBENKO et al. 1987). Myoklonie sollen bei bis zu 30% der mit trizyklischen Antidepressiva behandelten Patienten auftreten. Über die Pathogenese pharmakogener Myoklonie existieren nur wenige Erkenntnisse. Therapeutisch ist eine Dosisreduktion zu empfehlen (GARVEY und TOLLEFSON 1987). Myoklonien sollten durch EEG-Diagnostik von myogenen, zwar lästigen aber harmlosen, durch Antidepressiva induzierten Muskelzuckungen abgegrenzt werden.

Appetit. Appetit**steigerung**, besonders der Kohlenhydrathunger und **Gewichtszunahme** (GOTTFRIES 1981, HARRIS et al. 1984), könnten mit antiserotoninergen Effekten zusammenhängen. Für die bei affektiven Erkrankungen erhöhte kardiovaskuläre Mortalität kommt zwar Übergewicht als besonderer Risikofaktor in Frage, sie kann aber nicht den Antidepressiva angelastet werden (WEEKE et al. 1987).

Sexuelle Funktionsstörungen sind bei psychisch Kranken häufig (STRAUSS und GROSS 1984), **pharmakogene** Faktoren schwerlich von **nosogenen** zu differenzieren, ihre Inzidenz kaum zu ermessen, individuell jedoch sehr bedeutsam. Die Mechanismen pharmakogener Beeinträchtigungen der **Libido** sind unklar, solche der **Impotentia** eregendi/ejaculationis/Anorgasmie am ehesten auf autonome (anticholinerg, antiadrenerg) Effekte zurückzuführen (MITCHELL und POPKIN 1983). Ein Übersicht zu Störungen der Sexualfunktion bei Frauen unter Antidepressiva-Medikation findet sich bei JANI und WISE (1988). Wegen der differentialdiagnostischen Unsicherheit sollte therapeutisch zunächst abgewartet werden, ggf. ist das Antidepressivum zu wechseln.

Unerwünschte Wirkungen auf das autonome Nervensystem

Anticholinerge Begleitwirkungen auf periphere Organe sind unter Therapie mit trizyklischen Antidepressiva häufig. Symptome sind vor allem Mundtrockenheit, Akkommodationsstörungen, Miktionsstörungen und Obstipation (BLACKWELL 1981; siehe Tabelle 2.4.3.4).

Im Gegensatz zu zentralnervösen Nebenwirkungen zeigen die peripheren, **anticholinergen** und **adrenolytischen** Effekte nur in sehr großen Kollektiven (RHOADES und OVERALL 1984) Zusammenhänge zu Dosis/Plasmaspiegeln und Rezeptoraffinität. Hier bestimmen vornehmlich individuelle Faktoren die Empfindlichkeit. Wieder entwickelt sich allmählich Toleranz. Die peripher anticholinergen Effekte sind ungeeignet, daran die therapeutisch notwendige Dosis zu titrieren. Lofepramin und Amitriptylinoxid wirken im wesentlichen als Vorstufe (Pro-Drug) von Desipramin bzw. Amitriptylin. Die langsamere Anflutung dieser „aktiven Metaboliten" mit einer Halbwertszeit von t $^1/_2 \approx 2$ h erklärt eine etwas geringere Inzidenz peripher-anticholinerger Effekte.

Tabelle 2.4.3.4. Mögliche peripher-anticholinerge Nebenwirkungen von trizyklischen Antidepressiva

Akkommodationsstörung, Glaukomprovokation
Mundtrockenheit
Darmatonie mit Obstipation bis zum Ileus
Blasenatonie mit Harnverhalt
Tachykardie
Hyperhidrosis
Sexuelle Funktionsstörungen

Kardiovaskuläre Nebenwirkungen

Hypotonie. Mit einer Häufigkeit von etwa 10% stellt die orthostatische Hypotonie die häufigste Herz-Kreislauf-Nebenwirkung von Antidepressiva dar (GLASSMAN und BIGGER 1981, TESAR et al. 1987). Diese wird auf die Blockade α-adrenerger Rezeptoren zurückgeführt und kann insbesondere bei alten Menschen wegen Sturzgefahr (Schenkelhalsfraktur) bedrohlich werden. Vorbestehende Kreislaufregulationsstörungen tragen wesentlich zu dieser Nebenwirkung bei, bester Prädiktor ist das Ausmaß des orthostatischen Blutdruckabfalls vor Therapiebeginn. Im Vergleich zu anderen trizyklischen Antidepressiva scheint Nortriptylin weniger Orthostase-Syndrome hervorzurufen (ROOSE et al. 1987, TESAR et al. 1987). Therapeutisch/prophylaktisch kommen Stützstrümpfe sowie Dihydroergotamin-Präparate in Frage. Indirekte Sympathomimetika und direkte, unselektive Sympathomimetika sollten vermieden werden.

Chronotropie und Dromotropie. Die „Kardiotoxizität" trizyklischer Antidepressiva war Gegenstand langer Debatten und stimulierte die Entwicklung von Antidepressiva der 2. Generation (BLACKWELL 1981, JACKSON et al. 1987). Zugrunde liegen einerseits **anticholinerge** Effekte mit klinisch allerdings meist bedeutungsloser Pulsbeschleunigung, bei jungen Menschen ausgeprägter als bei alten. Wesentlicher ist jedoch eine verlangsamte **Erregungsleitung** im His-Purkinje-System als Folge einer Hemmung schneller Natriumkanäle. Diese Effekte erwiesen sich bei Mensch und Tier als dosisabhängig (Plasmaspiegel!). Sie manifestieren sich im EKG als verlängerte PR- und QRS-Intervalle und T-Abflachung. Dieser **chinidinartige** Effekt erklärt die große antiarrhythmische Wirksamkeit trizyklischer Antidepressiva (am besten untersucht: Imipramin) in therapeutischen Dosen bei ventrikulären Extrasystolen. Bedenklich wird der Effekt einerseits bei schon **vorbestehenden** Leitungsstörungen (verschiedene Schenkelblockbilder) mit dann drohendem kompletten Leitungsblock, Kammerautomatie, Asystolie; andererseits bei **toxischen** Plasmaspiegeln mit dann polytoper Extrasystolie. Gefahr besteht nicht bei mit ventrikulärem Schrittmacher versorgten Kranken. Erst unter der Therapie entstehende Leitungsverzögerungen sind bis zum inkompletten Schenkelblock unbedenklich. Besonders gefährdet sind Kranke mit vorbestehendem Schenkelblock, der eine relative Kontraindikation für Trizyklika darstellt und unter der Therapie zumindest der EKG-Kontrolle zum Ausschluß eines Fortschreitens zum kompletten AV-Block bedarf.

Inotropie. Weil zunächst nur das systolische Zeitintervall als Kriterium für die linksventrikuläre Funktion zur Verfügung stand, wurde auch die Frage eines Einflusses von Trizyklika auf die myokardiale **Kontraktilität** vielfältig diskutiert. Erst die Radionuklid-Technologie und invasive Herzkatheter-Untersuchungen erlaubten, nachteilige Effekte auf die Kontraktilität **auszuschließen**.
In einer Placebo-kontrollierten Studie fanden VEITH et al. (1982) bei depressiven Patienten mit chronischer Herzerkrankung keine relevante negative hämodynamische Beeinflussung durch trizyklischen Antidepressiva.

(Pseudo-)allergische Effekte
Die Mechanismen (pseudo-)allergischer Reaktionen auf Antidepressiva sind nicht geklärt.

Blutbildung. Störungen der Blutbildung können sich therapeutischen Interventionen entziehen und damit fatal enden. Sie sind nur reversibel, wenn sie frühzeitig erkannt und die ursächlichen Substanzen unmittelbar (der Verdacht reicht aus) abgesetzt werden. Bei Fieber und/oder Pharyngitis (grippeähnlichen Zuständen) ist zum Ausschluß einer **Agranulozytose** unmittelbar das **Blutbild** inklusive Differenzierung zu kontrollieren. Keinesfalls darf der Kranke unkontrolliert freiverkäufliche, potentiell myelotoxische Antipyretika einnehmen. Die Therapie kann hier nur symptomatisch sein (Antibiotikaschutz bei Agranulozytose).
Antidepressiva können zu Thrombozytopenie, Leukopenie und Agranulozytose führen; Frauen und alte Menschen scheinen eher betroffen zu sein (ALBERTINI und PENDER 1978, VINCENT 1986). Bei einer Erhebung an 1190 stationären psychiatrischen Patienten fand sich bei ca. 16% der mit trizyklischen Antidepressiva Behandelten eine Leukopenie (MÖLLER et al. 1988). In ihrer Übersicht konstatieren GIRARD und BISCOS-GARREAU (1989), daß das gegenwärtige Wissen bezüglich der Hämatotoxizität von Antidepressiva lediglich auf methodisch unzuverlässigen spontanen Berichten beruhe.

Leber. Leichte Anstiege der Transaminasen und alkalischen Phosphatase werden unter Trizyklika recht häufig beobachtet und sind reversibel und meist harmlos (Abb. 2.4.3.2). Cholestatischer Ikterus wurde nur in der Anfangszeit berichtet. Raritäten sind allergische, nekrotisierende Hepatitiden.

Haut. Unter den allergischen Reaktionen stehen Hautreaktionen an erster Stelle. In einer Übersicht kommen WARNOCK und KNESEVICH (1988) zu einer Prävalenzrate von 2–

4%, wobei Exantheme weitaus am häufigsten vorkommen. Offenbar sind Frauen zweimal häufiger als Männer betroffen. Zu berücksichtigen ist allerdings, daß Exantheme relativ häufig auch spontan auftreten können und die Koinzidenz mit Medikamenteneinnahme zufällig sein kann. Exantheme treten schon spontan häufig auf mit entsprechend großer Wahrscheinlichkeit zufälliger Koinzidenz mit Medikamenteneinnahme. Neben phototoxischen Effekten (Sonnenbrand; Lichtschutz!) können unter Antidepressiva auch Photosensibilisierungen entstehen. Maprotilin und Protriptylin sollen die höchste Inzidenz von Hautreaktionen aufweisen, gefolgt von Amitriptylin und dann Imipramin. Das mutmaßlich verantwortliche Antidepressivum muß abgesetzt und ggf. durch eines aus anderer Substanzgruppe ersetzt werden. Eine Reexposition kann durch Anaphylaxie gefährlich sein, deshalb besser dermatologische Allergietestung.

Entzugsphänomene

Nach langfristiger, hochdosierter Einnahme von **Trizyklika** können sich Entzugsphänomene mit Appetitmangel, Abgeschlagenheit, Übelkeit, Erbrechen, Muskel- und Kopfschmerzen („Grippegefühl"), Darmkoliken, Hyperhidrosis, Insomnie und Angst bis zur Panik entwickeln (DILSAVER und GREDEN 1984). Retrospektiv ermittelte Inzidenzen werden für Imipramin mit 20–50% angegeben. Ursächlich wird die Heraufregula-

tion muskarinerg-cholinerger Rezeptoren verantwortlich gemacht. Tatsächlich ließen sich die Symptome mit Atropin, Benzatropin oder Biperiden kupieren. Klinisch wird man eher das verantwortliche Antidepressivum wieder ansetzen. – Selten kann abruptes Absetzen auch – paradoxerweise – Manien induzieren (MIRIN et al. 1981)

Deshalb gilt als **Grundregel**, Antidepressiva nicht nur einschleichend zu dosieren, sondern ebenso **ausschleichend** (über ca. 3 Monate) abzusetzen. Dies erlaubt auch bessere Kontrolle, ob die symptomsuppressiv behandelte Phase tatsächlich abgeklungen ist.

Kontraindikationen

Trizyklische Antidepressiva sind kontraindiziert bei Delirien, Ileus, Engwinkelglaukom sowie schweren Überleitungsstörungen (AV-Block III.Grades, Schenkelblock). Nachdem Myokardinfarkte beobachtet wurden, gelten auch koronare Herzkrankheiten und zerebrovaskuläre Insuffizienz als relative Kontraindikationen für Trizyklika (JACKSON et al. 1987). Eine Übersicht zum Procedere bei Glaukom-Patienten findet sich bei LIEBERMAN und STOUDEMIRE (1987).

Schwangerschaft und Wochenbett

Antidepressiva besitzen tierexperimentell geringe, beim Menschen umstrittene teratogene Eigenschaften (BLACKWELL 1981, THOMANN und HESS 1981), weshalb das Risiko angesichts einer notwendigen (!) Therapie

Tabelle 2.4.3.5. Klinische Hauptsymptome bei Vergiftung mit trizyklischen Antidepressiva (nach HENRY 1990)

Anticholinerge Symptome	Mydriasis, Sinustachykardie, Halluzinationen, Darmatonie
Zentral-nervöse Symptome	Schläfrigkeit, Atemdepression, Koma
Kardiovaskuläre Symptome	QRS-Verbreiterung, Hypotonie, Arrhythmien
Andere Symptome	Erbrechen, zerebrale Krampfanfälle, Hyperreflexie, metabolische Azidose

Tabelle 2.4.3.6. Inzidenz verschiedener klinischer Symptome bei Überdosierung mit trizyklischen Antidepressiva

	%
Sinustachykardie	51
Koma	35
QRS-Verbreiterungen	21
Hypotonie	14
Zerebrale Krampfanfälle	8,4
Arrhythmien	6,2
Kardiopulmonales Versagen	3,6
Todesfälle	2,2

Quelle: 26 Studien mit n = 2536 Patienten (nach FROMMER et al. 1987)

bei schweren (!) mütterlichen Erkrankungen akzeptabel sein kann (SCHNEIDER 1985). Zum Teil wird empfohlen, sekundären Aminen wie Nortriptylin, Desipramin den Vorzug vor tertiären Aminen (Amitriptylin, Imipramin, Doxepin) zu geben, da letztere stärker anticholinerg wirksam sind (COHEN 1989). Da zumindest trizyklische Antidepressiva in die **Muttermilch** übertreten und beim Säugling Harnverhalt, Herzinsuffizienz, Tachykardie, Atemnot-Syndrom und Myoklonien beobachtet wurden (BLACKWELL 1981), sollte abgestillt werden (vgl. Band 1, Kapitel 15).

Überdosierung, Intoxikation

Schwerwiegende Intoxikationen ereignen sich über Überdosierung akzidenteller Art (Kinder) oder in suizidaler Absicht. Sowohl in Großbritannien als auch in den USA stellen trizyklische Antidepressiva den Hauptursachenfaktor tödlicher Tablettenüberdosierungen dar (FROMMER et al. 1987, PINDER 1988). Die Häufigkeit klinischer Symptome aufgrund publizierter Studien gibt Tabelle 2.4.3.5 wieder:
Die geringste bzw. mittlere letale Dosis von Trizyklika wird mit 8 mg/kg bzw. mit 30 mg/

kg angegeben. Das Maximum der Intoxikationssymptome wird zumeist 6–12 Stunden nach Einnahme erreicht. Die Letalität geht zulasten der kardiotoxischen Wirkungen und sekundärer Komplikationen des Komas (PENTEL und BENOVITZ 1986, FROMMER et al. 1987). Als Hauptursache der Letalität wird aus pharmakologischer Sicht die membranstabilisierende Wirkung der Antidepressiva angesehen, welche für kardiale Arrhythmie, Hypotonie und Koma verantwortlich gemacht wird (HENRY 1990).

Wegen der Depressivität inhärenten Suizidgefahr muß hohe Überdosierungssicherheit gefordert werden. Hier zeigt sich, daß trizyklische Antidepressiva mit Ausnahme von Clomipramin und Lofepramin im Vergleich zu nicht-trizyklischen Antidepressiva deutlich ungünstigere „fatale Toxizitäts-Indizes" aufweisen (CASSIDY und HENRY 1987; vgl. Band 6, Kap.1.2).

Das wesentlichste Therapieprinzip ist die Magenspülung, gefolgt von wiederholter Gabe von Aktivkohle zur Eliminierung der Antidepressiva aus dem enterohepatischen Kreislauf. Andere Eliminationsversuche (forcierte Diurese, Hämodialyse, Hämoperfusion über Aktivkohle) sind weitgehend wirkungslos. Herzrhythmusstörungen bedürfen unter Umständen der Schrittmacherversorgung. Bei Intoxikation mit Trizyklika muß verständlicherweise vor der Gabe von Antiarrhythmika und Digitalisglykosiden gewarnt werden. Hier sollte wie bei Chinidin-Überdosierungen mit Laktat-Infusionen und Schrittmacher-Implantation behandelt werden.

Literatur

ALBERTINI RS, PENDER TM (1978) Agranulocytosis associated with tricyclics. J Clin Psychiatry 39: 483–485

BERGENER M, FRIEDEL B (Hrsg) (1987) Unfall- und Sicherheitsforschung Straßenverkehr. Psychopharmaka und Verkehrssicherheit. Verlag für neue Wissenschaft, Bremerhaven

BLACKWELL B (1981) Adverse effects of antidepressant drugs. Part 1. Monoamine oxidase inhibitors and tricyclics. Drugs 21: 201–219; Part 2. Second generation antidepressants and rational decision making in antidepressant therapy. Drugs 21: 273

BÖNING J (1980) Spezielle Gedächtnis- und Bewußtseinsstörungen unter der Therapie mit Antidepressiva und endogener Depression. Pharmacopsychiatry 13: 72–78

BÖNING J (1982) Zentralmotorische und extrapyramidale Nebenwirkungen unter Therapie mit Antidepressiva. Fortschr Neurol Psychiat 50: 35–47

CASSIDY SL, HENRY JA (1987) Fatal toxicity of antidepressant drugs in overdose. Br Med J 295: 1021–1024

COHEN LS (1989) Psychotropic drug use in pregnancy. Hosp Commun Psychiatry 40: 566

COLE JO, BODKIN JA (1990) Antidepressant drug side effects. J Clin Psychiatry 51 [Suppl 1]: 21–26

COMMITTEE ON SAFETY OF MEDICINES (1985) Adverse reactions to antidepressants. Br Med J 291: 1638

CROME P (1990) Adverse effects of antidepressants in the elderly. In: LEONARD B, SPENCER P (eds) Antidepressants: thirty years on. CNS (Clinical Neuroscience) Publishers, London, pp 465–474

CURRAN HV, SAKULSKRIPRONG M, LADER M (1988) Antidepressants and human memory: an investigation of four drugs with different sedative and anticholinergic profiles. Psychopharmacology 95: 520–527

DILSAVER SC, GREDEN JF (1984) Antidepressant withdrawal phenomena. Biol Psychiatry 19: 237–256

DÖLLE W, MÜLLER-OERLINGHAUSEN B, SCHWABE K (Hrsg) (1986) Grundlagen der Arzneimitteltherapie. Wissenschaftsverlag, Mannheim Wien Zürich

EDWARDS JG, LONG SK, SEDGWICK EM, WHEAL HV (1986) Antidepressants and convulsive seizures: clinical, eletroencephalographic, and pharmacological aspects. Clin Neuropharmacol 9: 329–360

FANN W, SULLIVAN JL, RICHMAN B (1976) Dyskinesia associated with tricyclic antidepressants. Br J Psychiatry 128: 490–493

FROMMER DA, KULIG KE, MARX JA, RUMACK B (1987) Tricyclic antidepressant overdose. J Am Med Assoc 257: 521–526

GARVEY MJ, TOLLEFSON GD (1987) Occurence of myoclonus in patients treated with cyclic antidepressants. Arch Gen Psychiatry 44: 269–272

GIRARD M, BISCOS-GARREAU M (1989) Reliability of data on haematotoxicity of antidepressants. A retrospective assessment of haematological monitoring in clinical studies on tricyclics. J Affect Disord 17: 153–158

GLASSMAN AH (1984) The newer antidepressant drugs and their cardiovascular effects. Psychopharmacol Bull 20: 272–279

GLASSMANN AH, BIGGER JT JR (1981) Cardiovascular effects of therapeutic doses of tricyclic antidepressants. Arch Gen Psychiatry 38: 815–820

GOTTFRIES CG (1981) Influence of depression and antidepressants on weight. Acta Psychiatr Scand 63: 353–360

HARRIS B, YOUNG J, HEYKES B (1984) Changes occurring in appetite and weight during short-term antidepressant treatment. Br J Psychiatry 145: 645–648

HENRY JA (1990) Toxic effects of antidepressants. In: LEONARD B, SPENCER P (eds) Antidepressants: thirty years on. CNS (Clinical Neuroscience) Publishers, London, pp 385–397

HINDMARCH I (1986) The effects of psychoactive drugs on car handling and related psychomotor ability: a review. In: O'HANLON JF, DE GIER JJ (eds) Drugs and driving. Taylor and Francis, London, pp 71–82

HINDMARCH I, BARWELL F, ALFORD C (1990) Behavioural toxicity of antidepressants. In: LEONARD B, SPENCER P (eds) Antidepressants: thirty years on. CNS, London, pp 403–409

JACKSON WK, ROOSE SP, GLASSMAN AH (1987) Cardiovalcular toxicity and tricyclic antidepressants. Biomed Pharmacother 41: 377–382

JABBARI B, BRYAN GE, MARSH EE et al. (1982) Incidence of seizures with tricyclic and tetracyclic antidepressants. Arch Neurol 42: 480–481

JANI NN, WISE TN (1988) Antidepressants and inhibited female orgasm: a literature review. J Sex Marital Ther 14 (4): 279–284

KOEPPEN D, MOHR R, STREICHENWEIN S (1989) Assessment of adverse drug events during the clinical investigation of a new drug. Pharmacopsychiatry 22: 93–98

LEWIS JL, WINOKUR G (1982) The induction of mania. Arch Gen Psychiatry 39: 303

LIEBERMAN E, STOUDEMIRE A (1987) Use of tricyclic antidepressants in patients with glaucoma. Psychosomatics 28: 145–148

MIRIN SM, SCHATZBERG AF, CREASEY DE (1981) Mania after tricyclic antidepressant withdrawal. Am J Psychiatry 138: 87

MITCHELL JE, POPKIN MK (1983) Antidepressant drug therapy and sexual dysfunction in men: a review. J Clin Psychopharmacol 3: 76–79

MÖLLER HJ, MEIER K, WERNICKE T (1988) Empirical investigation on the risk of agranulocytosis/ leucopenia under medication with antidepressants. Pharmacopsychiatry 21: 304–305

PENTEL PR, BENOWITZ NL (1986) Tricyclic antidepressant poisoning: management of arrhythmias. Med Toxicol 1: 101–121

PINDER RM (1988) The benefits and risks of antidepressant drugs. Human Psychopharmacol 3: 73–86

PRESKORN SH, JERKOVICH GS (1990) Central nervous system toxicity of tricyclic antidepressants: phenomenology, course, risk factors, and role of therapeutic drug monitoring. J Clin Psychopharmacol 10: 88–95

RAGHEB M (1981) Drug interactions in psychiatric practice. Int Pharmacopsychiatry 16: 92–118

RAWLINS MD (1981) Clinical pharmacology: adverse reactions to drugs. Br Med J 282: 974–976

RHOADES HM, OVERALL JE (1984) Side effect potentials of different antipsychotic and antidepressant drugs. Psychopharmacol Bull 20: 83–88

ROOSE SP, GLASSMAN AH, GIARDINA EGV, WALSH BT, WOODRING S, BIGGER T (1987) Tricyclic antidepressants in depressed patients with cardiac conduction disease. Arch Gen Psychiatry 44: 273–275

SCHMIDT LG, GROHMANN R, MÜLLER-OERLINGHAUSEN B, OCHSENFARTH H, SCHÖNHÖFER PS (1986) Adverse drugs reactions to first and second-generation antidepressants: a critical evaluation of drugs surveillance data. Br J Psychiatry 148: 38–43

SCHMIDT LG, SCHÜSSLER G, LINDEN M, MÜLLER-OERLINGHAUSEN B (1988) Zur Häufigkeit und Therapierelevanz unerwünschter Wirkungen von Antidepressiva im Rahmen der ambulanten nervenärztlichen Behandlung. Fortschr Neurol Psychiat 56: 111–118

SCHNEIDER H (1985) Medikamente in der Schwangerschaft. Therapiewoche 35: 645-654

SNYDER SH, PEROUTKA SJ (1985) Antidepressants and neurotransmitter receptors. In: POST RM, BALLENGER JC (eds) Neurobiology of mood disorders. Williams and Wilkins, Baltimore London, p 686–697

STRAUSS B, GROSS J (1984) Auswirkungen psychopharmakologischer Behandlung auf die sexuellen Funktionen. Fortschr Neurol Psychiat 52: 293–301

TESAR GE, ROSENBAUM JF, BIEDEMAN J, WEILBURG JB, POLLACK MH, GROSS CC, FALK WE, GASTFRIEND DR, ZUSKY PM, BOUCKOMS A (1987) Orthostatic hypotension and antidepressant pharmacotherapy. Psychopharmacol Bull 23: 182–186

THOMANN P, HESS R (1981) Toxicology of antidepressant drugs. In: HOFFMEISTER F, STILLE G (eds) Psychotropic agents. Part 1. Antipsychotics and antidepressants. Springer, Berlin Heidelberg New York, p 527

VEITH RC, RASKIND MA, CALDWELL JH, BARNES RF, BUMBRECHT G, RITCHIE JL (1982) Cardiovascular effects of tricyclic antidepressants in depressed patients with chronic heart disease. N Engl J Med 306: 954–959

VINCENT PC (1986) Drug-induced aplastic anaemia and agranulocytosis. Incidence and mechanisms. Drugs 31: 52–63

WARNOCK JK, KNESEVICH JW (1988) Adverse cutaneous reactions to antidepressants. Am J Psychiatry 145: 425

WEEKE A, JUEL K, VAETH M (1987) Cardiovascular death and manic-depressive psychosis. J Affect Disord 13: 287–292

WEHR TA, GOODWIN FK (1987) Can antidepressants cause mania and worsen the course of affective illness? Am J Psychiatry 144: 1403–1411

ZUBENKO GS, COHEN BM, LIPINSKI JF (1987) Antidepressant-related akathisia. J Clin Psychopharmacol 7: 254–257

2.4.4 Interaktionen

O. Dietmaier

Einleitung

Der Einsatz trizyklischer Antidepressiva in Kombination mit anderen Medikamenten ist heute in Klinik und Praxis eher die Regel als die Ausnahme. Diese Begleitmedikation besteht nicht nur aus teilweise therapeutisch erforderlichen anderen Psychopharmaka (z.B. trizyklische Antidepressiva in Kombination mit Lithium), sondern häufig aus Arzneimitteln, die wegen weiterer z.B. internistischer Erkrankungen angewandt werden. Jede Mehrfachtherapie kann sowohl zu erwünschten Wirkungen im Sinne z.B. synergistischer Effekte als auch zu unerwünschten, teilweise auch gefährlichen Interaktionen führen.

Wer versucht, sich über eventuelle Wechselwirkungen einer Arzneimittelgruppe zu informieren, stößt häufig auf unübersichtliche

Zusammenstellungen einer Vielzahl von Einzelbeobachtungen und Fallberichten. Wie bei anderen Medikamenten, ist es auch für die Gruppe der trizyklischen Antidepressiva schwierig, sichere Zuordnungen einzelner Wechselwirkungen zu machen. Einer relativ geringen Anzahl gut dokumentierter kontrollierter Studien stehen sehr viele nicht-kontrollierte Arbeiten und Fallberichte gegenüber. Des weiteren erschweren Einzeldosis- oder Kurzzeituntersuchungen genauso eine Beurteilung wie reine Laborbefunde, die mit teilweise unrealistisch hohen Dosierungen erstellt wurden.

Arzneimittelinteraktionen lassen sich in zwei Hauptgruppen unterteilen: pharmakokinetische und pharmakodynamische Wechselwirkungen. Unter pharmakodynamischen Interaktionen versteht man in der Regel synergistische oder antagonistische Effekte an einem Rezeptor, Erfolgsorgan oder Regelkreis. Pharmakokinetische Wechselwirkungen beinhalten Vorgänge, die Resorption, Absorption, Verteilung, Eiweißbindung, Metabolismus und Exkretion beeinflussen. Gerade bei eingeschränkter Leber- und Nierenfunktion und im Alter treten Wechselwirkungen, die mit diesen Funktionen zusammenhängen, relativ häufig auf.

Pharmakokinetische Interaktionen

Die anticholinergen Eigenschaften trizyklischer Antidepressiva können unerwünschte Auswirkungen im Gastrointestinaltrakt haben. Eine verringerte Motilität in diesem Bereich führt zu veränderter **Resorption** von Arzneimitteln die mit trizyklischen Antidepressiva zusammen eingenommen werden (RIVERA-CALIMLIM et al. 1976). Diese bei Levodopa nachgewiesene erniedrigte Resorptionsrate (MORGAN et al. 1975) ist auch für andere Medikamente in Betracht zu ziehen, dürfte jedoch bei Dauertherapie ohne klinische Relevanz bleiben.

Bedeutender ist die verringerte Resorption von Antidepressiva und auch Neuroleptika nach dem Genuß von Kaffee oder Tee (LASSWELL et al. 1984). Ausfällungen darin enthaltener Gerbstoffe mit den genannten Psychopharmaka können reduzierte Plasmaspiegel zur Folge haben.

Veränderungen der **Metabolisierung** werden sowohl durch enzymhemmende als auch durch enzyminduzierende Vorgänge hervorgerufen. **Enzyminduktoren** wie z.B. Alkohol oder Tabakrauch können zum beschleunigten Abbau trizyklischer Antidepressiva und zu reduzierten Plasmaspiegeln führen (LINNOILA et al. 1981). Auch für Barbiturate (ALEXANDERSON et al. 1969) und Carbamazepin (BROWN et al. 1990) ist ein derartiges Phänomen beschrieben.Bei weiteren Antiepileptika wie Phenytoin und Valproinsäure sollten enzym-induzierende Effekte gegebenenfalls in Erwägung gezogen werden.

Der enzymatisch-mikrosomale Abbau der trizyklischen Antidepressiva kann durch **Enzyminhibitoren** gehemmt werden. Cimetidin (SUTHERLAND et al. 1987) und Oestrogene, z.B. auch in hormonalen Kontrazeptiva (KHURANA 1972) besitzen enzymhemmende Eigenschaften und können bei gleichzeitiger Gabe zu erhöhten Antidepressiva-Plasmaspiegeln mit evtl. verstärkten Nebenwirkungen führen. Auch Neuroleptika (GRAM und BRØSEN 1989) und Methylphenidat (FLEMENBAUM 1972) rufen vergleichbare unerwünschte Effekte hervor.

Andererseits verzögern trizyklische Antidepressiva die Metabolisierung von Antikoagulantien (KOCH-WESER und SELLERS 1971) und verstärken so evtl. die gerinnungshemmende Wirkung dieser Substanzen mit daraus resultierender erhöhter Blutungsgefahr.

Die neueren serotonin-selektiven Antidepressiva Fluoxetin, Fluvoxamin und Paroxetin können in Kombination mit trizyklischen Antidepressiva zu erhöhten Plasmaspiegeln letztgenannter Substanzen führen (VAUGHAN 1988, BERGSTROM et al. 1992, SKJELBO und BRØSEN 1992). Als Ursache werden enzym-inhibierende Eigenschaften der serotonin-selektiven neueren Antidepressiva und dadurch bedingte Verzögerungen der Trizyklika-Metabolisierung diskutiert.

Pharmakodynamische Interaktionen

Pharmakodynamische Wechselwirkungen mit additiven Effekten im Sinne eines **Synergismus** werden für die gleichzeitige Gabe von Sympathomimetika und trizyklischen Antidepressiva beschrieben (BOAKES et al. 1973). Die Verstärkung kardiovaskulärer Wirkungen wegen gesteigerter zentraler noradrenerger Aktivitäten scheint besonders durch direkt wirkende Sympathomimetika wie Adrenalin, Noradrenalin und Phenylephrin verursacht zu werden. Bei parenteraler Gabe soll ein höheres Interaktionsrisiko bestehen. An eine potentielle Gefährdung im Sinne einer hypertensiven Krise ist v.a. bei Patienten zu denken, die wegen zahnmedizinischer Eingriffe adrenalinhaltige Lokalanästhetika verabreicht bekommen. Die häufig in Grippe- und Schnupfenpräparaten enthaltenen Sympathomimetika scheinen, da sie überwiegend oral bzw. nasal eingesetzt werden, nur ein geringes Risiko zu beinhalten (CIRAULO et al. 1989).

Die Verstärkung sedierender Effekte trizyklischer Antidepressiva bei Kombination mit anderen zentraldämpfenden Pharmaka wie Antihistaminika, Barbituraten, Benzodiazepinen, Hypnotika und Neuroleptika ist als klassisches Beispiel für additive bzw. potenzierende Wirkungen zu bezeichnen (WEBER 1991).

Von nicht zu unterschätzender klinischer Bedeutung ist die gleichzeitige Gabe trizyklischer Antidepressiva mit Substanzen, die anticholinerge Wirkqualitäten besitzen. So können Antiparkinsonmittel, Antihistaminika, Antiemetika oder Neuroleptika zusammen mit trizyklischen Antidepressiva zu verstärkten anticholinergen Wirkungen führen, was unter ungünstigen Bedingungen zu Darm- und Blasenatonie oder Glaukomanfällen führen kann. Bei älteren Patienten müssen infolge einer derartigen Wechselwirkung delirante Zustände bis hin zum Koma in Betracht gezogen werden. In diesem Zusammenhang darf die relativ hohe anticholinerge Wirkkomponente der nicht-trizyklischen Substanz Maprotilin nicht unerwähnt bleiben (BLAZER et al. 1983)

Eine gleichfalls wichtige Interaktion trizyklischer Antidepressiva findet mit irreversiblen MAO-Hemmern statt. Da diese Substanzen den Abbau biogener Amine wie z.B. Noradrenalin hemmen, kann es bei gleichzeitiger Gabe trizyklischer Antidepressiva wegen derer u.a. noradrenerger Wirkqualitäten zu einem Überangebot an Neurotransmittern im Gehirn kommen.

Folge können Blutdruckkrisen, Erregungszustände, Tremor, Halluzinationen etc. sein. Diese therapeutisch in Einzelfällen durchaus erwünschte Kombination sollte unter stationären Bedingungen durchgeführt werden. Hier dürfte bei Beachtung entsprechender Vorsichtsmaßnahmen, wie Einsatz niedrigerer Dosierungen als unter Monotherapie und Verzicht auf parenterale Gabe, nur ein geringes Risiko bestehen. Trizyklische Antidepressiva sollten nicht zu einer bestehenden MAO-Hemmertherapie hinzugefügt werden, sondern nur in umgekehrter Reihenfolge zum Einsatz kommen. Aus der Reihe der trizyklischen Antidepressiva wird die Verwendung von Imipramin, Desipramin und v.a. Clomipramin nicht empfohlen (RAZANI et al. 1983, SPIKER und PUGH 1976).

Bei dem neuen reversiblen MAO-Hemmer Moclobemid wurden in Kombination mit den trizyklischen Antidepressiva Amitriptylin und Desipramin keine signifikanten Wechselwirkungen beobachtet (KORN et al. 1986, ZIMMER et al. 1990). Obwohl die Ergebnisse darauf hinweisen, daß die gemeinsame Gabe von Moclobemid und trizyklischen Antidepressiva sicher zu sein scheint, sollte diese Kombination nur bei schweren, mit Monotherapie nicht ausreichend behandelbaren Depressionen versucht werden. Weitere Untersuchungen bezüglich evtl. Wechselwirkungen sind nötig.

Eine Interaktion im Sinne eines **Antagonismus** ist bei gleichzeitiger Verabreichung von trizyklischen Antidepressiva und Antihypertensiva vom Clonidin- und Guanethidintyp zu verzeichnen (BRIANT et al. 1973, MEYER et al. 1970). Eine Abschwächung der antihypertensiven Wirkung soll durch Antagonisierung der Bindung der genannten Substanzen an zentralen noradrenergen Rezeptoren durch trizyklische Antidepressiva zustande kommen (CIRAULO et al. 1989). Weitere u.U. beachtenswerte Wechselwirkungen können mit Antiarrhythmika vom Chinidin-Typ und mit Lithium auftreten, wobei letzterer Interaktion ein bisher ungeklärter Mechanismus zugrunde liegt.

Die folgende Tabelle 2.4.4.1 soll einen Überblick über die klinisch relevanten Interaktionen trizyklischer Antidepressiva mit anderen Medikamenten geben.

Tabelle 2.4.4.1. Klinisch relevante mögliche Interaktionen trizyklischer Antidepressiva

Wechselwirkung mit	Interaktionsmechanismus	Klinischer Effekt	Mögliches Procedere	Literatur
Adrenalin	Verstärkung der noradrenergen Aktivität durch Hemmung der Wiederaufnahme von Noradrenalin aus dem synaptischen Spalt	Verstärkung der blutdrucksteigernden Wirkung	Bei art. Hypotonie Dihydroergotamin einsetzen. In der Zahnheilkunde Felypressin oder Lokalanaesthetika ohne Zusatz von Vasokonstringens verwenden	BOAKES et al. (1973)
Alkohol	Zentrale Rezeptoren-Interaktion	Verstärkte Sedierung /ZNS-Dämpfung	Alkohol meiden	LANDAUER et al. (1969) SEPPÄLA et al. (1984)
	Beschleunigte Metabolisierung des Antidepressivums durch enzym-induktive Wirkung von Alkohol	Reduzierte Antidepressiva - Plasmaspiegel	Evtl. Dosisanpassung	CIRAULO et al. (1988)
Altretamin	Unbekannt	Schwere orthostatische Hypotonie	Absetzen des Antidepressivums	BRUCKNER et al. (1983)
Antiarrhythmika	s. Chinidin			
Anticholinergika (z.B. Parkinsonmittel, Antihistaminika, Antiemetika, Neuroleptika)	Acetylcholinrezeptor-Interaktion	Verstärkung der anticholinergen Effekte (z.B. Darm-Blasen-Atonie, Glaukom, Delirgefahr v.a. bei geriatrischen Patienten)	Bes. Beachtung entsprechender Nebenwirkungen und evtl. Dosisanpassung. Einsatz nicht-trizyklischer Antidepressiva (außer Maprotilin)	MILNER (1969) RIVERA-CALIMLIM et al. (1976) BLAZER et al. (1983)
Antihistaminika	s. Anticholinergika			
Antikoagulantien	Verlängerung der Halbwertszeit des Antikoagulans, vermutlich bedingt durch verzögerte Metabolisierung	Verstärkung der gerinnungshemmenden Wirkung	Prothrombinzeit regelmäßig überwachen, evtl. Dosisreduktion des Antikoagulans	KOCH-WESER et al. (1971)
Antiparkinsonmittel	s. Anticholinergika			
Appetitzügler	s. Sympathomimetika			

(Fortsetzung siehe S. 77)

Tabelle 2.4.4.1. Fortsetzung

Wechselwirkung mit	Interaktionsmechanismus	Klinischer Effekt	Mögliches Procedere	Literatur
Baclofen	Acetylcholinrezeptor-Interaktion	Verstärkung der anticholinergen Effekte, Kurzzeitgedächtnis-Lücken	Einsatz nicht-trizyklischer Antidepressiva	SANDYK und GILLMAN (1985)
Barbiturate	Beschleunigte Metabolisierung des Antidepressivums durch Enzyminduktion. Zentrale Rezeptoren-Interaktion	Reduzierte Antidepressiva-Plasmaspiegel. Verstärkte Sedierung / ZNS-Dämpfung	Kombination meiden	ALEXANDERSON et al. (1969) MOODY et al. (1977)
Carbamazepin	Beschleunigte Metabolisierung des Antidepressivums durch Enzyminduktion	Reduzierte Antidepressiva-Plasmaspiegel	Ggf. Dosisanpassung	BROWN et al. (1990)
Chinidin	Trizyklische Antidepressiva besitzen selbst antiarrhythmische Wirkungen, die denen der Klasse I-Antiarrhythmika ähnlich sind	Verlängerte Überleitungszeiten im EKG (PQ- u. QRS-Verlängerung). Cave kardiotoxische Wirkungen bei Überdosierungen	Dosisverringerung der Antiarrhythmika (insbesondere der Klasse IA-Substanzen Chinidin, Procainamid und Disopyramid)	BIGGER et al. (1977) KANTOR et al. (1978)
Cimetidin	Verzögerte Metabolisierung des Antidepressivums durch Cytochrom-P 450-Inhibition des Cimetidin	Erhöhte Antidepressiva-Plasmaspiegel	Plasmaspiegel-Überwachung und evtl. Dosisreduktion des Antidepressivums oder z.B. Ranitidin o. Famotidin verwenden	ABERNETHY et al. (1984) SUTHERLAND et al. (1987)
Clonidin	Antagonisierung des Clonidin-Effektes an α-Adreno-rezeptoren durch trizyklische Antidepressiva	Abschwächung der antihypertensiven Wirkung	Anstelle von Clonidin Thiazid-Diuretika oder Betablocker einsetzen; alternativ anstelle trizykl. Antidepressiva Mianserin o. Maprotilin verwenden	BRIANT et al. (1973) GUNDERT-REMY et al. (1983)
Disopyramid	s. Chinidin			

(Fortsetzung siehe S. 78)

Tabelle 2.4.4.1. Fortsetzung

Wechselwirkung mit	Interaktionsmechanismus	Klinischer Effekt	Mögliches Procedere	Literatur
Disulfiram	Verzögerte Metabolisierung des Antidepressivums durch Disulfiram.	Erhöhte bzw. toxische Plasmaspiegel des Antidepressivums.	Kombination meiden	MAANY et al. (1982)
	Durch synergistischen Effekt erhöhte Monoamin- insb. Dopaminspiegel	Hirnorganisches Psychosyndrom		CIRAULO et al. (1985)
Epinephrin	s. Adrenalin			
Estrogene	Verzögerte Metabolisierung des Antidepressivums durch Steroide	Erhöhte Antidepressiva-Plasmaspiegel. Evtl. verstärkte Nebenwirkungen	Antidepressiva eher niedriger dosieren	KHURANA (1972)
Fluoxetin	Verzögerte Metabolisierung des trizyklischen Antidepressivums	Erhöhte Trizyklika-Plasmaspiegel	Trizyklika eher niedriger dosieren	VAUGHAN (1988) BERGSTROM et al. (1992)
Fluvoxamin	Verzögerte Metabolisierung des trizyklischen Antidepressivums	Erhöhte Trizyklika-Plasmaspiegel	Trizyklika eher niedriger dosieren	SPINA et al. (1992)
Guanabenz	s. Guanethidin			
Guanethidin	Antagonisierung der Wirkung von Guanethidin an α-Adrenorezeptoren	Abschwächung der antihypertensiven Wirkung	Kombination meiden	LEISHMAN et al. (1963) MEYER et al. (1970)
Guanfacin	s. Guanethidin			
Hexamethylmelamin	s. Altretamin			
Hypnotika	s. Zentraldämpfende Pharmaka			
Kaffee, Tee	Beschleunigte Metabolisierung der Antidepressiva	Reduzierte Plasmaspiegel	Dosisanpassung	LASSWELL et al. (1984)

(Fortsetzung siehe S. 79)

Tabelle 2.4.4.1. Fortsetzung

Wechselwirkung mit	Interaktionsmechanismus	Klinischer Effekt	Mögliches Procedere	Literatur
Levodopa	Reduzierte Resorptionsrate von Levodopa wegen verringerter Magenmotilität durch anti-cholinerge Effekte trizykl. Antidepressiva	Evtl. abgeschwächte Levodopa-Wirkung	Bei Dauertherapie ohne klinische Relevanz	MORGAN et al. (1975)
Levothyroxin	s. Schilddrüsenhormone			
Liothyronin	s. Schilddrüsenhormone			
Lithium	Bisher unbekannt; eine verstärkte serotonerge Aktivität wird vermutet	Kombination teilweise therapeutisch erwünscht. Evtl. erhöhte Neurotoxizität	Verstärkte Beachtung entsprechender Nebenwirkungen	AUSTIN et al. (1990)
Lokalanaesthetika	s. Adrenalin			
Kontrazeptiva, orale	s. Estrogene			
Methylphenidat	Verzögerte Metabolisierung des Antidepressivums	Erhöhte Antidepressiva-Plasmaspiegel	In Einzelfällen therapeutisch erwünscht, jedoch bes. Beachtung möglicher Intoxikationen Absetzen von Methylphenidat	WHARTON et al. (1971)
	Unbekannter Mechanismus	Hypertonie		FLEMENBAUM (1972)
Monoaminoxidasehemmer (MAOH), nichtselektive, irreversible	Da verzögerter Abbau, erhöhtes Angebot an Noradrenalin und anderen Neurotransmittern im Gehirn	U.a. Blutdruckschwankungen, Fieber, Erregungszustände, Tremor, Halluzinationen, Muskelrigidität bis Koma	Kombination in Einzelfällen therapeutisch möglich und unter Beachtung bestimmter Richtlinien auch sicher: – stationär – keine parenterale Therapie – niedrigere Dosen als bei Monotherapie – Trizykl. Antidepressiva nicht zu einer bestehenden MAOH-Therapie hinzufügen – aus der Reihe der trizykl. Antidepressiva Imipramin, Desipramin und Clomipramin nicht einsetzen	SCHUCKIT et al. (1971) ANANTH (1977) RAZANI et al. (1983) SPIKER und PUGH (1976)

(Fortsetzung siehe S. 80)

Tabelle 2.4.4.1. Fortsetzung

Wechselwirkung mit	Interaktionsmechanismus	Klinischer Effekt	Mögliches Procedere	Literatur
Neuroleptika	Verzögerte Metabolisierung des Antidepressivums	Erhöhte Antidepressiva-Plasmaspiegel. Evtl. verstärkte Nebenwirkungen	Ggf. Dosisanpassung	GRAM und BRØSEN (1989) LINNOILA et al. (1982)
Noradrenalin	s. Sympathomimetika			
Norpseudoephedrin	s. Sympathomimetika			
Pancuronium	Gegenseitige Verstärkung anticholinerger und adrenerger Wirkungen	Gefahr kardialer Arrhythmien bei Halothan-Narkose	Trizykl. Antidepressiva meiden oder d-Tubocurarin als Muskelrelaxans verwenden	EDWARDS et al. (1979)
Parkinsonmittel	s. Anticholinergika			
Paroxetin	Verzögerte Metabolisierung des trizyklischen Antidepressivums	Erhöhte Trizyklika-Plasmaspiegel	Trizyklika eher niedriger dosieren	SKJELBO und BRØSEN (1992)
Pimozid	Gegenseitige Verstärkung kardialer Wirkungen	QT-Zeit-Verlängerung im EKG; evtl. ventrikuläre Arrhythmien	Kombination meiden	BERNSTEIN (1990)
Procainamid	s. Chinidin			
Procarbazin	s. Monoaminoxidasehemmer			
Reserpin	Verstärkte Freisetzung von Noradrenalin (kurzfristig). Antagonisierung der antisympathotonen Effekte von Reserpin (längerfristig)	Abschwächung der antihypertensiven Wirkung	Kombination meiden	JORI et al. (1968)
Schilddrüsenhormone	Verstärkung der Empfindlichkeit adrenerger Rezeptoren wird diskutiert	Steigerung der Antidepressiva-Wirksamkeit (wird teilweise therapeutisch genutzt). Evtl. auch verstärkt kardiovaskuläre Nebenwirkungen	Besondere Beachtung evtl. Nebenwirkungen	PRANGE et al. (1969) GOODWIN et al. (1982)

(Fortsetzung siehe S. 81)

Tabelle 2.4.4.1. Fortsetzung

Wechselwirkung mit	Interaktionsmechanismus	Klinischer Effekt	Mögliches Procedere	Literatur
Sympathomimetika	Verstärkung der noradrenergen Aktivität durch Hemmung der Wiederaufnahme von Noradrenalin aus dem synaptischen Spalt	Verstärkung der blutdrucksteigernden Wirkung	Bei art. Hypotonie Dihydroergotamin einsetzen. In der Zahnheilkunde Felypressin oder Lokalanaesthetika ohne Zusatz von Vasokonstringens verwenden. Kombination mit Appetitzüglern meiden	BOAKES et al. (1973)
Tabak	Beschleunigte Metabolisierung der Antidepressiva	Reduzierte Plasmaspiegel	Dosisanpassung	LINNOILA et al. (1981) EDELBROEK et al. (1987)
Tranylcypromin	s. Monoaminoxidasehemmer			
Warfarin	s. Antikoagulantien			
Zentraldämpfende Pharmaka (u.a. Antihistaminika, Barbiturate, Benzodiazepine, Hypnotika, Neuroleptika)	Zentrale Rezeptoren-Interaktion	Verstärkte Sedierung / ZNS-Dämpfung	Vermehrte Nebenwirkungen insb. im Berufsleben und Verkehr beachten	WEBER (1991)

Literatur

ABERNETHY DR, GREENBLATT DJ, SHADER RI (1984) Imipramine – cimetidine interaction: impairment of clearance and enhanced bioavailability. J Pharmacol Exp Ther 229: 702–705

ALEXANDERSON B, EVANS DA, SJOQVIST F (1969) Steady state plasma levels of nortriptyline in twins: influence of genetic factors and drug therapy. Br Med J 4: 764

ANANTH J, LUCHINS D et al. (1977) A review of combined tricyclic and MAOI therapy. Compr Psychiatry 18: 121–134

AUSTIN LS, ARANA GW, MELVIN JA (1990) Toxicity resulting from lithium augmentation of antidepressant treatment in elderly patients. J Clin Psychiatry 51: 344–345

BERGSTROM RF, PEYTON AL, LEMBERGER L (1992) Quantification and mechanism of the fluoxetine and tricyclic antidepressant interaction. Clin Pharmacol Ther 51: 239–248

BERNSTEIN M (1990) Pimozide and tricyclics (I). Hosp Community Psychiatry 41: 454

BIGGER JT, GIARDINA EV, PEREL JM et al. (1977) Cardiac antiarrhythmic effect of imipramine hydrochloride. N Engl J Med 296: 206

BLAZER HG, FEDERSPIEL CF, RAY WA et al. (1983) The risk of anticholinergic toxicity in the elderly: a study prescribing practices in two populations. J Gerontol 38: 31–35

BOAKES AJ, LAURENCE DR, TEOH PC et al. (1973) Interactions between sympathomimetic amines and antidepressant agents in man. Br Med J 1: 311–315

BRIANT RH, REID JL, DOLLERY CT (1973) Interaction between clonidine and desipramine in man. Br Med J 1: 522–523

BROWN CS, WELLS BG, COLD JA et al. (1990) Possible influence of carbamazepine on plasma imipramine concentrations in children with attention-deficit hyperactivity disorder. J Clin Psychopharmacol 10: 359–362

BRUCKNER HW, SCHLEIFER SJ (1983) Orthostatic hypotension as a complication of hexamethylmelamine antidepressant interaction. Cancer Treat Rep 67: 516

CIRAULO DA, BARNHILL JG, BOXENBAUM H (1985) Pharmacokinetic interaction between disulfiram and antidepressants. Am J Psychiatry 142: 1373–1374

CIRAULO DA, BARNHILL JG, JAFFE JH (1988) Clinical pharmacokinetics of imipramine and desipramine in alcoholics and normal volunteers. Clin Pharmacol Ther 43: 509–518

CIRAULO DA, SHADER RI, GREENBLATT DJ, CREELMAN W (eds) (1989) Drug interactions in psychiatry. Williams and Wilkins, Baltimore

EDELBROEK PM, ZITMAN FG, KNOPPERT-VAN DER KLEIN EAM et al. (1987) Therapeutic drug monitoring of amitriptyline: impact of age, smoking and contraceptives on drug and metabolite levels in bulimic women. Clin Chim Acta 165: 177–187

EDWARDS RP, MILLER RD, ROIZEN MF et al. (1979) Cardiac responses to imipramine and pancuronium during anaesthesia with halothane or enflurane. Anesthesiology 50: 421–425

FLEMENBAUM A (1972) Hypertensive episodes after adding methylphenidate (Ritalin®) to tricyclic antidepressants. Psychosomatics 13: 265

GOODWIN FK, PRANGE AJ, POST RM et al. (1982) Potentiation of antidepressant effects by L-triiodothyronine in tricyclic nonresponders. Am J Psychiatry 139: 34–38

GRAM LF, BRØSEN K (1989) Inhibitors of the microsomal oxidation of psychotropic drugs: selectivity and clinical significance. In: DAHL SG, GRAM LF (eds) Clinical pharmacology in psychiatry. From molecular studies to clinical reality. Springer, Berlin Heidelberg New York Tokyo, pp 172–180

GUNDERT-REMY U, AMANN E, HILDEBRANDT R et al. (1983) Lack of interaction between the tetracyclic antidepressant maprotiline and the centrally acting antihypertensive drug clonidine. Eur J Clin Pharmacol 25: 595–599

JORI A, ANNONI F, BIANCHETTI A (1968) Metabolic effects induced by the interaction of reserpine with desipramine. J Pharm Pharmacol 20: 862–866

KANTOR SJ, GLASSMAN AH, BIGGER JT et al. (1978) The cardiac effects of therapeutic plasma concentrations of imipramine. Am J Psychiatry 135: 534

KHURANA RC (1972) Estrogen – imipramine interaction. JAMA 222: 702

KOCH-WESER J, SELLERS EM (1971) Drug interactions with coumarin anticoagulants, part 2. N Engl J Med 285: 547–558

KORN A, EICHLER HG, FISCHBACH R et al. (1986) Moclobemide, a new reversible MAO inhibitor – interaction with tyramine and tricyclic antidepressants in healthy volunteers and depressive patients. Psychopharmacology 88: 153–157

LANDAUER AA, MILNER G, PATMAN J (1969) Alcohol and amitriptyline effects on skills related to driving behaviour. Science 163: 1467

LASSWELL WL, WEBER SS, WILKINS JM (1984) In vitro interaction of neuroleptics and tricyclic antidepressants with coffee, tea, and gallotannic acid. J Pharm Sci 73: 1056–1058

LEISHMAN AWD, MATTHEWS AL, SMITH AJ (1963) Antagonism of guanethidine by imipramine. Lancet ii: 112

LINNOILA M, GEORGE L, GUTHRIE S et al. (1981) Effect of alcohol consumption and cigarette smoking on antidepressant levels of depressed patients. Am J Psychiatry 138: 841–842

LINNOILA M, GEORGE L, GUTHRIE S (1982) Interaction between antidepressants and perphenazine in psychiatric inpatients. Am J Psychiatry 139: 1329–1331

MAANY I, HAYASHIDA M, PFEFFER SL et al. (1982) Possible toxic interaction between disulfiram and amitriptyline. Arch Gen Psychiatry 39: 743–744

MEYER JF, MCALLISTER CK, GOLDBERG L (1970) Insidious and prolonged antagonism of guanethidine by amitriptyline. JAMA 213: 1487

MILNER G (1969) Gastro-intestinal side effects and psychotropic drugs. Med J Aust 2: 153

MOODY JP, WHYTE SF, MACDONALD AJ et al. (1977) Pharmacokinetic aspects of protriptyline plasma levels. Eur J Clin Pharmacol 11: 51–56

MORGAN JP, RIVERA-CALIMLIM L, MESSIHA F et al. (1975) Imipramine – mediated interference with levodopa absorption from the gastro-intestinal tract in man. Neurology 25: 1029

PRANGE AJ, WILSON IC, RABON AM et al. (1969) Enhancement of imipramine-antidepressant activity by thyroid hormone. Am J Psychiatry 126: 457

RAZANI J, WHITE KL, WHITE J et al. (1983) The safety and efficacy of combined amitriptyline and tranylcypromine antidepressant treatment. Arch Gen Psychiatry 40: 657–661

RIVERA-CALIMLIM L, NASRALLAH H, STRAUSS J et al. (1976) Clinical response and plasma levels: effect of dose, dosage schedules, and drug interactions on plasma chlorpromazine levels. Am J Psychiatry 133: 646–652

SANDYK R, GILLMAN MA (1985) Baclofen – induced memory impairment. Clin Neuropharmacol 8: 294

SCHUCKIT M, ROBINS E, FEIGHNER J (1971) Tricyclic antidepressant and monoamine oxidase inhibitors. Combination therapy in the treatment of depression. Arch Gen Psychiatry 24: 509–514

SEPPÄLA T, STROMBERG C, BERGMAN I (1984) Effects of zimeldine, mianserin and amitriptyline on psychomotor skills and their interaction with ethanol. A placebo cross-over study. Eur J Clin Pharmacol 27: 181–189

SKJELBO E, BRØSEN K (1992) Inhibitors of imipramine metabolism by human liver microsomes. Br J Clin Pharmacol 34: 256–261

SPIKER DG, PUGH DD (1976) Combining tricyclic and monoamine oxidase inhibitor antidepressants. Arch Gen Psychiatry 33: 828–830

SPINA E, CAMPO GM, AVENOSO A, POLLICINO MA, CAPUTI AP (1992) Interaction between fluvoxamine and imipramine/desipramine in four patients. Ther Drug Monit 14: 194–196

SUTHERLAND DL, REMILLARD AJ, HAIGHT KR et al. (1987) The influence of cimetidine versus ranitidine on doxepin pharmacokinetics. Eur J Clin Pharmacol 32: 159–164

VAUGHAN DA (1988) Interaction of fluoxetine with tricyclic antidepressants. Am J Psychiatry 145: 1478

WEBER E (Hrsg) (1991) Taschenbuch der unerwünschten Arzneiwirkungen. Fischer, Stuttgart

WHARTON RN, PEREL JM, DAYTON PG et al. (1971) A potential clinical use for methylphenidate with tricyclic antidepressants. Am J Psychiatry 127: 1619–1625

ZIMMER R, GIESCHKE R, FISCHBACH R et al. (1990) Interaction studies with moclobemide. Acta Psychiatr Scand 360 [Suppl]: 84–86

2.4.5 Kontrolluntersuchungen

W. König

Art und Notwendigkeit bestimmter Kontrolluntersuchungen unter der Therapie mit trizyklischen Antidepressiva ergeben sich zum Großteil aus dem potentiellen Nebenwirkungsspektrum dieser Medikamentengruppe. Zur Häufigkeit und Risikobewertung einzelner Nebenwirkungen liegen zwischenzeitlich mehrere epidemiologische Studien vor (BOSTON COLLABORATIVE DRUG SURVEILLANCE PROGRAM 1972, GROHMANN et al. 1984, SCHMIDT et al. 1985, 1986, HELMCHEN et al. 1985). Die hieraus abzuleitenden Forderungen nach bestimmten Kontrolluntersuchungen dürfen sich dabei jedoch nicht nur auf laborchemisch-apparative Untersuchungen beschränken, sondern müssen auch die vom Patienten subjektiv empfundenen, häufig nicht gut objektivierbaren

Nebenwirkungen berücksichtigen, die wesentlich für die Compliance sein können (LINDEN 1987).

Laborchemische Untersuchungen

Vor Einleitung der Therapie (vgl. 2.4.6) sollten BSG, Differentialblutbild einschließlich Thrombozyten, Leber- und Nierenwerte, Elektrolyte und Nüchternblutzucker bestimmt werden. Zusätzlich empfiehlt sich ein Screening der Schilddrüsenwerte, was auch differentialdiagnostisch von Bedeutung sein kann. Sind die Ausgangswerte im Normbereich, so genügen in der Regel innerhalb der ersten sechs Behandlungsmonate Kontrollen in vierwöchigen Abständen; zu Einzelheiten vgl. Tabelle 2.4.5.1.

Bei pathologischen Ausgangswerten und bei Risikopatienten sind die Abstände initial kürzer zu wählen (14-tägig oder wöchentlich), gravierend pathologische Werte stellen eine Kontraindikation dar.

Besonderes Augenmerk ist auf das Blutbild zu lenken, da bei Gabe von TZA ein erhöhtes Risiko für Leukopenien und Agranulozytose besteht (SPIESS-KIEFER und GROHMANN 1987, INMAN 1988).

Inwieweit es sich dabei um eine gruppenspezifische Eigenschaft handelt oder ob einzelne Substanzen ein erhöhtes Risiko besitzen, kann zum gegenwärtigen Zeitpunkt nicht beurteilt werden, da die Datengrundlage definitive Aussagen nicht zuläßt (MÖLLER et al. 1988).

Unter der Behandlung werden häufig ein leichter Anstieg der Leberwerte und eine Abnahme der Leukozytenzahl registriert, die nicht unbedingt Vorbote einer beginnenden Störung sein müssen, aber Anlaß zu engmaschigeren Kontrollen geben sollten. Wichtig ist es, den Patienten darauf hinzuweisen, daß er bei Auftreten von Warnsymptomen (Fieber, Angina etc.) sofort den Arzt aufsuchen soll.

Die relativ häufig vorkommenden sexuellen Funktionsstörungen (Impotentia coeundi,

Tabelle 2.4.5.1. Erforderliche Kontrolluntersuchungen unter Therapie mit trizyklischen Antidepressiva

Art der Untersuchung	Vor Therapie	Woche									
		1	2	4	6	8	10	12	16	20	24
Körperlich-neurologisch	+	○									+
Labor											
Blutbild	+	○	+	+		+		+	+	+	+
BSG	+							(+)			
GOT, GPT, γ-GT	+		(+)	+		+		+			+
Harnstoff, Kreatinin	+	○		+		+		+			+
Elektrolyte	+	○		+		+		+			+
Glukose	+	○			+			+			+
Schilddrüse	(+)		○								
EKG	+		○	+				+			+
Puls, Blutdruck	+	○	+	+	+	+	+	+	+	+	+
EEG	(+)			(+)				+			
Gravindex[a]	+										

+ zwingend; (+) fakultativ; ○ bei pathologischen Ausgangswerten und (evtl.) erfolgter Behandlung; [a] bei Frauen im gebärfähigen Alter

Ejakulationsstörungen etc.) erfordern in der Regel keine laborchemisch-endokrinologischen Untersuchungen. Die sehr selten auftretenden Symptome Galaktorrhoe und Amenorrhoe können dagegen eine genauere Diagnostik erforderlich machen, zumindest sollte das Vorliegen einer Schwangerschaft ausgeschlossen werden.

Tritt eine sehr starke Gewichtszunahme unter der Therapie auf, so ist der Glukosestoffwechsel zu untersuchen (Blutzucker-Tagesprofil, eventuell Glukose-Toleranz-Test).

EKG

Bei Patienten über 45 Jahren und bei Risikopatienten ist vor der Einleitung der Therapie ein EKG abzuleiten; bei Normbefunden genügen 3monatige Kontrollen. Ein grenzwertig pathologisches EKG ist nicht grundsätzlich eine Kontraindikation, jedoch sind engmaschige Kontrollen angezeigt, eventuell sollte ein Kardiologe hinzugezogen werden (HARTL et al. 1972, GLASSMAN und BIGGER 1981, LUCHINS 1983).

EEG

Bei Patienten mit bekannter Anfallsbereitschaft sowie bei älteren Patienten ist initial immer ein EEG abzuleiten; nicht zwingend aber empfehlenswert ist die EEG-Ableitung jedoch auch bei allen anderen depressiven Patienten, nicht zuletzt wegen möglicher differentialdiagnostischer Abgrenzungen. Bei Normbefunden genügen 3monatige Kontrollen, pathologische Befunde sollten monatlich kontrolliert werden. Bei Anfallspatienten sind noch kürzere Abstände angezeigt (zur Häufigkeit von Anfällen vgl. LUCHINS et al. 1984, EDWARDS 1985).

Anticholinerge Nebenwirkungen

Der Großteil anticholinerger Nebenwirkungen ist für den Patienten zwar lästig, aus ärztlicher Sicht aber als harmlos anzusehen. Nicht unterschätzt werden darf dagegen die Gefahr von Blasenentleerungsstörungen und zunehmender Obstipation bis zum Ileus. Beide Störungen sind zwar nicht sehr häufig (TORNATORE et al. 1991, FRITZE und LAUX in diesem Band), aber potentiell sehr gefährlich. Die Frage nach den Ausscheidungsfunktionen sollte deshalb zur Routine bei jeder Kontrolluntersuchung gehören, um erforderliche Gegenmaßnahmen frühzeitig einleiten zu können.

Sonstige Untersuchungen

Die Gefahr der orthostatischen Hypotonie ist besonders bei älteren Patienten gegeben und kann zu Stürzen mit häufig nicht unbeträchtlichen Folgen führen. Als Voruntersuchung kann neben Puls- und Ruheblutdruck-Messung sinnvollerweise ein Schellong-Test durchgeführt und bei Bedarf wiederholt werden.

Unter einer Antidepressiva-**Langzeitmedikation** werden 1/4 bis 1/2-jährliche Kontrollen von Blutbild, Blutdruck, EKG, ggf. auch von EEG und Augeninnendruck empfohlen (LINDEN 1991).

Fahrtauglichkeit

Das Problem, die Fahrtauglichkeit eines Patienten beurteilen zu müssen, stellt sich meist erst im längerfristigen Verlauf der Behandlung. Initial sind sowohl die Symptome der Depression als auch die möglichen Nebenwirkungen der trizyklischen Antidepressiva zwingende Gründe dafür, den Patienten als **nicht** fahrtauglich einzustufen. Nach eingetretener Besserung ist dann stets eine individuelle Beurteilung erforderlich. Objektiv ist die Fahrtauglichkeit dann wieder gegeben, wenn die depressive Symptomatik weitgehend abgeklungen ist und kognitive, motorische und Sinnesfunktionen nicht mehr beeinträchtigt sind (zu Details s. Beitrag HOBI, Bd. 1). Dem Patienten sollte dann empfohlen werden, zunächst auf wenig befahrenen Straßen oder speziellen Verkehrsübungsplätzen einige „Trainingsstunden" zu absolvieren.

Begleitmedikation

Vor Beginn der Behandlung ist genau abzuklären, ob der Patient sonstige Medikamente regelmäßig oder gelegentlich einnimmt; gezielt sollte dabei auch nach nicht rezeptpflichtigen Substanzen (z.B. potentiell blutbildschädigende Medikamente) gefragt werden. Häufig kann schon eingangs auf manche Medikamente, die z.T. gegen Beschwerden der nicht erkannten Depression verordnet wurden (Magen-Darm-, Schmerz-, Schlafmittel etc.), verzichtet werden, wodurch die Behandlungsstrategie für den Patienten – und auch den Behandler – bereits deutlich übersichtlicher wird. Zu achten ist besonders auf diejenigen Medikamente, die pharmakokinetisch und -dynamisch mit trizyklischen Antidepressiva interagieren. Dies könnte nicht nur zu unüberschaubaren und potentiell gefährlichen Nebenwirkungen führen, sondern auch die Wirksamkeit der Trizyklika beeinträchtigen. Hier wäre im Einzelfall und in Absprache mit dem Verordner ein Präparatewechsel zu diskutieren. Auch während der laufenden Behandlung ist die Begleitmedikation zu kontrollieren und zu überprüfen, ob evtl. Veränderungen durch mitbehandelnde Ärzte (Hausarzt, Internist) vorgenommen wurden.

Literatur

Boston Collaborative Drug Surveillance Program (1972) Adverse reactions to the tricyclic antidepressant drugs. Lancet i: 529–531

Edwards JG (1985) Antidepressants and seizures: epidemiological and clinical aspects. In: Trimble MR (ed) The psychopharmacology of epilepsy. Wiley, Chichester, pp 119–139

Glassman AH, Bigger JT (1981) Cardiovascular effects of therapeutic doses of tricyclic antidepressants. Arch Gen Psychiatry 38: 815–820

Grohmann R, Hippius H, Müller-Oerlinghausen B, Rüther E, Scherer J, Schmidt LG, Strauss A, Wolf B (1984) Assessment of adverse drug reactions in psychiatric hospitals. Eur J Clin Pharmacol 26: 727–734

Hartl O, Dejaco R, Friedl H, Pürgyi P (1972) EKG-Veränderungen unter Infusionsbehandlung mit trizyklischen Antidepressiva. Pharmakopsychiatrie 5: 20–25

Helmchen H, Hippius H, Müller-Oerlinghausen B, Rüther E (1985) Arzneimittel-Überwachung in der Psychiatrie. Nervenarzt 56: 12–18

Hobi V (1992) Psychopharmaka und Fahrtauglichkeit. In: Riederer P, Laux G, Pöldinger W (Hrsg) Neuro-Psychopharmaka, Bd 1. Allgemeine Grundlagen der Pharmakopsychiatrie. Springer, Wien New York, S 335–352

Inman WHW (1988) Blood disorders and suicide in patients taking mianserin or amitriptyline. Lancet 9: 90–93

Linden M (1987) Phase-IV-Forschung. Antidepressiva in der Nervenarztpraxis. Springer, Berlin Heidelberg New York Tokyo

Linden M (1991) Antidepressiva-Langzeitmedikation. In: Hippius H, Ortner M, Rüther E (Hrsg) Psychiatrische Erkrankungen in der ärztlichen Praxis. Springer, Berlin Heidelberg New York Tokyo, S 1–11

Luchins DJ (1983) Review of clinical and animal studies comparing the cardiovascular effects of doxepin and other tricyclic antidepressants. Am J Psychiatry 140: 1006–1009

Luchins DJ, Oliver AP, Wyatt RJ (1984) Seizures with antidepressants: an in vitro technique to assess relative risk. Epilepsia 25: 25–32

Möller HJ, Meier K, Wernicke T (1988) Empirical investigation on the risk of agranulocytosis/ leucopenia under medication with antidepressants. Pharmacopsychiatry 21: 304–305

Schmidt LG, Schüssler G, Linden M, Müller-Oerlinghausen B (1985) Unerwünschte Arzneimittelwirkungen von Psychopharmaka in der nervenärztlichen Praxis. Nervenarzt 56: 19–24

Schmidt LG, Grohmann R, Müller-Oerlinghausen B, Ochsenfahrt H, Schönhöfer PS (1986) Adverse drug reactions to first- and second-generation antidepressants: a critical evaluation of drug surveillance data. Br J Psychiatry 148: 38–43

Spiess-Kiefer C, Grohmann R (1987) Psychopharmaka-induzierte Blutbildveränderungen. Münch Med Wochenschr 129: 173–175

Tornatore FL, Sramek JJ, Okeya BL, Pi EH (1991) Unerwünschte Wirkungen von Psychopharmaka. Thieme, Stuttgart

2.4.6 Praktische Durchführung, allgemeine Behandlungsrichtlinien

G. Laux, W. König und G. Hebenstreit †

Depressive Erkrankungen sind die bedeutsamsten Indikationen für eine Therapie mit trizyklischen Antidepressiva (TZA). Die folgenden Ausführungen zur praktischen Durchführung werden sich dementsprechend schwerpunktmäßig auf diese Störungen konzentrieren. Vieles davon ist mit z.T. nur geringen Abweichungen aber auch auf den Einsatz von TZA bei anderen Krankheitsbildern übertragbar.

Beginn der Behandlung

Bevor die Behandlung begonnen wird, müssen zunächst einige Punkte abgeklärt sein (s. Tabelle 2.4.6.1).
Grundlegend stellt sich die Frage, ob TZA bei der zu behandelnden Störung überhaupt indiziert sind. Zahlreiche Krankheitsbilder können phänomenologisch als „Depression" imponieren (z.B. Trauerreaktion, Angststörung, Schizophrenie, somatische Erkrankungen), ohne daß bei ihnen primär eine Therapie mit Antidepressiva indiziert wäre. Durch eine exakte psychopathologische Klassifizierung sowie eine gründliche körperlich-neurologische Untersuchung sind deshalb differentialdiagnostisch solche Störungen abzugrenzen, bei denen andere Therapiemaßnahmen angezeigt sind.

Betrachtet man nur die Gruppe der typischen depressiven Störungen, so fällt auf, daß in den (älteren) kontrollierten Studien eine hohe Placebo-Response-Rate von 30–40% angegeben wird (MORRIS und BECK 1974), was den grundsätzlichen Nutzen der TZA-Behandlung auf den ersten Blick eigentlich relativieren würde. Hierbei handelt es sich jedoch lediglich um globale Ergebnisse; genauere Differenzierungen und Analysen der behandelten Patientengruppen sowie neuere Untersuchungen zeigen dagegen, daß die Placebo-Response von verschiedenen Variablen abhängig ist. So zeigen Patienten mit geringerem Schweregrad der Depression und kurzer Krankheitsdauer eine ausgeprägte Placebo-Response, wohl meist im Sinn einer Spontanremission (FAIRCHILD et al. 1986, RABKIN et al. 1987, KHAN et al. 1991), wohingegen bei den „klassischen" endogenen Depressionen und bei längerem Krankheitsverlauf die Placebo-Response-Rate geringer ist (Übersicht: KHAN und BROWN 1991).

Zur exakteren Erfassung und Beschreibung von Variablen, die als positive bzw. negative **Prädiktoren** verwendet werden können, wurden in den letzten Jahrzehnten zahlreiche Studien durchgeführt, in denen unterschiedliche klinische, psychopathologische und biologische Faktoren bezüglich ihres prädiktiven Wertes untersucht wurden (Übersichten: BIELSKI und FRIEDEL 1976, WOGGON 1983, 1992, FRIEDEL 1983, PHILIPP et al. 1985, FÄHNDRICH 1990). Trotz widersprüchlicher und inkonsistenter Ergebnisse konnten einige Faktoren isoliert werden, bei deren Vorliegen eine Response bzw.

Tabelle 2.4.6.1. Checkliste vor Beginn einer Behandlung mit trizyklischen Antidepressiva (TZA)

– Klare Indikation für medikamentöse Therapie?

– Sind TZA Mittel der Wahl oder sind andere Maßnahmen erfolgversprechender? (Prädiktoren)

– Liegen Kontraindikationen für TZA vor?

– Risikogruppen (Glaukom, Prostatahypertrophie, Epilepsie, Demenz)

– Behandlung ambulant oder stationär? (Schweregrad, Suizidalität, Versorgung, allgemeiner Gesundheitszustand)

– Ist die Compliance gesichert? (Patientenführung)

– Hat der Patient bereits früher auf TZA respondiert?

– Ist die medizinische Überwachung der Therapie gesichert? (Kontrolluntersuchungen)

Non-Response wahrscheinlich ist (Tabelle 2.4.6.2).

Auf der psychopathologischen Ebene prädizieren Wahn-Symptome und „neurotische" (histrionische und hypochondrische) Persönlichkeitszüge eher eine Non-Response.

Beachtenswert erscheinen auch Befunde, wonach der Selbsteinschätzung des Patienten prädiktiver Stellenwert zukommt (RUSH et al. 1983, MÖLLER et al. 1987): eine Studie beschreibt bei stationären Patienten sogar eine Korrelation zwischen Selbsteinschätzung am Tag nach der Aufnahme und späterem Behandlungserfolg/-verlauf (PRIEBE 1987).

Biochemische Parameter (z.B. Neurotransmittermetaboliten im Urin und Liquor, Dexamethason-Suppressionstest, REM-Latenz und viele andere) erweckten bisher jeweils nur in einzelnen Studien die Hoffnung, als Prädiktoren hilfreich zu sein. Die Befunde konnten in Replikationsstudien aber zumeist nicht verifiziert werden.

Als nächster Schritt ist zu überlegen, ob **Kontraindikationen** für eine Therapie mit TZA vorliegen. Diese können anamnestisch erfragt werden, sich manchmal aber auch erst dann zeigen, wenn die Ergebnisse der erforderlichen Voruntersuchungen vorliegen. Tabelle 2.4.6.3 gibt eine Übersicht derjenigen Untersuchungen, die initial durchgeführt werden sollten.

Eng verknüpft mit diesen Vorüberlegungen ist die Frage, ob die Behandlung **ambulant oder stationär** durchgeführt werden soll, wobei nicht nur medizinische Gründe eine Rolle spielen. Ausgeprägt schwere Depressionen mit starker Hemmung oder Agitiertheit sowie das Vorhandensein von Suizidalität übersteigen in der Regel die Möglichkeiten eines ambulanten Behandlungsangebotes. Aber auch Versorgungs- und Com-

Tabelle 2.4.6.2. Stellenwert verschiedener allgemein-klinischer, psychopathologischer und biologischer Faktoren als Prädiktor des Therapieerfolges mit trizyklischen Antidepressiva

Prädiktoren für eher positive Response	ausgeprägter Schweregrad der Depression, früher Behandlungsbeginn (PAYKEL et al. 1988, KUPFER et al. 1989, NELSON 1991) erfolgreiche Behandlung einer frühere Phase adäquate Dosierung (NIMH 1985) (1 wöchige) „Probetherapie" (WOGGON 1983, NAGAYAMA et al. 1991) psychomotorische Hemmung (FRIEDEL 1983)
Fraglich prädiktiver Wert	MHPG-Konzentration im Urin (BECKMANN und GOODWIN 1980) 5-HIES-Konzentration im Liquor (MAAS et al. 1984) d-Amphetamin-Test (LITTLE 1988) TSH-Test (LANGER et al. 1983) Reaktion auf Schlafentzug (WIRZ-JUSTICE et al. 1979, FÄHNDRICH 1983) EEG-Variablen (REM-Latenz); Delta-Schlaf-Ratio (RUSH et al. 1989, KUPFER et al. 1990) Dexamethason-Suppressions-Test/Cortisolspiegel (AMSTERDAM et al. 1983, CHRISTENSEN et al. 1989) Tyramin-Konjugations-Test (HALE et al. 1989)
Prädiktoren für eher negative Response	höhere Phasenzahl Phasendauer > 1 Jahr geringerer Schweregrad (PAYKEL et al. 1988) neurotische, hypochondrische, hysterische Persönlichkeitszüge/Persönlichkeitsstörungen (BIELSKI und FRIEDEL 1976, GIEDKE et al. 1986, MÖLLER et al. 1987) Wahn (CHAN et al. 1987, MÖLLER et al. 1987, SAUER et al. 1986, KOCSIS et al. 1990)

pliance-Probleme (Facharztkonsultationen) sind ambulant oft nicht zu lösen und nicht zuletzt kann auch die Entlastung des Patienten (und/oder seiner Angehörigen) Grund für eine Klinikeinweisung sein.

An dieser Stelle sei erwähnt, daß vor allem an Psychiatrischen Landeskrankenhäusern spezielle „Depressions-Stationen" aufgebaut wurden, die zum einen als Forschungseinheit, zum anderen zur Optimierung von Behandlung und Versorgung konzipiert sind (Übersicht: WOLFERSDORF et al. 1985).

Sind alle diese Punkte abgeklärt, so sollte mit dem Patienten der Stellenwert der medikamentösen Therapie innerhalb des individuellen Gesamtbehandlungsplan besprochen werden (s.u.).
Nota: Aus Sicherheitsgründen sollten initial nur kleine Packungsgrößen rezeptiert werden!

Auswahl des Antidepressivums

Die Fülle der im Handel befindlichen TZA scheint sich auf den ersten Blick erschwerend darauf auszuwirken, eine begründete Auswahl derjenigen Substanz zu treffen, mit der die Therapie begonnen wird. Hierzu können verschiedene objektive Kriterien herangezogen werden (Tabelle 2.4.6.4); dabei darf aber nicht übersehen werden, daß diese in der Praxis oft hinter subjektiven Kriterien zurückstehen. Persönliche Erfahrungen mit „guten" oder „schlechten" Resultaten bedingen wesentlich, welches Präparat eingesetzt wird oder nicht. Diese zunächst willkürlich anmutende Einschränkung des Therapie-Reservoirs darf jedoch nicht nur als negativ angesehen werden, da es durchaus sinnvoll erscheint, mit einigen wenigen Substanzen umfangreiche Erfahrungen zu sammeln.
Nach NELSON (1991) können TZA als die hinsichtlich Wirksamkeit zuverlässigsten Antidepressiva charakterisiert werden; in seiner Übersicht weist der Autor u.a. darauf hin, daß neuere Substanzen oft nur an am-

Tabelle 2.4.6.3. Erforderliche Untersuchungen vor Beginn einer Therapie mit trizyklischen Antidepressiva

- Körperlich-neurologischer Status
- Labor: Blutbild inkl. Thrombozyten
  BSG
  GOT, GPT, Gamma-GT
  Harnstoff, Kreatinin
  (Glukose)
  (Schilddrüsenparameter)
  Elektrolyte
- Puls, Blutdruck
- EKG (bei Älteren und Risikopatienten)
- EEG (bei Älteren und Risikopatienten)
- Schwangerschaftstest bei Frauen in gebärfähigem Alter

Tabelle 2.4.6.4. Kriterien zur Auswahl eines bestimmten trizyklischen Antidepressivums

- Response bzw. Non-Response bei einer früheren Erkrankungsphase
- Aktuelles psychopathologisches Syndrom (gehemmt, ängstlich, agitiert; Zwangssymptome, Panik, Phobie)
- Rezeptorprofil: noradrenerg, serotonerg
- Nebenwirkungsprofil: anticholinerge Wirkungen, gewünschte bzw. unerwünschte Aktivierung/Sedierung

bulanten und nicht-endogenen depressiven Patienten geprüft wurden.
Hat der Patient während einer früheren Erkrankungsphase auf ein bestimmtes Medikament respondiert, so empfiehlt sich ein erneuter Versuch mit der gleichen Substanz, da eine erhöhte Wahrscheinlichkeit dafür besteht, daß damit erneut eine Remission erzielt werden kann (HARKNESS et al. 1982, NIMH/NIH 1985). Voraussetzung ist dabei, daß die Symptomatik der Index-Behandlung der vorangegangenen ähnelt bzw. sich nicht deutlich von ihr unterscheidet.

Liegen solche Vorerfahrungen nicht vor, erscheint die Orientierung an der **phäno-menologischen** Ausformung des depressiven Syndroms (agitiert, gehemmt, ängstlich etc.) zweckmäßig. Diese bestimmt traditionell, ob eher ein sedierendes, ein antriebsneutrales oder ein aktivierendes Trizyklikum verordnet wird. Trotz einiger neuerer Studienergebnisse (vergl. 2.4.1) kann dies weiterhin als Leitlinie empfohlen werden. Beim Einsatz aktivierender Trizyklika muß dabei jedoch auf die mögliche Freisetzung von Suizidimpulsen sorgfältig geachtet werden. Im Zweifelsfall, insbesondere in der ambulanten Behandlung, sind deshalb auch bei gehemmten Patienten – auch in Anbetracht der zumeist vorliegenden Schlafstörung – sedierende Antidepressiva vorzuziehen.

Die Auswahl nach dem **Rezeptorprofil** ist bei einer Erstverordnung eher von sekundärer Bedeutung, da es entgegen ursprünglicher Annahmen (BECKMANN und GOODWIN 1980) keine gesicherten Auswahlkriterien dafür gibt, welcher depressive Patient eher auf eine serotonerge bzw. noradrenerge Substanz anspricht (EMRICH et al. 1987, WOGGON 1987).

Bei Vorliegen einer Zwangssymptomatik bzw. von Impulskontrollstörungen kann jedoch inzwischen als gesichert gelten, daß das serotoninerge Clomipramin als Therapeutikum der ersten Wahl anzusehen ist (McTAVISH und BENFIELD 1990).

Allerdings sind die pharmakodynamischen Unterschiede bei den TZA nicht so stark ausgeprägt wie bei den nicht-trizyklischen Antidepressiva. Bei einem Wechsel der Substanz aufgrund mangelhafter Response sollte das neurobiochemische Wirkprofil der Einzelpräparate jedoch durchaus in die Überlegungen einbezogen werden (vgl. Abschnitt über Therapieresistenz).

Steht für den Behandler die Frage der Wirksamkeit wesentlich im Vordergrund, so erwartet der Patient vor allem eine bestmögliche **Verträglichkeit**. Zu starke oder zu vielfältige Nebenwirkungen können sich ebenso negativ auf das Einnahmeverhalten auswirken wie mangelnde Aufklärung über Nebenwirkungen (LINDEN 1987, SCHMIDT et al. 1988, BLACKWELL 1982). Bei den TZA spielen vor allem die anticholinergen Begleitwirkungen eine große Rolle, so daß es im Einzelfall angezeigt sein kann, eher Substanzen mit geringerer Beeinflussung des cholinergen Systems einzusetzen.

Für die modifizierten TZA Amitriptylinoxid, Dosulepin und Lofepramin wird im Vergleich zu den „klassischen" TZA eine Verringerung anticholinerger Nebenwirkungen als Vorteil angesehen, der im Einzelfall von klinischer Relevanz sein kann.

Dies ist insbesondere bei Risikopatienten (Alterspatienten, Gefahr von Delir, Miktionsstörungen und Ileus) von Bedeutung. Entgegen früheren Annahmen (BECKMANN und MOISES 1982) scheint die anticholinerge Wirkung nicht zur antidepressiven Wirksamkeit beizutragen; so zeigt z.B. das Anticholinergikum Biperiden zusätzlich zur Gabe von Antidepressiva keine Wirkungsverstärkung im Sinne der cholinerg-adrenergen Imbalance-Hypothese (FRITZE et al. 1992).

Dosierung und Applikationsform

Die Dosierung im Akutstadium (vgl. 2.4.2) erfolgt einschleichend (50–75 mg Imipramin-Äquivalent pro die); nach etwa 3 bis 4 Tagen wird dann auf eine Standard-Dosis von 150 mg pro die erhöht. Sinnvoll und compliance-fördernd ist dabei eine (abendliche) Einmalgabe, die unter pharmakokinetischen Gesichtspunkten bei vielen TZA möglich ist (SIEBERNS 1985, LANCASTER und GONZALEZ 1989, JUNGKUNZ 1989, LAPIERRE 1989). Ist nach etwa 3 Wochen kein ausreichender Therapieerfolg zu verzeichnen, kann weiter gesteigert werden bis zu 300 mg; in diesen Fällen werden Plasmaspiegel-Kontrollen empfohlen (Übersicht: LAUX und RIEDERER 1992). Diejenige Dosis, auf die der Patient anspricht, wird dann für die initiale Erhaltungs-Therapie weiterverordnet.

Höhere Anfangsdosierungen sind nur in Ausnahmen sinnvoll, so etwa bei sehr agitierten und bei suizidalen Patienten, um anfangs schneller einen sedierenden Effekt zu erzielen. Höhere Enddosierungen können in Ausnahmefällen (Therapieresistenz, erhöhter Metabolismus) angezeigt sein, sollten jedoch immer unter Plasmaspiegel-Kontrolle erfolgen.

TZA werden in der Regel oral verordnet; bei einigen besteht die Möglichkeit der **parenteralen Verabreichung** (i.m., verdünnt i.v. bzw. Infusion). Indikationen, vorliegende Studienergebnisse und praktische Durchführung der **Infusionstherapie** mit Antidepressiva sind in einem Exkurs (Seite 257) zusammenfassend dargestellt.

Wirklatenz

Die eigentlich antidepressive Wirkung setzt nicht sofort mit Beginn der Therapie ein, sondern mit einer Verzögerung (Wirklatenz), über deren Dauer in der Literatur unterschiedliche Angaben gemacht werden. Je nach Beurteilungskriterium wird im Mittel eine Zeitspanne von 2–3 Wochen angegeben. Vereinzelt wird über einen Wirkungseintritt bereits in der ersten Woche berichtet (KATZ et al. 1987), in manchen Infusionsstudien (Übersicht: LAUX und KÖNIG 1992) sogar schon nach 2–3 Tagen. Dies ist allerdings mit Skepsis zu betrachten, da innerhalb der ersten beiden Behandlungswochen nicht nur die Placebo-Responserate hoch ist (QUITKIN et al. 1991), sondern auch unspezifische, nicht eigentlich antidepressive Wirkungen (Sedierung, Aktivierung, Angstminderung, Schlafverbesserung) verstärkt zu beobachten sind.

Die Frage danach, wie lange letztlich gewartet werden kann bzw. muß, um beurteilen zu können, daß eine bzw. keine antidepressive Wirksamkeit auftritt, ist noch nicht zufriedenstellend beantwortet. Die in der Regel häufig nur 4 Wochen dauernden Prüfstudien zeigen zwar, daß innerhalb dieses Zeitraumes schon ein Großteil von Respondern und Non-Respondern identifiziert werden kann, doch gibt es auch Hinweise dafür, daß dieser Zeitraum – insbesondere bei Altersdepressionen – für eine endgültige Beurteilung nicht ausreicht und eher eine Beobachtungszeit von 6 Wochen erforderlich ist (QUITKIN et al. 1984, ANGST et al. 1991).

Erfolgsbeurteilung

Die Erfolgsbeurteilung wird bei standardisierten Untersuchungen anhand bestimmter Rating-Skalen vorgenommen. Deren Ergebnisse (in der Regel ein Punktwert) gelten als Kriterium dafür, ob innerhalb eines bestimmten Zeitraumes eine Remission erfolgt ist oder nicht. Trotz einiger definitorischer Vorgaben, z.B. Rückgang auf einen bestimmten absoluten oder relativen Punktwert, bleiben bei dieser Vorgehensweise viele Fragen offen. Bei einer globalen Beurteilung (Gesamtpunktwert) wird die Veränderung von Randsymptomen, z.B. Schlafstörung, Angst, die auch durch andere Psychopharmaka gebessert werden können, in die Beurteilung der antidepressiven Wirksamkeit einbezogen und könnte eine Besserung der Depression nur vortäuschen. Andererseits persistieren bestimmte Kernsymptome (z.B. kognitive Störungen) über den Zeitpunkt der eingetretenen Besserung hinaus und klingen evtl. erst nach Wochen oder Monaten ab (Vollremission). Würden lediglich diese Variablen als zu beeinflussende Zielsymptome herangezogen, wäre eine Erfolgsbeurteilung im frühen Behandlungsstadium fast unmöglich. Bei Abwägung dieser Aspekte gegeneinander scheint die (globale) Gesamtbeurteilung mit Festlegung eines Cut-Off-Points für die Response-Definition eine recht akzeptable Lösung (vgl. hierzu Beitrag NETTER in Band 1).

Kombinationsbehandlung

Zur Überbrückung der Wirklatenz stehen mehrere Möglichkeiten zur Verfügung. Zum einen können substanzeigene Wirkeigenschaften ausgenutzt werden, um gravierende Begleitsymptome wie Angst, Unruhe und Schlafstörungen relativ rasch zu bessern. Bei sehr schwer ausgeprägten Angst- und Unruhezuständen sowie bei Suizidalität ist in der Initialbehandlung die alleinige Gabe von TZA aber oft nicht ausreichend. Hier bietet sich dann die Kombination mit Psychopharmaka an, die einen Tranquilizer-Effekt besitzen. Meist verwendet werden hierfür gegenwärtig niederpotente Neuroleptika sowie Benzodiazepin-Tranquilizer und -Hypnotika. Aus bisher vorliegenden Studien zur Kombinationstherapie sowie aus kontrollierten Vergleichen zwischen Neuroleptika und Benzodiazepinen als Begleittherapie (Übersichten: LAUX et al. 1988, KLEIN et al. 1992) kann bezüglich der Wirksamkeit der bevorzugte Einsatz von einer der beiden Substanzgruppen nicht abgeleitet werden. Die Auswahl muß sich im Einzelfall von anderen Faktoren leiten lassen (Nebenwirkungsprofil, Verträglichkeit, potentielle Langzeitschäden).

Einige Substanzen werden im Handel auch in fixen Kombinationen mit Benzodiazepinen bzw. Neuroleptika angeboten. Dem Vorteil der „patientenfreundlichen" Aufbereitung (lediglich 1 Tablette statt 2) steht der Nachteil gegenüber, daß diese Aufbereitungen nur ein sehr starres Dosierungsschema zulassen und bei ausreichender Dosierung des Antidepressivums meist zu einer relativen Überdosierung der Begleitmedikation führen. Wenn überhaupt, sollten fixe Kombinationen nur initial in den ersten 2–3 Behandlungswochen eingesetzt werden. Eine Kombinationstherapie sollte nur dann zur Anwendung kommen, wenn die Monotherapie nicht ausreichend ist; sie darf nicht zur unreflektierten Routinebehandlung werden. Nach Erreichen eines antidepressiven Effektes sollte die Begleitmedikation in der Regel wieder ausschleichend abgesetzt werden. Als Sonderfall gilt die wahnhafte Depression. Hier sind die Erfolgsaussichten einer primären Kombinationstherapie (mit hochpotenten Neuroleptika) deutlich besser als die einer Monotherapie (SPIKER et al. 1985, BROWN et al. 1982, NELSON und BOWERS 1978). Einschränkend muß allerdings angemerkt werden, daß bei **wahnhaften Depressionen** die Psychopharmakotherapie weniger wirksam ist als die Elektrokonvulsionstherapie, die hier als Mittel der ersten Wahl anzusehen ist (SAUER und LAUTER 1987).

Abschließend sei noch auf die Möglichkeit der Kombination von zwei trizyklischen Antidepressiva hingewiesen. Diese scheint nicht sinnvoll, da aufgrund der nur marginalen pharmakodynamischen Unterschiede kein wesentlicher additiver Effekt zu erwarten ist. Systematische Untersuchungen liegen hierzu allerdings nicht vor (KLEIN et al. 1992).

Zahlreiche Untersuchungen finden sich dagegen über die Wirkung der Kombination von Clomipramin mit dem tetrazyklischen Maprotilin. Diese Kombination wurde unter der Vorstellung der Addition eines präferentiell serotonergen mit einem präferentiell noradrenergen Antidepressivums zeitweise stark propagiert (Übersicht: KIELHOLZ und ADAMS 1984). In kontrollierten Studien konnte jedoch keine Überlegenheit der Kombination gefunden werden (LAUX 1983).

Zur Kombination von TZA mit Monoaminoxidase-Hemmern vgl. Exkurs Kombinationstherapie Seite 349.

Trizyklische Antidepressiva bei besonderen Risikopopulationen

Kinder und Jugendliche

Auf die speziellen Indikationen bei Kindern und Jugendlichen sowie die Dosierungen wurde bereits in den entsprechenden Abschnitten eingegangen; ein Beitrag zur allgemeinen Problemstellung findet sich in Band 1 dieses Handbuchs (EGGERS 1992). Für die praktische Durchführung der Therapie in diesen Altersstufen ist es von besonderer Bedeutung, daß die Behandlung immer an die Zustimmung der Sorgeberechtigten, im Regelfall der Eltern, gebunden ist. Dies gilt nicht nur im juristischen Sinn, denn ohne Mitarbeit der Eltern ist die Compliance fraglich und die Möglichkeit, die erforderlichen begleitenden Therapien durchzuführen, nur eingeschränkt. Gerade im Kindes- und Jugendalter darf sich die Behandlung – auch bei Vorliegen vorwiegend biologisch bedingter Störungen – nicht auf die Pharmakotherapie beschränken.

Gravidität und Laktation
Schwangere und stillende Frauen gelten allgemein als Problempatienten bei jeglicher pharmakologischer Behandlung. Zu unterscheiden ist hier, daß für das Kind unterschiedliche Risiken während der verschiednen Reifungsstadien bestehen, wohingegen bei der Mutter abzuwägen ist, ob Behandlungsbedürftigkeit besteht und berücksichtigt werden muß, daß die veränderte Stoffwechsellage Auswirkungen auf den Metabolismus der Medikamente haben kann.

Ein teratogenes Risiko ist für trizyklische Antidepressiva bisher nicht sicher nachgewiesen worden, kann aber auch nicht ausgeschlossen werden (ELIA et al. 1987, LOUDON 1987, BUIST et al. 1990, THIELS 1992). Einzelnen Berichten über das Auftreten von Extremitätenmißbildungen stehen umfangreiche Datensammlungen gegenüber, in denen keine erhöhte Inzidenz gefunden wurde. Dennoch muß gegenwärtig empfohlen werden, im ersten Trimenon einer Schwangerschaft keine trizyklischen Antidepressiva zu verordnen.

Während der Embryonalphase ist das Kind vor allem dadurch gefährdet, daß bei ihm die typischen Nebenwirkungen der Trizyklika auftreten können. Ein besonderes Risiko bildet hier die Tachykardie, die – wenn auch selten – zu Komplikationen bis hin zum Herzversagen führen kann.

Perinatal kann es beim Kind zum Auftreten von Entzugssymptomen, zu Krämpfen und zum Harnverhalt kommen. Zur Vorbeugung empfiehlt sich deshalb ein langsames Ausschleichen der Medikation in angemessenem Abstand vor dem erwarteten Geburtstermin. Trizyklische Antidepressiva gehen in die Muttermilch über, zeigen aber nur geringe Konzentrationen im Serum des Kindes (BUIST et al. 1990, THIELS 1992). Ein Stillen wäre deshalb nicht grundsätzlich abzulehnen, solange beim Kind keine Nebenwirkungen auftreten. Aus prinzipiellen Überlegungen ist aber doch eher vom Stillen abzuraten.

Für die Mutter bestehen Risiken darin, daß bei Ausbleiben einer Behandlung die depressive Erkrankung möglicherweise zu Gefährdungen führt (Suizidalität, Wahn); eine engmaschige Beobachtung ist deshalb immer indiziert. Erfolgt eine Behandlung, so ist darauf zu achten, daß bei den üblicherweise verwendeten Dosierungen in verstärktem Maße Nebenwirkungen auftreten können. In solchen Fällen ist eine Plasmaspiegelkontrolle mit Dosisanpassung erforderlich. Bemerkenswert in diesem Zusammenhang ist, daß während einer Schwangerschaft eher selten depressive Rezidive auftreten und erst im Wochenbett wieder eine erhöhte Rate zu verzeichnen ist.

Alte Menschen
Die Behandlung des älteren Menschen erfordert eine große therapeutische Flexibilität und die Einbeziehung zahlreicher nichtpharmakologischer Aspekte (Übersichten: GERNER 1985, BERGENER 1989, ANCILL 1990). Dies beginnt bereits bei der Diagnosestellung: Altersdepressionen sind meist multifaktoriell bedingt und können deswegen auch nur selten monokausal behandelt werden.

Besondere Bedeutung kommt der Differentialdiagnose Demenz versus depressive Pseudodemenz zu.

Zu berücksichtigen sind ferner physiologische und pathophysiologische Altersveränderungen, aber auch familiär-soziale Randbedingungen. Die bereits physiologisch bedingten Altersveränderungen (erniedrigte Metabolisierung, Abnahme der glomerulären Filtrationsrate) müssen bei der Dosierung dahingehend berücksichtigt werden, daß wesentlich geringere Substanzmengen (etwa 1/3 der Standarddosis bei Erwachsenen) verordnet werden. Herz-Kreislauf-System und cholinerges System sind im Alter vulnerabler und können bei zu hoher Dosierung zu Dekompensationszeichen führen (orthostatische Hypotonie, Delir, Gedächtnisstörungen). Die zur Behandlung vorhandener Begleiterkrankungen eingesetzten Medikamente können mit trizyklischen Antidepressiva interagieren und zu verstärkten Nebenwirkungen, aber auch verringerter Wirkung führen (s. Kapitel Interaktionen). Schließlich erfordern auch die Lebensbedingungen vieler älterer Menschen (alleinstehend, isoliert, eingeschränkte Bewegungsfreiheit), daß verstärkt begleitende Maßnahmen bereits initial eingesetzt werden müssen. Auch sollte dem im Alter erhöhten Suizidrisiko nicht durch Verschreibung größerer Medikamentenmengen noch Vorschub geleistet werden.

Bislang liegen nur relativ wenige kontrollierte Studien (mit kleinen Fallzahlen) bei Altersdepressionen vor (Übersichten: GERSON et al. 1988, ROCKWELL et al. 1988). GEORGOTAS et al. (1986) fanden unter Nortriptylin-Therapie eine (erstaunlich hohe) Responserate von 65%, allerdings erst nach 5wöchiger Behandlung.

Patienten mit körperlichen Begleitkrankheiten
Das Vorliegen von körperlichen Begleitkrankheiten kann sich in unterschiedlicher Weise auf die Behandlung mit Trizyklika auswirken. Neben den Erkrankungen, die als Kontraindikationen gelten oder zu Anwendungsbeschränkungen führen (siehe entsprechende Kapitel), sind hier in erster Linie noch Funktionseinschränkungen von Leber und/oder Niere zu nennen, bei deren Vorliegen die Steuerbarkeit der Therapie schwieriger wird sowie Herz-Kreislauf-Erkrankungen. Abzugrenzen wären ferner solche Erkrankungen, die selbst ein „depressiogenes" Potential besitzen („somato-

gene Depression") sowie die Beachtung möglicher (Vor- oder Co-Medikationsbedingter) pharmakogener Depressionen.

Langzeittherapie

Wenn die Akuttherapie zu einem Behandlungserfolg geführt hat, muß darüber entschieden werden, wie lange und in welcher Dosierung die Therapie fortgeführt werden soll. Zur Begründung einer antidepressiven Langzeittherapie dienen insbesondere einige Ergebnisse aus der Verlaufsforschung als Ausgangspunkte:

– Unbehandelte (endogene) Depressionen dauern im Mittel zwischen 6 und 9 Monaten
– Depressive Erkrankungen haben eine hohe Rezidivrate
– Etwa 15–30% aller Depressionen chronifizieren

Während sich eine Regelbehandlung zwischen 1 Monat und 1 Jahr erstreckt, wird eine Antidepressiva-Behandlung, die länger als 1 Jahr kontinuierlich andauert, als Langzeitbehandlung (länger als 10 Jahre als Ultralangzeitbehandlung) bezeichnet (LINDEN 1991). Indikationen für die Langzeittherapie sind: Symptomsuppression, Verschlechterungsprophylaxe und Rezidivprophylaxe. In Ergänzung zu den folgenden Ausführungen sei auf den Exkurs (S. 419) verwiesen.

Erhaltungstherapie
Trizyklische Antidepressiva haben keinen kurativen Effekt auf die pathophysiologischen Prozesse im ZNS, sondern führen lediglich zur einer Veränderung auf der psychopathologischen Ebene. Für die Entscheidung darüber, daß von einer Akut- zur Erhaltungstherapie übergegangen wird, ist der Grad der Besserung bzw. der Remission ausschlaggebend. Die definitorische Festlegung der „Remission" ist nicht unproblematisch (HELMCHEN 1990, FRANK et al. 1991,

PRIEN et al. 1991). Für klinische Zwecke erfolgt sie meist anhand von Beurteilungsskalen. Auf einer einfachen Ebene kann hierfür der klinische Gesamteindruck (CGI) herangezogen werden, dessen globales Urteil als Maß für die Besserung gilt. Bei den spezifischen Depressions-Fremdbeurteilungs-Skalen wird in der Regel die Remission über einen bestimmten absoluten oder im Vergleich zum Anfang relativen Punktwert bestimmt. Etwas problematischer erscheint es dagegen, Selbstbeurteilungsskalen als primäres Maß heranzuziehen, da bekanntermaßen das subjektive Krankheitsgefühl die objektiven Besserungszeichen überdauert. Als Ergänzung zur Einschätzung des Fremd-

Tabelle 2.4.6.5. Ergebnisse placebo-kontrollierter Studien zur Langzeittherapie depressiver Erkrankungen mit trizyklischen Antidepressiva (modifiziert und ergänzt nach CASSANO und PLACIDI 1984, PRIEN und KUPFER 1986, MONTGOMERY und ROUILLON 1992)

Autoren	Behandlung	Dauer (Monate)	Patienten Gesamt N	Rückfälle N	(%)
SEAGER und BIRD (1962)	Imipramin	6	12	2	17
	Placebo		16	11	69*
MINDHAM et al. (1973)	Amitriptylin/ Imipramin	6	50	11	22
	Placebo		42	21	50*
PRIEN et al. (1973)	(Lithium)	20			
	Imipramin		38	14	37*
	Placebo		39	26	67
KLERMAN et al. (1974)	Amitriptylin/ Imipramin	8	50	6	12
	Placebo		49	14	29*
COPPEN et al. (1978)	Amitriptylin	12	13	0	0
	Placebo		16	5	31*
STEIN et al. (1980)	Amitriptylin	6	29	8	28
	Placebo		26	18	69*
PRIEN et al. (1984)	Imipramin	24	39	16	41
	Imipramin/Lithium		38	12	31
	Lithium		37	21	57
	Placebo		34	24	71
GLEN et al. (1984)	Amitriptylin	36	58	36	62
	Placebo		9	8	89
	(Lithium)		69	44	64
GEORGOTAS et al. (1989)	Nortriptylin	12	13	7	54
	Phenelzin		15	2	13
	Placebo		23	15	65
FRANK et al. (1990)	Imipramin	36	28	6	21
	IPT + Imipramin		25	6	24
	IPT + Placebo		26	17	66
	IPT		26	16	62
	Placebo		23	18	78

* p < 0,05, *IPT* Interpersonale Therapie

beurteilers erscheint dies jedoch sinnvoll, insbesondere wenn größere Diskrepanzen bestehen.

In Placebo-kontrollierten Studien (Tabelle 2.4.6.5) konnte aufgezeigt werden, daß innerhalb von 6 Monaten nach Remission in bis zu 70% der Fälle bei den Placebo-behandelten Patienten ein Rückfall auftrat, wohingegen unter trizyklischen Antidepressiva dies nur in bis zu 28% der Fall war (Übersichten bei CASSANO und PLACIDI 1984, PRIEN und KUPFER 1986, MONTGOMERY und ROUILLON 1992). Innerhalb dieses Zeitraumes zeigen Trizyklika also eine hohe rückfallverhütende Wirksamkeit. Aus längerdauernden Studien mit einem Beobachtungszeitraum bis zu 36 Monaten bzw. in Einzelfällen noch länger wird allerdings deutlich, daß die Rückfallrate auch unter gesicherter Compliance mit zunehmender Dauer deutlich zunimmt (PESELOW et al. 1991). Sie liegt jedoch auch hier noch immer unter der Rate bei Placebo. Eine frühzeitige Identifikation derjenigen Patienten, die unter Placebo keinen Rückfall haben bzw. derjenigen, die trotz Antidepressiva wieder krank werden, ist bisher nicht möglich (KHAN und BROWN 1991). Die Indikation zur Langzeitprophylaxe muß deshalb im Einzelfall aufgrund von Erfahrungswerten gestellt werden. Berücksichtigt werden hierbei Daten aus der Vorgeschichte (Häufigkeit und Dauer vorangegangener Erkrankungsphasen), der Befund bei der Indexbehandlung (Schweregrad, Remissionszeitraum), der Stellenwert anderer Behandlungsmethoden (z.B. Psychotherapie) und die nosologische Zugehörigkeit des depressiven Syndroms (endogen versus psychogen, unipolar versus bipolar).

Die wissenschaftliche Basis der Angaben über die erforderliche Dauer einer Behandlung ist noch schmal und beruht auf einer relativ kleinen Anzahl von Langzeitstudien (vgl. Tabelle 2.4.6.5). Ältere Empfehlungen reichen von 6–12 Monaten (PRIEN und KUPFER 1986, STEIN et al. 1980) neuerdings werden wesentlich längere Zeiträume bis zu 2 Jahren als sinnvoll angesehen (KLERMAN 1990). Eine Aussage über die optimale Dauer im Einzelfall ist bisher nicht möglich (NIMH/NIH 1985).

An dieser Stelle sei erwähnt, daß immer wieder über das Phänomen des Wirkverlustes (Toleranzentwicklung) oder der Verschlechterung unter Antidepressiva-Langzeitmedikation berichtet wurde (COHEN und BALDESSARINI 1985, WEHR und GOODWIN 1987). Neben einer Entwicklung in Richtung Chronifizierung wurde hierbei insbesondere eine „Labilisierung" mit Risiko des Umschlages in eine (Hypo-) Manie beschrieben. Bei Alterspatienten wurde nach über 3 monatiger Behandlungsdauer mit Nortriptylin ein Wirkverlust beobachtet (GEORGOTAS et al. 1989), das Phänomen der Toleranz wurde mit einer Akkumulation des aktiven Metaboliten in Verbindung gebracht.

Bei bipolaren Verläufen empfiehlt sich die frühzeitige Einstellung auf ein spezielles Rezidivprophylaktikum (vgl. entsprechende Abschnitte dieses Handbuchs).

Dosis

Über die zur Langzeitbehandlung empfohlene Dosis werden in der Literatur unterschiedliche Angaben gemacht.

Während die Arzneimittelkommission der Deutschen Ärzteschaft eine Reduktion auf etwa 75 mg/die des Trizyklikums empfiehlt, werden in den vorliegenden Langzeitstudien meist Dosen um 150 mg Imipramin-Äquivalent verwendet (Übersicht: CASSANO und PLACIDI 1984). PESELOW et al. (1991) kamen in ihrer 2-Jahres-Studie zu dem Ergebnis, daß ein Beibehalten der Akutdosis ($\bar{x}$ = 164 mg/d Imipramin bzw. Amitriptylin) günstiger sei als eine Dosisreduktion. FRANK et al. (1990) empfehlen aufgrund ihrer 3-Jahres-Studie angesichts hoher Rezidivraten sogar eine Mindesterhaltungsdosis von 200 mg Imipramin-Äquivalent. Neben der Frage der Übertragbarkeit US-amerikanischer Studien auf die hiesigen ambulanten Behandlungsusancen muß hier allerdings u.a. die Frage der Compliance und Nebenwirkungsakzeptanz gestellt werden.

Beendigung der Therapie
Die Beendigung der Therapie sollte immer geplant sein und auf keinen Fall abrupt erfolgen. Für diese Vorgehensweise spricht zum einen, daß bei abruptem Absetzen von trizyklischen Antidepressiva ein Entzugssyndrom provoziert werden kann (DILSAVER und GREDEN 1984, TYRER 1984, DILSAVER 1989), zum anderen ermöglicht nur das langsame Ausschleichen eine ausreichende Kontrolle über eventuell auftretende Rezidive. Eine frühzeitige Intervention kann möglicherweise die Gesamtdauer der depressiven Erkrankung verkürzen (KUPFER et al. 1989). Tritt nach vollständigem Absetzen der Medikation innerhalb kurzer Zeit ein Rückfall auf, empfiehlt es sich, das vorher gegebene Trizyklikum wieder zu verordnen (HARKNESS 1982), da hierbei die Chancen eines rasch zu erzielenden Therapieerfolges besonders hoch zu sein scheinen.

Risiken der Langzeitbehandlung
Die Langzeitbehandlung mit trizyklischen Antidepressiva ist trotz der beschriebenen Erfolge nicht frei von Risiken, die im Einzelfall immer gegen die Vorteile abgewogen werden müssen. Neben einem möglichen Wirkverlust bei langfristiger Einnahme (PESELOW et al. 1991), der jedoch nicht eindeutig belegt ist, da es auch anderslautende Befunde gibt (AYD 1984), muß auch die Möglichkeit einer potentiellen Organschädigung diskutiert werden. Eine große Rolle spielen hierbei die anticholinergen Nebenwirkungen, die u.a. Verursacher einer Verschlechterung von Gedächtnisfunktionen sein könnten (McEVOY et al. 1987). Daneben sollte auch das Problem der psychischen Belastung durch eine Langzeitmedikation (WEISSMAN und KASL 1976) nicht unterschätzt werden (Hilflosigkeit, ständiges Erinnern an

die Krankheit, „Abhängigkeit" von Medikamenten).

Patientenführung

Die praktische Durchführung der Therapie mit trizyklischen Antidepressiva ist in eine Reihe von Rahmenbedingungen eingebettet, die entscheidend zum Erfolg der Behandlung beitragen können. Einer der wichtigen Gesichtspunkte ist hierbei die Problematik des Umgangs mit dem Kranken, die Patientenführung.

Die **Aufklärung** des Patienten über das Wesen seiner Krankheit und die erforderlichen Schritte der Behandlung wird nicht immer beim Betroffenen und seinen Angehörigen auf Akzeptanz stoßen. Subjektive Krankheitsmodelle wie Zurückführen auf andere somatische Störungen, Stress, Überarbeitung etc. bis hin zur Negierung des Krankseins stehen oft im Widerspruch zur Diagnose und können bereits das Vertrauen in die Fähigkeiten des Arztes mindern. Auch krankheitseinsichtige Patienten entwerfen nicht selten eigene ätiologische Vorstellungen, in denen psychosoziale Faktoren eine bedeutsamere Rolle spielen als biologische (WIEGAND und MATUSSEK 1991) und erwarten entsprechende Behandlungsmaßnahmen.

Die Mitteilung über die Wirklatenz der Medikamente und mögliche Nebenwirkungen sind weitere Faktoren, die bei den Patienten zu Skepsis führen können. Gelingt es, den Patienten zur Behandlung zu motivieren, so sollten mit ihm ausführlich die Vorteile und Risiken der medikamentösen Behandlung besprochen und ihr Stellenwert innerhalb des Gesamtbehandlungsplanes (siehe unten) erörtert werden. Der informierte Patient wird weniger betroffen sein, wenn bestimmte Nebenwirkungen erwartungsgemäß auftreten, er wird sie eher einordnen können und nicht sofort zum Absetzen neigen (BLACKWELL 1982, PERRY 1990). Gleichzeitig sollten aber auch keine unrealistischen Erwartungen beim Patienten geweckt werden durch leichtfertige Versprechungen, daß in ein paar Tagen schon alles wesentlich besser sei. Es mag für den Kranken zwar schwer verständlich sein, Medikamente einzunehmen, die erst in ein oder zwei Wochen ihre Wirkung zeigen; die Aufklärung über die Wirklatenz verhindert aber, daß wegen mangelndem Erfolg zu früh eigenmächtig abgesetzt wird.

Zur Verbesserung der **Compliance** kann ambulant mit einer patientenfreundlichen Einmaldosierung begonnen werden, gegen die es bei den Trizyklika keine pharmakokinetischen Einwände gibt. In der klinischen Behandlung dagegen hat die 3 × tägliche Verabreichung unter Zurückstellung der pharmakokinetischen Daten weiterhin eine Berechtigung. Zum einen ermöglicht sie dem Patienten, mehrfach täglich einen „geplanten" Kontakt zum Pflegepersonal aufzunehmen, zum anderen sichert sie, daß das Pflegepersonal den Patienten mehrfach täglich sieht, um evtl. Veränderungen schneller registrieren zu können.

Elementar ist für die gesamte Behandlungszeit die **psychagogische Führung** des Patienten, wozu das Aufstellen von Programmen (Tagesstrukturierung) und die Anleitung zur Durchführung begleitender Maßnahmen zählt.

Der depressive Patient sollte im Akutstadium von seinen Aufgaben entbunden werden, sowohl im beruflichen als auch im privat-familiären Bereich. Die Persönlichkeitsstruktur vieler Kranker und das Unverständnis der Umgebung des Patienten können sich dabei recht häufig als Hindernisse erweisen.

Während der akuten Phase der Erkrankung sollte der Patient keine wichtigen Entscheidungen treffen. Viele der im Umfeld (vermeintlich) bestehenden Probleme sind Symptome oder Folgen der Depression (z.B. Liebesunfähigkeit, mangelnde Konzentration und Leistungsfähigkeit am Arbeitsplatz) und verschwinden mit der Besserung der Depression meist wieder von selbst.

Depressivsein ist aber nicht gleichbedeutend damit, daß keinerlei Anforderungen gestellt werden dürfen bzw. erfüllt werden können. Gelegentlich mag es zwar schwierig erscheinen, bereits initial den Mittelweg zwischen Über- und Unterforderung zu finden, doch kann dem am ehesten dadurch begegnet werden, daß mit einfacheren Anforderungen begonnen wird, die sich dann schrittweise steigern lassen.

Die **Angehörigen** sind unbedingt in die Therapie einzubeziehen, da ihr Verhalten gegenüber den Kranken einen wesentlichen Beitrag zur Besserung aber auch Verschlechterung leisten kann. Depressive können bei den Angehörigen nicht nur Mitleid(en), sondern auch Aggressionen auslösen, die sich sowohl in scheinbar positiven als auch in negativen Appellen äußern können.

Ist eine Besserung der Symptomatik oder gar eine Remission eingetreten, besteht ein hohes Risiko dafür, daß der Patient eigenmächtig die Einnahme beendet. In diesem Stadium ist es dann erneut erforderlich, über einige Charakteristika des Verlaufes depressiver Erkrankungen mit dem Patienten zu sprechen. Hilfreich können auch Vereinbarungen über häufigere Konsultationstermine sein, so daß bei verschwiegener Non-Compliance zumindest Frühzeichen einer Verschlechterung entdeckt werden können. Im akuten Zustand und zu Beginn der Behandlung sind depressive Patienten fast immer als nicht fahrtauglich einzustufen und sollten keine Maschinen bedienen, bei denen eine Verletzungsgefahr besteht. Zur Einhaltung dieser Restriktionen, die auch einen Beitrag zur Senkung des Suizidrisikos leisten, kann oftmals eine stationäre Einweisung sinnvoll sein.

Gesamtbehandlungsplan

Die vorrangige Stellung der medikamentösen Behandlung depressiver Erkrankungen mit trizyklischen Antidepressiva kann heute als unumstritten bezeichnet werden. Vor einer einseitig biologistischen Sichtweise der Ätiopathogenese der verschiedenen Störungen und davon abgeleiteten Handlungsstrategien (**nur** Medikamente) muß jedoch gewarnt werden. Wenn im Rahmen der gewählten Thematik die somatische Behandlung der depressiven Erkrankungen sowie der anderen genannten Indikationen im Vordergrund steht, so darf dies nicht den Eindruck erwecken, als wäre damit die Therapie umfassend dargestellt. Die Pharmakotherapie bildet lediglich einen Baustein innerhalb eines Gesamtbehandlungsplanes und muß in Abhängigkeit von der zu behandelnden Störung unterschiedlich gewichtet werden.

Das Spektrum anderer Therapieverfahren reicht hierbei von eher unstrukturierten Vorgehensweisen ohne wissenschaftlich fundierte Methodik (ärztliches Gespräch) bis hin zu umfassend untersuchten Psychotherapieverfahren (WOLFERSDORF und VOGEL 1990, STRAVYNSKI und GREENBERG 1992). In der Behandlung depressiver Störungen hat sich insbesondere die **kognitive Verhaltenstherapie** (BECK 1991) bewährt. Ihre Wirksamkeit konnte in zahlreichen Untersuchungen nachgewiesen werden (Übersichten bei DOBSON 1989 und ZIMMER und BRÖMER 1990), wobei schwerere Depressionen (HAMD > 20) eine eher geringere Response zeigten (JARRETT et al. 1991, SOTSKY et al. 1991, THASE et al. 1991). Daneben wurde in einigen Langzeitstudien auch die Wirkung der *interpersonellen Psychotherapie* untersucht (ELKIN et al. 1989, FRANK et al. 1990), die auch bei schwereren Depressionen wirksam zu sein scheint (SOTSKY et al. 1991). Daneben sollte aber auch der Einsatz von Behandlungsmethoden, die nicht ärztlich geleitet werden, überlegt werden. Zu nennen wäre neben einfachen *physikalischen Anwendungen* (Fango, Bäder, Massagen etc.) Gymnastik, beschäftigungstherapeutischen Maßnahmen und auch Bewegungstherapien.

Insbesonders letztere könnten, wie erste Untersuchungen zeigen, einen direkten Beitrag zur Behandlung leisten (MARTINSEN 1990), da ein Einfluß auf zentrale Stoffwechselvorgänge anzunehmen ist.

Der Gesamtbehandlungsplan sollte nach Möglichkeit bereits zu Beginn der Behandlung konzeptuell erstellt und mit dem Patienten soweit möglich besprochen werden. Er sollte jedoch nicht als starres Schema verstanden werden, sondern muß auch der Integration anderer, primär nicht eingeplanter Vorgehensweisen offenstehen.

Literatur

ANCILL RJ, HOLLIDAY SG (1990) Treatment of depression in the elderly: a Canadian view. Prog Neuropsychopharmacol Biol Psychiatry 14: 655–661

ANGST J, BECH P, BOYER P, BRUINVELS J, ENGEL E et al. (1989) Consensus Conference on the Methodology of Clinical Trials of Antidepressants, Zurich, March 1988. Report of the Consensus Committee. Pharmacopsychiatry 22: 3–7

AYD FJ (1984) Long-term treatment of chronic depression: 15-year experience with Doxepin HCl. J Clin Psychiatry 45: 3–39

BECK AT (1991) Cognitive therapy. A 30-year retrospective. Am Psychol 46: 368–375

BECKMANN H, GOODWIN FK (1980) Urinary MHPG in subgroups of depressed patients and normal controls. Neuropsychobiology 6: 91–100

BECKMANN H, MOISES HW (1982) The cholinolytic biperiden in depression. Arch Psychiatr Nervenkr 231: 213–220

BERGENER M (Hrsg) (1989) Depressive Syndrome im Alter. Thieme, Stuttgart

BIELSKI RJ, FRIEDEL RO (1976) Prediction of tricyclic antidepressant response. Arch Gen Psychiatry 33: 1479–1489

BLACKWELL B (1982) Antidepressant drugs: side-effects and compliance. J Clin Psychiatry 43: 14–18

BROWN RP, FRANCES A, KOCSIS JH, MANN JJ (1982) Psychotic vs. nonpsychotic depression: comparison of treatment response. J Nerv Ment Dis 170: 635–637

BUIST A, NORMAN TR, DENNERSTEIN L (1990) Breastfeeding and the use of psychotropic medication: a review. J Affect Disord 19: 197–206

CASSANO GB, PLACIDI GF (1984) The long-term course of unipolar depressions: implications for antidepressant treatments. In: KRYSPIN-EXNER K, HINTERHUBER H, SCHUBERT H (Hrsg) Langzeittherapie psychiatrischer Erkrankungen. Schattauer, Stuttgart, S 17–31

CHRISTENSEN P, LOLK A, GRAM LF, KRAGH-SØRENSEN P, PEDERSEN OL, NIELSEN S (1989) Cortisol and treatment of depression: predictive value of spontaneous and suppressed cortisol levels and course of spontaneous plasma cortisol. Psychopharmacology 97: 471–475

COHEN BM, BALDESSARINI RJ (1985) Tolerance to therapeutic effects of antidepressants. Am J Psychiatry 142: 489–490

DILSAVER SC (1989) Antidepressant withdrawal syndromes: phenomenology and pathophysiology. Acta Psychiatr Scand 79: 113–117

DILSAVER SC, GREDEN JF (1984) Antidepressant withdrawal phenomena. Biol Psychiatry 19: 237–256

DOBSON KS (1989) A meta-analysis of the efficacy of cognitive therapy for depression. J Consult Clin Psychol 57: 414–419

EGGERS C (1992) Psychopharmakotherapie bei Kindern und Jugendlichen. In: RIEDERER P, LAUX G, PÖLDINGER W (Hrsg) Neuro-Psychopharmaka, Bd 1. Allgemeine Grundlagen der Pharmakopsychiatrie. Springer, Wien New York, S 381–390

ELIA J, KATZ IR, SIMPSON GM (1987) Teratogenicity of psychotherapeutic medications. Psychopharmacol Bull 23: 531–586

ELKIN J, SHEA MT, WATKINS JT, IMBER SD et al. (1989) National Institute of Mental Health treatment of Depression Collaborative Research Program. General effectiveness of treatments. Arch Gen Psychiatry 47: 971–982

EMRICH HM, BERGER M, RIEMANN D, ZERSSEN Dv (1987) Serotonin reuptake inhibition vs. norepinephrine reuptake inhibition: a double-blind differential-therapeutic study with fluvoxamine and oxaprotiline in endogenous and neurotic depressives. Pharmacopsychiatry 20: 60–63

FÄHNDRICH E (1983a) Clinical and biological parameters as predictors for antidepressant drug responses in depressed patients. Pharmacopsychiatry 16: 179–185

FÄHNDRICH E (1983b) Effect of sleep deprivation as a predictor of treatment response to antidepressant medication. Acta Psychiatr Scand 68: 341–344

FÄHNDRICH E (1990) Biologische Prädiktoren für eine erfolgreiche antidepressive medikamentöse Behandlung. In: MÖLLER H-J (Hrsg) Therapieresistenz unter Antidepressiva-Behandlung. Springer, Berlin Heidelberg New York Tokyo, S 43–57

FAIRCHILD CJ, RUSH J, VASAVADA N, GILES DE, KHATAMI M (1986) Which depressions respond to placebo? Psychiatry Res 18: 217–226

FRANK E, KUPFER DJ, PEREL JM et al. (1990) Three-year outcome for maintenance therapies in recurrent depression. Arch Gen Psychiatry 47: 1093–1099

FRANK E, PRIEN RF, JARRETT RB, KELLER MB, KUPFER DJ, LAVORI PW, RUSH AJ, WEISSMAN MM (1991) Conceptualization and rationale for consensus definitions in major depressive disorder. Remission, recovery, relapse, and recurrence. Arch Gen Psychiatry 48: 851–855

FRIEDEL RO (1983) Clinical predictors of treatment response: an update. In: DAVIS JM, MAAS JW (eds) The affective disorders. American Psychiatric Press, Washington, pp 379–384

FRITZE J, LANCZIK M, BÖNING J (1992) Adrenerg-cholinerge Gleichgewichtshypothese der Depression: Therapie mit Biperiden adjuvant zu Mianserin und Viloxazin. In: GAEBEL W, LAUX G (Hrsg) Biologische Psychiatrie. Synopsis 1990/91. Springer, Berlin Heidelberg New York Tokyo, S 327–331

GEORGOTAS A, McCUE RE, Hapworth W et al. (1986) Comparative efficacy and safety of MAOIs versus TCAs in treating depression in the elderly. Biol Psychiatry 21: 1155–1166

GEORGOTAS A, McCUE RE, COOPER TB (1989) A placebo-controlled comparison of nortriptyline and phenelzine in maintenance therapy of elderly depressed patients. Arch Gen Psychiatry 46: 783–786

GERNER RH (1985) Present status of drug therapy of depression in late life. J Affect Disord [Suppl 1]: S 23–31

GERSON SC, PLOTKIN DA, JARVIK LF (1988) Antidepressant drug studies, 1964 to 1986: empirical evidence for aging patients. J Clin Psychopharmacol 8: 311–322

HALE AS, SANDLER M, HANNAH P, BRIDGES PK (1989) Tyramine conjugation test for prediction of treatment response in depressed patients. Lancet i: 234–236

HARKNESS L, GILLER EL, BIALOS D, WALDO MC (1982) Chronic depression: response to amitriptyline after discontinuation. Biol Psychiatry 17: 913–917

HELMCHEN H (1990) Gestuftes Vorgehen bei Resistenz gegen Antidepressiva-Therapie. In: MÖLLER HJ (Hrsg) Therapieresistenz unter Antidepressiva-Behandlung. Springer, Berlin Heidelberg New York Tokyo, S 237–250

JARRETT RB, EAVES GG, GRANNEMANN BD, RUSH AJ (1991) Clinical, cognitive, and demographic predictors of response to cognitive therapy for depression: a preliminary report. Psychiatry Res 37: 245–260

JUNGKUNZ G (1989) Strategien und Hintergründe der medikamentösen Depressionsbehandlung. Stellung des Amitriptylinoxids in der Reihe der Antidepressiva. Vieweg, Braunschweig

KATZ MM, KOSLOW SH, MAAS JW et al. (1987) The timing, specificity and clinical prediction of tricyclic drug effects in depression. Psychol Med 17: 297–309

KHAN A, BROWN WA (1991) Who should receive antidepressants: suggestions from placebo treatment. Psychopharmacol Bull 27: 271–274

KHAN A, DAGER SR, COHEN S, AVERY DH, SCHERZO BA, DUNNER DL (1991) Chronicity of depressive episode in relation to antidepressant-placebo response. Neuropsychopharmacology 4: 125–130

KIELHOLZ P, ADAMS C (Hrsg) (1984) Tropfinfusionen in der Depressionsbehandlung. Thieme, Stuttgart New York

KLEIN HE, RÜTHER E, STAEDT J (1992) Kombinierte Psychopharmakotherapie einschließlich Behandlung chronischer Schmerzsyndrome. In: RIEDERER P, LAUX G, PÖLDINGER W (Hrsg) Neuro-Psychopharmaka, Bd 1. Allgemeine Grundlagen der Pharmakopsychiatrie. Springer, Wien New York, S 425–458

KLERMAN GL (1990) Treatment of recurrent unipolar major depressive disorder. Arch Gen Psychiatry 47: 1158–1162

KUPFER DJ, FRANK E, PEREL JM (1989) The advantage of early treatment intervention in recurrent depression. Arch Gen Psychiatry 46: 771–775

KUPFER DJ, FRANK E, MCEACHRAN AB, GROCHOCINSKI VJ (1990) Delta sleep ratio. A biological correlate of early recurrence in unipolar affective disorder. Arch Gen Psychiatry 47: 1100–1105

LANCASTER SG, GONZALEZ JP (1989) Dothiepin. A review of its pharmacodynamic and pharmacokinetic properties, and therapeutic efficacy in depressive illness. Drugs 38: 123–147

LANGER G, ASCHAUER H, KOINIG G, RESCH F, SCHÖNBECK G (1983) The TSH-response to TRH: a possible predictor of outcome to antidepressant and neuroleptic treatment. Prog Neuropsychopharmacol Biol Psychiatry 7: 335–342

LAPIERRE YD (1989) A review of trimipramine: 30 years of clinical use. Drugs 38 [Suppl]: 17–24

LAUX G (1983) Drip infusion therapy with clomipramine and maprotiline or the combination of both preparations. Vortrag VII. Weltkongreß für Psychiatrie (Abstract No F 643)

LAUX G, KÖNIG W (1992) Infusionstherapie bei Depressionen, 3. Aufl. Hippokrates, Stuttgart

LAUX G, RIEDERER P (Hrsg) (1992) Plasmaspiegelbestimmung von Psychopharmaka. Therapeutisches Drug-Monitoring. Versuch einer ersten Standortbestimmung. Wissenschaftliche Verlagsgesellschaft, Stuttgart

LAUX G, KÖNIG W, PFAFF G, BECKER U, BÄUERLE R (1988) Antidepressant combination therapy of endogenous depressions with benzodiazepines or neuroleptics – a study comparing adjuvant treatment with oxazolam versus chlorprothixene. Pharmacopsychiatry 21: 87–92

LINDEN M (1987) Phase-IV-Forschung. Antidepressiva in der Nervenarztpraxis. Springer, Berlin Heidelberg New York Tokyo

LINDEN M (1991) Antidepressiva-Langzeitmedikation. In: HIPPIUS H, ORTNER M, RÜTHER E (Hrsg) Psychiatrische Erkrankungen in der ärztlichen Praxis. Springer, Berlin Heidelberg New York Tokyo, S 1–17

LOUDON JB (1987) Prescribing in pregnancy: psychotropic drugs. Br Med J 294: 167–169

MAAS JW, KOSLOW S, KATZ M et al. (1984) Pretreatment neurotransmitter metabolite levels and response to tricyclic antidepressant drugs. Am J Psychiatry 141: 1159–1171

MARTINSEN EW (1990) Benefits of exercise for the treatment of depression. Sports Med 9: 380–389

MC EVOY JP, MC CUE M, SPRING B, MOHS RC, LAVORI PW, FARR RM (1987) Effects of amantadine and trihexyphenidyl on memory in elderly normal volunteers. Am J Psychiatry 44: 573–577

MÖLLER HJ, FISCHER G, v ZERSSEN D (1987) Prediction of therapeutic response in acute treatment with antidepressants. Eur Arch Psychiatr Neurol Sci 236: 349–357

MONTGOMERY S, ROUILLON F (1992) (eds) Longterm treatment of depression. Wiley, Chichester New York

MORRIS JB, BECK AT (1974) The efficacy of antidepressant drugs. Arch Gen Psychiatry 30: 667–674

NAGAYAMA H, NAGANO K, IKEZAKI A, TASHIRO T (1991) Prediction of efficacy of antidepressant by 1-week test therapy in depression. J Affect Disord 23: 213–216

NELSON JC (1991) Current status of tricyclic antidepressants in psychiatry: their pharmacology and clinical applications. J Clin Psychiatry 52: 193–200

NELSON JC, BOWERS MB (1987) Delusional unipolar depression. Description and drug response. Arch Gen Psychiatry 35: 1321–1328

NIMH / NIH CONSENSUS DEVELOPMENT CONFERENCE STATEMENT (1985) Mood disorders: pharmacologic prevention of recurrences. Am J Psychiatry 142: 469–476

PERRY S (1990) Combining antidepressants and psychotherapy: rationale and strategies. J Clin Psychiatry 51 [Suppl: 16–20

PESELOW ED, DUNNER DL, FIEVE RR, DIFIGLIA C (1991) The prophylactic efficacy of tricyclic antidepressants – a five year follow-up. Prog Neuropsychopharmacol Biol Psychiatry 15: 71–82

PESELOW ED,DIFIGLIA C, FIEVE RR (1991b) Relationship of dose to antidepressant prophylactic efficacy. Acta Psychiatr Scand 84: 571–574

PHILIPP M, BECK V, GLOCKE M, METZ K, SCHERHAG R, SCHMIDT R (1985) Vorhersagbarkeit des Therapieansprechens depressiver Patienten auf Doxepin. In: PHILIPP M (Hrsg) Grundlagen und Erfolgsvorhersage der ambulanten Therapie mit Antidepressiva. Springer, Berlin Heidelberg New York Tokyo, S 29–45

PRIEBE S (1987) Early subjective reactions predicting the outcome of hospital treatment in depressive patients. Acta Psychiatr Scand 76: 134–138

PRIEN RF, KUPFER DJ (1986) Continuation drug therapy for major depressive episodes: how long should it be maintained? Am J Psychiatry 143: 18–23

PRIEN RF, CARPENTER LL, KUPFER DJ (1991) The definition and operational criteria for treatment outcome of major depressive disorder. A review of the current research literature. Arch Gen Psychiatry 48: 796–800

QUITKIN FM, RABKIN JG, ROSS D, MC GRATH PJ (1984) Duration of antidepressant drug treatment. Arch Gen Psychiatry 41: 238–245

QUITKIN FM, MC GRATH PJ, RABKIN JG et al. (1991) Different types of placebo response in patients receiving antidepressants. Am J Psychiatry 148: 197–203

RABKIN JE, STEWART JW, MC GRATH PJ, MARKOWITZ JS, HARRISON W, QUITKIN FM (1987) Baseline characteristics of 10-day placebo washout responders in antidepressant trials. Psychiatry Res 21: 9–22

ROCKWELL E, LAM RW, ZISOOK S (1988) Antidepressant drug studies in the elderly. Psychiatry Clin North Am 1: 215–233

RUSH AJ, ROFFWARG HP, GILES DE, SCHLESSER MA, FAIRCHILD C, TARELL J (1983) Psychobiological predictors of antidepressant drug response. Pharmacopsychiatry 16: 192–194

RUSH AJ, GILES DE, JARRETT RB et al. (1989) Reduced REM latency predicts response to tricyclic medication in depressed outpatients. Biol Psychiatry 26: 61–72

SAUER H, LAUTER H (1987) Elektrokrampftherapie. Nervenarzt 58: 201–218

SAUER H, KICK H, MINNE HW, SCHNEIDER B (1986) Prediction of the amitriptyline response: psychopathology versus neuroendocrinology. Int Clin Psychopharmacol 1: 284–295

SCHMIDT LG, SCHÜSSLER G, LINDEN M, MÜLLER-OERLINGHAUSEN B (1988) Zur Häufigkeit und Therapierelevanz unerwünschter Wirkungen von Antidepressiva im Rahmen der ambulanten nervenärztlichen Behandlung. Fortschr Neurol Psychiat 56: 111–118

SIEBERNS S (1985) Internationale Erfahrungen mit Saroten® retard. In: BECKMANN H, SIEBERNS S (Hrsg) Wie aktuell ist Amitriptylin für die Therapie der Depression? pmi Verlag, Frankfurt, S 183–190

SOTSKY SM, GLASS DR, SHEA MT, PILKONIS PA et al. (1991) Patient predictors of response to psychotherapy and pharmacotherapy: findings in the NIMH treatment of Depression Collaborative Research Program. Am J Psychiatry 148: 997–1008

SPIKER DG, WEISS JC, DEALY RS, GRIFFIN SJ, HANIN I et al. (1985) The pharmacological treatment of delusional depression. Am J Psychiatry 142: 4309–4436

STEIN MK, RICKELS K, WEISE CC (1980) Maintenance therapy with amitriptyline: a controlled trial. Am J Psychiatry 137: 370–371

STRAVYNSKI A, GREENBERG D (1992) The psychological management of depression. Acta Psychiatr Scand 85: 407–414

THASE ME, SIMONS AD, CAHALANE J, MC GEARY J, HARDEN T (1991) Severity of depression and response to cognitive behavior therapy. Am J Psychiatry 148: 784–789

THIELS C (1992) Psychopharmaka in der Schwangerschaft und Stillzeit. In: RIEDERER P, LAUX G, PÖLDINGER W (Hrsg) Neuro-Psychopharmaka, Bd 1. Allgemeine Grundlagen der Pharmakopsychiatrie. Springer, Wien New York, S 353–380

TYRER P (1984) Clinical effects of abrupt withdrawal from tricyclic antidepressants and monoamine oxidase inhibitors after long-term treatment. J Affect Disord 6: 1–7

WEHR TA, GOODWIN FK (1987) Can antidepressants cause mania and worsen the course of affective illness? Am J Psychiatry 144: 1403–1411

WIRTZ-JUSTICE A, PÜHRINGER W, HOLE G (1979)
Response to sleep deprivation as a predictor
of therapeutic results with antidepressant
drugs. Am J Psychiatry 136: 1222–1223

WOGGON B (1983) Prognose der Psychopharma-
katherapie. Klinische Untersuchungen zur
Voraussagbarkeit des Kurzzeittherapieerfolges von Neuroleptika und Antidepressiva.
Enke, Stuttgart

WOGGON B (1987) Psychopharmakotherapie affektiver Psychosen. In: KISKER KP, LAUTER H,
MEYER J-E, MÜLLER C, STRÖMGREN E (Hrsg)

Psychiatrie der Gegenwart 5. Affektive Psychosen. Springer, Berlin Heidelberg New
York Tokyo, S 273–325

WOGGON B (1992) Prädiktoren für das Anspre-
chen auf Psychopharmaka. In: RIEDERER P,
LAUX G, PÖLDINGER W (Hrsg) Neuro-Psycho-
pharmaka, Bd 1. Allgemeine Grundlagen der
Pharmakopsychiatrie. Springer, Wien New
York, S 475–484

WOLFERSDORF M, WOHLT R, HOLE G (Hrsg) (1985)
Depressions-Stationen. Roderer, Regensburg

Neuro-Psychopharmaka, Bd. 3
Riederer P. / Laux G. / Pöldinger W. (Hrsg.)
© Springer-Verlag Wien 1993

3
Nicht-trizyklische Antidepressiva

3.1 Einteilung

G. Laux und A. Delini-Stula

In den letzten 20 Jahren wurden verschiedene nicht-trizyklische Verbindungen mit dem Ziel entwickelt, die möglicherweise strukturinhärenten Nachteile der klassischen trizyklischen Antidepressiva zu überwinden. Nach strukturchemischen Merkmalen bzw. pharmakologisch-biochemischen Gesichtspunkten lassen sich folgende Gruppen nicht-trizyklischer Antidepressiva unterscheiden:

1. tetrazyklische Antidepressiva (Maprotilin, Mianserin)
2. chemisch andersartige Antidepressiva (Trazodon, Viloxazin)
3. Serotonin-selektive Wiederaufnahmehemmer/Reuptake Inhibitoren, SSRI (Citalopram, Fluoxetin, Fluvoxamin, Paroxetin, Sertralin).

Aufgrund ihrer dominanten pharmakologisch-biochemischen Eigenschaften lassen sich die nicht-trizyklischen Antidepressiva wie in Tabelle 3.1.1 angegeben klassifizieren.

Zunächst wurden als tetrazyklische Substanzen 1973 Maprotilin und 1975 Mianserin (in Deutschland) eingeführt. Die chemische

Tabelle 3.1.1. Pharmakologische Klassifikation der nicht-trizyklischen Antidepressiva

Pharmakologische Gruppe	
1. Monoamin-Aufnahmehemmer mit Mischprofil	
-NA- und 5-HT-	Viloxazin
2. Selektive Monoamin-Aufnahmehemmer	
-NA-	Maprotilin
-5-HT-	Citalopram Fluoxetin Fluvoxamin Paroxetin Sertralin
3. Rezeptorantagonist	
-α2-	Mianserin

5-HT Serotonin, *NA* Noradrenalin

Struktur dieser besonderen Gruppe von Antidepressiva ist im Kapitel 1 (Seite 3) ausführlich beschrieben.

Die 1977 (in Deutschland) eingeführten Substanzen Trazodon und Viloxazin weisen chemisch völlig andersartige Strukturen auf (s. Kapitel 1, Chemie, Seite 4).

Trazodon wird aufgrund seines pharmakologischen Wirkspektrums (relativ starke α-adrenolytische und antiserotoninerge/serotoninerge Eigenschaften) von manchen Autoren zu den „atypischen" Antidepressiva gezählt (s. Kapitel 1, Chemie, Seite 4).

1984 wurde mit Fluvoxamin der erste Serotonin-selektive Wiederaufnahmehemmer in Deutschland eingeführt, Anfang der 90er Jahre folgten weitere Substanzen mit analogen pharmakologisch-biochemischen Wirkungen trotz zum Teil deutlich unterschiedlicher Strukturchemie, die als Gruppe der SSRI zusammengefaßt werden (s. Kapitel 1, Seite 4).

3.2 Pharmakologie

3.2.1 Pharmakokinetik

U. Breyer-Pfaff

Da die Pharmaka, die man als nicht-trizyklische Antidepressiva zusammenfaßt, chemisch uneinheitlich sind, unterscheiden sie sich auch erheblich in ihrer Kinetik. Gemeinsam ist ihnen aber die weitgehend vollständige Resorption nach oraler Gabe. Das sonstige kinetische Verhalten ist im folgenden für jede Substanz gesondert beschrieben, wobei die Gruppierung nach pharmakologischen Wirkungen nur die Orientierung erleichtern soll. Eine Übersicht über pharmakokinetische Parameter enthält Tabelle 3.2.1.1.

Noradrenalin-Aufnahmehemmer:
Maprotilin, Viloxazin

Maprotilin steht chemisch und kinetisch den trizyklischen Antidepressiva nahe, hebt sich aber durch eine längere Halbwertszeit von ihnen ab. Bezüglich der Verteilung und der Clearance widersprechen sich die beiden vorliegenden Studien (Tabelle 3.2.1.1); der freie Anteil im Plasma beträgt 11% (BRAITHWAITE 1980). Zu therapeutisch optimalen Plasmaspiegeln gibt es keine einheitlichen Befunde.

Im Stoffwechsel entstehen durch Demethylierung das primäre Amin und durch Hydroxylierungen am Aromaten und an der Ethylenbrücke Phenole und Alkohole sowie über Epoxidation ein Dihydrodiol (BREYER-PFAFF et al. 1985).

Viloxazin, das chemische Ähnlichkeit mit β-Adrenozeptorenblockern besitzt, hat wie diese ein scheinbares Verteilungsvolumen in der Größenordnung des Körpervolumens und eine Halbwertszeit von wenigen Stunden, die bei gleichzeitiger Gabe von Antiepileptika nicht verkürzt ist (Tabelle 3.2.1.1). Die interindividuellen Variationen der Plasmaspiegel sind gering, und wegen der kurzen Halbwertszeit tritt auch unter 600 mg/Tag praktisch keine Kumulation ein. Das Gleichgewicht zwischen Blut und Liquor stellt sich erst innerhalb mehrerer Stunden ein (ELWAN und ADAM 1980). Die Elimination erfolgt zu etwa 15% unverändert im Harn, der Rest wird metabolisiert, und zwar größtenteils zu Phenolen (CASE und REEVES 1975).

Serotonin-Aufnahmehemmer:
Trazodon, Fluvoxamin, Fluoxetin,
Paroxetin, Citalopram (Femoxetin)

Trazodon erreicht das Plasmaspiegelmaximum ca. 1 h nach oraler Gabe von 25–

Tabelle 3.2.1.1. Kinetische Parameter von nicht-trizyklischen Antidepressiva bei Gabe von Einzeldosen an Versuchspersonen oder Patienten. Angegeben sind Mittelwerte und Standardabweichungen

Substanz	Untersuchte Gruppe	Applikationsweg	Verteilungs-volumen (l/kg)	Orale Bioverfüg-barkeit (%)	$t_{1/2}$ (h)	Lit.
Bupropion	8 Gesunde	oral			8 ± 6 11 ± 5^a	1
Citalopram	4 junge Gesunde	i.v.	14 ± 2		31 ± 6	2
		oral		97 ± 20	30 ± 5	
	11 ältere Patienten	oral			54 ± 16	3
Femoxetin	3 Gesunde	i.v.	16 ± 3		14 ± 3	4
	4 Gesunde	oral		10	22 ± 4	
Fluoxetin	12 Gesunde	oral			53 ± 41	5
Fluvoxamin	10 Gesunde	oral			15 ± 2	6
Levoprotilin	2 Gesunde				23	7
Maprotilin	6 Gesunde	i.v.	23 ± 7		43 ± 12	8
		oral		100	43	
	6 junge Gesunde	i.v.	52 ± 18		51 ± 26	9
		oral		66 ± 20	40 ± 18	
Mianserin	8 junge Gesunde	oral			21 ± 6	10
	8 ältere Patienten	oral			33 ± 15	
Paroxetin	4 Gesunde	i.v.	17 ± 10		13 ± 3	11
	15 Gesunde	oral			$10 \pm 2,5$	
		oral^b			21 ± 7	
R-(–)- Rolipram	6 junge Gesunde	i.v.	$0,5 \pm 0,2$		$8 \pm 0,2$	12
		oral		74 ± 31	9 ± 8	
S-(+)-Rolipram	6 junge Gesunde	i.v.	$0,8 \pm 0,5$		6 ± 4	
		oral		77 ± 32	5 ± 3	
Trazodon	25 junge Gesunde	i.v.	$1,1 \pm 0,3$		$5,3 \pm 2$	13
		oral		77	$5,2 \pm 2$	
	18 ältere Gesunde	i.v.	$1,4 \pm 0,3$		$7,8 \pm 2$	
		oral		86	$7,5 \pm 2$	
Viloxazin	6 Gesunde	oral			$4,3 \pm 1,8$	14
	6 epileptische Patienten^c	i.v.	$0,7 \pm 0,3$		$4,1 \pm 1,6$	
		oral		85 ± 14	$4,3 \pm 1,5$	

^{a} Nach 14tägiger Gabe von 200 mg/die; ^{b} nach 30tägiger Gabe von 30 mg/die; ^{c} behandelt mit Phenytoin, Phenobarbital und/oder Carbamazepin. *1* POSNER et al. 1985; *2* KRAGH-SØRENSON et al. 1981; *3* FREDERICSON OVERØ et al. 1985; *4* LUND et al. 1979; *5* SCHENKER et al. 1988; *6* DE BREE et al. 1983; *7* DIETERLE et al. 1984; *8* RIESS et al. 1975; *9* MAGUIRE et al. 1980; *10* MAGUIRE et al. 1983; *11* KAYE et al. 1989; *12* KRAUSE et al. 1990; *13* GREENBLATT et al. 1987; *14* PISANI et al. 1986

100 mg. Das Verteilungsvolumen entspricht etwa dem Körpergewicht; die Substanz wird in erheblichem Maße ins Fettgewebe aufgenommen, denn das scheinbare Verteilungsvolumen steigt mit dem Fettanteil am Körpergewicht. Dementsprechend findet man bei Übergewichtigen wesentlich verlängerte Halbwertszeiten (maximal 28 h gegenüber maximal 10 h bei Personen gleichen Alters mit Idealgewicht; GREENBLATT et al. 1987). Die Halbwertszeit von durchschnittlich 5 h bei jungen Probanden steigt auch im höheren Lebensalter signifikant an (Tabelle 3.2.1.1).

Bei der oxidativen Dealkylierung des Piperazinrings entsteht m-Chlorphenylpiperazin, ein Agonist an 5-HT_1-Rezeptoren. Weitere Metaboliten sind ein Phenol, ein N-Oxid und ein Dihydrodiol (BROGDEN et al. 1981).

Fluvoxamin ist nicht in parenteral applizierbarer Form verfügbar, so daß über seine Verteilung und Clearance nichts Sicheres bekannt ist. Der ungebunde Anteil im Plasma liegt mit 23% relativ hoch. Die Halbwertszeit von im Mittel 15 h ist für orale Dosen von 5 und 100 mg die gleiche (DE BREE et al. 1983).

Vor der renalen Ausscheidung wird Fluvoxamin vollständig metabolisiert; für keinen bekannten Metaboliten ließ sich pharmakologische Aktivität nachweisen. Der Hauptweg ist die Spaltung des Methylethers mit Weiteroxidation des Alkohols zur Säure. Ferner wird die primäre Aminogruppe acetyliert oder zum Alkohol bzw. zur Säure metabolisiert (OVERMARS et al. 1983).

Fluoxetin ist ebenfalls beim Menschen nur oral anwendbar. Es zeichnet sich durch eine lange Halbwertszeit und daher durch eine über mehrere Wochen anhaltende Kumulation zur Gleichgewichtskonzentration aus, noch langsamer wird sein N-demethylierter Metabolit Norfluoxetin eliminiert (Halbwertszeit 7–15 Tage). Die Kinetik ist dosisabhängig (s. Kapitel 2.2.1), und nach 30-tägiger Gabe von 40 oder 60 mg/Tag ist die

Halbwertszeit mit 5,7 Tagen 3mal so lang wie nach einer Einzeldosis (BERGSTROM et al. 1988). Wie der eigene Stoffwechsel wird offenbar auch der trizyklischer Antidepressiva von kumuliertem Fluoxetin gehemmt: Durch gleichzeitige Gabe von Fluoxetin können die Plasmaspiegel von Nortriptylin und Desipramin sehr stark erhöht werden (CIRAULO und SHADER 1990). Im Plasma liegt Fluoxetin zu 5% in freier Form vor. Das scheinbare Verteilungsvolumen läßt sich zu ca. 30 l/kg abschätzen.

Im höheren Alter oder bei Niereninsuffizienz ist die Fluoxetin-Kinetik nicht verändert, aber bei Patienten mit Leberzirrhose ist die Clearance deutlich verringert und die Halbwertszeit verlängert (SCHENKER et al. 1988).

Nur ein geringer Anteil erscheint unverändert oder als Norfluoxetin im Harn, der Rest ist konjugiert oder oxidativ abgebaut, großenteils zur Stufe der Benzoesäure (BERGSTROM et al. 1988).

Paroxetin unterliegt nach oraler Gabe einem hohen first-pass-Effekt; seine Bioverfügbarkeit ließ sich auch bei Vergleich mit der Kinetik einer i.v. Dosis nicht sicher ermitteln. Grund sind wohl die ungewöhnlich großen interindividuellen Unterschiede und die Dosisabhängigkeit der Metabolisierungsgeschwindigkeit; diese führt auch zur Verlängerung der Halbwertszeit bei wiederholter Gabe (Tabelle 3.2.1.1). Die freie Fraktion im Plasma beträgt 5%; die Konzentration in der Muttermilch gleicht etwa der im Plasma.

Die Kinetik von Paroxetin läßt sich für den einzelnen Patienten nicht voraussagen, auch nicht anhand eines Einzeldosistests. Die Halbwertszeiten verlängern sich weder im Alter noch bei mäßiggradiger Niereninsuffizienz oder Leberzirrhose. Ein therapeutisch günstiger Plasmaspiegelbereich ließ sich bisher nicht feststellen.

Die Ausscheidung erfolgt zu 2/3 im Harn und 1/3 in den Faeces, fast ausschließlich in metabolisierter Form. Hauptweg ist die oxidative Spaltung der Methylendioxy-Gruppe zum Catechol, das an einer OH-Gruppe methyliert und an der anderen mit Glucuronsäure oder Sulfat konjugiert wird (KAYE et al. 1989).

Citalopram wird im first-pass nur geringfügig metabolisiert und folgt einer linearen Kinetik, die bis 65 Jahre nicht altersabhängig ist. Die Gleichgewichtskonzentrationen, die sich bei Dosen von 20–80 mg/Tag innerhalb von 1–2 Wochen einstellen, liegen jedoch bei Patienten von über 70 Jahren, bezogen auf die Dosis, 2–3mal so hoch wie bei jungen; auch die mittlere Halbwertszeit ist von 33 auf 53 h verlängert (FREDERICSON OVERØ 1982, FREDERICSON OVERØ et al. 1985). Auffallend sind die geringe Plasmaproteinbindung von 50% und der relativ hohe Anteil an unverändert renal ausgeschiedenem Pharmakon von 13% (KRAGH-SØRENSEN et al. 1981). Die demethylierten Metaboliten, die schwächere Serotonin-Aufnahmehemmer sind, erreichen niedrigere Plasmaspiegel und tragen deshalb wahrscheinlich nicht zur Wirkung bei (FREDERICSON OVERØ 1982). An der basischen Seitenkette treten auch N-Oxidation und Desaminierung zur Propionsäure ein (ØYEHAUG et al. 1984).

Femoxetin unterliegt bei der Resorption nach oraler Gabe zu ca. 90% einem first-pass-Effekt, der nicht dosisabhängig ist (Einzeldosen von 75–600 mg). Die interindividuelle Variation der Kinetik ist groß mit Halbwertszeiten zwischen 7 und 27 h. Nur 1–5% des Femoxetin im Plasma ist nicht an Protein gebunden (LUND et al. 1979). Bei Patienten mit Leberzirrhose ist die Bioverfügbarkeit meist erheblich größer (HANSEN et al. 1984).
Bei niedrigem Harn-pH wird bis zu 1,2% einer Femoxetin-Dosis unverändert ausgeschieden, bei pH > 7 unter 0,01%. Vom pH unabhängig sind jedoch die Kinetik im Plasma und die renale Ausscheidung der Metaboliten, die 68–81% der Gesamtdosis beträgt (LUND et al. 1979). Durch N-Demethylierung entsteht Norfemoxetin, das ähnlich wirksam ist wie Femoxetin; seine Plasmakonzentration ist meist niedriger und seine Elimination schneller (MENGEL et al. 1983).

Substanzen mit anderen Wirkmechanismen: Mianserin (Levoprotilin, Bupropion, Rolipram)

Mianserin, ein Antagonist an adrenergen α_2-Rezeptoren, soll sich besonders gut zur Anwendung bei älteren Patienten eignen. Bei ihnen findet man längere Halbwertszeiten als bei jungen Probanden (Tabelle 3.2.1.1). Zur Kinetik nach i.v. Gabe und zur Bioverfügbarkeit können keine Werte angegeben werden, weil die publizierten Daten zu widersprüchlich sind. Vermutlich unterliegt Mianserin einer beträchtlichen first-pass-Metabolisierung. Eine Voraussage der Gleichgewichtsspiegel aufgrund der Konzentrationen nach einer Einzeldosis von 30 mg gelang nicht (DAWLING et al. 1987).
Die freie Fraktion im Plasma liegt im Mittel bei 5% und ist negativ korreliert mit der Konzentration von saurem α_1-Glykoprotein (KRISTENSEN et al. 1985). Im Harn findet man Mianserin und 8-Hydroxymianserin in freier und konjugierter Form sowie das N-Oxid (DE JONGH et al. 1981).

Levoprotilin ist das L-Enantiomer von Oxaprotilin, einem in der Seitenkette hydroxylierten Maprotilin. Mit dem Racemat wurden kinetische Untersuchungen durchgeführt; sie ergaben schnelle Konjugation mit Glucuronsäure bei oder nach der enteralen Resorption und überwiegend renale Ausscheidung. Die Blutkonzentration des S-(+)-Enantiomeren lag etwa doppelt so hoch wie die von Levoprotilin, doch unterschieden sich die Halbwertszeiten nicht. Im Plasma ist Oxaprotilin zu 17% nicht proteingebunden.
Neben der O-Glucuronidierung findet in geringem Maß N-Demethylierung statt (DIETERLE et al. 1984).

Bupropion hemmt in vitro die Dopamin-Aufnahme in Neurone, doch es ist nicht sicher, ob diese Wirkung in vivo zum Tragen kommt. Dosen von 50–250 mg werden schnell resorbiert; ein hoher first-pass-Effekt läßt sich daraus ablesen, daß von Anfang an Bupropion nur einen Bruchteil der Gesamtkonzentration an Pharmakon im Plasma ausmacht. Wesentlich höhere Spiegel erreichen – vor allem bei längerer Gabe – drei alkoholische Metaboliten, die durch Reduktion der Ketogruppe bzw. Hydroxylierung einer CH_3-Gruppe entstehen. Der letztere ist quantitativ besonders bedeutend und wahrscheinlich pharmakologisch aktiv (WELCH et al. 1987). Die Alkohole besitzen längere Halbwertszeiten als Bupropion, für das Mittelwerte zwischen 8 und 13 h gefunden wurden, jedoch ohne Dosisabhängigkeit (Tabelle 3.2.1.1, LAI und SCHROEDER 1983). In einer Studie deutete sich optimale antidepressive Wirksamkeit bei 50–100 ng Bupropion/ml Plasma an (PRESKORN 1983).

Elimination erfolgt größtenteils renal und kaum in unveränderter Form, Hauptmetaboliten sind m-Chlorhippursäure und Glucuronide der Alkohole (LAI und SCHROEDER 1983, WELCH et al. 1987). **Rolipram**, dessen klinische Wirksamkeit auf Hemmung der Phosphodiesterase durch das R-(–)-Enantiomer beruhen soll, erreicht das Maximum des Plasmaspiegels spätestens 1 h nach oraler Gabe von 1 mg. Der Abfall erfolgt in mehreren Phasen, wobei die terminale Halbwertszeit 6–8 h beträgt und für die beiden Enantiomeren gleich ist. Sie unterscheiden sich auch nicht hinsichtlich der Bioverfügbarkeit von ca. 75% und des Verteilungsvolumens, das kleiner ist als das Körpervolumen (KRAUSE et al. 1990). Bei der überwiegend renalen Ausscheidung läßt sich mit ^{3}H-Rolipram eine zusätzliche Phase mit einer Halbwertszeit von 40–50 h feststellen, die auf eine längere Verweilzeit von Metaboliten deutet (KRAUSE et al. 1989).

Literatur

BERGSTROM RF, LEMBERGER L, FARID NA, WOLEN RL (1988) Clinical pharmacology and pharmacokinetics of fluoxetine: a review. Br J Clin Pharmacol 153 [Suppl 3]: 47–50

BRAITHWAITE RA (1980) Plasma-protein binding of tricyclic antidepressants. Postgrad Med J 56 [Suppl 1]: 107–111

BREYER-PFAFF U, KROEKER M, WINKLER T, KRIEMLER P (1985) Isolation and identification of hydroxylated maprotiline metabolites. Xenobiotica 15: 57–66

BROGDEN RN, HEEL RC, SPEIGHT TM, AVERY GS (1981) Trazodone: a review of its pharmacological properties and therapeutic use in depression and anxiety. Drugs 21: 401–429

CASE DE, REEVES PR (1975) The disposition and metabolism of I.C.I. 58,834 (viloxazine) in humans. Xenobiotica 5: 113–129

CIRAULO DA, SHADER RI (1990) Fluoxetine drug-drug interactions. I. Antidepressants and antipsychotics. J Clin Psychopharmacol 10: 48–50

DAWLING S, FORD S, ARIYANAYAGAM P, O'NEAL H, LEWIS RR (1987) Plasma concentrations of mi-anserin after single dose and at steady-state in depressed elderly patients. Clin Pharmacokinet 12: 73–78

DE BREE H, VAN DER SCHOOT JB, POST LC (1983) Fluvoxamine maleate: disposition in man. Eur J Drug Metab Pharmacokinet 8: 175–179

DE JONGH GD, VAN DEN WILDENBERG HM, NIEUWENHUYSE H, VAN DER VEEN F (1981) The metabolism of mianserin in women, rabbits, and rats. Identification of the major urinary metabolites. Drug Metab Dispos 9: 48–53

DIETERLE W, FAIGLE JW, KÜNG W, THEOBALD W (1984) The metabolic fate of 14C-oxaprotiline HCl in man. III. Stereospecific disposition. Biopharm Drug Dispos 5: 377–386

ELWAN O, ADAM HK (1980) Relationship between blood and cerebrospinal levels of the antidepressant agent viloxazine. Eur J Clin Pharmacol 17: 179–182

FREDERICSON OVERØ K (1982) Kinetics of citalopram in man; plasma levels in patients. Prog Neuropsychopharmacol Biol Psychiatry 6: 311–318

FREDERICSON OVERØ K, TOFT B, CHRISTOPHERSEN L, GYLDING-SABROE JP (1985) Kinetics of citalopram in elderly patients. Psychopharmacology 86: 253–257

GREENBLATT DJ, FRIEDMAN H, BURSTEIN ES et al. (1987) Trazodone kinetics: effect of age, gender, and obesity. Clin Pharmacol Ther 42: 193–200

HANSEN BA, MENGEL H, KEIDING S, LUND J (1984) Femoxetine clearance in patients with liver cirrhosis. Acta Pharmacol Toxicol 55: 386–390

KAYE CM, HADDOCK RE, LANGLEY PF, MELLOWS G, TASKER TCG, ZUSSMAN BD, GREB WH (1989) A review of the metabolism and pharmacokinetics of paroxetine in man. Acta Psychiatr Scand 80 [Suppl 350]: 60–75

KRAGH-SØRENSEN P, FREDERICSON OVERØ K, LINDEGAARD PEDERSEN O, JENSEN K, PARNAS W (1981) The kinetics of citalopram: single and multiple dose studies in man. Acta Pharmacol Toxicol 48: 53–60

KRAUSE W, KÜHNE G, MATTHES H (1989) Pharmacokinetics of the antidepressant rolipram in healthy volunteers. Xenobiotica 19: 683–692

KRAUSE W, KÜHNE G, SAUERBREY N (1990) Pharmacokinetics of (+)-rolipram and (–)-rolipram in healthy volunteers. Eur J Clin Pharmacol 38: 71–75

KRISTENSEN CB, GRAM LF, KRAGH-SØRENSEN P (1985) Mianserin protein binding in serum and plasma from healthy subjects and patients with depression and rheumatoid arthritis. Psychopharmacology 87: 204–206

LAI AA, SCHROEDER DH (1983) Clinical pharmacokinetics of bupropion: a review. J Clin Psychiatry 44 (Sec 2): 82–84

LUND J, CHRISTENSEN JA, BECHGAARD E, MOLANDER L,
LARSSON H (1979) Pharmacokinetics of femoxetine. Acta Pharmacol Toxicol 44: 177–184

MAGUIRE K, MCINTYRE I, NORMAN T, BURROWS GD
(1983) The pharmacokinetics of mianserin in
elderly depressed patients. Psychiatry Res 8:
281–287

MAGUIRE KP, NORMAN TR, BURROWS GD, SCOGGINS
BA (1980) An evaluation of maprotiline intravenous kinetics and comparison of two oral
doses. Eur J Clin Pharmacol 18: 249–254

MENGEL H, LUND J, LANGE J (1983) Bioavailability
and pharmacokinetics of femoxetine. Arzneimittelforschung 33: 462–466

ØYEHAUG E, ØSTENSEN ET, SALVESEN B (1984) High-
performance liquid chromatographic determination of citalopram and four of its metabolites in plasma and urine samples from
psychiatric patients. J Chromatogr 308: 199–
208

OVERMARS H, SCHERPENISSE PM, POST LC (1983)
Fluvoxamine maleate: metabolism in man.
Eur J Drug Metab Pharmacokinet 8: 269–280

PISANI F, FAZIO A, SPINA E, ARTESI C, PISANI B, RUSSO
M, TRIO R, PERUCCA E (1986) Pharmacokinetics
of the antidepressant drug viloxazine in normal subjects and in epileptic patients receiving chronic anticonvulsant treatment. Psychopharmacology 90: 295–298

POSNER J, BYE A, DEAN K, PECK AW (1985) The
disposition of bupropion and its metabolites
in healthy male volunteers after single and
multiple doses. Eur J Clin Pharmacol 29: 97–
103

PRESKORN SH (1983) Antidepressant response and
plasma concentrations of bupropion. J Clin
Psychiatry 44(Sec 2): 137–139

RIESS W, DUBEY L, FÜNFGELD EW et al. (1975) The
pharmaco-kinetic properties of maprotiline
(Ludiomil®) in man. J Int Med Res 3 [Suppl 2]:
16–41

SCHENKER S, BERGSTROM RF, WOLEN RL, LEMBERGER
L (1988) Fluoxetine disposition and elimination in cirrhosis. Clin Pharmacol Ther 44: 353–
359

WELCH RM, LAI AA, SCHROEDER DH (1987) Pharmacological significance of the species differences in bupropion metabolism. Xenobiotica
17: 287–298

3.2.2 Experimentelle und klinische Pharmakologie

A. Delini-Stula

Die Annahme, daß die trizyklische Struktur der Imipramin-ähnlichen Antidepressiva nicht nur ihre pharmakologischen Wirkungsspektren sondern auch Nebenwirkungsprofile bestimmt, hat schon in den 60iger Jahren zur Suche nach antidepressiv wirksamen nicht-trizyklischen Verbindung geführt. Zahlreiche chemisch heterogene Antidepressiva sind seitdem entwickelt worden und genauso zahlreiche befinden sich zur Zeit in klinischer Prüfung.

Nicht-trizyklische Präparate werden oft als „zweite Generation" der Antidepressiva bezeichnet, wobei Mianserin in früherer Literatur auch als „atypisches" Antidepressivum apostrophiert wurde.

Experimentelle Pharmakologie

Im Gegensatz zu trizyklischen Antidepressiva, welche ein relativ einheitliches pharmakologisches Wirkungsspektrum besitzen und sich lediglich durch die Wirkstärke auf einzelne Systeme untereinander unterscheiden, sind nicht-trizyklische Verbindungen nicht nur chemisch sondern auch pharmakologisch heterogen. Ein gemeinsames Merkmal der meisten Präparate ist allerdings ihre im Vergleich zu Trizyklika bedeutend schwächere oder gar fehlende anticholinerge Wirkung (s.Tabelle 3.2.2.1). Tetrazyklische Verbindungen (Maprotilin und Mianserin) haben außerdem insofern eine Sonderstellung, als beide – trotz ihres unterschiedlichen Wirkungsmechanismus – vom gesamten pharmakologischen Spektrum her mit Trizyklika vergleichbar sind.

Wirkungen auf das Verhalten

Das Spontanverhalten von Tieren wird durch nicht-trizyklische Antidepressiva kaum beeinflußt, da sie in der Regel weder sedierende noch Amphetamin-ähnliche stimulieren-

Tabelle 3.2.2.1. Relative *in vitro* und *in vivo* Wirkungsstärke der anticholinergen Eigenschaften verschiedener Antidepressiva

Präparat	in vitro IC_{50} µM	in vivo ED_{50} mg/kg i.p.	
		(M)	(R)
Trizyklika			
Amitriptylin	0,043	5	5,9
Trimipramin	–	8,8	–
Doxepin	0,19	14	18
Imipramin	0,32	24	12
Clomipramin	0,23	27	21
Desipramin	0,60	50	24
Tetrazyklika			
Maprotilin	–	> 30	> 30
Mianserin	1,5	100	100
Nicht-Trizyklika			
Viloxazin	–	≫ 30	≫ 75
Fluoxetin	6,6	–	–
Fluvoxamin	–	≫ 30	–
Trazodon	> 10	–	–

In vitro Werte stellen die Konzentration des Präparates dar, die eine 50% Hemmung der Bindung von ^{3}H-QNB (spezifischer Marker von muskarinischen Rezeptoren) an Rattenhirnschnitten bewirken. *In vivo* Werte stellen diejenige Dosis dar, die 50% der Tiere von Physostigmin-Toxizität schützt (Für Referenzen siehe Delini-Stula 1989). *M* Maus, *R* Ratte

de Wirkungen besitzen. Ausnahmen sind **Maprotilin** und **Mianserin**, die eine ausgeprägte allgemein-dämpfende Komponente besitzen und die spontane Aktivität der Tiere (Orientierungs- und Explorations-Verhalten) schon in relativ niedrigen Einzeldosen hemmen. Nach wiederholter Verabreichung schwächt sich ihre dämpfende Wirkung wie bei Trizyklika allmählich ab.

Trazodon ist relativ stark allgemein-dämpfend und entfaltet in Tierversuchen (in hohen Dosen) Wirkungen, die eher für Neuroleptika typisch sind. So wird die bedingte Vermeidungsreaktion von trainierten Ratten ohne Beeinflussung der unkonditionierten Verhaltensreaktionen gehemmt. Trazodon antagonisiert die Amphetamin-induzierte Gruppentoxizität an der Maus, bewirkt aber im Unterschied zu Neuroleptika keine Katalepsie und unterdrückt nicht die Apomorphin-induzierten Stereotypien (Silvestrini et al. 1968, Boissier et al. 1974). Wie Anxiolytika zeigt Trazodon antiaggressive Eigenschaften bei schwachen muskel-relaxierenden und fehlenden antikonvulsiven Wirkungskomponenten (Georgotas et al. 1982)

Viloxazin antagonisiert dosisabhängig die Reserpin-induzierte Ptosis, Katalepsie und Hypothermie bei Mäusen und Ratten, allerdings in etwas geringerem Ausmaß als Imipramin oder Desipramin. Bei Affen werden Reserpin-induzierte depressive Verhaltenseffekte vermindert. Viloxazin bewirkt bei Ratten eine Desynchronisation des EEG's ähnlich wie Amphetamin in niedrigen Dosen, während Imipramin eine Synchronisation hervorruft. Insofern weist Viloxazin in gewisser Hinsicht pharmakologische Eigenschaften eines Amphetamin-ähnlichen zentralen Stimulans auf (Übersicht: Pinder et al. 1977).

Unter den **selektiven 5-HT-Wiederaufnahmehemmern** (SSRI) zeigt lediglich Paroxetin eine leichte aktivierende Wirkung, die zu einer minimalen Steigerung der lokomotorischen Aktivität der Ratte führt und sich im EEG in einer dosisabhängigen Steigerung der Weckreaktion niederschlägt (Kleinlogel und Bürki 1987). Der langsame Wellen-Schlaf wird gleichzeitig reduziert und REM-Schlaf unterdrückt. Wie trizyklische Antidepressiva unterdrücken auch andere SSRI den REM-Schlaf.

Von besonderem Interesse ist die inhibitorische Wirkung von SSRI auf das Nahrungsaufnahme-Verhalten der Tiere. Wie mehrere Untersuchungen zeigen, scheinen diese Präparate (z.B. Fluoxetin, Paroxetin, Sertralin) die Aufnahme von kohlenhydratreicher Diät bevorzugt zu unterdrücken und zwar bei hungernden, gesättigten wie auch bei 2-Desoxyglukose stimulierten Ratten (Wong und Reid 1986). Fluoxetin potenziert auch die anorektische Wirkung von 5-Hydroxytryptophan (5-HTP). Hinsichtlich der anorektischen Wirkung entwickelt sich nach wiederholter Gabe keine Toleranz. Eine direkte Korrelation zwischen Nahrungsaufnahme und 5-HT-Aufnahmehemmung wurde nicht von allen Autoren bestätigt. Einige Hinweise deuten eher darauf hin, daß anorektische Effekte via 5-HT1-Rezeptoren reguliert werden.

Anorektische Effekte von SSRI sind von klinischer Bedeutung. Im Gegensatz zu Trizyklika bewirken diese Präparate keine Gewichtszunahme im Laufe der Behandlung.

Wirkungen auf das pharmakologisch induzierte Verhalten

Wie bei trizyklischen Antidepressiva sind auch die Wirkungen der Nicht-Trizyklika in verschiedenen pharmakologischen Tiermodellen von ihren biochemischen Eigenschaften und direkten Effekten auf verschiedene neuronale oder Rezeptor-Systeme abhängig. In klassischen Tiermodellen wie z.B. Katalepsie, Blepharospasmus, Hypothermie und Sedation an reserpinisierten Nagetieren (Ratte, Maus) entfalten alle diejenigen Präparate eine antagonistische Wirkung, die eine NA-aufnahmehemmende Komponente besitzen (z.B. Maprotilin, Viloxazin). Bei Mianserin sind diese Wirkungen schwach oder zum Teil bis zu hohen Dosen fehlend, was sich auch durch seine schwache NA-aufnahmehemmende Eigenschaft erklären läßt.

Trazodon zeigt in klassischen Tests für Antidepressiva an reserpinisierten Tieren keine Wirkung, es potenziert allerdings die Zeichen der zentralen Erregung, ausgelöst durch Serotonin-Präkursoren. Diese Effekte sind kompatibel mit seinen fehlenden NA-aufnahmehemmenden und mäßigen, aber selektiven 5-HT-aufnahmehemmenden Wirkungen. Die Potenzierung der zentralen 5-HT-aktivierenden Effekte ist zudem auch auf die Bildung von m-Chlorphenylpiperazin (m-CPP), den aktiven

Metabolit von Trazodon, zurückzuführen. m-CPP besitzt starke 5-HT-agonistische Wirkungen (MAJ und LEWANDOWSKA 1980).

Selektive 5-HT Wiederaufnahmehemmer (SSRI) zeigen keine Reserpin- oder Tetrabenazin-antagonistische Effekte (Tabelle 3.2.2.2). Typisch für diese Präparate ist andererseits die Auslösung von Verstärkung eines „serotoninergen Syndroms" in der Kombination mit den 5-HT Präkursoren L-Tryptophan und L-5-Hydroxytryptophan (5-HTP) oder in der Kombination mit MAO-Hemmern. Von einer Kombination konventioneller MAO-Hemmer mit SSRI ist deswegen grundsätzlich abzuraten, da sie auch klinisch zu toxischen Erscheinungen führen kann. Vor allem die lange Eliminationszeit von Fluoxetin (bis zu 5 Wochen) muß dabei besonders beachtet werden. Klinische Erscheinungen eines serotoninergen Syndroms sind mit denjenigen am Tier vergleichbar und können fatal sein (siehe Tabelle 3.2.2.3). Im Gegensatz gibt es Hinweise, daß die Kombination von Fluvox-

Tabelle 3.2.2.2. Pharmakologische Differenzierung von selektiven Monoamin-Aufnahmehemmern

Präparat	Antagonismus Reserpin-Hypothermie[a]	Potenzierung L-5-HTP[b]
Desipramin	1,6	300
Maprotilin	16	≫300
Clomipramin	2,2	3
Zimelidin[c]	> 30	1
Fluoxetin	> 30	1
Citalopram	> 30	0,3
Fluvoxamin	> 10	3

[a] Dosis, die eine 50% Abschwächung der Hypothermie an reserpinisierten Mäusen bewirkt
[b] Minimale Dosis, die eine signifikante (p < 0,05) Potenzierung des L-5-HTP-Syndroms an der Maus bewirkt (Befunde nach DELINI-STULA 1989)
[c] Prototyp eines selektiven 5-HT-Aufnahmehemmer. Zimelidin ist vom Markt zurückgezogen

Tabelle 3.2.2.3. Serotonin-Syndrom und typische Nebenwirkungen der selektiven 5-HT-Wiederaufnahmehemmer (SSRI)

„Serotonin-Syndrom"		Häufigste klinische Nebenwirkungen
Tier	Mensch	
Motorische Unruhe	Verwirrtheit	Agitiertheit
Rückwärtsgang	Erregung	Angst
Tremor	Tremor	Schlaflosigkeit
Hyperreflexie	Myoclonus	Tremor
Myoclonus	Magenkrämpfe	Nausea
Diarrhoe	Diarrhoe	Erbrechen
Hyperthermie	Hyperpyrexie	Diarrhoe
	Tachykardie	Kopfschmerzen
	Hypertonie	Gewichtsverlust
	Kollaps	

amin mit dem reversiblen MAO-A Hemmer (RIMA) Moclobemid an gesunden Probanden zu keinen typischen serotoninergen Nebenerscheinung führt (DINGEMANSE 1993). Es bedarf allerdings weiterer Untersuchungen, um abzuklären, ob die Kombination von SSRI mit RIMA's weniger gefährlich ist. Die 5-HT potenzierende Wirkung in tierexperimentellen Modellen korreliert mit und ist direkt proportional zu der Wirkungsstärke der 5-HT-Aufnahmehemmung. Mit der 5-HT-Aufnahmehemmung hängt vermutlich auch die Verstärkung der durch Haloperidol ausgelösten Katalepsie sowie der antagonistischen Effekte der Neuroleptika auf Apomorphin-induzierte Stereotypien zusammen, die nach Vorbehandlung von Citalopram, Fluoxetin und Clomipramin beobachtet wurden (WALDMEIER und DELINI-STULA 1979). Diese Effekte deuten auf eine indirekte Einwirkung auf das extrapyramidal motorische System hin. Eine Exazerbation der extrapyramidalen Symptome bei Patienten nach der Behandlung mit Fluoxetin wurde beschrieben (BOUCHARD et al. 1989). Es ist bislang unklar, ob solche Effekte für alle SSRI typisch sind und mit den oben beschriebenen Befunden zusammenhängen. In Tierversuchen sind die Neuroleptika-potenzierenden Effekte nach wiederholter

Verabreichung von diesen Präparaten nicht mehr nachweisbar (WALDMEIER 1979, SUGRUE 1980).

Nicht-trizyklische Antidepressiva zeigen nach Einzeldosen keine Amphetamin-potenzierende Wirkung wie das für Imipramin und verwandte Verbindungen typisch ist. Nach mehrmaligen Dosen verstärken allerdings Maprotilin wie auch SSRI (Paroxetin, Citalopram, Fluoxetin), die Amphetamin-induzierte Hyperaktivität, ein Effekt, der vermutlich mit der Empfindlichkeitssteigerung von dopaminergen Rezeptoren zusammenhängt (MAJ et al. 1984). Eine Ausnahme ist Fluvoxamin, welches auch nach wiederholter Verabreichung Amphetamin-Effekte nicht potenziert.

Während Wirkungen an reserpinisierten Tieren und 5-HT-potenzierende Effekte eine pharmakologische Differenzierung von Antidepressiva mit überwiegenden NA- bzw. 5-HT-aufnahmehemmenden Eigenschaften ermöglichen (Tabelle 3.2.2.2), ist für Präparate vom Mianserin-Typ die Aufhebung von Clonidin-induzierten Symptomen der zentralen Dämpfung (Sedation, Hypoaktivität, Hypothermie) das besondere Merkmal, welches sie von anderen Präparategruppen unterscheidet. Der Clonidin-Antagonismus ist dabei eine direkte Folge der

Tabelle 3.2.2.4. Pharmakologische Wirkungsprofile der Antidepressiva

Testanordnung	Verbindungsklasse				
	Trizyklika	Nicht-Trizyklika			
	Imipramin-Typ	Aufnahmehemmer			Mianserin-Typ
		NA	NA- und 5-HT	5-HT	
Reserpin-(Tetrabenazin)-					
Hypothermie (M)	↓	↓	↓	0	±
Blepharospasmus (R)	↓	↓	↓	0	±
Katalepsie (R)	↓	↓	↓	0	0
L-5-HTP-					
Syndrom (R)	↑	0	↑	↑	0
Kopftremor (M) ("head-twitch")	↑↓	0	↑	↑	↓
Amphetamin-					
Hyperthermie (R)	↑	0			0
Hyperaktivität (M, R)	↑	↑	↑	↑	0
Clonidin-					
Hypothermie (M)	↓	↓	↓	0	↓
Hypoaktivität (R)	0	0	0	0	↓

↑ Verstärkung, ↓ Antagonismus, 0 keine Wirkung, ± schwache Wirkung, *M* Maus, *R* Ratte

Blockade von α2-Adrenorezeptoren durch Mianserin.

Die pharmakologischen Wirkungsprofile der Nicht-Trizyklika sind im Vergleich zu Imipramin in Tabelle 3.2.2.4 zusammengefaßt.

Andere pharmakologische Wirkungen
Tetrazyklische Verbindungen zeigen ein mit Trizyklika weitgehend vergleichbares Spektrum von allgemein-pharmakologischen Effekten. Beide derzeit verfügbaren Präparate besitzen ausgeprägte α1-adrenolytische, antihistaminische und antiserotoninerge Eigenschaften. Ausgenommen einiger weniger Effekte sind ihre kardiovaskulären und andere vegetativen Wirkungen qualitativ weitgehend mit denjenigen des Imipramin vergleichbar (siehe Kapitel 2.2.2). **Maprotilin** verstärkt z.B. die pressorische Wirkung des Noradrenalins erst nach mehrmaligen Dosen und antagonisiert die blutdrucksenkende Wirkung des Clonidin nicht. **Mianse-rin** zeigt im mittleren Dosenbereich (bis 10 mg/kg, Katze) fehlende Verstärkung von exogen zugeführtem Noradrenalin, da seine präsynaptischen Effekte wahrscheinlich durch eine postsynaptische α1-Rezeptor-Blockade aufgehoben werden. Die EKG-Veränderungen zeigen bei beiden Präparaten ein ähnliches Muster wie nach der Verabreichung der Trizyklika, wobei im Falle des Mianserin kardiotoxische Effekte erst nach sehr hohen Dosen auftreten. In klinischen Untersuchungen erwies sich Mianserin auch besser verträglich und weniger kardiotoxisch als Imipramin-ähnliche Präparate oder Maprotilin (HALPER und MANN 1988). Die anticholinergen Eigenschaften der beiden Präparate sind schwächer ausgeprägt als bei Trizyklika.

Das pharmakologische Wirkungsspektrum von **Trazodon** umfaßt relativ starke adrenolytische und antiserotoninerge sowie schwache anticholinerge und antihistamin-

erge Eigenschaften. Als Folge der adrenolytischen Wirkungen bewirkt Trazodon eine
dosisabhängige (2–10 mg/kg) Blutdrucksenkung an narkotisierten Tieren und antagonisiert die pressorischen Effekte von
exogen zugeführtem Noradrenalin. Blutdrucksteigernde Tyramin-Effekte werden
allerdings nicht beeinflußt, da Trazodon den
aktiven Membran-Transport von Tyramin in
das Neuron nicht blockiert. EKG-Veränderungen sind weitgehend mit denjenigen der
trizyklischen Antidepressiva vergleichbar,
sie treten jedoch erst in hohen Dosen (über
30 mg/kg) ein und sind relativ schwach
ausgeprägt (LISCIANI et al. 1978). Die Herz-
Kreislauf-Wirkungen von Trazodon im Vergleich zu Trizyklika sind in Tabelle 3.2.2.5
zusammengefaßt.

Viloxazin weist keine anticholinergen oder
antihistaminergen Effekte im Tierversuch
auf. Bei Katzen wurde Viloxazin hinsichtlich
der Kardiotoxizität signifikant besser toleriert als Imipramin (PINDER et al. 1977).
Unter in vivo-Bedingungen zeigen **selek-**

tive 5-HT-Wiederaufnahmehemmer bis
zu höchst verabreichten Dosen keine α1-
adrenolytische, antihistaminische oder anticholinerge Wirkungen. An narkotisierten
oder wachen Tieren zeigen diese Präparate
nach Einzeldosen auch keine ausgeprägten
haemodynamischen oder elektrokardiographischen Effekte. In verhältnismäßig hohen
Dosen wurden vorübergehende Blutdrucksenkung und je nach Tierspezies Verlangsamung oder Steigerung der Herzfrequenz
beobachtet. Minimale Herzleitungsverzö-
gerungen, schwache Extrasystolen und
Arrhythmie wurden nach Verabreichung
von Paroxetin registriert (CAIN et al. 1989),
während diese bei Fluoxetin bis zu hohen
Dosen fehlten. Spezies-spezifische Kardiotoxizität zeigt Citalopram (auffallende EKG-
Veränderungen nur beim Hund); diese
scheinen mit der Bildung eines toxischen
Citalopram-Metaboliten beim Hund zusammenzuhängen (OVERO 1989).
Schwach ausgeprägte oder gar fehlende
kardiovaskuläre und vegetative Wirkungen

Tabelle 3.2.2.5. Herz-Kreislauf-Effekte von Trazodon im Vergleich zu trizyklischen Antidepressiva (Prototyp = Imipramin)

Effekt	Trazodon	Trizyklika
Blutdruck		
niedrige Dosen	↓	↑
hohe Dosen	↓	↓
Interaktion mit		
Noradrenalin	Antagonismus	Potenzierung
Tyramin	kein Effekt	Antagonismus
Pulsfrequenz	↑↓	↑
Herzleitungsstörungen		
niedrige Dosen	keine	gering – mäßig
hohe Dosen	gering	ausgeprägt
Negativ-inotrope Wirkung		
niedrige Dosen	keine	schwach
hohe Dosen	schwach	ausgeprägt

Für Ref. BYRANT und ERESHEFSKY (1982)

von SSRI in Tierversuchen sind im Einklang mit ihrem klinisch günstigen kardiovaskulären Nebenwirkungsprofil und guter Verträglichkeit auch bei Patienten mit vorgeschädigtem Herz-Kreislauf-System.

Klinische Pharmakologie

Wie in tierexperimentellen Untersuchungen zeigen **Maprotilin** und **Mianserin** auch bei gesunden Probanden ein mit Trizyklika vergleichbares Wirkungsspektrum. In Einzeldosen beeinträchtigen sie die Vigilanz, Leistungseffizienz und teilweise auch kognitive Funktionen (Aufmerksamkeit, Kurzgedächtnis). Als Folge der sedativen Wirkung wird auch die Fahrtüchtigkeit vermindert und die Effekte von Alkohol, Neuroleptika sowie Hypnotika vom Barbiturat-Typ verstärkt. Die Interaktion mit diesen Stoffen ist teilweise auch auf pharmakokinetische Wechselwirkungen zurückzuführen (Übersicht: Breyer-Pfaff und Gaertner 1987).

Nach einmaligen oralen Dosen (100 mg) wirkt **Trazodon** allgemein-dämpfend und vermindert – ähnlich wie trizyklische Antidepressiva – die psychomotorische Leistung in verschiedenen psychologischen Tests. Die maximale Wirkung wird nach ca. 1 Stunde erreicht mit einer Tendenz zur Normalisierung nach ca. 8 Stunden (Longmore et al. 1988, Debbas et al. 1989).

Autonome Effekte wie die Abnahme des systolischen und diastolischen Blutdrucks, die Verminderung der Speichelsekretion und das Auftreten von Miosis sind im Vergleich zu Amitriptylin (50 mg) geringer ausgeprägt und wahrscheinlich auf die $\alpha 1$-adrenolytische Wirkung zurückzuführen. Nach wiederholter Verabreichung über 7 Tage kommt es zur Abschwächung der sedativen und kardiovaskulären Effekte. Bei depressiven Patienten und auch in hohen Dosen scheint Trazodon dementsprechend besser verträglich und weniger kardiotoxisch zu sein als Trizyklika. Bei kardial vorgeschädigten Patienten können allerdings arrhythmogene Effekte unter Trazodon auftreten (Janowski et al. 1983). Anders als bei Trizyklika wurde unter einer Behandlung mit Trazodon eine Steigerung, nicht eine Abnahme, der Libido beobachtet (Gartrell 1986). Innerhalb der ersten Behandlungswochen kann als Nebenwirkung Priapismus auftreten; dieser Effekt wird mit den $\alpha 1$-adrenolytischen Eigenschaften des Trazodons in Zusammenhang gebracht. Wie andere Antidepressiva verkürzt Trazodon die Latenz der REM-Schlafphase, allerdings ohne Beeinflussung der Stadien III und IV des Schlafes (Al-Yassiri et al. 1981).

Auch humanpharmakologisch zeigte sich, daß **Viloxazin** nur geringe anticholinerge Aktivität und schwächere sympathomimetische Wirkungen als Imipramin aufweist. Die kritische Flickerfrequenz wird in therapeutischen Dosen im Gegensatz zu Imipramin reduziert, die Reaktionszeit nicht verlängert. Bei Probanden wurde der Schlaf unter 200 mg Viloxazin ähnlich wie unter Amphetamin beeinträchtigt; es kam zu einer Reduktion der Gesamtschlafdauer, zu einer Verminderung des REM-Schlafes und zu einer Zunahme des Stadium I-Schlafes bzw. der Aufwachphasen. Verhaltenseffekte von Alkohol wurden bei Probanden nicht potenziert. Unter Viloxazin wurde keine signifikante Reduktion des Speichelflusses oder eine Pupillenerweiterung registriert (Übersicht Pinder et al. 1977).

Selektive 5-HT-Aufnahmehemmer (SSRI) zeigen an gesunden Probanden keine sedative Wirkung und leicht aktivierende Effekte auf psychomotorische und kognitive Funktionen (Netter 1988, Hindmarch 1988, 1988a). Blutdruck und Herzfrequenz oder andere autonome Funktionen werden in Dosen, die die 5-HT-Aufnahme in Blutplättchen signifikant hemmen, unbedeutend verändert (Bergstrom et al. 1988, Netter 1988). Die Fahrtüchtigkeit wird offenbar nicht beeinträchtigt (Übersicht: Hindmarch 1988, Hindmarch et al. 1992).

Die Wirkungsprofile der Antidepressiva auf verschiedene psychometrische Variablen

Tabelle 3.2.2.6. Effekte von trizyklischen und nicht-trizyklischen Antidepressiva auf kognitive und psychomotorische Leistungen bei gesunden Probanden

Präparat	Dosis mg	Meßparameter			
		CFF	KG	FT	ALC
Amitriptylin	50	↓	↓	↓	↑
Mianserin	10	↓	↓	↓	↑
Maprotilin	100	↓	↓	↓	↑
Doxepin	50	↓	↓	↓	↑
Desipramin	50	0	0	0	
Lofepramin	140	0	0	0	
Fluoxetin	40	0		0	0
Sertralin	100	↑	0	0	
Paroxetin	30	↑		0	
Fluvoxamin	50	0	0		↑ ?

CFF Flicker-Verschmelzungs-Frequenz (Critical-Flicker-Fusion), *ALC* Alkohol-Potenzierung, *FT* Fahrtüchtigkeit, *KG* Kurzgedächtnis. Vergleich zu Placebo: ↓ statistisch signifikante Hemmung, 0 keine signifikante Wirkung, ↑ statistisch signifikante Erhöhung, ? fraglicher Effekt. Nach HINDMARCH (1988) und HINDMARCH et al. (1992)

und Fahrtüchtigkeit bei gesunden Probanden sind in Tabelle 3.2.2.6 zusammengefaßt.

Wechselwirkungen mit anderen Pharmaka (vgl. Kap. 3.4.4, Seite 207 ff.)
SSRI zeigen geringere klinisch bedeutsame Wechselwirkungen mit anderen Arzneimitteln als trizyklische Antidepressiva. Sie verstärken in Einzeldosen die psychomotorischen Effekte von Alkohol, Neuroleptika, Barbituraten und Benzodiazepinen nicht. Eine pharmakokinetische Interaktion findet allerdings zwischen Fluoxetin und Diazepam statt, die zu einer Verlängerung der Eliminationszeit von Diazepam führt (LEMBERGER et al. 1988).
Die Elimination von Warfarin, Phenytoin und Theophyllin wird von Fluvoxamin, die von Warfarin auch von Paroxetin beeinträchtigt, was zu höheren Plasmaspiegeln dieser Stoffe mit entsprechenden klinischen Folgen führen kann. Sertralin bindet sich stark an Plasmaproteine und erhöht durch Verdrängung von Protein-Bindungsstellen die Plasmaspiegel von Digoxin, Warfarin und Phenytoin.
Eine pharmakokinetische Interaktion findet auch zwischen Fluoxetin und Trizyklika statt, die zu einer Verstärkung der Nebenwirkungen der letzteren führen kann.
Von allen Wechselwirkungen sind allerdings diejenigen von SSRI mit MAO-Hemmern und Lithium hervorzuheben, da sie zu schwerwiegenden Symptomen einer serotoninergen Interaktion („Serotonin-Syndrom", vgl. Tabelle 3.2.2.3) führen können.
Eine detaillierte Übersicht der Wechselwirkungen der SSRI findet sich bei BOYER und FEIGHNER (1991).

3.3 Neurobiochemie, Wirkmechanismus

A. Delini-Stula

3.3.1 Monoamin-Wiederaufnahmehemmung

Die Hemmung der Monoamin-Wiederaufnahme ist auch für eine überwiegende Zahl von nicht-trizyklischen Antidepressiva die dominierende neurobiochemische Wirkung. Die Unterschiede zu trizyklischen Imipramin-ähnlichen Präparaten bestehen vor allem in bezug auf das Ausmaß der Wirkung auf den Rücktransport-Mechanismus des einen oder anderen (NA- oder 5-HT) Neurotransmitters. Das Verhältnis der Hemmwirkung auf die NA-und/oder 5-HT-Aufnahme vor allem unter in vivo Bedingungen wird als maßgebend für die Bestimmung der Selektivität der Wirkung betrachtet (MAÎTRE et al. 1980, 1982).

Maprotilin ist der Prototyp eines selektiven NA-Aufnahmehemmers und gegenwärtig das einzige klinisch etablierte Antidepressivum aus dieser Präparategruppe. Maprotilin beeinflußt den Metabolismus von Serotonin bis zu höchst verabreichten Einzel- oder Mehrfachdosen weder am Tier noch beim Menschen (WALDMEIER 1983).

Die dominierende neurobiochemische Wirkung des **Mianserin** ist die Blockade von präsynaptischen alpha-2-Adrenorezeptoren, die eine Freisetzung des Noradrenalins aus Nervenendigungen und damit eine Konzentrationserhöhung im synaptischen Spalt bewirken. Mianserin besitzt auch NA-aufnahmehemmende Eigenschaften, die *in vivo* sehr schwach ausgeprägt sind und praktisch vollständig auf sein S (+)-Enantiomer zurückzuführen sind. Die Aufnahmehemmung von 5-HT kann nur *in vitro* in sehr hohen Konzentrationen demonstriert werden (RICHELSON und PFENNING 1984).

Trazodon weist einen mäßigen, aber selektiven 5-HT-aufnahmehemmenden Effekt auf. Unter *in vitro* Bedingungen blockiert Trazodon die Aufnahme von ^{3}H-markiertem Serotonin in die Synaptosomen des Rattenhirns in ca. 5 mal höheren Konzentrationen als Imipramin. Die entsprechenden Hemmkonstanten (K_i in nmol/l) für die 5-HT-Aufnahmehemmung in die Rattenhirnsynaptosome betragen für Imipramin 42, für Desipramin 340 und für Trazodon 190 (RICHELSON und PFENNING 1984). Trazodon senkt die Konzentration von Dopamin im Gehirn (GARATTINI 1974, RIBLET et al. 1981).

Viloxazin zeigt tierexperimentell im Vergleich zu Imipramin eine kürzer andauernde und geringere Potenz der Wiederaufnahmehemmung von Noradrenalin. Im Gegensatz zu Imipramin ist auch der Effekt auf die Wiederaufnahme von 5-Hydroxytryptamin in humane Thrombozyten gering, wenngleich ein vorübergehender Anstieg von Noradrenalin, Dopamin und 5-Hydroxytryptamin im Rattenhirn nachzuweisen ist. Noradrenalin-Metaboliten werden ähnlich wie unter Trizyklika verändert, 5-HT-vermittelte Funktionen werden im Gegensatz zu Desipramin im Tierexperiment potenziert. Humanpharmakologisch zeigte sich unter 200 mg/die Viloxazin kein Effekt auf 5-HIES im Urin, jedoch auf DOPAC, HVS und VMS (Übersicht: PINDER et al. 1977). Neuere Untersuchungen legen nahe, daß Viloxazin die Monoaminoxidase A und B kompetitiv und re-

Tabelle 3.3.1a. Vergleichende 5-HT-Aufnahme und 5-HT$_2$ Rezeptor blockierende Wirksamkeit der Antidepressiva in vitro

Präparat	Hemmung		Verhältnis
	5-HT Aufnahme IC 50 nM	5-HT$_2$ Rezeptor IC 50 nM	NA-/5-HT- (Aufnahmehemmung)
Trizyklika			
Amitriptylin	40	[a]	0,60
Imipramin	35	[a]	0,57
Desipramin	210	[a]	0,0046
Clomipramin	1,5	120	16
Desmethyl-Clomipramin	41	360	0,011
Tetrazyklika			
Maprotilin	3000	[a]	0,0028
Mianserin	1200	[a]	0,019
Andere Nicht-Trizyklika			
Citalopram	1,8	9200	4900
Desmethyl-Citalopram	7,4	19000	110
Fluoxetin	6,9	2700	55
Fluvoxamin	4,1	8300	150
Paroxetin	0,31	21000	280
Sertralin	0,20	10000	850
Trazodon	580	80	19

5-HT- und NA-Aufnahmehemmung wurden an Rattenhirnsynaptosomen bestimmt. (^{3}H)-Spiperon- wurde als spezifischer Marker in 5-HT-2 Rezeptor-Bindungs-Versuchen an Rattenkortex-Schnitten verwendet. IC 50: die Konzentration in nM, die eine 50% Hemmung bewirkt. Der Verhältnis NA-/5-HT Aufnahme Hemmung stellt der Quotient IC$_{50}$ NA-/IC$_{50}$ 5-HT- in nM dar. [a] Keine direkt vergleichbaren Befunde vorhanden (Befunde aus Eriksson und Humble 1990)

versibel hemmen kann (Martinez et al. 1986). **Selektive 5-HT-Wiederaufnahmehemmer** (SSRI) sind charakterisiert durch eine potente und kompetitive Hemmung des hochaffinen neuronalen Transportmechanismus für Serotonin (Tabelle 3.3.1). Unter in vivo oder ex vivo experimentellen Bedingungen und bis zu hohen Einzeldosen zeigen diese Präparate keinen Einfluß auf die NA Wiederaufnahme. In in vitro Testanordnungen kann eine NA-aufnahmehemmende Wirkungskomponente nachgewiesen werden, allerdings erst in sehr hohen Konzentrationen. Aus Befunden von Maître et al. (1982), Thomas et al. (1987) und anderen geht hervor, daß Paroxetin das potenteste und Citalopram das selektivste Präparat dieser Gruppe darstellen, was aus dem Verhältnis der NA-/5-HT-Aufnahmehemmung ersichtlich ist (Tabelle 3.3.1a).

Nach chronischer Behandlung kann die Selektivität der 5-HT-Aufnahmehemmung durch die Bildung von aktiven Metaboliten modifiziert werden. Tierexperimentelle Untersuchungen zeigen, daß z.B. Desmethylcitalopram (Hauptmetabolit von Citalopram)

Tabelle 3.3.1b. Wirkungsstärke der Antidepressiva für Noradrenalin- und Serotonin-Aufnahme in Rattenhirnsynaptosomen nach oraler Verabreichung

Präparat	ED_{50} mg/kg	
	NA-	5-HT-
Maprotilin	140	$\gg$ 300
Mianserin	> 100	> 100
Viloxazin	40	150
Citalopram	$\gg$ 100	
Fluoxetin	$\gg$ 100	
Fluvoxamin	$\gg$ 100	
Paroxetin	–	0,4

Nach MAÎTRE et al. (1980, 1982)

Tabelle 3.3.1c. Wirkungstärke der NA-, 5-HT- und DA-Aufnahme-Hemmung der repräsentativen Antidepressiva in Rattenhirnsynaptosomen *in vitro*

Präparat	K_i (Hemmkonstante) n Mol/l		
	NA-	5-HT-	DA-
Maprotilin	7,4	3.300	2.900
Mianserin	42	2.300	16.200
Viloxazin	170	16.500	48.000
Fluvoxamin	500	7	5.000
Trazodon	5.000	190	14.000

Nach RICHELSON und PFENNING (1984)

Tabelle 3.3.1d. Relative in vitro und in vivo Wirkungsstärke der anticholinergen Eigenschaften von nicht-trizyklischen Antidepressiva im Vergleich zu Imipramin

Präparat	*in vitro* IC_{50} µM	*in vivo* ED_{50} mg/kg i.p.	
		(M)	(R)
Imipramin	0,4	24	12
Tetrazyklika			
Maprotilin	0,3	>30	>30
Mianserin	0,36	100	100
Nicht-Trizyklika			
Viloxazin	$\gg$ 10	$\gg$ 30	$\gg$ 75
Fluoxetin	3,2	–	–
Fluvoxamin	>10	$\gg$ 30	–
Trazodon	–	–	–

In vitro Werte stellen die Konzentration des Präparates dar, die eine 50% Hemmung der Bindung von ^{3}H-QNB (spezifischer Marker von muskarinischen Rezeptoren) an Rattenhirnschnitten bewirken. In vivo Werte stellen diejenige Dosis dar, die 50% der Tiere von Physostigmin-Toxizität schützt (Für Referenzen siehe DELINI-STULA 1989). *M* Maus, *R* Ratte

in Analogie zu Desmethylclomipramin ein präferenzieller NA-Aufnahmehemmer ist (HYTTEL 1982). Allerdings erreicht die Konzentration des Desmethylcitaloprams im Blut beim Menschen nicht die Konzentration der Muttersubstanz. Die Metaboliten-Aktivität der SSRI und das Muster ihrer Wirkungen auf die Monoamin-Aufnahmehemmung ist in Tabelle 3.3.2 dargestellt (JOHNSON 1991). Alle SSRI zeigen unter in vitro Bedingungen auch DA-aufnahmehemmende Wirkung. Diese ist aber unbedeutend und außer im Falle von Sertralin noch schwächer als die NA-Wiederaufnahmehemmung. Als direkte Folge von ihren 5-HT-aufnahmehemmenden Wirkungen vermindern die Präparate dieser Gruppe den Umsatz von Serotonin im Gehirn, was sich in einer Abnahme der Konzentration von 5-Hydroxyindolessigsäure (5-HIES), dem Hauptmetaboliten von Serotonin, niederschlägt. Leicht verminderte Konzentrationen auch von Serotonin wurde nach Paroxetin und mehrmaligen Dosen von Fluoxetin im Rattenhirn festgestellt. Fluvoxamin veränderte die Serotonin-Konzentration nicht.

Tabelle 3.3.2. Metaboliten der 5-HT-Aufnahmehemmer und ihre Aktivitätsmuster

Präparat	Hauptmetabolit	Aufnahmehemmende Aktivität
Paroxetin	mehrere Metaboliten	unbedeutend
Citalopram	Desmethyl-Citalopram	5-HT < Citalopram NA- > Citalopram
Fluoxetin	NOR-Fluoxetin	5-HT- = Fluoxetin NA- = Fluoxetin
Fluvoxamin	mehrere Metaboliten	unbedeutend
Sertralin	Desmethyl-Sertralin	5-HT- < Sertralin NA- < Sertralin DA- < Sertralin
Clomipramin	Desmethyl- Clomipramin	5-HT- < Clomipramin NA- > Clomipramin

Nach JOHNSON (1991)

3.3.2 Bindungen an Rezeptoren

Maprotilin und **Mianserin** besitzen hohe Bindungsaffinität für α-1-, H-1- und 5-HT-2-Rezeptoren. Im Vergleich zu Trizyklika ist die Affinität von Maprotilin für cholinerge, muskarinische Rezeptoren etwas, bei Mianserin bedeutend schwächer. Im Einklang mit ihren Rezeptor-Bindungsprofilen sind auch ihre pharmakologischen Wirkungsprofile. Die vermutliche klinische Bedeutung dieser pharmakologischen Wirkungen ist aus Tabelle 2.2.2.1 und Tabelle 2.2.2.4 (s. Seite 21, 24) ersichtlich. Mianserin zeigt außerdem eine relativ hohe Bindungsaffinität für α-2-Rezeptoren.

Trazodon zeigt eine mit Imipramin vergleichbare Affinität für α-1-Adrenorezeptoren und eine in Relation zu anderen Antidepressiva stärkere Affinität für 5-HT2-Rezeptoren. Seine Affinität für muskarinische (cholinerge) Rezeptoren ist über 10.000 mal schwächer als die von Atropin (RICHELSON und NELSON 1984, CLEMENTS-JEWERY et al. 1980).

Viloxazin weist folgende Rezeptoraffinitäten auf: deutliche Blockade von α1-Rezeptoren, geringe Affinität für Histamin-1-Re-

zeptoren, eine cholinerge Blockade erfolgt nicht (RICHELSON und NELSON 1984).

Unter den SSRI binden sich lediglich Paroxetin und Fluoxetin an muskarinische Rezeptoren *in vitro* mit einer Dissoziationskonstante (Ki) von 89 bzw. 1300 nM (Ki Amitriptylin = 5,1 nM). Andere Präparate dieser Gruppe zeigen bis zu extrem hohen Konzentrationen praktisch keine Affinität für muskarinische oder für α1-adrenerge, histaminerge oder dopaminerge Rezeptoren (JOHNSON 1991). Im Gegensatz zu Trizyklika zeigen sie auch keine 5-HT-Rezeptor blokkierenden Effekte (vgl. Tabelle 3.3.1 a–d). Es ist hier zu erwähnen, daß in den letzten Jahren multiple 5-HT-Rezeptor-Subtypen entdeckt und charakterisiert worden sind (Tabelle 3.3.3, Abb. 3.3.1). Dies hat auch zur Identifizierung von direkten agonistisch/antagonistischen Wirkungen einer Reihe von Präparaten auf spezifische 5-HT-Rezeptor-Subtypen geführt. In klinischer Prüfung als potentielle Antidepressiva befinden sich gegenwärtig die partiellen 5-HT1A-Agonisten Ipsapiron, Gepiron und Tandospiron, die chemisch mit Buspiron verwandt sind (vgl. Kap. 6).

Tabelle 3.3.3. Klassifizierung und funktionelle Bedeutung von 5-HT-Rezeptoren und 5-HT-Rezeptor Subtypen

Rezeptor und Subtypen	Besondere Merkmale	Vermutete primäre Funktion	Lokalisation
5-HT1A	negative Kopplung an Adenylatzyklase-(cAMP) System	Hemmung der Feuerung von 5-HT Neuronen Regulation der Verhaltens-, Neuroendokriniums-, Stress-Angst-Reaktionen	prä- (Autorezeptoren) und postsynaptisch
5-HT1B	negative Kopplung an Adenylatzyklase-System	Hemmung der 5-HT Freisetzung	präsynaptisch
5-HT1C	Kopplung an Phosphoinositid-Hydrolyse (PI)-System	Regulation des zerebrospinalen Liquors (CSL)	Plexus chorioideus
5-HT1D	Kopplung an Adenylatzyklase (positive?)	Hemmung der 5-HT Freisetzung	präsynaptisch (Autorezeptor), postsynaptisch im C. striatum
5-HT2- [Subtypen?]	Kopplung an Phosphoinositid-Hydrolyse-System	Verhaltens- und Schlafregulation	Postsynaptisch
5-HT3- [Subtypen?]	direkte Kopplung an Kation-Kanäle	Modulation der Transmitter-Freisetzung (i.e. Dopamin)	Präsynaptisch
5-HT4- [Subtypen?]	negative Kopplung an Adenylatzyklase	?	?

Für Referenzen siehe Marsden (1991)

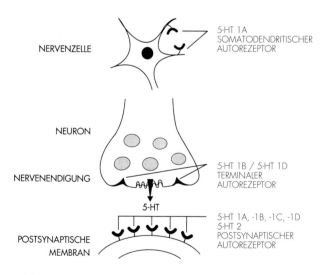

Abb. 3.3.1. Serotoninerges Neuron und 5-HT-Rezeptor-Systeme

3.3.3 Langzeiteffekte auf Rezeptor-Systeme

Die Langzeiteffekte von nicht-trizyklischen Verbindungen auf monoaminerge Rezeptoren sind inkonsistent und von einer Präparategruppe zur anderen, aber auch innerhalb der Gruppe unterschiedlich.

Die Dichte der β-Rezeptoren wird von den meisten der Nicht-Trizyklika nicht verändert. Wiederholte Behandlung mit Maprotilin und Mianserin scheint eine kurzdauernde Abnahme der ^{3}H-DHA markierten β-Rezeptoren zu bewirken, es sind aber auch negative Befunde berichtet worden. Selektive 5-HT-Wiederaufnahmehemmer beeinflussen mit Ausnahme von Sertralin weder die Dichte der β-Rezeptoren noch die Bildung von β-Rezeptoren-stimuliertem cAMP. Eine kombinierte Behandlung von Fluoxetin mit NA-Aufnahmehemmer (Desipramin, Maprotilin) verstärkt allerdings die herabsetzenden Effekte der letzteren auf das β-Rezeptor-System (MAJ et al. 1984, JOHNSON 1991). Im Einklang mit ihren selektiven Effekten auf das serotoninerge System beeinflussen SSRI alpha-adrenerge (α-1 und α-2) Rezeptoren nach Langzeitbehandlung nicht. Bezüglich des dopaminergen Systems scheinen SSRI mit Ausnahme von Fluvoxamin die funktionelle Reaktivität des Systems zu erhöhen, ohne die D2-Rezeptoren zu verändern. Eine Abnahme von D1-Rezeptorbindungsstellen im limbischen System und Striatum der Ratte wurde nach wiederholter Verabreichung von Citalopram beobachtet.

Wie Trizyklika steigern SSRI nach Langzeitbehandlung die Reaktivität von serotoninergen Neuronen. Im Unterschied zu trizyklischen Präparaten scheint dieser Effekt mit einer Erhöhung der Empfindlichkeit von postsynaptischen und nicht somatodendritischen 5-HT1A- oder terminalen Autorezeptoren (5-HT1D) zusammenzuhängen. Wie bei Trizyklika werden gleichzeitig die 5-HT2-Rezeptoren herabgesetzt. Der Netto-Effekt von diesen komplexen adaptiven Veränderungen ist eine Fazilitierung der 5-HT-Übertragung, wie dies auch aus funktionellen und elektrophysiologischen Untersuchungen hervorgeht (Übersichten: ERIKSSON und HUMBLE 1990, JOHNSON 1991).

3.3.4 Wirkmechanismus

Trotz aller neurobiochemischen und pharmakologischen Unterschiede zwischen den Präparaten dieser Klasse scheint es, daß der Wirkmechanismus, welcher für die antidepressive Wirkung verantwortlich ist, wie bei den Trizyklika mit einem Einfluß auf die monoaminergen Systeme zusammenhängt. Es muß auch im Falle von Nicht-Trizyklika angenommen werden, daß die Herstellung eines neuen Gleichgewichts, welches erst nach komplexen adaptiven Veränderungen in Rezeptor- und Signal-Übertragungssystemen erfolgt, für die antidepressive Wirksamkeit entscheidend ist. Prinzipiell gelten die in Kapitel 2.3 detailliert beschriebenen zum Teil spekulativen oder nicht endgültig bewiesenen Wirkmechanismen auch für diese Gruppe von Psychopharmaka. Auch die klinische Erfahrung spricht eher dafür, daß Antidepressiva keine symptomatische Therapie darstellen und eher die Auslösung eines natürlichen Remissionsprozesses ermöglichen.

Literatur

AL-YASSIRI MM, ANKIER SI, BRIDGES PK (1981) Trazodone – a new antidepressant. Life Sci 28: 2449–2458

BERGSTROM RF, LEMBERGER L, FARID NA, WOLEN RL (1988) Clinical pharmacology and pharmacokinetics of fluoxetine: a review. Br J Psychiatry 153 [Suppl 3]: 47–50

BOISSIER JR, PORTMANN-CISTESCO E, SOUBRIÉ P et al. (1974) Pharmacological and biochemical features of trazodone. In: BAN TA, SILVESTRINI B (eds) Trazodone. Mod Probl Pharmacopsychiatry 9: 18–28

BOUCHARD RH, POURCHER E, VINCENT P (1989) Fluoxetine and extrapyramidal side-effects. Am J Psychiatry 146: 1352–1353

BOYER WF, FEIGHNER JP (1991) Pharmacokinetics and drugs interactions. In: FEIGHNER JP, BOYER WP, WILEY & SONS (eds) Selective serotonin reuptake inhibitors. Perspect Psychiatry 1: 81–88

BREYER-PFAFF U, GAERTNER HJ (1987) Antidepressiva, Pharmakologie, therapeutischer Einsatz und Klinik der Depression. In: AMMON HPT, WERNING C (Hrsg) Medizinisch-pharmakologisches Kompendium, Bd 5. Wissenschaftliche Verlagsgesellschaft mbH, Stuttgart

BRYANT SG, ERESHEFSKY L (1982) Antidepressant properties of trazodone. Clin Pharm 1: 406–417

CAIN CR, HAMILTON TC, NORTON J, PETERSON EN, TORMAHLEN D (1989) Relative lack of cardiotoxicity of paroxetine in animal models. Acta Psychiatr Scand 80 [Suppl 350]: 27–30

CLEMENTS-JEWERY S, ROBSON PA, CHIDLEY LJ (1980) Biochemical investigations into the mode of action of trazodone. Neuropharmacology 19: 1165

DEBBAS NMG, ANKIER SI, WARRINGTON SJ (1989) Trazodone conventional and controlled-release formulations: pharmacodynamic effects after single and repeated administration. Curr Med Res Opin 11: 501–509

DELINI-STULA A (1989) Animal models in the research of antidepressants and their experimental validation. Habilitation, Universität Basel

DINGEMANSE J (1993) An update of recent moclobemide interaction data. Int Clin Psychopharmacol 7: 167–180

ERIKKSON E, HUMBLE H (1990) Serotonin in psychiatric pathopsychology. In: PHOL R, GERSHON H (eds) The biological basis of psychiatric treatment. Karger, Basel, pp 66–119 (Prog Basic Clin Pharmacol, vol 3)

GARATTINI S (1974) Biochemical studies with trazodone. A new psychoactive drug. In: BAN TA, SILVESTRINI B (eds) Trazodone. Mod Probl Pharmacopsychiatry 9: 29–46

GARTRELL N (1986) Increased libido in women receiving trazodone. Am J Psychiatry 143: 781–782

GEORGOTAS A, FORSELL TL, MANN JJ, KIM M, GERSHON S (1982) Trazodone hydrochloride: a wide spectrum antidepressant with a unique pharmacological profile. A review of its neurochemical effects, pharmacology, clinical efficacy, and toxicology. Pharmacotherapy 2 (5): 255–265

HADDOCK RE, JOHNSON AM, LANGLEY PF, NELSON DR, POPE JA, THOMAS DR, WOODS FR (1989) Metabolic pathway of paroxetin in animals and man and the comparative pharmacological properties of its metabolites. Acta Psychiatr Scand 80 [Suppl 350]: 24–26

HALPER PJ, MANN JJ (1988) Cardiovascular effects of antidepressant medications. Br J Psychiatry 153 [Suppl 3]: 87–98

HINDMARCH I (1988) A pharmacological profile of fluoxetine and other antidepressants on aspects of skilled performance and car handling ability. Br J Psychiatry 153 [Suppl 3]: 99–104

HINDMARCH I (1988a) Cognitive and behavioural consequences of antidepressants. In: LEONARD BE, PARKER SW (eds) Risk/benefits of antidepressants – current approaches. Duphar, Southampton, pp 18–24

HINDMARCH I, ALFORD C, BARWELL F, KERR JS (1992) Measuring the side effects of psychotropics: the behavioural toxicity of antidepressants. J Psychopharmacol 6 (2): 198–203

HYTTEL J (1982) Citalopram pharmacological profile of specific serotonin uptake inhibitor with antidepressant activity. Prog Neuropsychopharmacol Biol Psychiatry 6: 277–295

JANOWSKI D, CURTIS G, ZISOOK S, KUHN K, RESOVSKY K, LEWINTER M (1983) Ventricular arrhythmias possibly aggravated by trazodone. Am J Psychiatry 140: 796–797

JOHNSON AM (1989) An overview of the animal pharmacology of paroxetine. Acta Psychiatr Scand 80 [Suppl 350]: 14–20

JOHNSON AM (1991) The comparative pharmacological properties of selective serotonin reuptake inhibitors in animals. In: FEIGHNER JP, BOYER WF, WILEY & SONS (eds) Selective serotonin re-uptake inhibitors. Perspect Psychiatry 1: 47–70

KLEINLOGEL H, BURKI H (1987) Effects of selective 5-hydroxytryptamine uptake inhibitors, paroxetine and zimelidine, on EEG sleep and waking changes in the rat. Neuropharmacology 17: 206–212

LADER M (1988) Comments on the studies in healthy human subjects. Adv Biol Psychiatry 17: 47–51

LEMBERGER L, ROWE H, BOSOMWORTH JC et al. (1988) The effect of fluoxetine on the pharmakokinetics and psychomotor responses of diazepam. Clin Pharmacol Ther 43: 412–419

LISCIANI R, BALDINI A, BENEDETTI D, CAMPANA A, SCORZA BARCELLONA P (1978) Acute cardiovascular toxicity of trazodone, etoperidone and imipramine in rats. Toxicology 10: 151–158

LONGMORE J, BANJAR W, BRADSHAW M, SZABALDI E (1988) Effects of a controlled-release formulation of trazodone on psychomotor and autonomic functions in healthy volunteers: comparison with trazodone (conventional formulation), amitriptyline and placebo. Eur J Clin Pharmacol 34: 97–99

MAÎTRE L, MOSER P, BAUMANN PA, WALDMEIER PC (1980) Amine uptake inhibitors: criteria of selectivity. Acta Psychiatr Scand [Suppl 280]: 97–110

MAÎTRE L, BAUMANN P, JAEKEL J, WALDMEIER PC (1982) 5-HT-uptake inhibitors: psychopharmacological and neurobiological criteria of selectivity. Adv Biochem Psychopharmacol 34: 229–246

MAJ J, LEWANDOWSKA A (1980) Central serotoninmimetic action of phenylpiperazines. Pol J Pharmacol Pharm 32: 495–504

MAJ J, PRZEGALINSKI E, MOGILNICKA E (1984) Hypothesis concerning the mechanism of action antidepressant drugs. Rev Physiol Biochem Pharmacol 100: 1–74

MARSDEN CA (1991) The neuropharmacology of serotonin in the central nervous system. In: FEIGHNER JP, BOYER WF, WILEY & SONS (eds) Selective serotonin uptake inhibitors. Perspect Psychiatry 1: 11–35

MARTINEZ C, DOMINIAK P, KEES F, GROBECKER H (1985) Inhibition of monoamine oxidase by viloxazine in rats. Arzneimittelforschung/ Drug Res 36: 800–803

NETTER P (1988) Serotonin reuptake inhibitors in healthy human subjects. Adv Biol Psychiatry 17: 31–46

OVERO KF (1989) The pharmacokinetic and safety evaluation of citalopram from prelinical and clinical data. In: MONTGOMERY SA (ed) Citalopram, the new antidepressant from Lundbeck Research. Excerpta Media, Amsterdam, pp 22–30

PINDER RM, PROGDEN RN, SPEIGHT TM, AVERY GS (1977) Viloxazine: a review of its pharmacological properties and theapeutic efficacy in depressive illness. Drugs 13: 401–421

RIBLET LA, TAYLOR DP (1981) Pharmacology and neurochemistry of trazodone. J Clin Psychopharmacol 1 [Suppl]: 17–22

RICHELSON E, NELSON A (1984) Antagonism by antidepressants of neurotransmitter receptors of normal human brain in vitro. J Pharmacol Exp Ther 230: 94–102

RICHELSON E, PFENNING E (1984) Blockade by antidepressants and related compunds of biogenic amine uptake into rat brain synaptosomes: most antidepressants selectively block norepinephrine uptake. Eur J Pharmacol 104: 277–286

SILVESTRINI B, CIOLI V, BURBERI S et al. (1968) Pharmacological properties of AF 1161, a new psychotropic drug. Int J Neuropharmacol 7: 587–599

SUGRUE MF (1980) Inability of chronic fluoxetin to potentiate a serotonin-mediated effect. Comm Psychopharmacol 4: 131–134

THOMAS DR, NELSON DR, JOHNSON AM (1987) Biochemical effects of the antidepressant paroxetine, a specific 5-hydroxytryptamine uptake inhibitor. Psychopharmacology 93: 193–200

WALDMEIER PC (1979) Analysis of the activation of dopamin metabolism by a serotonin uptake inhibitor. Eur J Pharmacol 60: 315–322

WALDMEIER PC (1983) Neurobiochemische Wirkungen antidepressiver Substanzen. In: LANGER G, HEIMANN H (Hrsg) Psychopharmaka – Grundlagen und Therapie. Springer, Wien New York, S 65–81

WALDMEIER PC, DELINI-STULA A (1979) Serotonindopamine interactions in the nigrostriatal system. Eur J Pharmacol 55: 363–373

WONG DT, REID LR (1986) Suppression of foodintake in meal-fed and 2-desoxyglucosetreated rats be enantiomers of fluoxetine and other inhibitors of monoamine uptake. Fed Proc 45: 609–614

3.4 Klinik

J. Demling und D. Ebert („SSRI": Citalopram, Fluoxetin,
   Fluvoxamin, Paroxetin, Sertralin)
G. Laux und W. Pöldinger (Viloxazin)
S. Kasper (Trazodon)
M. Osterheider und W. Pöldinger (Maprotilin)
M. Osterheider (Mianserin)
O. Dietmaier (Interaktionen)

(Anmerkung der Herausgeber:) Bei der nachfolgenden Darstellung o.g. Substanzen nehmen die „SSRI" breiten Raum ein. Dies ist hauptsächlich darauf zurückzuführen, daß z.B. zu Fluoxetin im Vergleich z.B. zu Mianserin oder Viloxazin insbesonders in den USA eine Vielzahl klinischer Studien durchgeführt wurde und somit ein umfangreicheres Datenmaterial vorliegt (vgl. Tabellen). Dies beinhaltet u.E. keine Aussage über eine größere Bedeutung der SSRI (Wirksamkeit, Kosten-Nutzen-Relation, Verträglichkeit) im Vergleich zu den anderen besprochenen Präparaten.

3.4.1 Indikationen

„SSRI": Citalopram, Fluoxetin, Fluvoxamin, Paroxetin, Sertralin

Selektive Serotonin-Wiederaufnahmehemmer (selective serotonin reuptake inhibitors, SSRI) sind im deutschsprachigen Raum derzeit noch allein für die Behandlung depressiver Syndrome zugelassen. Allerdings haben sie sich in klinischen Prüfungen auch gegen Zwangsstörungen als wirksam erwiesen und werden unter dieser Indikation bereits in der klinischen Praxis eingesetzt. Aufgrund von Einzelfallbeobachtungen, neurobiologischen Hypothesen und ersten Studienergebnissen zeichnen sich weitere psychiatrische Anwendungsbereiche ab: Angsterkrankungen und gestörtes Eßverhalten (Anorexia nervosa, Bulimia nervosa, Adipositas), unzureichende Impulskontrolle (speziell Suizidalität und Aggressivität), Substanzmißbrauch (z.B. Alkoholismus), dementielle Erkrankungen und Schmerzsyndrome, eventuell auch therapieresistente Schizophrenien. Allen Funktionsbereichen, die bei diesen Syndromen bzw. nosologischen Entitäten gestört sind, ist gemeinsam, daß an ihrer zentralnervösen Steuerung der Neurotransmitter Serotonin (5-Hydroxytryptamin, 5-HT) offenkundig wesentlichen Anteil hat. Diese Störungen sind durch eine Verstärkung der serotonergen Neurotransmission mittels Wiederaufnahmehemmung (oder/und die mittel- und längerfristigen neuronalen Effekte dieser Substanzen im Gehirn) in vielen Fällen günstig zu beeinflussen.

Depression
Als sich die Hinweise auf einen Zusammenhang zwischen verminderter serotonerger Nervenimpulsübertragung im Zentralnervensystem (ZNS) und Depressivität mehrten, lag der Gedanke nahe, einen spezifischen Serotonin-Wiederaufnahmehemmer als effizientes und überdies nebenwirkungsarmes Antidepressivum zu entwickeln und klinisch zu prüfen (CARLSSON 1982).

Zimelidin war der erste SSRI, der zur Therapie von Depressionen eingeführt wurde. Wegen schwerer, bei mindestens etwa 1,5% der behandelten Patienten auftretender allergischer Reaktionen (influenzaartiges Syndrom, mitunter kompliziert durch eine periphere Neuropathie; NILSSON 1983) wurde die Substanz 1983 weltweit aus dem Handel genommen, was die Entwicklung von SSRI allgemein zunächst stark beeinträchtigte.

Es gab jedoch Anlaß zu der Vermutung, beim „Zimelidinsyndrom" handle es sich um eine substanzspezifische Komplikation, unabhängig vom Mechanismus der Serotonin-Rückaufnahme. Überdies hatte sich die Effizienz von Zimelidin als sehr gut erwiesen, und auch bezüglich ihrer sonstigen Verträglichkeit und toxischen Eigenschaften war die Substanz als hervorragend beurteilt worden (NILSSON 1983). Diese Gesichtspunkte überwogen schließlich und begünstigten die Entwicklung weiterer SSRI zur Therapie von Depressionen.

Zur Zeit sind weltweit fünf Substanzen aus diesem Wirkbereich im Handel (Citalopram, Fluoxetin, Fluvoxamin, Paroxetin, Sertralin). In der Bundesrepublik Deutschland ist Fluvoxamin seit 1984, Fluoxetin seit 1990 und Paroxetin seit 1992 als Antidepressivum zugelassen. Zu diesen drei Substanzen existieren bislang auch, im Vergleich zu den beiden anderen, die weitaus meisten Effizienz- und Vergleichsstudien zur Depressionsbehandlung.

Die weit überwiegende Zahl dieser Studien hat gezeigt, daß die Wirksamkeit der SSRI derjenigen von Placebo signifikant überlegen ist. An der Wirkäquivalenz zumindest gegen schwerere Depressionen zu traditionellen, d.h. vorwiegend trizyklischen Antidepressiva (TZA) wurden Zweifel formuliert (VAN PRAAG et al. 1987a, BECH 1988), doch lassen sich diese Bedenken angesichts der günstigen Ergebnisse der Vergleichsstudien sowie der Resultate von Metaanalysen (vgl. Beitrag MÖLLER) nur schwer aufrechterhalten. Allerdings ist darauf hinzuweisen, daß etliche Studien nur kleine Patientenkollek-

tive umfaßten, was die Entstehung eines „Fehlers der kleinen Zahl" („Beta-Fehler") begünstigt (LAAKMANN et al. 1991a, MÖLLER 1992). Die Mehrzahl dieser Studien wurde zudem an ambulanten Patienten durchgeführt. Zu jedem der SSRI – vorwiegend zu Fluvoxamin und Citalopram – gibt es aber auch Untersuchungen an stationären Patienten und solchen mit schweren Depressionen, wobei die Ergebnisse ebenfalls auf eine Gleichwertigkeit zu den TZA schließen lassen.

Detaillierte Angaben zu den vorliegenden Doppelblindstudien sind den Tabellen 3.4.1.1 bis 3.4.1.5 zu entnehmen. Aufgeführt sind dabei auch die Zahlen der Patienten, die mit dem SSRI bzw. der jeweiligen Vergleichssubstanz behandelt wurden (jeweils zu Beginn der aktiven Therapiephase, also nach Ausscheiden der Responder während der initialen Placebophase). Angaben über unkontrollierte Studien finden sich in zusammenfassenden Übersichten zu den Einzelsubstanzen (z.B. BENFIELD et al. 1986, BENFIELD und WARD 1986, DECHANT und CLISSOLD 1991, MILNE und GOA 1991, MURDOCH und McTAVISH 1992).

Im folgenden werden die wichtigsten in der Literatur mitgeteilten Daten zur Depressionsbehandlung mit SSRI unter verschiedenen Gesichtspunkten (diagnostische Gruppen, Art und Schwere der Erkrankung, Lebensalter, Erfahrungen in der Allgemeinpraxis, spezielle Symptomatik, Prädiktoren auf therapeutisches Ansprechen, Langzeitbehandlung und Rezidivprophylaxe) dargestellt.

Für die Krankheitsentität der **endogenen Depression („major depression")** – fast stets diagnostiziert nach den DSM-III-Kriterien der major depression – liegen die weitaus meisten kontrollierten Studien der SSRI vor.

Quantitative Kriterien für die Aufnahme in die Studie bzw. für Effizienzbeurteilung und Wirkvergleich lieferten die allgemein gebräuchlichen Untersuchungsinstrumente für Depressivität: die

Hamilton-Depressionsskala (HAM-D, 21 oder 17 items), Raskin-Depressionsskala, Skala der Clinical Global Impression (CGI) und (seltener) die Patient Global Impression (PGI), Montgomery-Åsberg-Depressionsskala (MADRS), Self Rating Depression Scale (SDS) nach ZUNG, Hopkins Symptom Checklist (HSCL), die Melancholieskala nach BECH und RAFAELSEN, daneben einige weniger gebräuchliche Instrumente. Sehr häufig wurden zur Ermittlung des jeweiligen anxiolytischen Potentials geeignete Skalen, vorzugsweise die Angstskalen nach COVI und nach HAMILTON (HAM-A), eingesetzt.

Es ergab sich zumeist eine **Überlegenheit der SSRI gegenüber Placebo** sowohl in den Wirksamkeitsstudien (reine Placebostudien) als auch in den placebokontrollierten Vergleichsstudien gegen andere (insbesondere trizyklische) Antidepressiva (vgl. Tabellen 3.4.1.1 bis 3.4.1.5).

In einer Studie war Fluoxetin bei „milden" Depressionen nicht wirksamer als Placebo (FABRE und PUTMAN 1987), und eine Gruppe adoleszenter Depressiver zeigte auf Fluoxetin und Placebo eine ähnlich ausgeprägte Besserung (SIMEON et al. 1990a).

Fluvoxamin schnitt in vier der insgesamt (mindestens) zwölf placebokontrollierten Studien nicht bzw. nur in Teilbereichen signifikant besser ab als Placebo (NORTON et al. 1984, DOMINGUEZ et al. 1985, LYDIARD et al. 1989, ROTH et al. 1990).

Paroxetin zeigte in zwei der (mindestens) fünf rein placebokontrollierten Studien keine signifikante Überlegenheit (MILLER et al. 1989, SMITH und GLAUDIN 1992), schnitt jedoch in den (mindestens) neun placebokontrollierten Vergleichsstudien gegen ein Standardantidepressivum (Imipramin) durchweg besser ab als Placebo.

Zu Citalopram wurden bislang drei placebokontrollierte Studien publiziert mit jeweils signifikant besserem Ergebnis für die Wirksubstanz. Ähnliches gilt für die wenigen bislang vorliegenden placebokontrollierten Vergleichsstudien zu Sertralin.

In doppelblind durchgeführten **Studien gegen Vergleichspräparate** zeigte sich eine Überlegenheit der antidepressiven Wirkstärke von Fluoxetin (vgl. Tabelle 3.4.1.1) je einmal gegenüber Imipramin (BREMNER 1984; insgesamt neun Studien), Mianserin (eine placebokontrollierte Studie, MUIJEN et al. 1988), Trazodon (nichtsignifikant, FALK et al. 1989; insgesamt vier Studien) und Amineptin (FERRERI 1989).

Fluvoxamin zeigte in der überwiegenden Mehrzahl der Doppelblindvergleiche eine Wirkäquivalenz gegenüber Standardantidepressiva (Imipramin: insgesamt 10 Studien mit, 7 ohne Placebokontrolle; Desmethylimipramin: einmal mit, einmal ohne Placebokontrolle; jeweils ohne Placebokontrolle: Clomipramin, Amitriptylin, Dothiepin [= Dosulepin], Maprotilin, Oxaprotilin, Mianserin, Moclobemid; vgl. Tabelle 3.4.1.2). Eine Reihe dieser Studien erstreckte sich über nur vier, eine über nur drei Wochen (ROST et al. 1989) aktiver Behandlung.

Paroxetin war in 14 der (mindestens) 16 placebokontrollierten Studien (hiervon sieben reine Placebokontrollen) dem Scheinpräparat signifikant überlegen und schnitt gegenüber den Referenzsubstanzen fast stets gleichwertig ab (vgl. Tabelle 3.4.1.3). Ähnliches gilt für Citalopram (Tabelle 3.4.1.4), für das auch zwei umfangreiche Metaanalysen (versus Placebo und versus Trizyklika) vorliegen, und für Sertralin (Tabelle 3.4.1.5); zu letzterer Substanz sind weitere Studien, vor allem an stationären Patienten, erforderlich; allerdings scheint es zu Sertralin interne Daten zu geben, die noch nicht publiziert sind (BOYER und FEIGHNER 1991a).

Die meisten der kontrollierten Depressionsstudien zu den SSRI umfaßten einen aktiven Behandlungzeitraum von sechs Wochen, der nach den Erfahrungen für eine reliable Wirksamkeits- und insbesondere Vergleichsbeurteilung auch erforderlich ist (BOYER und FEIGHNER 1991a).

Zwei SSRI – Fluoxetin und Paroxetin – wurden in bislang vier Doppelblindstudien gegeneinander geprüft. Antidepressive Wirksamkeit und Häufigkeit unerwünschter Effekte waren vergleichbar, es ergaben sich Hinweise auf ein früheres Einsetzen des stimmungsaufhellenden Effektes unter Paroxetin (vgl. Tabelle 3.4.1.3).

Melancholisch gefärbte Depressionen sprachen auf Fluoxetin (GINESTET 1989) und Fluvoxamin (FEIGHNER et al. 1989a) gut an, ebenso **bipolare Störungen** (COHN et al. 1989, SIMPSON und DE PAULO 1991 [offene Studie] zu Fluoxetin; die Kollektive von DE WILDE et al. (1983), und von GUY et al. (1984), enthalten einige bipolar Depressive, die mit Fluvoxamin behandelt wurden). Zu den bipolaren Zyklothymien sind weitere Studien wünschenswert, auch im Hinblick darauf, daß durch Antidepressiva einschließlich der SSRI Manien ausgelöst werden können (vgl. Abschnitt 3.4.3)

Die Wirksamkeit der SSRI gegen **schwere Depressionsformen** (zumeist definiert als ein Summenscore von mindestens 25 auf der Hamilton-Depressionsskala) ist für Fluoxetin und für Fluvoxamin überzeugend belegt. Entsprechende Metaanalysen (MONTGOMERY 1989, OTTEVANGER 1991a, MENDLEWICZ 1992) ließen für diesen Indikationsbereich sogar eine besonders gute Effizienz der genannten Substanzen erkennen. In der Studie von FABRE und PUTMAN (1987) war Fluoxetin nur gegen schwerere, nicht aber gegen leichtere Depressionen Placebo signifikant überlegen, jedoch gibt es auch Mitteilungen über eine gute Wirksamkeit gegen „milde" Depressionen (DUNLOP et al. 1990). Fluvoxamin wurde in mehreren Doppelblindstudien gegen schwere Depressionen (zumeist hospitalisierte Patienten) als ebenso wirksam befunden wie die trizyklischen Vergleichssubstanzen (DE WILDE et al. 1983, GUELFI et al. 1983, FEIGHNER et al. 1989a). BYRNE (1989) fand in einer Metaanalyse eine Wirkäquivalenz von Paroxetin und Amitriptylin gegen schwere Depressionen (Hamilton-Scores ≥ 30) bei stationären Patienten. MENDLEWICZ (1992) berichtet von einer weiteren Metaanalyse, die eine Äquivalenz von Paroxetin mit Vergleichssubstanzen ergeben habe. Die Besserungsrate betrug für die schwereren Depressionsformen in beiden Gruppen allerdings nur 30–40% gegenüber einer Gesamtbesserungsrate 60–70%. Citalopram erwies sich in einer Tagesdosierung von 40 (jedoch nicht 20) mg bei mäßig bis schwer ausgeprägten Depressionen als Placebo signifikant überlegen (MONTGOMERY et al. 1992). Auch Sertralin zeigte gegen schwere Depressionen gute Wirksamkeit (REIMHERR et al. 1990). Zu den beiden letztgenannten SSRI sind allerdings weitere Studien erforderlich.

Legende zu Tabellen 3.4.1.1 bis 3.4.1.5

N	Angegeben ist die Gesamtzahl der zu Beginn der Studie (initial) rekrutierten Patienten und/oder, wenn mitgeteilt, die Zahlen der Patienten, die in die aktive Studienphase aufgenommen wurden und in die vergleichende Auswertung zur Effizienz oder zu den unerwünschten Wirkungen eingingen
Geschlecht	*m* männlich, *w* weiblich
Alter	Angegeben ist entweder der Altersbereich aller rekrutierten bzw. aktiv behandelten Patienten oder, wenn mitgeteilt, das jeweilige Durchschnittsalter ($\bar{x}$) mit Standardabweichung (SD) der Behandlungsgruppen
Ergebnis	= gleichwertig, > signifikant überlegen, $\geq$ tendenziell (nicht signifikant) oder nur in Teilbereichen überlegen bzw. <, $\leq$ unterlegen
Nebenwirkungen (NW)	> mehr NW als, < weniger NW als
Abbrüche (A)	Die Angaben sind, soweit in der jeweiligen Studie angegeben, unterteilt in Gesamtzahl (absolute oder Prozentzahlen) /Abbrüche wegen substanzbedingter Nebenwirkungen (NW) / Abbrüche wegen Ineffizienz (Ineff.). – Abbrüche wegen NW bei gleichzeitiger Ineffizienz (Nennungen nur bei Paroxetin) sind durch die Angabe „+ (Anzahl)" sowohl bei „NW" als auch bei „Ineff." gekennzeichnet

Tabelle 3.4.1.1. Doppelblindstudien mit Fluoxetin (FLX) bei depressiven Patienten (Legende siehe Seite 130)

Autoren	Studiendesign	N	Geschlecht Alter	Dosis mg/d	Dauer	Ergebnis	Nebenwirkungen (NW) Abbrüche (A)
FABRE und CRISMON (1985)	vs. Placebo (PL) ambulant	FLX: 22 PL: <u>26</u> 48	20–70 Jahre	40–80	5 Wochen	FLX > P	NW: FLX: Schlafstörung (5), Schläfrigkeit (3), Nervosität (3), Appetitlosigkeit (3) PL: Schlafstörung (1), Schwindel (1) A: (gesamt/NW/Ineff.): FLX: 11/2/1 PL: 11/0/6
FIEVE et al. (1986)[1]	vs. PL ambulant	70	38 m, 32 w 18–65 Jahre	20–60	6 Wochen	FLX > P	keine Angaben
RICKELS et al. (1986)	vs. PL ambulant	FLX: 18 PL: <u>24</u> 42	21% m; 79% w 47,2 ± 13 Jahre ($\bar{x} \pm SD$)	40–80	5 Wochen	FLX > P	NW: FLX: 78%: Nausea (22,2%), Schlaflosigkeit (22,2%), Inf. ob. Luftw. (22,2%), Mundtrockenheit (16,7%), Nervosität (16,7%) PL: 54%: Kopfschmerzen (25%), Übelkeit (12,5%) A: (gesamt/NW/Ineff.): FLX: 8/1/4 PL: 6/1/5
HOLSBOER et al. (1992)	vs. PL stationär	14	20–70 Jahre	60–80	35 Tage	FLX > P	A: 1 FLX (Wahnsymptomatik), 1 PL (Ineff.)

[1] Compliancekontrolle: wöchentliche Kontrolle der Restmedikation

(Fortsetzung siehe S. 132)

Tabelle 3.4.1.1. Fortsetzung

Autoren	Studiendesign	N	Geschlecht Alter	Dosis mg/d	Dauer	Ergebnis	Nebenwirkungen (NW) Abbrüche (A)
FABRE und PUTMAN (1987)	vs. PL ambulant	84	18–65 Jahre	30–60	6 Wochen	FLX > P FLX = PL bei leichten Dep.	NW: FLX (Häufigkeit dosisabhängig): Nausea, Angst, Appetitminderung, Diarrhoe wegen NW: A: 3 FLX (60 mg/d)
SIMEON et al. (1990a)	vs. PL amb., stat.	40	18 m, 22 w 13–18 Jahre	20–60	7 Wochen	FLX ≥ P	NW: Kopfschmerzen, Erbrechen, Schlafstörung, Tremor A: 0
REIMHERR et al. (1984)	vs. Imipramin (IMI), PL ambulant, anschl. offene Studie mit Nonrespondern (nach Cross-over)	FLX: 68 IMI: 44 PL: 30 / 142	keine Angaben	FLX: 40–80 IMI: 150–300	6 Wochen	FLX = IMI > P	keine Angaben
COHN und WILCOX (1985)	vs. IMI, PL ambulant, anschl. offene Langzeitstudie mit Respondern	FLX: 54 IMI: 54 PL: 58 / 166	68 m, 98 w 20–64 Jahre	FLX: 40–80 IMI: < 100 bis > 250	6 Wochen	FLX = IMI > PL	NW: FLX > IMI: Schlafstörung, Nervosität, Angst IMI > FLX: Mundtrockenh., Schwindel, profuses Schwitzen, Verstopfung A: IMI >> FLX (gesamt)

(Fortsetzung siehe S. 133)

Tabelle 3.4.1.1. Fortsetzung

Autoren	Studiendesign	N	Geschlecht Alter	Dosis mg/d	Dauer	Ergebnis	Nebenwirkungen (NW) Abbrüche (A)
STARK und HARDISON (1985)	vs. IMI, PL ambulant (Meta-Analyse)	FLX: 185 IMI: 186 PL: 169 / 540	172 m, 368 w	FLX: 60, 80 IMI: 150–300	6 Wochen	FLX = IMI > PL	NW: (%): FLX: Übelkeit (25), Mundtr. (18), Tremor (12) IMI: Mundtrockenheit (69%), Schwindel (23), Schläfrigkeit (22), Obstipation (22), profus. Schwitzen (16), Übelkeit (15), Tremor (13) A: (NW/Ineff. in % behand. P) FLX: 18/19, IMI: 28/15, PL: 5/49
BYERLEY et al. (1988)	vs. IMI, PL ambulant (Meta-Analyse)	FLX: 32 IMI: 34 PL: 29 / 95	FLX: 75% w x̄ = 38,9 Jahre IMI: 62% w x̄ = 39,3 Jahre PL: 61% w x̄ = 37,5 Jahre	FLX: 20–80 IMI: 75–300	6 Wochen	FLX = IMI > PL	NW: FLX > IMI: Unruhe, Nausea, Müdigkeit IMI > FLX: antichol. Wirk. A: (gesamt/NW/Ineff.): FLX: 12/4/7, IMI 10/4/6, PL: 13/0/10
FEIGHNER et al. (1989b)	vs. IMI, PL ambulant	FLX: 51 IMI: 46 PL: 48 / 145 f. Auswertung)	37 m, 108 w 19–70 Jahre	FLX: bis 80 IMI: 150	6 Wochen	FLX = IMI > PL	NW: FLX > IMI: Nausea, IMI > FLX: Mundtr. (≫) Schwindel, Obstipation Schläfrigkeit, Nervosität, Akkommodationsstörung A: (gesamt/NW/Ineff.): FLX: 31/13/13, IMI: 29/18/8, PL: 40/9/44

(Fortsetzung siehe S. 134)

Tabelle 3.4.1.1. Fortsetzung

Autoren	Studiendesign	N	Geschlecht Alter	Dosis mg/d	Dauer	Ergebnis	Nebenwirkungen (NW) Abbrüche (A)
COHN et al. (1989)	vs. IMI, PL ambulant	FLX: 30 IMI: 30 PL: 29 89	FLX: 10 m, 20 w IMI: 11 m, 19 w PL: 9 m, 20 w 19–70 Jahre	FLX: 20–80 IMI: 75–300	6 Wochen	FLX ≧ IMI > PL	NW: FLX > IMI: Insomnie, Nervosität IMI > FLX: Mundtrockenh. A: (gesamt/NW/Ineff.): FLX: 19/2/2, IMI: 16/9/2, PL: 19/3/11
MUIJEN et al. (1988)[2]	vs. Mianserin (MIA), PL ambulant	FLX: 26 MIA: 27 PL: 28 81	27 m, 54 w 18–65 Jahre	FLX: 40–80 MIA: 40–80	6 Wochen	FLX > PL MIA = PL	NW: FLX > MIA: Nausea, Erbrechen, Tremor, Appetitmind., Sehstörung MIA > FLX: Schläfrigkeit Gewichtszunahme A: (gesamt/NW/Ineff.): FLX: 12/4/4, MIA: 13/4/2, PL: 12/15
BREMNER (1984)[3]	vs. Imipramin (IMI) ambulant	FLX: 20 IMI: 20 40	FLX, IMI: je 9 w 23–69 Jahre	FLX: 20–80 IMI: 75–300	5 Wochen	FLX > IMI	NW: FLX: 35%, IMI: 70%, FLX: Nervosität IMI > FLX: Mundtr., ZNS (Schwindel, Kopfschmerz) A: 3 FLX (0 substanzbed.) 3 IMI (2 substanzbed.)
LEVINE et al. (1987a)	vs. IMI amb. (43) stat. (17)	FLX: 30 IMI: 30 60	Geschlecht: keine Angaben 22–70 Jahre	FLX: 40–60 IMI: 75–150	6 Wochen	FLX = IMI	NW: FLX > IMI: Tremor IMI > FLX: Mundtrockenh. A: (gesamt/NW/Ineff.) FLX: 8/2/2, IMI: 2/0/1
BRESSA et al. (1989)	vs. IMI ambulant	30	keine Angaben	FLX: 20–60 IMI: 50–175	5 Wochen	FLX = IMI	NW: antichol.: IMI > FLX A: 2 FLX, 1 IMI, 0 wg. NW

(Fortsetzung siehe S. 135)

[2] Compliancekontrolle: Plasmaspiegel FLX, MIA am Studienende
[3] Compliancekontrolle: Plasmaspiegel FLX, IMI, 3× während der Studie

Tabelle 3.4.1.1. Fortsetzung

Autoren	Studiendesign	N	Geschlecht Alter	Dosis mg/d	Dauer	Ergebnis	Nebenwirkungen (NW) Abbrüche (A)
LOEB et al. (1989)	vs. IMI keine Angaben zu amb. oder stat.	FLX: 15 / IMI: 15 / 30	Geschlecht: keine Angaben 18–65 Jahre	FLX: 20 / IMI: 50–75	5 Wochen	FLX = IMI; Wirkungseintritt: FLX > IMI	keine besonderen NW, keine A
ROPERT (1989)	vs. Clomipramin (CLO)	FLX: 71 / CLO: 72 / 143	FLX: 28 m, 42 w 42,7 ± 11 Jahre CLO: 22 m, 50 w 44,8 ± 12,6 Jahre (x̄ ± SD)	FLX: 20 / CLO: 75	6 Wochen	FLX = CLO (Wirkbeginn FLX > CLO)	NW: FLX > CLO: Kopfschmerz, Schlafstörung, CLO > FLX: Verstopfung, Schwindel, Schläfrigkeit, Mundtrockenheit, Schwitzen A: (gesamt/NW): FLX: 16/4; CLO: 24/12
GINESTET (1989)	vs. CLO stationär	FLX: 28 / CLO: 26 / 54 (54 Auswertung, initial 62)	FLX: 8 m, 20 w 46,5 ± 10,8 Jahre CLO: 7 m, 19 w 51,6 ± 11 J. (x̄ ± SD)	FLX:20–80 / CLO: 50–200	4 Wochen/ 8 Wochen	FLX = CLO	NW: (%, 4 Wo./8 Wo.) FLX: 20/15 CLO: 22/15 FLX>CLO: Nausea, Tremor CLO > FLX: Obstipation, Mundtrockenheit, Schläfrigkeit, Schwindel, Hypotension A: 19 Pat.
MANNA et al. (1989)	vs. CLO stationär	FLX: 15 / CLO: 15 / 30	11 m, 19 w FLX: 47,7 ± 10 Jahre CLO: 48,5 ± 8,36 Jahre (x̄ ± SD)	FLX: 20 / CLO: 75	5 Wochen	FLX = CLO (Wirkbeginn FLX > CLO)	NW: CLO > FLX FLX > CLO: Nervosität, Schwitzen, Nausea, CLO > FLX: Obstipation, Mundtrockenheit, Tremor, Tachykardie A: keine Angaben

(Fortsetzung siehe S. 136)

Tabelle 3.4.1.1. Fortsetzung

Autoren	Studiendesign	N	Geschlecht Alter	Dosis mg/d	Dauer	Ergebnis	Nebenwirkungen (NW) Abbrüche (A)
PAKESCH und DOSSENBACH (1991)	vs. CLO ambulant	FLX: 91 CLO: 48 139	42 m, 97 w 19–79 Jahre	FLX: 20–40 CLO: 50	4 Wochen	FLX = CLO (Wirkbeginn FLX > CLO)	NW: 19 FLX, 33 CLO CLO > FLX: antichol., Nausea A: 7 FLX, 7 CLO
NOGUERA et al. (1991)	vs. CLO ambulant	FLX: 60 CLO: 60 120	FLX: 25% m, 75% w 26–65 Jahre CLO: 30% m, 70% w 24–65 Jahre	FLX: 20–40 CLO: –100	6 Wochen	FLX = CLO	NW: CLO > FLX (1., 6.Woche) A: (gesamt/NW/Ineff.): FLX: 13/2/3, CLO: 16/6/0
Masco und SHEETZ (1985)	vs. Amitriptylin (AMI) ambulant	FLX: 20 AMI: 21 41	11 m, 30 w x̄ = 51 Jahre	FLX: 40–80 AMI: 150–300	6 Wochen	FLX = AMI	NW: 7 FLX, 16 AMI FLX > AMI: Nervosität, Schlafstörungen IMI > FLX: Mundtrockenheit, Verstopfung A: 1 FLX, 5 AMI
CHOUINARD[4] (1985)	vs. AMI ambulant	FLX: 23 AMI: 28 51	15 m, 36 w 24–59 Jahre	FLX: 20–80 AMI: 75–300	5 Wochen	FLX = AMI	NW: FLX > AMI: Angst, Nausea, Kopfschmerz,Schwäche AMI > FLX: anticholinerg., Tremor, Schläfrigkeit, Nervosität, Schwindel, Orthostase A: 2 FLX, 6 AMI (4 wg. NW)

(Fortsetzung siehe S. 137)

[4] Compliancekontrolle: Plasmaspiegel FLX, AMI

Tabelle 3.4.1.1. Fortsetzung

Autoren	Studiendesign	N	Geschlecht Alter	Dosis mg/d	Dauer	Ergebnis	Nebenwirkungen (NW) Abbrüche (A)
FEIGHNER (1985)	vs. AMI ambulant	FLX: 22 AMI: 22 — 44	15 m, 29 w 19–69 Jahre	FLX: 20–80 AMI: 75–300	5 Wochen	FLX = AMI	NW: (FLX/AMI): Mundtrockenheit (13/54), Schwindel (9/50), Nausea, Unruhe: FLX=AMI, Pulsbeschleunigung (AMI > FLX) A: (gesamt/NW/Ineff.): FLX: 3/2/1, AMI: 9/6/3
YOUNG et al. (1987)	vs. AMI ambulant	FLX: 25 AMI: 25 — 50 (50 Auswertung, initial 64)	FLX: 8 m, 17 w AMI: 8 m, 17 w 20–65 Jahre	FLX: 40–80 AMI: 50–150	6 Wochen	FLX = AMI	NW: Mundtrockenheit: AMI > FLX Nausea: FLX > AMI Orthostase, Kopfschmerz: F = AMI A: (gesamt/NW): FLX: 7/2 (Schlafstörung) AMI: 7/0
KEEGAN et al. (1991)	vs. AMI	FLX: 20 AMI: 22 — 42	1/3 m, 2/3 w FLX: 39,5 ± 13,6 Jahre AMI: 47,8 ± 14,2 Jahre (x̄ ± SD)	FLX: 20–80 AMI: 100–250	6 Wochen	FLX = AMI	NW: FLX > AMI: Appetitmind., Schlafstörungen, Nervosität AMI > FLX: antichol., Gedächtnisstörungen A: 2 FLX, 3 (NW) AMI
LAAKMANN et al. (1991a)	vs. AMI ambulant	FLX: 51 AMI: 54 — 105 (105 Auswertung, initial 130)	27,6% m, 72,4% w 18–70 Jahre	FLX: 40 AMI: 100	5 Wochen	FLX = AMI	NW: FLX > AMI: Übelkeit, Erbr. AMI > FLX: Mundtr., Obstipation, Sehstörungen, Tremor A: 12 FLX, 8 AMI

(Fortsetzung siehe S. 138)

Tabelle 3.4.1.1. Fortsetzung

Autoren	Studiendesign	N	Geschlecht Alter	Dosis mg/d	Dauer	Ergebnis	Nebenwirkungen (NW) Abbrüche (A)
LAAKMANN et al. (1991b)	vs. AMI stationär	FLX: 88 AMI: 86 / 174 (174 Auswertung, initial 201)	26,4% m, 70,1% w (3,4% ohne Angaben)	FLX: 40–80 AMI: 100–200	5 Wochen	FLX = AMI	NW: FLX > AMI: Übelkeit, Erbrechen, Nervosität, Schlafstörung, Angst AMI > FLX: Schwindel, Mundtrockenheit A: 26 FLX, 24 AMI
ALTAMURA et al. (1989)	vs. AMI stationär	28	keine Angaben zum Geschlecht 68,5 ± 4,07 Jahre ($\bar{x}$ ± SD)	FLX: 20 AMI: 75	5 Wochen	FLX = AMI	NW: (FLX/AMI, %) Mundtrockenh. (45/81,8), Obstipation (36/54,6) AMI: Schläfrigkeit AMI insgesamt > FLX A: 2 FLX, 4 AMI
FAWCETT et al. (1989)	vs. AMI ambulant	40	14 m, 26 w Alter: keine Angaben	FLX: 20–60 AMI: 50–200	6 Wochen	F = AMI	NW: FLX > AMI: Nausea AMI > FLX: anticholinerg. A: (19 gesamt, wegen NW/ Ineff.): FLX: 4/2, AMI: 10/0
PETERS et al. (1989)	vs. AMI ambulant	FLX: 40 AMI: 41 / 81 (81 Auswertung, initial 102)	FLX: 15 m, 25 w AMI: 15 m, 26 w 25–63 Jahre	FLX: 20 AMI: 75–100	5 Wochen	FLX = AMI	NW: 29 FLX, 27 AMI FLX > AMI Kopfschmerz, Übelkeit AMI > FLX: Müdigkeit, Mundtrockenheit, Unruhe A: (gesamt/NW): FLX: 14/8, AMI: 11/4
KERKHOFS et al. (1990)	vs. AMI ambulant	FLX: 16 AMI: 18 / 34	12 m, 22 w 18–64 Jahre	FLX: 40–60 AMI: 100–150	6 Wochen	FLX = AMI	NW: AMI ≫ FLX AMI > FLX: Mundtr., Obstipation, Tremor, Schwindel FLX > AMI: Kopfschmerz A: wegen NW: keine Angaben

(Fortsetzung siehe S. 139)

Tabelle 3.4.1.1. Fortsetzung

Autoren	Studiendesign	N	Geschlecht Alter	Dosis mg/d	Dauer	Ergebnis	Nebenwirkungen (NW) Abbrüche (A)
FABRE et al. (1991)	vs. Nortripty-lin (N) ambulant	FLX:103 N: 102 205	FLX: 45 m, 58 w 36, 4 ± 10,6 J. N: 43 m, 59 w 37,6 ± 10,1 J. ($\bar{x}$ ± SD)	FLX: 17,4–35 (dschn.) N: 43–90 (dschn.)	5 Wochen	FLX = N	NW: (%): FLX: 71,8, N: 80,4 FLX > N: Nausea N > FLX: Mundtrockenheit A: (gesamt/NW/Ineff.): FLX: 39/17/2, N: 45/29/5
FEIGHNER und COHN (1985)[5]	vs. Doxepin (DX) ambulant	FLX: 78 DX: 79 157	85 m, 115 w (?) 61–90 Jahre	FLX: –80 DX: –200	6 Wochen	FLX = DX	NW: FLX > DX: Unruhe, Angst, Appetitstörung, Insomnie, Schwitzen DX > FLX: Sedierung, Mundtrockenheit, Obstipation, Akkommodationsstörung A: (%; gesamt/NW/Ineff.): FLX: 47/32/8, DX: 61/43/5
REMICK et al. (1989)	vs. DX ambulant und stationär	FLX: 38 DX: 37 75 (75 Auswertung, initial 80)	FLX: 55,3% w 41,9 Jahre DX: 64,9% w 44,4 Jahre ($\bar{x}$)	FLX: 20–60 DX: 50–150	6 Wochen	FLX = DX	NW: FLX > DX: Kopfschmerz, Nausea, Insomnie DX > FLX: Mundtrockenh., Müdigkeit, Obstipation A: (gesamt/NW/Ineff.): FLX: 13/9/4, DX: 10/8/2
TAMMINEN und LETHINEN (1989)	vs. DX amb., stat.	FLX: 26 DX: 25 51	FLX: 12 m, 14 w 30-54,7 Jahre DX: 6 m, 19 w 32,2–51,2 Jahre	FLX: 40–80 DX: 50–150	5 Wochen	FLX = DX	NW: (%): FLX: Nausea (14), Mundtrockenheit, Schläfrigkeit (je 9) DX: Mundtrockenheit, Schläfrigkeit (21), Schwindel (14), Sedierung (11) A: (gesamt/NW): FLX: 5/4, DX: 4/1

(Fortsetzung siehe S. 140)

[5] Compliancekontrolle: Plasmaspiegel für FLX und Nor-FLX während nachfolgender offener Studie

Tabelle 3.4.1.1. Fortsetzung

Autoren	Studiendesign	N	Geschlecht Alter	Dosis mg/d	Dauer	Ergebnis	Nebenwirkungen (NW) Abbrüche (A)
SOUTH WALES ANTIDEPRESSANT TRIAL GROUP (1988)[6]	vs. Dothiepin (DT) ambulant, stationär	FLX: 31 DT: 28 59	m, w keine Zahlen 16–70 Jahre	FLX: 40–80 DT: 50–225	7 Wochen	FLX = DT	NW: FLX > DT: Nausea, Tremor, Ausschlag, Kopfschmerz DT > FLX: Schläfrigkeit, Schwindel, Akkomm.-störungen A: (gesamt/NW/Ineff.): FLX: 16/6/5, DT: 7/0/4
CORNE und HALL (1989)	vs. DT ambulant	FLX: 49 DT: 51 100	FLX: 14 m, 35 w 43,0 ± 14,2 J. DT: 16 m, 35 w 40,4 ± 13,9 J. ($\bar{x} \pm$ SD)	FLX: 40 DT: 75	6 Wochen	FLX = DT Wirkbeginn: DT > FLX	NW: FLX: 21, D: 20 FLX > DT: Nausea, Erbrechen, Diarrhoe A: (gesamt/NW): FLX: 14/6, DT: 7/2
PÖLDINGER und HABER (1989)	vs. Maprotilin (MAP) ambulant	FLX: 73 MAP: 69 142	FLX: 28 m, 45 w MAP: 25 m, 44 w 21–67 Jahre	keine Angaben	4 Wochen	FLX = MAP	NW: 34% aller Pat. FLX %: Nausea (12), Schlafstörungen (10), abdominelle Schmerzen (8) MAP %: Schwindel (7), Nausea (6), Somnolenz (6) A: 9% m, 15% w
DE JONGHE et al. (1991a)	vs. MAP stationär	FLX: 30 MAP: 35 65	20 m, 45 w 19–69 Jahre	FLX: 40–80 MAP: 50–150	6 Wochen	FLX = MAP	NW: 75% aller P., FLX = MAP FLX (%): Nausea (17), Kopfschmerzen (13), Obstipation (10), Schwindel (10) MAP (%): Mundtr. (17), Tremor (9), Kopfschm. (9) A: 4 FLX, 4 MAP (je 2 Ineff.)

6 Compliancekontrolle: Plasmaspiegelbestimmung FLX, DT nach 3 Wochen

(Fortsetzung siehe S. 141)

Tabelle 3.4.1.1. Fortsetzung

Autoren	Studiendesign	N	Geschlecht Alter	Dosis mg/d	Dauer	Ergebnis	Nebenwirkungen (NW) Abbrüche (A)
KUHA et al. (1991)	vs. MAP	FLX: 24 MAP: 22 ⎯⎯ 46	FLX: 11 m, 13 w MAP: 5 m, 17 w 21–64 Jahre	FLX: 20–60 MAP: 50–150	5 Wochen	FLX = MAP	NW: FLX: 87%, MAP: 81% FLX > MAP: Insomnie, Nausea, Kopfschmerz, Magenschmerzen MAP > FLX: Mundtr., Schwindel, Agitiertheit, Schläfrigkeit A: (gesamt/NW): FLX: 3/2, MAP: 4/4
DEBUS et al. (1988)	vs. Trazodon (T) ambulant	FLX: 18 T: 17 ⎯⎯ 35 (35 Ausw., initial 43)	FLX: 7 m, 11 w T: 3 m, 14 w	FLX: 20–60 T: 50–400	6 Wochen	FLX = T (Wirkbeginn: FLX > T; Schlaf: T > FLX)	NW: FLX = T: Schläfrigkeit, Kopfschmerz, Nausea T > FLX: Schwindel A: (gesamt/NW/Ineff.): FLX: 4/1/1, T: 6/1/3
FALK et al. (1989)	vs. T ambulant	FLX: 14 T: 13 ⎯⎯ 27 (27 Ausw., initial 36)	FLX: 4 m, 10 w 69,1 ± 6,2 J. T: 3 m, 10 w 67,5 ± 4 J. ($\bar{x} \pm$ SD)	FLX: 20–60 T: 50–400	6 Wochen	FLX ≥ T	NW: FLX > T: Insomnie T > FLX: Obstipation A: 3 FLX, 8 T
PERRY et al. (1989)	vs. T ambulant	FLX: 21 T: 19 ⎯⎯ 40	FLX: 9 m, 12 w 42 ± 10 Jahre T: 10 m, 9 w 39 ± 11 Jahre ($\bar{x} \pm$ SD)	FLX: 21–47 (dschn.) T: 241–337 (dschn.)	6 Wochen	FLX = T Wirkbeginn T > FLX	NW: (%): FLX: 43, T: 37 FLX: Kopfschmerz (29), Nausea (24), Rhinitis (19), Schläfrigkeit (19) T: Schläfrigkeit (37), Kopfschmerz (26), Nausea (26), Schwindel (21), Mundtrockenh. (16), Verdauungsbeschw. (16) A: wegen NW: 2 FLX, 2 T

(Fortsetzung siehe S. 142)

Tabelle 3.4.1.1. Fortsetzung

Autoren	Studiendesign	N	Geschlecht Alter	Dosis mg/d	Dauer	Ergebnis	Nebenwirkungen (NW) Abbrüche (A)
BEASLEY et al. (1991b)[7]	vs. T ambulant	FLX: 65 T: 61 126	FLX: 23 m, 42 w 40,0 ± 11,3 J. T: 19 m, 42 w 40,0 ± 10,8 J. ($\bar{x}$ ± SD)	FLX: 20–40 T: 50–400	6 Wochen	FLX = T	NW: FLX > T: Rhinitis, Tremor, T>FLX: Schläfr., Schwindel A: (gesamt/NW/Ineff. in %): FLX: 30,8/13,8/6,2 T: 37,7/9,8/6,5
WILLIAMS et al. (1993)	vs. Moclobemid (MO) ambulant, stationär	FLX: 43 MO: 49 92 (92 Ausw. initial: 122)	% initial: FLX: 35 m, 65 w MO: 31 m, 69 w FLX: 47,9 ± 17,7 J. MO: 48,1 ± 18,8 J.	FLX: 20–40 MO: 300–600	6 Wochen	FLX = MO	NW: FLX > MO: Sedierung, Nausea, Erbrechen MO > FLX: Insomnie A: % (gesamt/NW/Ineff.): FLX: 28/12/3 MO: 20/8/6
TANERI und KÖHLER (1989)	vs. Nomifensin (NOM) ambulant	FLX: 20 NOM: 20 40	ca. 50% m, 50% w 16–72 Jahre	FLX: 40 NOM: 150	5 Wochen	FLX = NOM	NW: FLX = NOM FLX: Unruhe, Nausea, Gewichtsverlust NOM: Mundtr., Schlafstörungen, Obstipation A: 6 F, 0 NOM
FEIGHNER et al. (1991)	vs. Bupropion (B) ambulant	FLX: 62 B: 61 123	FLX: 24 m, 38 w 42,9 Jahre B: 23 m, 38 w 40,9 Jahre ($\bar{x}$)	FLX: 20–80 B: 225–450	6 Wochen	FLX = B	NW: FLX > B: Schwächegefühl, Diarrhoe, Hautausschlag B > FLX: Tinnitus, Obstipation, Schlafstörungen, Mundtrockenheit A: (gesamt/NW/Ineff.): FLX: 18/4/3 T: 16/6/1

[7] enthält u.a. die Patientenkollektive von DEBUS et al. (1988) und PERRY et al. (1989) Doppelblindstudien mit Fluoxetin vs. Paroxetin: siehe Tabelle 3.4.3!

(Fortsetzung siehe S. 143)

Tabelle 3.4.1.1. Fortsetzung

Autoren	Studiendesign	N	Geschlecht Alter	Dosis mg/d	Dauer	Ergebnis	Nebenwirkungen (NW) Abbrüche (A)
FERRERI (1989)	vs. Amineptin (AM) ambulant	FLX: 31 AM: 32 63	FLX: 8 m, 23 w 47,8 ± 11,5 Jahre AM: 10 m, 22 w 48,8 ± 15,2 Jahre (x̄ ± SD)	FLX: 20 AM: 200	6 Wochen	FLX > AM	NW: FLX: 9 P., AM: 19 P. FLX > AM: Mundtr.!, Appetitmind. AM > FLX: Angst, Schlafstörungen, abdom. Beschwerden, Nausea (!) A: (gesamt/NW/Ineff.): FLX: 4/1/3, AM: 11/7/3

Tabelle 3.4.1.2. Doppelblindstudien mit Fluvoxamin (FLV) bei depressiven Patienten (Legende siehe Seite 130)

Autoren	Studiendesign	N	Geschlecht Alter	Dosis mg/d	Dauer	Ergebnis	Nebenwirkungen (NW) Abbrüche (A)
Conti et al. (1988)	vs. Placebo (PL) stationär	FLV: 23 PL: 22 — 45	alle w x̄ = 53 Jahre	50–300	4 Wochen	FLV > P	NW: FLV > PL: Nausea, Erbrechen, Müdigkeit PL > FLV: Mundtrockenh., Schwindel, Kopfschm. A: (gesamt/NW/Ineff.). FLV: 14/1/9, PL:13/1/12
Itil et al. (1983)	vs. Imipramin (IMI), PL amb.	FLV: 22 IMI: 25 PL: 22 — 69	39 m, 30 w 21–68 Jahre	FLV: 50–209 IMI: 50–210	4 Wochen	IMI > FLV > PL (FLV evtl. unterdosiert)	NW: IMI > FLV: anticholinerg FLV > IMI: Insomnie, Agitiertheit A: 12 FLV (9 wegen NW), 12 IMI (7 wegen NW), 11 PL (5 wegen Ineff.)
Norton et al. (1984)	vs. IMI, PL amb., 3 stat.	FLV: 33 IMI: 30 PL: 25 — 88 (88 Auswertung, initial: 91)	FLV: 69,7% w x̄ = 39,2 Jahre IMI: 76,7% w x̄ = 36,5 Jahre PL: 84,0% w x̄ = 38,8 Jahre	FLV: 50– (dschn.) 132,8 IMI: 50– (dschn.) 153,3	4 Wochen	FLV ≥ PL IMI ≥ PL	NW: (%) FLV: Nausea, Erbr. (63), Diarrhoe (23), Tremor (49) IMI: Schwindel/Synkope (68), Mundtrockenh. (61), Schwitzen (45), Orthostase (35) A: 4 FLV (2 wegen NW), 1 IMI, 3 PL (Ineff.)
Amin et al. (1984)	vs. IMI, PL amb. (2/3) stat. (1/3)	FLV:161 IMI: 153 PL: 150 — 464	1/3 m, 2/3 w 19–70 Jahre	FLV: 155 (dschn.) IMI: 156 (dschn.)	4–6 Wochen	FLV = IMI > PL	NW: FLV: Nausea, Erbrechen IMI: antichol. (Mundtrockenheit u.a.), Orthostase A: keine Angaben

(Fortsetzung siehe S. 145)

Tabelle 3.4.1.2. Fortsetzung

Autoren	Studiendesign	N	Geschlecht Alter	Dosis mg/d	Dauer	Ergebnis	Nebenwirkungen (NW) Abbrüche (A)
Dominguez et al. (1985)	vs. IMI, PL amb.	FLV: 35 IMI: 35 PL: 31 101	Geschlecht: Gruppen „vergleichbar" 21–64 Jahre	FLV: 50–300 IMI: 50–300	4 Wochen	FLV = IMI ≥ PL (Wirkbeginn FLV > IMI)	NW: FLV > IMI: Nausea, Erbrechen, Schlafstörungen IMI>FLV: anticholinerg., Schläfrigkeit, Schwindel, Tremor PL > FLV = IMI: Kopfschmerz A: (gesamt/NW/Ineff.): FLV: 17/10/1, IMI: 11/8/0, PL: 10/2/0
Wakelin (1986)	vs. IMI, PL ambulant, stationär	FLV: 33 IMI: 29 PL: 14 76	FLV: 9 m, 24 w IMI: 6 m, 23 w PL: 6 m, 8 w 60–71 Jahre	FLV: 161 (dschn.) IMI: 160 (dschn.)	4 Wochen	FLV = IMI > PL	NW: (P.) FLV: Nausea (13), Obstipation (8), Mundtr. (8), Schläfrigkeit (5) IMI: Mundtrockenh. (15), Schläfrigkeit, Schwindel, Schwitzen (zus.: 8) PL: Nausea, Mundtr., Schlafstörungen A: (gesamt/NW/Ineff.): FLV: 13/5/2, IMI: 12/6/1, PL: 6/2/4
Lapierre et al. (1987)	vs. IMI, PL stationär	FLV: 22 IMI: 21 PL: 20 63	FLV: 9 m, 13 w IMI: 9 m, 12 w PL: 8 m, 12 w 20–69 Jahre	FLV: 180,3 IMI: 172,6 (dschn.)	6 Wochen	FLV = IMI > PL	NW: FLV > IMI: Nausea, Erbrechen, Obstipation IMI > FLV: Schwindel, Mundtrockenheit, Schwitzen A: (gesamt/NW/Ineff.): FLV: 7/1/2, IMI: 12/1/6, PL: 13/1/8

(Fortsetzung siehe S. 146)

Tabelle 3.4.1.2. Fortsetzung

Autoren	Studiendesign	N	Geschlecht Alter	Dosis mg/d	Dauer	Ergebnis	Nebenwirkungen (NW) Abbrüche (A)
LYDIARD et al. (1989)	vs. IMI, PL ambulant	FLV: 17 IMI: 18 PL: <u>17</u> 52	Geschlecht: keine Angaben 23–81 Jahre ($\bar{x}$ = 47,2 Jahre)	FLV: 100–300 IMI: 100–300	6 Wochen	IMI ≥ FLV ≥ PL	NW: (%) FLV: Diarrhoe (41), Mundtrockenh. (41), Kopfschmerz (41), Nausea (35), Flatulenz (29) IMI: Obstipation (83), Mundtrockenheit (55), Schwitzen (39), Schwindel (39), Nausea (39) PL: Pruritus (29), Nausea (23), Kopfschmerz (18) u.a. A: insgesamt: 9 wg. NW: 1 FLV, 2 IMI, 1 PL
FEIGHNER et al. (1989a)	vs. IMI, PL	FLV: 31 IMI: 36 PL: <u>19</u> 86	FLV: 7 m, 24 w IMI: 4 m, 32 w PL: 2 m, 17 w 18–71 Jahre	FLV: 85–280 IMI: 50–280	6 Wochen	FLV > IMI = PL	NW: FLV: Nausea, Unruhe, Schläfrigkeit IMI: Mundtrockenheit, Schwindel, Schwitzen, Obstipation, Schläfrigkeit A: wegen NW: 7 F, 13 IMI, 1 PL
MARCH et al. (1990)	vs. IMI, PL ambulant	FLV: 13 IMI: 15 PL: <u>12</u> 40 (40 Auswertung, initial 54)	17 m, 37 w (initial) 18–67 Jahre	FLV: 50–300 IMI: 50–300	6 Wochen	FLV = IMI > PL	NW: FLV > IMI: Nausea, Insomnie IMI > FLV: Mundtrockenheit A: (gesamt/NW): FLV: 5/4, IMI: 3/3, PL: 6/2

(Fortsetzung siehe S. 147)

Tabelle 3.4.1.2. Fortsetzung

Autoren	Studiendesign	N	Geschlecht Alter	Dosis mg/d	Dauer	Ergebnis	Nebenwirkungen (NW) Abbrüche (A)
ROTH et al. (1990)	vs. Desmethyl-imipramin (DMI), PL ambulant	FLV: 27 DMI: 24 PL: 29 / 80 (80 Auswertung, initial 90)	33 m, 47 w x̄ = 42,2 Jahre	FLV: 100–300 DMI: 100–300	6 Wochen	FLV > DMI ≥ PL	NW: FLV: Müdigkeit, Nausea, Schlafstörungen, Schwindel. DMI: Mundtrockenheit, Schlafstörungen, Nausea, Schwindel, Unruhe. A: (NW, Ineff.): 6 F, 9 D, 4 PL
GUELFI et al. (1983)	vs. IMI stationär	FLV: 59 IMI: 68 / 127 (127 Auswertung, initial 158)	Geschlecht: keine Angaben 21–71 Jahre	FLV: 100–300 IMI: 50–200	4 Wochen	FLV = IMI	NW: FLV: Mundtr., Nausea, Erbrechen, schlechter Geschmack, Schläfrigkeit. IMI: Obstipation, Schwindel, Mundtrockenheit, Schläfrigkeit, Orthostase. A: (gesamt/NW/Ineff.): FLV: 19/2/0, IMI: 18/5/3
Guy et al. (1984)	vs. IMI stationär	F: 17 IMI: 19 / 36	FLV: 5m, 12w 39,3 J. IMI: 4 m, 15 w 36,5 Jahre (x̄)	FLV: 50–300 IMI: 50–300	4–6 Wochen	FLV = IMI	NW: FLV > IMI: Gewichtsabnahme, Tachykardie. IMI > FLV: Mundtr., Schwindel, Tremor, Verstopfung. A: wegen NW/Ineff.: FLV: 1/4, IMI: 3/5

(Fortsetzung siehe S. 148)

Tabelle 3.4.1.2. Fortsetzung

Autoren	Studiendesign	N	Geschlecht Alter	Dosis mg/d	Dauer	Ergebnis	Nebenwirkungen (NW) Abbrüche (A)
GUELFI et al. (1987)	vs. IMI ambulant	FLV: 17 IMI: 22 39	10 m, 29 w FLV: 48,9 Jahre IMI: 50,2 Jahre (x̄)	FLV: 200–300 IMI: 100–200	48 Wochen	FLV > IMI	NW: FLV: Schwindel, abdom. Schmerzen IMI: antichol. Symptome, Hitzewallungen A: (gesamt/NW/Ineff.): FLV: 15/2/5, IMI: 19/3/9
BRAMANTI et al. (1988)	vs. IMI	FLV: 30 IMI: 30 60	FLV: 60% m IMI: 53,3% m	FLV: 50–150 IMI: 50–150	4 Wochen	FLV = IMI	NW: Erregtheit, Insomnie, Mundtr., Verstopfung (FLV = IMI) A: 2 FLV (Ineff.), 1 IMI (NW)
AMORE et al. (1989)	vs. IMI stat.	FLV: 15 IMI: 15 30	Geschlecht: keine Angaben 50 ± 13,2 Jahre (x̄ ± SD)	FLV: 50–150 IMI: 50–150	28 Tage	FLV = IMI	NW: FLV > IMI: Insomnie, Appetitminderung IMI > FLV: antichol. Effekt, Hypotension A: 5 IMI, 2 wg. NW
GONELLA et al. (1990)	vs. IMI	FLV: 10 IMI: 10 20	FLV: 5 m, 5 w 50,5 ± 16,1 Jahre IMI: 6 m, 4 w 42,8 ± 14,9 Jahre (x̄ ± SD)	FLV: 50–150 IMI: 50–150	4 Wochen	FLV = IMI	NW: FLV > IMI: gastrointest. (Appetitverlust, Nausea, Verstopfung) IMI > FLV: antichol., Schwindel, Hypotension A: 0 (?)
SWAMI NATHAN[1] et al. (1990)	vs. Desmethyl-imipramin (DMI)	FLV: 17 DMI: 18 35 (35 Auswertung, initial 40)	FLV: 4 m, 13 w 39,8 ± 10,8 Jahre DMI: 4 m, 14 w 39,6 ± 15,9 Jahre (x̄ ± SD)	FLV: 200 ± DMI: 100–200	4 Wochen	FLV = DMI	NW: FLV: Nausea DMI: Mundtrockenheit, Nausea A: 5 P., 2 wegen NW (D)

[1] Compliancekontrolle: Plasmaspiegel-Bestimmungen, in vitro-Testungen

(Fortsetzung siehe S. 149)

Tabelle 3.4.1.2. Fortsetzung

Autoren	Studiendesign	N	Geschlecht Alter	Dosis mg/d	Dauer	Ergebnis	Nebenwirkungen (NW) Abbrüche (A)
Klok et al. (1981)	vs. Clomipramin (CLO) stationär	FLV: 18, CLO: 18, 36	alle weiblich 29–66 Jahre	FLV: 150, CLO: 150	4 Wochen	FLV = CLO	NW: FLV: gastrointest., Unruhe, Tremor; CLO: antichol., Tremor; A: 5 FLV, 3 CLO
Colemann und Block (1982)	vs. CLO stationär	FLV: 41, CLO: 43, 84 (84 Auswertung, initial 98)	keine Angaben	FLV: 100–300, CLO: 100–300	4 Wochen	FLV = CLO	NW: FLV > CLO: Nausea; CLO > FLV: antichol. Effekte, Tremor; A: 9 FLV, 5 CLO
Dick und Ferrero (1983)	vs. CLO stationär	FLV: 17, CLO: 15, 32	Geschlecht: keine Angaben 34–64 Jahre	FLV, CLO: –150	4 Wochen	FLV = CLO	NW: FLV > CLO: Nausea; CLO > FLV: Verdauungsbeschwerden, antichol.; A: 4 FLV, 3 CLO
De Wilde et al.(1983)[2]	vs. CLO amb., stat.	ambulant: FLV: 22, CLO: 21; stat.: FLV: 15, CLO: 15	m, w 18–70 Jahre	amb.: FLV: 223–300, CLO: 109–150; stat.: FLV: 151–259, CLO: 125–231	amb.: 6 Wochen; stat.: 4 Wochen	FLV = CLO	NW: CLO > FLV: anticholinerg., Hypotension; CLO = FLV: Tremor; A: 0
Harris et al. (1991)	vs. Amitriptylin (AMI) ambulant	FLV: 35, AMI: 34, 69 (69 Auswertung, initial 77)	FLV: 13 m, 22 w 20–65 Jahre; AMI: 6 m, 28 w 24–65 Jahre	FLV: 50–150, AMI: 50–150	6 Wochen	FLV = CLO	NW: FLV > CLO: Nausea; CLO > FLV: Mundtr., Obstipation, Gewichtszunahme (gesamt/NW/Ineff.): FLV:11/5/0, AMI: 8/6/2

(Fortsetzung siehe S. 150)

[2] Compliancekontrolle: Plasmaspiegel FLV, CLO

Tabelle 3.4.1.2. Fortsetzung

Autoren	Studiendesign	N	Geschlecht Alter	Dosis mg/d	Dauer	Ergebnis	Nebenwirkungen (NW) Abbrüche (A)
Mullin et al. (1988)	vs. Dothiepin (DT) ambulant	FLV: 37, DT: 36, 73 (73 Ausw. initial 78)	FLV: 12 m, 25 w, DT: 9 m, 27 w, 20–69 Jahre	FLV: 100–300, DT: 75–225	6 Wochen	FLV = DT (Wirkbeginn bzgl. Suizidged. FLV > DT)	NW: FLV: Nausea, Erbrechen, DT: antichol. (Mundtr.) A: (gesamt/NW/Ineff.): FLV: 11/9/2, DT: 12/6/4
Rahman et al. (1991)	vs. DT stationär	FLV: 26, DT: 26, 52 (52 Auswertung, initial 57)	FLV: 6 m, 20 w, DT: 6 m, 20 w, 61–86 Jahre	FLV: 50–200, DT: 50–200	6 Wochen	FLV = DT	NW: FLV und DT: Nausea, Schwindel, Kopfschmerz, Schläfrigkeit, Obstipation DT > FLV: Mundtr., Schwäche A: (gesamt/NW): FLV: 9/2, DT: 7/2
Rost et al. (1989)	vs. Maprotilin (MAP) stationär	FLV: 16, MAP: 18, 34	FLV: 6 m, 10 w, 40,8 Jahre, MAP: 6 m, 12 w, 45,5 Jahre ($\bar{x}$)	FLV = MAP bis 200	3 Wochen	MAP > FLV	NW: MAP: EEG-Veränderungen A: keine Angaben
Kasper et al. (1990)	vs. MAP stationär	FLV: 21, MAP: 21, 42 (Auswertung: 41)	12 m, 30 w, 28–71 Jahre	FLV: 50–300, MAP: 50–300	4 Wochen	FLV = MAP	NW: FLV: 62% (Nausea 10 P.) MAP: 76% (Schwindel 12 P., Mundtr. 12 P., Nausea 7 P.) A: 1 MAP (Anfall)
De Jonghe et al. (1991b)	vs. MAP ambulant	FLV: 24, MAP: 24, 48	19 m, 29 w, 18–60 Jahre	FLV: 100–300, MAP: 50–150	6 Wochen	FLV = MAP (Besserung nur 29 % FLV = MAP)	NW: (%, „schwer"): FLV: Nausea (25), Schlafstörungen MAP: Mundtr. (16), Obstipation (4), 1× Anfall A: (gesamt/NW/Ineff.): FLV: 4/1/1, MAP: 6/1/3

(Fortsetzung siehe S. 151)

Tabelle 3.4.1.2. Fortsetzung

Autoren	Studiendesign	N	Geschlecht Alter	Dosis mg/d	Dauer	Ergebnis	Nebenwirkungen (NW) Abbrüche (A)
EMRICH et al. (1987)	crossover vs. Oxaprotilin (OXA) stationär	FLV: 12, OXA: 12, 24	3 m, 21 w; 38,9 ± 13,2 Jahre ($\bar{x}$ ± SD)	FLV: –200, OXA: –150	6–7 Wochen aktive Behandlung	FLV = OXA Wirkbeginn: OXA > FLV	NW: FLV > OXA: Schläfrigkeit, Diarrhoe; OXA > FLV: Mundtr.; FLV = OXA: Schwitzen
NOLEN et al. (1988)	crossover vs. OXA stationär	FLV: 35, OXA: 33, 68 (initial: 71)	22 m, 49 w; 25–63 Jahre	FLV: 100–300, OXA: 100–300	Behandlungsperioden 2 × 4 Wochen	OXA > FLX	NW: FLV > OXA: Nausea, Tremor, Kopfschmerz; A: 13
KEET et al. (1989)	vs. Mianserin (MIA) stationär	57	keine Angaben zum Geschlecht; 66–87 Jahre	FLV: 50–200, MIA: 20–80	6 Wochen	FLV = MIA	NW: wenige, FLV = MIA; FLV: keine Nausea
PEREZ und ASHFORD (1990)	vs. MIA ambulant	FLV: 30, MIA: 33, 63 (63 Auswertung, initial 67)	FLV: 10 m, 20 w; 42,43 Jahre; MIA: 7 m, 26 w; 40,91 Jahre ($\bar{x}$)	FLV: 100–300, MIA: 60–180	6 Wochen	FLV = MIA	NW: FLV: Nausea, Insomnie, Schwindel, Kopfschmerz; MIA: Schläfrigkeit, Insomnie; A: (gesamt/NW/Ineff.): FLV: 8/5 (4 Nausea)/1; MIA: 8/5 (2 Müdigkeit)/1
MOON und JESINGER[3] (1991)	vs. MIA ambulant	FLV: 31, MIA: 28, 59 (59 Auswertung, initial 62)	FLV: 9 m, 22 w; 42,5 ± 11,5 Jahre; MIA: 10 m, 18 w; 42,36 ± 1 Jahr ($\bar{x}$ ± SD)	FLV: 100–300, MIA: 60–180	6 Wochen	FLV = MIA	NW: FLV > MIA: Nausea; MIA > FLV: Schwindel; A: wegen NW: 3 FLV, 7 MIA

[3] Compliancekontrolle: Buchführung durch Patienten, Kontrolle der Restmedikation

(Fortsetzung siehe S. 152)

Tabelle 3.4.1.2. Fortsetzung

Autoren	Studiendesign	N	Geschlecht Alter	Dosis mg/d	Dauer	Ergebnis	Nebenwirkungen (NW) Abbrüche (A)
PHANJOO et al. (1991)	vs. MIA amb. u. stat.	FLV: 25 MIA: 25 50 (50 Auswertung, initial 57)	FLV: 10 m, 15 w MIA: 6m , 19 w 66–87 Jahre	FLV: 100–200 MIA: 40–80	6 Wochen	FLV = MIA	NW: FLV, MIA: Unruhe, Schwindel FLV: Ataxie, Spannung MIA: Schläfrigkeit, Kopfschmerz, Rückenschmerzen A: (gesamt/NW/Ineff.): FLV: 9/7/0, MIA: 10/4/2
BARRELET et al. (1991)	vs. Moclobemid (MO) amb. u. stat.	FLV: 30 MO: 31 61	FLV: 8 m, 22 w 53,9 ± 15,2 Jahre MO:10 m, 21 w 54,5 ± 14,1 Jahre (x̄ ± SD)	FLV: 100–200 MO: 300–450	4 Wochen	FLV = MO	NW: (FLV: 60,3%, MO: 41,8%) FLV > MO: gastrointest., Kopfschmerz, Schwindel, Mundtr. MO > FLV: Müdigkeit A: 5 FLV, 5 MO (Insomnie, gastrointest., Kopfschmerz)
BOUGEROL et al. (1992)	vs. MO amb. u. stat.	FLV: 61 MO: 65 126 (126 Auswertung, initial 130)	FLV: 19 m, 42 w 48,31 ± 13,5 Jahre MO: 18 m, 47 w 48,22 ± 13,26 Jahre (x̄ ± SD)	FLV: 100–200 MO: 300–450	4–6 Wochen	FLV = MO	NW: FLV > MO: Mundtrockenh., Nausea, Tremor MO > FLV: Schlafstörungen A: (gesamt/NW/Ineff.): FLV: 19/9/3, MO: 15/6/5

Tabelle 3.4.1.3. Doppelblindstudien mit Paroxetin (P) bei depressiven Patienten (Legende siehe Seite 130)

Autoren	Studiendesign	N	Geschlecht Alter	Dosis mg/d	Dauer	Ergebnis	Nebenwirkungen (NW) Abbrüche (A)
CLAGHORN (1992)	vs. PL ambulant	P: 32, PL: 26, 58 (58 Ausw., initial 72)	P: 19 m, 13 w, 34,5 Jahre; PL: 16 m, 10 w, 35,7 Jahre (x̄)	P: 10–50	6 Wochen	P > PL	NW: gastrointest. (20 P, 10 PL), Nervensystem (18 P, 5 PL) (gesamt/NW/Ineff.): P: 11/0+3/4+3; PL: 8/1+1/6+1
MILLER et al. (1989)	vs. PL ambulant	P: 22, PL: 25, 47	P: 6 m, 16 w, 41, 64 ± 13,2 J.; PL: 9 m, 16 w, 42,88 ± 12,06 Jahre (x̄ ± SD)	P: 30	4 Wochen	P ≥ PL	NW: P > PL: Nausea, Mundtrockenheit, gastrointest. NW; A: 10 P (3 wegen NW), 5 PL (1 wegen NW)
KIEV (1992)	vs. PL ambulant	P: 34, PL: 32, 66 (66 Auswertung, initial 81)	P: 41% w, 34,9 Jahre; PL: 50% w, 40,3 Jahre (x̄)	P: 10–50	6 Wochen	P > PL	NW: P > PL: Schwäche, Schwitzen, Mundtr., Nausea; PL > P: Kopfschmerz (gesamt/NW/Ineff.): P: 13/3+1/2+1; PL: 14/0+1/8+1
RICKELS et al. (1992)	vs. PL ambulant	P: 39, PL: 44, 83 (83 Ausw., initial 111)	P: 12 m, 27 w, 43,4 Jahre; PL: 18 m, 26 w, 46,0 Jahre (x̄)	P: 10–50	6 Wochen	P > PL	NW: P > PL: Diarrhoe, Nausea, Schläfrigkeit, Unruhe (gesamt/NW/Ineff.): P: 6/2/0; PL: 13/1+2/7+2
SMITH und GLAUDIN (1992)	vs. PL	P: 33, PL: 33, 66 (66 Ausw., initial 77)	P: 45% w, 44,9 Jahre; PL: 55% w, 44,6 Jahre (x̄)	P: 10–50	6 Wochen	P ≥ PL (wenn Depression > 1 Jahr)	NW: P > PL: Nausea, Schlafstör., Schläfr., Mundtr. (gesamt/NW/Ineff.): P: 14/3+2/8+2; PL: 21/3+1/17+1

(Fortsetzung siehe S. 154)

Tabelle 3.4.1.3. Fortsetzung

Autoren	Studiendesign	N	Geschlecht Alter	Dosis mg/d	Dauer	Ergebnis	Nebenwirkungen (NW) Abbrüche (A)
CLAGHORN et al. (1992)	vs. PL (Metaanalyse)	P: 168, PL: 169, 337 (337 Ausw., initial 341)	P: 84 m, 84 w, x = 40,6, PL: 77 m, 92 w, x = 42,8	P: 10–50	6 Wochen	P > PL	NW: von P > PL Nausea, Schläfrigkeit, Schwitzen, Insomnie, % (gesamt/NW/Ineff.): P: 35/5+5/11+5, PL: 44/4+3/24+3
FEIGHNER und BOYER (1992)	vs. Imipramin (IMI), PL ambulant	P: 39, IMI: 40, PL: 37, 116 (116 Auswertung, initial 120)	Gruppen „vergleichbar"	P: –50, IMI: –275	6 Wochen	P > IMI > PL	NW: P: Sedierung, Nausea, Appetitminderung, IMI: antichol. A: (gesamt/NW/Ineff.): P: 16/4+6/3+6, IMI: 24/12+9/2+9, PL: 17/0+3/10+3
PESELOW et al. (1989a)	vs. IMI, Pl ambulant	P: 40, IMI: 40, PL: 42, 122	Geschlecht keine Angaben > 18 Jahre	P: 20–50, IMI: 65–275	6 Wochen	IMI > P > PL	NW: P > IMI: Ejakulationsstör. IMI > P: Obstipation, Mundtrockenheit A: (gesamt/NW/Ineff.): P: 11/3+1/1+1, IMI:12/1+2/1+2
COHN et al. (1990b)	vs. IMI, PL ambulant	P: 35, IMI: 31, PL: 36, 102 (102 Ausw., initial 120)	Geschlecht keine Angaben > 18 Jahre	P: 10–50, IMI: 65–275	6 Wochen	P = IMI > PL	NW: antichol. (%): P: 35, IMI: 75, PL: 23 A: gesamt 18

(Fortsetzung siehe S. 155)

Tabelle 3.4.1.3. Fortsetzung

Autoren	Studiendesign	N	Geschlecht Alter	Dosis mg/d	Dauer	Ergebnis	Nebenwirkungen (NW) Abbrüche (A)
DUNBAR et al. (1991)	vs. IMI, PL ambulant (Metaanalyse)	P: 214 IMI: 210 PL: 221 645 (645 Aus-wertung, initial 726)	P: 102 m, 112 w 40 Jahre IMI: 101 m, 109 w 39 Jahre PL: 115 m, 106 w 40 Jahre (x̄)	P: 10–50 IMI: 65–275	6 Wochen	P = IMI > PL	NW: P > IMI: Nausea IMI > P: antichol., Schwitzen A: (gesamt/NW/Ineff.): P: 102/55/25 IMI: 127/85/17 PL: 128/21/79
COHN und WILCOX (1992)	vs. IMI, PL ambulant	P: 35 IMI: 31 PL: 31 97 (97 Auswertung, initial 120)	P: 11 m, 24 w 42,3 Jahre IMI: 12 m, 19 w 41,8 Jahre PL: 19 m, 17 w 41,3 Jahre (x̄)	P: 10–50 IMI: 65–275	6 Wochen	P = IMI > PL	NW: P>IMI: Nausea, Schwäche, IMI > P: antichol., Tremor Schläfrigkeit, Schwindel wegen Ineffizienz: P: 6%, PL: 56% wegen NW: P = IMI
FABRE (1992)	vs. IMI, PL ambulant	P: 38 IMI: 37 PL: 36 111 (111 Auswertung, initial 120)	P: 17 m, 21 w 35,6 Jahre IMI: 12 m, 25 w 35,1 Jahre PL: 13 m, 23 w 35,9 Jahre (x̄)	P: 10–50 IMI: 65–275	6 Wochen	P = IMI > PL	NW: P > IMI: Nausea IMI > P: antichol., speziell Mundtrockenheit A: (gesamt/NW/Ineff.): P: 22/5+4/6+4 IMI: 21/6+3/6+3 PL: 29/2+1/20+1
SHRIVASTAVA et al. (1992)	vs. IMI, PL ambulant	P: 33 IMI: 38 PL: 36 107 (107 Auswertung, initial 120)	P: 22 m, 41 w 38 Jahre IMI: 21 m, 17 w 32 Jahre PL: 22 m, 14 w 34,6 Jahre (x̄)	P: 10–50 IMI: 65–275	6 Wochen	P > IMI = PL	NW: P > IMI: Schwächegefühl IMI > P: Mundtrockenheit, Nausea, Schwindel A: (gesamt/NW/Ineff.): P: 14/6+1/3+1 IMI: 30/11+8/2+8 PL: 22/4+2/6+2

(Fortsetzung siehe S. 156)

Tabelle 3.4.1.3. Fortsetzung

Autoren	Studiendesign	N	Geschlecht Alter	Dosis mg/d	Dauer	Ergebnis	Nebenwirkungen (NW) Abbrüche (A)
Øhrberg et al. (1992)	vs. IMI ambulant Kurzzeit- und Extensions-studie[1]	P: 74 IMI: 77 155 (151 Auswertung, initial 159)	P: 16 m, 58 w 18–69 Jahre IMI: 25 m, 52 w 20–68 Jahre	P: 10–50 IMI: 50–250	6 Wochen Extension 1 Jahr	P ≥ IMI	NW: P > IMI: Nausea, Erbrechen IMI > P: Mundtrockenheit, gestörtes Wasserlassen; Gew.zunahme (Langzeit) A: (gesamt/NW/Ineff.): P: 13/10/2, IMI: 19/14/2
Nielsen et al. (1991)[2]	vs. IMI amb. u. stat.	P: 16 IMI: 15 31 (31 Auswertung, initial 36)	P: 5 m, 11 w IMI: 6 m, 9 w 18–70 Jahre	P: –30 IMI: –150	12 Wochen	P = IMI Wirkbeginn: P > IMI	NW: P: gering IMI > P: Mundtr., Orthostase, Herzrhythmusstörungen, Schwitzen A: (gesamt/NW/Ineff.): P: 7/1/3, IMI: 9/3/5
Guillibert et al. (1989)	vs. Clomipramin (CLO)	P: 40 CLO: 39 79 (58 P. 6 Wochen)	P: 15 m, 25 w 69,3 Jahre CLO: 9 m, 30 w 68,1 Jahre ($\bar{x}$)	P: 20–30 CLO: 25–75	6 Wochen	P = CLO	NW: P > CLO: Nausea, Erbr. CLO > P: Tremor, Schläfrigkeit, antichol. A: (gesamt/NW/Ineff.): P: 9/3/4 CLO: 12/5/3
Danish University Antidepressant Group[3] (1990)	vs. CLO stationär	P: 56 CLO: 46 102 (102 Auswertung, initial 120)	41 m, 79 w 31 Patienten < 40 Jahre 71 Patienten > 40 Jahre (ausgew. Pat.)	P: 30 CLO: 150	6 Wochen (4 Wochen)	P < CLO	NW: CLO > P: Tremor, Mundtrockenheit, Orthostase, Schwitzen A: (gesamt/NW/Ineff.): P: 12/1/9 CLO: 19/10/7

[1] Angaben beziehen sich auf den Kurzzeitabschnitt der Studie; Rückfallprävention über 1 Jahr: P = IMI
[2] Compliancekontrolle: Plasmaspiegel P, IMI
[3] Compliancekontrolle: Plasmaspiegel P, CLO

(Fortsetzung siehe S. 157)

Tabelle 3.4.1.3. Fortsetzung

Autoren	Studiendesign	N	Geschlecht Alter	Dosis mg/d	Dauer	Ergebnis	Nebenwirkungen (NW) Abbrüche (A)
BATTEGAY et al. (1985)	vs. Amitriptylin (AMI) ambulant	P: 11 AMI: 10 21	P: 5 m, 6 w 41,5 Jahre AMI: 4 m, 6 w 35,4 Jahre (x̄)	P: 10–30 AMI: 50–100	7 Wochen	P = AMI	NW: AMI > P: Mundtrockenheit, Müdigkeit P > AMI: Schwitzen, Müdigkeit, Konz.-Stör., Mundtr., Reizbarkeit A: (gesamt/NW): P: 3/1, AMI: 8/3
LUND LAURSEN et al. (1985)[4]	vs. AMI ambulant, danach stationär	P: 16 AMI: 14 30 (30 Ausw., initial 44)	P: 6 m, 10 w 35–81 Jahre AMI: 3 m, 11 w 39–80 Jahre	P: 30 AMI: 50–150	6 Wochen	P = AMI	NW: P: Müdigkeit, Schwitzen, AMI: Mundtrockenheit A: (gesamt/NW/Ineff.): P: 5/2/0, AMI: 9/4/1
BASCARA (1989)	vs. AMI	P: 27 AMI: 23 50 (initial 53)	P: 15 m, 12 w 36,7 Jahre AMI: 9 m, 14 w 30,9 Jahre (x̄)	P: 20–30 AMI: 50–75	6 Wochen	P = AMI	A: 2 P (Nausea, Erbrechen) 3 AMI (Schwitzen, Brustschmerz, Schläfrigkeit)
BYRNE (1989)	vs. AMI stationär	P: 35 AMI: 35 70	P: 10 m, 25 w 45,1 ± 12,3 J. AMI: 5 m, 30 w 44,4 ± 10,0 Jahre (x̄ ± SD)	P: 30 AMI: 150	6-7 Wochen	P = AMI	NW: ZNS-Bereich (P = AMI) A: (gesamt/NW/Ineff.): P: 12/1/5, AMI: 9/3/3
GAGIANO et al. (1989)	vs. AMI ambulant	P: 19 AMI: 21 40 (40 Ausw., initial 65)	21 m, 44 w	P: 30 AMI: 75–150	6 Wochen	P = AMI	NW: P: Unruhe AMI: antichol. A: (gesamt/NW): P: 11/9, AMI:10/7

[4] Compliancekontrolle: Plasmaspiegel P, AMI

(Fortsetzung siehe S. 158)

Tabelle 3.4.1.3. Fortsetzung

Autoren	Studiendesign	N	Geschlecht Alter	Dosis mg/d	Dauer	Ergebnis	Nebenwirkungen (NW) Abbrüche (A)
KUHS und RUDOLF (1989)	vs. AMI	P: 20 AMI: <u>20</u> 40 AMI: 3/1/2	keine Angaben	P: 30 AMI: 150	6 Wochen	P = AMI	NW: antichol. P < AMI A: (gesamt/NW/Ineff.): P: 6/3/2,
HUTCHINSON et al. (1991)[5]	vs. AMI ambulant	P: 58 AMI: <u>32</u> 90 (90 Auswertung, initial 101)	P: 12 m, 46 w 72,0 Jahre AMI: 9 m, 23 w 71,5 Jahre ($\bar{x}$)	P: 20–30 AMI: 50–100	6 Wochen	P = AMI	NW: antichol. P < AMI P: Nausea, Erbrechen, Mundtrockenheit AMI: Mundtr., Nausea, Schwindel, Schläfrigkeit, Schwäche A: (gesamt/NW/Ineff.): P: 12 (21%)/8/0 AMI: 11 (34%)/6/1
BIGNAMINI und RAPISARDA (1992)	vs. AMI ambulant	P: 156 AMI:<u>153</u> 309	keine Angaben zum Geschlecht 18–77 Jahre	P: 20–30 AMI: 75–150	6 Wochen	P = AMI	NW: AMI > P: Mundtr., Obstipation, Angst, Palpitationen A: (gesamt/NW/Ineff.): P: 31/4+4/9+4 AMI: 20/3+2/8+2
DUNNER et al. (1992)	vs. Doxepin (DX) ambulant	P: 136 DX: <u>135</u> 271	P: 63 m, 73 w 68 Jahre DX: 62 m, 73 w 68 Jahre ($\bar{x}$)	P: 10–40 DX: –200	6 Wochen	P = DX	NW: P > DX: Nausea, Kopfschmerz, Diarrhoe DX > P: Sedierung, antichol., Verwirrtheit A: (gesamt/NW/Ineff.): P: 45/26+7/4+7 DX: 39/20+6/6+6

(Fortsetzung siehe S. 159)

[5] Compliancekontrolle: Zählen von Tabletten und Kapseln

Tabelle 3.4.1.3. Fortsetzung

Autoren	Studiendesign	N	Geschlecht Alter	Dosis mg/d	Dauer	Ergebnis	Nebenwirkungen (NW) Abbrüche (A)
SHILLINGFORD et al. (1990)	vs. Dothiepin (DT) ambulant	P: 46 DT: 48 94 (94 Ausw., initial 100)	keine Angaben	P: 20–30 DT: 75–150	6 Wochen	P = DT	NW: P: typisch f. SSRI DT: typisch f. TZA A: gesamt/NW/Ineff.): P: 8/2+1+1, DT: 10/2/4
MERTENS und PINTENS (1988)	vs. Mianserin (MIA) stationär	P: 36 MIA: 31 67 (67 Ausw., initial 70)	P: 9 m, 27 w 51,6 Jahre MIA: 11 m, 20 w 50,7 Jahre (x̄)	P: 30 MIA: 60	6 Wochen	P = MIA	NW: P: Nausea, Kopfschmerz, MIA: Schläfrigkeit, Schwäche A: 3 P, 3 MIA
DORMAN (1992)	vs. MIA ambulant	P: 24 MIA: 25 49 (bis Studienende; init.60)	keine Angaben zum Geschlecht 65 Jahre und älter	P: 15–30 MIA: 30–60	6 Wochen	P > MIA (Schlaf)	NW: P: Magen-Darm (Nausea), MIA: Schläfrigkeit, (antichol.) A: (gesamt/NW/Ineff.): P: 5/3/1, MIA: 3/2/1
DE WILDE et al. (1993)	vs. FLX ambulant	P: 37 FLX: 41 78 (78 Auswertung, initial 100)	P: 16 m, 21 w 44,6 ± 12,1 Jahre FLX: 14 m, 27 w 44,1 ± 12,4 Jahre	P: 20–40 FLX: 20–60	6 Wochen	P = FLX Wirkeintritt: P > FLX	NW: FLX > P: Nervensystem, Haut und Anhangsgeb. A: 6 P, 2 wegen NW 9 FLX, 4 wegen NW
GAGIANO und JUDGE (1992)	vs. FLX	P: 45 FLX: 45 90 (initial 104)	P: 9 m, 36 w FLX: 9 m, 36 w 19–65 Jahre	P: 20–40 FLX: 20–60	6 Wochen	P = FLX	NW: P > FLX: Erbr., Mundtr. FLX > P: Insomnie A: (gesamt/NW/Ineff.): P: 8/3/1 FLX: 10/3 (NW + Ineff.)
SCHÖNE (1992)	vs. FLX	P: 54 FLX: 52 106	> 65 Jahre	P: 20–40 FLX: 20–60	6 Wochen	P = FLX Wirkeintritt P > FLX	NW: P = FLX (gastrointest., ZNS)

Tabelle 3.4.1.4. Doppelblindstudien mit Citalopram (C) bei depressiven Patienten (Legende siehe Seite 130)

Autoren	Studiendesign	N	Geschlecht Alter	Dosis mg/d	Dauer	Ergebnis	Nebenwirkungen (NW) Abbrüche (A)
MENDELS et al. (1990)	vs. Placebo (PL)	C: 66 / PL: 77 / 143 (143 Ausw., initial 170)	C: 42 m, 24 w / PL: 50 m, 27 w / 21–65 Jahre	C: 20–80	4 Wochen	C > PL	NW: Nausea C > PL / A: (gesamt/NW) C: 17/13, PL: 9/2
MONTGOMERY et al. (1992)	vs. PL amb., stat, Tagesklinik	C: 134 / PL: 65 / 199 (199 Auswertung, initial 222)	61 m, 138 w / 19–72 Jahre	C: 20, 40	6 Wochen	C 40 mg > C 20 mg ≥ PL	NW: C: Diarrhoe, Kopfschmerz, Erbrechen / PL: Schwäche, Tremor, Schwitzen, Mundtrockenh. / A: (gesamt/NW/Ineff.): C 40 mg: 10/3/4, C 20 mg: 17/3/6, PL:17/2/9
NYTH et al. (1992)[1]	vs. PL amb., stat.	C: 98 / PL: 51 / 149	w > m / ≥ 65 Jahre	C: 10–30	4 Wochen/ 6 Wochen	C > PL	NW: C = PL: Konzentrationsstör., Schwäche, Unruhe / A: 38 C, 17 PL
BECH und CIALDELLA (1992)	Meta-Analyse vs. PL	396	172 m, 234 w / Durchschnittsalter: 41–51 Jahre	C: 20–80	4–6 Wochen	C > PL	
DANISH UNIVERSITY ANTIDEPRESSANT GROUP (1986)[2]	vs. Clomipramin (CLO)	C: 50 / CLO: 52 / 102 (102 Therapieauswertung, 114 Ausw. NW, init. 150)	C: 15 m, 35 w / CLO: 16 m, 36 w / 24–67 Jahre	C: 40 / CLO: 150	5 Wochen	C ≤ CLO (Wirkeintritt: CLO > C)	NW: C: Tremor, Schlafstörung, Nausea, Kopfschmerz / CLO: Tremor, Orthostase, Sehstörung, Schwitzen / A: (gesamt/NW): C: 12/0, CLO: 8/4

[1] Compliancekontrolle: Plasmaspiegel Citalopram (C) vor Beh., nach 2 Wochen, am Schluß
[2] Compliancekontrolle: C, CLO: Plasmaspiegel

(Fortsetzung siehe S. 161)

Tabelle 3.4.1.4. Fortsetzung

Autoren	Studiendesign	N	Geschlecht Alter	Dosis mg/d	Dauer	Ergebnis	Nebenwirkungen (NW) Abbrüche (A)
GRAVEM et al. (1987)[3]	vs. Amitriptylin (AMI) ambulant und stationär	C: 23 AMI: <u>20</u> 43 (43 Auswertung, initial 51)	C: 7 m, 16 w AMI: 10 m, 10 w 19–74 Jahre	C: 30–60 AMI: 75–225	3–6 Wochen	C = AMI (Schlaf: C < AMI)	NW: C: Mundtr., Schwitzen, Tremor, Unruhe AMI: Schwindel, Mundtr., Schwitzen, Nausea A: (gesamt/NW): C: 4/1, AMI: 4/1
SHAW und CRIMMINS (1989)	vs. AMI stationär	C: 24 AMI: <u>24</u> 48 (48 Auswertung, initial 59)	C: 8 m, 16 w AMI: 6 m, 18 w 21–70 Jahre	C: 30–60 AMI: 75–225	6 Wochen	C = AMI	NW: C: Kopfschmerz, Nausea, Schläfrigkeit, Tremor AMI: Mundtr., Schläfrigk., Obstipation, Schwindel, Tremor A: (gesamt/NW/Ineff.): C: 7/1/4, AMI: 11/5/1
BOUCHARD et al. (1987)[4]	vs. Maprotilin (MAP)	C: 46 MAP: <u>44</u> 90 (90 Auswertung, initial 96)	C: 12 m, 34 w MAP: 10 m, 34 w 20–76 Jahre	C: 40–60 MAP: 75–150	6 Wochen	C = MAP	NW: C: Nausea, Schwitzen, Kopfschmerz MAP: anticholinerg, Schläfrigkeit, Tremor A: (gesamt/NW/Ineff.): C: 14/0/4, MAP: 16/3/6
TIMMERMANN et al. (1987)	vs. MAP stationär	C: 14 MAP: <u>15</u> 29	nur w C: 30–63 Jahre MAP: 40–64 Jahre	C: 40–60 MAP: 75–150	4 Wochen	C = MAP	NW: C: Schwitzen, Schläfrigkeit, Unruhe, Kopfschmerz MAP: Mundtrockenheit, Verstopfung, Schlafst. A: (gesamt/NW): C: 0, MAP: 2/0

[3] Compliancekontrolle: Plasmaspiegel C, Desmethyl-C
[4] Compliancekontrolle: Plasmaspiegel C, Desmethyl-C

(Fortsetzung siehe S. 162)

Tabelle 3.4.1.4. Fortsetzung

Autoren	Studiendesign	N	Geschlecht Alter	Dosis mg/d	Dauer	Ergebnis	Nebenwirkungen (NW) Abbrüche (A)
DE WILDE et al. (1985)[5]	vs.Mianserin (MIA) stationär	C: 29 MIA: 29 58 (58 Ausw., initial 60)	C: 14 m,15 w MIA: 13 m, 16 w	C: 40–80 MIA: 60–120	6 Wochen	C ≥ MIA	NW: C: Mundtrockenheit, Müdigkeit, Schwitzen, MIA: Schlafstörungen; A: 2, wegen NW: O (C, MIA)
AHLFORS et al. (1988)[6]	vs. MIA stationär	C: 28 MIA: 28 56 (56 Therapieauswertung, 70 Ausw., NW, init. 71)	C: 18 m,10 w 46,6 ± 13,4 Jahre MIA: 18 m,10 w 45,8 ± 9,9 Jahre ($\bar{x}$ ± SD)	C: 40–60 MIA: 60–90	4 Wochen	endogene Depr.: C = MIA nicht endogen: C < MIA	NW: C: Schläfrigk., Schlafstörungen, Schwindel, Kopfschmerz; MIA: Schläfrigk., Mundtrockenheit, Schwindel, Kopfschmerz, Obstipation; A: (gesamt/NW): C: 4/2, MIA: 5/2
BECH und CIALDELLA (1992)	Meta-Analyse vs. Trizyklika (TZA): AMI, CLO, Imipramin, Nortriptylin	294	92 m, 202 w Durchschnittsalter: 42–49 Jahre	C: 30–60 TZA: 50–250	4–6 Wochen	C = TZA Schlafitems: C < TZA	NW: TZA > C: Tremor, Mundtrockenheit, (Schwitzen), TZA = C: Nausea, Kopfschmerz

[5] Compliancekontrolle: Plasmaspiegel C nach 6 Wochen Therapie (siehe MERTENS et al. 1989)
[6] Compliancekontrolle: Plasmaspiegel C, Desmethyl-C

Tabelle 3.4.1.5. Doppelblindstudien mit Sertralin (S) bei depressiven Patienten (Legende siehe Seite 130)

Autoren	Studiendesign	N	Geschlecht Alter	Dosis mg/d	Dauer	Ergebnis	Nebenwirkungen (NW) Abbrüche (A)
AMIN et al. (1989)	vs. Placebo (PL) ambulant	30	keine Angaben	50 100 200	6 Wochen	S ≥ PL	NW: S: Mundtr., Obstipation, Schwitzen, Diarrhoe PL: ZNS, GI-Trakt A: 1 S (?)
FABRE (1991a)	vs. PL	369	keine Angaben	50 100 200	6 Wochen	S > PL	NW: S: wie SSRI allgemein; Gewichtsverlust
REIMHERR et al. (1988)	vs. Amitriptylin (AMI), PL ambulant	S: 26 AMI: 25 PL: 26 / 77	S: 73% w 36,8 ± 8,95 J. AMI: 64% w 39,8 ± 9,47 J. PL 50% w 38,1 ± 9,16 J. (x̄ ± SD)	S: 50–200 AMI: 50–150	8 Wochen	S = AMI > PL	NW: S > AMI: Diarrhoe, Tremor AMI > S: Mundtrockenheit A: (% gesamt/NW/Ineff., 2. Woche): S: 32/12/0, AMI:28/16/4, PL: 12/0/8
REIMHERR et al. (1990)	vs. AMI, PL ambulant	S: 149 AMI:149 PL: 150 / 448 (initial)	S: 70 m, 79 w AMI: 65 m, 84 w PL: 72 m, 78 w 18–64 Jahre	S: 50–200 AMI: 50–150	8 Wochen	S = AMI > PL	NW: S: Nausea, Diarrhoe, Unruhe AMI: Sedierung, Obstipation, Mundtr., Unruhe A: (gesamt/NW/Ineff.): S: 61/28/11, AMI: 63/30/6, PL: 56/3/28
COHN et al. (1990a)	vs. AMI	S: 161 AMI: 80 / 241	S: 81 m, 80 w 63–85 Jahre AMI: 43 m, 37 w 65–82 Jahre	S: 50–200 AMI: 50–150	8 Wochen	S = AMI	NW: S > AMI: Nausea, Appetitlosigkeit, Diarrhoe, Schlafstörungen AMI > S: antichol., Ataxie, Schmerzen A: (%): 28 S, 35 AMI

Der Terminus „**therapieresistente (therapierefraktäre) Depression**" ist nicht einheitlich definiert (WOGGON 1987). Dementsprechend vorsichtig sind Aussagen über die Wirksamkeit eines neuen Medikamentes in solchen Fällen zu bewerten; auch ist nicht immer sichergestellt, daß tatsächlich eine suffiziente Behandlung mit einem Trizyklikum (oder mehreren) vorausgegangen ist. Zwar liegt die Rate „therapieresistent" erkrankter Depressiver nach einhellige Beurteilung weiterhin bei ca. 10 bis 30% (LAUX 1986, SCHMAUSS und MELLER 1989, MÖLLER 1991), doch spricht mancher Einzelpatient, bei dem Trizyklika wenig oder nichts auszurichten vermochten, durchaus noch günstig auf einen SSRI an. Für Fluoxetin ergab sich in einer großen, methodisch gut konzipierten offenen Studie eine signifikante Besserung bei immerhin 51,4 bis 62,1% (je nach Definition) der gegen Trizyklika refraktären Patienten (BEASLEY et al. 1990). Über zwei eindrucksvolle Kasuistiken berichten SOLYOM und GIBSON (1990). POPE et al. (1988) erzielten positive Effekte durch Kombination von Fluoxetin mit Lithium bei Therapieresistenz gegenüber Trizyklika. Zu Fluvoxamin gibt es drei Crossoverstudien gegen relativ selektive Noradrenalinwiederaufnahmehemmer. In den Patientenpopulationen von EMRICH et al. (1987) und von NOLEN et al. (1988) sprach jeweils nur ein geringer Teil der Oxaprotilin-Nonresponder auf Fluvoxamin an, was die Hypothese einer speziellen „Serotonin-" bzw. „Noradrenalindepression" nicht unterstützt. WHITE et al. (1990) hingegen fanden eine gute Wirksamkeit von Fluvoxamin beim überwiegenden Teil ihrer Desipramin-Nonresponder, wobei diese Untersucher mit acht Wochen eine deutlich längere Beobachtungsdauer für die Fluvoxaminbehandlung zugrundelegten. Nach DELGADO et al. (1988) kann die Hinzugabe von Lithium zu Fluvoxamin bei therapieresistenten Depressionen hilfreich sein. Paroxetin erwies sich in zwei Kurzzeitstudien (TYRER et al. 1987, mit speziellem kontrol-

lierten Design; GAGIANO et al. 1989) und in einer kontrollierten Langzeitstudie (PESELOW et al. 1989b) als wirksam; in letzterer zeigte jedoch Imipramin nach crossover das bessere Ergebnis.

Unter „**atypischen" Depressionsformen** werden Störungsbilder endogen-vitalen Gepräges verstanden, bei denen u.a. ängstliche und/oder phobische Symptome vorherrschen, dazu atypische vegetative Symptome, etwa Hypersomnie und Hyperphagie, evtl. auch inverse Tagesschwankungen (DAVIDSON et al. 1982, EBERT 1988). Therapeutisch sind atypische Depressionen zwar die Domäne der Monoaminoxidasehemmer (vgl. Kap. 4.4.1. in diesem Band), doch gibt es unter den SSRI zu Fluoxetin Hinweise auf eine gute Wirksamkeit (STRATTA et al. 1991), sogar auf eine signifikante Überlegenheit gegenüber Imipramin (REIMHERR et al. 1984). Allerdings werden die Wirkungsschwerpunkte innerhalb der atypischen Symptomatik je nach Klassifikationssystem etwas unterschiedlich beurteilt. Hier sind weitere Studien, auch zu den anderen SSRI und speziell im Vergleich zu den Monoaminoxidasehemmern, wünschenswert.

Zu **neurotischen** und **reaktiven** Depressionsformen wurden nur sehr wenige gezielte Studien mit SSRI durchgeführt. In einem Doppelblindvergleich zeigten Fluoxetin und Nomifensin ähnlich günstige antidepressive Eigenschaften; 30 dieser 40 Patienten waren (nach ICD-9-Kriterien) als neurotisch bzw. reaktiv depressiv eingestuft worden (TANERI und KÖHLER 1989). In der Langzeitstudie von GUELFI et al. (1987) (n=39) erhielten 11 von 22 Patienten mit reaktiven/neurotischen Depressionen Fluvoxamin; die Fluvoxamingruppe zeigte insgesamt ein gutes Therapieergebnis. AHLFORS et al. (1988) behandelten im Rahmen einer doppelblinden Multicenterstudie 28 (nach der Newcastle-Depressionsskala) nicht-endogen depressive Patienten mit Citalopram bzw. Mianserin (vgl. Tabelle 3.4.1.4). Bereits nach einer Woche zeigte sich unter beiden Medikamenten eine signifikante Besserung, nach 4 Wochen (gesamte aktive Behandlungsdauer) war allerdings das Ergebnis für Mianserin (14 auswertbare Patienten gegenüber 11 auswertbaren Citaloprampatienten) günstiger. Kontrollierte Studien über den Einsatz von SSRI gegen **dysthyme Störungen** scheinen noch nicht zu existieren; hier harrt ein möglicherweise dankbares therapeutisches Feld der Erschließung. In einer kleinen offenen Studie an 20 Patienten (hiervon 3 Abbrecher) sprachen 12 Patienten auf Fluoxetin bzw. Trazodon gut an (ROSENTHAL et al. 1992). Über einen Einzelfall einer raschen und nachhaltigen Besserung unter Fluoxetin (20 mg über 5 Wochen) berichtet MARKOVITZ (1991).

Fluoxetin zeigte bei 13- bis 18jährigen depressiven **Adoleszenten** antidepressive Wirksamkeit, die aber den Effekt von Placebo nicht signifikant übertraf (SIMEON et al. 1990a). Fluvoxamin bewährt sich offenbar gut in der kinderärztlichen Praxis (HELD 1985), doch scheinen zu dieser Substanz keine kontrollierten Studien vorzuliegen.

Eine Reihe von Doppelblindstudien, auch Metaanalysen, waren der Frage der Wirksamkeit und Verträglichkeit der SSRI im **höheren Lebensalter** (ab mindestens 60 Jahre) gewidmet. Die Ergebnisse sind durchweg günstig, im Wirkvergleich und bezüglich der Nebenwirkungsraten (Placebo ausgenommen) schnitt keiner der SSRI schlechter ab als die jeweilige Referenzsubstanz. Untersuchungen liegen vor zu Fluoxetin (ALTAMURA et al. 1989, versus Amitriptylin; FEIGHNER und COHN 1985, versus Doxepin; FALK et al. 1989, versus Trazodon; FEIGHNER et al. 1988, Metaanalyse), zu Fluvoxamin (RAHMANN et al. 1991, versus Dothiepin; KEET et al. 1989 und PHANJOO et al. 1991, jeweils versus Mianserin; WAKELIN 1986, Metaanalyse von 76 Patienten mit schweren Depressionen, Durchschnittsalter 65 Jahre), zu Paroxetin (GUILLIBERT et al. 1989, versus Clomipramin; HUTCHINSON et al. 1991, versus Amitriptylin; DORMAN 1992,

versus Mianserin; DUNNER et al. 1992, versus Doxepin), zu Citalopram (NYTH et al. 1992, versus Placebo) und zu Sertralin (COHN et al. 1990a, versus Amitriptylin; FABRE 1991b). Die letztgenannte Publikation diskutiert Vorteile gegenüber Fluoxetin, das wegen seiner (einschließlich des aktiven Metaboliten) langen Eliminations-Halbwertszeit und seiner inhibitorischen Wirkung auf das oxidative Cytochrom-P-450-Enzymsystem eher zu unerwünschten Medikamenteninteraktionen Anlaß geben kann (FABRE 1991b). Diese spielen wegen der oft polypragmatischen Behandlung älterer Patienten in der Tat generell eine beträchtliche Rolle. Allerdings erwies sich Fluoxetin in einer offenen Studie an einem Kollektiv depressiver alter (69–93 Jahre) Patienten mit z.T. schweren körperlichen Krankheiten als gut verträglich und wirksam (EVANS und LYE 1992).

In einer Doppelblindstudie wurde Fluoxetin gegen Paroxetin bei älteren Patienten geprüft, wobei sich bezüglich der Wirklatenz und der Verbesserung kognitiver Funktionen Vorteile für Paroxetin ergaben. Die Häufigkeit unerwünschter Wirkungen (im gastrointestinalen und zentralnervösen Bereich) war für beide Substanzen vergleichbar (SCHÖNE 1992).

Mehrere offene Studien und Doppelblindvergleiche dokumentieren gute Erfahrungen mit den SSRI bei (insgesamt sicher leichter) depressiven Patienten des **niedergelassenen Allgemeinarztes** (zu Fluoxetin: CORNE und HALL 1989, versus Dothiepin [= Dosulepin]; PAKESCH und DOSSENBACH 1991, versus Clomipramin. Zu Fluvoxamin: MARTIN und WAKELIN 1986, MARTIN et al. 1987: jeweils offene Studien, letztere an über 6000 Patienten).

Die anxiolytische Wirkung der SSRI wird in fast allen Studien zur „major depression" (DSM-III) anhand entsprechender Skalenwerte (zumeist COVI-, auch HAMILTON-Angstskala) dokumentiert. **Ängstlich-agitierte** Depressionsformen und depressive Schlafstörungen werden durch die SSRI insgesamt günstig beeinflußt, andererseits können sich diese Zustände unter SSRI (in unterschiedlichem Maße) kurzfristig verstärken oder treten als unerwünschte Therapieeffekte in Erscheinung (vgl. Abschnitt 3.4.3). In einer Metaanalyse placebokontrollierter Studien konnte MONTGOMERY (1989) die selbst im Vergleich zu Trizyklika gute Wirksamkeit von Fluoxetin gegen agitierte Depressionen belegen. BEASLEY et al. (1991c) fanden in ihrer Metaanalyse kontrollierter Studien eine nur tendenziell höhere Inzidenz von „Aktivierung" durch Fluoxetin gegenüber Imipramin (signifikant allerdings gegen Placebo); interessanterweise wirkte Fluoxetin bei diesem Kollektiv etwa ebenso häufig aktivierend wie sedierend, und 10% der Patienten gaben an, die eine wie die andere Wirkqualität zu verspüren. Zu Fluvoxamin weist die zugängliche Literatur unter der Indikation eines gleichzeitigen Vorliegens (Komorbidität) von Angst und Depression („mixed anxiety and depression") zwei Doppelblindstudien gegen Benzodiazepinpräparate aus, die jeweils eine gute anxiolytische Wirksamkeit des SSRI innerhalb der sechswöchigen aktiven Behandlungszeit nachwiesen (CHABANNES und DOUGE 1989, LAWS et al. 1990, zitiert in BOYER et al. 1991). Die Wirksamkeit von Paroxetin gegen depressive Angst und Agitiertheit wurde in einer Metaanalyse an knapp 3000 behandelten Patienten im Vergleich zu aktiven und zu Placebokontrollen untersucht (SHEEHAN et al. 1992). Beide Versuchsgruppen zeigten eine vergleichbare Besserung, die dem Placeboeffekt signifikant überlegen war; in keiner Gruppe wurden die Angstsymptome verstärkt.

Aufgrund zahlreicher Forschungsergebnisse (vgl. BAUMANN 1991, DEMLING 1992) lag es nahe, von den SSRI eine besonders gute Wirksamkeit gegen die **Suizidalität** zu erwarten. Der Gedanke fand eine Stütze durch Einzelbeobachtungen (z.B. O'CONNOR und PETTIFORD 1982) und das Ergebnis einer Pilotstudie mit dem ebenfalls serotonerg

wirksamen Fenfluramin (MEYENDORFF et al. 1986). Die Erwartungen wurden allerdings stark gedämpft durch Fallmitteilungen von TEICHER et al. (1990) und anderen Autoren, die über erstmaliges Auftreten intensiver Suizidgedanken bei fluoxetinbehandelten Patienten berichteten. Über die potentiell suizidfördernde Wirkung der SSRI und speziell von Fluoxetin entspann sich eine heftige, die Fachliteratur wie die Laienmedien durchziehende und noch nicht abgeschlossene Diskussion. Eine umfangreiche Metaanalyse zu Fluoxetin zeigte inzwischen, daß den zitierten Einzelbeobachtungen keine statistische Bedeutung zukommt (BEASLEY et al. 1991a). Es ließ sich darüber hinaus sogar wahrscheinlich machen, daß die SSRI den herkömmlichen Antidepressiva mindestens gleichwertige suizidprotektive Eigenschaften aufweisen (OTTEVANGER 1991b), wodurch sie sich besonders von den noradrenerg wirksamen Vertretern der Trizyklika vorteilhaft abzuheben scheinen (MONTGOMERY 1992b, BOYER und FEIGHNER 1991b). In einigen der kontrollierten Studien zeigte der SSRI einen signifikant günstigeren Effekt auf das Suizidalitäts-Item der HAMILTON-Depressionsskala als die jeweilige Vergleichssubstanz (z.B. KUHA et al. 1991, Fluoxetin versus Maprotilin; GONELLA und BAIGNOLI 1990, Fluvoxamin versus Imipramin). Somit könnten sich die SSRI, die überdies nur gering toxisch sind (vgl. Abschnitt 3.4.3), für die Behandlung suizidgefährdeter Patienten bevorzugt eignen. Dies wäre allerdings durch – methodisch zweifellos aufwendige – prospektive Studien noch zu untermauern, wobei auch zwischen Suizidgedanken („suicidal ideation") und Suizidhandlungen unterschieden werden müßte.

Prädiktoren

Wie für die „klassischen" Antidepressiva gibt es auch für die SSRI keine sicheren **klinischen Prädiktoren** für ein therapeutisches Ansprechen. Mehrere Studien haben einen Zusammenhang der Wirksamkeit der

SSRI mit dem Ausprägungsgrad „vitaldepressiver" oder melancholischer Züge ergeben (NORTON et al. 1984, LAAKMANN et al. 1988, REIMHERR et al. 1990, SOLYOM und GIBSON 1990). TANERI und KÖHLER (1989) beschrieben ein besseres Ansprechen gehemmter Depressionen auf Fluoxetin, während BEASLEY et al. (1991c) keine Abhängigkeit der Effizienz (auch von Imipramin) vom psychomotorischen Ausgangsstatus nachweisen konnten. REIMHERR et al. (1984) ermittelten die „atypischen" Depressionen als geeignete Zielgruppe, weiterhin Patienten mit länger anhaltender Symptomatik und Chronifizierungtendenz. Eine Häufung von Rückfällen und Klinikaufenthalten, möglicherweise auch eine Neigung zu Benzodiazepinkonsum, sind demgegenüber prognostisch eher ungünstig (DELGADO et al. 1988, DE JONGHE et al. 1991b). Schließlich könnten sich „serotonerge" Depressionen durch das gleichzeitige oder auch anamnestische Vorliegen anderer psychopathologischer Merkmale auszeichnen, die einer Therapie mit SSRI gut zugänglich sind (u.a. zwanghafte Züge, Eßstörungen, speziell mit Kohlenhydrathunger, vgl. unten; SOLYOM und GIBSON 1990).

Biochemisch-pharmakologische Parameter haben als klinische Entscheidungskriterien für den Einsatz von SSRI zumindest vorerst keine Bedeutung (VAN PRAAG et al. 1987b). Als biochemische Prädiktorkandidaten für das Ansprechen auf serotonerge Substanzen sind unter anderem die Konzentration des Serotoninmetaboliten 5-Hydroxyindolessigsäure im lumbalen Liquor cerebrospinalis, der Fenfluramin- und der TRH-Stimulationstest sowie Serotoninrezeptoren auf Blutplättchenmembranen Gegenstand der Forschung.

Auch neurophysiologische Parameter, z.B. auditorisch evozierte Potentiale, könnten Hinweise auf einen veränderten Aktivitätsgrad zentraler serotonerger Funktionssysteme liefern (HEGERL et al. 1991).

Studien zur Korrelation von Plasmaspiegeln und klinischer Wirksamkeit der SSRI haben, wie auch die entsprechenden Untersuchungen zu Trizyklika, keine schlüssigen Befunde ergeben (BOYER und FEIGHNER 1991a). Nichtansprechen auf einen SSRI kann zwar nicht als Prädiktor für die günstige Wirkung eines überwiegend noradrenergen Präparates angesehen werden oder umgekehrt (BOYER und FEIGHNER 1991a, YAZICI et al. 1993), dennoch gehört ein solcher Wechsel oder auch die Kombination zweier Agentien mit unterschiedlichem „chemischen Angriffsort" (vgl. Abschnitt 3.4.6) zu den Vorgehensweisen bei therapieresistenten Depressionen (vergleiche Exkurs S. 426).

Rezidivprophylaxe
Langzeitstudien zur Frage der **rückfall-** bzw. **rezidivprophylaktischen Wirksamkeit** existieren zu allen hier berücksichtigten SSRI. Die Ergebnisse waren durchweg positiv, naturgemäß bestanden jedoch Unterschiede im Studiendesign und in der Beobachtungsdauer (meist ein Jahr). Zu Fluoxetin haben MONTGOMERY et al. (1988) eine placebokontrollierte Studie über einen Einjahreszeitraum vorgelegt, der ein gewisser Modellcharakter für derartige Untersuchungen zukommt. WERNICKE und BREMNER (1986) ermittelten in einer offenen Studie über ein Jahr eine gleichwertige prophylaktische Wirksamkeit von Fluoxetin und Imipramin. In einer Doppelblinduntersuchung (ein Jahr) fanden GUELFI et al. (1987) eine Überlegenheit von Fluvoxamin gegenüber Imipramin. In zwei offenen Studien (NIELSEN et al. 1991, 18 bis 51 Wochen) zeigte Paroxetin einen guten Effekt, in einer Fortsetzungsstudie über ein Jahr (PESELOW et al. 1989b) erzielte Imipramin ein günstigeres Ergebnis. Demgegenüber ergab sich in der Extensionsstudie von ØHRBERG et al. (1992) ein tendenzieller Vorteil in der Effizienz von Paroxetin gegenüber Imipramin.

Auch Sertralin (DOOGAN und CAILLARD 1992) und Citalopram (MONTGOMERY und RASMUSSEN 1992) erwiesen sich als wirksam. Die

Sertralinstudie war doppelblind gegen Placebo angelegt und erstreckte sich über 44 Wochen Beobachtungsdauer; trotz ihres methodischen und zahlenmäßigen Aufwandes hat sie einige Schwächen (MONTGOMERY et al. 1991, MONTGOMERY 1992a, KEPPEL HESSELINK und DE JONGH 1992), die aber die Gültigkeit des Ergebnisses nicht in Frage stellen. Die Citalopramstudie (ebenfalls placebokontrolliert, 24 Wochen Beobachtungsdauer) untersuchte verschiedene Dosierungen auf ihre rückfallprophylaktische Wirksamkeit; dieser Aspekt hat für die anderen Substanzen noch wenig Beachtung gefunden. Zu Fragen der Dauerbehandlung und Rezidivprophylaxe mit SSRI siehe auch Abschnitt 3.4.6 sowie Exkurs S. 419. Die antidepressive Langzeitbehandlung, unter Berücksichtigung auch der SSRI, ist Gegenstand einer von MONTGOMERY und ROUILLON (1992) herausgegebenen Monographie.

Zwangsstörungen (engl. obsessive-compulsive disorders, OCD)

Die zunächst empirisch gefundene Wirksamkeit des trizyklischen Antidepressivums Clomipramin gegen Zwangsstörungen konnte in ca. 15 kontrollierten Studien, davon mindestens 7 im Vergleich gegen Placebo, bestätigt werden. Auch mehrere Studien an Kindern und Jugendlichen zeigten Erfolge. Die Effizienz von Clomipramin gegen Zwangsstörungen ist von allen geprüften Pharmaka am besten dokumentiert (s. Kap. 2.4, S. 43).

Clomipramin ist unter den trizyklischen Antidepressiva der potenteste, wenngleich kein spezifischer, Wiederaufnahmehemmer von Serotonin. Die Therapieerfolge mit dieser Substanz stimulierten die Grundlagenforschung und auch deren Ergebnisse sprachen für eine wichtige Rolle von Serotonin in der Pathophysiologie von Zwangsstörungen (BARR et al. 1992). Es lag deshalb nahe, auch die Wirksamkeit der SSRI gegen Zwangsstörungen zu prüfen. Zu Fluoxetin, Fluvoxamin und Sertralin existiert inzwischen eine größere Anzahl entsprechender Untersuchungen, die in der Tat einen therapeutischen Effekt

belegen bzw. vermuten lassen. Allerdings gibt es deutliche Unterschiede in Qualität und Design der einzelnen Studien, so daß derzeit nicht von einer generellen oder gar äquipotenten Wirksamkeit der SSRI gegen Zwangsstörungen gesprochen werden kann.

Fluoxetin erwies sich in einer einfach-blinden Studie als Placebo überlegen (TURNER et al. 1985) und in einer Doppelblind-Crossoverstudie, allerdings an einem kleinen Kollektiv, als Clomipramin gleichwertig (PIGOTT et al. 1990). Daneben gibt es eine Anzahl offener Studien zur Wirksamkeit von Fluoxetin gegen Zwangsstörungen (FONTAINE und CHOUINARD 1986, JENIKE et al. 1989, LEVINE et al. 1989b, LIEBOWITZ et al. 1989, FRENKEL et al. 1990). Diese konnten fast ausnahmslos eine gute Wirksamkeit des Medikamentes nachweisen, wobei unterschiedlich große Patientenkollektive zugrundelagen. In einer offenen Vergleichsstudie gegen zwei MAO-Hemmer (Tranylcypromin und Phenelzin) zeigte keine der drei Substanzen einen signifikanten Effekt (MODELL et al. 1989). In zwei Studien (MARKOVITZ et al. 1990, JENIKE et al. 1991) konnte durch die Kombination von Fluoxetin mit Buspiron, einem Serotonin-1A-Rezeptoragonisten, eine Wirksteigerung erzielt werden. Mehrere ebenfalls offene Studien (LIEBOWITZ et al. 1990, RIDDLE et al. 1990, SIMEON et al. 1990b [teilweise in Kombination mit Clomipramin]) belegen die Wirksamkeit auch im kinder- und jugendpsychiatrischen Bereich. Spezielle Fallbeschreibungen schildern Erfolge bei zwanghafter Selbstbeschädigung (PRIMEAU und FONTAINE 1987), bei Zwangsstörungen im Rahmen eines Gilles de la Tourette-Syndroms (COMO und KURLAN 1991, auch RIDDLE et al. 1990) und bei einer Vielfalt weiterer klinischer Bilder, die sich durch gestörte Impulskontrolle mit zwanghaften Zügen auszeichnen (z.B. STOUT 1990). In einer doppelblind-placebokontrollierten Crossoverstudie an 21 Patienten mit zwanghaftem Haareausreißen (Trichotillomanie) konnte kein signifikanter Effekt von Fluoxetin innerhalb von 6 Wochen Verumtherapie nachgewiesen werden (CHRISTENSON et al. 1991).

In den meisten der zitierten Studien wurde Fluoxetin erheblich höher als 20 mg (die in der antidepressiven Therapie übliche Tagesdosis) dosiert. Allerdings wurde es von den Zwangserkrankten auch in der höheren Dosierung gut vertragen. Die Studienverläufe und -ergebnisse legen nahe, daß bei der Behandlung von Zwangsstörungen mit einer gegenüber dem antidepressiven Effekt eher längeren Wirklatenz von Fluoxetin zu rechnen ist.

Die Effizienz von **Fluvoxamin** gegen Zwangsstörungen ist, gemessen an der Zahl und den Ergebnissen der kontrollierten Studien, nach derjenigen von Clomipramin derzeit am besten belegt. Neben vier kontrollierten Untersuchungen gegen Placebo (PERSE et al. 1987, n = 20; GOODMAN et al. 1989, n = 46; COTTRAUX et al. 1990, n = 60; JENIKE et al. 1990, n = 38) wurde eine doppelblind angelegte Vergleichsstudie an 40 Patienten durchgeführt, die eine signifikante Überlegenheit gegenüber Desipramin, einem trizyklischen Noradrenalin-Wiederaufnahmehemmer, nachwies (GOODMAN et al. 1990). In einer einfach-blinden Studie zeigte sich bei sechs von zehn Patienten mit schweren Zwangsstörungen ein günstiger Effekt (PRICE et al. 1987). Eine offene Vergleichsstudie an 23 Patienten erbrachte eine Clomipramin äquivalente Wirksamkeit von Fluvoxamin (TAMIMI et al. 1991). Über eine Wirkverbesserung („augmentation") von Fluvoxamin und anderer SSRI gegen therapieresistente Formen durch Hinzugabe eines Neuroleptikums (z.B. Pimozid), von Lithium, Fenfluramin oder anderer Agentien wurde berichtet, doch stehen kontrollierte Studien hierzu noch aus (GOODMAN 1992). Auch für Fluvoxamin wurde in diesen Studien ein hoher Dosisbereich (zwischen 200 und 300 mg) gewählt. Die Wirklatenz scheint nicht länger zu sein als diejenige bei der Depressionsbehandlung.

Zu **Citalopram** liegen eine Einzelfallbeschreibung (WHITE et al. 1986) und eine kleine offene Studie vor, die eine Wirksamkeit der Substanz auch bei einem Teil „therapieresistenter" Fälle vermuten lassen. Wünschenswert sind hier kontrollierte Studien an größeren Kollektiven; solche Studien wären auch von großem theoretischen Interesse, da Citalopram von allen SSRI die höchste Serotoninspezifität aufweist.

Die Wirksamkeit von **Sertralin** gegen Zwangsstörungen wurde in drei placebokontrollierten Doppelblindstudien, jeweils an nichtdepressiven Patienten, geprüft. CHOUINARD et al. (1990) fanden in einer Dosis-Titrations-Studie (Tagesdosen von 50 bis 200 mg) bei 87 Patienten in drei der angewandten vier Skalensysteme eine signifikante Überlegenheit von Verum. In einer Multicenterstudie (325 Patienten) mit fixen Tagesdosen ergaben sich bei ebenfalls nachweisbarer Effizienz keine Wirkunterschiede zwischen 50, 100 und 200 mg Sertralin pro die (CHOUINARD 1992). Der Autor berichtet von zunehmender Symptombesserung unter Fortsetzung der Therapie über acht Wochen hinaus.- Hingegen konnten JENIKE et al. (1990) bei insgesamt 19 Patienten nach 10wöchiger Therapiedauer keinen Effekt nachweisen. Letztere Gruppe diskutiert u.a. die hohe Serotoninspezifität von Sertralin als mögliche Ursache für die gefundene Unwirksamkeit: für einen günstigen Effekt sei möglicherweise auch ein Einfluß auf andere, etwa dopaminerge, Neurotransmittersysteme vonnöten.
Sertralin wurde in den genannten Studien in Tagesdosen zwischen 150 und 200 mg eingesetzt, was gleichfalls dem oberen antidepressiven Dosierungsbereich entspricht.

Eine Reihe therapeutischer Aspekte, zum Teil analog dem Einsatz gegen Depressionen, sind für die SSRI bei Zwangsstörungen noch nicht bzw. nicht ausreichend untersucht: hierzu gehören die Dauer der jeweiligen Wirklatenz, Fragen der Langzeitwirkung (hierzu LEVINE et al. 1989, FRENKEL et al. 1990) und des Wiederauftretens der Störung nach Absetzen der Medikation, der Effizienz bei „therapieresistenten" und bei „schweren" (gemessen anhand geeigneter Skalen) Zwangszuständen (PRICE et al. 1987), möglicher Prädiktoren für das Ansprechen auf einen SSRI und des Zusammenhanges zwischen antidepressiver und antiobsessioneller Wirksamkeit. Wünschenswert sind auch weitere Vergleichsstudien unter Einbeziehung psychotherapeutischer Maßnahmen. Fluoxetin ausgenommen (vergleiche oben), fehlen überdies bislang Untersuchungen an Kindern und Jugendlichen. Solche sind dringend zu fordern, nicht zuletzt, weil sich 30 bis 50% der Zwangserkrankungen erstmals in diesem Lebensalter manifestieren (RAPOPORT 1991, LEONARD und RAPOPORT 1989). Eine zusammenfassende Übersicht über den gegenwärtigen Stand der Pharmakotherapie von Zwangsstörungen geben GOODMAN et al. (1992).

Angststörungen, insbesondere Panikerkrankung

Zu **Fluoxetin** weist die zugängliche Literatur unter dieser Indikation zwei offene Studien aus, in denen ein jeweils großer Teil der Patienten günstig ansprach (GORMAN et al. 1987, SCHNEIER et al. 1990). Bei Angstpatienten empfiehlt es sich allerdings, Fluoxetin wegen seiner potentiell antriebsfördernden und anxiogenen Wirkung initial besonders vorsichtig zu dosieren. Weiterhin legen die Studienergebnisse nahe, Fluoxetin als Anxiolytikum wenigstens sechs Wochen lang zu verabreichen, um die Wirksamkeit (die sich natürlich auch früher zeigen kann) sicher beurteilen zu können. In einer kleinen offenen Studie über 12 Wochen ließ sich eine gute Wirksamkeit von Fluoxetin auch bei Sozialphobien demonstrieren (VAN AMERINGEN et al. 1993).

Fluvoxamin wurde unter der Indikation „Panikerkrankung" in drei Doppelblindstudien an jeweils relativ großen Kollektiven gegen Vergleichssubstanzen untersucht; die Tagesdosen lagen zwischen 50 und 150 mg. Dabei zeigte sich Fluvoxamin – mit einer Wirklatenz zwischen zwei und sechs Wochen – einerseits gegenüber Clomipramin äquipotent (DEN BOER et al. 1987), andererseits dem Noradrenalin-Wiederaufnahmehemmer Maprotilin (DEN BOER und WESTEN-

BERG 1988) und dem Serotonin-2-Antagonisten Ritanserin (mit Placebokontrolle, DEN BOER und WESTENBERG 1990) signifikant überlegen; die beiden letztgenannten Vergleichssubstanzen waren gegen die Panikerkrankung unwirksam.

Die Ineffizienz von Ritanserin sprach dabei gegen die Annahme einer Hypersensitivität von Serotonin-2-Rezeptoren als pathophysiologisches Korrelat dieser Störung (DEN BOER und WESTENBERG 1990). Andererseits lassen die Studienergebnisse insgesamt auf eine starke Mitbeteiligung serotonerger Neuronensysteme am Zustandekommen von Angststörungen schließen und widersprechen der älteren Hypothese, wonach überwiegend noradrenerge, vom nucleus coeruleus aus gesteuerte Mechanismen für die Entstehung der Panikkrankheit verantwortlich seien (BOYER et al. 1991, HUMBLE und WISTEDT 1992).

In einer jüngst erschienenen kontrollierten Studie erzielte Fluvoxamin in den meisten Ratings ein signifikant besseres Ergebnis als eine kognitive Therapie oder Placebo; die Tagesdosen lagen hier zwischen 50 und 300 mg, angestrebt wurden 200 mg Fluvoxamin/ die (BLACK et al. 1993).

Citalopram zeigte in einer offenen Studie an 20 Patienten gute Wirksamkeit gegen die Panikstörung (HUMBLE und WISTEDT 1992). 13 der 17 Patienten, die die Initialphase von acht Wochen abschlossen, sprachen auf Tagesdosen um 40 mg an, in einer anschließenden Langzeitphase wurden weitere Besserungen beobachtet. Allerdings zeigten sieben Patienten während der ersten Woche eine passagere Verschlechterung insbesondere der somatischen Angstsymptome.

Eßstörungen

Ernährungsverhalten und Steuerung des Sättigungsgefühls unterliegen serotonergem Einfluß: eine erniedrigte serotonerge Aktivität führt im Tierexperiment und wohl auch beim Menschen zu verstärkter Nahrungsaufnahme. Daneben gibt es Hinweise, daß auch die Symptome der Bulimia nervosa auf einer Dysfunktion serotonerger Funktionssysteme beruhen (BOYER und FEIGHNER 1991b).

Bulimia nervosa

Zu dieser Indikation scheinen derzeit nur für Fluoxetin Effizienzstudien vorzuliegen. Im offenen (FREEMAN und HAMPSON 1987, MITCHEL et al. 1989, FAVA et al. 1990, SOLYOM et al. 1990) wie im placebokontrollierten Design (FREEDMAN et al. 1988, zitiert bei FICHTER et al. 1991) ergaben sich signifikante Besserungen bezüglich des Eßverhaltens (Häufigkeit von Eßattacken und Erbrechen), der Einstellung zum Essen und, soweit miterfaßt, auch der Stimmungslage. In der Studie von FICHTER et al. (1991) zeigte allerdings die Placebogruppe eine ebenso deutliche Besserung; beide Gruppen erhielten zudem Verhaltenstherapie. In früheren placebokontrollierten Studien hatte sich auch eine Reihe trizyklischer und anderer Antidepressiva (Imipramin, Desipramin, Bupropion, Phenelzin, Isocarboxazid, Trazodon) gegen die Bulimie als effizient erwiesen, im Gegensatz etwa zu Amitriptylin und Mianserin (WALSH 1991). Patienten mit trizyklikaresistenter Bulimie können auf Fluoxetin günstig ansprechen (MITCHELL et al. 1989). In einer jüngst erschienenen Kasuistik wurde über eine 32jährige Patientin mit Symptomen einer Bulimia nervosa und endogenen Depression berichtet, die unter Fluoxetineinnahme ein bei ihr bislang unbekanntes Syndrom mit Reizbarkeit, Wahngedanken und starken Suizidtendenzen entwickelte (HAWTHORNE und LACEY 1992).

Anorexia nervosa

GWIRTSMAN et al. (1990) erzielten bei sechs chronisch Anorexiekranken mit Fluoxetin eine Stimmungsaufhellung, die mit einer Gewichtszunahme einherging. KAYE et al. (1991) fanden in einer ebenfalls offenen Studie eine überwiegend gute Entwicklung des Eßverhaltens unter Fluoxetin nach stationärer Gewichtskorrektur bei einem Kollektiv Anorexie- und Bulimiekranker.

Adipositas

Studien an Depressiven hatten als häufigen Begleiteffekt der Therapie mit einem SSRI eine Gewichtsabnahme erkennen lassen (KINNEY-PARKER et al. 1989, siehe auch Abschnitt 3.4.3). Zur Frage des therapeutischen Einsatzes der SSRI gegen Übergewicht wurden eine Reihe placebokontrollierter Doppelblindstudien durchgeführt, die eine gute Wirksamkeit besonders von Fluoxetin (LEVINE et al. 1987b, 1989a, FERGUSON und FEIGHNER 1987) und von Sertralin erkennen ließen. Fluoxetin war in allen Dosierungen bereits ab der ersten Behandlungswoche signifikant wirksam (LEVINE et al. 1989a, FERGUSON und FEIGHNER 1987); sein gewichtsreduzierender Effekt war vom Ausgangsgewicht des Patienten abhängig und nahm mit steigender Dosierung zu (LEVINE et al. 1987b). Paroxetin und auch Fluvoxamin (ABELL et al. 1986, DE ZWAAN et al. 1989) sind nach dem gegenwärtigen Kenntnisstand von geringerem Einfluß auf das Körpergewicht. Die Studien lassen sich aber, ähnlich wie diejenigen zu Zwangsstörungen, nur bedingt vergleichen, da einige der untersuchten Gruppen parallel zur medikamentösen auch einer Verhaltens- oder anderen Psychotherapie unterzogen wurden. Ein solch kombiniertes Vorgehen verspricht auch – hier ebenso wie für die anderen Indikationen – im klinischen Kontext die besten therapeutischen Ergebnisse.

Substanzabhängigkeit, insbesondere Alkoholismus

Der Zusammenhang zwischen Serotonin und Alkoholkrankheit findet, besonders wegen möglicher therapeutischer Implikationen, zunehmendes wissenschaftliches Interesse (FERREIRA und SOARES-DA-SILVA 1991, SELLERS et al. 1992). Aufgrund positiver tierexperimenteller Befunde, z.B. an alkoholbevorzugenden Rattenstämmen, wurde eine Reihe kontrollierter Studien mit SSRI an Alkoholkranken durchgeführt (BOYER und FEIGHNER 1991). Die SSRI scheinen, wenngleich in unterschiedlichem Maße, das „alcohol craving" zu beeinflussen, was sich in einer Abnahme des Konsums alkoholischer Getränke im Verlauf der Behandlung ausdrückt. Die Ergebnisse sind zwar insgesamt vielversprechend, die Bedeutung der SSRI für die Suchtbehandlung ist aber bei weitem noch nicht abschließend zu beurteilen. Berichte gibt es zu Fluoxetin (NARANJO et al. 1990, GERRA et al. 1992, GORELICK und PAREDES 1992), Fluvoxamin (THOMAS 1991), Citalopram (NARANJO et al. 1987, 1992), weiterhin zu Viqualin, das die Rückaufnahme von Serotonin hemmt und gleichzeitig die neuronale Serotoninausschüttung induziert (NARANJO et al. 1989). Auch Studien mit Zimelidin waren positiv verlaufen (zit. bei NARANJO et al. 1989). Von den international zugelassenen SSRI scheint die Effizienz für Citalopram derzeit am besten belegt. Zweifellos sind jedoch auf diesem wichtigen Gebiet weitere kontrollierte Studien an größeren und genauer charakterisierten Patientenkollektiven sowie über längere Beobachtungszeiträume erforderlich (THOMAS 1991), daneben natürlich auch die Ermittlung der jeweils effizienten Dosisbereiche. Hervorzuheben sind in diesem Zusammenhang auch die gute Leberverträglichkeit und die minimalen Interaktionen der SSRI mit Alkohol (BOYER und FEIGHNER 1991b, THOMAS 1991).

Die Hypothesenbildung zur Serotoninsteuerung des Alkoholkonsums wird dadurch erschwert, daß nicht nur SSRI, sondern auch ein 5-HT3-Rezeptorantagonist (MDL 7222; FADDA et al. 1991), ja sogar eine serotoninwiederaufnahmefördernde Substanz (Tianeptin; DAOUST et al. 1992) im Tierexperiment zu einer Verminderung des Alkoholkonsums geführt haben. Hier sind also noch viele Fragen offen.
Daß eine medikamentöse Therapie immer nur eine von mehreren Komponenten in der Gesamtstrategie der Suchtbehandlung wird sein können, bedarf keiner näheren Ausführung (THOMAS 1991). Auch dieser Gesichtspunkt wird in künftigen Studien zum Einsatz von SSRI gegen Alkoholkrankheit verstärkt zu berücksichtigen sein. Noch ganz am Anfang steht schließlich die Erfor-

schung therapeutischer Möglichkeiten der SSRI beim Stimulantien- und Nikotinabusus (BOYER und FEIGHNER 1991b).

Persönlichkeitsstörungen

Erniedrigte Spiegel der 5-Hydroxyindolessigsäure im Liquor cerebrospinalis und Abweichungen anderer serotoninbezogener Parameter bei fremd- und autoaggressiven Persönlichkeiten führten zu der Hypothese, eine Dysfunktion serotonerger Funktionen könnte auch an Störungen der Aggressions- und Impulskontrolle ursächlich beteiligt sein (BROWN und LINNOILA 1990), und begründeten Therapieversuche mit SSRI (BOYER und FEIGHNER 1991b). Bislang gibt es einige Pilotstudien mit Fluoxetin an kleinen Kollektiven mit Borderlinesymptomen, „ängstlich-impulsivem" Affekt, Vermeidungsverhalten oder schizotypischen Persönlichkeitsstörungen, die auf das Medikament insgesamt gut ansprachen (BOYER und FEIGHNER 1991b, MARKOWITZ et al. 1991). Vier Borderlinepatienten mit ängstlicher bzw. paranoider Symptomatik zeigten auf Citalopram (20–60 mg) gute Remission (KALLIONIEMI und SYVÄLATHI 1992). – Hingewiesen sei in diesem Zusammenhang auch auf die Ausführungen zur Suizidalität in diesem und im Abschnitt 3.4.3. Eine Reihe von Daten spricht dafür, daß die SSRI gegen autodestruktive Tendenzen (Suizidgedanken, autoaggressive Handlungsimpulse) besonders gut wirksam sind (OTTEVANGER 1991b), wobei vorbehaltlich der Ergebnisse künftiger kontrollierter Studien unter klinisch-praktischen Erwägungen einstweilen eher an den Einsatz der Substanzen mit geringerem aktivierenden Potential (Fluvoxamin, Paroxetin) zu denken wäre.

Dementielle Zustände, Schmerzsyndrome und weitere Anwendungsgebiete

SSRI können Gedächtnisfunktionen günstig beeinflussen, was zunächst ebenfalls tierexperimentell gezeigt wurde (BOYER und

FEIGHNER 1991b). Im Humanbereich sprachen **alkoholbedingte amnestische Störungen** und **agitierte Demenzen** gut auf Fluvoxamin bzw. Fluoxetin an (MARTIN et al. 1989); zu Fluvoxamin liegt neben offenen (OLAFSSON et al. 1988) eine placebokontrollierte Crossoverstudie vor (siehe BOYER und FEIGHNER 1991b). Für Citalopram ließ sich in einer Doppelblindstudie gegen Placebo bei Patienten mit Alzheimer- oder vaskulärer Demenz keine signifikante Verbesserung kognitiver Funktionen, wohl aber eine emotionale Stabilisierung und Stimmungsaufhellung nachweisen (BOYER und FEIGHNER 1991b, GOTTFRIES et al. 1992).

Verschiedene **chronische Schmerzzustände** sind serotonergen (allerdings auch anderen) Psychopharmaka therapeutisch gut zugänglich, wie bereits die Erfahrungen mit Clomipramin und Trazodon gezeigt hatten. Positive Ergebnisse wurden mit Fluoxetin und Paroxetin erzielt, wobei es sich vorwiegend um Kopfschmerzsyndrome unterschiedlicher Ätiologie, um periphere Neuropathien und rheumatische Krankheitsbilder handelte (BOYER und FEIGHNER 1991b, Übersicht bei DE ANGELIS 1992). Auch Citalopram erwies sich in einer placebokontrollierten Crossoverstudie an 15 Patienten mit diabetischen Polyneuropathien als gut wirksam (SINDRUP et al. 1992). Zu Fluoxetin gibt es eine Mitteilung über erfolgreiche Migräneprophylaxe (ADLY et al. 1992). Zu Fluvoxamin, das im Tierexperiment einen signifikanten analgetischen Effekt zeigte (MICO et al. 1990), scheinen humanpharmakologische Studien noch nicht vorzuliegen.

Vorläufige klinische Berichte und tierexperimentelle Studienergebnisse deuten die Möglichkeit an, daß die SSRI in Kombination mit Neuroleptika (zu Fluoxetin: GOFF et al. 1990, BACHER und RUSKIN 1991; zu Citalopram: KALLIONIEMI und SYVÄLATHI 1992) oder mit Serotonin-3-Rezeptorblockern (WIEDEMANN und HOLSBOER 1991) Bedeutung in der Therapie **resistenter Schizophrenien** er-

langen könnten. Hier steht die Forschung allerdings noch ganz am Anfang.

Einzelfallmitteilungen, fast ausschließlich Fluoxetin betreffend, berichten von Erfolgen medikamentöser Therapieversuche gegen ein sehr buntes Spektrum affektiver Störungen und psychischer Abnormitäten, denen zum Teil ein mehr oder weniger augenfälliges zwanghaftes Moment eigen ist wie Kleptomanie, Fetischismus, Exhibitionismus, unbegründeter Furcht vor unkontrollierbarer (eigener) Flatulenz, Dysmorphophobie, pathologischer Eifersucht und anderes. Eine detaillierte Wiedergabe dieser Kasuistiken mit Literaturangaben würde, selbst in ihrer notwendigen Unvollkommenheit, den Rahmen dieses Beitrages sprengen. – Vereinzelt erschienen überdies Berichte über den erfolgreichen Einsatz von SSRI, vorzugsweise wiederum von Fluoxetin, gegen depressive Syndrome bei neurologischen Grundkrankheiten (apoplektischer Insult, Schädeltrauma), und gegen verschiedene neurologische Störungen (Myoklonien, Kataplexie; BOYER und FEIGHNER 1991b).

Abgesehen von **depressiven Syndromen** ist die Effizienz der SSRI gegen **Zwangsstörungen** und gegen die **Panikerkrankung** am besten, wenn auch zumindest nicht für alle Vertreter ausreichend, belegt (BENKERT und HIPPIUS 1992). Daneben wirken einige SSRI, insbesondere Fluoxetin, über einen Eingriff in die Appetitsteuerung gewichtsreduzierend, was aber noch eher als gegebenenfalls willkommener Nebeneffekt einer antidepressiven Therapie angesehen wird. Zu diesen und zu den übrigen genannten aussichtsreichen Indikationsgebieten, etwa der Bulimie, sind weitere kontrollierte Studien erforderlich, welche unter anderem die im Zusammenhang mit den Zwangsstörungen angesprochenen Fragen und Aspekte weiter ausleuchten müssen.

Viloxazin

Viloxazin ist ein überbrücktes bizyklisches Oxazin, es wurde zufällig im Rahmen der Weiterentwicklung des Betarezeptorenblockers Propranolol entdeckt, besitzt jedoch selbst keine beta-blockierenden Eigenschaften. Viloxazin ist als Razemat im

Tabelle 3.4.1.6. Wichtige kontrollierte Studien mit Viloxazin (VLX) bei depressiven Erkrankungen

Autoren	N	Patienten	Studiendesign	Dosierung pro die	Ergebnis	Nebenwirkungen (NW) Abbrüche (A)
Corona et al. (1987)	26 w	(Involutions-)Depression (stat.)	Dosisfindung	300 mg (> 65 J.) 500 mg (< 65 J.)	300 mg = 500 mg t_{max} 7. Tag Ø max Korrel. Plasmasp./Klinik; kognit. Symptome am meisten gebessert	Auch bei Alterspatienten nur geringe kardio-vaskul. NW
De Leo et al. (1984)	46	Altersdepr. (Altenheim)	db vs. Pl	300 mg	VLX > Pl bei schwerer Depressiven Ø Korrel. Plasmasp. (z.T. Ø nachweisbar)/Klinik	
Warnecke (1986)	60 w	Klimakt. Depr. (Frauenarzt-praxis)	eb vs. Pl	200–500 mg	VLX > Pl	VLX: Unruhe, Übelkeit
Thompson und Isaacs (1991)	43	MD mit Kontraind. f. TZA (Allgem. Krhs.)	db vs. Pl	300 mg	VLX ≤ Pl	VLX: 6 Abbrüche
Bayliss et al. (1974)	123	Leichtgr. Depr. (Allg. Praxis)	db vs. IMI	150 mg vs. 75 mg IMI	VLX = IMI	VLX: weniger NW, 9 Abbr. (IMI: 6)
Pichot et al. (1975)	121	Psychot. u. neurot. Depr. (stat.)	db vs. IMI	200–300 mg vs. 130–195 mg IMI	VLX = IMI	VLX: bei neurot. Depr. weniger NW
Floru und Tegeler (1979)	50	(Involutions-)Depression (stat.)	db vs. IMI	300 mg vs. 150 mg IMI	VLX = IMI VLX rascherer Wirkungseintritt	IMI mehr anticholin. NW

(Fortsetzung siehe S. 175)

Tabelle 3.4.1.6. Fortsetzung

Autoren	N	Patienten	Studiendesign	Dosierung pro die	Ergebnis	Nebenwirkungen (NW) Abbrüche (A)
MÜLLER-OERLINGHAUSEN und RÜTHER (1979)	41	Endog. Depr. (stat.)	db vs. AMI	300 mg vs. 150 mg AMI	VLX = AMI, VLX > AMI Antrieb, AMI > VLX somat. Sympt., Schlaf, Responder höhere Plasmaspiegel	
McEVOY et al.(1980)	31	Neurot. Depr. (ambul.)	db vs. DOX vs. Pl		VLX = DOX = Pl	
ELWAN (1980)	59	Depression (ambul./stat.)	db vs. IMI	150–300 mg vs. 75–150 mg IMI	VLX > IMI bzgl. Retardierung, Somatisierung	VLX: 6 Abbr., Übelkeit; IMI: 2 Abbrecher; anticholinerge NW
PÖLDINGER (1982)	88	Depr. Syndrome (ambul. Allgem. Praxis)	db vs. IMI	150–300 mg vs. 75–150 mg IMI	VLX = IMI, VLX > IMI bzgl. psychomotor. Hemmung	VLX: 6 Abbrüche, IMI: 5 Abbrüche, häufiger Mundtrockenh.
GUY et al. (1982)	123	Endog. u. neurot. Depression (ambul./stat.)	db vs. IMI vs. AMI vs. DOX vs. Pl		VLX = IMI = AMI = DOX = Pl	AMI und IMI: mehr antichol. NW, VLX: mehr ZNS-NW, Nausea und Schwindel bei neurot. Depressiven häufiger
FERRARI et al. (1987)	40	MD (stat.)	db vs. AMI	300–600 mg vs. 75–150 mg AMI	VLX = AMI	AMI: mehr (anticholinerge) NW und Sedierung

AMI Amitriptylin, *DOX* Doxepin, *IMI* Imipramin, *Pl* Placebo, *db* doppelblind, *eb* einfach blind, = gleich wirksam, > besser wirksam als, < weniger wirksam als, *w* weiblich, *TZA* Trizyklische Antidepressiva, *J* Jahre, *MD* Major Depression

Handel, das S-Isomer ist jedoch wesentlich aktiver als das R-Enantiomer und ähnelt stereochemisch dem natürlich vorkommenden R-Isomer von Noradrenalin.

Erste Studien mit Viloxazin in der **Depressionsbehandlung** wurden zwischen 1973 und 1975 publiziert (Übersicht: PINDER et al. 1977). Bei mindestens der Hälfte der behandelten Patienten zeigte Viloxazin signifikante antidepressive Wirksamkeit mit einem Wirkungseintritt zwischen dem 3. und 7. Tag. In den wenigen durchgeführten kontrollierten Untersuchungen gegen Placebo zeigte sich nur zum Teil eine statistisch belegbare Überlegenheit von Viloxazin (siehe Tabelle 3.4.1.6). Die kontrollierten Vergleichsuntersuchungen wurden überwiegend gegen Imipramin durchgeführt; hierbei konnte zumeist kein signifikanter Unterschied gefunden werden (siehe Tabelle 3.4.1.6). Hierbei muß erwähnt werden, daß bei den meisten Studien keine operationalisierten Diagnose- bzw. stringenten Einschluß-Kriterien verwendet wurden. In einigen Studien schien es, daß eine Response auf Viloxazin eher nach dem „Alles oder Nichts-Prinzip" erfolgte (PINDER et al. 1977). Bezüglich des Wirkprofils wies Viloxazin im Vergleich zu Imipramin bzw. Amitriptylin günstigere Effekte hinsichtlich psychomotorischer Retardierung/Hemmung auf (MÜLLER-OERLINGHAUSEN und RÜTHER 1979, ELWAN 1980, PÖLDINGER 1982).

Unter Routine- (Praxis- bzw. Klinik-) Bedingungen wurde Viloxazin in zwei umfangreichen Feldstudien untersucht: eine Multicenterstudie an 22 psychiatrischen Krankenhäusern schloß 257 Patienten mit depressiven Syndromen ein; bei etwa 70% der Patienten konnten die Symptome Depression und Angst durch Viloxazin allein oder in Kombination mit Neuroleptika oder Tranquilizern signifikant gebessert werden (JUNGKUNZ 1983). Eine ähnliche Beurteilung erfuhr Viloxazin durch niedergelassene Nervenärzte: der globale Therapieerfolg wurde bei 79% der 369 Patienten von den behandelnden Ärzten mit gut beurteilt (JUNGKUNZ 1983). Im Rahmen einer offenen Feldstudie wurden 5142 Patienten von 1285 Allgemeinärzten bzw. Internisten drei bis vier Wochen lang mit Viloxazin in einer mittleren Dosierung von 200–300 mg pro die in zwei Dosen behandelt. Von den 4536 statistisch auswertbaren Fällen zeigten 61% eine zumindest deutliche Besserung der depressiven Symptomatik. Am ausgeprägtesten war die Wirkung hinsichtlich Besserung von Tagesmüdigkeit und Schwung- bzw. Initiativelosigkeit (HAEHN 1985).

In einer offenen Studie an 10 männlichen Patienten mit depressiven Verstimmungszuständen im Rahmen chronischer Schizophrenien zeigte Viloxazin einen guten antidepressiven Effekt ohne psychotische Symptomprovokation bei Fortführung der neuroleptischen Basismedikation (GIUSTINIANI 1984). In einer kontrollierten Studie konnten KORNHUBER et al. positive Effekte von Viloxazin bei der Behandlung schizophrener Minussymptomatik mit Verbesserung von Reaktionszeiten ebenfalls ohne Symptomprovokation finden (KORNHUBER et al. 1985).

NISSEN behandelte in einer offenen Studie 50 Kinder und Jugendliche im Alter von sieben bis 19 Jahren mit depressiven Zustandsbildern verschiedener Ätiologie. Bei 29 konnte das depressive Zustandsbild durch Viloxazin günstig beeinflußt werden (NISSEN 1983).

Bei **Involutions**- und **Altersdepression** zeigte Viloxazin insbesondere bei ambulanten Patienten antidepressive Wirksamkeit bei guter Verträglichkeit (ALTAMURA et al. 1986). BORROMEI et al. (1989) schlugen eine Kombination von Viloxazin mit Piracetam zur Behandlung hirnorganisch gefärbter nicht-psychotischer gehemmter Involutionsdepressionen vor. Sie behandelten 33 durchschnittlich 64 Jahre alte Patienten drei Monate lang mit 200 mg Viloxazin und 9 g Piracetam oral pro die (anschließende Erhaltungsdosis: 100 mg Viloxazin, 3 g Piracetam pro die). Bei 50 bis 75% der Patienten berichteten sie über eine anhaltende deutliche Besserung depressiver und hirnorganischer Symptome.

Viloxazin wurde auch zur Behandlung der primären **Enuresis** elngesetzt: LIBERT (1991) berichtete bei über 60% der 30 mit Viloxazin behandelten Kindern (50–125 mg zur Nacht) über günstige Behandlungseffekte.

In einer ersten einfach-blinden Studie an 23 Patienten mit **Narkolepsie** zeigte Viloxazin positive Effekte unter polygraphischer Kontrolle (GUILLEMINAULT et al. 1986). In einer Placebo-kontrollierten Studie bei Depressiven mit Alkoholabusus kam es bei 30 Patienten unter 400 mg Viloxazin pro die zu einer signifikanten Besserung der depressiven Symptomatik und einer Reduktion des Alkoholkonsums (ALTAMURA et al. 1990).

Entsprechende kasuistische Erfahrungen führten auch zu kontrollierten Studien hinsichtlich der Wirkung von Viloxazin auf Libido und Sexualverhalten. DE LEO und MAGNI 1986) zeigten in einer doppelblinden Placebo-kontrollierten Studie an 26 männlichen Patienten, daß Viloxazin sexuell disinhibierende Effekte aufweist.

Trazodon

Die Wirksamkeit von Trazodon in der Behandlung **depressiver Syndrome** wurde in offenen und kontrollierten Studien untersucht (Übersicht: BROGDEN et al. 1981). Insgesamt liegen 14 Placebo-kontrollierte Doppelblindstudien vor (siehe Tabelle 3.4.1.7), aus denen in der Gesamtschau hervorgeht, daß Trazodon dem Placebo überlegen ist. Bei 3 dieser Studien wurde die antidepressive Wirksamkeit von Trazodon mit der von Amitriptylin und bei 8 Studien mit der von Imipramin als gleichwertig beurteilt. Es liegen über 20 kontrollierte Studien an über 1500 Patienten vor, bei denen Trazodon unter anderen mit den Standard-Antidepressiva Imipramin und Amitriptylin verglichen wurde. Aus diesen Studien kann man entnehmen, daß Trazodon (bis 600 mg/die) mit der Wirkung von Imipramin (bis 300 mg/die) oder Amitriptylin (bis 200 mg/die) vergleichbar ist. Die Gleichwertigkeit von Tra-

zodon gegenüber Imipramin und Amitriptylin muß jedoch insofern kritisch gesehen werden, da eventuell aufgrund der geringen Fallzahl der meisten Studien ein möglicher Unterschied zwischen diesen beiden Substanzen nicht zur Darstellung kam (Typ II-Fehler).

Weiterhin ist kritisch anzumerken, daß die vorwiegend im nordamerikanischen Raum durchgeführten Studien zum Teil unterschiedliche Diagnosekriterien verwendet haben, die nicht immer mit den in der deutschsprachigen Psychiatrie verwendeten Begriff der endogenen Depression gleichzusetzen sind, so daß die Möglichkeit besteht, daß diese Studien auch an milderen depressiven Syndromen durchgeführt wurden. In diesem Zusammenhang ist auffallend, daß einige der kontrollierten Studien an leichter erkrankten depressiven Patienten (gemessen an dem Summen-Score der Hamilton-Depressions-Skala bzw. an dem Status, daß es sich um ambulante Patienten handelte) durchgeführt wurden. Dies könnte eventuell darauf hinweisen, daß die antidepressive Wirkung von Trazodon vorwiegend bei leichteren depressiven Syndromen erreicht wird. Diese Annahme wird auch durch die Studie von MOISES et al. (1981) unterstützt, die bei stationär behandelten depressiven Patienten eine signifikante Überlegenheit von Amitriptylin gegenüber Trazodon aufzeigte, obwohl Trazodon mit einer Tagesdosis von 600 mg ausreichend dosiert war. Andererseits zeigen jedoch auch Studien an schwerer erkrankten Depressionen einen den Standardantidepressiva vergleichbaren Effekt. Als Beispiel dafür kann die Studie von GERSHON und NEWTON (1979) gelten, die an 262 stationär aufgenommenen endogendepressiven Patienten durchgeführt wurde, und bei der sich Trazodon (Dosierung bis 600 mg) mit der von Imipramm (Dosierung 300 mg) als gleichwertig gezeigt hatte und beide Antidepressiva dem Placebo gegenüber signifikant überlegen waren. Es liegt jedoch keine Studie vor, bei der 2 Gruppen von leicht bzw. schwer erkrankten Depressionen in einem Untersuchungsansatz geprüft wurden, um auf diese Weise zu erkennen, ob Trazodon wirklich bei beiden Schweregraden von Depressionen ausreichend wirksam ist.

Eine differentielle Untersuchung zum Wirkprofil läßt sich aus der Studie von MOISES et al. (1981) ablesen, in der Trazodon (450–600 mg/die) gegenüber Amitriptylin (150–200

Tabelle 3.4.1.7. Placebokontrollierte Doppelblindstudien zur antidepressiven Wirksamkeit von Trazodon

Autoren	Anzahl der Patienten	Diagnose stat./amb. Studiendauer	Design	Ergebnis
Vinci (1971)	64	endogen ambulant? 30 Tage	1. T (100–300mg) 2. T (200–600mg) 3. A (50–150mg) 4. P	T = A T: 70% Responder A: 75% Responder P: 7% Responder
Knobel (1974)	100	depress. Syndr. ambulant Dauer?	1. T (25–300 mg) 2. P	T > P
Amin (1976)	18	geriatr. Depression 84 Tage	1. T (50–150mg) 2. P	T > P
Fabre et al. (1979)	28	ED stationär 28 Tage	1. T (≤ 300 mg) 2. I (≤ 150 mg) 3. P	T ≥ I
Kellams et al. (1979)	28	ED stationär 28 Tage	1. T (≤ 600 mg) 2. I (≤ 300 mg) 3. P	T ≥ I T > P
Trapp et al. (1979)	30	ED stationär 21–28 Tage	1. T (≤ 600 mg) 2. I (≤ 300 mg) 3. P	T = I
Gershon und Newton (1980)	262	ED stationär 28 Tage	1. T (≤ 600 mg) 2. I (≤ 300 mg) 3. P	T = I T > P
Gerner et al. (1980)	60	ED, UP, geriatr. ambulant 28 Tage	1. T (100–400 mg) 2. I (50–200 mg) 3. P	T = I T > P
Mann et al. (1981)	30	ED ambulant 28 Tage	1. T (200–600 mg) 2. I (100–300 mg) 3. P	T = I T < P
Escobar et al. (1980)	40	ED stationär 28 Tage	1. T (≤ 600 mg) 2. I (≤ 300 mg) 3. P	T ≤ I T ≥ P
Feighner (1980)	45	Prim. Depr. stationär 28 Tage	1. T (≤ 600 mg) 2. I (≤ 300 mg) 3. P	T ≥ I T > P
Goldberg und Finnerty (1980)	184	Neurot. Depr. ambulant 12–42 Tage	1. T (150–400 mg) 2. A (75–200 mg) 3. P	T = A T > P
Eckmann et al. (1980)	45	Depression ambulant 28 Tage	1. T (150 mg) 2. P	T: 75% Remission P: 29% Remission
Rickels und Case (1982)	202	ED, UP ambulant 42 Tage	1. T (200–400 mg) 2. A (100–200 mg) 3. P	T = A T > P

ED endogene Depression (bzw. äquivalente Diagnosen nach amerikanischer Klassifikation), *UP* unipolare Depression, *T* Trazodon, *A* Amitriptylin, *I* Imipramin, *P* Placebo, < / > signifikant bessere / schlechtere Wirksamkeit, = gleiche Wirksamkeit, *T* ≥ Tendenz (aber kein signifikanter Unterschied) für bessere antidepressive Wirksamkeit von Trazodon, *T* ≤ Tendenz (aber kein signifikanter Unterschied) für schlechtere antidepressive Wirksamkeit von Trazodon

mg/die) geprüft wurde. Dabei zeigte sich aufgrund der Hamilton-Faktoren sowie der Hamilton Items, daß Trazodon Amitriptylin in folgenden Bereichen unterlegen war: Faktor Agitiertheit, depressive Stimmung, Schuldgefühle, Einschlafstörungen, Früherwachen, Hemmung, psychische Angst, somatische Angst, gastrointestinale Störungen, somatische Symptome allgemein, und Tagesschwankungen. In der Untersuchung von FEIGHNER (1983) ließen sich beim Vergleich von Imipramin und Trazodon keine differentiellen Effekte nachweisen.

Trazodon wurde auch in der Behandlung von produktiven Symptomen im Rahmen **schizophrener Erkrankungen** geprüft (DEUTSCH et al. 1977, SINGH et al. 1978). Beide Studien ließen jedoch bei dieser Indikation keinen therapeutischen Effekt erkennen. Man kann aber aus den Daten dieser Studien ablesen, daß durch Trazodon eine depressive Begleitsymptomatik bei schizophrenen Patienten behandelbar erscheint. Eine Verschlechterung der produktiven Symptomatik wurde bei schizophrenen Patienten unter Trazodongabe nicht beobachtet (RAWLS 1982).

Der Einsatz von Trazodon in der Behandlung von Depressionen und Angstzuständen im Rahmen eines **chronischen Alkoholismus** sowie beim Alkoholentzugssyndrom – jedoch nicht beim Delir – war ebenso das Thema verschiedener Studien z.B. (ROCCA-TAGLIATA et al. 1980). Es fand sich bei dieser Indikation eine signifikante Reduzierung sowohl der Depression als auch der Angst.

Aus der **Jugendpsychiatrie** liegen kasuistische Ergebnisse vor, die bei Trazodon gute therapeutische Ergebnisse bei Depressionen, Verhaltensstörungen sowie bei der „minimalen zerebralen Dysfunktion" in einer Tagesdosis von 1 mg/kg Körpergewicht finden konnten (PALMIÉ 1983).

Maprotilin

Maprotilin wurde 1973 zunächst als peroral anwendbares Antidepressivum eingeführt, eine parenterale Applikationsform folgte 1977. Maprotilin gilt seitdem als gut untersuchtes und klinisch effizientes Antidepressivum mit breitem Wirkspektrum. Der Wirkstoff war chemisch die erste Substanz mit tetrazyklischer Grundstruktur. Im pharmakologischen und klinischen Wirkprofil wurde es jedoch weiterhin mit den Trizyklika verglichen (PINDER et al. 1977, BÖNING 1982, DELINI-STULA 1978).

Während umfassender klinischer Prüfungen und auch in den Jahren nach der Einführung wurde Maprotilin in zahlreichen kontrollierten Studien mit Placebo, Anxiolytika und verschiedenen Antidepressiva verglichen. Neben antidepressiven Wirkeigenschaften wurden der Substanz auch sedative und in geringem Ausmaß anxiolytische Wirkungen zugeschrieben (Übersicht: PINDER et al. 1977).

Maprotilin wird zur Behandlung

– depressiver Erkrankungen,
– ängstlich-depressiver Mischzustände,
– von leichten Schlafstörungen sowie von
– Schmerzzuständen eingesetzt.

Erste klinische Erfahrungen mit Maprotilin in der Depressionsbehandlung wurden 1971 publiziert (BALESTRIERI et al. 1971). Es liegen mittlerweile placebokontrollierte und zahlreiche vergleichende Studien gegen Referenzsubstanzen vor, in denen Maprotilin sich hinsichtlich antidepressiver Wirkeffekte gegenüber den Vergleichswirkstoffen äquipotent zeigte (Übersichten bei KIELHOLZ 1972, DILLIER 1982 sowie GRÜTER und PÖLDINGER 1982).

Die bisher vorliegenden vergleichenden placebokontrollierten Doppelblindstudien sind in Tabelle 3.4.1.8 dargestellt. CLAGHORN (1977) und VAN DER VELDE (1981) konnten im Vergleich von Maprotilin und Imipramin zu Placebo für die Verumsubstanzen eine signifikante Überlegenheit beschreiben, wobei methodische Einschränkungen (relativ geringe Fallzahlen, ambulant behandelte Patienten, zu geringe Beobachtungsdauer) die Ergebnisse kritisch bewerten lassen. Auch die Resultate der Untersuchun-

Tabelle 3.4.1.8. Placebokontrollierte Studien mit Maprotilin

Autor(en)	N, Dx	Dosis (mg/d)	Ergebnisse
Claghorn (1977)	27, endogene Depression	150	M > Pl
Edwards und Goldie (1983)	35, endogene u. neurot. Depression	75–225	M = Pl
Jukes (1975)	37, depressives Syndrom	150	M > Pl
McCallum und Meares (1975)	29, endogene u. neurot. Depression	150	M = Pl
v. d. Velde (1981)	52, neurotische Depression	50–300	M > Pl

M Maprotilin, *Pl* Placebo, *Dx* Diagnose, > signifikant wirksamer, = gleich wirksam

gen von McCallum und Meares (1975, gegen Amitriptylin) als auch von Edwards und Goldie (1983, gegen Mianserin) sowie von Jukes (1975) sind wegen methodischer Mängel nur begrenzt aussagefähig.

Im folgenden wurde Maprotilin jedoch mit verschiedenen Referenzsubstanzen verglichen (u.a. Clomipramin, Desipramin, Dibenzepin, Doxepin, Mianserin und Trimipramin sowie mit Kombinationen von Amitriptylin mit Chlordiazepoxid, mit Flupentixol und mit den reversiblen MAO-A-Hemmern Moclobemid und Brofaromin). Übereinstimmend wurde neben guter antidepressiver Wirksamkeit ein unter Maprotilin rascherer Wirkungseintritt beschrieben und eine Besserung auf begleitende Schlafstörungen berichtet (Silverstone 1981, Laux et al. 1990, Hoencamp und Haffmans 1991). Die in Tabelle 3.4.1.9 wiedergegebene Übersicht über die ersten Doppelblindstudien gegen Imipramin zeigt, daß Maprotilin vorwiegend als antidepressiv wirksam und äquipotent eingestuft wurde. Sowohl Kessel und Holt (1975) als auch Singh et al. (1976) beschrieben für Maprotilin eine bessere Wirksamkeit im Vergleich zu Imipramin, wobei erstere zudem eine bessere Verträglichkeit für Maprotilin berichteten. Signifikante Unterschiede fanden sich jedoch auch in diesen beiden Studien nicht.

Verschiedene Autoren untersuchten anhand kontrollierter Doppelblindstudien das Wirkprofil von Maprotilin im Vergleich zu Amitriptylin, welches als Prototyp der sedierenden Antidepressiva gilt. In Wirkung und Verträglichkeit ergaben sich keine statistisch signifikanten Unterschiede, in einigen Studien (u.a. Welner 1972, Forrest 1975, Lauritsen 1975, Montgomery et al. 1980) wurde die Verträglichkeit von Maprotilin als günstiger beurteilt. Das Ergebnis einer 6wöchigen Doppelblindstudie mit der abendlichen Einzelgabe von 150 mg Maprotilin versus 150 mg Amitriptylin zeigte anhand der eingesetzten Bewertungsskalen nach 4 Wochen keine statistisch signifikanten Unterschiede, nach 6 Wochen jedoch eine signifikant höhere Anzahl von Patienten mit klinischer Besserung unter Maprotilin (Montgomery et al.1980).

Die Ergebnisse einer internationalen, multizentrischen Studie mit insgesamt 850 Patienten, in der jeweils 150 mg/d Maprotilin, Imipramin und Amitriptylin über 4 Wochen verglichen wurde, zeigten – bei einem gleichwertigen globalen Therapieerfolg von ca. 70% für alle Substanzen am Behandlungsende –, daß Maprotilin – neben einem frühem Wirkungseintritt vor allem bei gehemmten Patienten – bei Patienten mit agitiertem und anakastischem Zustandsbild am

Tabelle 3.4.1.9. Doppelblindstudien Maprotilin versus Imipramin

Autoren	N, Dx	Dosis (mg/d)	Ergebnisse	Nebenwirkungen
CLAGHORN (1977)	26, endogene Depression	M = 300 I = 300	M = I	M = I
KESSEL und HOLT (1975)	71, endogene Depression	M = 150 I = 150	M > I	I > M
LOGUE et al. (1979)	341, endogene und und neurot. Depression	M = 50–300 I = 50–300	M = I	M = I
RIEGER et al. (1975)	25, endogene Depression	M bis 300 I bis 300	M = I	M = I
SINGH et al. (1976)	30, endogene und neurot. Depression	M = 150 I = 150	M > I	M = I

M Maprotilin, *I* Imipramin, *Dx* Diagnose, > signifikant wirksamer bzw. häufiger, = gleich wirksam bzw. häufig

Ende der 2. Behandlungswoche signifikant besser beurteilt wurde als Amitriptylin (PINTO et al. 1972).
Als Prädiktoren für ein erfolgreiches Ansprechen auf eine Maprotilinbehandlung können demnach neben (vorwiegend somatisierter) depressiver Grundstimmung Gehemmtheit, Teilnahmslosigkeit sowie Zwangssymptome gelten.
Der nosologischen Differenzierung kommt ebenso wie der syndromatischen Zuordnung in der Praxis jedoch keine wesentliche primäre prädiktive Bedeutung zu (GRÜTER und PÖLDINGER 1982, WELLS und GELENBERG 1981). Es haben sich aber aus dem breiten klinischen Einsatz und der Erfahrung bestimmte Indikationen abgehoben, die einen Einsatz von Maprotilin sinnvoll und effektiv erscheinen lassen: Somatisierte und chronifizierte Depressionen, ängstlich-agitierte Syndrome, hypochondrische Befürchtungen, Schlafstörungen sowie mit Suizidalität einhergehende Depression und depressive Verstimmungen im Alter.
Schon KUHN (1972, 1973) beschrieb frühzeitig, daß Maprotilin besonders auf somatische Ausdrucksformen depressiver Krankheitsbilder wirke und PINTO (1972) konnte dies anhand der Analyse der Besserung wichtiger Zielsymptome bestätigen.
Bei den somatisierten Depressionen (sog. larvierter Depression) ist das subjektive Erleben oft angstbestimmt, so daß sich Maprotilin hier wohl aufgrund seiner anxiolytischen Wirkkomponente, evtl. auch wegen seiner günstigen Wirkung auf Schmerzzustände, bewährt hat (KIELHOLZ 1973, LIEBAU 1981).
Bei **Altersdepressionen** liegen für den therapeutischen Einsatz von Maprotilin besonders umfangreiche Erfahrungen vor (BERGENER 1982). Neben der effektiven antidepressiven Wirkung, insbesondere bei ängstlich-agitierten Syndromen im Alter (JELLINGER 1983), spielt für diese Indikationsgruppe die geringere anticholinerge und kardiale Wirkkomponente eine Rolle (BAN 1980, KHAN 1978 und KNOX 1980). In kontrollierten Studien zeigte sich Maprotilin diesbezüglich gegenüber Amitriptylin (FORREST 1975), Imipramin (MIDDLETON 1975) und Doxepin (GWIRTSMAN 1983) überlegen. Darüberhinaus konnte gezeigt werden, daß bei Patienten in höherem Alter relativ geringe Dosierungen ausreichen (s. auch Kap. 3.4.2.).

Es wurde u.a. auch über gute Erfolge beim Einsatz von Maprotilin bei **depressiver Symptomatik schizophrener Patienten** berichtet; bei schizophrenen Residuen mit deutlich affektiver Tönung kann der Einsatz von Maprotilin in Einzelfällen helfen, das energetische Niveau zu heben. Bei Vorliegen einer reinen Minus-Symptomatik konnte in einer placebo-kontrollierten Doppelblindstudie jedoch kein signifikanter Unterschied gefunden werden (WAEHRENS und GERLACH 1980).

Eine Vielzahl von Autoren untersuchte mögliche Effekte von Maprotilin in der Behandlung von **Schmerzsyndromen**. LINDSAY und OLSEN (1985) berichteten anhand eigener Untersuchungen und aufgrund eines Literaturüberblickes über entsprechende Therapieerfolge, wobei jedoch umfangreiche Kontrollstudien unter Einschluß strenger Indikationskriterien und höherer Fallzahlen nicht vorliegen.

Mianserin

Seit der Markteinführung im Jahre 1975 gilt Mianserin als breit einsetzbares, effektives und gut verträgliches Antidepressivum. Mianserin weist – ähnlich wie Maprotilin – eine tetrazyklische Ringstruktur auf und ist ein Dipyrazino-azepin-Derivat. Die Konfiguration des tetrazyklischen Grundgerüstes bleibt bei der Metabolisierung weitgehend erhalten. Mianserin zeichnet sich hinsichtlich seiner pharmakologischen Eigenschaften besonders durch eine stark ausgeprägte antiserotonerge Wirkung aus. Die Substanz weist keine relevanten anticholinergen Wirkungen und im Gegensatz zu den anderen tri- und tetrazyklischen Antidepressiva keinen Reserpin-Antagonismus auf.

Mianserin zeigt seine Wirkungen auf das noradrenerge System weniger durch eine Wiederaufnahmehemmung, die nur schwach ausgeprägt ist, sondern vielmehr über eine präsynaptische α2-Rezeptorblockade (DELINI-STULA 1986). Aus Ergebnissen

klinischer Studien wurde trotz dieser Unterschiede geschlußfolgert, daß das Wirkspektrum dem Amitriptylin ähnlich sei, wobei jedoch die unerwünschten Begleitwirkungen seltener aufträten.

Neben antidepressiven Wirkeigenschaften wurden der Substanz auch sedative und anxiolytische Wirkungen zugeschrieben und insbesondere auch die geringe Toxizität – vor allem in hohen Dosen – herausgestellt.

Mianserin wird zur Behandlung

– depressiver Erkrankungen,
– ängstlich-depressiver Mischzustände,
– von Schlafstörungen sowie
– von Schmerzsyndromen eingesetzt.

Erste klinische Erfahrungen mit Mianserin in der Depressionsbehandlung wurden 1976 publiziert (MURPHY et al. 1976). Es liegen zahlreiche placebokontrollierte und vergleichende Studien gegen Referenzsubstanzen vor, in denen Mianserin sich hinsichtlich seiner antidepressiven Eigenschaften effektiv und gegenüber den Vergleichssubstanzen äquipotent zeigte (Übersichten bei PINDER und FINK 1982, BROGDEN et al. 1978, VANDORTH 1983 und MONTGOMERY et al. 1991). In der Tabelle 3.4.1.10 sind die Ergebnisse wichtiger placebokontrollierter und vergleichender Studien gegen Amitriptylin, Imipramin und Clomipramin sowie gegen „Antidepressiva der zweiten Generation" aufgeführt. In 5 von 8 vorliegenden placebokontrollierten Studien zeigte sich eine signifikante Überlegenheit in der Behandlung depressiver Syndrome zugunsten von Mianserin.

Unter den 3 negativen Publikationen zeigten die Arbeiten von EDWARDS und GOLDIE (1983) sowie von PERRY et al. (1978), daß für die Referenzsubstanzen Imipramin bzw. Maprotilin ebenfalls keine Überlegenheit gegenüber Placebo nachgewiesen werden konnte. Aufgrund methodischer Einschränkungen (geringe Fallzahlen für die verschiedenen Gruppen, zu geringe Beobachtungsdauer) erscheinen diese Ergebnisse jedoch nicht relevant.

Tabelle 3.4.1.10. Klinische Studien mit Mianserin bei depressiven Patienten

Autor(en)	N, Dx	Dosis (mg/d)	Ergebnisse	Nebenwirkungen
COPPEN et al. (1976)	39, endogene Depression	M = 60 A = 150	M = A	A > M
MEHTA et al. (1980)	47, endogene Depression	M = 30 + 60 A = 50	M = A	A > M (n.s.)
PINDER et al. (1980)	145, endogene u. neurot. Depr.	M = 60 C = 150	M = C	C > M
LEVIN (1982)	42, endogene Depression	M = 60 C = 150	M > C	C > M
EDWARDS und GOLDIE (1983)	36, endogene u. neurot. Depr.	M = 30–90 MA = 75–225 vs. Pl	M = MA M, MA > Pl	M = MA M, MA > Pl
RABKIN et al. (1984)	34, endogene Depression	M = 150 A = 300	M = A	M = A
EKLUND et al. (1985)	50, Altersdepression	M = 20–60 I = 75–150	M = I	I > M
GRANIER et al. (1985)	61, endogene u. neurot. Depr.	M = 60 N = 100	M = N	N > M
McGRATH et al. (1985)	92, endogene u. neurot. Depr.	M = 30–150 vs. Pl	M > Pl	geringere UAW unter M
MUIJEN et al. (1988)	81, endogene Depression	M = 60–80 FLX = 60–80 vs. Pl	FLX > M FLX, M > Pl	FLX = M FLX, M > Pl
ALTAMURA et al. (1989)	106, Altersdepression	M = 60 TRA = 150 A = 75	M = TRA = A	A > M > TRA
PEREZ et al. (1990)	63, endogene Depression	M = 60–180 FLV = 100–300	M = FLV	M > FLV
MÖLLER et al. (1990)	317, endogene u. neurot. Depr.	M = 60–90 MA = 100–150	M = MA	MA > M
CARMAN et al. (1991)	150, endogene u. neurot. Depr.	M = 30–150 A = 60–300 vs. Pl	M = A M, A > Pl	A > M M, A > Pl

M Mianserin, *A* Amitriptylin, *C* Clomipramin, *FLV* Fluvoxamin, *FLX* Fluoxetin, *I* Imipramin, *MA* Maprotilin, *N* Nomifensin, *Pl* Placebo, *TRA* Trazodon, *Dx* Diagnose, *n.s.* nicht signifikant, *UAW* unerwünschte Arzneimittelwirkung, *vs.* versus, > signifikant wirksamer bzw. häufiger, = gleich wirksam bzw. häufig

Im Studienvergleich von Mianserin gegen Amitriptylin ist jeweils eine Wirkäquivalenz beider Substanzen festzustellen. Vergleichbare Ergebnisse zeigt der Überblick zum Vergleich von Mianserin mit Imipramin und anderen Referenzsubstanzen (Tabelle 3.4.1.10). MÖLLER et al. (1990) verglichen bei 317 ambulanten Patienten mit schwerergradiger, vorwiegend endogener Depression die Wirksamkeit und Verträglichkeit von Mianserin und Maprotilin. Es ergaben sich keine Wirksamkeitsunterschiede bei Vorteilen von Mianserin bezüglich anticholinergisch bedingter vegetativer Begleitwirkungen. Wesentliche Unterschiede wurden auch in einer Vielzahl weiterer Studien hinsichtlich des Nebenwirkungsspektrums gesehen, wobei Mianserin durchgängig als besser verträglich beschrieben wurde (MONTGOMERY et al. 1991).

Im Vergleich zu den neueren Antidepressiva der „zweiten Generation" zeigte sich aber lediglich in einer geringen Zahl von Studien eine bessere Verträglichkeit von Mianserin; in der Regel wurde neben der Wirkäquivalenz auch eine übereinstimmende Verträglichkeit berichtet (siehe Übersichten bei MONTGOMERY et al. 1991). CORDING-TRÖMMEL und v. ZERSSEN (1982) verglichen Mianserin, Maprotilin und Amitriptylin mittels eines neuen methodischen Ansatzes und zeigten, daß sich Mianserin als signifikant weniger wirksam erwies als Maprotilin und Amitriptylin und eine bessere Verträglickeit für Mi-

anserin ebenfalls nicht festgestellt werden konnte. Jüngst berichteten LAURITZEN et al. (1992) über eine Überlegenheit der kombinierten Therapie mit Imipramin plus Mianserin gegenüber Imipramin plus Placebo.

Wegen der weitgehend fehlenden anticholinergen Wirkungen wurde insbesondere auch die gute Verträglichkeit der Substanz bei multimorbiden Patienten mit depressivem Syndrom und sogenannten **Altersdepressionen** herausgestellt. So zeigten u.a. EKLUND et al. (1985) anhand einer kontrollierten Studie bei 50 älteren depressiven Patienten eine im Vergleich zu Imipramin bessere antidepressive Wirksamkeit für Mianserin bei gleichzeitig signifikant selteneren Begleitwirkungen. SCHIFANO et al. (1990) verglichen Mianserin und Maprotilin in einer Alterspopulation von 48 depressiven Patienten und beschrieben für beide Substanzen eine gute Verträglichkeit sowie eine leichte therapeutische Überlegenheit für Mianserin.

Als positiver Prädiktor des Therapieerfolges beschrieben CARMAN et al. (1991) Somatisierung im Rahmen depressiver Syndrome. Aus der relevanten Literatur läßt sich zudem schlußfolgern, daß Mianserin vornehmlich bei leichten bis mittelschwer ausgeprägten Depressionen effektiv ist, wohingegen sich bei ausgeprägten und schweren endogenen Depressionen keine signifikanten Vorteile – mit Ausnahme besserer Verträglichkeit – gegenüber Referenzsubstanzen nachwei-

Tabelle 3.4.1.11. Mögliche Indikationen für Mianserin bei nicht-depressiven Erkankungen

Indikationsbereiche	Pharmakologische Wirkung
Drogenabhängigkeit, Migräne	alpha-Adrenoceptor Antagonist
Angst, Panikattacken, Schlafstörungen, Schizophrenie, Migräne, Drogenabhängigkeit	5-HT2-Antagonismus
Erbrechen, Schizophrenie, Angst, Migräne	5-HT3-Antagonismus

nach PINDER (1991)

sen ließen (GRATH et al. 1985, RABKIN et al. 1984, MUIJEN et al. 1988 und CARMAN et al. 1991).

Neben der beschriebenen antidepressiven Wirkung sowohl bei endogenen als auch bei nicht-psychotischen depressiven Störungen, zeichnet sich die Substanz durch anxiolytische und frühe sedierende Effekte aus (RUSSEL et al. 1978, MONTGOMERY et al. 1978, 1985). Der antidepressive Effekt unterliegt der auch bei anderen Antidepressiva üblichen Wirklatenz.

GRANIER et al. (1985) berichteten – ebenso wie KHAN et al. (1983) und VAN MOFFAERT (1983) – über positive Erfahrungen in der Behandlung ängstlich-depressiver Zustandsbilder mit Mianserin, jedoch liegt bisher keine kontrollierte Untersuchung in der Indikation Angst- und Panikstörungen vor. Das pharmakologische Profil der Substanz – mit ausgeprägten antiserotonergen und antihistaminischen Eigenschaften und der präsynaptischen α2-Blockade – hat Anlaß zu kontrollierten Untersuchungen in **anderen Indikationen** gegeben.

So postulierte PINDER (1991), daß mögliche klinische Effekte von Mianserin bei den in Tabelle 3.4.1.11 genannten Indikationen zu erwarten seien.

MIZUKI et al. (1990) beschrieben eine Besserung von Negativsymptomen bei hospitalisierten **schizophrenen Patienten** unter Behandlung mit Mianserin. Verschiedene Untersuchungen beschäftigten sich mit der Frage der Wirksamkeit von Mianserin in der **Migräneprophylaxe**. Anhand von Ergebnissen im Rahmen placebokontrollierter Studien konnten sowohl MONRO et al. (1985) als auch DENARO et al. (1985) und MARTUCCI et al. (1985) antimigränöse Wirkeffekte beschreiben, wobei methodische Einschränkungen keine Generalisierung der Ergebnisse zulassen und kontrollierte Studien mit großen Fallzahlen ausstehen.

Eine Vielzahl von Autoren untersuchte mögliche Effekte von Mianserin in der Behandlung unterschiedlicher **Schmerzsyndro-**me. Sowohl LOLDRUP-POULSEN et al. (1989) als auch TANUM (1991) berichteten über Besserungen verschiedener somatischer Schmerzsyndrome unter Behandlung mit Mianserin. Auch hier liegen jedoch umfangreiche Kontrollstudien unter Einschluß strenger Indikationskriterien und höherer Fallzahlen nicht vor.

3.4.2 Dosierung

„SSRI": Citalopram, Fluoxetin, Fluvoxamin, Paroxetin, Sertralin

Von **Citalopram** werden (am besten zu den Mahlzeiten) initial 20 mg pro die verabreicht, was der minimalen wirksamen Dosis entspricht. In einer Dosisfindungsstudie zeigten allerdings erst 40 mg eine gegenüber Placebo signifikant günstigere Wirksamkeit und wurden von den Autoren als optimale Tagesdosis für Citalopram – auch bei schwereren Depressionen – empfohlen (MONTGOMERY et al. 1992). Dosiserhöhungen auf 40 oder – maximal – 60 mg sollten in 14tägigen Intervallen erfolgen. Patienten über 65 Jahre sollten Dosen zwischen 10 und 30 (maximal 40) mg erhalten. Vorsichtiges Dosierungsverhalten ist bei Leber- und Nierenkranken wichtig, währenddessen sind die jeweiligen Laborwerte engmaschig zu kontrollieren (siehe auch Abschnitt 3.4.3); zu diesen Patientengruppen fehlen allerdings noch eingehendere Erfahrungen. Das gleiche gilt für Patienten mit kardialen Erkrankungen und solche mit Anfallsleiden, jedoch sprechen die vorliegenden Daten für eine gute Verträglichkeit von Citalopram in diesen Fällen (MILNE und GOA 1991). – Citalopram ist der einzige der zugelassenen SSRI, welcher (derzeit erst in Österreich) auch in der parenteralen Applikationsform zur Verfügung steht; die Erfahrungen hiermit sind noch begrenzt. Die tägliche Infusionsmenge entspricht mit 10 bis 60 (im Mittel 40) mg der oralen Tagesdosis, es ist also keine Dosisanpassung erforderlich (CHARBONNIER et al.

1987, SCHÖNY 1992). Bei ambulanter Behandlung ist die Initialdosis von 20 mg pro die vielfach für die gesamte Infusionsbehandlung von 1–2 Wochen ausreichend. Die orale Weiterbehandlung wird in der Regel mit derselben Tagesdosis durchgeführt.

Für **Fluoxetin** wurde in Studien mit fixen Dosierungen (WERNICKE et al. 1987, ALTAMURA 1988) eine antidepressive Erhaltungsdosis von 20 mg, entsprechend der Initialdosis, als optimal und in der Regel ausreichend ermittelt. Ein Therapieerfolg, sofern er hierunter ausbleibt, läßt sich in Einzelfällen durch Dosissteigerung noch herbeiführen, die jedoch mit einer höheren Inzidenz unerwünschter Effekte einhergeht (FABRE und PUTMAN 1987). In der Regel dürfte sich unter einer konstanten Dosis von 20 mg, eventuell allerdings erst nach über dreiwöchiger Behandlungsdauer, das gleiche Therapieergebnis einstellen wie nach Dosiserhöhung auf z.B. 60 mg (SCHWEIZER et al. 1990). Zwangsstörungen scheinen nach den vorliegenden Studienergebnissen allerdings – in der Regel – erst durch Tagesdosen nahe 80 mg beeinflußbar zu sein, analog den Verhältnissen bei Clomipramin. Für alte Patienten und solche mit chronischen Leber- bzw. schweren Nierenschäden (vgl. Abschnitt 3.4.3) ist die Gabe von 20 mg jeden zweiten Tag zu erwägen, auch im Hinblick auf die lange Eliminationshalbwertszeit der Muttersubstanz und des aktiven Metaboliten. Höhere Dosen (also mehrere Kapseln) können zur gleichen Tageszeit, vorzugsweise am Morgen, eingenommen werden. Die Wirksamkeit wird weder durch die Dosisverteilung (ein- oder zweimal täglich, RICKELS et al. 1985) noch durch die Einnahmezeit (morgens oder abends, USHER et al. 1991) beeinflußt.

Die Initialdosis von **Fluvoxamin** ist 50 mg pro die, Erhaltungsdosen liegen zwischen 100 und 200 mg. Es sollte, soweit erforderlich, langsam in 50 mg-Schritten über jeweils ein bis zwei Wochen aufdosiert werden

(cave Nausea als unerwünschten Effekt!). Höhere als die genannten Tagesmengen sind in der Regel nicht besser wirksam, zwischen Plasmaspiegeln und der Häufigkeit unerwünschter Effekte besteht eine lineare Korrelation (KASPER et al. 1993). 100 mg sollen als abendliche Einmaldosis (Eliminationshalbwertszeit ca. 15 Stunden), höhere Dosen – bis maximal 300 mg – über den Tag verteilt, vorzugsweise zu den Mahlzeiten (BENFIELD und WARD 1986), eingenommen werden. Für die verschiedenen Dosierungsregimes wurde eine identische Wirksamkeit ermittelt, wobei die Abbruchrate infolge Unverträglichkeit unter der Gabe von 100 mg zur Nacht weitaus am geringsten war (STIMMEL et al. 1991). Eine spezielle Dosisanpassung ist für Fluvoxamin bei älteren Patienten nicht erforderlich, die Verträglichkeit ist auch für chronisch Leber- bzw. Nierenkranke gut; bei extrem eingeschränkter Funktion eines dieser Organe ist allerdings Vorsicht angezeigt (vgl. hierzu auch Abschnitt 3.4.3). – Bei Zwangsstörungen wurden nach den vorliegenden Studien zu Fluvoxamin (siehe Abschnitt 3.4.1) Dosen im oberen Bereich – zwischen 200 und 300 mg/die – eingesetzt.

Für **Paroxetin** sind 20 mg die minimale und laut Hersteller zugleich optimale Tagesdosis; andererseits gibt es Hinweise auf eine bessere Wirksamkeit höherer Dosen (HEBENSTREIT et al. 1989). Dosissteigerungen sind frühestens zwei bis drei Wochen nach Therapiebeginn sinnvoll; sie sollten in 10 mg-Schritten erfolgen, die Höchstdosis sind 50 mg/die (DECHANT und CLISSOLD 1991). Paroxetin soll in einer Einzeldosis am Morgen eingenommen werden (DUNNER und DUNBAR 1992) zur Vermeidung unerwünschter gastrointestinaler Effekte ist die Einnahme zur Mahlzeit (Frühstück) empfehlenswert. Für ältere Patienten gelten 40 mg als Höchstdosis, bei allerdings sehr guter Verträglichkeit (LUNDMARK et al. 1989). Vorsicht ist bei Patienten mit chronischen Leber- und schweren Nierenerkrankungen (Clearance unter 30 ml/Min.) angezeigt (vgl. Abschnitt 3.4.3).

Sertralin sollte während einer Mahlzeit (vorzugsweise zum Abendessen) eingenommen werden, weil dies die Bioverfügbarkeit der Substanz deutlich verbessert (MURDOCH und MC TAVISH 1992). Die Initialdosis beträgt 50 mg/die. Bei mangelhaftem therapeutischen Ansprechen kann die Tagesdosis nach zwei bis drei Wochen in wenigstens siebentägigen Abständen 50 mgweise bis auf maximal 200 mg erhöht werden, wobei auch die höheren Dosen auf einmal eingenommen werden können. Allerdings ist nicht nachgewiesen, daß von einer Erhöhung der Tagesdosis auf über 50 mg auch eine Effizienzsteigerung erwartet werden kann (AMIN et al. 1989, FABRE 1991). Der Dosisbereich zwischen 50 und 200 mg gilt auch für die Behandlung von Zwangsstörungen (vgl. Abschnitt 3.4.1). Eine Dosisanpassung ist bei älteren Patienten nicht erforderlich, für Leber- und Nierenkranke müssen, bei genauer klinischer Beobachtung, niedrige Dosen gewählt werden (Abschnitt 3.4.3; MURDOCH und McTAVISH 1992).

Viloxazin

Die übliche orale Dosis von Viloxazin beträgt 200 bis 400 mg pro die. Die Mehrzahl der klinischen Studien wurde mit 150 bis 300 mg pro die durchgeführt; als äquivalente Dosis zu Imipramin bzw. Amitriptylin wird ein Dosisfaktor von 2 : 1 angesehen (FERRARI et al. 1987). In den durchgeführten Dosisfindungsstudien zeigten sich keine signifikanten Wirksamkeitsunterschiede in den Dosierungsbereichen zwischen 150 und 300 mg pro die (Übersicht: PINDER et al. 1977). WHEATLEY (1974) gibt aufgrund seiner Studie an 77 Depressiven eine Dosis von 2 × 100 mg pro die (morgens und mittags) als optimal an.

VANDEL et al. (1981) fanden bei 20 depressiven Patienten maximale Viloxazin-Plasmakonzentrationen nach 7 bis 10 Tagen; es zeigte sich eine negativ-lineare Korrelation zwischen Viloxazin-Plasmakonzentration und klinischem Effekt mit einem „therapeutischen Fenster" zwischen 20 und 500 ng/ml. Demgegenüber konnten NORMAN et al.

(1980) keine Korrelation zwischen Plasmakonzentration und klinischer Besserung bzw. Nebenwirkungen nachweisen; auch zwischen Respondern und Non-Respondern fanden sich keine signifikanten Plasmaspiegeldifferenzen. ALTAMURA et al. (1986) berichteten über signifikant höhere Plasmaspiegel bei älteren Depressiven als bei jüngeren; auch diese Autoren konnten keine Korrelation zwischen Viloxazin-Plasmakonzentration und klinischer Wirkung bzw. Nebenwirkungen verifizieren. MÜLLER-OERLINGHAUSEN und RÜTHER (1979) fanden demgegenüber bei Viloxazin-Respondern signifikant höhere Plasmaspiegel als bei Non-Respondern, steady state wurde im Durchschnitt am 5. Tag erreicht.

Viloxazin steht als Infusionslösung zur parenteralen Applikation zur Verfügung; in der Regel werden 1–4 Ampullen à 100 mg pro die über ca. 2 Stunden in 250 bis 500 ml isotoner Kochsalz- oder Glukoselösung infundiert (vergleiche auch Exkurs zur Infusionstherapie mit Antidepressiva).

Trazodon

Aufgrund der Empfehlung vom Hersteller (SIEROSLAWSKI 1981) und der in der Literatur publizierten Ergebnisse (BROGDEN et al. 1981, COCCARO und SIEVER 1985) kann als die mittlere tägliche (orale) Dosis für Trazodon im ambulanten Bereich die Menge zwischen 150 und 400 mg angegeben werden. Die Initialdosis sollte dabei in der Regel von 100 mg nach einer Woche auf 200 mg gesteigert werden. Da von Trazodon eine psychomotorisch dämpfende Wirkungskomponente bekannt ist, empfiehlt es sich mit der Therapie am Abend zu beginnen. Weiterhin empfiehlt es sich, bei älteren und empfindlicheren Patienten eine Dosisaufteilung durchzuführen, wenn die Dosis über 200 mg pro Tag liegt. Im stationären Bereich kann bei schweren Depressionen die Dosis bis auf 600 mg/die gesteigert werden. Bei älteren Patienten liegen Erfahrungen vor, daß schon in deutlich geringeren Dosen und schon bei der Hälfte der üblichen Tagesdosis ein befriedigender Behandlungseffekt auftritt.

Trazodon kann sowohl im stationären als auch im ambulanten Bereich parenteral appliziert werden (100–200 mg pro infusione). Der Vorteil der parenteralen Gabe von Trazodon gegenüber der oralen Verabreichungsform kann jedoch als nicht gesichert angegeben werden. Ebenso ist noch nicht geklärt, ob ein möglicherweise als optimal anzusehender Plasmaspiegel als Ausdruck einer adäquaten Dosierung von Trazodon herangezogen werden kann. Obwohl Bestimmungsmethoden für Trazodon vorliegen (CACCIA et al. 1981), wird in der Literatur von keinem Autor ein als für die klinische Ansprechbarkeit optimal anzusehender Plasmaspiegel angegeben.

Vom Hersteller werden keine Dosisempfehlungen für **Kinder und Jugendliche** gegeben. In der Untersuchung von PALMIE (1983) wurden 25–75 mg erfolgreich und nebenwirkungsfrei zur Behandlung einer ängstlich-depressiven Symptomatik im Kindes- und Jugendalter eingesetzt.

Maprotilin

Es wurden Maprotilin-Tagesdosen von 25 mg bis 225 mg mit klinischem Erfolg eingesetzt (LANGER und SCHÖNBECK 1983), in den meisten Studien wurde der Dosisbereich von 25–100 mg/d für die ambulante Behandlung sowie von 100–225 mg/d bei stationär behandelten Patienten als optimal beurteilt.

Nach wiederholter oraler Einnahme von 150 mg/d werden in der 2. Behandlungswoche Gleichgewichtskonzentrationen im Blut von 100–400 ng/ml erreicht, unabhängig davon, ob die Tagesdosis als (abendliche) Einzelgabe oder in drei Einzeldosen verabreicht wird (BARTHOLINI und PINTO 1973, HEUSER und MIDDENDORF 1982).

Verschiedene Autoren berichten, daß bei

Nichtansprechen auf die Behandlung die schrittweise Erhöhung (um 25 mg) auf bis zu 225 mg/d (ambulant bis 150 mg/d) – unter Berücksichtigung der individuellen Verträglichkeit – therapeutische Vorteile bringen kann. Jedoch besteht auch eine eindeutige Dosisabhängigkeit der unerwünschten Arzneimittelwirkungen, wobei wiederum die Verträglichkeit einer intravenösen Applikation bei gleich hoher Tagesdosierung besser ist als die einer oralen Behandlung (LAUX und KÖNIG 1992, KIELHOLZ und ADAMS 1984, KISSLING et al. 1985 – s. auch Exkurs: Antidepressive Infusionstherapie).

Mianserin

Mianserin-Tagesdosen von 30 mg bis 180 mg wurden mit klinischem Erfolg eingesetzt (McGRATH et al. 1985, MONTGOMERY et al. 1991), in den meisten Studien wurde der Dosisbereich von 30–120 mg/d für die ambulante Behandlung sowie 90–180 mg/d bei stationär behandelten Patienten als Optimum beurteilt.

Frühe Veröffentlichungen zu Mianserin berichteten über Erhaltungsdosen im Bereich von 60–90 mg/d. Spätere Untersuchungen (HOPMAN 1980, GUY et al. 1983 und zuletzt CARMAN et al. 1991) zeigten, daß für die Mehrzahl der Patienten eine Dosiserhöhung auf 130–150 mg/d therapeutische Vorteile erbringt und auch die Häufigkeit von Nebenwirkungen in höheren Dosen nicht wesentlich ansteigt.

Dosis-Plasmaspiegel sowie Plasmaspiegel-Wirkungs-Relation sind für Mianserin nur unzureichend untersucht (MONTGOMERY et al. 1978).

LEINONEN (1991) bestimmte Mianserin-Plasmaspiegel bei 169 stationär behandelten Patienten unterschiedlicher Altersgruppen während einer Routinebehandlung und fand keine Unterschiede hinsichtlich der Plasmaspiegelkonzentration für die verschiedenen Altersgruppen. Eine Comedikation mit Neuroleptika führte jedoch bei den Alterspatienten zu einer signifikanten Erhö-

hung des Mianserinplasmaspiegels. LEINO-
NEN schlußfolgerte, daß eine Reduktion der
Mianserindosis im Alter nicht zwingend sei.

3.4.3 Unerwünschte Wirkungen, Kontraindikationen, Überdosierung, Intoxikation

Unerwünschte Wirkungen

„SSRI": Citalopram, Fluoxetin, Fluvoxamin, Paroxetin, Sertralin
Häufigere unerwünschte Wirkungen der
einzelnen SSRI im Verhältnis zu (meist trizyklischen) Referenzsubstanzen und Placebo sind in den Abb. 3.4.3.1 bis 3.4.3.5 dargestellt.

Abbildung 3.4.3.3 (Paroxetin) veranschaulicht
die Befunde jeweils nach „Abzug" der Placeboeffekte, die Abbildungen 3.4.3.4a und b (Citalopram) zeigen die in placebokontrollierten bzw.
die in vergleichenden Studien gegen Verum registrierten Nebenwirkungen; interessanterweise
ergeben sich dabei im Placebovergleich deutlich
geringere Häufigkeiten, was mit der jeweiligen
Erwartungshaltung der Prüfärzte zusammenhängen könnte.

Die prozentualen Häufigkeiten, wie sie der
aktuellen Übersichtsliteratur zu entnehmen
sind, zeigt Tabelle 3.4.3.1.
Durchweg ergibt sich für die SSRI eine relativ hohe Inzidenz von Nausea, teilweise
auch von Schlafstörungen und Diarrhoe,
während die Trizyklika (TZA) als Vergleichssubstanzen deutlich häufiger anticholinerge Effekte, insbesondere Mundtrockenheit, hervorrufen. Daneben über-

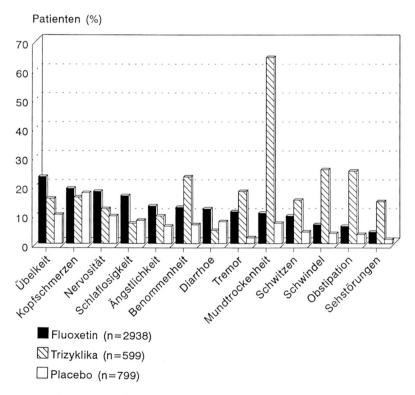

Abb. 3.4.3.1. Häufigkeit unerwünschter Wirkungen von Fluoxetin im Vergleich zu trizyklischen
Antidepressiva und Placebo (nach COOPER 1988)

Patienten (%)

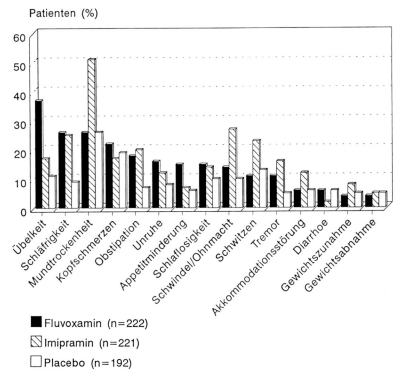

■ Fluvoxamin (n=222)

◨ Imipramin (n=221)

□ Placebo (n=192)

Abb. 3.4.3.2. Häufigkeit unerwünschter Wirkungen von Fluvoxamin im Vergleich zu dem trizyklischen Antidepressivum Imipramin und Placebo (nach BENFIELD und WARD 1986)

wiegen unter den TZA zentralnervöse Effekte im Sinne von Schläfrigkeit und Schwindel. Beachtenswert ist die Inzidenz unerwünschter Wirkungen, besonders auch von Kopfschmerzen, unter Placebo.

Auch unter Behandlung mit SSRI lassen sich Mundtrockenheit, Obstipation und andere „anticholinerge" Erscheinungen beobachten, die aber wohl zum wenigsten auf einer direkten Interaktion des Pharmakons mit dem muskarinischen Azetylcholinrezeptor beruhen. Soweit es sich nicht um Symptome des depressiven Syndroms selbst handelt, kommen als Ursache zumindest eines Teils dieser Erscheinungen auch direkte serotonerge Mechanismen in Frage (BOYER und FEIGHNER 1991).

Die Tabellen 3.4.1.1 bis 3.4.1.5 in Abschnitt 3.4.1 enthalten die in den kontrollierten Studien erho-

benen Befunde zur Häufigkeit der beobachteten Nebenwirkungen und der Therapieabbrüche wegen unerwünschter Wirkungen (und Ineffizienz der Behandlung).

Für Fluoxetin (BEASLEY et al. 1990a, RICKELS und SCHWEIZER 1990, BOYER und FEIGHNER 1991) und Fluvoxamin (KASPER et al. 1992) ließen sich signifikante Korrelationen zwischen der Häufigkeit **unerwünschter Wirkungen** und der Höhe der **Tagesdosen** bzw. der **Plasmaspiegel** nachweisen. Bezüglich Paroxetin sind die Befunde nicht einheitlich (BOYER und FEIGHNER 1991). Citalopram zeigt im Bereich zwischen 20 und 50 mg eine weitgehend konstante (niedrige) Inzidenz unerwünschter Wirkungen (BOYER und FEIGHNER 1991). In einer Dosisfindungsstudie mit Sertralin wurden insgesamt mehr unerwünschte

Patienten (%)

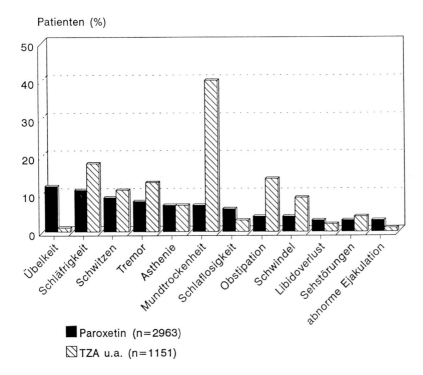

■ Paroxetin (n=2963)
◨ TZA u.a. (n=1151)

Abb. 3.4.3.3. Häufigkeit unerwünschter Wirkungen von Paroxetin unter Kurzzeitbehandlung im Vergleich zu trizyklischen Antidepressiva (TZA), jeweils nach „Abzug" der unter Placebo beobachteten unerwünschten Wirkungen (nach DECHANT und CLISSOLD 1991)

(einschließlich kardialer) Effekte unter den höheren (100 und 200 mg) als unter der niedrigeren (50 mg) Tagesdosis und Placebo registriert (AMIN et al. 1989); ein „nebenwirkungsgeleitetes" Vorgehen verbessert die Verträglichkeit der Medikation erheblich (DOOGAN 1991). Neben der täglichen Gesamtdosis kann die Inzidenz unerwünschter Effekte auch von der **Tagesverteilung** der Medikation abhängig sein (BOYER und FEIGHNER 1991, DOOGAN 1991). Das Spektrum unerwünschter Effekte wandelt sich im Verlauf der Therapie mit einem SSRI wie auch mit herkömmlichen Antidepressiva; unter der Behandlung etwa mit Paroxetin steht initial die Übelkeit im Vordergrund, später (≥ 6 Wochen) werden statt dessen häufiger Kopfschmerzen angegeben (DECHANT und CLISSOLD 1991). Im Zusammenhang mit **Agitiertheit** und

Schlafstörungen als unerwünschten Begleiterscheinungen unter SSRI wird vorzugsweise Fluoxetin genannt (z.B. RICKELS und SCHWEIZER 1990). Studien mit fixen Dosierungen belegen eine Dosisabhängigkeit dieser Effekte mit höherer Inzidenz unter 40 und 60 gegenüber 20 mg Fluoxetin pro die (COOPER 1988). Eine umfangreiche Metaanalyse (BEASLEY et al. 1991) hat gezeigt, daß auch Tagesdosen von über 20 mg Fluoxetin etwa ebenso häufig sedierende wie aktivierende Effekte entfalten. Der Einfluß von Fluoxetin auf die Antriebslage (nach der einen oder der anderen Richtung) ist signifikant größer als derjenige von Placebo, Imipramin wirkt signifikant häufiger sedierend als Fluoxetin. MONTGOMERY (1989) fand in einer Metaanalyse eine besonders gute Wirksamkeit von Fluoxetin gegen ängstlich-agitierte Depressionsformen, ungeachtet ei-

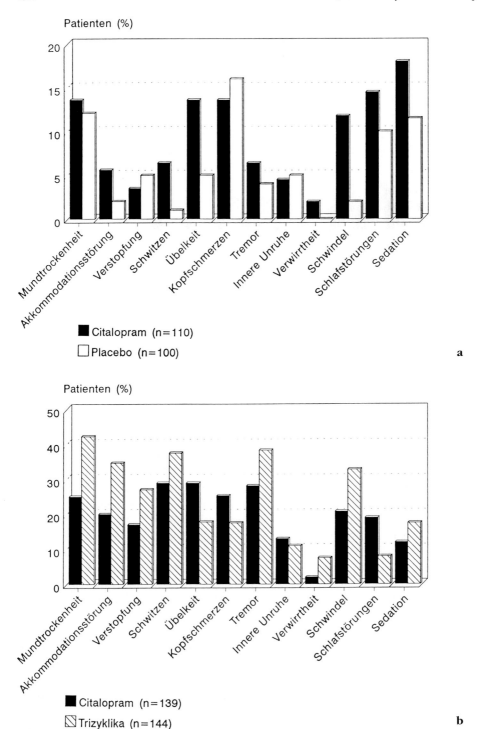

Abb. 3.4.3.4. Häufigkeit unerwünschter Wirkungen von Citalopram im Vergleich zu Placebo (**a**) und zu trizyklischen Antidepressiva (**b**) (jeweils nach Høpfner Petersen et al. 1988)

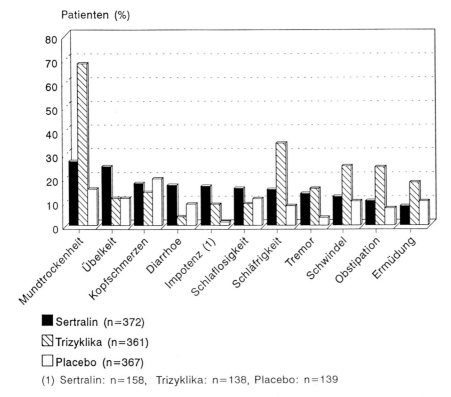

Patienten (%)

■ Sertralin (n=372)
◩ Trizyklika (n=361)
☐ Placebo (n=367)
(1) Sertralin: n=158, Trizyklika: n=138, Placebo: n=139

Abb. 3.4.3.5. Häufigkeit unerwünschter Wirkungen von Sertralin im Vergleich zu trizyklischen Antidepressiva und Placebo (nach DOOGAN 1991)

ner möglichen initialen Antriebssteigerung. Unter Fluvoxamin dagegen werden öfter sedierende als aktivierende Effekte beobachtet, Agitiertheit und Angst treten unter der Medikation sehr selten auf (BENFIELD und WARD 1986, WAGNER et al. 1992). Ähnliches gilt für Paroxetin (DECHANT und CLISSOLD 1991) und Citalopram (MILNE und GOA 1991). Unter Sertralin zeigen sich sedierende und aktivierende (hierzu auch Insomnie) Effekte in etwa gleicher Häufigkeit, aber ebenfalls selten (DOOGAN 1991). Klinische Befunde dieser Art korrelieren zu quantitativen Pharmako-Elektroenzephalogrammen, wobei sich auch hier eine interindividuelle Variationsbreite und auch eine Dosisabhängigkeit der Effekte zeigt (GRIMSLEY und JANN 1992).

Insgesamt ergibt sich also ein weitgehend ausgeglichenes Wirkprofil. Wollte man – mit aller gebotenen Zurückhaltung – eine „Prävalenzskala" der SSRI bezüglich ihres Einflusses auf die Psychomotorik erstellen, so wären Fluoxetin und Sertralin eher auf der aktivierenden, Fluvoxamin, Paroxetin und eventuell auch Citalopram eher auf der tranquillisierend-sedierenden Seite anzuordnen. Die psychomotorische Ausgangslage ist für das Auftreten entsprechender Effekte offenbar nicht prädiktiv (BEASLEY et al. 1991c).

An dieser Stelle seien kurz die neurophysiologischen und klinisch zu beobachtenden Wirkungen der SSRI auf den **Schlaf** angesprochen. Wie fast alle herkömmlichen Antidepressiva verlängern die SSRI bei depressiven Patienten die REM-Latenz, unterdrücken den REM-Schlaf sowie den Tiefschlaf, vermindern die Anzahl der REM-Perioden und den prozentualen REM-Schlafanteil

Tabelle 3.4.3.1. Profil unerwünschter Wirkungen der spezifischen Wiederaufnahmehemmer (SSRI) in Prozent der behandelten Patienten

Unerwünschte Wirkung	Fluoxetin (n = 1,034)	Fluvoxamin (n = 222)[a]	(n = 24,624)	Paroxetin n = 2,683	n = 4,126[b]	Citalopram[c] vs. Pl (n=110)	vs. TZA (n = 139)	Sertralin (n = 861)
Nausea	24,3	37,0*	15,7	27,0	23	13,6	28,8	26,1
Kopfschmerz	10,4	22,0	4,7	19,0	18	13,6	25,2	20,3
Sedierung	10,1	26,0	6,9	21,0	17	18,2	11,5	13,4
Insomnie	15,0	15,0	4,5	14,0	13	14,5	18,7	16,4
Mundtrockenheit	11,2	26,0	4,6	18,0	17	13,6	25,2	16,3
Obstipation	5,4	18,0	2,9	13,0	12	3,6	16,5	8,4
Diarrhoe	12,6	6,0	2,2	11,0	...	...	...	17,7
Tremor	10,1	11,0	3,3	10,0	10	6,4	28,0	10,7
Schwindel	10,0	14,0	3,8	12,0	10	11,8	21,0	11,7
Schwäche	10,1	7,0	6,2	15,0	13	...	...	10,6
Schwitzen	8,4	11,0	1,7	12,0	12	6,4	28,8	8,4
Unruhe, Angst	15,3	16,0	1,4	8,0	...	4,5	12,2	5,6
Sehstörungen	4,7	6,0	...	5,0	...	5,5	20,1	4,2
Sexualstörungen	...	...	< 0,1	3,0	...	...	17,2	
Erbrechen	...	37,0*	3,2	2,0	...	...	...	3,8
Appetitlosigkeit	11,7	15,0	2,1	4,0	...	...	...	2,8
Geschmacksstörungen	4,9	...	...	2,0	...	...	...	1,2
Harnretention	0,6	...	...	2,0	...	...	...	1,4

Nach GRIMSLEY und JANN (1992), Literaturreferenzen siehe dort, sowie [a]BENFIELD und WARD (1986), [b]BOYER und BLÜMHARDT (1992) und [c]HØPFNER PETERSEN et al. (1988), Zahlenangaben (n) bezogen auf Citalopram
* Nausea und/oder Erbrechen; ... keine Angaben; *Pl* Placebo; *TZA* Trizyklika

(HOHAGEN und BERGER 1991). Dies entspricht im wesentlichen den tierexperimentellen Befunden (JOHNSON 1991). Fluoxetin führt in höherer Dosis (60 mg) bei depressiven Patienten zu häufigeren Aufwachphasen und zu einer Verschiebung der Schlafstadien; inwieweit Tagesdosen von 20 mg Fluoxetin den Schlaf bei Depressiven beeinflussen, scheint noch offen. Studien an gesunden Probanden führten zu widersprüchlichen Ergebnissen (KERKHOFS et al. 1990). Auf Fluvoxamin sprachen endogen Depressive in einer sechswöchigen Doppelblindstudie, mit Ausnahme des morgendlichen Früherwachens, günstig an (SIDDIQUI et al. 1985), gesunde Probanden erfuhren demgegenüber eine Beeinträchtigung des Schlafes (BENFIELD und WARD 1986) oder berichteten, nach 50 mg zweimal täglich, von einem „Überhang" am nächsten Morgen (OCHS et al. 1989). Günstig wirkte Paroxetin bei morgendlicher Einnahme auf die nächtlichen Schlafparameter, auch bei älteren Patienten mit endogenen Depressionen (DORMAN 1992), andererseits geben 6 bis 8% mehr Patienten unter Paroxetin als unter Placebo Schlafstörungen an (DECHANT und CLISSOLD 1991). Dabei scheinen objektivierbare und subjektiv empfundene Störungen von Schlafparametern einander nicht immer zu entsprechen (SALETU et al. 1991). Intermittierendes Erwachen wird auch unter Citalopram beobachtet, doch sind die Mitteilungen über die Einflüsse von Citalopram auf den Nachtschlaf noch spärlich (WIRZ-JUSTICE et al. 1992). Sertralin zeigt nach den Ergebnissen von Doppelblindstudien kaum Tagessedierung, und mit zunehmender antidepressiver Wirkung verbessert sich auch die Schlafqualität (LAPIERRE 1991). Angaben über Schlafstörungen unter der Einnahme von SSRI liegen relativ einheitlich zwischen 10 und 20%, (vgl. Abb. 3.4.3.1 bis 3.4.3.5, Tabelle 3.4.1.6), wobei gerade auf diesem Sektor die Unterscheidung zwischen Medikamenteneffekt und Krankheitssymptom oft schwierig ist.

Unter der Therapie mit SSRI kann sich, besonders bei Patienten mit bipolaren Zyklothymien, ein **manisches Zustandsbild** entwickeln, doch ist bei den SSRI das Risiko nicht größer als bei den Trizyklika (COOPER 1988, BOYER und BLUMHARDT 1992, DOOGAN 1991, BOYER und FEIGHNER 1991). In den kontrollierten Studien an bipolar depressiven Patienten traten unter SSRI keine manischen Phasen auf (vgl. Abschnitt 3.4.1).

In einigen Kasuistiken (TEICHER et al. 1990, HAWTHORNE und LACEY 1992, vgl. auch DEMLING und FLÜGEL 1992) wurde von plötzlichem Auftreten massiver **Suizidgedanken** unter Fluoxetin bei diesbezüglich bislang unauffälligen Patienten berichtet. Kontrollierte Studien (BOYER und FEIGHNER 1991) und Metaanalysen (BEASLEY et al. 1991, WAGNER et al. 1992, BOYER und FEIGHNER 1992) ergaben demgegenüber, daß unter SSRI im Vergleich zu herkömmlichen Antidepressiva keine größere Häufigkeit positiver Suizidalität-Items zu verzeichnen ist. Die Daten legen im Gegenteil den Schluß nahe, daß die SSRI diesbezüglich eine protektive Wirkung entfalten, was mit der „Serotoninhypothese der Suizidalität" (BAUMANN 1991, DEMLING 1992) gut übereinstimmen würde. In mehreren der kontrollierten Vergleichsstudien an endogen Depressiven wurde für den jeweiligen SSRI ein günstigerer Effekt auf das Suizidalitäts-Item (etwa der Hamilton-Depressionsskala) gefunden als für die Referenzsubstanz (vgl. Abschnitt 3.4.1). Die Beobachtungen von TEICHER et al. (1990) und von anderen Autoren sind nicht schlüssig zu erklären. Möglicherweise führt die Verstärkung oder die Modulation der zentralen serotonergen Neurotransmission bei einzelnen Patienten – evtl. dosisabhängig – zu „paradoxen" Effekten, denkbar ist auch ein Zusammenhang mit unerwünschten Wirkungen auf die zentrale Motorik im Sinne etwa einer Akathisie- vgl.unten- mit reaktiven Suizidgedanken. Der Einfluß von Psychopharmaka auf die Suizidalität wird ausführlich diskutiert etwa von MANN und KAPUR

(1991), MOLCHO und STANLEY (1992) und MÖLLER (1992a).

Epileptische **Anfälle** unter der Behandlung mit SSRI werden in Einzelkasuistiken beschrieben, statistisch gesehen handelt es sich um Raritäten (COOPER 1988, WERNICKE 1985, WAGNER et al. 1992, BOYER und BLUMHARDT 1992, MILNE und GOA 1991, DOOGAN 1991). Überdies läßt sich ein kausaler Zusammenhang zwischen Medikamenteneinnahme und Anfallgeschehen bekanntermaßen oft nicht sicher verifizieren. In einer Studie (HARMANT et al. 1990) erwies sich Fluvoxamin als geeignet für die Behandlung anfallskranker depressiver Patienten, andererseits gibt es Einzelbeschreibungen über Anfälle auch unter Fluvoxamin bei bislang anfallsfreien Patienten (VINCENTI 1990, DEAHL und TRIMBLE 1991).

Eine Reihe von Kasuistiken, im wesentlichen bezogen auf Fluoxetin, aber auch andere SSRI (CHOO 1993), schildern **zentralmotorische Störungen** unter der Behandlung mit SSRI. Die klinischen Bilder entsprechen Akathisien, Dystonien und orolingualen Dyskinesien (BOYER und FEIGHNER 1991). Als Ursache wird eine Inhibition dopaminerger durch verstärkt aktive serotonerge Neuronensysteme diskutiert. Allerdings wurden auch unter TZA in seltenen Fällen extrapyramidal-motorische Störungen beobachtet (TORNATORE et al. 1991). Zudem hatten einige Patienten neben einem SSRI auch andere psychotrope Medikamente eingenommen, so daß auch an Interaktionseffekte zu denken ist. Eine kritische Diskussion dieser Fragen (mit ausführlicher Referenzliteratur) findet sich bei BALDWIN et al. (1991). Bemerkenswert ist in diesem Zusammenhang auch ein Fall eines „neuroleptischen" malignen Syndroms unter der Behandlung mit Fluoxetin (HALMAN und GOLDBLOOM 1990). Kasuistisch wurde über die Entwicklung von **Apathie** und **Antriebslosigkeit** unter Fluoxetin und Fluvoxamin bei fünf Patienten mit Panikerkrankungen bzw. mit Depressionen berichtet (HOEHN-SARIC et al. 1990).

Kardiovaskuläre Wirkungen der SSRI sind besonders im Hinblick auf mögliche Komplikationen bei Überdosierung (vergleiche unten) beachtenswert. In den therapeutischen Bereichen zeigen sich allerdings keine klinisch relevanten Einflüsse auf Blutdruck, Herzfrequenz und intrakardiale Erregungsleitung. Unter Fluoxetin wurde lediglich eine geringgradige, wenngleich signifikante Abnahme der Herzfrequenz beobachtet (BENFIELD et al. 1986). Fluvoxamin verursachte bei kardialen Risikopatienten keine Komplikationen und wurde von den Autoren als „kardiovaskulär inert" eingestuft (MANTH und PRAGER 1987). Gesunde Freiwillige zeigten unter Fluvoxamin eine- klinisch nicht relevante-Abnahme der Sinusfrequenz um 7 Schläge pro Minute (ROBINSON und DOOGAN 1982), auch wurde über eine geringfügige Zunahme der RR- und der QT-Intervalle berichtet (BENFIELD und WARD 1986). Publizierte Beobachtungen an Einzelpatienten und an kleinen Kollektiven erlauben, auch wegen des fraglichen Bezuges zur Medikation, keine allgemeinen Schlußfolgerungen (BOYER und FEIGHNER 1991). Unter Paroxetin wurde in einer Studie an 20 depressiven Patienten eine geringgradige, wenngleich statistisch signifikante Verbreiterung von QRS-Komplexen beobachtet (BOYER und FEIGHNER 1991), jedoch zeigte eine Sichtung umfangreichen Datenmaterials im Vergleich zu Trizyklika nur eine sehr geringe Inzidenz von Rhythmusstörungen und Orthostaseerscheinungen (DECHANT und CLISSOLD 1991). WARRINGTON et al. (1989) bezeichneten die hämodynamischen und die elektrokardiographischen Effekte von Paroxetin bei körperlich gesunden Männern als „vernachlässigbar". KUHS und RUDOLF (1990) fanden bei depressiven Patienten unter Paroxetin, im Gegensatz zu Amitriptylin, keine kardialen Veränderungen. Für Citalopram (DENCKER und HØPFNER PETERSEN 1989, MILNE und GOA 1991) und Sertralin (MURDOCH und MCTAVISH 1992; FISCH und KNOEBEL 1992) ließen sich keine

Befunde erheben, die auf eine klinisch relevante Beeinflussung kardiovaskulärer Parameter beim Menschen schließen lassen.
Insgesamt schnitten die SSRI bezüglich kardiovaskulärer Effekte in den Vergleichsstudien deutlich besser ab als die Trizyklika; in
therapeutisch üblichen Dosen ist allenfalls
mit einer Verlangsamung der Herzfrequenz
ohne klinische Relevanz, hingegen weder
mit einer Störung der kardialen Erregungsleitung noch mit Orthostasephänomenen zu
rechnen (BOYER und FEIGHNER 1991).
Die häufigsten unerwünschten Effekte einer
Behandlung mit SSRI sind **gastrointestinale Störungen**, besonders Übelkeit (Nausea), die sich selten bis zum Erbrechen
steigert. Für die SSRI insgesamt liegt die Inzidenz etwa zwischen 20 und 35% (siehe
Abb. 3.4.3.1 bis 3.4.3.5 und Tabelle 3.4.3.1).
Die Symptomatik klingt bei vorsichtigem
Dosierungsverhalten zumeist innerhalb weniger Wochen spontan ab und ist keine typische Begleiterscheinung einer Langzeittherapie (DECHANT und CLISSOLD 1991,
ØHRBERG et al. 1992). Vergleicht man die
Einzelsubstanzen unter Berücksichtigung
der Übersicht von BENFIELD und WARD
(1986), so ergibt sich eine deutlich höhere
Inzidenz für Fluvoxamin (37%); allerdings
galten für dieses Medikament in den ersten
Jahren nach der Markteinführung höhere
Initialdosen als es heutiger Empfehlung
entspricht. Die Aufstellung von WAGNER et
al. (1992) nennt eine prozentuale Häufigkeit
von Nausea unter Fluvoxamin von nur 15,7,
allerdings beruhen die Zahlen dieser Aufstellung auf unkontrollierten offenen Studi-
en und dürften insgesamt eher zu niedrig
liegen (GRIMSLEY und JANN 1992, vgl. Tabelle
3.3.3.1). Auch breiige Stühle und Diarrhoen
gehören – wenngleich mit wesentlich niedrigerer (erfaßter) Inzidenz – zu den gastrointestinalen Begleiterscheinungen einer Therapie mit den SSRI.
Sowohl die Übelkeit als auch die enteralen
Wirkungen lassen sich durch serotonerge
Mechanismen erklären. Serotonin ist über

vagale und über zentrale 5-HT$_3$-Rezeptoren
am Entstehen von Nausea und Erbrechen
beteiligt (ANDREWS und HAWTHORN 1988); in
der Tat werden 5-HT$_3$-Antagonisten (z.B.
Ondansetron) inzwischen als Medikamente
gegen zytostatikainduziertes Erbrechen eingesetzt. Serotonin beeinflußt als „Ge-
webshormon" sowie über Neurotransmission bzw. -modulation die Motorik des
Darmes, der über 90% des im menschlichen
Organismus vorkommenden Serotonins be-
herbergt (ORMSBEE und FONDACARO 1985,
GERSHON 1990). Nausea ist neben Unruhe
und Schlafstörungen die häufigste Ursache
für den Abbruch einer Therapie mit SSRI.
Die Zunahme des **Körpergewichtes** unter
Trizyklika gehört bekanntlich zu denjenigen
unerwünschten Effekten, die sich besonders nachteilig auf die Patientencompliance
auswirken. Demgegenüber tendieren Patienten unter einigen SSRI eher zu Gewichtsabnahme: diese Medikamente eignen
sich daher möglicherweise zur Therapie der
Adipositas, zumal dieser Effekt nicht in Beziehung zum Auftreten von Nausea steht.
Fluoxetin kann bei Gesunden und bei depressiven Patienten über eine Minderung
des Appetits zu einer signifikanten, zumeist
aber nicht massiven Reduktion des Körpergewichtes führen (BENFIELD et al. 1986,
HARTO et al. 1988, hier auch Diskussion des
physiologischen Wirkmechanismus), wobei
Adipöse stärker abnehmen als Normalge-
wichtige (COOPER 1988; demgegenüber nehmen Übergewichtige unter Trizyklika eher
noch weiter zu, TORNATORE et al. 1991). Ähnliches wie für Fluoxetin dürfte für Fluvoxamin gelten (FERNSTROM et al. 1988, HOPE und
ALLMAN 1991). Allenfalls marginalen Einfluß
auf das Körpergewicht haben Citalopram
(DENCKER und HØPFNER PETERSEN 1989) und
Sertralin (DOOGAN 1991, COHN et al. 1990a,
REIMHERR et al. 1990) während die Langzeit-
einnahme von Paroxetin nicht nur praktisch
keine Gewichtsreduktion, sondern bei
knapp einem Zehntel der Patienten sogar
eine Gewichtszunahme bewirkt (DECHANT

und CLISSOLD 1991). Diese wie auch andere Befunde lassen, ungeachtet des (vordergründig) einheitlichen pharmakologischen Wirkmechanismus, ein differentes Wirkspektrum der SSRI erkennen.

Gelegentlich finden sich **Veränderungen hämatologischer und klinisch-chemischer Parameter** unter SSRI, die in aller Regel geringfügig und passager sind oder nach Absetzen der Medikation remittieren. Ein „influenzaartiges" Hypersensitivitätssyndrom, das sich unter Zimelidin gezeigt und zu dessen Marktrücknahme geführt hatte, wurde unter den derzeit verfügbaren SSRI nicht beobachtet; einige Patienten wurden wegen dieses Syndroms von Zimelidin auf einen anderen SSRI umgestellt, mit dem sie sicher und erfolgreich behandelt werden konnten (BOYER und FEIGHNER 1991). Unter Fluoxetin wurden Leukopenien und passagere Leberenzymanstiege beobachtet (COOPER 1988) sowie erniedrigte Serumglukosespiegel infolge Steigerung der Insulinaktivität bei Typ II-Diabetikern (POTTER VAN LOON et al. 1992). Letzteres gibt zu der Empfehlung Anlaß, bei fluoxetinbehandelten Diabetikern häufigere Blutzuckerkontrollen durchzuführen und nach Absetzen des Medikamentes auf mögliche (rebound-) Hyperglykämien zu achten (BENKERT und HIPPIUS 1992). Auch für Sertralin gibt es entsprechende Hinweise (siehe Produktinformation Pfizer Canada Inc. 1992). Eine Phospholipoidose unter Fluoxetin zeigte sich nur im Tierexperiment (COOPER 1988). Zu Fluvoxamin beschreibt die Kasuistik einer älteren Patientin einen Anstieg von alkalischer Phosphatase und Bilirubin ohne klinisch relevante Symptome (BAMRAH et al. 1990). ROBINSON und DOOGAN (1982) fanden eine signifikant erniedrigte LDH bei gesunden Probanden unter 150 bis 300 mg Fluvoxamin. Berichtet wurde auch von passagerem Thrombozytenabfall und Anstieg des Serumkreatinins (COLEMAN und BLOCK 1982). Unter der Behandlung mit Paroxetin wurde in einigen Fällen ein geringgradiger, wenn-

gleich signifikanter Abfall hämatologischer Parameter (Hämoglobin, Hämatokrit, Leukozyten) ohne klinische Relevanz beobachtet, hepatische und renale Funktionen blieben stets unbeeinflußt (BOYER und BLUMHARDT 1992). Routinemäßig durchgeführte Laborkontrollen ließen keine Auffälligkeiten bei citaloprambehandelten Patienten erkennen (DENCKER und HØPFNER-PETERSEN 1989).

Die Therapieabbrüche wegen laborchemischer Abweichungen unter Sertralin (Anstieg von Serumtransferasen, -bilirubin und alkalischer Phosphatase, Leukozytenabfall) waren an Zahl denjenigen unter aktiver Kontrolltherapie vergleichbar und lagen nur wenig über der Inzidenz unter Placebo; Langzeitbehandlungen mit Sertralin (in der üblichen Dosierung zwischen 50 und 200 mg/die) hatten keine signifikant häufigen Veränderungen von Laborparametern, renalen oder hepatischen Funktionen zur Folge (DOOGAN 1991) .

Einzelkasuistiken berichten über das Auftreten eines **Syndroms der inadäquaten ADH-Ausschüttung (SIADH)** unter Fluoxetin (COHEN et al. 1990, VISHWANATH et al. 1991, BOYER und FEIGHNER 1991).

Die Inzidenz **allergischer Hautreaktionen** unter Fluoxetin und Fluvoxamin liegt bei ca. 3% der behandelten Patienten, was der Größenordnung unter trizyklischen Antidepressiva entspricht (COOPER 1988, WAGNER et al. 1992). Drei fluoxetinbehandelte Patienten aus einem Kollektiv von BOYER und FEIGHNER (1991) zeigten ein Syndrom aus Gliederschmerzen, Hautausschlag und Lymphadenopathien, das nach Absetzen des Medikamentes remittierte.

Die Angaben über **sexuelle Dysfunktionen** unter der Therapie mit SSRI schwanken naturgemäß sehr stark und liegen z.T. erstaunlich hoch: für Fluoxetin werden zwischen 2,9 und 16% (ZAJECKA et al. 1991), für Paroxetin 3% (DECHANT und CLISSOLD 1991), für Sertralin sogar 16,5% (DOOGAN 1991) genannt. Betroffen sind beide Geschlechter im Sinne von Orgasmusstörungen bzw. verzögerter Ejakulation beim Mann, unter

Langzeitbehandlung (z.B. mit Paroxetin, siehe DECHANT und CLISSOLD 1991) kann eine Libidominderung eintreten. Im Vergleich sind von den mit Trizyklika behandelten Patienten bis zu einem Drittel von unerwünschten Effekten dieser Art betroffen (HERMAN et al. 1990). Zur Frage des Auftretens von **Entzugssymptomen** nach Absetzen eines SSRI siehe Abschnitt 3.4.6.

Zu Fluoxetin erschien besonders seit seiner Markteinführung in den USA (1988) eine große Fülle von Einzelmitteilungen über unerwünschte Effekte, die hier nicht im einzelnen referiert werden können und denen großenteils wohl nur anekdotische Bedeutung zukommt. Beispiele sind etwa Stottern, Haarausfall, Aufschießen psoriatiformer Hauteffloreszenzen und Exazerbation von Symptomen einer multiplen Sklerose.

Alle SSRI zeigen übereinstimmend Nausea als hauptsächlichen unerwünschten Effekt, der – in der Regel nur während der ersten Behandlungswochen – relativ häufig auftritt. Im übrigen ergeben sich deutliche qualitative und quantitative Differenzen der Nebenwirkungsprofile, woraus für die behandelten Patienten individuell unterschiedliche Verträglichkeiten resultieren. Wird deshalb ein gut wirksamer SSRI schlecht vertragen, so sollte für das weitere Vorgehen auch die Möglichkeit bedacht werden, auf einen anderen SSRI überzuwechseln und so das „biochemische" Wirkprinzip beizubehalten (BROWN und HARRISON 1992).

Viloxazin

In den meisten Vergleichsstudien wies Viloxazin insgesamt geringere **Nebenwirkungen** auf als die trizyklischen Referenzsubstanzen (Imipramin) (Übersicht: PINDER et al. 1977, JUNGKUNZ 1983). Insbesondere anticholinerge Nebenwirkungen wie Mundtrockenheit, Obstipation, Akkommodations- und Miktionsstörungen traten signifikant seltener auf, während Nausea, Übelkeit und Kopfschmerzen unter Viloxazin häufiger registriert wurden. Die berichtete Häufigkeit von Nausea und Erbrechen variierte z.T. beträchtlich zwischen verschiedenen Ländern: In Großbritannien trat Nausea bei 18,8% von 771 behandelten Patienten auf, Erbrechen bei 4,7%; dies führte zu einer Abbruchrate von knapp 7% (PINDER et al. 1977). In deutschen Feldstudien traten gastrointestinale Nebenwirkungen bei 5–8% der mit Viloxazin behandelten Patienten auf und war Hauptabbruchsgrund (HAEHN 1985, JUNGKUNZ 1983). MAISTRELLO et al. (1983) fanden bei 96 ambulant behandelten italienischen Patienten eine Abbruchsrate von 13,5%.

Aufgrund des leicht aktivierenden Wirkprofils können insbesondere zu Behandlungsbeginn Schlafstörungen oder Unruhezustände auftreten. Kognitive Funktionen scheinen bei Dosen bis 300 mg pro die nicht negativ beeinflußt zu werden (ALLAIN et al. 1992), psychomotorische Leistungsparameter verbesserten sich im Laufe der Behandlung (VANDEL et al. 1981).

Hinsichtlich der kardiovaskulären Verträglichkeit schnitt Viloxazin deutlich günstiger ab als trizyklische Antidepressiva: bis auf eine Verkürzung der QT-Zeit fanden sich keine signifikanten Veränderungen von EKG-Parametern sowie kein wesentlicher Einfluß auf den mittleren arteriellen Blutdruck und die Kontraktilität des Myokards; auch bei kardial vorgeschädigten Patienten zeigte sich keine Befundverschlechterung (ULBRICH und HAMOUZ 1982, WESTER 1982). Auch in der akuten Phase eines Myokardinfarktes wies Viloxazin eine sehr gute kardiovaskuläre Verträglichkeit auf (RICHIR et al. 1982).

In einer Studie zur Langzeitverträglichkeit (bis zu 4, 5 Jahren) ergaben sich günstige Resultate ohne signifikante Veränderung biologischer Parameter (BRION und CHEVALIER 1982).

Trazodon

Insgesamt wird Trazodon gut vertragen (BROGDEN et al. 1981, NEWTON 1981). Als häufigste Nebenwirkung treten meist Müdigkeit, Schwindel sowie gastrointestinale Beschwerden auf. Eine Auswertung von 58 Studien, in denen 1621 Patienten mit oralen Tagesdosen von 75–500 mg Trazodon behandelt wurden, ergab folgende Häufigkeiten der Nebenwirkungen (SIEROSLAWSKI 1982): Schläfrigkeit (5,6%), Müdigkeit (3,1%), gastrointestinale Störungen (3,0%), Schwindel (6%), Mundtrockenheit (2,5%), Schlafstörungen (1,6%), Kopfschmerzen (1,6%), Hypotonie (1,2%), Unruhe (1,1%), Tachykardie (1,0%). Es bestehen keine Hinweise für die Entwicklung einer Abhängigkeit. Kardiovaskuläre Nebenwirkungen wurden ursprünglich in der Literatur als sehr selten beurteilt, es finden sich jedoch in der neueren Literatur (Übersicht: BLACKWELL und SIMON 1987) Hinweise auf Herzrhythmusstörungen, insbesondere bei vorbestehenden kardialen Erkrankungen. Diese Nebenwirkungen treten jedoch deutlich seltener auf als bei trizyklischen Antidepressiva.

Insgesamt kommt es zu geringen anticholinergen Nebeneffekten (GERSHON und NEWTON 1980). Bei Einzelfällen wurden, insbesondere nach i.v. Gabe, kollaptische Zustände, Krampfanfälle sowie in einem Fall ein fraglicher Herzstillstand beschrieben. Weiterhin findet sich in Einzelfällen auch ein Priapismus, wobei die alpha-adrenolytische Wirkung von Trazodon eine mögliche Rolle spielen könnte (COCCARO und SIEVER 1985).

Maprotilin

Seinem pharmakologischen und klinischen Profil entsprechend gleicht Maprotilin in seinen **Begleiterscheinungen und Nebenwirkungen** weitgehend den trizyklischen Antidepressiva (WELLS und GELENBERG 1981).

In der Mehrzahl klinischer Vergleichsstudien gegen Referenzsubstanzen wurden nach dem Urteil zusammenfassender Darstellungen (ANANTH und AYD 1980, DILLIER 1982, GRÜTER und PÖLDINGER 1982, PINDER et al. 1977) bei vergleichbaren therapeutischen Dosen Inzidenz und Schweregrad von Begleit- und Nebenwirkungen unter Maprotilin deutlich seltener gesehen als unter Trizyklika.

Die häufigsten Nebenwirkungen einer Behandlung mit Maprotilin sind Mundtrockenheit und Müdigkeit (CARTWRIGHT 1980, STIMMEL 1980). Die Sedation (bei ca. 15% der Patienten) tritt vor allem initial auf und ist dosisabhängig. Vorübergehende Schwindelgefühle wurden (vor allem in hoher Dosierung) beschrieben. Anticholinerge Nebenwirkungen sind bei bis zu 30% der Behandelten zu beobachten.

Nach den Übersichten von BÖNING (1982) sowie DEMLING und FLÜGEL (1992) zeigen sich im Vergleich zu trizyklischen Substanzen für Maprotilin folgende Besonderheiten:

– Allergische Hautreaktionen treten häufiger auf und
– es zeigt sich eine erhöhte zerebrale Krampfbereitschaft.

Allergische Hautreaktionen (vornehmlich in Form juckender Exantheme mit unterschiedlichen Effloreszenzen oder alleinigem Pruritus) treten unter Therapie mit Maprotilin etwa doppelt so häufig auf wie unter Imipramin und Amitriptylin (Abb. 3.4.3.6) (JUKES et al. 1975, WELLS und GELENBERG 1981). Die Inzidenz liegt bei bis zu 6–8% (WARNOCK und KNESEVICH 1988). In der Regel sind die Erscheinungen passager und bessern sich unter Dosisreduktion bzw. nach Absetzen (ABRAM et al. 1984).

Sowohl anläßlich ausführlicher EEG-Monitorings im Rahmen klinischer Studien als auch bei EEG-Routineableitungen sind unter Maprotilinbehandlung häufiger als unter Vergleichssubstanzen spezifische Krampfpotentiale registriert worden (DENIKER et al. 1975, SEDGWICK und EDWARDS 1983, DESSAIN et al. 1986, JABBARI et al. 1985). Andere Au-

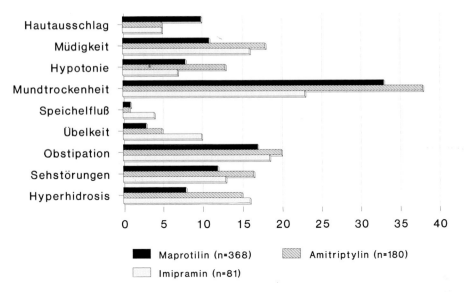

Abb. 3.4.3.6. Nebenwirkungen unter Maprotilin (nach JUKES 1975)

toren berichteten über paroxysmale EEG-Aktivität und kasuistisch belegte Grand-mal-Anfälle (KUGLER et al. 1979).

Die Diskussion über mögliche epileptogene Wirkungen insbesondere von Maprotilin wurde durch mehrere Publikationen ausgelöst, in denen die dem Committee on Safety of Medicines (CSM) in Großbritannien spontan gemeldeten Fälle von Krampfanfällen unter Antidepressiva-Therapie kommentiert wurden (EDWARDS 1979, EDWARDS und GOLDIE 1983, PECK et al. 1983). Die Inzidenz beträgt in niedrigen und klinisch üblichen Dosierungen nur ca. 0,4%, bei höherer Dosis steigt aber offenbar die Gefahr der Auslösung von zerebralen Krampfanfällen. Auch paradoxe Akinesien und transitorische zerebelläre Ataxien, Tremor und Myoklonien sind in Einzelfällen beschrieben (SCHIED und BARTELS 1983, BÖNING 1980, 1982).

Ein ausgeprägter Appetenzwandel („Kohlenhydrathunger") mit konsekutiver Gewichtszunahme ist ebenfalls als typische Nebenwirkung unter Maprotilin zu nennen und wurde schon früh von KUHN (1972) beschrieben. FUCHS und BÖNING (1985) schilderten eine „besonders nachhaltige Beeinflußung des Appetenzverhaltens".

Die Kardiotoxizität ist unter Maprotilin nach den Ergebnissen verschiedener Studien offenbar etwas geringer als unter Trizyklika (BURCKHARDT 1983, BIAMINO 1976, BOECK et al. 1984). Auch hier zeigt sich eine Dosis-Wirkungs-Relation.

Mianserin

In der Mehrzahl klinischer Studien gegen Referenzsubstanzen wurden unter Mianserin weniger Nebenwirkungen berichtet als unter den vornehmlich trizyklischen Vergleichssubstanzen (MONTGOMERY et al. 1991).

Müdigkeit ist mit durchschnittlich etwa 12% die häufigste Nebenwirkung einer Behandlung mit Mianserin (HÖFNER 1978, CURRAN und LADER 1986). Die Sedation tritt vor allem initial und auch schon in geringen Dosen auf.

Unter einer Behandlung mit Mianserin wurden in den letzten Jahren vor allem in Neuseeland vermehrt und häufiger als unter anderen Antidepressiva **Leukopenien,**

Agranulozytosen und Knochenmarksdepressionen registriert (CHAPLIN 1986, INMAN 1988). Die Auftretenshäufigkeit wurde auf 0,01–0,02% der behandelten Patienten geschätzt (COULTER und EDWARDS 1990). Üblicherweise zeigen sich klinisch manifeste Zeichen derartiger Nebenwirkungen zwischen der 4. und 6. Behandlungswoche, überwiegend bei älteren Patienten sowie unter höheren Dosen.

Vegetative Störungen sind aufgrund des pharmakologischen Wirkprofils nur selten beobachtet worden, **kardiale Nebenwirkungen** sind kaum zu erwarten. Es sind jedoch **orthostatische Dysregulationen** beschrieben worden (MONTGOMERY et al. 1991), die vor allem nach initial hoher Dosierung auftraten.

Ebenso wurde vereinzelt über **Arthralgien** berichtet (PINDER 1991), die jedoch in der Regel gering ausgeprägt waren, typischerweise zwischen der 2. Behandlungswoche und dem 2. Monat der Behandlung auftraten und nach Beendigung der Therapie abklangen.

Krampfanfälle unter Mianserin-Behandlung wurden ebenfalls publiziert (EDWARDS und GLENN-BOTT 1983), wobei deren Auftreten nicht häufiger war als unter trizyklischen Antidepressiva. Anhand von Kasuistiken berichteten KOPONEN et al. (1990) über 2 Patienten, die nach einem Krampfanfall unter Mianserintherapie ein Delir entwickelten und im EEG Creutzfeldt-Jakob-Syndrom-ähnliche periodische sharp-wave-Komplexe zeigten.

KOWALSKI et al. (1985) berichteten über **sexuelle Funktionsstörungen** – insbesondere in Form von Erektionsstörungen – unter Mianserin, die jedoch nicht ausgeprägter seien als unter herkömmlichen trizyklischen und anderen tetrazyklischen Substanzen.

Insgesamt wird von zahlreichen Autoren die gute Verträglichkeit von Mianserin – insbesondere auch bei Alterspatienten – herausgestellt.

Kontraindikationen

„SSRI": Citalopram, Fluoxetin, Fluvoxamin, Paroxetin, Sertralin

Kontraindiziert ist die Einnahme eines SSRI bei bekannter Überempfindlichkeit gegen die Substanz und bei **akuten Intoxikationen** mit zentralnervös dämpfenden Substanzen.

Gleichzeitige Einnahme eines SSRI und eines **anderen serotonerg wirksamen Pharmakons** birgt das Risiko, daß die bekannten unerwünschten Effekte verstärkt auftreten oder sich ein „Serotonin-Syndrom" (siehe unten) entwickelt. Kontraindiziert ist daher bei aktueller Behandlung mit einem SSRI die zusätzliche Gabe eines Serotoninpräkursors (L-Tryptophan, L-5-Hydroxytryptophan) und insbesondere eines irreversibel bindenden **Monoaminoxidase-(MAO-)Hemmers** (z.B. Tranylcypromin). Unter diese Einschränkung fallen einstweilen und bis zum Vorliegen anderweitiger Erfahrungen auch die reversibel und spezifisch an MAO-A bindenden MAO-Hemmer (R.I.M.A) vom Typ des Moclobemid und des Brofaromin. Allerdings ergab eine Untersuchung an freiwilligen Probanden, die Fluvoxamin und Moclobemid kombiniert einnahmen, keine Hinweise auf unerwünschte Interaktionen (AMREIN et al. 1992). Behutsamkeit ist auch bei der Kombination von SSRI mit **Lithiumsalzen** angezeigt. Allerdings bietet dieses Vorgehen bei therapieresistenten Depressionen gewisse Erfolgsaussichten (vgl. Abschnitt 3.4.1), und in der Tat scheint hierbei die serotonerge Wirkung von Lithium die therapeutisch entscheidende Rolle zu spielen (McCANCE KATZ et al. 1992). Aus Vorsichtsgründen sollten jedoch die betroffenen Patienten stationär in der Fachklinik behandelt werden.

Das „Serotoninsyndrom", ursprünglich ein Terminus aus dem tierexperimentellen Bereich, resultiert in den meisten Fällen aus der Kombination eines SSRI mit einem MAO-Hemmer. Die typische Symptomatik umfaßt Unruhe, Tremor,

Myoklonien, Hyperreflexie, Schweißausbrüche, Schüttelfrost und schließlich Veränderungen der Bewußtseinslage. Über die Häufigkeit ist nichts bekannt, die Literatur enthält bislang erst knapp vierzig Fallbeschreibungen in 12 Publikationen. Eine Darstellung des gegenwärtigen Wissensstandes gibt STERNBACH (1991) (siehe auch PRICE et al. 1992, LEVINSON et al. 1991).

Bei Therapiewechsel von einem SSRI auf einen irreversibel bindenden MAO-Hemmer (Tranylcypromin) ist ein Zeitabstand von 14 Tagen einzuhalten, damit unerwünschte Interaktionen vermieden werden. Für Fluoxetin gilt wegen seiner – einschließlich des aktiven Metaboliten – langen Eliminationshalbwertszeit ein Intervall von fünf Wochen (STERNBACH 1988). Auch bei umgekehrtem Therapiewechsel werden von den Herstellern (mindestens) 14 Tage Sicherheitsabstand angeraten. Vor dem Wechsel zu einem reversibel und spezifisch bindenden MAO-A-Hemmer (R.I.M.A vom Typ des Moclobemid und Brofaromin) sollten einige Tage verstreichen (vgl. Kapitel 3.4.4 und 4.4.6 in diesem Band).

Erfahrungen über die gleichzeitige Behandlung mit einem SSRI und **Elektrokrampftherapie** (EKT) sind sehr spärlich, eine Kombination dieser beiden Verfahren muß eher kritisch gesehen werden. Nach der Gebrauchsinformation von Fluoxetin sollte sogar eine EKT-Behandlung während der vorausgegangenen acht Wochen zur Vorsicht Anlaß geben. Die EKT scheint zumindest partiell über serotonerge Mechanismen (SHAPIRA et al. 1992) zu wirken. Allerdings ergeben die Befunde zu den neurobiologischen Wirkeffekten der EKT, z.T. aus dem tierexperimentellen Bereich, noch kein in sich geschlossenes Bild (BLIER und BOUCHARD 1992).

Bei Patienten mit **Manien** in der Vorgeschichte, speziell also bei bipolar zyklothym Erkrankten, ist zu bedenken, daß SSRI (selten) manische Phasen auslösen (vgl. oben). Bei Auftreten **epileptischer Anfälle** ist das Medikament zunächst abzusetzen. Ist ein Antidepressivum weiterhin indiziert, sollte geprüft werden, ob ein einschleichendes

Wiederansetzen des ursprünglichen oder eines anderen SSRI vertretbar erscheint oder ob unter behutsamer Dosierung auf ein andersartiges Präparat umgestellt werden sollte. Allerdings ist nach den vorliegenden Erkenntnissen das epileptogene Potential der SSRI als zumindest nicht höher einzuschätzen als dasjenige „klassischer" Antidepressiva (vgl. oben).

SSRI können in unterschiedlichem Maße **Antriebssteigerung** und **Schlafstörungen** hervorrufen. Bei potentiell suizidgefährdeten Patienten ist daher zu überlegen, ob einem SSRI zunächst ein (ebenfalls wenig toxisches) sedierendes Medikament beigegeben werden sollte.

SSRI sind für Patienten mit **Leberparenchymschaden** nicht kontraindiziert; dasselbe gilt für Patienten mit leicht- bis mittelgradig **eingeschränkter Nierenfunktion**. Das Medikament ist vorsichtig (im unteren Bereich) zu dosieren, und es ist besonders sorgfältig auf die Manifestation unerwünschter Wirkungen sowie Wechselwirkungen mit anderen verabreichten Medikamenten zu achten (BENFIELD et al. 1986, HOLM et al. 1987, DECHANT und CLISSOLD 1991, DE VANE 1992). Patienten mit hochgradig eingeschränkter glomerulärer Filtrationsrate (unter 10 ml/Min.) sollten nicht mit einem SSRI behandelt werden.

Unter Fluoxetin (und auch anderen SSRI) sind bei Diabetikern die **Blutzuckerspiegel** besonders sorgfältig zu überwachen und gegebenenfalls die Dosis von Insulin oder oralen Antidiabetika entsprechend anzupassen (siehe oben).

Bei Vorbestehen oder bei Auftreten einer **Hyponatriämie** unter Fluoxetin soll die (weitere) Verordnung dieses Medikamentes sorgfältig überdacht werden. Dies gilt besonders für ältere und für hypovolämische (speziell unter Diuretika stehende) Patienten (siehe wissenschaftliche Basisinformation zu Fluoxetin).

COOPER (1988) berichtet von 17 Fällen einer Gravidität während Fluoxetinbehandlung;

es wurden keine Schwangerschaftskompli-kationen oder Schäden am Neugeborenen beobachtet. In einer kontrollierten prospek-tiven Studie an 128 Frauen, die Fluoxetin im ersten Schwangerschaftstrimenon einge-nommen hatten, zeigte sich – ebenso wie bei der mit Trizyklika behandelten Ver-gleichsgruppe – eine tendenziell höhere Inzidenz von Fehlgeburten und kein Unter-schied im Auftreten kindlicher Fehlbildun-gen gegenüber der antidepressivafreien Kontrollgruppe bzw. den jeweils bekannten Spontanraten (PASTUSZAK et al. 1993). Eine Auswertung der klinischen Studien und Spontanmitteilungen zu Fluoxetin hatte auch bezüglich der Fehlgeburten keine signifikante Abweichung gegenüber der Spontanrate ergeben (GOLDSTEIN und WIL-LIAMS 1992). – In der Milch einer fluoxetinbe-handelten stillenden Frau fanden sich Spie-gel von Fluoxetin und Norfluoxetin, die – wie auch von trizyklischen Psychopharma-ka bekannt – einem Viertel bis Fünftel der mütterlichen Serumkonzentration entspra-chen. Bei dem Säugling wurden, auch in seiner späteren Entwicklung, keine Auffäl-ligkeiten beobachtet (ISENBERG 1990). Stellt sich die Frage der Verordnung eines SSRI an eine depressive schwangere oder stillende Patientin, sind dennoch, wie üblich, die jeweiligen Risiken sorgfältig gegeneinander abzuwägen (siehe Abschnitt 3.4.6).

Die publizierten Studien zur Anwendung der SSRI bei **Kindern und Jugendlichen** sind sehr spärlich (vgl. Abschnitt 3.4.1). Zwar raten die Hersteller vom allgemeinen Einsatz der SSRI für diese Altersgruppe noch ab, aber es ist zweifelsohne wünschenswert, daß – zunächst beschränkt auf Spezialklini-ken und -abteilungen – breitere Therapie-erfahrungen mit diesen Substanzen gesam-melt werden.

Viloxazin

Als Kontraindikationen für Viloxazin sind manische Zustände und das Vorliegen einer Gravidität anzusehen.

Trazodon

Eine absolute Kontraindikation stellt sich nach dem heutigen Stand der Erkennis nur dann dar, wenn eine Überempfindlichkeit gegen Trazodon vorliegt, sowie beim Car-cinoid-Syndrom. Als relative Kontraindika-tion muß eine vorbestehende Herzrhyth-musstörung und die Erholungsphase nach einem Myokardinfarkt angesehen werden. Weiterhin muß als relative Kontraindikation die Patientengruppe gelten, die unter der Behandlung mit Clonidin bzw. Methyldopa steht, da Trazodon mit den beiden letzteren Medikamenten eine ungünstige Wechsel-wirkung entfaltet (Antagonisierung) (BLACK-WELL und SIMON 1987).

Maprotilin

Absolute Kontraindikationen sind – wegen der beschriebenen anticholinergen Wirk-eigenschaften – Harnverhalten (z.B. bei Prostatahypertrophie) und Engwinkelglau-kom. Eine Kombination mit MAO-Hem-mern sollte nur unter stationären Bedingun-gen durchgeführt werden.

Die relativen Kontraindikationen entspre-chen denen einer noradrenergen und sedie-renden Substanz. Patienten mit schweren Leber- und Nierenschäden sollten ebenso wie Patienten mit Krampfneigung sorgfältig überwacht werden.

Mianserin

Absolute Kontraindikationen liegen für Mi-anserin nicht vor. Eine Kombination mit MAO-Hemmern sollte nur unter stationären Bedingungen durchgeführt werden.

Die relativen Kontraindikationen entspre-chen denen einer antiserotonergen und se-dierenden Substanz. Patienten mit schwe-ren Leber- und Nierenschäden sollten eben-so wie Patienten mit Krampfneigung sorg-fältig beobachtet werden.

Überdosierung, Intoxikation

„SSRI": Citalopram, Fluoxetin, Fluvoxamin, Paroxetin, Sertralin

In einer Verbundstudie mehrerer Entgiftungszentren in den USA wurden die Daten von 234 Fällen von Überdosierungen untersucht, an denen **Fluoxetin** beteiligt war (Borys et al. 1992). 87 Patienten (67 Erwachsene, 20 Kinder) hatten nur Fluoxetin zu sich genommen, 30 von diesen blieben asymptomatisch. Der höchste gemessene Gesamtfluoxetinspiegel betrug 1390 ng/ml (therapeutischer Bereich: 80–150 ng/ml). Hauptsächliche Intoxikationssymptome durch Fluoxetin sind Sinustachykardie, Blutdruckanstieg, Schläfrigkeit oder ängstliche Unruhe, Übelkeit und Erbrechen. Therapeutisch sind allgemeine Maßnahmen wie Magenspülung und forcierte Diurese indiziert, bei großen Anfällen die intravenöse Gabe von Diazepam; allerdings sind diese äußerst selten und treten offenbar fast nur bei kombinierten Intoxikationen auf (Borys et al. 1992). Ein spezifisches Antidot gibt es gegen keinen der SSRI.

Nach der Markteinführung von Fluoxetin in den USA (Anfang 1988) wurde ein Fall einer 58jährigen Frau bekannt, die nach offenbar alleiniger Einnahme von 6000 mg Fluoxetin (300 Tabletten) verstorben war (Hoechst AG, persönliche Mitteilung, siehe auch Borys et al. 1992). Das britische Committee on Safety of Medicines registrierte bis September 1991 16 Todesfälle während Behandlung mit Fluoxetin, wobei ein Kausalzusammenhang jeweils nicht sicher herzustellen war (Harrison 1992).

Bis 1991 wurden 310 Fälle von Überdosierungen mit **Fluvoxamin**, zumeist Mischintoxikationen, gemeldet. Die Symptome, soweit sie auf Fluvoxamin zurückzuführen waren, ähnelten denjenigen unter Fluoxetin. Es wurden keine Todesfälle bekannt, die nachweislich allein auf Fluvoxamin zurückzuführen waren. Die höchste registrierte Fluvoxamindosis betrug 9 g, auch dieser Patient überlebte (Henry 1991). Therapeutisch werden Magenspülung und die Gabe von Aktivkohle empfohlen.

Als Symptome einer Vergiftung mit **Paroxetin** werden Übelkeit, Erbrechen, Tremor, Mydriasis, Mundtrockenheit und erhöhte Reizbarkeit genannt. Während klinischer Studien haben 28 Patienten Überdosen von Paroxetin bis zu 850 mg eingenommen; in allen Fällen kam es zu einer vollständigen Restitution. Therapeutisch wird neben Magenspülung Aktivkohle zur Resorptionshemmung eingesetzt (Greb et al. 1989).

Dosen bis zu 2000 mg **Citalopram** erzeugten keine klinisch relevanten kardiovaskulären oder anderen Störungen (Dencker und Høpfner-Petersen 1989). Bei einem Patienten wurde nach Einnahme einer Überdosis von Citalopram eine Plasmaspiegelkonzentration gefunden, die sechsfach über dem therapeutischen Bereich lag; auch hier zeigten sich keine signifikanten Veränderungen der Bewußtseinslage, der EKG-Parameter oder des Blutdrucks (Milne und Goa 1991).

7 Patienten, die bis zu 2,6 Gramm **Sertralin** (das 13fache der therapeutisch empfohlenen Dosis) allein oder mit anderen Substanzen einschließlich Alkohol eingenommen hatten, zeigten keine gravierenden Symptome. Therapeutisch wird wegen der langsamen Resorption der Substanz Magenspülung und die Gabe von 50 g Aktivkohle innerhalb von 12 Stunden nach Einnahme der toxischen Dosis empfohlen; forcierte Diurese, Hämodialyse oder Hämoperfusion sind wegen der weitgehenden Bindung von Sertralin an Plasmaprotein wahrscheinlich wenig effektiv (Doogan 1991, Murdoch und McTavish 1992).

Insgesamt zeigt sich zu der Frage der Sicherheit nach Überdosierung für die SSRI ein günstiges Bild. Schwerwiegende Intoxikationszustände wurden fast nur nach Mischintoxikationen beobachtet. Die SSRI können deshalb als „vergleichsweise sichere" (Montgomery et al. 1989) Antidepressiva angesehen werden.

Viloxazin

Überdosierungen von Viloxazin wurden bis zu 5 g folgenlos überlebt. Als Symptome

traten Schläfrigkeit, Hypotonie, Reflexab-
schwächung und Miosis auf (FALCY et al.
1983, PINDER et al. 1977). Wegen der großen
therapeutischen Breite von Viloxazin und
seiner kurzen Halbwertszeit ist die Gefahr
einer Überdosierung relativ gering. Da kein
spezifisches Antidot bekannt ist, sind Intoxikationen mit entsprechenden Allgemein-
maßnahmen (Magenspülung, forcierte Diurese) zu behandeln. Über Hämodialyse
bzw. Peritoneal-Dialyse zur Behandlung einer Viloxazin-Intoxikation liegen bislang
keine Erfahrungsberichte vor.

Trazodon

Intoxikationen mit Trazodon gehen aufgrund der von dem Hersteller vorgelegten
Unterlagen und aufgrund der Literatur mit
keiner letalen Wirkung einher. Es konnten
bei Intoxikationen, die in suizidaler Absicht
erfolgten, auch keine gewebsorganischen
Schädigungen nachgewiesen werden. Nach
einer Intoxikation mit Trazodon (orale Gesamtdosis bis zu 3500 mg/die) fand sich am
häufigsten eine Benommenheit, weiterhin
traten Ataxie, Nausea und Erbrechen sowie
Mundtrockenheit auf (HENRY und ALI 1983,
CALDWELL et al. 1982). In seltenen Fällen kam
es zu einem Koma. BABUL (1987) berichtete
über eine Serie von Patienten, bei denen es
im Rahmen einer Trazodonüberdosierung
zu keinem tödlichen Ausgang kam, wenn
Trazodon alleine eingenommen wurde, jedoch wenn Trazodon im Zusammenhang
mit anderen Medikamenten oder Alkohol
eingenommen wurde, traten vergleichsweise zu der alleinigen Einnahme von Trazodon häufigere Todesfälle auf. Es ist in diesem Zusammenhang berichtenswert, daß
Klinikpatienten Dosen von 600–1200 mg
pro Tag nebenwirkungslos vertragen haben.
Die Therapie der Überdosierung richtet sich
infolge des Mangels eines spezifischen An-
tidots nach der Symptomatik. Es wird also
eine sofortige Magenspülung, eine forcierte
Diurese sowie die Gabe von Herz-Kreislauf-
Analeptika empfohlen. Im Tierversuch hat
sich bei Konvulsionen, die infolge sehr
hoher Dosen von Trazodon auftraten, die
Gabe von Medikamenten aus der Gruppe
der Antikonvulsiva als wirkungslos erwiesen.

Maprotilin

Überdosierung von Maprotilin führt im wesentlichen zu übermäßiger Sedation und damit verbundenen Komplikationen. Die üblicherweise unter Trizyklika zu beobachten-
de Kardiotoxizität ist bei Maprotilin in geringerem Umfang zu erwarten. Die Symptome
einer Intoxikation mit Maprotilin sind die
gleichen wie mit trizyklischen Antidepressiva (CROME und NEWMAN 1977, HENRY und
VOLANS 1984). Es sind vornehmlich zu erwarten: motorische Unruhe, Tremor, Ataxie,
Schwindel und Benommenheit. Die entsprechenden klinischen Symptome (in der
Rangfolge ihrer Häufigkeit) sind Reizlei-
tungsstörungen, Benommenheit, zerebrale
Krampfanfälle, Koma, Tachykardie und
Hypotonie (PEDERSEN et al. 1982).

Mianserin

Überdosierung und Intoxikationssyndrome
unter Mianserin beziehen sich im wesentlichen auf übermäßige Sedation und damit
verbundene Komplikationen. Eine Hämodialyse ist wegen der hohen Proteinbindung
von Mianserin unwirksam. Die üblicherweise unter Trizyklika zu registrierende Kardiotoxizität ist bei Mianserin kaum vorhanden.
In einer Arbeit von CASSIDY und HENRY
(1987) zur Toxizität von Antidepressiva
wurde der Toxizitäts-Index für Mianserin als
sehr gering bewertet. Diese Ergebnisse werden auch von MONTGOMERY et al. (1991)
bestätigt, die Mianserin ein ausgesprochen
günstiges Risiko-Nutzen-Verhältnis zu-
schreiben.

3.4.4 Interaktionen

„SSRI": Citalopram, Fluoxetin, Fluvoxamin, Paroxetin, Sertralin

Die in neuerer Zeit zunehmend als Alternative zu den trizyklischen Antidepressiva zum Einsatz kommenden serotonin-selektiven Substanzen besitzen auch auf dem Gebiet der Arzneimittelinteraktionen einige charakteristische Merkmale im Vergleich zu den klassischen Antidepressiva. Allerdings sind die meisten Untersuchungen zu Wechselwirkungen in dieser Gruppe mit bestimmten Substanzen durchgeführt worden, sodaß Verallgemeinerungen, gerade im Hinblick auf die z.T. beträchtlichen strukturchemischen Unterschiede, nur mit Vorsicht zu ziehen sind. Des weiteren gilt die Einschränkung, daß die Arbeiten überwiegend, wie auch bei anderen Arzneimittelgruppen, an Gesunden und mit Einzeldosis- oder Kurzzeitstudien durchgeführt wurden. Insgesamt weisen die o.g. serotonin-selektiven Antidepressiva relativ wenige klinisch relevante Interaktionen auf, auf einige wichtige Punkte sollte jedoch näher eingegangen werden.

Im Gegensatz zu den trizyklischen Antidepressiva, für die generell wichtige Wechselwirkungen mit **zentraldämpfenden Pharmaka und Alkohol** gelten, scheinen Paroxetin und Fluoxetin die Effekte von Alkohol und anderen Sedativa nicht zu potenzieren (COOPER et al. 1989, HINDMARCH 1988, SHAW et al. 1989). COOPER et al. testeten eine Einzeldosis von Paroxetin an gesunden Probanden und fanden keine Beeinträchtigungen psychomotorischer Leistungen sowie keine Potenzierung sedativer Wirkungen von Haloperidol, Amobarbital, Oxazepam oder Alkohol. Auch mit Diazepam wurden für Paroxetin und Fluoxetin keine klinisch relevanten Interaktionen beobachtet (LEMBERGER et al. 1988, BANNISTER et al. 1989) Obwohl erhöhte Plasmaspiegel und verlängerte Halbwertszeiten des Benzodiazepins auf einen verzögerten Diazepam-Metabolismus hinwiesen, scheinen für diese pharmakokinetische Wechselwirkung klinische Konsequenzen nicht nötig zu sein, da die psychomotorischen Fähigkeiten nicht beeinflußt wurden.

Wie für trizyklische Antidepressiva existieren auch bei den serotonin-selektiven Substanzen diverse pharmakokinetische Interaktionen mit enzyminduktiven bzw. enzymhemmenden Substanzen wie Carbamazepin, Phenobarbital, Phenytoin bzw. Cimetidin (BANNISTER et al. 1989, GREB et al. 1989, GRIMSLEY et al. 1991, KAYE et al. 1989). Außer ggf. nötigen Dosisanpassungen sind keine weiteren klinischen Interventionen nötig. Beachtenswert scheint eine Interaktion mit Antikoagulantien zu sein. Fluvoxamin und Paroxetin können Warfarin aus der Eiweißbindung verdrängen und durch erhöhte Plasmaspiegel des Antikoagulans eine verstärkte Blutungsgefahr initiieren (BANNISTER et al.1989).

Die **Kombination trizyklischer Antidepressiva** mit neueren serotonin-selektiven Substanzen wird in letzter Zeit gerade bei therapieresistenten Depressionen häufiger praktiziert und dürfte in der Regel auch sicher sein. Allerdings gibt es mehrere Berichte über erhöhte Trizyklika-Plasmaspiegel, die in einigen Fällen zu verstärkten Nebenwirkungen geführt haben. Als Ursache werden enzym-inhibierende Eigenschaften der serotonin-selektiven neueren Antidepressiva und dadurch bedingte Verzögerungen der Trizyklika-Metabolisierung diskutiert. (ARANOW et al. 1989, BERGSTROM et al. 1992, BELL und COLE 1988, GOODNICK 1989, RUDORFER und POTTER 1989). Wegen der Ähnlichkeit trizyklischer Antidepressiva mit Neuroleptika vom Phenothiazintyp sind vergleichbare Wechselwirkungen auch bei dieser Kombination zu erwarten und als vermehrtes Auftreten extrapyramidal-motorischer Nebenwirkungen beschrieben (TATE 1989, BOUCHARD et al. 1989, PACH 1992).

Die gemeinsame Gabe von **Lithium** und

serotonin-selektiven Antidepressiva scheint in der Regel gut vertragen zu werden, sollte allerdings Patienten mit therapie-refraktären Depressionen vorbehalten bleiben (CIRAULO et al. 1989). Es gibt einige Berichte über negative Interaktionen wie erhöhte Lithiumtoxizität und Manien bei dieser Kombination (BURRAI et al. 1991, HADLEY und CASON 1989, SALAMA und SHAFEY 1989).

Die bedeutenste und wohl potentiell gefährlichste Wechselwirkung serotonin-selektiver Antidepressiva mit anderen Arzneimitteln betrifft die Interaktion mit **Monoaminoxidasehemmern** (MAOH). Im Tierversuch wurden bei der Kombination von Tranylcypromin mit Serotonin-Wiederaufnahmehemmern schwerwiegende Nebenwirkungen beobachtet (MARLEY 1984). Eine ähnliche Symptomatik wurde mittlerweile bei einer Anzahl Patienten bei gleichzeitiger oder direkt anschließender Gabe von Fluoxetin und MAOH beschrieben (STERNBACH 1988, FEIGHNER et al. 1990) Dieser als „Serotonin-Syndrom" (STERNBACH 1988) bezeichnete Zustand ist u.a. durch Unruhe, Schlaflosigkeit, Bewußtseinsstörungen, Myoklonus, Hyperthermie, Hyperreflexie, Hypertonie, Übelkeit, Erbrechen und Tremor gekennzeichnet und kann lebensbedrohlich werden. Für Paroxetin wurde ein vergleichbares Syndrom im Tierversuch nachgewiesen (BUUS LASSEN 1989). Wegen der irreversiblen Hemmung der Monoaminoxidase muß bei Therapieumstellung von MAO-Hemmern auf Serotonin-Wiederaufnahmehemmer ein Sicherheitsabstand von 2 Wochen eingehalten werden. Dies gilt auch für den umgekehrten Fall eines Wechsels von serotonin-selektiven Substanzen auf MAO-Hemmer. Bei Umstellung von Fluoxetin auf MAOH muß wegen der langen Halbwertszeit von Fluoxetin eine 5-wöchige Wartezeit eingeschoben werden.

Für den neuen reversiblen MAO-Hemmer Moclobemid gibt es bis jetzt keine Untersuchungen zu Interaktionen mit serotonin-selektiven Substanzen. Aus theoretischen Überlegungen besteht möglicherweise ein geringeres Risiko, jedoch sollte, solange keine genaueren Daten vorliegen, auch hier ein Sicherheitsabstand von 2 Wochen nach Gabe des Serotonin-Wiederaufnahmehemmers eingehalten werden. Bei Umstellung von Moclobemid auf serotonin-selektive Substanzen muß keine Wartezeit beachtet werden.

Maprotilin

Bei dieser strukturell den trizyklischen Antidepressiva verwandten Substanz sind generell den Trizyklika ähnliche Interaktionen zu erwarten. Hervorgehoben seien v.a. die wichtigen Wechselwirkungen mit zentraldämpfenden Stoffen und Alkohol (STROMBERG et al. 1988) sowie mit MAO-Hemmern (LIPPMAN und NASH 1990).

Maprotilin besitzt auch relativ ausgeprägte anticholinerge Effekte und sollte bei Kombination mit anderen anticholinerg wirkenden Stoffen vorsichtig dosiert werden (CIRAULO et al. 1989).

Die Substanz kann zu erhöhter zerebraler Krampfbereitschaft führen; es sollte deshalb bei gleichzeitiger Gabe mit Benzodiazepinen oder Neuroleptika auf ein potentielles Interaktionsrisiko geachtet werden und insbesondere auf höhere Dosierungen und abrupte Dosisänderungen verzichtet werden (MOLNAR 1983).

Im Gegensatz zu den trizyklischen Antidepressiva soll Maprotilin die antihypertensive Wirkung von Clonidin nicht abschwächen (GUNDERT-REMY et al. 1983).

Mianserin

Auch Mianserin verstärkt die sedierenden und psychomotorisch beeinträchtigenden Wirkungen von Alkohol und anderen zentraldämpfenden Pharmaka (SEPPALA et al. 1984) und darf wie die trizyklischen Antidepressiva und Maprotilin mit MAO-Hemmern nicht kombiniert werden. Allerdings besitzt die Substanz im Vergleich zu den Trizyklika einige Besonderheiten bezüglich möglicher Interaktionen.

Während trizyklische Antidepressiva klinisch relevante Beeinträchtigungen der hypertensiven Wirkung von Antihypertensiva vom Clonidin- und Guanethidintyp bewirken, sind für Mianserin keine signifikanten Interferenzen mit diesen Substanzen beobachtet worden (ELLIOTT und REID 1981).

Da Mianserin praktisch keine anticholinergen Eigenschaften besitzt (KOPERA 1983), eignet es sich auch zur Kombination mit Substanzen, die selbst anticholinerge Wirkqualitäten haben.

Die bei trizyklischen Antidepressiva beschriebene Verstärkung der gerinnungshemmenden Effekte von Antikoagulantien wurde bei gleichzeitiger Gabe von Phenprocoumon und Mianserin nicht gefunden (KOPERA et al. 1978)

Trazodon und Viloxazin

Für diese beiden Substanzen liegen nur sehr wenige Untersuchungen zu Interaktionen vor. Auch Trazodon verstärkt die sedierenden und psychomotorisch beeinträchtigenden Effekte von Alkohol und anderen zentraldämpfenden Stoffen (WARRINGTON et al. 1984). Weitere durch evtl. Dosisanpassungen in der Regel steuerbare pharmakokinetische Wechselwirkungen bestehen mit Digoxin, Fluoxetin, Phenytoin und Warfarin (RAUCH und JENIKE 1984, ARANOW et al. 1989, DORN 1986, HARDY und SIROIS 1986). Die ausgeprägte α-adrenerge Wirkung Trazodons kann zu Interaktionen an α-Adrenorezeptoren führen, sodaß es zu einer Abschwächung der antihypertensiven Effekte des Clonidin, bzw. zur Verstärkung evtl. hypotensiver Nebenwirkungen von Phenothiazinen kommen kann (VAN ZWIETEN 1977, ASAYESH 1986). Trazodon darf nicht mit MAO-Hemmern kombiniert werden. Im Gegensatz zu trizyklischen Antidepressiva übt die Substanz keinen synergistischen Effekt auf die blutdrucksteigernde Wirkung des Noradrenalin aus (LAROCHELLE et al. 1979).

Viloxazin weist Wechselwirkungen pharmakokinetischer Natur mit Carbamazepin, Phenytoin und Theophyllin auf; die Metabolisierung der genannten Substanzen kann durch Viloxazin verzögert und die Plasmaspiegel dadurch erhöht werden. (PISANI et al. 1986, 1992, THOMSON et al. 1988, PERAULT et al. 1989). Auch Viloxazin darf nicht gleichzeitig mit MAO-Hemmern gegeben werden. Interessant ist eine im Vergleich mit trizyklischen Antidepressiva möglicherweise geringere Interaktion mit Alkohol und zentraldämpfenden Pharmaka, da die Substanz psychomotorische Leistungen weniger zu beeinträchtigen scheint als Imipramin (AMIN et al. 1980, CLAYTON et al. 1977).

Tabelle 3.4.1. Klinisch relevante mögliche Interaktionen mit Serotonin-Wiederaufnahmehemmern (Fluvoxamin, Fluoxetin, Paroxetin, Citalopram)

Wechselwirkung mit	Interaktionsmechanismus	Klinischer Effekt	Mögliches Procedere	Literatur
Antidepressiva	Verzögerter Abbau des Antidepressivums durch Cytochrom P 450-Hemmung	Erhöhte Plasmaspiegel des Antidepressivums, dadurch evtl. verstärkte Nebenwirkungen	Dosisreduktion des Antidepressivums	ARANOW et al. (1989) BERGSTROM et al. (1992)
Antikoagulantien	Verdrängung des Antikoagulans aus der Eiweißbindung	Erhöhte Plasmaspiegel des Antikoagulans, Blutungsgefahr	Prothrombinzeit engmaschig überwachen. Evtl. Dosisreduktion	BANNISTER et al. (1989)
Benzodiazepine	s. Diazepam			
Betablocker	Verzögerte Metabolisierung des Betablockers	Erhöhte Betablocker-Plasmaspiegel, verstärkte kardiale und antihypertensive Wirkungen	Evtl. Dosisreduktion	BENFIELD und WARD (1986)
Buspiron	Unbekannt	Abschwächung der anxiolytischen Wirkung von Buspiron. Anorgasmie	Kombination meiden	BODKIN und TEICHER (1989) JENICKE et al. (1991)
Carbamazepin	Verzögerte Metabolisierung von Carbamazepin	Erhöhte Carbamazepin-Plasmaspiegel	Carbamazepinspiegel überwachen und Dosis ggf. anpassen	GRIMSLEY et al. (1991)
Cimetidin	Verzögerter Abbau des Antidepressivums wegen Cytochrom P 450-Hemmung durch Cimetidin	Erhöhte Antidepressiva-Plasmaspiegel	Antidepressiva ggf. niedriger dosieren	BANNISTER et al. (1989)
Cyproheptadin	Unbekannt	Abschwächung der antidepressiven Wirkung	Kombination meiden	FEDER (1991)
Diazepam	Verzögerter Diazepam-Metabolismus	Erhöhter Plasmaspiegel und verlängerte Halbwertszeit des Benzodiazepins	Keine Dosisanpassung erforderlich, da psychomotorische Effekte des Benzodiazepins unverändert	LEMBERGER et al. (1988)

(Fortsetzung siehe S. 211)

Tabelle 3.4.4.1. Fortsetzung

Wechselwirkung mit	Interaktionsmechanismus	Klinischer Effekt	Mögliches Procedere	Literatur
Lithium	Unbekannt	Erhöhte Lithium-Plasmaspiegel, evtl. verstärkte Neurotoxizität; Manien	Lithiumspiegel überwachen, ggf. Lithiumdosis verringern	SALAMA und SHAFEY (1989)
L-Tryptophan	Verstärkte serotonerge Aktivität	Cave „Serotonin-Syndrom" (u.a. Unruhe, Schlaflosigkeit, Aggressivität; Übelkeit, Erbrechen)	Keine Kombination von Aminpräkursoren mit Serotonin-Wiederaufnahmehemmern	STEINER und FONTAINE (1986)
Moclobemid	s. MAO-Hemmer			
Monoaminoxidasehemmer (MAO-Hemmer)	Verstärkte serotonerge Aktivität	Cave „Serotonin-Syndrom" (u.a. Unruhe, Schlaflosigkeit, Aggressivität, Übelkeit, Erbrechen)	Keine Kombination von MAO-Hemmern mit Serotonin-Wiederaufnahmehemmern! (Dies gilt auch für reversible MAO-Hemmer wie z.B. Moclobemid). Bei Therapieumstellung von MAO-Hemmern auf Serotonin-Wiederaufnahmehemmer oder umgekehrt Sicherheitsabstand von 2 Wochen einhalten. Bei Umstellung von Fluoxetin auf MAO-Hemmer 5 Wochen Wartezeit	STERNBACH (1991) FEIGHNER et al. (1990)
Neuroleptika	Hemmung der Neuroleptika-Metabolisierung	Erhöhte Neuroleptika-Plasmaspiegel, dadurch evtl. vermehrt extrapyramidal-motorische Nebenwirkungen (EPMS)	Falls erforderlich Serotonin-Wiederaufnahmehemmer absetzen. Therapie der EPMS mit z.B. Biperiden und Diazepam	PACH (1992) BOUCHARD et al. (1989)
Oxitriptan	s. L-Tryptophan			
Phenobarbital	Enzym-induktive Wirkung von Phenobarbital	Reduzierte Antidepressiva-Plasmaspiegel	Evtl. Dosisanpassung	GREB et al. (1989)

(Fortsetzung siehe S. 212)

Tabelle 3.4.4.1. Fortsetzung

Wechselwirkung mit	Interaktionsmechanismus	Klinischer Effekt	Mögliches Procedere	Literatur
Phenytoin	Enzym-induktive Wirkung von Phenytoin	Reduzierte Antidepressiva-Plasmaspiegel	Evtl. Dosisanpassung	KAYE et al. (1989)
Sumatriptan	Verstärkte serotonerge Aktivität möglich	„Serotonin-Syndrom" (s. MAO-Hemmer)	Kombination vermeiden	
Tranylcypromin	s. MAO-Hemmer			
Warfarin	s. Antikoagulantien			

Tabelle 3.4.4.2. Klinisch relevante mögliche Interaktionen mit Maprotilin

Wechselwirkung mit	Interaktionsmechanismus	Klinischer Effekt	Mögliches Procedere	Literatur
Alkohol	Zentrale Rezeptoren-Interaktion	Verstärkte Sedierung / ZNS-Dämpfung	Alkohol meiden	STROMBERG et al. (1988)
Anticholinergika (z.B. Parkinsonmittel, Antihistaminika, Antiemetika, Neuroleptika)	Acetylcholinrezeptor-Interaktion	Verstärkung der anticholinergen Effekte	Besondere Beachtung anticholinerger Nebenwirkungen und ggf. Dosisanpassung	CIRAULO et al. (1989)
Antihistaminika	s. Anticholinergika			
Benzodiazepine	Senkung der Krampfschwelle durch Maprotilin	Erhöhtes Risiko von Krampfanfällen insbesondere bei abrupter Dosisreduktion der Benzodiazepine	Maprotilin eher niedrig dosieren, Benzodiazepine langsam ausschleichen	MOLNAR (1983)
Betablocker	Unbekannt	Erhöhte Maprotilin-Plasmaspiegel und evtl. Senkung der Krampfschwelle	Kombination meiden	TOLLEFSON und LESAR (1984)
Fluoxetin	Verzögerte Maprotilin-Metabolisierung	Erhöhte Maprotilin-Plasmaspiegel	Maprotilin eher niedrig dosieren	ARANOW et al. (1989)
Guanethidin	Antagonisierung der Wirkung von Guanethidin an α-Adrenorezeptoren	Abschwächung der antihypertensiven Wirkung	Kombination meiden bzw. anderes Antihypertonikum einsetzen	GUNDERT-REMY et al. (1983)
Lithium	Unbekannt	Erhöhte Neurotoxizität. Myoklonus	Lithiumspiegel überwachen u. ggf. Lithiumdosis verringern	KETTL und DE PAULO (1983)
Pancuronium	Gegenseitige Verstärkung anticholinerger und adrenerger Wirkungen	Gefahr kardialer Arrhythmien bei Halothan-Narkose	Maprotilin ggf. absetzen, bzw. d-Tubocurarin als Muskelrelaxans einsetzen	EDWARDS et al. (1979)

(Fortsetzung siehe S. 214)

Tabelle 3.4.4.2. Fortsetzung

Wechselwirkung mit	Interaktionsmechanismus	Klinischer Effekt	Mögliches Procedere	Literatur
Phenothiazine	Senkung der Krampfschwelle	Erhöhtes Risiko von Krampfanfällen	Dosierungen im oberen Bereich vermeiden	MOLNAR (1983)
Propranolol	s. Betablocker			
Monoaminoxidasehemmer	Da verzögerter Abbau, erhöhtes Angebot an Noradrenalin und anderen Neurotransmittern im Gehirn	U.a. Blutdruckschwankungen, Erregungszustände, Tremor, Halluzinationen, Muskelrigidität bis Koma	Keine Kombination von Maprotilin mit MAO-Hemmern. Bei Therapieumstellung von MAO-Hemmern auf Maprotilin oder umgekehrt 14 Tage Behandlungspause einschalten	LIPPMAN und NASH (1990)
Schilddrüsenhormone	Verstärkung der Empfindlichkeit adrenerger Rezeptoren wird diskutiert	Steigerung der Antidepressiva-Wirksamkeit (wird teilweise therapeutisch genutzt). Evtl. auch verstärkt kardiovaskuläre Nebenwirkungen	Besondere Beachtung evtl. Nebenwirkungen	PRANGE et al. (1969) GOODWIN et al. (1982)
Serotonin-Wiederaufnahmehemmer	s. Fluoxetin			
Zentraldämpfende Pharmaka (u.a. Antihistaminika, Barbiturate, Benzodiazepine, Hypnotika, Neuroleptika)	Zentrale Rezeptoren-Interaktion	Verstärkte Sedierung / ZNS-Dämpfung	Vermehrte Nebenwirkungen insb. im Berufsleben und Verkehr beachten	WEBER (1991)

Tabelle 3.4.4.3. Klinisch relevante mögliche Interaktionen mit Mianserin

Wechselwirkung mit	Interaktionsmechanismus	Klinischer Effekt	Mögliches Procedere	Literatur
Alkohol	Zentrale Rezeptoren-Interaktion	Verstärkte Sedierung / ZNS-Dämpfung	Alkohol meiden	SEPPALA et al. (1984)
Carbamazepin	Beschleunigte Elimination von Mianserin	Erniedrigte Mianserin-Plasmaspiegel	Ggf. Mianserin-Dosierung erhöhen	LEINONEN et al. (1991)
Monoaminoxidasehemmer	Da verzögerter Abbau, erhöhtes Angebot an Neurotransmittern im Gehirn	U.a. Blutdruckschwankungen, Erregungszustände, Tremor, Halluzinationen, Muskelrigidität bis Koma	Keine Kombination von Mianserin m. MAO-Hemmern. Bei Therapieumstellung von MAO-Hemmern auf Mianserin oder umgekehrt 14 Tage Behandlungspause einschalten	LIPPMAN und NASH (1990)
Phenobarbital	Beschleunigte Elimination von Mianserin	Reduzierte Mianserin-Plasmaspiegel	Ggf. Mianserin-Dosierung erhöhen	NAWISHY und DAWLING (1982)
Phenytoin	Beschleunigte Elimination von Mianserin	Reduzierte Mianserin-Plasmaspiegel	Ggf. Mianserin-Dosierung erhöhen	NAWISHY und DAWLING (1982)
Zentraldämpfende Pharmaka (u.a. Antihistaminika, Barbiturate, Benzodiazepine, Hypnotika, Neuroleptika)	Zentrale Rezeptoren-Interaktion	Verstärkte Sedierung / ZNS-Dämpfung	Vermehrte Nebenwirkungen insb. im Berufsleben und Verkehr beachten	WEBER (1991)

Tabelle 3.4.4. Klinisch relevante mögliche Interaktionen mit Trazodon

Wechselwirkung mit	Interaktionsmechanismus	Klinischer Effekt	Mögliches Procedere	Literatur
Alkohol	Zentrale Rezeptoren-Interaktion	Verstärkte Sedierung / ZNS-Dämpfung	Alkohol meiden	WARRINGTON et al. (1984)
Antikoagulantien	s. Warfarin			
Clonidin	Antagonisierung des Clonidin-Effektes an α-Adrenorezeptoren durch Trazodon	Abschwächung der antihypertensiven Wirkung	Anstelle von Clonidin Thiazid-Diuretika oder Betablocker einsetzen; alternativ anstelle Trazodon Mianserin oder Maprotilin verwenden	VAN ZWIETEN (1977)
Digoxin	Verzögerte Digoxin-Elimination	Übelkeit, Erbrechen infolge erhöhter Digoxin-Plasmaspiegel	Digoxin-Plasmaspiegel überwachen und ggf. niedriger dosieren	RAUCH und JENIKE (1984)
Fluoxetin	Verzögerte Trazodon-Metabolisierung	Erhöhte Trazodon-Plasmaspiegel	Trazodon eher niedrig dosieren	ARANOW et al. (1989)
Monoaminoxidase-hemmer	Da verzögerter Abbau, erhöhtes Angebot an Neurotransmittern im Gehirn	U.a. Blutdruckschwankungen, Erregungszustände, Tremor, Halluzinationen, Muskelrigidität bis Koma	Keine Kombination von Trazodon mit MAO-Hemmern. Bei Therapieumstellung von MAO-Hemmern auf Trazodon oder umgekehrt 14 Tage Behandlungspause einschalten	LIPPMAN und NASH (1990)
Neuroleptika	s. Phenothiazine			
Phenothiazine	α-Adrenorezeptoren-Interaktion	Verstärkte hypotensive Nebenwirkungen	Anstelle von Phenothiazinen eher Butyrophenone einsetzen	ASAYESH (1986)
Phenytoin	Verzögerter Phenytoin-Metabolismus	Erhöhte Phenytoin-Plasmaspiegel	Phenytoin-Plasmaspiegel überwachen	DORN (1986)

(Fortsetzung siehe S. 217)

Tabelle 3.4.4.4. Fortsetzung

Wechselwirkung mit	Interaktionsmechanismus	Klinischer Effekt	Mögliches Procedere	Literatur
Warfarin	Unbekannt	Verkürzung der Prothrombinzeit	Prothrombinzeit engmaschig überwachen	HARDY und SIROIS (1986)
Zentraldämpfende Pharmaka (u.a. Anti-histaminika, Barbitura-te, Benzodiazepine, Hypnotika, Neuroleptika)	Zentrale Rezeptoren-Interaktion	Verstärkte Sedierung / ZNS-Dämpfung	Vermehrte Nebenwirkungen insb. im Berufsleben und Verkehr beachten	WEBER (1991)

Tabelle 3.4.5. Klinisch relevante mögliche Interaktionen mit Viloxazin

Wechselwirkung mit	Interaktionsmechanismus	Klinischer Effekt	Mögliches Procedere	Literatur
Carbamazepin	Verzögerte Carbamazepin-Metabolisierung	Erhöhte Carbamazepin-Plasmaspiegel	Carbamazepinspiegel regelmäßig überwachen und ggf. Dosierung reduzieren	Pisani et al. (1986)
Antihypertonika (vom Clonidin- und Guanethidintyp)	Adrenorezeptoren Interaktion	Verminderung der antihypertensiven Wirkung	Regelmäßige Blutdrucküberwachung und ggf. Dosisanpassung	Martindale (1989)
Monoaminoxidasehemmer	Da verzögerter Abbau, erhöhtes Angebot an Neurotransmittern im Gehirn	U.a. Blutdruckschwankungen, Erregungszustände, Tremor, Halluzinationen, Muskelrigidität bis Koma	Keine Kombination von Viloxazin mit MAO-Hemmern. Bei Therapieumstellung von MAO-Hemmern auf Viloxazin oder umgekehrt 14 Tage Behandlungspause einschalten	Lippman und Nash (1990)
Phenytoin	Verzögerte Phenytoin-Metabolisierung	Erhöhte Phenytoin-Plasmaspiegel	Phenytoinspiegel regelmäßig überwachen und ggf. Dosierung reduzieren	Pisani et al. (1992)
Theophyllin	Verzögerte Theophyllin-Metabolisierung	Erhöhte Theophyllin-Plasmaspiegel	Theophyllinspiegel regelmäßig überwachen und ggf. Dosierung reduzieren	Thomsen et al. (1988) Perault et al. (1989)

3.4.5 Kontrolluntersuchungen

„SSRI": Citalopram, Fluoxetin, Fluvoxamin, Paroxetin, Sertralin

Jede Behandlung mit einem Antidepressivum, auch mit einem SSRI, erfordert zur Kontrolle möglicher unerwünschter Einflüsse Routineuntersuchungen vor Behandlungsbeginn sowie in bestimmten Abständen unter der laufenden Therapie (BENKERT und HIPPIUS 1992). Dies betrifft das Blutbild (in monatlichen Abständen während des ersten halben Jahres, danach vierteljährlich), Blutdruck und Pulsfrequenz (mindestens einmal monatlich), Elektrokardiogramm (vierteljährlich bei älteren Menschen), leberspezifische Enzyme (monatlich im ersten Vierteljahr, danach alle drei Monate) sowie Harnstoff und Kreatinin (vierteljährlich). Auch ein Elektroenzephalogramm sollte vor Behandlungsbeginn abgeleitet und die Zeitpunkte weiterer Kontrollen vom Ausgangsbefund abhängig gemacht werden.

Risikopatienten (vgl. Abschnitt 3.4.1 und 3.4.6) bedürfen selbstverständlich eines individuell angepaßten Zeitrahmens, wie überhaupt die hier gemachten Vorschläge zum zeitlichen Ablauf ein Schema darstellen, das der behandelnde Arzt nach Maßgabe der klinischen Situation in eigener Verantwortung variieren wird.

Für die Behandlung mit SSRI gibt es keine Besonderheiten, die über die genannten Maßnahmen hinausgehen und etwa gegenüber einer Behandlung mit trizyklischen Antidepressiva spezielle Beachtung erforderten.

In vielen Kliniken gehören die Bestimmungen von Plasmaspiegeln der trizyklischen Antidepressiva bereits zum Routineprogramm der Therapieüberwachung. Dagegen sind Messungen von Plasmaspiegeln der SSRI bis auf weiteres Speziallaboratorien vorbehalten. Die Frage eines Zusammenhanges zwischen Therapieeffekt und Plasmakonzentrationsbereichen ist für die Trizyklika noch nicht sicher geklärt (LAUX und RIEDERER 1992). In weit höherem Maße gilt dies für die SSRI; hier haben zahlreiche Untersuchungen keine praktisch verwertbaren Korrelationen zwischen Plasmaspiegeln und antidepressiver Wirksamkeit erbracht (BOYER und FEIGHNER 1991a). Steady state-Bereiche liegen – dosisabhängig – etwa für Fluoxetin zwischen 80 und 150 ng/ml (BORYS et al. 1992), für Fluvoxamin zwischen 20 und 417 ng/ml (KASPER et al. 1993) bzw. zwischen 29 und 494 ng/ml (HÄRTTER et al. 1992), für Paroxetin zwischen 14,2 und 105 ng/ml (SMITH KLINE BEECHAM, wissenschaftliche Information).

Viloxazin

Unter einer Behandlung mit Viloxazin sollten in regelmäßigen Abständen Kontrollen des Blutbildes und der Leberwerte durchgeführt werden. Bei entsprechenden Risiko-Patienten sollten auch EEG-Kontrollableitungen vorgenommen werden.

Trazodon

Die vor und unter einer Trazodon-Therapie durchzuführenden Laboruntersuchungen entsprechen denen von trizyklischen Antidepressiva (s. S. 84). Bei Patienten mit Herzrhythmusstörungen sollten nach den klinischen Anforderungen ausgerichtete Kontrolluntersuchungen erfolgen.

Maprotilin

Es empfiehlt sich, Kontrolluntersuchungen analog zu denjenigen unter Trizyklika durchzuführen. Insbesondere bei Risikopatienten und unter höheren Dosierungen sind EEG-Kontrollen anzuraten.

Mianserin

Wegen des möglichen (sehr seltenen) Auftretens von Leukopenien und Agranulozytosen sind zumindest anfänglich wöchentliche Kontrollen des weißen Blutbildes und eine Aufklärung des Patienten über entsprechende Frühsymptome notwendig. Bei Diabetikern sind regelmäßige Blutzuckerkontrollen angezeigt, da unter Mianserin leichtgradige Veränderungen der Glukosetoleranz beschrieben worden sind.

3.4.6 Praktische Durchführung, allgemeine Behandlungsrichtlinien

„SSRI": Citalopram, Fluoxetin, Fluvoxamin, Paroxetin, Sertralin

Therapiebeginn

Soweit keine Kontraindikationen bestehen (vgl. Abschnitt 3.4.3), eignen sich die SSRI als Medikamente der ersten Wahl speziell in der ambulanten, aber auch in der stationären Depressionsbehandlung (siehe Schluß dieses Abschnittes und Tabelle 3.4.6). Ist die Indikation für die Verordnung eines SSRI gegeben, so muß vorab geklärt werden, ob der Patient ein Medikament einnimmt, das zu unerwünschten Interaktionen mit dem SSRI führen kann. In erster Linie ist dabei an andere Psychopharmaka zu denken, insbesondere solche, die ebenfalls die zentrale serotonerge Aktivität spezifisch verstärken (MAO-Hemmer, Serotoninvorstufen), aber auch an trizyklische Antidepressiva, deren enzymatischer Abbau durch einige (z.B. Fluoxetin), aber nicht alle (z.B. Sertralin, MURDOCH und MCTAVISH 1992), SSRI gehemmt wird; hierbei sind Überdosierungserscheinungen der Trizyklika einschließlich Anfällen und eine drastische Verschlechterung des klinischen Bildes möglich (LEVINSON et al. 1991). Zwischen Absetzen eines irreversibel bindenden MAO-Hemmers (Tranylcypromin) und Ansetzen eines SSRI ist ein Zeitintervall von 14 Tagen einzuhalten; dies gilt nicht für den Wechsel von einem reversibel bindenden MAO-Hemmer (Moclobemid) auf einen SSRI, allerdings erscheint auch hier ein Intervall von einigen Tagen sinnvoll (vergleiche Abschnitt 3.4.3 zu „Kontraindikationen" der SSRI und Kapitel 4.4.6 in diesem Band). – Während Kombinationen der geschilderten Art kontraindiziert sind bzw. allenfalls zur Behandlung therapieresistenter Depressionen in Erwägung gezogen werden (WEILBURG et al. 1989, PETERSON 1991), dürfte es häufiger vorkommen, daß nach Auftreten einer erneuten Phase ein SSRI zu einer laufenden Lithiummedikation hinzugegeben wird. Eine solche Kombination, die auch im Rahmen der Behandlungsstrategie bei resistenten Depressionen eingesetzt wird, sollte vorsichtig gehandhabt werden (vgl. Abschnitt 3.4.1 und 3.4.3, Kontraindikationen), da hierunter Manien und delirante Zustände beschrieben wurden (BOYER und FEIGHNER 1991b, BOYER et al. 1991), weiterhin – wenn auch inkonstant – Anstiege der Lithium-Serumspiegel in den toxischen Bereich (LEVINSON et al. 1991). Verstärkte extrapyramidalmotorische Erscheinungen bei gleichzeitiger Einnahme von Neuroleptika wurden zwar berichtet, dürften aber insgesamt sehr selten sein (BOYER und FEIGHNER 1991b). Additionseffekte mit Alkohol, Sedativa, Anticholinergika und Antihistaminika treten nicht bzw. kaum auf (BOYER und FEIGHNER 1991b). Weitere mögliche Wechselwirkungen, auch mit Nicht-Psychopharmaka, die bei Gabe eines SSRI beachtet werden müssen, sind in Abschnitt 3.4.4 dargestellt.

Wirklatenz

Signifikante Wirkunterschiede gegenüber Placebo zeigten sich in den entsprechenden Studien ab der zweiten bis spätestens fünften (RICKELS und SCHWEIZER 1990), nur ausnahmsweise schon während oder mit Ende der ersten Behandlungswoche. Für Fluoxetin (und Bupropion) ergaben sich keine eindeutigen Hinweise auf ein gegenüber Vergleichssubstanzen früheres Einsetzen der antidepressiven Wirkung (GEORGE und LYDIARD 1991), wenngleich in einigen Studien Vorteile für die SSRI erkennbar wurden (vgl. Abschnitt 3.4.1, Tabellen 3.4.1.1 bis 3.4.1.5). Ein konsistenter Unterschied im Wirkbeginn zwischen herkömmlichen Antidepressiva und den SSRI läßt sich nicht feststellen (RIKKELS und SCHWEIZER 1990, KASPER et al. 1992). In Einzelfällen können sich therapeutische Effekte eines SSRI auch erst nach fünf, sechs oder mehr Wochen manifestieren (BOYER et al. 1991). Nach allgemeiner Auffassung erstreckt sich die Akutphase in der Behandlung einer zyklothymen Depression über einen Zeitraum von vier bis acht Wochen (ZIMMERMANN und WOLFERSDORF 1993).

Ob die Wirklatenz durch Kombination des SSRI mit einer überwiegend noradrenerg angreifenden Substanz (z.B. Desipramin) verkürzt werden kann und/oder ob diese „Zweizügeltherapie" intensiver wirksam ist (NELSON et al. 1991), bedarf der Bestätigung anhand umfangreicherer Studien. Erste Befunde sind durchaus vielversprechend, allerdings ist bei diesem Vorgehen die Möglichkeit von Interaktionseffekten zu beachten (vgl. oben und Abschnitt 3.4.4). Tierexperimentell wurde (mit Fluoxetin) gezeigt, daß eine solche Kombination die „downregulation" postsynaptischer beta-adrenerger Rezeptoren beschleunigt (BARON et al. 1988), was den klinischen Effekt pharmakodynamisch erklären könnte.

Compliance
Die Patientencompliance in den Kurzzeitstudien ist, wie die Abbruchraten zeigen, bei Einnahme der SSRI mindestens ebenso gut, wie unter den trizyklischen Referenzsubstanzen (vgl. Tabellen 3.4.1.1 bis 3.4.1.5 in Abschnitt 3.4.1). Auch in der Langzeitbehandlung (Erhaltungs- und Dauertherapie, vgl. unten) erscheint der Einsatz der SSRI vorteilhaft (MONTGOMERY und MONTGOMERY 1992). Natürlich wird die Einnahmezuverlässigkeit des Patienten wesentlich durch die Medikamentenverträglichkeit bestimmt, die unter anderem vom Dosierungsverhalten des verordnenden Arztes abhängt (vgl. Abschnitt 3.4.2).

Therapie mit SSRI im höheren Lebensalter
Mehrere vergleichende Doppelblindstudien zur antidepressiven Wirksamkeit der SSRI wurden an geriatrischen Patienten durchgeführt (siehe Abschnitt 3.4.1). Gemessen an den Abbruchraten infolge unerwünschter Wirkungen war die Verträglichkeit der SSRI

zumindest ebenso gut wie die der trizyklischen Referenzpräparate. Die Pharmakokinetik von Fluoxetin und von Fluvoxamin nach Einzel- wie nach multiplen Dosen zeigt bei Älteren keine signifikanten Abweichungen gegenüber jüngeren Altersgruppen (BENFIELD et al. 1986, COOPER 1988, BENFIELD und WARD 1986). Die Inzidenz unerwünschter Effekte unter Fluoxetin entspricht, abgesehen von Nausea, etwa derjenigen der untersuchten Gesamtpopulation (COOPER 1988).

Nach WAGNER et al. (1992) steigt bei fluvoxaminbehandelten Patienten mit zunehmendem Lebensalter die Häufigkeit unerwünschter Effekte, was die Empfehlung einer vorsichtigeren Dosierung bei dieser Altersgruppe rechtfertigt. Andererseits zeigte Fluvoxamin bei jungen bzw. älteren gesunden Probanden kein pharmakokinetisch unterschiedliches Verhalten (DE VRIES et al. 1992).

Für Paroxetin wurde bei älteren Personen eine verlängerte Eliminationshalbwertszeit und eine erhöhte Plasma-steady-state-Konzentration gefunden (DECHANT und CLISSOLD), dennoch ist in der klinischen Praxis – bei entsprechend vorsichtiger Dosierung – die Häufigkeit unerwünschter Effekte derjenigen bei jüngeren Patienten ähnlich (BOYER und BLUMHARDT 1992).

Die Clearance von Citalopram ist bei älteren Patienten deutlich vermindert, entsprechend erhöht sind die steady-state-Plasmaspiegel unter der üblichen Standarddosierung (MILNE und GOA 1991). In offenen Studien zeigte sich allerdings unter Standarddosen keine gegenüber dem allgemeinen Niveau erhöhte Inzidenz unerwünschter Effekte (MILNE und GOA 1991). Ähnliches bezüglich der Pharmakokinetik und der klinischen Erfahrungen bei älteren Probanden bzw. Patienten gilt für Sertralin (MURDOCH und MCTAVISH 1992).

Insgesamt läßt sich festhalten, daß eine spezielle Dosisanpassung der SSRI bei älteren Patienten ohne schwerere körperliche

Krankheiten nicht erforderlich ist, allerdings sollte vorsichtiger aufdosiert und sollten Höchstdosen vermieden werden (vgl. Abschnitt 3.4.2).

Therapie mit SSRI bei Kindern und Jugendlichen

Hierzu existieren nach der zugänglichen Literatur nur wenige Befunde (vgl. Abschnitt 3.4.1). Die Hersteller raten von der Anwendung der SSRI bei Kindern und jungen Adoleszenten ab, da die vorliegenden Erfahrungen für fundierte Empfehlungen nicht ausreichten. Gegen Zwangssydrome werden, soweit neben der primär indizierten Verhaltenstherapie Psychopharmaka indiziert erscheinen, vorläufig in erster Linie Clomipramin, daneben auch Maprotilin eingesetzt (KNÖLKER 1992). In den Effizienzstudien der SSRI bei depressiven und bei Zwangsstörungen des Kindes- und Jugendalters wurden die im Erwachsenenbereich üblichen Dosen – für Fluoxetin etwa zwischen 10 und 60 mg pro die – gegeben (siehe Abschnitt 3.4.1 und 3.4.2).

Einsatz von SSRI bei Leber- und Nierenkranken

Für Patienten mit fortgeschrittenem (z.B. zirrhotischem) Leberschaden und für Nierenkranke mit hochgradig eingeschränkter Clearance (etwa unter 30 ml/Min) ist der untere Dosisbereich eines SSRI oder die zweitägliche Gabe zu wählen, wenngleich in einigen Studien unter experimentellen Bedingungen keine pharmakokinetischen Abweichungen beobachtet wurden (BENFIELD et al. 1986, HOLM et al. 1987, DECHANT und CLISSOLD 1991). Zu Citalopram (MILNE und GOA 1991) und Sertralin sind diese Fragen nach der zugänglichen Literatur noch nicht ausreichend untersucht.

Schwangerschaft und Stillperiode

Die Einnahme von Fluoxetin durch schwangere Frauen, auch im ersten Trimenon, birgt nach den Ergebnissen zahlenmäßig umfangreicher Studien kein signifikant erhöhtes Risiko einer Fehlgeburt oder Fehlbildung (vgl. Abschnitt 3.4.3, auch bezüglich Übertritt in die Muttermilch). Für die anderen SSRI liegen keine vergleichbaren Untersuchungen vor. Schwangerschaft und Stillperiode sind Zeiten relativer Kontraindikation gegen die Einnahme von SSRI wie aller Psychopharmaka, wobei die jeweiligen Risiken (Abort oder teratogener Effekt versus unbehandelte Depression, evtl. mit Suizidgefahr) sorgfältig gegeneinander abgewogen werden müssen.

Vigilanz und Verkehrstüchtigkeit

Wenngleich vorübergehende sedierende Effekte möglich sind (vergleiche Abschnitt 3.4.2), zeigen die SSRI in therapeutisch üblichen Dosen kaum unerwünschte Einflüsse auf Vigilanz, Reaktionsfähigkeit und psychomotorische Funktionen. Ein solcherart günstiges Wirkprofil ergab sich für alle SSRI, allerdings zumeist an gesunden Probanden, mittels psychomotorischer Testungen im kontrollierten Vergleich gegen Placebo bzw. aktive Substanzen (BENFIELD et al. 1986, HERBERG und NICKELSEN 1992, DECHANT und CLISSOLD 1991, LADER et al. 1986, MILNE und GOA 1991, MURDOCH und McTAVISH 1992, MATTILA et al. 1988). Mitunter verbesserte das serotonerge Medikament auch die Vigilanz (BENFIELD und WARD 1986, KERR et al. 1991). Therapeutische Dosen von SSRI potenzieren, zumindest unter den experimentellen Bedingungen, nicht die sedierende Wirkung anderer Psychotropika, insbesondere auch nicht diejenige von Alkohol (BENFIELD et al. 1986, ECKARDT et al. 1986, VAN HARTEN et al. 1992, HINDMARCH und HARRISON 1988, KERR et al. 1992, LADER et al. 1986, MURDOCH und McTAVISH 1992; vgl. auch Abschnitt 3.4.4). Aufgrund dieser Eigenschaften können die SSRI, etwa im Vergleich zu den trizyklischen Verbindungen, als besonders verkehrstaugliche Medikamente bezeichnet werden.

Operationen

Allgemein gilt, daß, soweit die Vorbereitungen ohne besonderen Zeitdruck erfolgen können, eine antidepressive Medikation einige Tage vor dem Operationstermin abgesetzt werden soll, um von vornherein Nebenwirkungen und Interferenzen etwa mit der Prämedikation zu vermeiden. Wird die Pharmakotherapie postoperativ wieder aufgenommen, so ist diese Unterbrechung von wenigen Tagen in der Regel unbedenklich, und man wird kaum Gefahr laufen, ein Rezidiv der psychischen Erkrankung zu provozieren (KASCHKA 1987). Diese Regel kann, mangels anderweitiger Erfahrungen, auch auf die SSRI übertragen werden, wobei die unterschiedlichen Eliminationshalbwertszeiten der Substanzen zu berücksichtigen sind.

Dauer der Behandlung, Wirkverlust

Bezüglich der prophylaktischen Wirksamkeit gehören die SSRI zu den am besten untersuchten Antidepressiva (MONTGOMERY und MONTGOMERY 1992). Die Dauer der Erhaltungstherapie nach Abklingen der akuten Symptomatik sollte vier bis sechs Monate nicht unterschreiten, um ein Wiederaufflackern der aktuellen Phase/Episode zu verhindern (Rückfallprophylaxe, engl. relapse prevention; ZIMMERMANN und WOLFERSDORF 1993). Mit anhaltender Symptomfreiheit unter antidepressiver Medikation dürfte die Wahrscheinlichkeit zunehmen, daß auch im weiteren Verlauf keine erneute Phase (Rezidiv) auftritt. Dabei verspricht aufgrund der gegenwärtigen, wenngleich noch unbefriedigenden Datenlage die Beibehaltung der gefundenen antidepressiv wirksamen Dosis die besten Langzeitergebnisse (MONTGOMERY und MONTGOMERY 1992). Wie lange die Dauertherapie zur Rezidivprophylaxe (engl. recurrence prevention) mit einem Antidepressivum fortgesetzt werden soll, läßt sich nicht pauschal angeben und muß von individuellen Einflußgrößen abhängig gemacht werden. Es gilt aber die Empfehlung, die Medikation zumindest bei hoher Phasenfrequenz in der Vergangenheit möglichst lange fortzusetzen („... the evidence ... suggests that in the highly recurrent depressive the successful treatment should be continued for life", MONTGOMERY und MONTGOMERY 1992), was bedeuten würde, wie bei der Lithiumprophylaxe zu verfahren. Vereinzelt gibt es allerdings Hinweise auf eine „Toleranz" gegenüber der antidepressiven wie auch der antiobsessionellen und der antinozizeptiven Wirksamkeit eines SSRI trotz laufender Dosissteigerung; die Häufigkeit solcher Entwicklungen ist nicht bekannt (BOYER et al. 1991). Zu bedenken ist, wie bereits oben („Compliance") ausgeführt, daß der Erfolg einer medikamentösen Langzeitbehandlung ganz wesentlich von der Verträglichkeit der verordneten Substanz abhängt.

Entzugserscheinungen, Mißbrauch, atypischer Gebrauch

Hierzu gibt es einige anekdotische Fallberichte. Ein Patient berichtete über Agitiertheit, Konzentrationsschwäche und Schlaflosigkeit innerhalb von 48 Stunden nach Beendigung einer Therapie mit Fluoxetin (COOPER 1988). Die Fallbeschreibung läßt die Möglichkeit nicht sicher ausschließen, daß es sich hier um das Wiederaufflackern der aktuellen Krankheitssymptomatik gehandelt hat. Leichte und vorübergehende „Entzugssymptome" (z.B. Schwindel, Schwitzen, Übelkeit und Schlafstörungen) wurden auch von Paroxetin berichtet, wobei ein diesbezüglicher Vergleich mit anderen SSRI noch nicht möglich ist (CHOO 1993). – Eine anorexiekranke Patientin nutzte den gewichtsreduzierenden Effekt von Fluoxetin, um weiter abzunehmen (WILCOX 1987). Eine 33jährige Frau mit anamnestischer Polytoxikomanie erfuhr durch eine Dosis von 1 mg Fluoxetin pro Tag, die sie sich aus der 20 mg-Kapsel (in „ritualistischer" Weise) herstellte, eine angenehme Belebung ihrer Psychomotorik und sozialen Kontaktfähigkeit, während mehr als diese (Minimal-) Dosis bei ihr schwere Unruhe auslöste (Goldman et al. 1990). Über die Inzidenz solcher Ereignisse und darüber, ob dergleichen auch bei anderen SSRI vorkommt, ist nichts bekannt. Allgemein sind die SSRI nicht mit einem Mißbrauchspotential belastet, was auch von der jeweiligen chemischen Struktur her nicht zu erwarten ist. Zu Fragen der **Medikamentenkombinationen** mit SSRI wird in den Abschnitten 3.4.3 („Kontraindikationen") und 3.4.4 („Interaktionen") ausführlich Stellung genommen. Noch einmal sei darauf hingewiesen, daß vor Ansetzen eines SSRI mögliche Interaktionen insbesondere mit anderen Psychopharmaka Anlaß zu kritischer Überprüfung auf Verträglichkeit der Agentien geben müssen.

Therapieplanung

Trotz der nach wie vor bestehenden Unklarkeit über die klinisch relevanten pharmakologischen Wirkmechanismen der Antide-pessiva schälen sich für die medikamentöse Behandlung von Depressionen rationale Vorgehensweisen heraus (z.B. Schmauss und Meller 1989, Kissling 1990, Nierenberg und White 1990, Möller 1991), die sich empirisch bewähren und bis zu einem gewissen Grad schematisiert ablaufen, aber auch versuchen (sollten), individuelle Gegebenheiten des jeweiligen Patienten zu berücksichtigen (z.B. anamnestisches Ansprechen auf ein bestimmtes Medikament, Frage der subjektiven Verträglichkeit u.a.). Die SSRI erscheinen innerhalb solcher Schemata derzeit noch als Medikamente der zweiten, wenn nicht gar der dritten Wahl nach den „Breitband-Antidepressiva" („dirty drugs") und den ebenfalls älteren überwiegend noradrenerg wirkenden Substanzen (Maprotilin, Desipramin). Möglicherweise orientiert sich eine solche empfohlene Reihenfolge des Vorgehens aber doch mehr an der psychopharmakologischen Historie als an sachbezogenen Gesichtspunkten, wenngleich – trotz gegenteiliger Studienergebnisse (vgl.

Tabelle 3.4.6.1. Argumente für den Einsatz von trizyklischen Antidepressiva bzw. von spezifischen Serotonin-Wiederaufnahmehemmern als Mittel der ersten Wahl in der Depressionsbehandlung

Pro trizyklische Antidepressiva	Pro spezifische Serotonin-Wiederaufnahmehemmer
Pharmakologische Eigenschaften besser bekannt, z.B. – Häufigkeit auch seltenerer unerwünschter Wirkungen, – therapeutisch wirksame Plasmaspiegelbereiche, – Interaktionen.	Dosierung 1 × täglich für alle SSRI möglich[a] Erhaltungsdosis schneller, evtl. schon initial (z.B. Fluoxetin, auch Paroxetin), erreicht[a]
Wirksamkeit bei „schweren" Depressionen besser (?)	Unerwünschte Wirkungen – seltener, – besser verträglich, – im Profil besser überschaubar[a]
Wirkeintritt rascher (?)	Wesentlich geringere Toxizität bei Überdosierung
Behandlungskosten pro Tag niedriger	

[a] Verbesserte Patientencompliance
Literatur: Potter et al. (1991), Boyer und Feighner (1991a), Montgomery und Montgomery (1992), Demling und Flügel (1992)

Abschnitt 3.4.1) – die intuitive Erfahrung manchen Kliniker zu der Auffassung gelangen läßt, klassische Trizyklika seien bei schweren Depressionen „eben doch" besser wirksam (MÖLLER 1991). In der Frage, ob die spezifischen Serotonin-Wiederaufnahmehemmer (und andere „neuere" Antidepressiva) oder die Trizyklika als Medikamente der ersten Wahl vorzuziehen seien, scheinen zwei Lager zu existieren, die jeweils mehr oder weniger überzeugende Argumente ins Feld führen können (vergleiche Tabelle 3.4.6.1).

Eine soeben erschienene Metaanalyse kontrollierter Studien zur Frage der Verträglichkeit, gemessen an den jeweiligen Abbruchraten, ergab einen nur tendenziellen Vorteil zugunsten der SSRI im Vergleich zu herkömmlichen Antidepressiva (SONG et al. 1993). Allerdings erscheint es durchaus problematisch, aus diesem Ergebnis auf eine generell gleiche Verträglichkeit der SSRI und der Trizyklika zu schließen, wie die durch die Publikation der Studie von SONG et al. ausgelöste Diskussion (Br Med J [1993]: 306, 1124 ff.) erkennen läßt.

Welchem Procedere man auch zuneigt – in jedem Falle müssen die Grundregeln einer sinnvollen Depressionsbehandlung beachtet werden, was vor allem eine zutreffende Diagnose, eine ausreichend hoch und lange dosierte (und auch eingenommene) Medikation sowie den Blick auf Begleiterkrankungen (und -medikationen) und psychosoziale Komponenten einschließt (GUSCOTT und GROF 1991, BLACK 1992, WOLFERSDORF et al. 1990). – Keine Depressionsbehandlung ist schließlich kunstgerecht, die nicht – ungeachtet der Indikation für ein spezielles psychotherapeutisches Vorgehen – getragen ist von der mitmenschlich-teilnehmenden Zuwendung des Arztes zu seinem depressiven Patienten.

Viloxazin

Viloxazin sollte zu oder nach den Mahlzeiten eingenommen werden, die letzte Dosis spätestens 3 Stunden vor dem Schlafengehen. Als durchschnittliche Tagesdosis empfiehlt sich die Gabe von 2–3 Tabletten (morgens 1–2, mittags 1 Tablette à 100 mg). Bei fehlendem Wirkungseintritt kann die Dosis auf bis zu 5 Tabletten pro die gesteigert werden. Nach den vorliegenden klinischen Erfahrungen ist mit einem raschen Wirkungseintritt innerhalb der ersten Behandlungswoche zu rechnen, bei gastrointestinal empfindlichen Patienten empfiehlt sich eine einschleichende Dosierung. In Anbetracht der praktisch fehlenden anticholinergen Nebenwirkungen kann Viloxazin insbesondere bei nicht-agitierten Patienten mit Altersdepressionen oder entsprechenden somatischen Risikofaktoren vorteilhaft eingesetzt werden. Im Vergleich zu anderen, insbesondere trizyklischen Antidepressiva scheint Viloxazin nicht die zerebrale Krampfschwelle zu senken und ist deshalb nicht bei Patienten mit Epilepsie kontraindiziert (EDWARDS und GLEN-BOTT 1984, PISANI et al. 1992). Allerdings ist die mögliche Interaktion mit Phenytoin und Carbamazepin zu beachten (gegebenenfalls Dosisreduktion des Antikonvulsivums).

Viloxazin scheint primär bei psychomotorisch gehemmten Depressionen wirksam zu sein, bei vorwiegend agitiert-ängstlicher Symptomatik ist eine Kombinationsbehandlung mit einem Tranquilizer oder die Verordnung eines sedierenden Antidepressivums zu empfehlen.

Da Viloxazin keine sedierende Wirkung aufweist, wird das Reaktionsvermögen und die Vigilanz im allgemeinen nicht beeinträchtigt. In den durchgeführten Infusionsstudien (vgl. Exkurs zur Infusionstherapie) wurde ein Wirkungseintritt zwischen dem 4. und 8. Infusionstag beobachtet. Zwischen oraler und intravenöser Viloxazin-Applikation (300–400 mg i.v. versus 400–600 mg oral) zeigte sich kein signifikanter Unterschied (OHAYON und POINSO 1985), Vergleichsstudien mit (relativ niedrig dosiertem) Clomipramin ergaben vergleichbare

Besserungsraten (ca. 53–60% der Behandelten) (GUELFI und DREYFUSS 1983, MORON et al. 1981).

Trazodon

Die Dosierung sollte einschleichend mit 100 mg und wegen der psychomotorisch dämpfenden Wirkkomponente am Abend begonnen werden. Für die Dosierung von bis zu 400 mg täglich empfiehlt sich eine verteilte Tagesdosis. Bei älteren Patienten liegen Erfahrungen vor, daß schon in deutlich geringeren Dosen und schon bei der Hälfte der üblichen Tagesdosis ein befriedigender Behandlungseffekt auftritt. Da keine adäquaten und gut kontrollierten Studien über die Trazodongabe bei schwangeren Frauen vorliegen, sollte Trazodon in der Schwangerschaft nicht empfohlen werden. Da auch dargestellt werden konnte, daß Trazodon in die Muttermilch übergeht (VERBEEK et al. 1986), sollte auch vor einer Anwendung während der Stillzeit abgeraten werden (AYD und SETTLE 1982).

Als eine besondere Risikogruppe muß aufgrund der vereinzelt in der Literatur hingewiesenen Nebenwirkungen die Gruppe der Patienten angesehen werden, bei denen kardiale Rhythmusstörungen bestehen (JANOWSKY et al. 1983, GLASSMAN 1984, BLACKWELL und SIMON 1987). Wegen der bestehenden Wechselwirkung von Clonidin und Methyldopa ist diese Patientengruppe ebenso als Risikogruppe für die Behandlung mit Trazodon anzusehen. Im Tierversuch konnte nämlich eine antagonisierende Wirkung von Trazodon auf Clonidin und Methyldopa gefunden werden (BLACKWELL und SIMON 1987).

Da bei einer Therapie mit Trazodon häufig eine Müdigkeit beobachtet werden kann, sollten die Patienten dahingehend aufgeklärt werden, daß sie evtl. in der Führung eines Kraftfahrzeugs oder einer Maschine beeinträchtigt sind (HOBI 1985). Dies gilt umso mehr, wenn gleichzeitig Alkohol und andere zentral wirksame Substanzen eingenommen werden.

Neben der oben beschriebenen medikamentösen Wechselwirkung zwischen Trazodon und Clonidin sowie Methyldopa fand sich auch, daß die Plasmaspiegel von Phenytoin und Digoxin nach Trazodongabe erhöht waren. Für die Kombination von Trazodon und Alkohol wurde in Versuchen an Probanden festgestellt, daß Trazodon die Alkoholtoleranz herabsetzt. Im Zusammenhang mit der gleichzeitigen Gabe von Trazodon und anderen Sedativa oder Antidepressiva kam zur Darstellung, daß eine verstärkte Sedierung eintritt (HENRY und ALI 1983). Eine Verstärkung der Sedierung bei einer gleichzeitigen Gabe mit Trazodon konnte auch zum Beispiel für Alprazolam, Chlorprothixen und Flurazepam beschrieben werden. Weiterhin fand sich unter Trazodon-Medikation eine Verstärkung des hypotensiven Effektes von Chlorpromazin, Fluphenazin, Mesoridazin, Methotrimeprazin und Perphenazin. Weitere ungünstige Wechselwirkungen werden in der Literatur für folgende Substanzen beschrieben: Alfentanil, Isocarboxazid, Norepinephrin, Oxycodon, Phenytoin, Procarbazin, Prochlorperazin, Tetrahydrocannabinol, Thiethylperazin, Thiopental, Thioridazin, Trifluperazin, Trifluramazin, Tyramin, Warfarin.

Es finden sich in der Literatur keine ausreichend gesicherten Angaben über die Möglichkeit einer gefahrlosen Kombinationsbehandlung von Trazodon mit irreversiblen MAO-Hemmern. Was für eine mögliche Kombinationsbehandlung sprechen könnte ist, daß bei gesunden Versuchspersonen die Zugabe von Tyramin im Vergleich zu Placebo bei einer bestehenden Trazodonmedikation keinen Unterschied der systolischen Blutdruckwerte erkennen ließ (LAROCHELLE et al. 1979). Keine unerwünschte Wechselwirkung zwischen Anästhetika und Trazodon konnte u.a. für Althesin, Epontol sowie einige Narkotika, die in der Prämedi-

kation verwendet werden, gefunden werden (ALTISSIMI et al. 1971, VASSALLO 1978).

Maprotilin

Zu Behandlungsbeginn wird die Gabe von
3 × 25 mg/d oder 1 × 75 mg abends empfohlen, wobei bei einer ambulanten Behandlung älterer Patienten mit einer niedrigeren
Dosis begonnen werden sollte. Bis zum Erreichen eines klinisch relevanten Effektes
sollte die Dosis schrittweise (um 25 mg)
angehoben werden. Bei ambulanter Behandlung wurden in der Regel signifikante
Besserungen im Dosisbereich von 50–100
mg/d gesehen (LANGER und SCHÖNBECK
1983). In Einzelfällen kann auch unter ambulanten Behandlungsbedingungen eine
Dosiserhöhung auf 150 mg/d sinnvoll sein
(LAUX und KÖNIG 1992).
Bei ausgeprägten depressiven Syndromen
liegt die übliche Dosis bei stationärer Behandlung zwischen 100 mg und 225 mg/d.
Eine – in erster Linie abendliche – Einmaldosis ist möglich; die Hauptdosis sollte
allgemein wegen der sedierenden Begleit-
effekte abends verabreicht werden (PELICIER
und GRESLAND 1985, STIER et al. 1982).
Maprotilin steht in Tablettenform in Darrei-
chungsgrößen von 10, 25, 50 und 75 mg zur
Verfügung. Desweiteren gibt es zur parenteralen Applikation Ampullen mit 25 mg/2 ml
Wirksubstanz.
Die sedierenden und angiolytischen Wirkeffekte kommen in der Regel nach kurzer
Behandlungszeit zum Tragen. Frühestens
nach ca. dreimonatiger Erhaltungstherapie
sollte nach vorhergehender erreichter Remission ein Absetzversuch gemacht werden.
Insbesondere zu Beginn, aber auch bei
Applikation hoher Maprotilin-Dosen kann
die Fähigkeit zur aktiven Teilnahme am Straßenverkehr beeinträchtigt sein. Bei erfor-
derlicher Behandlung mit Maprotilin während der Stillperiode ist Abstillen empfehlenswert.

Mianserin

Initial wird die Gabe von 3 × 10 mg täglich
empfohlen, wobei bei einer ambulanten
Behandlung älterer Patienten mit einer niedrigeren Dosis begonnen werden sollte. Bis
zum Erreichen eines klinisch relevanten Effektes sollte die Dosis schrittweise angehoben werden. Bei ambulanter Behandlung
wurden in der Regel signifikante Besserungen im Dosisbereich von 60 mg–90 mg/d
gesehen (CARMAN et al. 1991). In Einzelfällen
kann auch unter ambulanten Behandlungsbedingungen eine Dosiserhöhung auf 120
mg/d sinnvoll sein (HOPMAN 1980).
Bei ausgeprägten depressiven Syndromen
liegt die übliche Dosis bei stationärer Behandlung zwischen 90 mg und 150 mg/d
(MONTGOMERY et al. 1991), wobei auch über
Dosiserhöhungen bis 180 mg/die berichtet
wurde, die jedoch nur Einzelfällen vorbehalten sein sollten.
Im Verlauf der ersten Behandlungswoche
sollte die Tagesdosis in mehreren Schritten
auf die Zieldosis gesteigert werden, wobei
gerade bei älteren Patienten geringere Ein-
stiegs- und Enddosierungen zu empfehlen
sind und eine langsamerere Dosiserhöhung
vorgeschlagen wird (EKLUND et al. 1985).
Eine (vornehmlich abendliche) Einmalgabe
ist möglich; allgemein sollte die Hauptdosis
wegen der ausgeprägt sedierenden Effekte
abends verabreicht werden. Die Mehrfachgabe sollte vorgezogen werden, wenn unter
abendlicher Einmalgabe klinisch relevante
Nebenwirkungen auftreten oder andere
Faktoren (höheres Alter, organische Risikofaktoren) eine Dosis-Aufteilung nahelegen.
Wenn Angst oder Agitiertheit mit der Notwendigkeit wiederholter, sedierender Tagesmedikation einhergehen oder die Patienten eine Mehrfachgabe vorziehen, sollte
analog verfahren werden.
Mianserin steht in Tablettenform in Darrei-
chungsgrößen von 10 mg und 30 mg zur
Verfügung.
Die sedierenden und anxiolytischen Effekte

kommen in der Regel nach kurzer Behandlungszeit zum Tragen. Die typische antidepressive Wirklatenz gilt auch für Mianserin. Nach erfolgreicher Mianserintherapie sollte frühestens nach dreimonatiger stabiler Remission ein Absetzversuch gemacht werden. Die Erhaltungsdosis sollte individuell gewählt werden, eine vorzeitige Dosisreduktion kann zu erneuter Symptommanifestation führen.

Mianserin wird in der Leber metabolisiert. Bei Lebererkrankungen ist deshalb Vorsicht geboten und ggf. Dosisreduktion indiziert. Insbesondere zu Beginn einer Therapie mit Mianserin und unter hohen Dosen ist vom Führen von Kraftfahrzeugen abzuraten.

Literatur

ABELL CA, FARQUHAR DL, GALLOWAY SM, STEVEN F, PHILIP AE, MUNRO JF (1986) Placebo controlled double-blind trial of fluvoxamine maleate in the obese. J Psychosom Res 30: 143–146

ABRAM M, LINCOLN M, MYER TJ (1984) Multicenter evaluation of maprotiline hydrochloride for treatment of depression. Clin Ther 6: 155–158

ADLY C, STRAUMANIS J, CHESSON A (1992) Fluoxetine prophylaxis of migraine. Headache 32: 101–104

AHLFORS UG, ELOVAARA S, HARMA P, SUONIEMI I, HEIKKILA L, NUMMI K, VARTIAINEN A, VARTIAINEN H, TAMMINEN T, ELGEN K, SUNDMAN K (1988) Clinical multicentre study of citalopram compared double-blindly with mianserin in depressed patients in Finland. Nord Psykiatr Tidsskr 42: 201–210

ALLAIN H, LIEURY A, BRUNET-BOURGIN F et al. (1992) Antidepressants and cognition: comparative effects of moclobemide, viloxazine and maprotiline. Psychopharmacology 106: S56–S61

ALTAMURA AC, MAURI MC, GUERCETTI G (1986) Age, therapeutic „milieu" and clinical outcome in depressive „patients" treated with viloxazine: a study with plasma levels. Prog Neuropsychopharmacol Biol Psychiatry 10: 67–75

ALTAMURA AC, MONTGOMERY SA, WERNICKE JF (1988) The evidence for 20 mg a day of fluoxetine as the optimal dose in the treatment of depression. Br J Psychiatry [Suppl] 153: 109–112

ALTAMURA AC, PERCUDANI M, GUERCETTI G, INVERNIZZI G (1989) Efficacy and tolerability of fluoxetine in the elderly: a double-blind study versus amitriptyline. Int Clin Psychopharmacol 4: 103–106

ALTAMURA AC, MAURI MC, RUDAS N, CARPINIELLO B, MONTANINI R, PERINI M, SCAPICCHIO PL, HADJ-CHRISTOS C, CARUCCI G, MINERVINI M (1989) Clinical activity and tolerability of trazodone, mianserin and amitriptyline in elderly subjects with major depression: a controlled multicenter trial. Clin Neuropharmacol 12 [Suppl 1]: 25–33

ALTAMURA AC, MAURI MC, GIRARDI T et al. (1990) Alcoholism and depression: a placebo controlled study with viloxazine. Int J Clin Pharmacol Res 10: 293–298

ALTISSIMI C, MASTROSTEFANO MP, SIGNORE L (1971) AF-1161 used as a preanaesthetic medication in cesarean section. Acta Anaestesiol Scand 22: 587

AMIN M, HONIELA D, JUSSIN D et al. (1976) A placebo-controlled clinical trial. Psychopharmacol Bull 12: 45–46

AMIN M, KHAN P, LEHMANN HE (1980) The differential effects of viloxazine and imipramine on performance tests: their relationship to behavioral toxicity. Psychopharmacol Bull 16: 57–58

AMIN M, LEHMANN H, MIRMIRAN J (1989) A double-blind, placebo-controlled dose-finding study with sertraline. Psychopharmacol Bull 25: 164–167

AMIN MM, ANANTH JV, COLEMAN BS, DARCOURT G, FARKAS T, GOLDSTEIN B, LAPIERRE YD, PAYKEL E, WAKELIN JS (1984) Fluvoxamine: antidepressant effects confirmed in a placebo-controlled international study. Clin Neuropharmacol 7: 580–581

AMORE M, BELLINI M, BERARDI D, BERLINZANI L, CERVINO G, CREMONINI A, FERRARI G, INNAMORATI A (1989) Double-blind comparison of fluvoxamine and imipramine in depressed patients. Curr Ther Res 46: 815–820

AMREIN R, GÜNTERT TW, DINGEMANSE J, LORSCHEID T, STABL M, SCHMID-BURGK W (1992) Interactions of moclobemide with concomitantly administered medication: evidence from pharmacological and clinical studies. Psychopharmacology 106: S24–S31

ANDREWS PLR, HAWTHORN J (1988) The neurophysiology of vomiting. Bailliére's Clin Gastroenterol 2: 141–168

ANANTH J, AYD FJ (1980) Maprotiline therapy: update 1980. In: AYD FJ (ed) Clinical depressions; diagnostic and therapeutic challenges, 203. Ayd Medical Communications, Baltimore

ARANOW RB, HUDSON JI, POPE HG et al. (1989) Elevated antidepressant plasma levels after addition of fluoxetine. Am J Psychiatry 146: 911–913

ASAYESH K (1986) Combination of trazodone and phenothiazines: a possible additive hypotensive effect. Can J Psychiatry 31: 857–858

AYD FJ, SETTLE EC (1982) Trazodone: a novel broad-spectrum antidepressant. Mod Probl Pharmacopsychiatry 18: 49–69

BABUL N, ROZEK S (1987) The toxicity of tricyclic antidepressants. JAMA 257: 2435–2441

BACHER NM, RUSKIN P (1991) Addition of fluoxetine to treatment of schizophrenic patients. Am J Psychiatry 148: 274–275

BAKER RW (1992) Fluoxetine and schizophrenia in a patient with obsessional thinking. J Neuropsychiat 4: 232–233

BALDWIN D, FINEBERG N, MONTGOMERY S (1991) Fluoxetine, fluvoxamine and extrapyramidal tract disorders. Int Clin Psychopharmacol 6: 51–58

BALESTRIERI A, VENERAZZO C, BEDIAMO M (1971) Clinical comparative evaluation of maprotiline, a new antidepressant drug. Int Pharmacopsychiatry 6: 236–241

BAMRAH JS, BENBOW SM, McKENNA J (1990) Fluvoxamine and liver enzymes. Br J Psychiatry 156: 286–287

BAN TA (1980) Psychopharmacology for the aged. Karger, Basel New York

BANNISTER SJ, HOUSER VP, HULSE JD et al. (1989) Evaluation of the potential for interactions of paroxetine with diazepam, cimetidine, warfarin, and digoxin. Acta Psychiatr Scand 80 [Suppl 350]: 102–106

BARON BM, OGDEN AM, SIEGEL BW, STEGEMAN J, URSILLO RC, DUDLEY MW (1988) Rapid down regulation of beta-adrenoceptors by co-administration of desipramine and fluoxetine. Eur J Pharmacol 154: 125–134

BARR LC, GOODMAN WK, PRICE LH, McDOUGLE CJ, CHARNEY DS (1992) The serotonin hypothesis of obsessive compulsive disorder: implications of pharmacologic challenge studies. J Clin Psychiatry [Suppl] 53: 17–28

BARRELET L, BLAJEV B, BOLZANI L, DE SAUSSURE CH, KASAS A, VAN H, GACHOUD JP (1991) Etude multicentrique comparant l'efficacité et la tolérance du moclobémide et de la fluvoxamine chez des patients hospitalisés et ambulatoires presentant un épisode dépressif majeur. Schweiz Rundschau Med (Praxis) 80: 524–528

BARTHOLINI E, PINTO O (1973) Ein Vergleich zweier verschiedener Dosierungen von Ludiomil. In: KIELHOLZ P (Hrsg) Die larvierte Depression. Huber, Bern Stuttgart Wien, S 262–271

BASCARA L (1989) A double-blind study to compare the effectiveness and tolerability of paroxetine and amitriptyline in depressed patients. Acta Psychiatr Scand 80: 141–142

BATTEGAY R, HAGER M, RAUCHFLEISCH U (1985) Double-blind comparative study of paroxetine and amitriptyline in depressed patients of a university psychiatric outpatient clinic (pilot study). Neuropsychobiology 13: 31–37

BAUMANN P (1991) Serotonin und Suizid. In: HEINRICH K, HIPPIUS H, PÖLDINGER W (Hrsg) Serotonin – ein funktioneller Ansatz für die psychiatrische Diagnostik und Therapie? duphar med communication, Bd 2. Springer, Berlin Heidelberg New York Tokyo, S 79–94

BAYLISS PFC, DEWSBURY AR, DONALD JF et al. (1974) A double-blind controlled trial of Vivalan (viloxazine hydrochloride) and imipramine hydrochloride in the treatment of depression in general practice. J Int Med Res 2: 260–265

BEASLEY CM, SAYLER ME, CUNNINGHAM GE, WEISS AM, MASICA DN (1990) Fluoxetine in tricyclic refractory major depressive disorder. J Affect Disord 20: 193–200

BEASLEY CM, BOSOMWORTH JC, WERNICKE JF (1990a) Fluoxetine: relationships among dose, response, adverse events, and plasma concentrations in the treatment of depression. Psychopharmacol Bull 26: 18–24

BEASLEY CM, DORNSEIF BE, BOSOMWORTH JC, SAYLER ME, RAMPEY AH, HEILIGENSTEIN JH, THOMPSON VL, MURPHY DJ, MASICA DN (1991a) Fluoxetine and suicide: a meta-analysis of controlled trials of treatment for depression. Br Med J 303: 685–692

BEASLEY CM, DORNSEIF BE, PULTZ JA, BOSOMWORTH JC, SAYLER ME (1991b) Fluoxetine versus trazodone: efficacy and activating-sedating effects. J Clin Psychiatry 52: 294–299

BEASLEY CM, SAYLER ME, BOSOMWORTH JC, WERNIKE JF (1991c) High-dose fluoxetine: efficacy and activating-sedating effects in agitated and retarded depression. J Clin Psychopharmacol 11: 166–174

BECH P (1988) A review of the antidepressant properties of serotonin reuptake inhibitors. In: GASTPAR M, WAKELIN JS (eds) Selective-5-HT reuptake inhibitors. Novel or commonplace agents? Karger, Basel, pp 58–69

BECH P, CIALDELLA P (1992) Citalopram in depression – meta-analysis of intended and unintended effects. Int Clin Psychopharmacol 6: 43–52

BELL IR, COLE JO (1988) Fluoxetine induces elevation of desipramine level of exacerbation of geriatric nonpsychotic depression. J Clin Psychopharmacol 8: 447–448

BENFIELD P, WARD A (1986) Fluvoxamine. A review of its pharmacodynamic and pharmacokinetic properties, and therapeutic efficacy in depressive illness. Drugs 32: 313–334

BENFIELD P, HEEL RC, LEWIS SP (1986) Fluoxetine. A review of its pharmacodynamic and pharmacokinetic properties, and therapeutic efficacy in depressive illness. Drugs 32: 481–508

BENKERT O, HIPPIUS (1992) Psychiatrische Pharmakotherapie, 5. Aufl. Springer, Berlin Heidelberg New York Tokyo

BERGENER M, HESSE C, HUMMEL F, HUSSER J, KERN U, NELLER K, REIMERS I (1978) Mehrdimensionale psychopharmakologische Untersuchung am Beispiel einer Doppelblindstudie mit Maprotilin. Pharmakopsychiatrie 11: 63–67

BERGENER M, HUMMEL F, HESSE C (1982) Zur Problematik der Therapieforschung in der Gerontopsychiatrie: Anwendung von Maprotilin bei depressiven Zuständen im höheren Lebensalter. In: KIELHOLZ P, ADAMS C (Hrsg) Tropfinfusionen in der Depressionsbehandlung. Thieme, Stuttgart New York, S 76–88

BERGSTROM RF, PEYTON AL, LEMBERGER L (1992) Quantification and mechanism of the fluoxetine and tricyclic antidepressant interaction. Clin Pharmacol Ther 51: 239–248

BIAMINO G (1976) Wirkung trizyklischer Antidepressiva auf Hämodynamik und Noradrenalinplasmaspiegel des Menschen in Ruhe und unter Belastung. Z Kardiol 65: 319–324

BIGNAMINI A, RAPISARDA V (1992) A double-blind multicentre study of paroxetine and amitriptyline in depressed outpatients. Int Clin Psychopharmacol 6: 37–41

BLACK DW (1992) Meaning of refractory depression. Am J Psychiatry 149: 277

BLACK DW, WESNER R, BOWERS W, GABEL J (1993) A comparison of fluvoxamine, cognitive therapy, and placebo in the treatment of panic disorder. Arch Gen Psychiatry 50: 44–50

BLACKWELL B, SIMON J (1987) Antidepressant drugs. In: DUKES MNG (ed) Side effects of drugs annual 11. Elsevier, Amsterdam, pp 14–23

BLIER P, BOUCHARD C (1992) Effect of repeated electroconvulsive shocks on serotonergic neurons. Eur J Pharmacol 211: 365–373

BODKIN JA, TEICHER MH (1989) Fluoxetine may antagonize the anxiolytic action of buspirone (letter). J Clin Psychopharmacol 9: 150

BOECK V, JOERGENSEN A, OVERO KF (1984) Comparative animal studies on cardiovascular toxicity of tri- and tetracyclic antidepressants and citalopram: relation to drug plasma levels. Psychopharmacology 82: 275–281

BÖNING J (1980) Paradoxe Akinesen unter Therapie mit Antidepressiva. Pharmakopsychiat 13: 336–341

BÖNING J (1982) Antidepressive Pharmakotherapie: Aufriß zur Problemlage. Nervenheilkunde 1: 75–89

BÖNING J (1984) Nebenwirkungen und Antidepressiva unter besonderer Berücksichtigung der Behandlung mit Tropfinfusionen. In: KIELHOLZ P, ADAMS C (Hrsg) Tropfinfusionen in der Depressionsbehandlung. Thieme, Stuttgart New York, S 116–129

BORROMEI A, CARAMELLI R, CONTI M et al. (1989) Depressioni involutive, inibite, non psicotiche e decadimenti psicoorgani ci: trattamento co viloxazina e piracetam. Minerva Med 80: 475–82

BORYS DJ, SETZER SC, LING LJ, REISDORF JJ, DAY LC, KRENZELOK EP (1992) Acute fluoxetine overdose: a report of 234 cases. Am J Emerg Med 10: 115–120

BOUCHARD JM, DELAUNAY J, DELISLE JP, GRASSET N, MERMBERG PF, MOLCZADZKI M, PAGOT R, RICHOU H, ROBERT G, ROPERT R, SCHULLER E, VERDEAU-PAILLES J, ZARIFIAN E, HØPFNER PETERSEN HE (1987) Citalopram versus maprotiline: a controlled, clinical multicentre trial in depressed patients. Acta Psychiatr Scand 76: 583–592

BOUCHARD RH, POURCHER E, VINCENT P (1989) Fluoxetine and extrapyramidal side effects. Am J Psychiatry 146: 1352–1353

BOUGEROL T, UCHIDA C, GACHOUD JP, KÖHLER M, MIKKELSEN H (1992) Efficacy and tolerability of moclobemide compared with fluvoxamine in depressive disorder (DSM III). A French/Swiss double-blind trial. Psychopharmacology 106: S102–S108

BOYER WF, FEIGHNER JP (1991) Side-effects of the selective serotonin re-uptake inhibitors. In: FEIGHNER JP, BOYER WF (eds) Selective serotonin re-uptake inhibitors. The clinical use of citalopram, fluoxetine, fluvoxamine, paroxetine, and sertraline. Wiley, Chichester New York, pp 133–152 (Perspectives in psychiatry, vol 1)

BOYER WF, FEIGHNER JP (1991a) The efficacy of selective serotonin reuptake inhibitors in depression. In: FEIGHNER JP, BOYER WF (eds) Selective serotonin re-uptake inhibitors. The clinical use of citalopram, fluoxetine, fluvoxamine, paroxetine, and sertraline. Wiley, Chichester New York, pp 89–108 (Perspectives in psychiatry, vol 1)

BOYER WF, FEIGHNER JP (1991b) Other potential indications for selective serotonin re-uptake inhibitors. In: FEIGHNER JP, BOYER WF (eds) Selective serotonin re-uptake inhibitors. The clinical use of citalopram, fluoxetine, fluvoxamine, paroxetine, and sertraline. Wiley, Chichester New York, pp 119–132 (Perspectives in psychiatry, vol 1)

BOYER WF, BLUMHARDT CL (1992) The safety profile of paroxetine. J Clin Psychiatry [Suppl] 53: 61–66

BOYER WF, FEIGHNER JP (1992) An overview of paroxetine. J Clin Psychiatry [Suppl] 53: 3–6

BOYER WF, MCFADDEN GA, FEIGHNER JP (1991) The efficacy of selective serotonin reuptake inhibitors in anxiety and obsessive-compulsive disorders. In: FEIGHNER JP, BOYER WF (eds) Selective serotonin re-uptake inhibitors. The clinical use of citalopram, fluoxetine, fluvoxamine, paroxetine, and sertraline. Wiley, Chichester New York, pp 109–117 (Perspectives in psychiatry, vol 1)

BOYER WF, MCFADDEN GA, FEIGHNER JP (1991) Clinical use of the selective serotonin re-uptake inhibitors. In: FEIGHNER JP, BOYER WF (eds) Selective serotonin re-uptake inhibitors. The clinical use of citalopram, fluoxetine, fluvoxamine, paroxetine, and sertraline. Wiley, Chichester New York, pp 153–160 (Perspectives in psychiatry, vol 1)

BRAMANTI P, RICCI RM, RONCARI R, BILONE F, INGA F, TETI V, DE CRISTOFARO MA, CECCARELLI G, DI PERRI R, CANDELA L (1988) An italian multicenter experience with fluvoxamine, a new antidepressant drug, versus imipramine. Curr Ther Res 43: 718–724

BREMNER JD (1984) Fluoxetine in depressed patients: a comparison with imipramine. J Clin Psychiatry 45: 414–419

BRESSA GM, BRUGNOLI R, PANCHERI P (1989) A double-blind study of fluoxetine and imipramine in major depression. Int Clin Psychopharmacol [Suppl] 4: 69–73

BRION S, CHEVALIER JF (1982) Tolerance a long terme de viloxazine. Encephale 8: 511–521

BROGDEN RN, HEEL RC, SPEIGHT TM, AVERY GS (1978) Mianserin: a review of its pharmacological properties and therapeutic efficacy in depressive illness. Drugs 16: 273–301

BROGDEN RN, HEEL RC, SPEIGHT TS et al. (1981) Trazodone: a review of its pharmacological properties and therapeutic use in depression and anxiety. Drugs 21: 401–429

BROWN GL, LINNOILA MI (1990) CSF serotonin metabolite (5-HIAA) studies in depression, impulsivity, and violence. J Clin Psychiatry [Suppl] 51: 31–43

BROWN WA, HARRISON W (1992) Are patients who are intolerant to one SSRI, intolerant to another? Psychopharmacol Bull 28: 253–256

BURCKHARDT D (1983) Kardiovaskuläre Wirkungen bei Verabreichung tri- und tetrazyklischer Antidepressiva in therapeutischer Dosierung. In: MÜLLER-OERLINGHAUSEN B (Hrsg) Klinische Relevanz der Kardiotoxizität von Psychopharmaka. pmi Frankfurt/Zürich, S 28–39

BURRAI C, BOCHETTA A, DEL ZOMPO M (1991) Mania and fluvoxamine (letter). Am J Psychiatry 148: 1263–1264

BUUS LASSEN J (1989) Nialamide-induced hypermotility in mice treated with inhibitors of monoamine uptake, 5-HT antagonists and lithium. Psychopharmacology 98: 257–261

BYERLEY WF, REIMHERR FW, WOOD DR, GROSSER BI (1988) Fluoxetine, a selective scrotonin uptake inhibitor, for the treatment of outpatients with major depression. J Clin Psychopharmacol 8: 112–115

BYRNE MM (1989) Meta-analysis of early phase II studies with paroxetine in hospitalized depressed patients. Acta Psychiatr Scand 80: 138–139

CACCIA S, BALLABIO M, FANELLI R, GUISO G, LANINI MG (1981) Determination of plasma and brain concentrations of trazodone and its metabolite, 1-m-chlorophenylpiperazine, by gasliquid chromatography. J Chromatogr 210: 311–318

CALDWELL R, ALI CJ, HENRY JA (1982) Acute trazodone poisoning: clinical signs and plasma concentrations. In: Trazodone Clinical Workshop, Oxford. Medicine Publishing Foundation, pp 24–25

CARLSSON A (1982) Rationale und design of a selective inhibitor of 5-HT reuptake. Br J Clin Pract [Suppl] 19: 19-21

CARMAN M, AHDIEH H, WYATT-KNOWLES E, WARGA E, PANAGIDES J (1991) A controlled study of mianserin in moderately to severely depressed outpatients. Psychopharmacol Bull 27: 135–139

CARTWRIGHT K (1980) Maprotiline therapy. Update 1980. Addendum: Postmarketing surveillance of maprotiline in Canada. In: AYD FJ (ed) Clinical depressions; diagnostic and therapeutic challenges, 216. Ayd Medical Communications, Baltimore

CASSIDY S, HENRY J (1987) Fatal toxicity of antidepressant drugs in overdose. Br Med J 295: 1021–1024

CHAPLIN S (1986) Bone marrow depression due to mianserin, phenylbutazone, oxyphenylbutazone and chloramphenicol, part 1. Adv Drug React Ac Pois Rev 2: 97–136

CHARBONNIER JF, REBOUL P, ROUGIER M, AUBIN B, CHASSAING JL, PHILIPPE P, PLANCHE R, HØPFNER PETERSEN HE (1987) Citalopram. Etude ouverte d'un inhibiteur trés sélectif du captage de la sérotonlne, administré en perfusion à des patients déprimés. L'Encéphale 13: 249–254

CHOO V (1993) Paroxetine and extrapyramidal reactions. Lancet 341: 624

CHOUINARD G (1985) A double-blind controlled clinical trial of fiuoxetine and amitriptyline in the treatment of outpatients with major depressive disorder. J Clin Psychiatry 46: 32–37

CHOUINARD G (1992) Sertraline in the treatment of obsessive compulsive disorder: two double-blind, placebo-controlled studies. Int J Psychopharmacol [Suppl 2] 7: 37–41

CHOUINARD G, GOODMAN W, GREIST J, JENIKE M, RASMUSSEN S, WHITE K, HACKETT E, GAFFNEK M, BICK PA (1990) Results of a double-blind placebo controlled trial of a new serotonin uptake inhibitor, sertraline, in the treatment of obsessive-compulsive disorder. Psychopharmacol Bull 26: 279–284

CHRISTENSON GA, McKENZIE TB, MITCHELL JE, CALLIES AL (1991) A placebo-controlled, double-blind crossover study of fluoxetine in trichotillomania. Am J Psychiatry 148: 1566–1571

CIRAULO DA, SHADER RI, GREENBLATT DJ, CREELMAN W (eds) (1989) Drug interactions in psychiatry. Williams & Wilkins, Baltimore

CLAGHORN JL (1977) A double-blind study of maprotiline and imipramine in depressed outpatients. Curr Ther Res 22: 446–451

CLAGHORN JL (1992) The safety and efficacy of paroxetine compared with placebo in a double-blind trial of depressed outpatients. J Clin Psychiatry [Suppl] 53: 33–35

CLAGHORN JL, KIEV A, RICKELS K, SMITH WT, DUNBAR GC (1992) Paroxetine versus placebo: a double-blind comparison in depressed patients. J Clin Psychiatry 53: 434–438

CLAYTON AB, HARVEY PG, BETTS TA (1977) The effects of two antidepressants, imipramine and viloxazine upon driving performance. Psychopharmacology 55: 9–12

COCCARO EF, SIEVER LJ (1985) Second generation antidepressants a comparative review. J Clin Pharmacol 25: 241–260

COHEN BJ, NAHELSKY M, ADLER L (1990) More cases of SIADH with fluoxetine. Am J Psychiatry 147: 948–949

COHN JB, WILCOX C (1985) A comparison of fluoxetine, imipramine, and placebo in patients with major depressive disorder. J Clin Psychiatry 46: 26-31

COHN JB, WILCOX CS (1992) Paroxetine in major depression: a double-blind trial with imipramine and placebo. J Clin Psychiatry 53: 52–56

COHN JB, COLLINS G, ASHBROOK, WERNICKE JF (1989) A comparison of fluoxetine, imipramine and placebo in patients with bipolar depressive disorder. Int Clin Psychopharmacol 4: 313–322

COHN CK, SHRIVASTAVA R, MAENDELS J, COHN JB, FABRE LF, CLAGHORN JL, DESSAIN EC, ITIL TM, LAUTIN A (1990a) Double-blind, multicenter comparison of sertraline and amitriptyline in elderly depressed patients. J Clin Psychiatry [Suppl] 51: 28–33

COHN JB, CROWDER JE, WILCOX CS, RYAN PJ (1990b) A placebo- and imipramine-controlled study of paroxetine. Psychopharmacol Bull 26: 185–189

COLEMAN BS, BLOCK BA (1982) Fluvoxamine maleate, a serotonergic antidepressant: a comparison with chlorimipramine. Prog Neuropsychopharmacol Biol Psychiatry 6: 475–478

COMMITTEE ON SAFETY OF MEDICINES (1985) CSM Update: adverse reactions to antidepressants. Br Med J 291: 1638–1639

COMO PG, KURLAN R (1991) An open-label trial of fluoxetine for obsessive-compulsive disorder in Gilles de la Tourette's syndrome. Neurology 41: 872–874

CONTI L, DELL'OSSO L, RE F, MUSETTI L, CASSANO GB (1988) Fluvoxamine maleate: double-blind clinical trial vs placebo in hospitalized depressed patients. Curr Ther Res 43: 468–480

COOPER GL (1988) The safety of fluoxetine – an update. Br J Psychiatry [Suppl] 153: 77–86

COOPER SM, JACKSON D, LOUDON JM et al. (1989) The psychomotor effects of paroxetine alone and in combination with haloperidol, amylobarbitone, oxazepam or alcohol. Acta Psychiatr Scand 80: 53–55

COPPEN A, GUPTA R, MONTGOMERY S (1976) Mianserin hydrochloride: a novel antidepressant. Br J Psychiatry 129: 342–345

CORDING-TRÖMMEL C, VON ZERSSEN D (1982) Mianserin and maprotiline as compared to amitriptyline in severe endogenous depression. A new methodological approach to the clinical evaluation of the efficacy of antidepressants. Pharmacopsychiatry 15: 197–204

CORNE SJ, HALL JR (1989) A double-blind comparative study of fluoxetine and dothiepin in the treatment of depression in general practice. Int Clin Psychopharmacol 4: 245–254

CORONA GL, FRATTINI P, CUCCCHI ML et al. (1987) Viloxazine in depressed women: clinical response and cardiovascular effects. Int J Clin Pharmacol Ther Toxicol 25: 322–327

COTTRAUX J, MOLARD E, BOUVARD M, MARKS I, SLUYS M, NURY AM, DOUGH R, CIALDELLA P (1990) A controlled study of fluvoxamine and exposure in obsessive-compulsive disorder. Int Clin Psychopharmacol 5: 17–30

COULTER DM, EDWARDS IR (1990) Mianserin and agranulocytosis in New Zealand. Lancet 336: 785–787

CROME P, NEWMAN B (1977) Poisoning with maprotiline and mianserin. Br Med J 2: 260–264

CURRAN HV, LADER M (1986) The psychopharmacological effects of repeated doses of fluvoxamine, mianserin and placebo in healthy human subjects. Eur J Clin Pharmacol 29: 601–607

DANISH UNIVERSITY ANTIDEPRESSANT GROUP (1986) Citalopram: clinical effect profile in comparison with clomipramine. A controlled multicenter study. Psychopharmacology 90: 131–138

DANISH UNIVERSITY ANTIDEPRESSANT GROUP (1990) Paroxetine: a selective serotinin reuptake inhibitor showing better tolerance, but weaker antidepressant effect than clomipramine in a controlled multicenter study. J Affect Disord 18: 289–299

DAOUST M, COMPAGNON P, LEGRAND E, MOCAER E (1992) Tianeptine, a specific serotonin uptake enhancer, decreases ethanol intake in rats. Alcohol Alcoholism 27: 15–17

DAVIDSON JRT, MILLER RD, TURNBULL CD, SULLIVAN JL (1982) Atypical depression. Arch Gen Psychiatry 39: 527–534

DE ANGELIS L (1992) „Newer" versus „older" antidepressant drugs in the treatment of chronic pain syndromes. Adv Ther 9: 91–97

DE JONGHE F, RAVELLI DP, TUYNMAN-QUA H (1991a) A randomized, double-blind study of fluoxetine and rnaprotiline in the treatment of major depression. Pharmacopsychiatry 24: 62–67

DE JONGHE F, SWINKELS J, TUYNMAN-QUA H (1991b) Randomized double-blind study of fluvoxamine and maprotiline in treatment of depression. Pharmacopsychiatry 24: 21–27

DE LEO D, MAGNI G (1986) Does viloxazine really improve sex drive? A double-blind controlled study. Br J Psychiatry 148: 597–599

DE LEO D, CEOLA A, MAGNI G (1984) Viloxazine against placebo in a double-blind study in depressed elderly patients. Curr Ther Res Clin Exp 36: 239–244

DE VANE CL (1992) Pharmacokinetics of the selective serotonin reuptake inhibitors. J Clin Psychiatry [Suppl] 53: 13–19

DE VRIES MH, RAGHOEBAR M, MATHLENER IS, VAN HARTEN J (1992) Single and multiple oral dose fluvoxamine kinetics in young and elderly subjects. Ther Drug Monit 14: 493–498

DE WILDE JE, MERTENS C, WAKELIN JS (1983) Clinical trials of fluvoxamine vs chlorimipramine with single and three times daily dosing. Br J Clin Pharmacol 15: 4275–4315

DE WILDE J, MERTENS C, FREDRICSON OVERO, HØPFNER PETERSEN HE (1985) Citalopram versus mianserin. A controlled, double-blind trial in depressed patients. Acta Psychiatr Scand 72: 89–96

DE WILDE J, SPIERS R, MERTENS C, BARTHOLOME F, SCHOTTE G, LEYMAN S (1993) A double-blind, comparative, multicentre study comparing paroxetine with fluoxetine in depressed patients. Acta Psychiatr Scand 87: 141–145

DE ZWAAN M, SCHÖNBECK G, NUTZINGER D, CAYIROGLU S, MACURA R, BUGNAR A, BERGER P, ASCHAUE-TREIBER G, KISS A, MERYN S (1989) Fluvoxamine and behaviour therapy in the treatment of depressed obese. Pharmacopsychiatry 22: 223

DEAHL M, TRIMBLE M (1991) Serotonin reuptake inhibitors, epilepsy and myoclonus. Br J Psychiatry 159: 433–435

DEBUS JR, RUSH AJ, HIMMEL C, TYLER D, POLATIN P, WEISSENBURGER J (1988) Fluoxetine versus trazodone in the treatment of outpatients with major depression. J Clin Psychiatry 49: 422–426

DECHANT KL, CLISSOLD SP (1991) Paroxetine. A review of its pharmacodynamic and pharmacokinetic properties, and therapeutic potential in depressive illness. Drugs 41: 225–253

DELGADO PL, PRICE LH, CHARNEY DS, HENINGER GR (1988) Efficacy of fluvoxamine in treatment-refractory depression. J Affect Disord 15: 55–60

DELINI-STULA A, BORELLI M, VAZZANO P (1978) Some aspects of the psychopharmacological activity of maprotiline: effects of single and repeated treatments. J Int Med Res 6: 421

DELINI-STULA A (1986) New pharmacological findings in depression. Psychopathologia 19 [Suppl 1]: 181–192

DEMLING J (1992) Suizid und Serotonin. Grundlagenforschung und diagnostische Möglichkeiten. Fundamenta Psychiatrica 6: 95–99

DEMLING J, FLÜGEL D (1992) Neuere Antidepressiva: Pharmakodynamik, unerwünschte Wirkungen, Wechselwirkungen und Intoxikationen. Nervenheilkunde 11: 126–137

DEN BOER JA, WESTENBERG HGM, KAMERBEEK WDJ, VERHOEVEN WM, KAHN RS (1987) Effect of serotonin uptake inhibitors in anxiety disorders; a double-blind comparison of clomipramine and fluvoxamine. Int Clin Psychopharmacol 2: 21–32

DEN BOER JA, WESTENBERG HGM (1988) Effect of serotonin and noradrenaline uptake inhibitor in panic disorder. A double-blind comparative study with fluvoxamine and maprotiline. Int Clin Psychopharmacol 3: 59–74

DEN BOER JA, WESTENBERG HG (1990) Serotonin function in panic disorder: a double blind placebo controlled study with fluvoxamine and ritanserin. Psychopharmacology 102: 85–94

DENARO A, MARTUCCI N, RUGGIERI S, MANNA V, AGNOLI A (1985) Headache and noradrenergic involvement: the effect of α2-stimulants and α2–antagonists. Acta Psychiatr Scand 72 [Suppl 320]: 20–25

DENCKER SJ, HØPFNER PETERSEN HE (1989) Side-effect profile of citalopram and reference antidepressants in depression. In: MONTGOMERY SA (ed) Citalopram – the new antidepressant from Lundbeck research. Proceedings of a symposium, August 11, 1988. Excerpta Medica, Amsterdam Hong Kong Manila, pp 31–42

DENIKER P (1975) Etude clinique et electro-encephalographique d'un nouvel agent antidepresseur, le chlorhydrate de mono-methyl-amino-propyl-dibenzo-bicyclo-octadiene. L'Encephale 1: 261–271

DESSAIN EC, SCHATZBERG AF, WOODS BT, COLE JQ (1986) Maprotiline treatment in depression: a perspective on seizures. Arch Gen Psychiatry 43: 86–90

DEUTSCH M, BAN TA, LEHMANN HE (1977) A standard-controlled clinical study with trazodone in schizophrenic patients. Psychopharmacol Bull 13: 13–14

DICK P, FERRERO E (1983) A double-blind comparative study of th clinical efficacy of fluvoxamine and chlorimipramine. Br J Clin Pharmacol 15: 419S 425S

DILLIER N (1982) Worldwide clinical experience with Ludiomil. Active Nerv Sup (CS) 24: 40–47

DOMINGUEZ RA, GOLDSTEIN BJ, JACOBSON AF, STEINBOOK RM (1985) A double-blind placebo-controlled study of fluvoxamine and imipramine in depression. J Clin Psychiatry 46: 1–4

DOOGAN DP (1991) Toleration and safety of sertraline: experience worldwide. Int Clin Psychopharmacol [Suppl] 6: 47–56

DOOGAN DP, CAILLARD V (1992) Sertraline in the prevention of depression. Br J Psychiatry 160: 217–222

DORMAN T (1992) Sleep and paroxetine: a comparison with mianserin in elderly depressed patients. Int J Psychopharmacol [Suppl] 6: 53–58

DORN JM (1986) A case of phenytoin toxicity possibly precipitated by trazodone. J Clin Psychiatry 47: 89–90

DORTH VAN RM (1983) Review of clinical studies with mianserin. Acta Psychiatr Scand [Suppl 302]: 72–80

DUNBAR GC, COHN JB, FABRE LF, FEIGHNER JP, FIEVE RR, MENDELS J, SHRIVASTAVA RK (1991) A comparison of paroxetine, imipramine and placebo in depressed out-patients. Br J Psychiatry 159: 394–398

DUNLOP SR, DORNSEIF BE, WERNICKE JF, POTVIN JH (1990) Pattern analysis shows beneficial effect of fluoxetine treatment in mild depression. Psychopharmacol Bull 26: 173–180

DUNNER DL, DUNBAR GC (1992) Optimal dose regimen for paroxetine. J Clin Psychiatry [Suppl] 53: 21–26

DUNNER DL, COHN JB, WALSHE T, COHN CK, FEIGHNER JP, FIEVE RR, HALIKAS JP, HARTFORD JT, HEARST ED, SETTLE EC, MENOLASCINO FJ, MULLER DJ (1992) Two combined, multicenter double-blind studies of paroxetine and doxepin in geriatric patients with major depression. J Clin Psychiatry [Suppl] 53: 57–60

EBERT D (1988) Konzeptionen der atypischen Depression in der angelsächsischen Literatur. Historische Entwicklung und gegenwärtige Positionen. Nervenheilkunde 7: 142–148

ECKARDT MJ, STAPLETON JM, RIO D, GEORGE DT, RAWLINGS RR, WEINGARTNER H, LINNOILA M (1986) Interactions of fluvoxamine and ethanol in healthy volunteers. Clin Neuropharmacol [Suppl] 9: 55–57

EDWARDS F, BOEFERS U, GUTHY H, HARRACH A, KRIPPENDORF B, SIEDOW H (1980) Clinical trials with Thombran. Results of double-blind studies. In: GERSHON S, RICKELS K, SILVESTRINI B (eds) Trazodone. A new broad-spectrum antidepressant. Excerpta Medica, Amsterdam, p 69

EDWARDS JG (1979) Antidepressants and convulsions. Lancet ii: 1368–1374

EDWARDS JG, GLENN-BOTT M (1983) Mianserin and convulsive seizures. Br J Clin Pharmacol 15: 299S–311S

EDWARDS JG, GOLDIE A (1983) A placebo-controlled trial of mianserin and maprotiline in primary depressive illness: a preliminary report. Br J Clin Pharmacol 15: 239S–248S

EDWARDS JG, GLEN-BOTT M (1984) Does viloxazine have epileptogenic properties? J Neurol Neurosurg Psychiatry 47: 960–964

EDWARDS RP, MILLER RD, ROIZEN MF et al. (1979) Cardiac responses to imipramine and pancuronium during anaesthesia with halothane or enflurane. Anesthesiology 50: 421–425

EKLUND R, DUNBAR GC, PINDER RM, STEFFENSEN R (1985) Mianserin and imipramine in the treatment of elderly patients. Acta Psychiatr Scand 72 [Suppl 320]: 54–59

ELLIOTT HL, REID JL (1981) Interaction between antidepressants and cardiovascular agents in hypertensive patients. Form Psichiatr 2: 141–154

ELWAN O (1980) A comparative study of viloxazine and imipramine in the treatment of depressive states. J Int Med Res 8: 7–17

ELWAN O, ADAM HK (1980) Relationship between blood and cerebrospinal levels of the antidepressant agent viloxazine. Eur J Clin Pharmacol 17: 179–182

EMRICH HM, BERGER M, RIEMANN D, VON ZERSSEN D (1987) Serotonin reuptake inhibition vs norepinephrine reuptake inhibition: a double-blind differential-therapeutic study with fluvoxamine and oxaprotiline in endogenous and neurotic depressives. Pharmacopsychiatry 20: 60–63

ESCOBAR JJ, GOMEZ J, CONSTAIN C, REY J, SANTACRUZ H (1980) Controlled clinical trial with trazodone, a novel antidepressant. A South American experience. J Clin Pharmacol 20: 24–130

EVANS ME, LYE M (1992) Depression in the elderly physically ill: an open study of treatment with the 5-HT reuptake inhibitor fluoxetine. J Clin Exp Gerontol 14: 297–307

FABRE LF (1991a) A double-blind multicenter study comparing the safety and efficacy of sertraline with placebo in major depression. Biol Psychiatry 29: 333S

FABRE LF (1991b) Sertraline and the elderly. Biol Psychiatry 2: 866–867

FABRE LF (1992) A 6-week, double-blind trial of paroxetine, imipramine, and placebo in depressed outpatients. J Clin Psychiatry 53: 40–43

FABRE LF, CRISMON L (1985) Efficacy of fluoxetine in outpatients with major depression. Curr Ther Res 37: 115–123

FABRE LF, PUTMAN HP (1987) A fixed-dose clinical trial of fluoxetine in outpatients with major depression. J Clin Psychiatry 48: 406–408

FABRE LF, McLENDON DM, GAINEY A (1979) Trazodone efficacy in depression. A double-blind comparison with imipramine and placebo in day-hospital type patients. Curr Ther Res 25: 827–834

FABRE LF, SCHARF MB, ITIL TM (1991) Comparative efficacy and safety of nortriptyline and fluoxetine in the treatment of major depression: a clinical study. J Clin Psychiatry 52: 62–67

FADDA F, GARAU B, MARCHEI F, COLOMBO G, GESSA GL (1991) MDL 72222, a selective 5-HT3 receptor antagonist, suppresses voluntary ethanol consumption in alcohol-preferring rats. Alcohol Alcoholism 26: 107–110

FALCY M, RIBOULET-DELMAS G, EFTHYMIOU ML et al. (1983) Acute viloxazine poisoning without any association. Encephale 9: 137–144

FALK WE, ROSENBAUM JF, OTTO MW, ZUSKY PM, WEILBURG JB, NIXON RA (1989) Fluoxetine versus trazodone in depressed geriatric patients. J Geriatr Psychiatry Neurol 2: 208–214

FAVA M, HERZOG DB, HAMBURG P, RIESS H, ANFANG S, ROSENBAUM JF (1990) Long term use of fluoxetine in bulimia nervosa: a retrospective study. Ann Clin Psychiatry 2: 53–56

FAWCETT J, ZAJECKA JM, KRAVITZ HM, EDWARDS J, JEFFRIESS H, SCORZA E (1989) Fluoxetine versus amitriptyline in adult outpatients with major depression. Curr Ther Res 45: 821–832

FEDER R (1991) Reversal of antidepressant activity of fluoxetine by cyproheptadine in three patients. J Clin Psychiatry 52: 163–164

FEIGHNER JP (1980) Trazodone a triazolopyridine derivative, in primary depressive disorders. J Clin Psychiatry 41: 250–255

FEIGHNER JP (1983) Trazodone in major affective disorders. Psychopathology 17 [Suppl 2]: 15–23

FEIGHNER JP (1985) A comparative trial of fluoxetine and amitriptyline in patients with major depressive disorder. J Clin Psychiatry 46: 369–372

FEIGHNER JP (1992) A double-blind comparison of paroxetine, imipramine and placebo in depressed outpatients. Int Clin Psychopharmacol 6: 31–35

FEIGHNER JP, COHN JB (1985) Double-blind comparative trials of fluoxetine and doxepin in geriatric patients with major depressive disorder. J Clin Psychiatry 46: 20–25

FEIGHNER JP, BOYER WF (1992) Paroxetine in the treatment of depression: a comparison with imipramine and placebo. J Clin Psychiatry 53: 44–47

FEIGHNER JP, JACOBS RS, JACKSON RE, GORDON H, MERIDETH CH, O'MEARA PD (1983) A double-blind comparative trial with mianserin and amitriptyline in outpatients with major depressive disorders. Br J Clin Pharmacol 15: 227S–237S

FEIGHNER JP, BOYER WF, MEREDITH CH, HENDRICKSON GG (1988) An overview of fluoxetine in geriatric depression. Br J Psychiatry [Suppl] 153: 105–108

FEIGHNER JP, BOYER WF, MEREDITH CH, HENDRICKSON GG (1989a) A placebo-controlled inpatient comparison of fluvoxamine maleate and imipramine in major depression. Int Clin Psychopharmacol 4: 239–244

FEIGHNER JP, BOYER WF, MEREDITH CH, HENDRICKSON GG (1989b) A double-blind comparison of fluoxetine, imipramine and placebo in outpatients with major depression. Int Clin Psychopharmacol 4: 127–134

FEIGHNER JP, BOYER WF, TYLER DL et al. (1990) Adverse consequences of fluoxetine-MAOI combination therapy. J Clin Psychiatry 51: 222–225

FEIGHNER JP, GARDNER EA, JOHNSTON JA, BATEY SR, KHAYRALLAH MA, ASCHER JA, LINEBERRY CG (1991) Double-blind comparison of bupropion and fluoxetine in depressed outpatients. J Clin Psychiatry 52: 329–335

FERGUSON JM, FEIGHNER JP (1987) Fluoxetine-induced weight loss in overweight non-depressed humans. Int J Obesity [Suppl] 11: 163–170

FERNSTROM MH, MASSOUDI M, KUPFER D (1988) Fluvoxamine and weight loss. Biol Psychiatry 24: 948–949

FERRARI G, BERARDI D, BERLINZANI L et al. (1987) A double blind comparative trial with viloxazine and amitriptyline in inpatients with major non-psychotic depressive disorders. Curr Ther Res Clin Exp 42: 1088–1095

FERREIRA L, SOARES-DA SILVA P (1991) 5-Hydroxytryptamine and alcoholism. Hum Psychopharmacol 6: S21–24

FERRERI M (1989) Fluoxetine versus amineptine in the treatment of outpatients with major depressive disorders. Int Clin Psychopharmacol [Suppl] 4: 97–101

FICHTER MM, LEIBL K, RIEF W, BRUNNER E, SCHMIDT-UBERGER S, ENGEL RR (1991) Fluoxetine versus placebo: a double-blind study with bulimic inpatients undergoing intensive psychotherapy. Pharmacopsychiatry 24: 1–7

FIEVE RR, GOODNICK PJ, PESELOW ED, BAROUCHE F, SCHLEGEL A (1986) Pattern analysis of antidepressant response to fluoxetine. J Clin Psychiatry 47: 560–562

FISCH C, KNOEBEL SB (1992) Electrocardiographic findings in sertraline depression trials. Drug Invest 4: 305–312

FLORU L, TEGELER J (1979) Eine vergleichende Untersuchung der beiden Antidepressiva Viloxazin und Imipramin. Pharmakopsychiatrie 12: 313–320

FONTAINE R, CHOUINARD G (1986) An open clinical trial of fluoxetine in the treatment of obsessive-compulsive disorder. J Clin Psychopharmacol 6: 98–101

FORREST WA (1975) A comparison between daily and nightly dose regimen of amitriptyline and maprotiline in the treatment of reactive depression in general practice. J Int Med Res 3 [Suppl 2]: 120–129

FREEMAN CPL, HAMPSON M (1987) Fluoxetine as a treatment for bulimia nervosa. Int J Obesity [Suppl] 11: 171–177

FRENKEL A, ROSENTHAL J, NEZU A, WINSTON A (1990) Efficacy of long-term fluoxetine treatment of obsessive-compulsive disorder. Mt Sinai J Med 57: 348–352

FUCHS G, BÖNING J (1985) Appetenzwandel und Gewichtsänderung. Nebenwirkung antidepressiver Pharmakotherapie. Münch Med Wochenschr 127: 27–29

GAGIANO CA, JUDGE R (1992) Paroxetine vs fluoxetine. Clin Neuropharmacol [Suppl 1] (pt B) 15: P-19, 190, 191

GAGIANO CA, MÜLLER PGM, FOURIE J, LE ROUX JF (1989) The therapeutic efficacy of paroxetine: (a) an open study in patients with major depression not responding to antidepressants; (b) a double-blind comparison with amitriptyline in depressed outpatients. Acta Psychiatr Scand 80: 130–131

GEORGE MS, LYDIARD RB (1991) Speed on onset of action of the newer antidepressant – fluoxetine and bupropion. Int Clin Psychopharmacol 6: 209–217

GERNER R, ESTABROOK W, STEUER J, JARVIK L (1980) Treatment of geriatric depression with trazodone, imipramine and placebo: a double-blind study. J Clin Psychiatry 4: 216–220

GERRA G, CACCAVARI R, DELSIGNORE R, BOCCHI R, FERTONANI G, PASSERI M (1992) Effects of fluoxetine and Ca-acetyl-homotaurinate on alcohol intake in familial and nonfamilial alcoholic patients. Curr Ther Res 52: 291–295

GERSHON MD (1990) The enteric nervous system: neurotransmitters and neuromodulators. Curr Opin Neurol Neurosurg 3: 517–522

GERSHON S, NEWTON R (1980) A multicentered controlled evaluation of trazodone in endogenous depression. In: GERSHON S, RICKELS K, SILVESTRINI B (eds) Trazodone: a new broad-spectrum antidepressant. Proceedings of the 11th Congress of the Collegium Internationale Neuro-Psychopharmacologium, July 9–14, 1978. Excerpta Medica, Amsterdam, pp 42–53

GINESTET D (1989) Fluoxetine in endogenous depression and melancholia versus clomipramine. Int J Psychopharmacol [Suppl] 4: 37–40

GIUSTINIANI F (1984) Das Antidepressivum Viloxazin in der Behandlung schizophrener Patienten. medwelt 35: 1443–1445

GLASSMAN AH (1984) The newer antidepressant drugs and their cardiovascular effects. Psychopharmacol Bull 20: 272–279

GOFF DC, BROTMAN AW, WAITES M, MCCORMICK S (1990) Trial of fluoxetine added to neuroleptics for treatment-resistant schizophrenic patients. Am J Psychiatry 147: 492–494

GOLDBERG HL, FINNERTY RJ (1980) Trazodone in the treatment of neurotic depression. J Clin Psychiatry 41: 430–438

GOLDMAN MJ, GRINSPOON L, HUNTER-JONES S (1990) Ritualistic use of fluoxetine by a former substance abuser. Am J Psychiatry 147: 1377

GOLDSTEIN DJ, WILLIAMS ML (1992) Fluoxetine-exposed pregnancies. Clin Res 40: 168A

GONELLA G, BAIGNOLI GL, ECARI U (1990) Fluvoxamine and imipramine in the treatment of depressive patients: a double-blind controlled study. Curr Med Res Opin 12: 177–184

GOODMAN WK (1992) Pharmacotherapy of obsessive-compulsive disorder. In: HAND I, GOODMAN WK, EVERS U (Hrsg) Zwangsstörungen – neue Forschungsergebnisse. Springer, Berlin Heidelberg New York Tokyo, S 141–151 (duphar med communication, Bd 5)

GOODMAN WK, PRICE LH, RASMUSSEN SA, DELGADO PL, HENINGER GR, CHARNEY DS (1989) Efficacy of fluvoxamine in obsessive-compulsive disorder. A double-blind comparison with placebo. Arch Gen Psychiatry 46: 36–44

GOODMAN WK, PRICE LH, DELGADO PL, PALUMBO J, KRYSTAL JH, NAGY LM, RASMUSSEN SA, HENINGER GR, CHARNEY DS (1990) Specificity of serotonin reuptake inhibitors in the treatment of obsessive-compulsive disorder. Comparison of fluvoxamine and desipramine. Arch Gen Psychiatry 47: 577–585

GOODMAN WK, MCDOUGLE CJ, PRICE LH (1992) Pharmacotherapy of obsessive compulsive disorder. J Clin Psychiatry 53: 29–37

GOODNICK PJ (1989) Influence of fluoxetine on plasma levels of desipramine. Am J Psychiatry 146: 552

GOODWIN FK, PRANGE AJ, POST RM et al. (1982) Potentiation of antidepressant effects by L-triiodothyronine in tricyclic nonresponders. Am J Psychiatry 139: 34–38

GORELICK DA, PAREDES A (1992) Effect of fluoxetine on alcohol consumption in male alcoholics. Alcohol Clin Exp Res 16: 261–265

GORMAN JM, LIEBOWITZ MR, FYER AJ, GOETZ D, CAMPEAS RB, FYER MR, DAVIES SO, KLEIN DF (1987) An open trial of fluoxetine in the treatment of panic attacks. J Clin Psychopharmacol 7: 329–332

GOTTFRIES CG, KARLSSON I, NYTH AL (1992) Treatment of depression in elderly patients with and without dementia disorders. Int Clin Psychopharmacol [Suppl] 6: 53–62

GRANIER F, GIRARD M, SCHMITT L, BOSCREDON J, OULES J, ESCANDE M (1985) Depression and anxiety: mianserin and nomifensine compared in a double-blind multicentre trial. Acta Psychiatr Scand 72 [Suppl 320]: 67–74

GRAVEM A, AMTHOR KF, ASTRUP C, ELGEN K, GJESSING LR, GUNBY B, PETTERSEN RD, KYRDALEN L, VAADAL J, OFSTI E, AARVOLD A (1987) A double-blind comparison of citalopram (Lu 10-171) and amitriptyline in depressed patients. Acta Psychiatr Scand 75: 478–486

GREB WH et al. (1989) Ability of charcoal to prevent absorption of paroxetine. Acta Psychiatr Scand [Suppl 350] 80: 156-157

GREB WH, BUSCHER G, DIERDORF HD et al. (1989) The effect of liver enzyme inhibition by cimetidine and enzyme induction by phenobarbitone on the pharmacokinetics of paroxetine. Acta Psychiatr Scand 80 [Suppl 350]: 95–98

GRIMSLEY SR, JANN MW (1992) Paroxetine, sertraline, and fluvoxamine: new selective serotonin reuptake inhibitors. Clin Pharm 11: 930–957

GRIMSLEY SR, JANN MW, CARTER G et al. (1991) Increased carbamazepine plasma concentrations after fluoxetine coadministration. Clin Pharmacol Ther 50: 10–15

GRÜTER W, PÖLDINGER W (1982) Maprotiline. Mod Probl Pharmacopsychiatry 18: 1–30

GUELFI JD, DREYFUS JF (1983) Une étude comparative controlée en simple insu de la viloxazine et de la clomipramine par voie injectable. Acutalités Psychiatriques 13: 148–169

GUELFI JD, DREYFUS JF, PICHOT P (1983) A double-blind controlled clinical trial comparing fluvoxamine with imipramine. Br J Clin Pharmacol 15: 411S–417S

GUELFI JD, DREYFUS JF, PICHOT P (1987) Fluvoxamine and imipramine: results of a long-term controlled trial. Int Clin Psychopharmacol 2: 103–109

GUILLEMINAULT C, MANCUSO J, QUERA-SALVA MA et al. (1986) Viloxazine hydrochloride in narcolepsy: a preliminary report. Sleep 9: 275–279

GUILLIBERT E, PELICIER Y, ARCHAMBAULT JC, CHABANNES JP, CLERC G, DESVILLES M, GUIBERT M, PAGOT R, POISAT JL, THOBIE Y (1989) A double-blind, multicentre study of paroxetine versus clomipramine in depressed elderly patients. Acta Psychiatr Scand [Suppl 350] 80: 132–134

GUNDERT-REMY U, AMANN E, HILDEBRANDT R et al. (1983) Lack of interaction between the tetracyclic antidepressant maprotiline and the centrally acting antihypertensive drug clonidine. Eur J Clin Pharmacol 25: 595–599

GUSCOTT R, GROF P (1991) The clinical meaning of refractory depression: a review for the clinician. Am J Psychiatry 148: 695–704

GUY W, BAN TA, MC EVOY JP et al. (1982) A collaborative study of a new antidepressant, viloxazine, in neurotic and endogenous depressives. Int Pharmacopsychiatry 17: 36–42

GUY W, McEVOY JM, BAN TA, WILSON WH, PATE R (1983) A double-blind clinical trial of mianserin versus amitriptyline: differentiation by adverse symptomatology. Pharmacotherapy 3: 45–51

GUY W, WILSON WH, BAN TA, KING DL, MANOV G, FJETLAND OK (1984) A double-blind clinical trial of fluvoxamine and imipramine in patients with primary depression. Drug Dev Res 4: 143–153

GWIRTSMAN HE et al. (1983) Therapeutic superiority of maprotiline versus doxepin in geriatric depression. J Clin Psychiatry 44: 449–453

GWIRTSMAN HE, GUZE BH, YAGER J, GAINSLEY B (1990) Fluoxetine treatment of anorexia nervosa: an open clinical trial. J Clin Psychiatry 51: 378–382

HADLEY A, CASON MP (1989) Mania resulting from lithium-fluoxetine combination (letter). Am J Psychiatry 146: 1637–1638

HAEHN KD (1985) Behandlung depressiver Zustände mit Viloxazin durch den Hausarzt. Fortschr Med 103: 408–412

HALL H, OEGREN SO (1981) Effects of antidepressant drugs on different receptors in the brain. Eur J Pharmacol 70: 393-406

HALMAN M, GOLDBLOOM DS (1990) Fluoxetine and neuroleptic malignant syndrome. Biol Psychiatry 28: 518–521

HARDY JL, SIROIS A (1986) Reduction of prothrombin and partial thromboplastin times with trazodone. Can Med Assoc J 135: 1372

HARMANT J, VAN RIJCKEVORSEL-HARMANT K, DE BARSY T, HENDRICKX B (1990) Fluvoxamine, an antidepressant with low (or no) epileptogenic effect. Lancet 336: 386

HARRIS B, SZULECKA TK, ANSTEE JA (1991) Fluvoxamine versus amitriptyline in depressed hospital out-patients: a multicentre double-blind comparative trial. Br J Clin Res 2: 89–99

HARRISON D (1992) Safety of 5-HT reuptake inhibitors. Br J Psychiatry 160: 866

HÄRTTER S, WETZEL H, HIEMKE C (1992) Automated determination of fluvoxamine in plasma by column-switching high-performance liquid chromatography. Clin Chem 38: 2082–2086

HARTO NE, SPERA KF, BRANCONNIER RJ (1988) Fluoxetine-induced reduction of body mass in patients with major depressive disorder. Psychopharmacol Bull 24: 220–223

HAWTHORNE ME, LACEY JH (1992) Severe disturbance occurring during treatment for depression of a bulimic patient with fluoxetine. J Affect Disord 26: 205–208

HEBENSTREIT GF, FELLERER K, ZÖCHLING R, ZENTZ A, DUNBAR GC (1989) A pharmacokinetic dose titration study in adult and elderly depressed patients. Acta Psychiatr Scand [Suppl 350] 80: 81–84

HEGERL U, JUCKEL G, MACKERT A, RAO ML, STIEGLITZ RD, VOLZ HP, MÜLLER-OERLINGHAUSEN B (1991) Auditory evoked potentials and clinical response to antidepressive treatment with fluvoxamine. Biol Psychiatry [Suppl] 29: S 602

HELD F (1985) Die Depressionen des Kindes- und Jugendalters. Symptomatik, Fehldiagnosen, Therapie. Kinderarzt 16: 1562–1568

HENRY JA (1991) Overdose and safety with fluvoxamine. Int Clin Psychopharmacol [Suppl] 6: 41–47

HENRY JA, ALI CJ (1983) Trazodone overdosage: experience from a poisons information service. Hum Toxicol 2: 353–356

HENRY J, VOLANS G (1984) ABC of poisoning: psychoactive drugs. Tricyclic antidepressants. Br Med J 289: 1291–1301

HERBERG KW, NICKELSEN T (1992) Einflüsse von Fluoxetin mit und ohne gleichzeitige Gabe von Alkohol auf sicherheitsbedeutsame Leistungen. Studie zur Frage der Verkehrssicherheit bei antidepressiver Therapie. Kassenarzt 4: 38–44

HERMAN JB, BROTMAN AW, POLLACK MH, FALK WE, BIEDERMAN J, ROSENBAUM JF (1990) Fluoxetine-induced sexual dysfunction. J Clin Psychiatry 51: 25–27

HEUSER B, MIDDENDORF E (1982) Ludiomil bei Altersdepressionen: Einmaldosis versus dreimaliger Gabe pro Tag. Psycho 8: 254–256

HINDMARCH I (1988) A pharmacological profile of fluoxetine and other antidepressants on aspects of skilled performance and car handling ability. Br J Psychiatry 153 [Suppl 3]: 99–104

HINDMARCH I, HARRISON C (1988) The effects of paroxetine and other antidepressants in combination with alcohol in psychomotor activity related to car driving. Hum Psychopharmacol 3: 13–20

HOBI V (1985) Der depressive Patient als Fahrzeuglenker. Münch Med Wochenschr 127: 239–241

HOEHN-SARIC R, LIPSEY JR, MCLEOD DR (1990) Apathy and indifference in patients on fluvoxamine and fluoxetine. J Clin Psychopharmacol 10: 343–345

HOENCAMP E, HAFFMANS J (1991) Brofaromine vs. maprotiline plus lithium in treatment-resistant depressed outpatients. Psychiatry Res 36: 333–335

HÖFNER RJ (1978) The effects of a new antidepressant, Org GB 94 (mianserin HCL), on performance related to driving. Clin Ther 1: 280–284

HOHAGEN F, BERGER M (1991) Serotonin und Schlaf. In: HEINRICH K, HIPPIUS H, PÖLDINGER W (Hrsg) Serotonin – ein funktioneller Ansatz für die psychiatrische Diagnose und Therapie? Springer, Berlin Heidelberg New York Tokyo, S142–154 (duphar med communication, Bd 2)

HOLM E, JACOB S, KORTSIK C, LEWELING H, FISCHER B (1987) Failure of selective serotonin re-uptake inhibition to worsen the mental state of patients with subclinical hepatic encephalopathy. J Hepatol [Suppl 1] 4: S 23

HOLSBOER F, VON BARDELEBEN U, GERKEN A, BENKERT O (1992) Antidepressant efficacy of fluoxetine in a diagnostically homogeneous inpatient population. Br J Clin Pract 46: 8–15

HOPE RA, ALLMAN P (1991) Hyperphagia in dementia: fluvoxamine takes the biscuit. J Neurol Neurosurg Psychiatry 54: 88

HOPMAN H (1980) Mianserin in outpatients with depressive illness in dosage up to 130 mg daily. Curr Med Res Opin 6: 107–112

HUMBLE M, WISTEDT B (1992) Serotonin, panic disorder and agoraphobia: short-term and long-term efficacy of citalopram in panic disorders. Int Clin Psychopharmacol [Suppl] 6: 21–38

HUTCHINSON DR, TONG S, MOON CAL, VINCE M, CLARKE A (1991) Paroxetine in the treatment of elderly depressed patients in general practice: a double-blind comparison with amitriptyline. Br J Clin Res 2: 43–57

INMAN WH (1988) Blood disorders and suicide in patients taking mianserin or amitriptyline. Lancet ii: 90–92

ISENBERG KE (1990) Excretion of fluoxetine in human breast milk. J Clin Psychiatry 51: 169

ITIL TM, SHRIVASTAVA RK, MUKHERJEE S, COLEMAN BS, MICHAEL ST (1983) A double-blind placebo-controlled study of fluvoxamine and imipramine in out-patients with primary depression. Br J Clin Pharmacol 15: S433–438

JABBARI B, BRYAN GE, MARSH EE, GUNDERSON CH (1985) Incidence seizures with tricyclic and tetracyclic antidepressants. Arch Neurol 42: 480–481

JANOWSKY O, CURTIS G, LISOOK S, KUHN K, RESOVSKY K, WINTER M (1983) Trazodone aggravated ventricular arrhythmias. J Clin Psychopharmacol 3: 372–376

JELLINGER K (1983) Psychopharmakotherapie beim alten Menschen. In: LANGER G, HEIMANN H (Hrsg) Psychopharmaka. Grundlagen und Therapie. Springer, Wien New York, S 591–613

JENIKE MA, BUTTOLPH L, BAER L, RICCIARDI J, HOLLAND A (1989) Open trial of fluoxetine in obsessive-compulsive disorder. Am J Psychiatry 146: 909–911

JENIKE MA, HYMAN S, BAER L, HOLLAND A, MINICHIELLO WE, BUTTOLPH L, SUMMERGRAD P, SEYMOUR R, RICCIARDI J (1990) A controlled trial of fluvoxamine in obsessive-compulsive disorder: implications for a serotonergic theory. Am J Psychiatry 147: 1209–1215

JENIKE MA, BAER L, BUTTOLPH L (1991) Buspirone augmentation of fluoxetine in patients with obsessive compulsive disorder. J Clin Psychiatry 52: 13–14

JOHNSON AM (1991) The comparative pharmacological properties of selective serotonin reuptake inhibitors in animals. In: FEIGHNER JP, BOYER WF (eds) Selective serotonin re-uptake inhibitors. The clinical use of citalopram, fluoxetine, fluvoxamine, paroxetine, and sertraline. Wiley, Chichester New York Brisbane Toronto Singapore, pp 37–70

JUKES AM (1975) A comparison of maprotiline and placebo in the treatment of depression. J Int Med Res 3 [Suppl 2]: 84–87

JUKES AM, MERYLL H, JAMESON B (1975) Maprotiline: side-effects and overdosage. J Int Med Res 3 [Suppl 2]: 126–128

JUNGKUNZ G (1983) Das Antidepressivum Viloxazin in Klinik und Praxis. In: PÖLDINGER W (Hrsg) Aktuelle Aspekte der Depressionsbehandlung. Huber, Bern, S 113–125

KALLIONIEMI H, SYVÄLAHTI E (1992) Citalopram, a specific inhibitor of serotonin reuptake in treatment of psychotic and borderline patients. Nord J Psychiatry 46: 181–187

KANOF P, GREENGARD P (1978) Brain histamine receptors as targets for antidepressant drugs. Nature 272: 329–341

KASCHKA WP (1987) Fragen im Zusammenhang mit Anästhesie und Operation bei psychiatrischen Patienten. Nervenheilkunde 6: 249–254

KASPER S, VOLL G, VIEIRA A, KICK H (1990) Response to total sleep deprivation before and during treatment with fluvoxamine or maprotiline in patients with major depression. Results of a double-blind study. Pharmacopsychiatry 23: 135–142

KASPER S, FUGER J, MÖLLER HJ (1992) Comparative efficacy of antidepressants. Drugs [Suppl 2] 43: 11–23

KASPER S, DÖTSCH M, KICK H, VIEIRA A, MÖLLER HJ (1993) Plasma concentrations of fluvoxamine and maprotiline in major depression-implications on therapeutic efficacy and side effects. Eur Neuropsychopharmacol 3: 13–21

KAYE CM, HADDOCK RE, LANGLEY PF et al. (1989) A review of the metabolism and pharmacokinetics of paroxetine in man. Acta Psychiatr Scand 80 [Suppl 350]: 60–75

KAYE WH, WELTZIN TE, HSU LKG, BULIK CM (1991) An open trial of fluoxetine in patients with anorexia nervosa. J Clin Psychiatry 52: 464–474

KEEGAN D, BOWEN RC, BLACKSHAW S, SALEH S, DAYAL N, REMILLARD F, SHRIKHANDE S, CEBRIAN PEREZ S, BOULTON A (1991) A comparison of fluoxetine and amitriptyline in the treatment of major depression. Int Clin Psychopharmacol 6: 117–124

KEET J, WONNACOTT S, HODGSON A (1989) A study of fluvoxamine versus mianserin in elderly depressed patients. J Psychopharmacol 3: 94 P

KELLAMS JJ, KLAPPER MH, SMALL JG (1979) Trazodone. A new antidepressant: efficacy and safety in endogenous depression. J Clin Psychiatry 40: 390–395

KEPPEL HESSELINK JM, DE JONGH PMC (1992) Sertraline in the prevention of depression. Br J Psychiatry 161: 270–271

KERKHOFS M, RIELAERT C, DE MAERTELAER V, LINKOWSKI P, CZARKA M, MENDLEWICZ J (1990) Fluoxetine in major depression: efficacy, safety and effects on sleep polygraphic variables. Int Clin Psychopharmacol 5: 253–260

KERR JS, SHERWOOD N, HINDMARCH I (1991) The comparative psychopharmacology of 5HT reuptake inhibitors. Hum Psychopharmacol 6: 313–317

KERR JS, FAIRWEATHER DB, MAHENDRAN R, HINDMARCH I (1992) The effects of paroxetine, alone and in combination with alcohol on psychomotor performance and cognitive function in the elderly. Int Clin Psychopharmacol 7: 101–108

KESSEL A, HOLT HF (1975) A controlled study of a tetracyclic antidepressant-maprotiline. Med J Aust 1: 773–776

KETTL P, DE PAULO JR (1983) Maprotiline-induced myoclonus. J Clin Psychopharmacol 3: 264–265

KHAN AU (1978) Maprotiline vs. imipramine in depression in the elderly. Br J Clin Pract 32 [Suppl 2]: 42–45

KHAN MC, BENNIE EH, STULEMEYER SM, RAVENS MA (1983) Mianserin and doxepin in the treatment of outpatient depression with anxiety. Br J Pharmacol 15: 213–218

KIELHOLZ P (1972) Depressive Zustände. Erkennung, Bewertung, Behandlung. Huber, Bern Stuttgart Wien

KIELHOLZ P (1973) Die larvierte Depression. Huber, Bern Stuttgart Wien

KIELHOLZ P, ADAMS C (Hrsg) (1984) Tropfinfusionen in der Depressionsbehandlung. Thieme, Stuttgart New York

KIEV A (1992) A double-blind, placebo-controlled study of paroxetine in depressed outpatients. J Clin Psychiatry 53 [Suppl 2]: 27–29

KINNEY-PARKER JL, SMITH D, INGLE SF (1989) Fluoxetine and weight: something lost and something gained? Clin Pharm 8: 727–733

KISSLING W (1990) Therapieresistente Depressionen: Stufenplan zur Behandlung. Psycho 16: 278–286

KISSLING W, MÖLLER HJ, LAUTER H, BINZ U, WENDT G (1985) Double-blind comparison of intravenous versus oral maprotiline. Pharmacopsychiatry 18: 96–97

KLOK CJ, BROUWER GJ, VAN PRAAG HM, DOOGAN D (1981) Fluvoxamine and clomipramine in depressed patients. A double-blind clinical study. Acta Psychiatr Scand 64: 1–11

KNOBEL M (1974) The use of trazodone in psychosomatic medicine. Psychother Psychosom 24: 141–145

KNÖLKER U (1992) Zwangssymptome im Kindes- und Jugendalter. In: HAND I, GOODMAN WK, EVERS U (Hrsg) Zwangsstörungen – neue Forschungsergebnisse. Springer, Berlin Heidelberg New York Tokyo, S 24–43 (duphar med communication Bd 5)

KNOX J (1980) Maprotiline compared with imipramine in the treatment of depression in the elderly. Br J Clin Pract 4 [Suppl 7]: 54–63

KOPERA H (1983) Lack of anticholinergic and cardiovascular effects of mianserin; studies in healthy subjects and heart patients. Acta Psychiatr Scand 302 [Suppl]: 81–89

KOPERA H, SCHENK H, STULEMEIJER S (1978) Phenprocoumon requirement, whole blood coagulation time, and plasma gamma-GT in patients receiving mianserin. Eur J Clin Pharmacol 13: 351–356

KOPONEN H, HONKONEN S, PARTANEN J, RIEKKINEN PJ (1990) Epileptic attack, delirium, and a Creutz-feld-Jakob-like syndrome during mianserin treatment. Neuropsychobiology 23: 164–168

KORNHUBER HH, LISSON G, RISSOTTO R (1985) Behandlung der schizophrenen Minussymptomatik mit Viloxazin. Dtsch Med Wochenschr 110: 698

KOWALSKI A, STANLEY RO, DENNERSTEIN L, BURROWS G, MAGUIRE KP (1985) The sexual side-effects of antidepressant medication: a double-blind comparison of two antidepressants in a non-psychiatric population. Br J Psychiatry 147: 413–418

KUGLER J, LORENZI E, SPATZ R, ZIMMERMANN H (1979) Drug-induced paroxysmal EEG-activities. Pharmacopsychiatry 12: 165–172

KUHA S, MEHTONEN OP, HENTTONEN A, NAARALA M (1991) The efficacy of fluoxetine versus maprotiline in depressed patients and by dose. Nord Psykiatr Tidsskr 45: 109–117

KUHN R (1972) Klinische Erfahrungen mit einem neuen Antidepressivum. In: KIELHOLZ P (Hrsg) Depressive Zustände. Huber, Bern Stuttgart Wien, S 195–209

KUHN R (1973) Die Therapie der larvierten Depression. In: KIELHOLZ P (Hrsg) Die larvierte Depression. Huber, Bern Stuttgart Wien, S 194–203

KUHS H, RUDOLF GAE (1989) A double-blind study of the comparative antidepressant effect of paroxetine and amitriptyline. Acta Psychiatr Scand 80: 145–146

KUHS H, RUDOLF GAE (1990) Cardiovascular effects of paroxetine. Psychopharmacology 102: 379–382

LAAKMANN G, BLASCHKE D, ENGEL R, SCHWARZ A (1988) Fluoxetine vs amitriptyline in the treatment of depressed out-patients. Br J Psychiatry 153: 64–68

LAAKMANN G, BREULL A, PÖGELT A, DAFFNER C, UNTERBERGER D (1991a) Serotoninwiederaufnahmehemmer und Depression. In: HEINRICH K, HIPPIUS H, PÖLDINGER W (Hrsg) Serotonin – ein funktioneller Ansatz für die psychiatrische, Diagnose und Therapie? Springer, Berlin Heidelberg New York Tokyo, S 233–253 (duphar med communication, Bd 2)

LAAKMANN G, PÖGELT A, KRISZIO B, BREULL A, BLASCHKE D, EISSNER HJ (1991b) Behandlungsergebnisse mit Fluoxetin im Vergleich zu Amitriptylin bei ambulanten und stationären Patienten im Rahmen von Doppelblindstudi-

en (Gesamtanalysen). In: LAAKMANN G (Hrsg) Selektive Re-uptake-Hemmung und ihre Bedeutung für die Depression. Springer, Berlin Heidelberg New York Tokyo, S 23–46

LADER M, MELHUISH A, FRCKA G, OVERO F, CHRISTENSEN V (1986) The effects of citalopram in single and repeated doses and with alcohol on physiological and psychological measures in healthy subjects. Eur J Clin Pharmacol 31: 183–190

LAM RW (1992) Antidepressants: which to use first? Can J Psychiatry 37: 592

LANGER G, SCHÖNBECK G (1983) Klinische Pharmakokinetik der Antidepressiva. In: LANGER G, HEIMANN H (Hrsg) Psychopharmaka. Springer, Wien New York, S 111–118

LAPIERRE YD (1991) Controlling acute episodes of depression. Int Clin Psychopharmacol [Suppl] 6: 23–35

LAPIERRE YD, BROWNE M, HORN E, OYEWUMI KL, SARANTIDIS D, ROBERTS N, BADOE K, TESSIER P (1987) Treatment of major affective disorder with fluvoxamine. J Clin Psychiatry 48: 65–68

LAROCHELLE P, HAMET P, ENJALBERT M (1979) Responses to tyramine and norepinephrine after imipramine and trazodone. Clin Pharm Ther 26: 24–28

LAURITSEN B (1975) Continental hospital studies with maprotiline. J Int Med Res 3 [Suppl 2]: 61–65

LAURITZEN L, CLEMMESEN L, KLYSNER R et al. (1992) Combined treatment with imipramine and mianserin. Pharmacopsychiatry 25: 182–186

LAUX G (1986) Chronifizierte Depressionen. Enke, Stuttgart

LAUX G, KÖNIG W (1992) Infusionstherapie bei Depressionen, 3. Aufl. Hippokrates, Stuttgart

LAUX G, RIEDERER P (Hrsg) (1992) Plasmaspiegelbestimmung von Psychopharmaka: Therapeutisches Drug-Monitoring. Wissenschaftliche Verlagsgesellschaft, Stuttgart

LAUX G, BECKMANN H, CLASSEN W, BECKER T (1990) Moclobemid und Maprotilin zur Behandlung endogener Depressionen. Münch Med Wochenschr 132: 34–38

LEINONEN E (1991) Serum mianserin concentrations in psychiatric inpatients of different ages. Acta Psychiatr Scand 83: 278–282

LEINONEN E, LILLSUNDE P, LAUKKANEN V, YLITALO P (1991) Effects of carbamazepine on serum antidepressant concentrations in psychiatric patients. J Clin Psychopharmacol 11: 313–318

LEMBERGER L, ROWE H, BOSOMWORTH JC et al. (1988) The effect of fluoxetine on the pharmacokinetics and psychomotor responses of diazepam. Clin Pharmacol Ther 43: 412–419

LEONARD HL, RAPOPORT JL (1989) Pharmacotherapy of childhood obsessive-compulsive disorder. Psychiatr Clin North Am 12: 963–970

LEVIN A (1982) Mianserin and clomipramine in the treatment of depression. S Afr Med J 61: 701–704

LEVINE S, DEO R, MAHADEVAN K (1987a) A comparative trial of a new antidepressant, fluoxetine. Br J Psychiatry 150: 653–655

LEVINE LR, ROSENBLATT S, BOSOMWORTH J (1987b) Use of a serotonin re-uptake inhibitor, fluoxetine, in the treatment of obesity. Int J Obes 11: 185–190

LEVINE LR, ENAS GG, THOMPSON WL, BYYNY RL, DAUER AD, KIRBY RW, KREINDLER TG, LEVY B, LUCAS CP, MCILWAIN HH et al. (1989a) Use of fluoxetine, a selective serotonin-uptake inhibitor, in the treatment of obesity: a dose-response study. Int J Obes 13: 635–645

LEVINE R, HOFFMAN JS, KNEPPLE ED, KENIN M (1989b) Long-term fluoxetine treatment of a large number of obsessive-compulsive patients. J Clin Psychopharmacol 9: 281–283

LEVINSON ML, LIPSY RJ, FULLER DK (1991) Adverse effects and drug interactions associated with fluoxetine therapy. DICP Ann Pharmacother 25: 657–661

LIBERT MH (1991) The use of viloxazine in the treatment of primary enuresis. Curr Ther Res 49: 335–339

LIEBAU H, WÖLLER M, LANGE H (1981) Behandlung depressiver Verstimmungszustände in der Praxis mit Maprotilin. Z Allg Med 57: 2403–2409

LIEBOWITZ MR, HOLLANDER E, SCHNEIER F, CAMPEAS R, HATTERER J, PAPP L, FAIRBANKS J, SANDBERG D, DAVIES S, STEIN M (1989) Fluoxetine treatment of obsessive–compulsive disorder: an open clinical trial. J Clin Psychopharmacol 9: 423–427

LIEBOWITZ MR, HOLLANDER E, FAIRBANKS J, CAMPEAS R (1990) Fluoxetine for adolescents with obsessive-compulsive disorder. Am J Psychiatry 147: 370–371

LINDSAY PG, OLSEN RB (1985) Maprotiline in pain depression. J Clin Psychiatry 46: 226–228

LIPPMAN SB, NASH K (1990) Monoamine oxidase inhibitor update: potential adverse food and drug interactions. Drug Safety 5: 195–204

LOEB D, ALBANO C, GANDOLFO C (1989) Fluoxetine versus imipramine. Int J Psychopharmacol [Suppl] 4: 75–79

LOLDRUP D, LANGEMARK M, HANSEN HJ, OLESEN J, BECH P (1989) Clomipramine and mianserin in chronic idiopathic pain syndrome. Psychopharmacology 99: 1–7

LOGUE JN, HENDRICKS JP, MILLER RM (1979) Comparisons of maprotiline with imipramine in severe depression: a multicentre controlled trial. J Clin Pharmacol 19: 64–72

LUND LAURSEN A, MIKKELSEN PL, RASMUSSEN S, LE FEVRE HONORE P (1985) Paroxetine in the treatment of depression – a randomized comparison with amitriptyline. Acta Psychiatr Scand 71: 249–255

LUNDMARK J, SCHEEL THOMSEN I, FJORD-LARSEN T, MANNICHE PM, MENGEL H, MØLLER-NIELSEN EM, PAUSER H, WALINDER J (1989) Paroxetine: pharmacokinetic and antidepressant effect in the elderly. Acta Psychiatr Scand [Suppl 350] 80: 76–80

LYDIARD RB, KNIGHT LAIRD L, MORTON A, STEELE TE, KELLNER C, LARAIA MT, BALLENGER JC (1989) Fluvoxamine, imipramine, and placebo in the treatment of depressed outpatients: effects on depression. Psychopharmacol Bull 25: 68–70

MAISTRELLO I, GRASSI G, BERTOLINO A et al. (1983) Unwanted symptoms in depressed patients treated with viloxazine: an algorithm for identification of illness-related symptoms. Eur J Clin Pharmacol 24: 277–281

MANN JJ, KAPUR S (1991) The emergence of suicidal ideation and behavior during antidepressant pharmacotherapy. Arch Gen Psychiatry 48: 1027–1033

MANN JJ, GEORGOTAS A, NEWTON R, GERSHON S (1981) A controlled study of trazodone, imipramine, and in outpatients with endogenous depressions. J Clin Psychopharmacol 1: 75–80

MANNA V, MARTUCCI N, AGNOLI A (1989) Double-blind controlled study on the clinical efficacy and safety of fluoxetine vs clomipramine in the treatment of major depressive disorders. Int J Psychopharmacol [Suppl] 4: 81–88

MANTH SM, PRAGER G (1987) Fluvoxamin bei kardialen Risikopatienten. Fortschr Pharmakother 3: 36–46

MARCH JS, KOBAK KA, JEFFERSON JW, MAZZA J, GREIST JH (1990) A double-blind, placebo-controlled trial of fluvoxamine versus imipramine in outpatients with major depression. J Clin Psychiatry 51: 200–202

MARKOVITZ JC (1991) Combined therapy for a 30-year-old woman with early-onset dysthymia. Hosp Commun Psychiatry 42: 1103–1104

MARKOVITZ PJ, STAGNO SJ, CALABRESE JR (1990) Buspirone augmentation of fluoxetine in obsessive-compulsive disorder. Am J Psychiatry 147: 798–800

MARKOVITZ PJ, CALABRESE JR, SCHULZ SC, MELTZER HY (1991) Fluoxetine in the treatment of borderline and schizotypal personality disorders. Am J Psychiatry 148: 1064–1067

MARLEY E, WOZNIAK KM (1984) Interactions of non-selective monoamine oxidase inhibitors, tranylcypromine and nialamide, with inhibitors of 5-hydroxytryptamine, dopamine or noradrenaline re-uptake. J Psychiatry Res 18: 191–203

MARTIN AJ, WAKELIN J (1986) Fluvoxamine – a baseline study of clinical response, long term tolerance and safety in a general practice population. Br J Clin Pract 40: 95–99

MARTIN AJ, TEBBS VM, ASHFORD JJ (1987) Affective disorders in general practice. Treatment of 6000 patients with fluvoxamine. Pharmatherapeutica 5: 40–49

MARTIN PR, ADINOFF B, ECKARDT MJ, STAPLETON JM, BONE GAH, RUBINOW DR, LANE EA, LINNOILA M (1989) Effective pharmacotherapy of alcoholic amnestic disorder with fluvoxamine. Arch Gen Psychiatry 46: 617–621

MARTINDALE FA (1989) The extra pharmacopoeia. The Pharmaceutical Press, London

MARTUCCI N, MANNA V, AGNOLI A (1985) Antidepressant drugs and migraine. Cephalgia 5: 225–228

MASCO HL, SHEETZ MS (1985) Double-blind comparison of fluoxetine and amitriptyline in the treatment of major depressive illness. Adv Ther 2: 175–284

MATTILA MJ, SAARIALHO-KERE U, MATTILA M (1988) Acute effects of sertraline, amitriptyline, and placebo on the psychomotor performance of healthy subjects over 50 years of age. J Clin Psychiatry [Suppl] 49: 52–58

MCCALLUM P, MEARES R (1975) A controlled trial of maprotiline in depressed outpatients. Med J Aust 2: 392–396

MCCANCE KATZ E, PRICE LH, CHARNEY DS, HENINGER GR (1992) Serotonergic function during lithium augmentation of refractory depression. Psychopharmacology 108: 93–97

MCEVOY JP, SHERIDAN WF, STEWART WR Jr et al (1980) Viloxazine in the treatment of depressive neurosis: a controlled clinical study with doxepin and placebo. Br J Psychiatry 137: 440–443

MCGRATH PJ, RABKIN JG, STEWART JW, HARRISON W, QUITKIN FM, MARKOWITZ J (1985) Placebo-controlled study of mianserin in depressed outpatients. Neuropsychobiology 14: 128–132

MEHTA BM, SPEAR FG, WHITTINGTON JR (1980) A double-blind controlled trial of mianserin and amitriptyline in depression. Curr Med Res Opin 7: 14–22

MENDLEWICZ J (1992) Efficacy of fluvoxamine in severe depression. Drugs [Suppl 2] 43: 32–39

MERTENS C (1989) Citalopram versus mianserin: a controlled double-blind trial in depressed patients. In: MONTGOMERY SA (ed) Citalopram – the new antidepressant from Lundbeck Research. Proceedings of a Symposium August 11, 1988. Excerpta Medica, Amsterdam, pp 50–55

MERTENS C, PINTENS H (1988) Paroxetine in the treatment of depression. A double-blind multicenter study versus mianserin. Acta Psychiatr Scand 77: 683–688

MEYENDORFF E, JAIN A, TRÄSKMAN-BENDZ L, STANLEY B, STANLEY M (1986) The effects of fenfluramine on suicidal behavior. Psychopharmacol Bull 22: 155–159

MICO JA, CASAS J, GUTIERREZ M, GOMEZ-CAMA MC, VALVERDE O, ARACAMA JR, ELORZA J, GIBERT-RAHOLA J (1990) Evaluation of the analgesic effect of fluvoxamine on experimental acute and chronic pain. Eur J Pharmacol 183: 1446–1447

MIDDLETON RSW (1975) A comparison between maprotilin and imipramine in the treatment of depressive illness in the elderly. J Int Med Res 3 [Suppl 2]: 79–81

MILLER SM, NAYLOR GJ, MURTAGH M, WINSLOW G (1989) A double-blind comparison of paroxetine and placebo in the treatment of depressed patients in a psychiatric outpatient clinic. Acta Psychiatr Scand [Suppl] 80: 143–144

MILNE RJ, GOA KL (1991) Citalopram. A review of its pharmacodynamic and pharmacokinetic properties, and therapeutic potential in depressive illness. Drugs 41: 450–477

MITCHEL JE, PYLE RL, ECKERT ED, HATSUKAMI D, POMEROY C, ZIMMERMAN R (1989) Response to alternative antidepressants in imipramine nonresponders with bulimia nervosa. J Clin Psychopharmacol 9: 291–293

MIZUKI Y, KAJAMURA N, IMAI T, SUETSUGI M, RAI S, KANEYUKI H, YAMADA N (1990) Effects of mianserin on negative symptoms in schizophrenia. Int Clin Psychopharmacol 5: 83–95

MODELL JG, HIMLE J, NESSE RM, MOUNTZ JM, SCHMALTZ S (1989) Sequential trials of fluoxetine, phenelzine, and tranylcypromine in the treatment of obsessive-compulsive disorder. J Anxiety Disord 3: 287–293

MOFFAERT M, VAN DIERICK M, DE MEULEMEESTER F, VEREECKEN A (1982) Treatment of depressive anxiety states associated with psychosomatic symptoms. Acta Psychiatr Belg 83: 525–539

MOISES HW, KASPER S, BECKMANN H (1981) Trazodone and amitriptyline in treatment of depressed inpatients. A double-blind study. Pharmacopsychiatry 4: 167-171

MOLCHO A, STANLEY M (1992) Antidepressants and suicide risk: issues of chemical and behavioral toxicity. J Clin Psychopharmacol [Suppl] 12: S 13–18

MÖLLER HJ (1991) Therapieresistenz auf Antidepressiva: Risikofaktoren und Behandlungsmöglichkeiten. Nervenarzt 62: 658–669

MÖLLER HJ (1992) Klinische Prüfstudien. In: RIEDERER P, LAUX G, PÖLDINGER W (Hrsg) Neuro-Psychopharmaka, Bd 1. Allgemeine Grundlagen der Pharmakopsychiatrie. Springer, Wien New York, S 177–199

MÖLLER HJ (1992a) Antidepressants – do they decrease or increase suicidality? Pharmacopsychiatry 25: 249–253

MÖLLER HJ, RIEHL T, DIETZFELBINGER T, WERNICKE T (1990) Behandlung ambulanter Patienten mit Depressionen. Münch Med Wochenschr 132: 695–699

MOLNAR G (1983) Seizures associated with high maprotiline serum concentrations. Can J Psychiatry 28: 555–556

MONRO P, SWADE C, COPPEN A (1985) Mianserin in the prophylaxis of migraine: a double-blind study. Acta Psychiatr Scand 72 [Suppl 320]: 98–103

MONTGOMERY SA (1989) The efficacy of fluoxetine as an antidepressant in the short and long term. Int Clin Psychopharmacol [Suppl] 4: 113–119

MONTGOMERY SA (1992a) Sertraline in the prevention of depression. Br J Psychiatry 161: 271–272

MONTGOMERY SA (1992b) Suicide and antidepressants. Drugs [Suppl 2] 43: 24–31

MONTGOMERY SA, MONTGOMERY D (1992) Prophylactic treatment in recurrent unipolar depression. In: MONTGOMERY SA, ROUILLON F (eds) Long-term treatment of depression. Wiley, Chichester New York Brisbane, pp 53–79

MONTGOMERY SA, ROUILLON F (eds) (1992) Long-term treatment of depression. Wiley, Chichester New York Brisbane

MONTGOMERY SA, RASMUSSEN JGC (1992) Citalopram 20 mg, citalopram 40 mg and placebo in the prevention of relapse of major depression. Int Clin Psychopharmacol [Suppl] 5: 63–65

MONTGOMERY SA, MCAULEY R, MONTGOMERY DB (1978) Relationship between mianserin plasma levels and antidepressant effect in a double-blind trial comparing single night-time and divided daily dose regimes. Br J Clin Pharmacol 5: 715–716

MONTGOMERY SA, MCAULEY R, DAWLING S (1980) Pharmacokinetics and efficacy of maprotiline and amitriptyline in endogenous depression: a double-blind controlled trial. Clin Ther 3: 292–301

MONTGOMERY SA, SMEYATSKY N, DE RUITER M, MONTGOMERY DB (1985) Profiles of antidepressant activity with the Montgomery–Asberg rating scale. Acta Psychiatr Scand 72 [Suppl 320]: 38–42

MONTGOMERY SA, DUFOUR H, BRION S, GAILLEDREAU J, LAQUEILLE X, FERREY G, MORON P, PARANT-LUCENA N, SINGER L, DANION JM, BEUZEN JN, PIERREDON MA (1988) The prophylactic efficacy of fluoxetine in unipolar depression. Br J Psychiatry [Suppl] 153: 69–76

MONTGOMERY SA, BALDWIN D, GREEN M (1989) Why do amitriptyline and dothiepin appear to be so dangerous in overdose? Acta Psychiatr Scand [Suppl] 80: 47–53

MONTGOMERY SA, DOOGAN DP, BURNSIDE R (1991) The influence of different relapse criteria on the assessment of long-term efficacy of sertraline. Int Clin Psychopharmacol [Suppl] 6: 37–46

MONTGOMERY SA, BULLOCK T, PINDER RM (1991) The clinical profile of mianserin. Nord Psykiatr Tidsskr 45: 27–35

MONTGOMERY SA, RASMUSSEN JGC, LYBY K, CONNOR P, TANGHOJ P (1992) Dose response relationship of citalopram 20 mg, citalopram 40 mg and placebo in the treatment of moderate and severe depression. Int Clin Psychopharmacol 6: 67–72

MOON CAL, JESINGER DK (1991) The effects of psychomotor performance of fluvoxamine versus mianserin in depressed patients in general practice. Br J Clin Pract 45: 259–262

MORON P, PARANT-LUCENA N, JARRIGE A (1981) Essai thérapeutique de la viloxazine injectable. Psychol Méd 13: 1831–1835

MUIJEN M, ROY D, SILVERSTONE T, MEHMET A, CHRISTIE M (1988) A comparative clinical trial of fluoxetine, mianserin and placebo in depressed outpatients. Acta Psychiatr Scand 78: 384–390

MÜLLER-OERLINGHAUSEN B, RÜTHER E (1979) Clinical profile and serum concentration of viloxazine as compared to amitriptyline. Pharmakopsychiatry 12: 321–337

MULLIN JM, PANDITA-GUNAWARDENA VR, WHITEHEAD AM (1988) A double-blind comparison of fluvoxamine and dothiepin in the treatment of major affective disorder. Br J Clin Pract 42: 51–55

MURDOCH D, MCTAVISH D (1992) Sertraline. A review of its pharmacodynamic and pharmacokinetic properties, and therapeutic potential in depression and obsessive-compulsive disorder. Drugs 44: 604–624

MURPHY JE, BRIDGMAN KM (1978) A comparative clinical trial of mianserin (Norval) and amitriptyline in the treatment of depression in general practice. J Int Med Res 6: 199–206

MURPHY (1976) A comparison of a high low dosage regimen of maprotiline. Cambridge Med Publ, pp 86–101

NARANJO CA, SELLERS EM, SULLIVAN JT, WOODLEY DV, KADLEC K, SYKORA K (1987) The serotonin uptake inhibitor citalopram attenuates ethanol intake. Clin Pharmacol Ther 41: 266–274

NARANJO CA, SULLIVAN JT, KADLEC KE, WOODLEY-REMUS V, KENNEDY G, SELLERS EM (1989) Differential effects of viqualine on alcohol intake and other consummatory behaviors. Clin Pharmacol Ther 46: 301–309

NARANJO CA, KADLEC KE, SANHUEZA P, WOODLEY-REMUS D, SELLERS EM (1990) Fluoxetine differentially alters alcohol intake and other consummatory behaviors in problem drinkers. Clin Pharmacol Ther 47: 490–498

NARANJO CA, POULOS CX, BREMNER KE, LANCTOT KL (1992) Citalopram decreases desirability, liking, and consumption of alcohol in alcohol-dependent drinkers. Clin Pharmacol Ther 51: 729–739

NAWISHY S, DAWLING S (1982) Kinetic interaction of mianserin in epileptic patients on anticonvulsant drugs. Br J Clin Pharmacol 13: 612–613

NELSON JC, MAZURE CM, BOWERS MB, JATLOW PI (1991) A preliminary, open study of the combination of fluoxetine and desipramine for rapid treatment of major depression. Arch Gen Psychiatry 48: 303–307

NEWTON R (1981) The side effects profile of trazodone in comparison to an active control and placebo. J Clin Psychopharmacol l [Suppl]: 89–93

NIELSEN OA, MORSING I, PETERSEN JS, LARSEN T, MØLLER SE, MANNICHE PM, SKAUSIG OB (1991) Paroxetine and imipramine treatment of depressive patients in a controlled multicentre study with plasma amino acid measurements. Acta Psychiatr Scand 84: 233–241

NIERENBERG AA, WHITE K (1990) What next? A review of pharmacologic strategies for treatment resistant depression. Psychopharmacol Bull 26: 429–460

NILSSON BS (1983) Adverse reactions in connection with zimelidine treatment – a review. Acta Psychiatr Scand [Suppl] 68: 115–119

NISSEN G (1983) Depressive Zustandsbilder im Kindes- und Jugendalter und ihre Behandlung mit Vivalan ICI (Viloxazin). In: PÖLDINGER W (Hrsg) Aktuelle Aspekte der Depressionsbehandlung. Huber, Bern, S 134–145

NOGUERA R, ALTUNA R, ALVAREZ E, AYUSO JL, CASAIS L, UDINA C (1991) Fluoxetine vs. clomipramine in depressed patients: a controlled multicentre trial. J Affect Disord 22: 119–124

NOLEN WA, VAN DE PUTTE JJ, DIJKEN WA, KAMP JS, BLANSJAAR BA, KRAMER HJ, HAFFMANS J (1988) Treatment strategy in depression. 1. Non-tricyclic and selective reuptake inhibitors in resistant depression: a double-blind partial crossover study on the effects of oxaprotiline and fluvoxamine. Acta Psychiatr Scand 78: 668–675

NORMAN TR, BURROWS GD, DAVIES BM et al. (1980) Viloxazine plasma concentrations and clinical response. J Affect Disord 2: 157–164

NORTON KRW, SIRELING LI, BHAT AV, RAO B, PAYKEL ES (1984) A double-blind comparison of fluvoxamine, imipramine and placebo in depressed patients. J Affect Disord 7: 297–308

NYTH A, GOTTFRIES CG, LYBY K, SMEDEGAARD-ANDERSEN L, GYLDING-SABROE J, KRISTENSEN M, REFSUM HE, ÖFSTI E, ERIKSSON S, SYVERSEN SA (1992) A controlled multicenter clinical study of citalopram and placebo in elderly depressed patients with and without concomitant dementia. Acta Psychiatr Scand 86: 132–145

OCHS HR, GREENBLATT DJ, VERBURG-OCHS B, LABEDSKI L (1989) Chronic treatment with fluvoxamine, clovoxamine, and placebo: interaction with digoxin and effects on sleep and alertness. J Clin Pharmacol 29: 91–95

O'CONNOR M, PETTIFORD J (1982) Zimelidine in chronic suicidal behaviour. Aust NZ J Psychiatry 16: 196–197

OHAYON M, POINSO Y (1985) Des conclusions surprenantes d'une étude en double insu viloxazine iv/cp. Actualités Psychiat 15: 86–95

ØHRBERG S, CHRISTIANSEN PE, SEVERIN B, CALBERG H, NILAKANTAN B, BORUP A, SØGAARD A, LARSEN SB, LOLDRUP D, BAHR B, SIEBUHR N, GREGERSEN B, JACOBSEN F, LILJESTRÖM M, MANNICHE PM, BECH P (1992) Paroxetine and imipramine in the treatment of depressive patients in psychiatric practice. Acta Psychiatr Scand 86: 437–444

OLAFSSON K, BILLE A, PALBY A, MOLLER SE, ANDERSEN J (1988) Serotonin reuptake-inhibitor in the treatment of dementia. Nord Psykiatr Tidsskr 42: 533–535

ORMSBEE HS, FONDACARO JD (1985) Action of serotonin on the gastrointestinal tract (42016). Proc Soc Exp Biol Med 178: 333–338

OTTEVANGER EA (1991a) The efficacy of fluvoxamine in patients with severe depression. Br J Clin Res 2: 125–132

OTTEVANGER EA (1991b) Fluvoxamine activity profile with special emphasis on the effect on suicidal ideation. Eur J Clin Res 1: 47–54

PACH J (1992) Pharmakotoxische Psychose und extrapyramidalmotorisches Syndrom. Nervenarzt 63: 575–576

PAKESCH G, DOSSENBACH M (1991) Wirkung und Sicherheit von Fluoxetin versus Clomipramin bei ambulanten Patienten mit einem depressiven Syndrom in einer klinischen Prüfung bei niedergelassenen Ärzten. Wien Klin Wochenschr 103: 176–182

PALMIÉ P (1983) Erfahrungsbericht über den Einsatz von Thombran (Trazodon-HCI) in der kinderärztlichen Praxis. Therapiewoche 33: 4823–4824

PASTUSZAK A, SCHICK-BOSCHETTO B, ZUBER C, FELDKAMP M, PINELLI M, SIHN S, DONNENFELD A, MCCORMACK M, LEEN-MITCHELL M, WOODLAND C, GARDNER A, HOM M, KOREN G (1993) Pregnancy outcome following first-trimester exposure to fluoxetine (Prozac). JAMA 269: 2246–2248

PECK AW, BOYD O, HOOVER CE (1983) Incidence of seizures during treatment with tricyclic antidepressant drugs and bupropion. J Clin Psychiatry 44: 197–203

PEDERSEN OL et al. (1982) Overdosage of antidepressants: clinical and pharmacokinetic aspects. Eur J Clin Pharmacol 23: 513

PELICIER Y, GRESLAND M (1985) A daily evening dose of 75 mg maprotiline in outpatients treatment of depressive states in general practice. Trib Méd 131: 49–61

PERAULT MC, GRIESEMANN E, BOUGUET S et al. (1989) A study of the interaction of viloxazine with theophylline. Ther Drug Monit 11: 520–522

PEREZ A, ASHFORD JJ (1990) A double-blind, randomized comparison of fluvoxamine with mianserin in depressive illness. Curr Med Res Opin 12: 234–241

PERRY GF, FITZSIMMONS B, SHAPIRO L, IRWIN P (1978) Clinical study of mianserin, imipramine and placebo in depression. Br J Clin Pharmacol 5: 35–41

PERRY PJ, GARVEY MJ, KELLY MW, COOK BL, DUNNER FJ, WINOKUR G (1989) A comparative trial of fluoxetine versus trazodone in outpatients with major depression. J Clin Psychiatry 50: 290–294

PERSE TL, GREIST JH, JEFFERSON JW, ROSENFELD R, DAR R (1987) Fluvoxamine treatment of obsessive-compulsive disorder. Am J Psychiatry 144: 1543–1548

PESELOW ED, FILIPPI AM, GOODNICK P, BAROUCHE F, FIEVE RR (1989a) The short- and long-term efficacy of paroxetine HCI. A. Data from a 6-week double-blind parallel design trial vs imipramine and placebo. Psychopharmacol Bull 25: 267–271

PESELOW ED, FILIPPI AM, GOODNICK P, BAROUCHE F, FIEVE RR (1989b) The short- and long-term efficacy of paroxetine HCI. B. Data from a double-blind crossover study and from a year-long term trial vs imipramine and placebo. Psychopharmacol Bull 25: 272–276

PETERS UH, LENHARD P, METZ M (1989) Ambulante antidepressive Therapie. Eine multizentrische Doppelblindstudie. TW Neurologie Psychiatrie 3: 645–650

PHANJOO AL, WONNACOTT S, HODGSON A (1991) Double-blind comparative multicentre study of fluvoxamine and mianserin in the treatment of major depressive episode in elderly people. Acta Psychiatr Scand 83: 476–479

PICHOT P, GUELFI J, DREYFUS JF (1975) A controlled multicentre therapeutic trial of viloxazine (Vivalan). J Int Med Res 3: 80–85

PIGOTT TA, PATO MT, BERNSTEIN SE, GROVER GN, HILL JL, TOLLIVER TJ, MURPHY DL (1990) Controlled comparisons of clomipramine and fluoxetine in the treatment of obsessive-compulsive disorder. Arch Gen Psychiatry 47: 926–932

PINDER RM (1991) Mianserin: pharmacological and clinical correlates. Nord Psykiatr Tidsskr 45: 13–26

PINDER RM, FINK M (1982) Mianserin. Mod Probl Pharmacopsychiatry 18: 70–101

PINDER RM, BROGDEN RN, SPEIGHT TM et al. (1977) Viloxazine: a review of its pharmacolgical properties and therapeutic efficacy in depressive illness. Drugs 13: 401–421

PINDER RM, BROGDEN RN, SPEIGHT TM, AVERY GS (1977) Maprotiline : a review of its pharmacological properties and therapeutic efficacy in mental depressive states. Drugs 13: 321–352

PINDER RM, BLUM A, STULEMEYER SM (1980) A double-blind, multicentre trial comparing the efficacy and side-effects of mianserin and chlorimipramine in depressed in- and outpatients. Int Pharmacopsychiatry 15: 218–227

PINTO O, AFEICHE SP, BARTHOLINI E, LOUSTALDT P (1972) Internationale Erfahrungen mit Ludiomil. In: KIELHOLZ P (Hrsg) Depressive Zustände. Huber, Bern Stuttgart Wien, S 254–265

PISANI F, FAZIO A, OTERI G et al. (1986a) Carbamazepine-viloxazine interaction in patients with epilepsy. J Neurol Neurosurg Psychiatry 49: 1142–1145

PISANI F, FAZIO A, SPINA E et al. (1986b) Pharmacogenetics of the antidepressant drug viloxazine in normal subjects and in epileptic patients receiving chronic anticonvulsant treatment. Psychopharmacology 90: 295–298

PISANI F, FAZIO A, ARTESI C et al. (1992) Elevation

of plasma phenytoin by viloxazine in epileptic patients: a clinically significant drug interaction. J Neurol Neurosurg Psychiatry 55: 126-127

PÖLDINGER W (1982) Doppelblindvergleich der Antidepressiva Viloxazin und Imipramin. Dtsch Med Wochenschr 107: 661–665

PÖLDINGER W, HABER H (1989) Fluoxetine 40 mg vs maprotiline 75 mg in the treatment of outpatients with depressive disorders. Int Clin Psychopharmacol 4: 47–50

POPE H, MCELROY SL, NIXON RA (1988) Possible synergism between fluoxetine and lithium in refractory depression. Am J Psychiatry 145: 1292–1293

POROT M, MAILLOT S (1982) Clinical trial of viloxazine by intravenous perfusions in depressive states. Psychol Med (Paris) 14: 1615–1623

POTTER WZ, RUDORFER MV, MANJI H (1991) The pharmacologic treatment of depression. N Engl J Med 325: 633–642

POTTER VAN LOON BJ, RADDER JK, FRÖLICH M, KRANS HMJ, ZWINDERMAN AH, MEINDERS AE (1992) Fluoxetine increases insulin action in obese type II (non-insulin dependent) diabetic patients. Int J Obesity 16 [Suppl 4]: S55–S61

PRANGE AJ, WILSON IC, RABON AM et al. (1969) Enhancement of imipramine-antidepressant activity by thyroid hormone. Am J Psychiatry 126: 457

PRICE LH, GOODMAN WK, CHARNEY DS, RASMUSSEN SA, HENINGER GR (1987) Treatment of severe obsessive-compulsive disorder with fluvoxamine. Am J Psychiatry 144: 1059–1061

PRICE LH, CHARNEY DS, HENINGER GR (1992) Serotonin syndrome. Am J Psychiatry 149: 1116–1117

PRIMEAU F, FONTAINE R (1987) Obsessive disorder with self-mutilation: a subgroup responsive to pharmacotherapy. Can J Psychiatry 32: 699–701

RABKIN JG, MCGRATH PJ, QUITKIN FM, FYER A, STEWART JW, LIEBOWITZ MR, MARKOWITZ J (1984) Mianserin versus amitriptyline for depression: a double-blind 6-week trial. Neuropsychobiology 12: 224–228

RAHMAN MK, AKHTAR MJ, SAVLA NC, SHARMA RR, KELLETT JM, ASHFORD JJ (1991) A double-blind, randomised comparison of fluvoxamine with dothiepin in the treatment of depression in elderly patients. Br J Clin Pract 45: 255–258

RAPOPORT JL (1991) Medikamentöse Behandlung der Zwangserkrankung. Nervenarzt 62: 318–320

RAUCH PK, JENIKE MA (1984) Digoxin toxicity possibly precipitated by trazodone. Psychosomatics 25: 334–335

RAWLS WN (1982) Trazodone. Drug Intell Clin Pharm 16: 7–13

REIMHERR FW, WOOD DR, BYERLEY B, BRAINARD J, GROSSER BI (1984) Characteristics of responders to fluoxetine. Psychopharmacol Bull 20: 70–72

REIMHERR FW, BYERLEY WF, WARD MF, LEBEGUE BJ, WENDER PH (1988) Sertraline, a selective inhibitor of serotonin uptake, for the treatment of outpatients with major depressive disorder. Psychopharmacol Bull 24: 200–205

REIMHERR FW, CHOUINARD G, COHN CK, COLE JO, ITIL TM, LAPIERRE YD, MASCO HL, MENDLES J (1990) Antidepressant efficacy of sertraline: a double-blind, placebo- and amitriptyline-controlled, multicenter comparison study in outpatients with major depression. J Clin Psychiatry 51: 18–27

REMICK RA, DOUGLAS KELLER F, GIBSON RE, CARTER D (1989) A comparison between fluoxetine and doxepin in depressed patients. Curr Ther Res 46: 842–848

RICHIR J, LESAGE E, DUTOIT A et al. (1982) Les réactions dépressives à la phase aigue de l'infarctus du myocarde: utilisation de la Viloxazine en unité de soins intensifs cardiologiques. Gaz Med France 89: 2185–2188

RICKELS K, CASE WG (1982) Trazodone in depressed outpatients. Am J Psychiatry 139: 803–806

RICKELS K, SCHWEIZER E (1990) Clinical overview of serotonin reuptake inhibitors. J Clin Psychiatry [Suppl] 51: 9–12

RICKELS K, SMITH WT, GLAUDIN V, AMSTERDAM JB, WEISE C, SETTLE GP (1985) Comparison of two dosage regimens of fluoxetine in major depression. J Clin Psychiatry 46: 38–41

RICKELS K, AMSTERDAM JD, AVALLONE MF (1986) Fluoxetine in major depression: a controlled study. Curr Ther Res 39: 559–563

RICKELS K, AMSTERDAM J, CLARY C, FOX I, SCHWEIZER E, WEISE C (1992) The efficacy and safety of paroxetine compared with placebo in outpatients with major depression. J Clin Psychiatry [Suppl] 53: 30–32

RIDDLE MA, HARDIN MT, KING R, SCAHILL L, WOOLSTON JL (1990) Fluoxetine treatment of children and adolescents with Tourette's and obsessive compulsive disorders: preliminary clinical experience. J Am Acad Child Adolesc Psychiatry 29: 45–48

RIEGER W, MÜLLER H, KÖRNER P (1975) Maprotiline and imipramine in depressed in-patients: a controlled study. J Int Med Res 3: 413–420

ROBINSON JF, DOOGAN DP (1982) A placebo controlled study of the cardiovascular effects of

fluvoxamine and clovoxamine in human volunteers. Br J Clin Pharmacol 14: 805–808

ROCCATAGLIATA G, ALBANO C, MAFFINI M, FARELLI S
(1980) Alcohol withdrawal syndrome: treatment with trazodone. Int Pharmacopsychiatry
l5: 105–109

ROPERT R (1989) Fluoxetine versus clomipramine
in major depressive disorders. Int Clin Psychopharmacol 4: 89–95

ROSENTHAL J, HEMLOCK C, HELLERSTEIN DJ, YANO-
WITCH P, KASCH K, SCHUPAK C, SAMSTAG L,
WINSTON A (1992) A preliminary study of sero-
tonergic antidepressants in treatment of
dysthymia. Prog Neuropsychopharmacol Biol
Psychiatry 16: 933–941

ROST W, SCHMIDTKE A, BAUER K, HÜBNER C, GATTAZ
WF (1989) Die Wirklatenzhypothese von Antidepressiva: Vergleich zwischen Fluvoxamin
und Maprotilin. In: SALETU B (Hrsg) Biologische Psychiatrie. Thieme, Stuttgart New York,
S 158–160

ROTH D, MATTES J, SHEEHAN KH, SHEEHAN DV
(1990) A double-blind comparison of fluvoxamine, desipramine and placebo in outpatients with depression. Prog Neuropsychopharmacol Biol Psychiatry 14: 929–939

RUDORFER MV, POTTER WZ (1989) Combined fluoxetine and tricyclic antidepressants. Am J
Psychiatry 146: 562–564

RUSSEL G, NIAZ U, WAKELING A, SLADE PD (1978)
Comparative double-blind trial of mianserin
hydrochloride and diazepam in patients with
depressive illness. Br J Clin Pharmacol 5: 57S–
65S

SALAMA AA, SHAFEY M (1989) A case of severe
lithium toxicity induced by combined fluoxetine and lithium carbonate (letter). Am J
Psychiatry 146: 278

SALETU B, FREY R, KRUPKA M, ANDERER P, GRÜNBER-
GER J, SEE WR (1991) Sleep laboratory studies
on the single-dose effects of serotonin reuptake inhibitors paroxetine and fluoxetine on
human sleep and awakening qualities. Sleep
14: 439–447

SCHIED HW, BARTELS M (1983) Transitorische zerebelläre Ataxien bei hochdosierter thymoleptischer Kombinationsbehandlung. Pharmacopsychiatria 16: 64–65

SCHIFANO F, GARBIN A, RENESTO V, DEDOMINICIS
MG, TRINCIARELLI G, SILVESTRI A, MAGNI G (1990)
A double-blind comparison of mianserin and
maprotiline in depressed medically ill elderly
people. Acta Psychiatr Scand 81: 289–294

SCHMAUSS M, MELLER I (1989) Die „therapieresistente" Depression – Ursachen und Behandlungsmöglichkeiten. Psychiat Prax 16: 101–108

SCHNEIER FR, LIEBOWITZ MR, DAVIES SO, FAIRBANKS
J, HOLLANDER E, CAMPEAS R, KLEIN DF (1990)
Fluoxetine in panic disorder. J Clin Psycho-
pharmacol 10: 119–121

SCHÖNE N (1992) A double-blind comparison of
paroxetine and fluoxetine in the treatment of
geriatric patients with major depression. Eur
Neuropsychopharmacol 2: P–16

SCHÖNY W (1992) Die Wirksamkeit und Verträglichkeit von Citalopram im Vergleich von
parenteraler und oraler Verabreichung. Neuropsychiatrie 6: 65–71

SCHWEIZER E, RICKELS K, AMSTERDAM JD, FOX I,
PUZZUOLI G, WEISE C (1990) What constitutes
an adequate antidepressant trial for fluoxetine? J Clin Psychiatry 51: 8–11

SEDGWICK EM, EDWARDS G (1983) Mianserin, maprotiline and the electroencephalogram. Br J
Clin Pharmacol 15 [Suppl 2]: 255–257

SELLERS EM, HIGGINS GA, SOBELL MB (1992) 5-HT
and alcohol abuse. Trends Pharmacol Sci 13:
69–75

SEPPALA T, STROMBERG C, BERGMAN I (1984) Effects
of zimeldine, mianserin and amitriptyline on
psychomotor skills and their interaction with
ethanol. A placebo controlled cross-over study. Eur J Clin Pharmacol 27: 181–189

SHAPIRA B, LERER B, KINDLER S, LICHTENBERG P,
GROPP C, COOPER T, CALEV A (1992) Enhanced
serotonergic responsivity following electroconvulsive therapy in patients with major
depression. Br J Psychiatry 160: 223–229

SHAW CA, SULLIVAN JT, KADLEC KE, KAPLAN HL,
NARANJO CA et al. (1989) Ethanol interactions with serotonin uptake selective and
non-selective antidepressants: fluoxetine
and amitriptyline. Hum Psychopharmacol 4:
113–120

SHAW DM, CRIMMINS R (1989) A multicentre trial of
citalopram and amitriptyline in major depressive illness. In: MONTGOMERY SAL (ed) Citalopram – the new antidepressant from Lundbeck research. Proceedings of a Symposium
August 11, 1988. Excerpta Medica, Amsterdam
Hongkong, pp 43–49

SHEEHAN D, DUNBAR GC, FUELL DL (1992) The effect of paroxetine on anxiety and agitation
associated with depression. Psychopharmacol Bull 28: 139–143

SHRIVASTAVA RK, PATEL SHRIVASTAVA SH, OVERWEG
N, BLUMHARDT CL (1992) A double-blind comparison of paroxetine, imipramine, and placebo in major depression. J Clin Psychiatry 53:
48–51

SIDDIQUI UA, CHAKRAVARTI SK, JESINGER DK (1985)
The tolerance and antidepressive activity of

fluvoxamine as a single dose compared to a twice daily dose. Curr Med Res Opin 9: 681–690

SIEROSLAWSKI (1982) Klinisches Sachverständigengutachten nach § 24, Abs. 1, 1 Nr. 3 AMG, Sektion Psychopharmaka, Thombran® Trazodon Filmtabletten. Dr. K. Thomae GmbH

SILVERSTONE T (1981) Relative speed of onset of the antidepressant effect of maprotiline. Clin Ther 3: 374–377

SIMEON JG, DINICOLA VF, FERGUSON HB, COPPING W (1990a) Adolescent depression: a placebo-controlled fluoxetine treatment study and follow-up. Prog Neuropsychopharmacol Biol Psychiatry 14: 791–795

SIMEON JG, THATTE S, WIGGINS D (1990b) Treatment of adolescent obsessive-compulsive disorder with a clomipramine-fluoxetine combination. Psychopharmacol Bull 26: 285–290

SIMPSON GS, DE PAULO JR (1991) Fluoxetine treatment of bipolar II depression. J Clin Psychopharmacol 11: 52–54

SINDRUP SH, BJERRE U, DEJGAARD A, BROSEN K, AAES-JORGENSEN T, GRAM LF (1992) The selective serotonin reuptake inhibitor citalopram relieves the symptoms of diabetic neuropathy. Clin Pharmacol Ther 52: 547–552

SINGH AH, SAXENA B, NELSON HL (1976) A controlled study of trazodone in chronic schizophrenic patients with pronounced depressive symptomatology. Curr Ther Res 23: 485–501

SINGH AN, CURLOW A, MYERS E (1976) Maprotiline and imipramine in depressed outpatients. Curr Ther Res 19: 451–459

SMITH AHW, NAYLOR T (1978) The antidepressant properties of mianserin and its effect on sleep. Acta Psychiatr Belg 78: 813–826

SMITH WT, GLAUDIN V (1992) A placebo-controlled trial of paroxetine in the treatment of major depression. J Clin Psychiatry 53: 36–39

SOLYOM L, GIBSON RE (1990) Fluoxetine in refractory depression. Biol Psychiatry 27: 461–463

SOLYOM L, SOLYOM C, LEDWIDGE B (1990) The fluoxetine treatment of low-weight, chronic bulimia nervosa. J Clin Psychopharmacol 10: 421–425

SONG F, FREEMANTLE N, SHELDON TA, HOUSE A, WATSON P, LONG A, MASON J (1993) Selective serotonin reuptake inhibitors: meta-analysis of efficacy and acceptability. Br Med J 306: 683–687

SOUTH WALES ANTIDEPRESSANT DRUG TRIAL GROUP (1988) A double-blind multi-centre trial of fluoxetine and dothiepin in major depressive illness. Int Clin Psychopharmacol 3: 75–81

STARK P, HARDISON CD (1985) A review of multicenter controlled studies of fluoxetine vs imipramine and placebo in outpatients with major depressive disorder. J Clin Psychiatry 46: 53–58

STEINER W, FONTAINE R (1986) Toxic reaction following the combined administration of fluoxetine and L-tryptophane: five case reports. Biol Psychiatry 21: 1067–1071

STERNBACH H (1988) Danger of MAOI therapy after fluoxetine withdrawal. Lancet 8: 850–851

STERNBACH H (1991) The serotonin syndrome. Am J Psychiatry 148: 705–713

STIMMEL GL (1980) New drug evaluations. Maprotiline. Drug Intell (USA) 14: 585–589

STIMMEL GL, SKOWRON DM, CHAMEIDES WA (1991) Focus on fluvoxamine: a serotonin reuptake inhibitor for major depression and obsessive-compulsive disorder. Hosp Formul 26: 635–643

STOUT RJ (1990) Fluoxetine for the treatment of compulsive facial picking. Am J Psychiatry 147: 370

STRATTA P, BOLINO F, CUPILLARI M, CASACCHIA M (1991) A double-blind parallel study comparing fluoxetine with imipramine in the treatment of atypical depression. Int Clin Psychopharmacol 6: 193–196

STROMBERG C, SEPPALA T, MATTILA MJ (1988) Acute effects of maprotiline, doxepin and zimeldine with alcohol in healthy volunteers. Arch Int Pharmacodyn Ther 291: 217–228

SWAMI NATHAN R, PEREL JM, POLLOCK BG, KUPFER DJ (1990) The role of neuropharmacologic selectivity in antidepressant action: fluvoxamine versus desipramine. J Clin Psychiatry 51: 367–372

TAMIMI RR, MAVISSAKALIAN MR, JONES B, OLSEN S (1991) Clomipramine versus fluvoxamine in obsessive-compulsive disorder. Ann Clin Psychiatry 3: 275–279

TAMMINEN TTA, LEHTINEN VV (1989) A double-blind parallel study to compare fluoxetine with doxepin in the treatment of major depressive disorders. Int Clin Psychopharmacol 4: 51–56

TANERI Z, KÖHLER R (1989) Fluoxetine versus nomifensine in outpatients with neurotic or reactive depressive disorder. Int Clin Psychopharmacol [Suppl] 4: 57–61

TANUM L (1991) The effect of mianserin in chronic, idiopathic abdominal pain. In: RACAGNI G, BRUNELLO N, FUKUDA T (eds) Biological psychiatry, vol 1. Excerpta Medica, Amsterdam London New York Tokio, pp 328–331

TATE JL (1989) Extrapyramidal symptoms in a patient taking haloperidol and fluoxetine. Am J Psychiatry 146: 399–400

TEICHER MH, GLOD C, COLE JO (1990) Emergence of intense suicidal preoccupation during fluoxetine treatment. Am J Psychiatry 147: 207–210

THOMAS R (1991) Fluvoxamine and alcoholism. Int Clin Psychopharmacol [Suppl] 6: 85–92

THOMPSON C, ISAACS G (1991) Is viloxazine an antidepressant? A placebo-controlled double-blind study in major depressive disorder. Hum Psychopharmacol 6: 31–38

THOMSON AH, ADDIS GJ, McGOVERN EM, McDONALD NJ (1988) Theophylline toxicity following coadministration of viloxazine. Ther Drug Monit 10: 359–360

TIMMERMAN L, DE BEURS P, TAN BK, LEIJNSE-YBEMA H, SANCHEZ C, HØPFNER PETERSEN HE, COHEN STUART MH (1987) A double-blind comparative clinical trial of citalopram vs maprotiline in hospitalized depressed patients. Int Clin Psychopharmacol 2: 239–253

TOLLEFSON G, LESAR T (1984) Effect of propranolol on maprotiline clearance. Am J Psychiatry 141: 148–149

TORNATORE FL, SRAMEK JJ, OKEYA BL, PI EH (1991) Unerwünschte Wirkungen von Psychopharmaka. Deutsche Übersetzung und Bearbeitung von DEMLING J. Thieme, Stuttgart New York

TRAPP GA, HANDORF CR, LARACH V (1979) Trazodone in the treatment of depressed inpatients. Psychopharmacol Bull 15: 25–27

TURNER SM, JACOB RG, BEIDEL DC, HIMMELHOCH J (1985) Fluoxetine treatment of obsessive-compulsive disorder. J Clin Psychopharmacol 5: 207–212

TYRER P, MARSDEN CA, CASEY P, SEIVEWRIGHT N (1987) Clinical efficacy of paroxetine in resistant depression. J Psychopharmacol 1: 251–257

ULBRICH P, HAMOUZ W (1982) Depressionsbehandlung mit Viloxazin (Vivalan® ICI). Z Allg Med 20: 1114–1118

USHER RW, BEASLEY CM, BOSOMWORTH JC (1991) Efficacy and safety of morning versus evening fluoxetine administration. J Clin Psychiatry 52: 134–136

VANDEL B, VANDEL S, ALLERS G et al. (1981) Clinical pharmacology of viloxazine hydrochloride. Pharmacopsychiatry 14: 66–70

VAN AMERINGEN M, MANCINI C, STREINER DL (1993) Fluoxetine efficacy in social phobia. J Clin Psychiatry 54: 27–32

VAN DER VELDE CD (1981) Maprotilin versus imipramin und placebo in neurotic depression. J Clin Psychiatry 42: 138–143

VAN HARTEN J, STEVENS LA, RAGHOEBAR M, HOLLAND RL, WESNES K, COURNOT A (1992) Fluvoxamine does not interact with alcohol or potentiate alcohol-related impairment of cognitive function. Clin Pharmacol Ther 52: 427–435

VAN PRAAG HM, KAHN R, ASNIS GM, LEMUS CZ, BROWN SL (1987a) Therapeutic indications for serotonin-potentiating compounds: a hypothesis. Biol Psychiatry 22: 205–212

VAN PRAAG HM, LEMUS C, KAHN R (1987b) Hormonal probes of central serotonergic activity: do they really exist? Biol Psychiatry 22: 86–98

VAN ZWIETEN PA (1977) Inhibition of the central hypotensive effect of clonidine by trazodone: a novel antidepressant. Pharmacology 15: 331–336

VASSALLO E (1978) La Nostra Espenenza con il Trazodone in Anesthesia. Boll Anest Rianim 4: 103–104

VERBEEK RK, ROSS SG, McKENNA EA (1986) Excretion of trazodone in breast milk. Br J Clin Pharmacol 22: 367–370

VINCENTI GE (1990) Fluvoxamine and epilepsy. Lancet 336: 947

VINCI M (1971) Clinical report on the use of trazodone, AF-1161, in endogenous depression. Ospedale Psichiatrico 39: 416–433

VISHWANATH BM, NAVALGUND AA, CUSANO W, NAVALGUND KA (1991) Fluoxetine as a cause of SIADH. Am J Psychiatry 148: 542–543

WAEHRENS J, GERLACH J (1980) Antidepressant drugs in anergic schizophrenia: a double-blind cross over study with maprotiline and placebo. Acta Psychiatr Scand 61: 438–444

WAGNER W, PLEKKENPOL B, GRAY TE et al. (1992) Review of fluvoxamine safety database. Drugs [Suppl 2] 43: 48–54

WAKELIN JS (1986) Fluvoxamine in the treatment of the older depressed patient; double-blind, placebo-controlled data. Int Clin Psychopharmacol 1: 221–230

WALSH BT (1991) Fluoxetine treatment of bulimia nervosa. J Psychosom Res [Suppl] 35: 33–40

WARNECKE G (1986) Depressive Zustandsbilder in der gynäkologischen Praxis. Z Allg Med 62: 747–750

WARNOCK JK, KNESEVICH JW (1988) Adverse cutaneous reactions to antidepressants. Am J Psychiatry 145: 425–430

WARRINGTON SJ, ANKIER SI, TURNER P (1984) An evaluation of possible interactions between ethanol and trazodon or amitriptyline. Br J Clin Pharmacol 18: 549–557

WARRINGTON SJ, DANA-HAERI J, SINCLAIR AJ (1989) Cardiovascular and psychomotor effects of repeated doses of paroxetine: a comparison with amitriptyline and placebo in healthy men. Acta Psychiatr Scand [Suppl] 80: 42–44

WEBER E (Hrsg) (1991) Taschenbuch der unerwünschten Arzneiwirkungen. Fischer, Stuttgart

WEILBURG JB, ROSENBAUM JF, BIEDERMAN J, SACHS GS, POLLACK MH, KELLY K (1989) Fluoxetine added to non-MAO antidepressants converts nonresponders to responders. J Clin Psychiatry 50: 447–449

WELLS BG, GELENBERG AJ (1981) Chemistry, pharmacology, pharmacokinetics, adverse effects and efficacy of the antidepressant maprotiline hydrochloride. Pharmacotherapy 1: 121–142

WELNER J (1972) Eine internationale multizentrische Doppelblindprüfung eines neuen Antidepressivums. In: KIELHOLZ P (Hrsg) Depressive Zustände. Huber, Bern Stuttgart Wien, S 151–163

WERNICKE JF (1985) The side effect profile and safety of fluoxetine. J Clin Psychiatry 46: 59–67

WERNICKE JF, BREMNER JD (1986) Fluoxetine effective in the long term treatment of depression. Br J Clin Pract [Suppl] 46: 17–23

WERNICKE JF, DUNLOP SR, DORNSEIF BE, ZERBE RL (1987) Fixed-dose fluoxetine therapy for depression. Psychopharmacol Bull 23: 164–168

WESTER HA (1982) Rechnergestützte vergleichende Echokardiographieuntersuchung zur Frage der negativ inotropen Wirkung von Viloxazin und Amitriptylin. Therapiewoche 32: 3806–3810

WHEATLEY D (1974) Viloxazine – a new antidepressant. Curr Ther Res 16: 821–823

WHITE K, KECK PE, LIPINSKI J (1986) Serotonin-uptake inhibitors in obsessive-compulsive disorder: a case report. Compr Psychiatry 27: 211–214

WHITE K, WYKOFF W, TYNES LL, SCHNEIDER L, ZEMANSKY M (1990) Fluvoxamine in the treatment of tricyclic-resistant depression. Psychiatr J Univ Ottawa 15: 156–158

WIEDEMANN K, HOLSBOER F (1991) Serotoninerge ZNS-Regulation bei affektiven Erkrankungen – ausgewählte Beispiele aus der Grundlagenforschung. In: LAAKMANN G (Hrsg) Selektive Re-uptake-Hemmung und ihre Bedeutung für die Depression. Springer, Berlin Heidelberg New York Tokyo, S 53–67

WILCOX JA (1987) Abuse of fluoxetine by a patient with anorexia nervosa. Am J Psychiatry 144: 1100

WILLIAMS R, EDWARDS RA, NEWBURN GM, MULLEN R, MENKES DB, SEGKAR C (1993) A double-blind comparison of moclobemide and fluoxetine in the treatment of depressive disorders. Int Clin Psychopharmacol 7: 155–158

WIRZ-JUSTICE A, VAN DER VELDE P, BUCHER A, NIL R (1992) Comparison of light treatment with citalopram in winter depression: a longitudinal single case study. Int Clin Psychopharmacol 7: 109–116

WOGGON B (1987) Somatische Therapien: Psychopharmakotherapie affektiver Psychosen. In: KISKER KP, LAUTER H, MEYER JE, MÜLLER C, STRÖMGREN E (Hrsg) Psychiatrie der Gegenwart, Bd 5. Affektive Psychosen. Springer, Berlin Heidelberg New York Tokyo, S 273–325

WOLFERSDORF M, KELLER F, STEINER B, HAUTZINGER M, HOLE G (1990) Psychosoziale Faktoren als Risiko für Therapieresistenz auf Antidepressiva. In: MÖLLER HJ (Hrsg) Therapieresistenz unter Antidepressiva-Behandlung. Springer, Berlin Heidelberg New York Tokyo, S 191–215

YAZICI O, ARICIOGLU F, GÜRVIT G, ÜCOK A, TASTABAN Y, CANBERK Ö, ÖZGÜROGLU M, DURAT T, SAHIN D (1993) Noradrenergic and serotoninergic depression? J Affect Disord 27: 123–129

YOUNG JPR, COLEMAN A, LADER MH (1987) A controlled comparison of fluoxetine and amitriptyline in depressed out-patients. Br J Psychiatry 151: 337–340

ZAJECKA J, FAWCETT J, SCHAFF M, JEFFRIESS H, GUY C (1991) The role of serotonin in sexual dysfunction: fluoxetine-associated orgasm dysfunction. J Clin Psychiatry 52: 66–68

ZIMMERMANN U, WOLFERSDORF M (1993) Zum Stand der Erhaltungstherapie mit Antidepressiva. TW Neurologie Psychiatrie 7: 13–19

Exkurs: Statistische Metaanalyse der Wirksamkeit neuerer Antidepressiva

H.-J. Möller, J. Fuger und S. Kasper

Seit der Entwicklung der zweiten Generation von Antidepressiva wird von manchen Klinikern den „neueren Antidepressiva" eine gewisse Skepsis entgegengebracht, die einerseits mit klinischer Erfahrung begründet wird, andererseits mit methodischen Argumenten. Neben dem Vorwurf, daß ein Großteil der modernen Antidepressiva vorwiegend bei ambulanten und nicht ausreichend bei stationären Patienten geprüft wurde, ist ein Hauptkritikpunkt, daß die neueren Antidepressiva nur begrenzt gegen Placebo geprüft wurden und die Prüfungen gegen Standard-Antidepressiva zu statistischen Fehlschlüssen führen können (WOGGON und ANGST 1978, CORDING-TÖMMEL und von ZERSSEN 1982). Im Zentrum der diesbezüglichen Argumentation steht die β-Fehler-Problematik, also der methodische Einwand, daß in den meisten Prüfungen neuerer Antidepressiva gegen Standard-Antidepressiva die statistische „Power" wegen zu geringer Fallzahl nicht ausreicht, um aus dem Fehlen eines statistisch signifikanten Unterschiedes zwischen den beiden Behandlungsgruppen auf Gleichwirksamkeit schließen zu können. Als Gegenhypothese müsse angenommen werden, daß bei höheren Fallzahlen doch noch Wirksamkeitsunterschiede erkennbar wären.

Führt man sich vor Augen, welche Fallzahlen erreicht werden müssen, um ausreichende statistische Power für die Differenzierung von bestimmten Wirksamkeitsunterschieden zu haben, so ergeben sich interessante Ergebnisse. Die folgenden Beispiele beziehen sich auf eine Irrtumswahrscheinlichkeit von $\alpha = 0{,}05$ für den Fehler erster Art und $\beta = 0{,}20$ für den Fehler zweiter Art. Wenn unter diesen Konditionen ein binominales Effizienzkriterium gewählt wird, z.B. Responder vs. Nonresponder, sind die folgenden Fallzahlen n pro Behandlungsgruppe erforderlich, abhängig von der jeweiligen erwarteten absoluten Verum-Placebo-Differenz d:

- d: 20%   30%   40%   50%
- n: 70–110   40–50   25–30   15–20

Daraus ergibt sich, daß auf oben definiertem Signifikanzniveau ($\alpha = 0{,}05$) und für ein β-Fehler-Risiko von 20% immerhin 70–110 Patienten untersucht werden müssen, um wenigstens eine 20%ige Verum-Placebo-Differenz zu erhalten. Hingegen wird eine 50%ige Verum-Placebo-Differenz bereits bei einer Fallzahl von 15–20 Patienten unter gleichen Voraussetzungen statistisch signifikant.

Für kontinuierliche Variablen errechnet sich die erforderliche Fallzahl n pro Behandlungsgruppe aus dem Verhältnis „relevante Differenz d bezogen auf die Standardabweichung s":

- d/s: 1   0,75   0,66   0,50   0,33   0,25
- n: 17   29   37   64   143   253

Da derart hohe Fallzahlen in den meisten Untersuchungen über neuere Antidepressiva nicht erreicht werden, kann das β-Fehler-

Tabelle 1. Ergebnisse von Vergleichsstudien neuer Antidepressiva gegen Imipramin (nach FUGER 1991)

	Zahl der Studien	Zahl der Patienten insgesamt	neues Antidepressivum[a]	Kein Unterschied	Signifikant besser	schlechter
Maprotilin	18	1224	460	18	–	–
Mianserin	11	815	313	11	–	–
Viloxazin	23	1229	547	23	–	–
Trazodon	13	1221	366	13	–	–
Nomifensin	8	596	202	6	–	2
Fluvoxamin	12	2087	627	11	–	1
Fluoxetin	7	948	234	6	1	–

[a] Zahl der Patienten, die mit dem neuen Antidepressivum behandelt wurden und für die Wirksamkeitsanalyse auswertbar waren

Argument nicht völlig beiseitegeschoben werden. Daran ändert auch die Tatsache nichts, daß bei den meisten Kontrollgruppenstudien über das jeweilig zu prüfende neue Antidepressivum eine weitgehende Uniformität der Ergebnisse im Sinne eines nicht nachweisbaren Behandlungsunterschiedes besteht (Tabelle 1).

Im Gegensatz zu den Literaturübersichten, in denen die Ergebnisse von Studien in einer vorwiegend qualitativen Wertung zusammengefaßt werden bzw. eine simple Aufrechnung von positiven und negativen Ergebnissen erfolgt, geben die verschiedenen Methoden der statistischen Metaanalyse die Möglichkeit, die statistische Gesamtaussage numerisch auszudrücken (ABT 1984, HUITFELDT und MONTGOMERY 1983, OVERALL 1973). Nachfolgend seien die Ergebnisse unserer metaanalytischen Untersuchungen, die unter Verwendung der „effect-size"-Formel von GLASS et al. (1981) durchgeführt wurden (MÖLLER und HAUG 1988, MÖLLER et al. 1993), zusammenfassend dargestellt.

Die Analysen wurden in zwei Etappen durchgeführt. Zunächst wurden die Prüfungen neuerer Antidepressiva im Vergleich zu Amitriptylin untersucht, dann die Studien neuerer Antidepressiva im Vergleich zu Imipramin. Aufgrund einer DIMDI-gestützten Literaturrecherche wurde versucht, möglichst alle publizierten Studien zu erfassen. Nur solche Publikationen, in denen Mittelwerte und Standardabweichungen des Haupteffizienzparameters, meistens der Hamilton-Depressions-Skala, angegeben waren, konnten für die Metaanalyse verwendet werden. Das führte zu einer drastischen Reduktion der in die Metaanalyse einbeziehbaren Studien um etwa zwei Drittel. Bei der Metaanalyse wurde die „effect-size"-Formel von GLASS et al. (1981) zugrundegelegt.

$$\text{effect-size} = \frac{(X_A - X_E)_{NA} - (X_A - X_E)_{SA}}{(S_E)_{SA}}$$

A Aufnahme, *E* Entlassung, *NA* neuere Antidepressiva, *SA* Standard-Antidepressiva, *S* Standardabweichung

Die Modifikation dieser Formel durch PRIOLEAU et al. (1983) ergab in der ersten Untersuchung (HAUG 1991) keine relevanten Unterschiede, so daß bei den weiteren Analysen darauf verzichtet wurde. Hingegen erwies sich als außerordentlich wichtig, die Stichprobengröße mit in die Kalkulation einzubeziehen nach der folgenden Formel:

Fallzahl-adaptierte
„effect-size"
$$= \frac{e_1 n_1 + e_2 n_2 + \ldots + e_i n_i}{n_1 + n_2 + \ldots n_i}$$

e Effect-size der einzelnen Studien, n Stichprobengröße der einzelnen Studien

In analoger Weise wurde zusätzlich zur Fallzahladaptation auch eine Dosisadaptation durchgeführt unter der zugegebenermaßen vereinfachten Annahme einer linearen Dosis-Wirkungs-Beziehung nach der Formel:

Fallzahl- und Dosis-
adaptierte
„effect-size"
$$= \frac{e_1 n_1 d_1 + e_2 n_2 d_2 + \ldots + e_i n_i d_i}{n_1 d_1 + n_2 d_2 + \ldots n_i d_i}$$

e Effect-size der einzelnen Studien, n Stichprobengröße der einzelnen Studien, d Dosis des neuen Antidepressivums in den einzelnen Studien

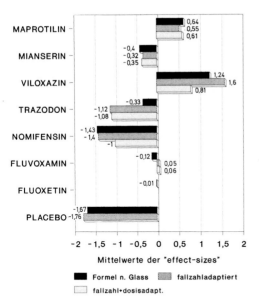

Abb. 1. Statistische Metaanalyse Imipramin-kontrollierter Studien (MÖLLER et al. 1993). Die Balken geben die Größe der Effektstärken wieder, und zwar sowohl nach der Originalformel (GLASS et al. 1981) als auch nach der Fallzahl- und Fallzahl- + Dosis-Adaptation. Negative Werte bedeuten ein schlechteres, positive Werte ein besseres Abschneiden als die Referenzsubstanz Imipramin

Die sich ergebenden Unterschiede dieser drei Berechnungsarten sind am Beispiel der Vergleichsstudien gegenüber Imipramin exemplarisch dargestellt (Abb. 1). Durch diese Adaptationen ist es offensichtlich möglich, extreme Ergebnisse zu relativieren. Sie entstehen z. B. dadurch, daß Studien mit kleiner Fallzahl und/oder zu niedriger Dosis ohne diese Korrektur mit ihrem Ergebnis genauso stark in den Durchschnittswert der Wirkstärken eingehen wie Studien mit hoher Fallzahl und ausreichender Dosis. Für Nomifensin zeigt sich, daß insbesondere durch die Dosisadaptation das zunächst relativ ungünstige Ergebnis verbessert wird (weil offensichtlich Studien mit zu niedriger Dosierung relativiert werden). Vice versa werden aber auch die zunächst eher günstigen Ergebnisse für Viloxazin relativiert und mehr an die Imipramin-Wirkgröße herangebracht. Sehr eindrucksvoll ist die durch Fallzahladaptation bedingte Veränderung bei Trazodon. Während Trazodon nach der Originalformel von GLASS relativ günstig abschneidet, verschlechtert sich das Ergebnis erheblich nach der Fallzahladaptation. Folgt man der durch die Metaanalyse gefundenen Einstufung der Wirksamkeit in Relation zur Wirksamkeit von Imipramin, so zeigt sich, daß Viloxazin und, weniger ausgeprägt, Maprotilin besonders gut abschneiden, indem sie der Wirksamkeit von Imipramin überlegen zu sein scheinen. Fluvoxamin und Fluoxetin liegen in der Größenordnung der Wirksamkeit von Imipramin, dicht gefolgt von Mianserin, das nur geringgradig der Wirksamkeit von Imipramin unterlegen zu sein scheint. Am schlechtesten schneiden Trazodon und Nomifensin ab, was für Trazodon nur gilt nach der Fallzahl- und Dosisadaptation, nicht für die Berechnung nach der Originalformel.
Auf der Basis der Amitriptylin-Vergleichsstudien (Abb. 2) ergibt sich ein etwas anderes Bild, das aber trotz der extremen Diskrepanzen im Falle von Viloxazin im übrigen die gleichen zentralen Tendenzen zeigt.

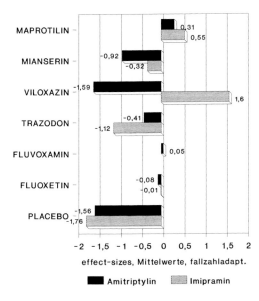

Abb. 2. Gegenüberstellung der Metaanalysen im Vergleich mit Imipramin und Amitriptylin anhand der Fallzahl-adaptierten Effektstärken (MÖLLER et al. 1993, HAUG 1991)

Nachdem Viloxazin, im Gegensatz zu den Imipramin-Vergleichsstudien, jetzt auch bei den Substanzen mit einer negativen Wirkstärke gruppiert wird (geradezu in extremer Umkehrung der bisherigen Ergebnisse aus den Vergleichsstudien von Viloxazin zu Imipramin), bleibt nur Maprotilin ganz auf der positiven Seite, zeigt also auch in den Vergleichsstudien gegen Amitriptylin eine etwas bessere Wirksamkeit. Neben Viloxazin schneidet Nomifensin in den Amitriptylin-Vergleichsstudien am schlechtesten ab. Mianserin steht deutlich ungünstiger da als in den Imipramin-Vergleichsstudien, Trazodon deutlich günstiger als in den Imipramin-Vergleichsstudien. Fluvoxamin und Fluoxetin halten die Position, die sie auch in den Imipramin-Vergleichsstudien zeigten, also eine dem Standard-Antidepressivum vergleichbare Wirkstärke.

Wegen der extremen Selektion der Studien, die in solche Metaanalysen, die aufgrund von in der Literatur publizierten Arbeiten durchgeführt wurden, eingehen, und wegen anderer grundsätzlicher Probleme statistischer Metaanalysen dürfen solche Ergebnisse sicherlich nicht überbewertet werden. Insgesamt ist aber die weitgehende Konkordanz der Ergebnisse aus den Imipramin-Vergleichsstudien und den Amitriptylin-Vergleichsstudien doch bemerkenswert und gibt gewisse Hinweise für die Validität der Ergebnisse. Trotzdem sollten sie nicht in der Form interpretiert werden, daß man die numerischen Wirkgrößen als direkten Ausdruck der Wirksamkeit des jeweiligen Antidepressivums interpretiert, sondern, unter Weglassung der numerischen Größe, lediglich als mehr oder minder starken Hinweis dafür, daß trotz der auf Gleichwirksamkeit hinweisenden Ergebnisse der Vergleichsstudien für das jeweilige Antidepressivum möglicherweise doch gewisse Wirksamkeitsunterschiede bestehen. Diese scheinen für Trazodon und Nomifensin am ausgeprägtesten im Sinne einer schlechteren Wirksamkeit. Auch Mianserin schneidet etwas schlechter ab. Hingegen erweisen sich Fluvoxamin und Fluoxetin als gleich wirksam und Maprotilin möglicherweise als leicht überlegen in der antidepressiven Wirksamkeit. Interpretiert man letzteres Ergebnis noch vorsichtiger, würde man zusammenfassend sagen: Für Fluvoxamin, Fluoxetin und Maprotilin ergeben sich keinerlei Hinweise für eine den Standardantidepressiva unterlegene Wirksamkeit.

Die extrem diskrepanten Ergebnisse im Falle von Viloxazin, die wahrscheinlich am ehesten durch Selektionsartefakte zu erklären sind, machen die Begrenztheit der Aussagekraft metaanalytischer Studien, jedenfalls sofern sie sich auf in der Literatur publizierte Daten beschränken müssen, deutlich. Neben der Reduktion der Anzahl in die Metaanalyse eingeschlossener Studien aufgrund Fehlens der erforderlichen statistischen Kerngrößen ist ein weiteres, besonders wichtiges Problem der statistischen Metaanalyse, daß zwischen methodisch guten und methodisch schlechten Studien kein Unterschied gemacht wird und möglicherweise Daten aus einer Studie mehrfach publiziert worden sind (ohne daß das identifizierbar wäre) und damit mehrfach in die Analyse eingehen. Der direkte Zugriff auf die Originaldaten ließe die wesentlichen Probleme der auf publizierte Daten bezogenen Metaanalyse vermeiden. Auch sind bei Zugriff auf die Originaldaten andere Verfahren der Metaanalyse möglich (ABT 1984, HUITFELDT und MONTGOMERY 1983, OVERALL 1973).

Literatur

ABT K (1984) Controlled studies of lofepramine vs. imipramine and amitriptyline: combination of the results. Int Med [Suppl] 10: 15–21

CORDING-TÖMMEL C, VON ZERSSEN D (1982) Mianserin and maprotiline as compared to amitriptyline in severe endogenous depression. A new methodological approach to the clinical evaluation of the efficacy of antidepressants. Pharmacopsychiatry 15: 197–204

FUGER J (1991) Wirksamkeit neuer Antidepressiva. Statistische Metaanalyse der Wirksamkeit der neuen Antidepressiva im Vergleich mit Imipramin. Kovac, Hamburg

GLASS GV, McGAW B, SMITH ML (1981) Metaanalysis in social research. Sage Publications, London

HAUG G (1991) Statistische Sekundär- und Metaanalyse über die Effektivität der neuen nichttrizyklischen Antidepressiva anhand einer literarischen Übersicht. Dissertation, München

HUITFELDT B, MONTGOMERY SA (1983) Comparison between zimelidine and amitriptyline of efficacy and adverse symptoms – a combined analysis of four British clinical trials in depression. Acta Psychiatr Scand [Suppl 308] 68: 55–69

MÖLLER HJ, HAUG G (1988) Secondary and metaanalysis of the efficacy on non-tricyclic antidepressants. Pharmacopsychiatry 21: 363–364

MÖLLER HJ, FUGER J, KASPER S (1993) Efficacy of new generation antidepressants: statistical metaanalysis of imipramine-controlled studies. Pharmacopsychiatry (in press)

OVERALL JE (1973) Combining information from multiple independent drug trials. Psychometric Laboratory Reports 33: 1–15

PRIOLEAU L, MURDOCK M, BRODY N (1983) An analysis of psychotherapy versus placebo studies. Behav Brain Sci 2: 275–310

WOGGON B, ANGST J (1978) Grundlagen und Richtlinien für erste klinische Psychopharmakaprüfungen (Phase I, II) aus der Sicht des klinischen Prüfers. Arzneimittelforschung 28: 1257–1259

Exkurs: Antidepressive Infusionstherapie

G. Laux

1. Bedeutung der Infusionstherapie mit Antidepressiva

Unter den Behandlungsmöglichkeiten bei sog. therapieresistenten Depressionen hat die antidepressive Infusionstherapie bei Klinikpsychiatern, aber auch in der nervenärztlichen Praxis, innerhalb der biologisch-somatischen Behandlungsverfahren in den letzten Jahren breitere Anwendung gefunden (Übersichten: KIELHOLZ und ADAMS 1982, 1984, LAUX und KÖNIG 1992). Als mögliche Vorteile dieses Therapieverfahrens lassen sich folgende Punkte anführen:

- Pharmakokinetische/pharmakodynamische Faktoren: Resorption, Verteilung; Wirkung der Muttersubstanz
- Compliance (sichere Applikation)
- Rascherer Wirkungseintritt, geringere Nebenwirkungen
- Psychologische Faktoren: Infusions-Setting.

Die Frage der generellen und globalen überlegenen Wirksamkeit der antidepressiven Infusionstherapie gegenüber der üblichen oralen Behandlung wird kontrovers diskutiert. Einer berichteten hohen Erfolgsquote in offenen Studien (KIELHOLZ et al. 1981, KIELHOLZ und ADAMS 1982, 1984) stehen die Ergebnisse kontrollierter Vergleichsstudien gegenüber (siehe unten).

1.1 Pharmakokinetische und pharmakodynamische Faktoren

Fast alle derzeit verfügbaren Antidepressiva weisen eine orale Bioverfügbarkeit von nur 30–70% auf, die interindividuelle Plasmaspiegel-Varianz liegt um das 10–30fache (VAN BRUNT 1983). Bei oraler Applikation scheint es bei einem Teil der depressiven Patienten – möglicherweise mitbedingt durch Anacidität und reduzierte Motilität des Magens – zu einer ungenügenden intestinalen Resorption zu kommen. Die orale Bioverfügbarkeit wird weiterhin durch den ausgeprägten First-Pass-Effekt dieser Substanzen eingeschränkt. Schließlich ist zu berücksichtigen, daß durch die intensive hepatische Metabolisierung z.T. pharmakologisch aktive Metabolite mit differenten neurobiochemischen Wirkeffekten entstehen (z.B. Amitriptylin/Nortriptylin). Studien zeigten, daß durch intravenöse Applikation bei trizyklischen Antidepressiva trotz niedrigerer Dosis im Vergleich zur oralen Gabe höhere Plasmakonzentrationen der Muttersubstanz erreicht werden können (LAUX et al. 1989, siehe Abb. 1). Die Inaktivierung und Metabolisierung durch die Leberpassage stellt sich bei intravenöser Applikation erst später und in geringerem Ausmaße ein. Die Bestimmung der Plasmaspiegel von Antidepressiva besitzt allerdings in Anbetracht der erheblichen interindividuellen Varianz und gravierender methodischer Probleme bislang nur eine eingeschränkte klinische Bedeutung.

Angesichts einer hohen Non-Compliance-Rate kann die kontrollierte Applikation der Wirksubstanz als einer der entscheidenden Vorteile der antidepressiven Infusionstherapie angesehen werden.

Klinisch-empirisch zeigte sich, daß die intra-

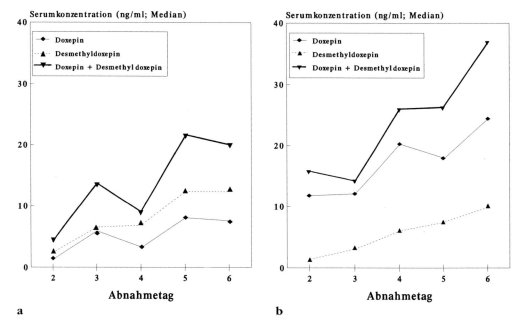

Abb. 1. Plasmaspiegel nach doppelblinder per os (**a**) bzw. i.v. (**b**) Applikation von 100 bzw. 75 mg Doxepin pro die bei „therapieresistenten" endogenen Depressionen (nach LAUX et al. 1989)

venöse Applikation zu einem rascheren Wirkungseintritt führen kann als die orale Gabe (GASTPAR 1982, LAUX 1983a, BOBON et al. 1985, POLLOCK et al. 1986, LAUX et al. 1989, siehe Abb. 2). Die stimmungsaufhellende Wirkung setzt unter der antidepressiven Infusionstherapie z.T. schon nach 2–3 Tagen, im allgemeinen zwischen dem 4. und 6. Behandlungstag ein.
Wahrscheinlich dadurch bedingt, daß bereits durch niedrige Dosierungen ausreichende Wirkspiegel erreicht werden können, werden unter einer antidepressiven Infusionstherapie im allgemeinen geringere Nebenwirkungen als unter oraler Applikation beobachtet (BECKER 1971, BÖNING 1984, GASTPAR 1984, siehe unten). Dieser Vorteil ist insbesonders bei Alterspatienten relevant, bei denen in Anbetracht der oft unsicheren Resorptionsverhältnisse die wünschenswerte niedrige orale Dosierung nicht eingehalten werden kann. Für das geriatrische Krankengut dürfte außerdem die Tatsache der

parenteralen Flüssigkeitszufuhr durch die Infusionsbehandlung von Bedeutung sein (Exsikkose).

1.2 Psychologische Faktoren

Obwohl die Frage nach dem Anteil psychogen-psychotherapeutischer Effekte an der Wirksamkeit der antidepressiven Infusionstherapie bislang nicht systematisch untersucht wurde, haben mehrere Autoren auf diesen Faktor hingewiesen (CHAUVOT und PASCALIS 1979, LAUX 1984).
Die Psychologie des Infusions-Settings umfaßt allgemein-supportive Aspekte, suggestive und archaische Momente, kann Anlaß zu psychodynamisch-psychoanalytischen Überlegungen geben, beinhaltet sicherlich lernpsychologische und kognitive Aspekte und umfaßt schließlich rollentheoretische und praktisch-psychotherapeutische Aspekte. Zu letzteren gehört, daß durch das tägl. Anlegen einer Infusion und

das damit verbundene Gespräch ein intensiverer Kontakt zwischen dem Behandlungspersonal und dem Patienten entsteht, die Arzt-Patienten-Beziehung wird allein schon durch die häufige Begegnung intensiviert (Übersicht: LAUX und KÖNIG 1992).

2. Indikationen und praktisches Vorgehen

Bei der Abklärung der Ursachen für eine „therapieresistente" Depression muß die Überprüfung der Diagnose an erster Stelle stehen. Hier werden nach eigenen Erfahrungen immer wieder somatogene, u.a. pharmakogene, Depressionen übersehen. Weitere Gründe einer „Pseudo-Therapieresistenz" wie mangelnde Compliance oder inadäquate orale Antidepressiva-Medikation (Unterdosierung, zu kurze Therapiedauer) sind ebenfalls zu berücksichtigen. Als mögliche Indikationen für die antidepressive Infusionstherapie können gelten:

– sogenannte therapieresistente endogene Depressionen
– depressiver Stupor
– akute Suizidalität bei Depressionen
– vitalisierte psychogene (Erschöpfungs-) Depression
– somatogene (Alters-) Depression
– Zwangserkrankungen
– chronische Schmerzsyndrome
– Anorexia nervosa.

Nach Bereitstellung der erforderlichen Infusionsutensilien wird die Infusion am liegenden Patienten angelegt, wobei auf eine stabile Kanülen-Fixation zu achten ist, da der Patient z.B. unter der sedierenden Wirkung einschlafen kann. Eine angeschlossene Infusion muß initial permanent, anschließend in regelmäßigen Zeitabständen überwacht werden. Die antidepressive Infusionslösung wird in der Regel innerhalb von 60–120 Minuten langsam infundiert, wobei die Tropfgeschwindigkeit in der Regel 60 Tropfen pro Minute beträgt. Ist eine exakte Dosierung erforderlich, kann dies mittels Perfusor bzw. Infusomat erfolgen (Einzelheiten siehe LAUX und KÖNIG 1992).

Die Einhaltung einer Reihe von **Rahmenbedingungen** und die Vermeidung von Störfaktoren sind von erheblicher Bedeutung: Erforderlich sind ausreichend Zeit, ein

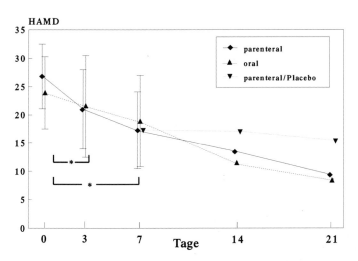

Abb. 2. Wirkungseintritt anhand der Hamilton-Depressions-Skala (HAMD) unter parenteraler versus oraler Behandlung mit Doxepin bei „therapieresistenten" endogenen Depressionen (nach LAUX et al. 1989)

ruhiger Raum, Vermeidung von Störungen durch Mitpatienten oder Hilfspersonal, regelmäßige Überwachung durch Arzt bzw. Assistenzpersonal, adäquate Armlagerung. Nach Beendigung der Infusion sollten die Patienten noch ca. 30–60 Minuten liegen bleiben, um Kreislaufregulationsstörungen zu vermeiden. Je nach Art des infundierten Antidepressivums können die Infusionen vormittags, mittags oder bevorzugt abends erfolgen: Aktivierende Substanzen sollten nur bis zur Mittagszeit infundiert werden, stark sedierende Präparate können zur Schlafanbahnung günstigerweise abends appliziert werden. Nach Beendigung der Infusion und Entfernung der Kanüle ist auf eine gute Venenpflege zu achten. Bewährt hat sich das Einreiben der Injektionsstelle mit antiphlogistischen Salben oder Cremes oder das Anbringen nitroglycerinhaltiger transdermaler therapeutischer Systeme dicht unterhalb der Einstichstelle. Nach der Infusion sollten Blutdruck und Pulsfrequenz kontrolliert werden.

Nach Abschluß der antidepressiven Infusionstherapie-Serie wird das Antidepressivum oral weiter verordnet, wobei manche Autoren eine Umstellung 1:1, andere eine Umstellung parenteral/oral im Verhältnis 1:1,5 oder 1:2 (je nach Substanz, vergleiche Tabelle 2) empfehlen. Im Falle von Umstellungsschwierigkeiten, denen zumeist pharmakokinetische **und** psychologische Gründe zugrunde liegen, empfiehlt es sich, für einige Tage nochmals jeden 2. Tag eine Infusion zu verabreichen. Bewährt haben sich Stufenschemata mit überlappender Umstellung von der parenteralen Infusionsbehandlung auf die orale Medikation (siehe Dosierungs-Schemata).

3. Kontrollierte Studien mit Antidepressiva-Infusion

Folgende Antidepressiva stehen derzeit in der Bundesrepublik Deutschland für die intravenöse Therapie zur Verfügung: Amitriptylin, Clomipramin, Dibenzepin,

Doxepin, Maprotilin, Sulpirid, Trazodon, Trimipramin und Viloxazin. In der Schweiz stehen Amitriptylin, Clomipramin, Dibenzepin, Imipramin, Maprotilin, Nortriptylin, Trazodon und Trimipramin zur Verfügung. In Österreich verfügbar sind: Amitriptylin, Citalopram, Clomipramin, Dibenzepin, Maprotilin, Trazodon, Trimipramin.

Insgesamt liegen erstaunlich wenige kontrollierte Studien vor (siehe Tabelle 1), die z.T. erhebliche methodische Mängel aufweisen. So besteht z.B. in der Studie von ESCOBAR et al. (1973) keine Gruppengleichheit, in der Studie von FARAVELLI et al. (1983) werden erst nach 3wöchiger Behandlungsdauer adäquate Dosen erreicht. Bei den Studien mit Maprotilin gilt es zu berücksichtigen, daß diese Substanz im Gegensatz zu den anderen Antidepressiva eine sehr hohe orale Bioverfügbarkeit aufweist.

In einer von der WHO initiierten Studie zur Infusionstherapie mit Antidepressiva (GASTPAR et al. 1986) wurde weltweit an 8 Zentren die Wirksamkeit oraler versus parenteraler Therapie mit Clomipramin und Maprotilin bei vorwiegend therapieresistenten Depressionen untersucht. Die Studie wurde doppelblind durchgeführt, die Infusionsdauer betrug 10 Tage, in der oralen Gruppe wurde die jeweils doppelte Dosis verabreicht, ab dem 11. Tag erhielten alle Patienten 150 mg oral. Insgesamt konnten die Ergebnisse von n = 113 Patienten ausgewertet werden (n = 56 mit Maprotilin, n = 57 mit Clomipramin). Die Infusionsbehandlung zeigte einen früheren Wirkungseintritt (Tag 3), war aber im globalen Gesamtergebnis nach 21 Tagen nicht überlegen. Bei Zugrundelegung von 4 Behandlungsgruppen (therapieresistente versus nicht-therapieresistente und i.v. versus oral Behandelte) zeigte sich, daß die therapieresistenten oral behandelten Patienten das schlechteste Ergebnis aufwiesen. Aus den Ergebnissen folgerten die Autoren u. a., daß Therapieresistenz auch auf unterschiedlichem Metabolismus der Antidepressiva beruhen könne. Bei intravenöser Therapie ist die Metabolismusrate geringer, der Anteil aktiver Muttersubstanz höher, wohingegen bei oraler Therapie von den therapieresistenten Patienten mehr Metabolite produziert wurden. Aufgrund verschiedener studienbedingter Probleme konnte die Hypothese allerdings anhand der Plasmaspiegelbestimmungen nicht ausreichend überprüft werden.

Tabelle 1. Kontrollierte Vergleichsstudien Antidepressiva per infusionem versus oral

Autor(en)	Substanz	N, diagn. Verteilung	Geschlecht Alter	Dosierung pro die	Infusions-dauer	Umstellungs-modus	Ergebnisse Wirkungseintritt	Abbrüche/ gravierende Nebenwirkungen
ESCOBAR et al. (1973)	CLO	N = 31 19 endog. D. 12 reakt. D. i.v.: 6 endog. D. 8 reakt. D. oral 13 endog. D. 4 reakt. D.	x̄ = 43 J. 9 w 5m 9 w 8 m	i.v.: 25–150 mg + Placebo oral: Plac.-Inf. + 75–300mg oral	10 Tage	ab 11. Tag alle 75–300 mg	nach 10 Tagen: i.v. = oral BRPS, HAMD, CGI i.v. > oral MMPI oral > i.v. SSRS, SDS Beginn der Besserung i.v.: 4. Tag oral: 5. Tag	NW häufiger in der i.v. Gruppe
HOUDIARD (1979)	CLO	N = 34 psychog. D. i.v.: 19 oral: 15	34 w 23–77 J.	25 mg	14 Tage		i.v. = oral	1 Abbruch (Hypotonie)
HORDERN et al. (1979)	CLO	N = 35 endog. D. i.v.: 20 oral: 15	20–70 J.	i.v. 150 mg oral 150 mg	4 Inf./ Woche über 4 Wochen		i.v. = oral	4 Abbrüche (Hypotonie) 2 i.v., 2 oral
FARAVELLI et al. (1983)	CLO	N = 40 i.v.: 20 oral: 20	13 w 7 m x̄ = 56,3 J. 13 w 7 m x̄ = 58,2 J.	25–150 mg	4 Wochen		i.v. = oral	i.v.: 2 Abbrüche (Arrhythmie, Thrombophlebit.) oral: 1 Abbruch (Verwirrtheits-zustand)

(Fortsetzung siehe S. 262)

Tabelle 1. Fortsetzung

Autor(en)	Substanz	N, diagn. Verteilung	Geschlecht Alter	Dosierung pro die	Infusionsdauer	Umstellungsmodus	Ergebnisse Wirkungseintritt	Abbrüche/ gravierende Nebenwirkungen
Jungkunz et al. (1984)	CLO	N = 21 endog. D. i.v.: 11 oral: 10	13 w 8 m x̄ = 43,4 J.	50–150 mg i.v. (150 mg oral)	14 Tage	direkt	sehr gut/gut: i.v. 27,2%, or. 80% mäßig: i.v. 27,2%, or. 0% kein Erfolg: i.v. 45,6%, or. 20% Wirkungseintritt i.d. 2. Woche oral wirkt schneller als i.v.	i.v.: 1 Abbruch (Auftreten von wahnhaften Denkinhalten) oral: 2 Abbrüche (Kreislaufkrise, Eigenabbruch durch Patienten)
Bergener et al. (1984)	MAP	N = 28 Depr. bei Alterspat.	x̄ = 66 J.	75–112,5 mg	14 Tage	direkt	Abnahme in HAMD Tag 7 i.v. 50%, oral 30% Tag 14 i.v. 60%, oral 50%	
Kissling et al. (1985)	MAP	N = 22 17 endog. D. 4 neurot. D. i.v.: 11 oral: 11 (9)	i.v.: x̄ = 47,1 J. m:w = 2:9 oral: x̄ = 42,5 J. m:w = 6:5	150 mg (vs. 150 mg oral)	7 Tage	direkt; 150 mg oral	oral > i.v. sehr gut/gut: oral 63,6% i.v. 44,4%	2 Abbrüche (Hypomanie, Entlassung) in der oral beh. Gruppe
Ohayon und Poinso (1985)	VLX	N = 74 i.v.: 39 oral: 35 35 endog. D. 39 neurot. D.	57 w 17 m 18–65 J.	300–400 mg i.v. 400–600 mg oral	10 Tage	direkt	i.v. = oral Wirkungseintritt 4. Tag 60% sehr gut	

(Fortsetzung siehe S. 263)

Tabelle 1. Fortsetzung

Autor(en)	Substanz	N, diagn. Verteilung	Geschlecht Alter	Dosierung pro die	Infusions-dauer	Umstellungs-modus	Ergebnisse Wirkungseintritt	Abbrüche/ gravierende Nebenwirkungen
LAUX (1983b)	doppelblind (5T) MAP vs. CLO vs. MAP + CLO	N = 90 therapieresistente D. (65% endog. Typus)	MAP: 72% w x̄ = 46,4 J. CLO: 69% w x̄ = 47,5 J. MAP + CLO: 69% w x̄ = 46,5 J.	75–175 mg	10 Tage	1:1	CLO: 89% sehr gut/gut MAP: 59% sehr gut/gut CLO + MAP: 63% sehr gut/gut Wirkungseintritt: Median 5. Tag innerh. v. 5. Inf. Tagen: 69% CLO, 58% MAP, 46% CLO + MAP	CLO: Unruhe (5×) Tremor (2×) zerebr. Anfall (1×) MAP: Miktionsst. (1×) Dysarthrie (1×) CLO + MAP: Erbrechen (2×) Herzsensat. (1×) Sehstörung (1×)
LAUX et al. (1989)	DOX	N = 45 endog. D. „orale Non-Responder"	29 w 16 m x̄ = 49,3 J.	i.v. 50–100 mg oral 75–150 mg	8 Tage	direkt 1:1,5	Abschluß-Rating i.v. = oral i.v.: höhere Plasmaspiegel und rascherer Wirkungseintritt	2 Abbrüche i.v. 4 Abbrüche oral

BPRS Brief Psychiatric Rating Scale; *CGI* Clinical Global Impressions; *CLO* Clomipramin; *D* Depression; *DOX* Doxepin; *EKT* Elektrokonvulsionstherapie; *HAMD* Hamilton Depression Scale; *J* Jahre; *m* männlich; *MAP* Maprotilin; *NL* Neuroleptika; *NW* Nebenwirkungen; *SDS* Self-rating Depression Scale (Zung); *TRA* Trazodon; *VLX* Viloxazin; *w* weiblich; $\bar{x}$ Mittelwert; = gleich wirksam; > signifikant überlegen

4. Procedere in Praxis und Klinik: Dosierungs-Schemata, Nebenwirkungen, Zusatzmedikation

Die vorliegenden Infusionsstudien machen deutlich, daß eine Vielzahl unterschiedlicher Vorgehensweisen zur Anwendung gekommen sind und kommen. Auch muß berücksichtigt werden, daß die jeweils substanzbezogenen Dosierungsschemata an unterschiedlichen Patientengruppen (endogene, psychogene Depressionen, Alterspatienten etc.) unter verschiedenen Behandlungsbedingungen (ambulant, stationär) entwickelt und erprobt wurden. In Tabelle 2 ist eine Übersicht der Einzelsubstanzen mit Standard-Dosierungsangaben ambulant und stationär, bevorzugtem Tageszeitpunkt der Infusion, möglichen Kombinationen mit oraler Antidepressivagabe und dem Umstellungsverhältnis auf rein orale Gabe wiedergegeben:
Als bewährte Standard-Therapie kann die Monotherapie im Stufenschema gelten (siehe Abb. 3). Bei sehr schweren Depressionen

kann unter stationären Bedingungen, strenger Überwachung, Herz-Kreislauf- und Plasmaspiegelkontrolle ein Versuch mit einer parenteralen Hochdosierung unternommen werden. Hierzu liegen Erfahrungen vor allem für Clomipramin vor (LAUX und REIMER 1979). Eine weitere Möglichkeit der Durchführung ist der sog. Pulse loading (POLLOCK et al. 1985, 1986, 1989). Hierbei werden kurzzeitig (2–3 Tage) 75–200 mg Clomipramin pro die infundiert und die aktive Behandlung anschließend abgesetzt bzw. nach einer mehrtägigen Pause oral fortgeführt. Aufgrund des geringen Datenmaterials kann eine bewertende Einordnung dieser Methode bislang nicht erfolgen. LAUX et al. (1989) fanden allerdings, daß eine lediglich 8 Tage dauernde i.v. Behandlung mit Doxepin in Standard-Dosierung ohne direkt anschließende orale Weiterbehandlung keinen ausreichenden und andauernden antidepressiven Effekt aufwies.

Nebenwirkungen

Unter Infusionen mit Clomipramin, Dibenzepin und Trimipramin wurden nur relativ

Tabelle 2. Anwendung der Einzelsubstanzen bei Infusionstherapie

Substanz	Dosierung mg		Bevorzugter Zeitpunkt der Infusion	Kombination mit oraler Gabe während der Infusionstage	Umstellungs-verhältnis i.v. : oral
	amb.	stat.			
Amitriptylin	50–100	–200	abends	–	1 : 1
Citalopram	20–40	– 60	vormittags	–	1 : 1
Clomipramin	50–75	–250	vormittags	evtl. + Maprotilin	1 : 1 bis 1 : 2
Dibenzepin	120–360	–720	vormittags	–	1 : 1 bis 1 : 2
Doxepin	50–100	–175	abends	–	1 : 1,5
Maprotilin	50–75	–200	variabel	–	1 : 1
Sulpirid	100–250		vormittags	–	?
Trazodon	50–200	–400	variabel	–	1 : 1 bis 1 : 2
Trimipramin	25–75	–150	abends	fakultativ	1 : 1 bis 1 : 3
Viloxazin	100–300	–600	vormittags	–	1 : 1 bis 1 : 1,5
Clomipramin + Maprotilin	50–100	–200	variabel nach gewähltem Substanzschwerpunkt	variabel	1 : 1

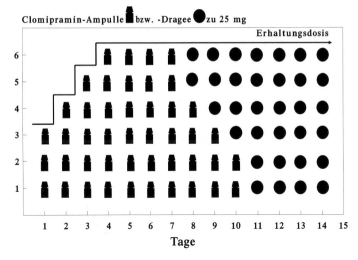

Clomipramin-Ampulle ▮ bzw. -Dragee ● zu 25 mg

Abb. 3. Dosierungs-Schema für Clomipramin (nach LAUX 1983b)

harmlose EKG-Veränderungen hauptsächlich im Sinne von Repolarisationsstörungen mit Veränderungen der ST-Strecke und T-Welle insbesondere bei über 50jährigen festgestellt (HARTL et al. 1972, COCCO et al. 1978). Bei Patienten ohne kardiale Vorschädigung ist dies ohne klinische Bedeutung, höhergradige AV-Blockierungen, Herzschenkelblock, Zustand nach akutem Myokardinfarkt, floride Myokarditis und kongestive Kardiomyopathie müssen jedoch als Kontraindikationen für eine Antidepressiva-Therapie angesehen werden. Unter Clomipramin-Infusionen wurde im EEG eine Zunahme der Theta-Aktivität bei etwa 2/3 der Patienten festgestellt, die klinisch nicht mit Schläfrigkeit einherging. Unter der Substanz Maprotilin wurde dosisabhängig eine erhöhte Inzidenz zerebraler Krampfanfälle beobachtet, so daß 150 mg als maximale Tagesinfusionsdosis anzusehen sind. Durch zu rasche Dosissteigerung, internistische Krankheiten (z.B. eingeschränkte Nierenfunktion geriatrischer Patienten) sowie hirnorganische Veränderungen wird die Entstehung deliranter Syndrome begünstigt. Die Häufigkeit pharmakogener Delirien unter antidepressiver Infusionstherapie

wird mit 3–7% angegeben (BÖNING 1984); insbesondere bei Präparaten mit stärkerer anticholinerger Potenz (z.B. Amitriptylin) muß bei relativ zu hoher Dosis mit dem Auftreten von Verwirrtheitszuständen und deliranten Syndromen gerechnet werden. Nach zu rascher Infusion wurde Hämoglobinurie und eine passagere Steigerung der Eosinophilen beschrieben.

Nebenwirkungen treten typischerweise in den ersten Behandlungstagen auf, bei endogenen Depressionen gibt es im allgemeinen selbst unter hohen Dosen selten Verträglichkeitsprobleme. Insgesamt scheint die Nebenwirkungsrate unter der Infusionstherapie im allgemeinen geringer zu sein als unter oraler Behandlung (siehe Tabelle 3).

Lediglich hypomanische Symptomtriggerung und psychoorganische Decouvrierung könnten im Vergleich zur oralen Therapie unter Infusionsbehandlung häufiger auftreten (BÖNING 1984).

Zu beachten ist die mögliche **Interaktion** der Antidepressiva mit Katecholaminen, Anticholinergika, Barbituraten und Neuroleptika (siehe Kapitel 2.4.4).

Als **Zusatzmedikamente** haben sich folgende bewährt: Antihypotonika insbesondere

Tabelle 3. Gegenüberstellung der Häufigkeit von Nebenwirkungen unter Behandlung mit Maprotilin per infusionem versus oral (nach DILLIER 1982)

Nebenwirkung	i.v. Infusion Dosis 25–150 mg/die n = 289 (%)	Peroral Dosis 75–150 mg/die n = 3459 (%)
Mundtrockenheit	8,0	17,0
Orthostatische Hypotonie	8,0	1,5
Schläfrigkeit	4,7	12,5
Schweißausbrüche	3,0	2,3
Schwindelgefühl	5,0	7,3
Schwächegefühl	2,2	5,0
Obstipation	1,9	4,9
Tremor	1,9	5,3
Tachykardie	1,4	4,1

vom Typ des Dihydroergotamin, Benzodiazepin-Tranquilizer bzw. -Hypnotika sowie schwachpotente, sedierende Neuroleptika zur Überbrückung der Wirklatenz bei starker Angstsymptomatik, Unruhe oder akuter Suizidalität. Bei Risikopatienten kann eine Heparinisierung in Verbindung mit krankengymnastischen Übungen zur Thromboseprophylaxe empfehlenswert sein. Bei Tremor und Tachykardie kann die Gabe von niedrigdosierten Beta-Rezeptorenblockern unter Beachtung von Kontraindikationen (z.B. Propranolol 3–4 mal 10 mg pro die) sinn-

voll sein. Bei Obstipation und/oder Harnretention kann Distigminbromid oder Carbachol oral – bei Bedarf parenteral – eingesetzt werden. Für die praktisch-klinische Anwendung hat sich die Berücksichtigung des Auftretens und der Intensität von Nebenwirkungen als „Dosierungsindikator" bewährt.

Bei unsicherer Compliance, ungenügender Resorption sowie aus psychologischen Gründen kann die antidepressive Infusionstherapie als nützliches Behandlungsverfahren angesehen werden.

Literatur

BECKER AL (1971) A new adjunct to the treatment and management of depression. Intravenous infusion of chlorimipramine. S Afr Med J 45: 168–170

BERGENER M, HAUSBERG G, HESSE CH et al. (1984) Zur Problematik der Therapieforschung in der Gerontopsychiatrie: Anwendung von Maprotilin bei depressiven Zuständen im höheren Lebensalter. In: KIELHOLZ P, ADAMS C (Hrsg) Tropfinfusionen in der Depressionsbehandlung. Thieme, Stuttgart, S 76–89

BIEBER H, KUGLER J (1969) Die Behandlung von depressiven Kranken mit Clomipramin-Infusionen. Arch Psychiat Nervenkr 212: 329–338

BOBON D, GERNAY P, LEJEUNE J (1985) Efficacité et tolérance de perfusions de viloxazine dans la dépression. Psychol Med 17: 455–461

BÖNING J (1984) Nebenwirkungen und Antidepressiva unter besonderer Berücksichtigung der Behandlung mit Tropfinfusionen. In: KIELHOLZ P, ADAMS C (Hrsg) Tropfinfusionen in der Depressionsbehandlung. Thieme, Stuttgart, S 116–129

CHARBONNIER JF, REBOUL P, ROUGIER M, AUBIN B, CHASSAING JL, PHILIPPE P, PLANCKE R, HØPFNER PETERSEN HE (1987) Citalopram. Etude ouverte d'un inhibiteur trés sélectif du captage, de la sértotonine, administré en perfusion à des patients déprimés. L'Encéphale 19: 249–254

CHAUVOT B, PASCALIS G (1979) Un antidépresseur par voie intraveineuse: la clomipramine. Resultats sur 150 cas. Dimension psychologique de la voie intraveineuse. Psychol Med (Paris) 11: 2003–2013

COCCO G, AGUE C, STROZZI C (1978) Effetti emodinamici ed elettrocardiografici causati dall' infusione endovenosa di un antidepressivo triciclico (Dibenzepina). Minerva Med 69: 301–309

COLLINS GH (1970) Intravenous clomipramine in the treatment of severe depression. Br J Psychiatry 117: 211–212

DILLIER N (1982) Worldwide clinical experience with Ludiomil. Activ Nerv Sup 24: 40–48

ESCOBAR JI, FLEMENBAUM A, SCHIELE BC (1973) Chlorimipramine – a double-blind comparison of intravenous versus oral administration in depressed patients. Psychopharmacologia 33: 111–116

FARAVELLI C, BROADHURST AD, AMBONETTI A, BALLERINI A, DE BIASE L (1983) Double-blind trial with oral versus intravenous clomipramine in primary depression. Biol Psychiatry 18: 695–706

GASTPAR M (1982) Wirkung und Verträglichkeit von Langzeit-Infusionen bei depressiven Patienten am Beispiel des Dibenzepins. In: KIELHOLZ P, ADAMS C (Hrsg) Antidepressive Infusionstherapie. Thieme, Stuttgart, S 53–58

GASTPAR M (1984) Efficacy and tolerability of dibenzepin administered by intravenous drip infusion to severely depressed patients. Neuropsychobiology 11: 44–48

GASTPAR M, GILSDORF U, BAUMANN P (1986) Comparison of oral and intravenous treatment of depressive states: preliminary results of a WHO collaborative study. Clin Neuropharmacol 9: 434–436

HARTL O, DEJACO R, FRIEDL H et al. (1972) EKG-Veränderungen unter Infusionsbehandlung mit trizyklischen Antidepressiva. Pharmakopsychiatry 5: 20–25

HORDERN A, SELDRUP J, BARTROP R et al. (1979) Intravenous clomipramine. Any real advantage? J Pharmacother 11: 115–121

HOUDIARD C (1979) Antidépresseur ou utilisation de la méthode du double aveugle pour comparer les effets de l'administration par perfusion veineuse de la clomipramine et d'un placebo. Thesis, Dijon

JUNGKUNZ G, KUSS HJ, DIETERLE D (1984) Vergleich der Infusionsbehandlung mit der peroralen Applikation von Clomipramin bei endogen depressiven Patienten – Eine Doppelblindstudie mit Plasmaspiegelbestimmungen. In: KIELHOLZ P, ADAMS C (Hrsg) Antidepressive Infusionstherapie. Thieme, Stuttgart, S 38–53

KIELHOLZ P, ADAMS C (Hrsg) (1982) Antidepressive Infusionstherapie. Thieme, Stuttgart

KIELHOLZ P, ADAMS C (Hrsg) (1984) Tropfinfusionen in der Depressionsbehandlung. Thieme, Stuttgart

KIELHOLZ P et al. (1981) Behandlung therapieresistenter Depressionen ohne Elektroschock. Dtsch Med Wochenschr 106: 671–673

KISSLING W, MÖLLER HJ, LAUTER H et al. (1985) Doubleblind comparison of intravenous versus oral maprotiline. Antidepressant activity, plasma levels, side-effects. Pharmacopsychiatry 15: 96–97

LAUX G (1983a) Die sogenannte therapieresistente Depression. In: FAUST V, HOLE G (Hrsg) Depressionen. Hippokrates, Stuttgart, S 270–278

LAUX G (1983b) Drip infusion therapy with clomipramine and maprotiline or the combination of both preparations. Vortrag VII. Weltkongreß für Psychiatrie, Wien (Abstract No. F 643)

LAUX G (1984) Aktueller Stand der Infusionstherapie mit Antidepressiva in der Psychiatrischen Klinik. Psychologische Aspekte der antidepressiven Infusionstherapie. In: WOLFERSDORF M, STRAUB R, HOLE G (Hrsg) Depressiv Kranke in der Psychiatrischen Klinik. Roderer, Regensburg, S 160–170, 196–200

LAUX G, REIMER F (1979) Behandlung therapieresistenter Depressionen mit hochdosierten Clomipramin-Infusionen. Int Pharmacopsychiatr 14: 294–299

LAUX G, KÖNIG W (1992) Infusionstherapie bei Depressionen. Ein Leitfaden für Klinik und Praxis. Hippokrates, Stuttgart

LAUX G, KÖNIG W, LESCH KP, STEIN A (1989) Intravenöse versus orale Behandlung endogen depressiver Patienten mit Doxepin – Eine Doppelblindstudie mit Plasmaspiegelbestimmungen. Wien Med Wochenschr 139: 525–529

MORON P, PARANT-LUCENA N, JARRIGE A (1981) Essai thérapeutique de la viloxazine injectáble. Psychol Méd 13: 1831–1835

OHAYON M, POINSO Y (1985) Des conclusions surprenantes d'une étude en double insu viloxazine iv/cp. Actualités Psychiat 15: 86–95

PÖLDINGER W (1993) Zur Infusionsbehandlung depressiver Kranker unter besonderer Berücksichtigung von Citalopram. Der Praktische Arzt 47: 52–62

POLLOCK BG, PEREL JM, SHOSTAK M (1985) Rapid achievement of antidepressant effect with intravenous chlorimipramine. N Engl J Med 312: 1130

POLLOCK BG, PEREL JM, SCHOSTAK M, ANTELMAN SM, BRANDOM B, KUPFER DJ (1986) Understanding the response lag to tricyclics. I. Application of pulse-loading regimens with intravenous clomipramine. Psychopharmacol Bull 22: 214–219

POLLOCK BG, PEREL JM, NATHAN RS, KUPFER DJ (1989) Acute antidepressant effect following pulse loading with intravenous and oral clomipramine. Arch Gen Psychiatry 46: 29–35

SCHÖNY W (1992) Die Wirksamkeit und Verträglichkeit von Citalopram im Vergleich von parenteraler und oraler Verabreichung. Neuropsychiatrie 6: 65–71

VAN BRUNT N (1983) The clinical utility of tricyclic antidepressant blood levels: a review of the literature. Ther Drug Monit 5: 1–10

4

Monoaminoxidase-Hemmer

4.1 Einteilung

M. Gerlach und P. Riederer

Die Monoaminoxidase (EC 1.4.3.4; Amin: Sauerstoff-Oxidoreduktase (desaminierend) (MAO), ein Enzym der äußeren Mitochondrienmembran, oxidiert eine Reihe von monoaminergen Neurotransmittern und Neuromodulatoren sowie exogene bioaktive Monoamine nach folgender Reaktions-Gleichung:

$$RCH_2NH_2 + O_2 + H_2O \rightarrow RCHO + NH_3 + H_2O_2$$

Aufgrund unterschiedlicher Substratspezifität und Inhibitorsensitivität wurde die **Existenz zweier multipler Formen** postuliert (Abb. 4.1.1; JOHNSTON 1968, zur Übersicht: YOUDIM et al. 1988): Während MAO-A vorwiegend Serotonin und Noradrenalin desaminiert und selektiv durch Clorgylin inhibiert wird, besitzt die MAO-B eine höhere Affinität zu Benzylamin und β-Phenethylamin und wird selektiv durch (R)-Deprenyl inhibiert; Dopamin und Tyramin sind Substrate für beide Enzymformen; wobei Dopamin im menschlichen Gehirn eine etwas höhere Affinität für MAO-B aufweist (RIEDERER und YOUDIM 1986).
Molekulargenetische (BACH et al. 1988) und immunhistochemische Untersuchungen (DENNEY et al. 1982, KONRADI et al. 1989) bestätigen dieses biochemische Konzept.
Viele Substrate – selbst jene, welche als spezifisch für die eine oder andere Form der MAO beschrieben sind – werden jedoch in vivo von beiden Subtypen des Enzyms metabolisiert. Die Desaminierung der Substrate durch die MAO-A und/oder MAO-B im Gewebe hängt von drei Parametern ab: dem K_m-Wert und der katalytischen Konstante k_{cat}, welche für das jeweilige Enzym und Substrat charakteristisch sind, sowie

Tabelle 4.1.1. Verteilung der beiden MAO-Formen beim Menschen (nach RIEDERER et al. 1978)

Organ	% der Gesamtaktivität	
	MAO-A	MAO-B
Leber	45	55
Darm	< 80	> 20
Niere	25	75
Gehirn	< 20	> 80
Thrombozyten	< 5	> 95
Lunge	55	45

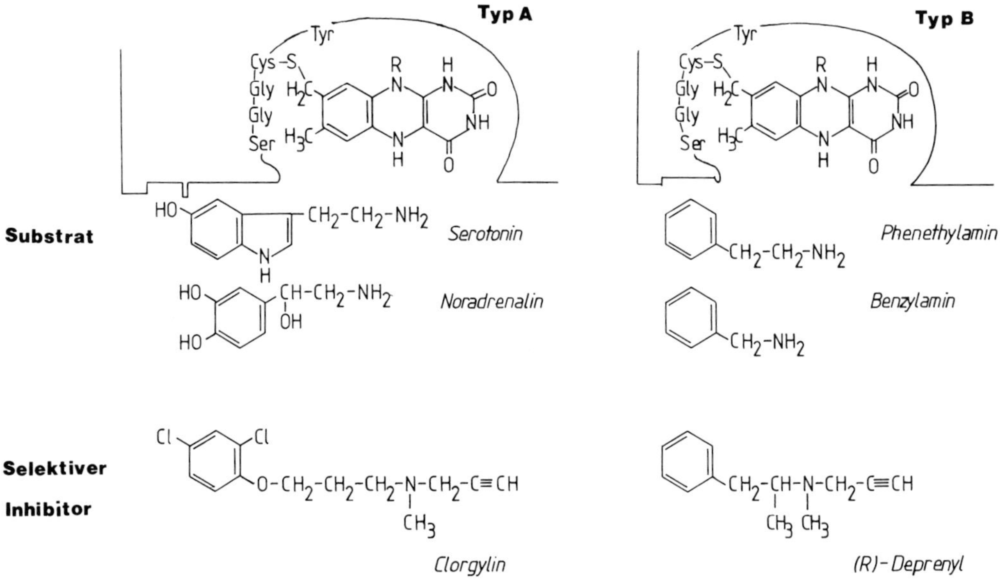

Abb. 4.1.1. Schematische Darstellung der aktiven Zentren der MAO-A und B sowie ihrer selektiven Substrate und Inhibitoren (nach YOUDIM et al. 1988)

der prozentualen Verteilung der beiden Formen in dem jeweiligen Gewebe (siehe Tabelle 4.1.1).

MAO-Hemmer inhibieren per definitionem die Aktivität der MAO durch Konkurrenz mit dem spezifischen Substrat. Entsprechend der Reversibilität der Hemmung unterscheidet man: 1. kompetitive, reversible Inhibitoren und 2. irreversible Inhibitoren.

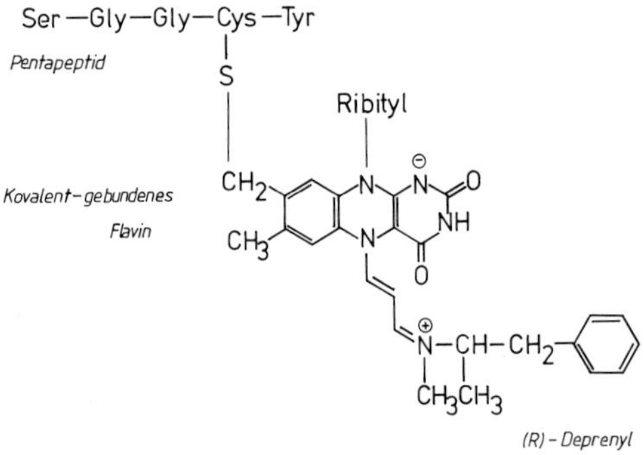

Abb. 4.1.2. Struktur des Cysteinyl-Flavin-Adduktes, welches nach der Inaktivierung der MAO durch (R)-Deprenyl gebildet wird (nach YOUDIM et al. 1988)

Kompetitive, reversible Inhibitoren (z.B. β-Carboline, Aryl- oder Indolalkylamine) haben eine enge Strukturverwandt-

Tabelle 4.1.2. Therapeutisch-potente, selektive MAO-A und MAO-B-Hemmer

MAO-Hemmer	MAO-B-Hemmer
Reversible	
Brofaromin (CPG 11305A)[1]	Ro 16-6491[5]
Cimoxaton (MD 780515)[2]	Ro 19-6327[6]
Moclobemid (Ro 11-1163)[3]	
Toloxaton (MD 780236)[4]	
Irreversible	
Clorgylin[7]	AGN 1133, 1135[8]
	MDL 72,974[9]
	Selegilin
	(R)-Deprenyl,
	L-Deprenyl)[10]

[1] MÖLLER und WENDT 1989; [2] DOLLEREY et al. 1982; [3] DA PRADA et al. 1989; [4] DOLLEREY et al. 1984; [5] KELLER et al. 1987; [6] DAPRADA et al. 1988; [7] ROBINSON et al. 1985; [8] KALIR et al. 1981; [9] ZREIKA et al. 1989; [10] KNOLL 1986

schaft mit den Monoaminsubstraten; im Gegensatz zu den Substraten werden diese jedoch nicht von der MAO katabolisiert. **Irreversible Inhibitoren**, zu denen Hydrazine, Cyclopropylamine oder Acetylamine gehören, sind sog. „Suizid-Inhibitoren" (TIPTON und MANTLE 1981). Diese binden zwar in einem ersten, reversiblen Schritt ebenfalls an das aktive Zentrum des Enzyms, werden dann aber nach erfolgter Oxidation kovalent und irreversibel gebunden (siehe Abb. 4.1.2).

Entsprechend der chemischen Struktur der MAO-Hemmer ist auch die weniger gebräuchliche Einteilung in Hydrazine und Nicht-Hydrazine möglich.

Aufgrund von Nebenwirkungen nicht selektiver MAO-Inhibitoren („Cheese"-Effekt) wurden für die Therapie verschiedener neurologischer und psychiatrischer Erkrankungen selektive MAO-A und MAO-B-Inhibitoren entwickelt (Tabelle 4.1.2): die selektive Hemmung der MAO-A wird als der für den antidepressiven Effekt entscheidende Faktor angesehen, da Noradrenalin und Serotonin beim Menschen nahezu ausschließlich durch MAO-A katabolisiert werden und eine gestörte noradrenerge und serotonerge Neurotransmission als für depressive Erkrankungen wesentlicher Pathomechanismus angesehen wird (siehe nachfolgende Kapitel; zur Übersicht: LAUX und RIEDERER 1989); selektive MAO-B-Hemmer sind als potentielle Medikamente für die Parkinson-(siehe Band 5, Kapitel 6; zur Übersicht: YOUDIM und FINBERG 1986, RIEDERER und PRZUNTEK 1988) und Alzheimer-Therapie (TARIOT et al. 1987) von Bedeutung.

Literatur

BACH AWJ, LAN NC, JOHNSON DL, ABELL CW, BEMBENEK ME, KWAN SW, SEEBURG PH, SHIH JC (1988) cDNA cloning of human liver monoamine oxidase A and B: molecular basis of differences in enzymatic properties. Proc Natl Acad Sci USA 85: 4934–4938

DA PRADA M, KETTLER R, KELLER HH, BURKARD WP (1988) RO 19-6327, a resersible, highly selective inhibitor of type B monoamine oxidase, completely devoid of tyramine-potentiating effects: comparison with selegiline. Neurol Neurobiol 42B: 359–363

DA PRADA M, KELLER HH, KETTLER R (1989) Vergleich der neuen MAO-A-Hemmer Moclobemid und Toloxaton mit Tranylcypromin im Tierversuch: Bedeutung für die Praxis. In: LAUX G, RIEDERER P (Hrsg) Neue selektive Monoaminoxidase-Hemmer in der Therapie depressiver Erkrankungen. Psychiat Prax [Sonderheft I] 16: 18–24

DENNEY RM, PATEL NT, FRITZ RR, ABELL CW (1982) A monoclonal antibody elicited to human platelet monoamine oxidase. Isolation and specificity for human monoamine oxidase B but not A. Mol Pharmacol 22: 500–508

DOLLERY CT, DAVIES DS, STROLIN-BENEDETTI M (1982) Clinical pharmacology of MD 780515, a selective and reversible MAO-A inhibitor. In: KAMIJO K, USDIN E, NAGATSU T (eds) Monoamine oxidase, basic and clinical frontiers. Excerpta Medica, Amsterdam, pp 221–229

DOLLERY CT, BROWN MJ, DAVIES DS, STROLIN-BENEDETTI M (1984) Pressor amines and monoamines oxidase ihibitors. In: TIPTON KF, DOSTERT P, STROLIN-BENEDETTI M (eds) Monoamine oxidase and disease. Prospects for therapy with reversible inhibitors. Academic Press, London, pp 429–441

JOHNSTON JP (1968) Some observations upon a new inhibitor of monoamine oxidase in brain tissue. Biochem Pharmacol 17: 1285–1297

KALIR A, SABBAGH A, YOUDIM MBH (1981) Selective acetylenic 'suicide' and reversible inhibitors of monoamine oxidase types A and B. Br J Pharmacol 73: 55–64

KELLER HH, KETTLER R, KELLER G, DA PRADA M (1987) Short-acting novel MAO inhibitors: in vitro evidence for the reversibility of MAO inhibition by moclobemide and Ro 16-6491. Naunyn Schmiedebergs Arch Pharmacol 335: 15–20

KNOLL J (1986) The pharmacology of (–)-deprenyl. J Neural Transm [Suppl] 22: 75–89

KONRADI C, RIEDERER P, HEINSEN H (1989) Histochemistry of MAO subtypes in the brainstem of humans: a relation to the radical hypothesis of Parkinson's disease? In: PRZUNTEK H, RIEDERER P (eds) Early diagnosis and preventive therapy in Parkinson's disease. Springer, Wien New York, pp 243–248

LAUX G, RIEDERER P (Hrsg) (1989) Neue selektive Monoaminoxidase-Hemmer in der Therapie depressiver Erkrankungen. Psychiat Prax [Sonderheft I] 16: 1–50

MÖLLER HJ, WENDT G (1989) Brofaromin – ein selektiver, reversibler und kurzwirksamer MAO-A-Hemmer. In: LAUX G, RIEDERER P (Hrsg) Neue selektive Monoaminoxidase-Hemmer in der Therapie depressiver Erkrankungen. Psychiat Prax [Sonderheft I] 16: 32–37

RIEDERER P, YOUDIM MBH (1986) Monoamine oxidase activity and monoamine metabolism in brains of parkinsonian patients treated with L-deprenyl. J Neurochem 46: 1359–1365

RIEDERER P, PRZUNTEK H (1988) Morbus Parkinson– Selegilin (R-(–)-Deprenyl; Movergan[R]). Ein neues Therapiekonzept. Springer, Wien New York

RIEDERER P, YOUDIM MBH, RAUSCH WD, BIRKMAYER W, JELLINGER K, SEEMANN D (1978) On the mode of action of L-deprenyl in the human central nervous system. J Neural Transm 43: 217–226

ROBINSON DS, KAYSER A, CORCELLA D, LAUX G, YINGLING K, HOWARD D (1985) Panic attacks in out-patients with depression: response to antidepressant treatment. Psychopharmacol Bull 21: 562–567

TARIOT PN, SUNDERLAND T, WEINGARTNER H, MURPHY DL, WELKOWITZ JA, THOMPSON K, COHEN RM (1987) Cognitive effects of L-deprenyl in Alzheimer's disease. Psychopharmacology 91: 489-495

TIPTON KF, MANTLE TJ (1981) Inhibition of rat liver monoamine oxidase by clorgyline and deprenyl. In: YOUDIM MBH, PAYKEL ES (eds) Monoamine oxidase inhibitors: the state of the art. Wiley, Chichester, pp 3–27

YOUDIM MBH, FINBERG JPM (1986) MAO Type B inhibitors as adjunct to L-DOPA therapy. In: YAHR MD, BERGMANN KJ (eds) Advances in neurology, vol 45. Raven Press, New York, pp 127–136

YOUDIM MBH, FINBERG JPM, TIPTON KF (1988) Monoamine oxidase. In: TRENDELENBURG U, WEINER N (eds) Catecholamines I. Springer, Berlin Heidelberg New York Tokyo, pp 119–192 (Handbook Exp Pharmacol, vol 90/I)

ZREIKA M, FOZARD JR, DUDLEY MW, BEY PH, McDONALD IA, PALFREYMAN MG (1989) MDL 72,974: a potent and selective enzyme-activated irreversible inhibitor of monoamine oxidase type B with potential for use in Parkinson's disease. J Neural Transm [P-D Sect] 1: 243–254

4.2 Pharmakologie

4.2.1 Pharmakokinetik

M. P. Schoerlin und T. W. Guentert

Einleitung

Monoamin-Oxidasen (MAO) sind mitochondriale Enzyme, die sowohl Aminotransmitter im Nervensystem als auch biogene Amine im Körper abbauen. Bisher wurden zwei verschiedene MAO-Aktivitäten (Typ A und B) nachgewiesen, die sich hinsichtlich ihrer Substratspezifität und ihrer Empfindlichkeit gegenüber Inhibitoren (JOHNSTON 1968) unterscheiden. Therapeutisch zeigen MAO-Hemmer vom Typ A antidepressive und MAO-Hemmer vom Typ B Antiparkinson-Eigenschaften. Die Ausgangsstruktur der älteren, nichtselektiven und teilweise irreversiblen MAO-Hemmer basiert auf Hydrazid- oder Aminstrukturen (Abb. 4.2.1.1), während die neueren reversiblen MAO-A-Hemmer Oxazolidinon-, Benzamid- und Benzofuranderivate sind oder sich von Harmala-Alkaloiden ableiten (Abb. 4.2.1.2). Vertreter der neuen Generation von MAO-Hemmern zeigen bezüglich Reversibilität und Spezifität in der Enzyminteraktion unterschiedliche Eigenschaften. Sämtliche MAO-Hemmer weisen aber eine von den trizyklischen Antidepressiva unterschiedliche Struktur auf.

Die Kenntnis der pharmakokinetischen Eigenschaften der verschiedenen MAO-Hemmer könnte mithelfen, die therapierelevanten Unterschiede zwischen den einzelnen Vertretern zu definieren und die Dosierungsempfehlungen auf eine rationale Grundlage zu stellen. Die vorliegende Übersicht bezweckt daher, die neueren reversiblen MAO-A-Hemmer pharmakokinetisch zu bewerten. Zu diesem Zweck wird die Pharmakokinetik von Moclobemid (DA PRADA et al. 1982, 1983, STEPHANIS et al. 1982, CASACCHIA et al. 1984,

BONBON et al. 1979, AMREIN et al. 1989) mit der von Toloxaton (ROVEI und RUMIGNY 1985, DOLLERY et al. 1984, STROLIN-BENEDETTI et al. 1983), Brofaromin (WALDMEIER et al. 1983, BIECK et al. 1983, HOLSBOER et al. 1983, SCHNEIDER et al. 1989, ANTONIN et al. 1990), Cimoxaton (DOLLERY et al. 1982, POIRIER et al. 1983) und Amiflamin (MORIKAWA et al. 1986) verglichen. Diesen reversiblen Hemmern werden die Eigenschaften der älteren, irreversibel wirkenden Vertreter Tranylcpromin und Phenelzin gegenübergestellt.

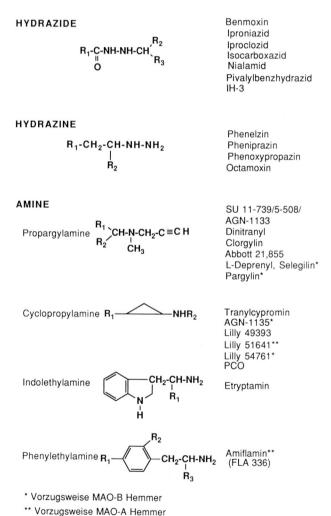

HYDRAZIDE

Benmoxin
Iproniazid
Iproclozid
Isocarboxazid
Nialamid
Pivalylbenzhydrazid
IH-3

HYDRAZINE

Phenelzin
Pheniprazin
Phenoxypropazin
Octamoxin

AMINE

Propargylamine

SU 11-739/5-508/
AGN-1133
Dinitranyl
Clorgylin
Abbott 21,855
L-Deprenyl, Selegilin*
Pargylin*

Cyclopropylamine

Tranylcypromin
AGN-1135*
Lilly 49393
Lilly 51641**
Lilly 54761*
PCO

Indolethylamine

Etryptamin

Phenylethylamine

Amiflamin**
(FLA 336)

* Vorzugsweise MAO-B Hemmer
** Vorzugsweise MAO-A Hemmer

Abb. 4.2.1.1. Chemische Grundstrukturen nicht selektiver MAO-Hemmer

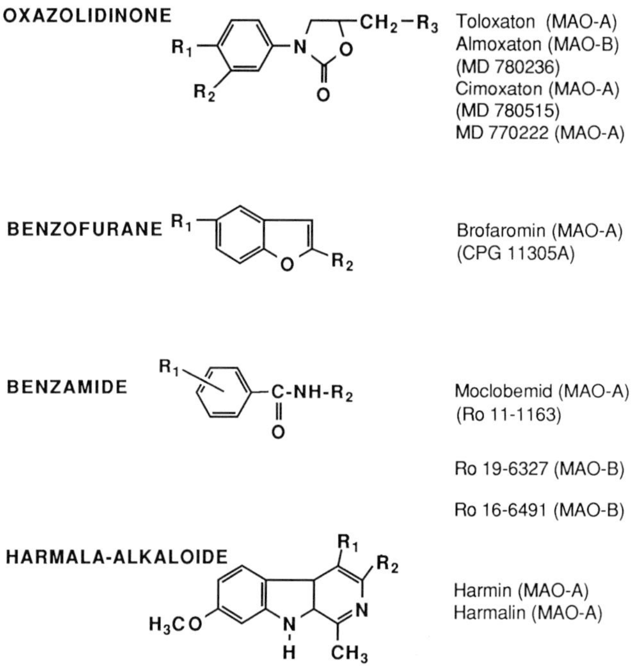

OXAZOLIDINONE

Toloxaton (MAO-A)
Almoxaton (MAO-B)
(MD 780236)
Cimoxaton (MAO-A)
(MD 780515)
MD 770222 (MAO-A)

BENZOFURANE

Brofaromin (MAO-A)
(CPG 11305A)

BENZAMIDE

Moclobemid (MAO-A)
(Ro 11-1163)

Ro 19-6327 (MAO-B)

Ro 16-6491 (MAO-B)

HARMALA-ALKALOIDE

Harmin (MAO-A)
Harmalin (MAO-A)

Abb. 4.2.1.2. Chemische Grundstrukturen selektiver MAO-Hemmer

Pharmakokinetische Eigenschaften verschiedener reversibler MAO-A-Hemmer

Ähnliche Dosierungen der MAO-Hemmer Moclobemid, Toloxaton, Cimoxaton, Brofaromin und Amiflamin führen zu recht unterschiedlichen Plasmakonzentrationen. Abbildung 4.2.1.3 zeigt das unterschiedliche pharmakokinetische Verhalten dieser Substanzen nach einer Einmaldosierung.

Absorption
Nach oraler Verabreichung werden Moclobemid (RAAFLAUB et al. 1984, SCHOERLIN et al.1987) und Toloxaton (STROLIN-BENEDETTI et al. 1982) verhältnismäßig rasch absorbiert. Die Zeit für das Erreichen des Konzentrationsmaximums im Plasma (t_{max}) liegt zwischen 0,5 und 2 h. Die Absorption von Brofaromin (HENGER et al. 1984), Amiflamin (GRAFFER et al. 1984, ALVAN et al. 1986) und Cimoxaton (ROVEI et al. 1984a,b) verläuft

langsamer. Bei diesen Substanzen werden maximale Plasmaspiegel zwischen 1,5 und 4 h erreicht. Die Dosisfraktion, die den systemischen Kreislauf in unveränderter Form erreicht (Bioverfügbarkeit F), ist für Toloxaton und Moclobemid unvollständig. Eine hohe Leberextraktionsrate bewirkt, daß lediglich zwei Drittel der jeweiligen Einfachdosis den systemischen Kreislauf in unveränderter Form erreichen. Bei den anderen hier angesprochenen Suzbstanzen sind diese Angaben nicht bekannt.

Verteilung und Bindung an Plasmaproteine
Die Verteilung eines Pharmakons im Körper wird durch seine lipophilen Eigenschaften und die Stärke seiner Bindung an Blut- und Gewebe-Makromoleküle bestimmt. Lipophiliewerte (Oktanol-Wasser-Verteilungskoeffizienten) der in dieser Übersicht verglichenen Substanzen korrelieren aber nicht mit einem der bekannten pharmakokineti-

schen Parameter (Tabelle 4.2.1.1). Das Plasmaproteinbindungsverhalten der verglichenen Substanzen zeigt sehr unterschiedliche Charakteristika. Amiflamin wird nur unbedeutend (23%), Cimoxaton und Brofaromin dagegen praktisch vollständig (95–98%) an Plasmaproteine gebunden; Moclobemid und Toloxaton nehmen in diesem Vergleich eine Mittelstellung (50%) ein. Für Substanzen mit niedriger Proteinbindung sind Interaktionen mit anderen, gleichzeitig verabreichten Pharmaka zumindest auf der Bindungsebene nicht zu erwarten.

Zur Beschreibung des Ausmaßes einer Verteilung wird oft das scheinbare Verteilungsvolumen (V) herangezogen. Dieses kann jedoch nur nach systemischer Verabreichung bestimmt werden und ist aus der derzeitig verfügbaren Literatur lediglich für Moclobemid (0,63–1,6 l/kg) und Toloxaton (1,1–1,6 l/kg) bekannt. Die Größe dieses Verteilungsraumes, der mit dem der Benzodiazepine vergleichbar ist (GUENTERT 1968), weist darauf hin, daß sich das Pharmakon überwiegend im extravaskulären Raum aufhält. Der rasche Plasmakonzentrationsabfall

von Moclobemid und Toloxaton während der ersten Stunden nach intravenöser Injektion ist eine Folge dieser ausgeprägten extravaskulären Verteilung.

Mit Moclobemid wurden zwei Studien über die Penetration in den **Liquor** durchgeführt. Nach Verabreichung von dreimal täglich 100–150 mg betrug das Konzentrationsverhältnis von Moclobemid im Liquor/Plasma unter Therapie-Bedingungen annähernd 0,5, was den in vitro bestimmten Proteinbindungswerten entspricht (BECKER et al. 1988). Der Übergang von Moclobemid in die **Muttermilch** wurde nach einer Einzeldosis von 300 mg abgeklärt (PONS et al. 1990). Diese Dosis führt zu Blutkonzentrationen, die etwa denen im Fließgleichgewicht nach therapeutischen Dosen entsprechen. Die höchste Konzentration von Moclobemid in der Milch wurde 3 Std. nach Einnahme des Präparats erreicht. Moclobemid war in einer der Mutter nach 24 Stunden abgenommenen Blutprobe nicht mehr feststellbar. Der mit der Milch ausgeschiedene Anteil betrug lediglich 0,06% ± 0,02% der Moclobemid-Dosis (Mittelwert + Standardabweichung).

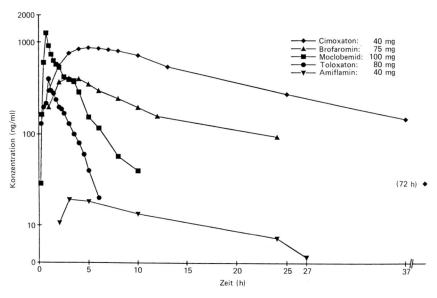

Abb. 4.2.1.3. Plasmakonzentrations-Zeit-Profile von fünf reversiblen MAO-A-Hemmern

Tabelle 4.2.1.1. Pharmakokinetische Parameter reversibler MAO-A-Hemmer

Pharmakon	Absorption		Verteilung			Ausscheidung		
	F	T_{max} (h)	V (l/kg)	P	fb (%)	$t_{1/2}$ (h)	CL (l/h/kg)	fe
Moclobemid	0,5–0,8	0,5–2,0	0,63–1,6	40,7	50	1–3	0,2–1,0	< 0,01
Toloxaton	0,5–0,6	0,5–1,0	1,1–1,6	11*	50	0,9–2,5	0,46–0,86	< 0,01
Brofaromin		1,8–4,0	4,3–6,0	15,5	98	12–15	0,26–0,29	< 0,01
Cimoxaton		1,0–5,0	0,46–0,69	257	95	8,9–16	0,023–0,045	N.D.
Amiflamin		2	4,2–8,4	0,5	23	4,9–12	0,42–0,83	0,002

F Bioverfügbarkeit; *T_max* Zeit der maximalen Konzentration nach Einmaldosierung; *V* scheinbares Verteilungsvolumen; *P* Verteilungskoeffizient in Oktanol/Wasser; *fb* gebundene Fraktion der Substanz im Plasma; *t_{1/2}* Eliminationshalbwertzeit; *Cl* Clearance; *fe* renal ausgeschiedene Dosisfraktion (unveränderte Substanz); *berechnet nach HANSCH und LEO (1979); *N.D.* nicht detektierbar

Ein Säugling wäre daher bei Therapie der Mutter mit Moclobemid lediglich einer Dosis von ca. 0,05 mg Moclobemid pro kg Körpergewicht ausgesetzt, was unter Berücksichtigung der Körpergewichtsunterschiede nur annähernd 3% der von der Mutter eingenommenen Dosis entspricht. Diese geringe mit der Muttermilch ausgeschiedene Menge kann wohl als für den Säugling unschädlich angenommen werden.

Biotransformation und Ausscheidung
Der markanteste Unterschied zwischen den Konzentrations-Zeit-Profilen der hier verglichenen MAO-Hemmer besteht im unterschiedlich raschen Absinken der Plasmakonzentrationen nach dem Erreichen der Maximalwerte. Die Eliminationshalbwertzeit ($t_{1/2}$) reicht von wenigen Stunden (Moclobemid, Toloxaton) bis weit über 10 Stunden (Brofaromin, Cimoxaton). Metabolismus in der Leber ist der wichtigste Ausscheidungsweg für die fünf MAO-A-Hemmer. Nur ein verschwindend kleiner Anteil einer absorbierten Dosis wird in unveränderter Form über die Niere ausgeschieden (Tabelle 4.2.1.1). Bei Moclobemid, Toloxaton und Amiflamin verläuft die hepatische Elimination rasch. Aus diesem Grund wird bei oraler Darreichung ein signifikan-

ter Teil der Dosis während der ersten Leberpassage eliminiert.
Oxidationsreaktionen wie Hydroxylierung und oxidative Dealkylierung/Deaminierung spielen beim Metabolismus der MAO-Hemmer eine wichtige Rolle.
Der Metabolismus von **Moclobemid** ist komplex (Abb. 4.2.1.4). Vier Gruppen von Metaboliten wurden im Urin des Menschen nach Einzeldosen gefunden: saure (49% der Dosis), neutrale (8%) und basische (2%) Metaboliten sowie N-Oxide (4,5%). Die metabolische Kaskade wird durch vier primäre Oxidationsreaktionen initiiert: Morpholin-C-Oxidation, Desaminierung, Morpholin-N-Oxidation, aromatische Hydroxylierung. Oxidationsprodukte des Morpholinrings sind besonders häufig. Sie können alle als Abkömmlinge eines einzigen Oxidationsproduktes betrachtet werden, bei dem der Morpholinring eine zusätzliche Sauerstofffunktion trägt. Als Endprodukte sind die daraus resultierenden Metabolite quantitativ nicht bedeutend, da sie weiteren Abbaureaktionen unterliegen. Im Plasma findet sich der Lactam-Metabolit als eines der Hauptabbauprodukte (inaktiv), da Folgeprodukte durch ihre Polarität rasch über die Niere ausgeschieden werden können. Der einzige MAO-A-aktive Metabolit, das Morpholin-N-

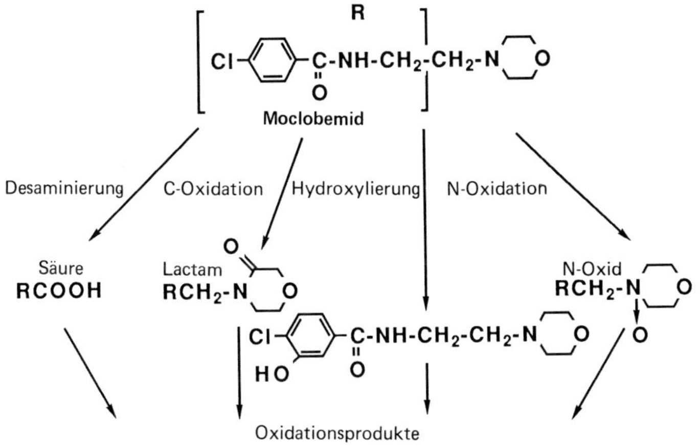

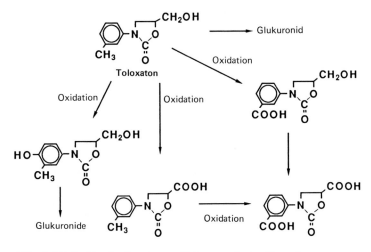

Abb. 4.2.1.4. Metabolismus von Moclobemid beim Menschen

Abb. 4.2.1.5. Metabolismus von Toloxaton beim Menschen

Oxid, ist im Plasma nur in sehr geringen Mengen meßbar. Wie bei anderen Morpholinpräparaten aufgezeigt wurde, ist auch bei Moclobemid der Metabolismus bei Tier (Ratte) und Mensch quantitativ verschieden (SCHOERLIN und DA PRADA 1990).

Bei **Toloxaton** (ROVEI und RUMIGNY 1985, MALNOE und STROLIN-BENEDETTI 1979) führt die Oxidation der primären alkoholischen Gruppe zur Bildung eines inaktiven sauren Metaboliten, der zu 50% für die mit dem Urin ausgeschiedene Dosis verantwortlich ist

(Abb. 4.2.1.5). Saure Nebenmetabolite – gebildet durch aromatische Hydroxylierung oder Oxidation der aromatischen Methylgruppe – sind ebenfalls identifiziert worden. Toloxaton selbst und das Phenolderivat werden ausschließlich nach erfolgter Konjugation mit Glukuronsäure im Urin ausgeschieden.

Brofaromin (WALDMEIER et al. 1988) wird hauptsächlich durch O-Demethylierung der aromatischen Methoxygruppe abgebaut (Abb. 4.2.1.6). Nebenmetabolite, die durch

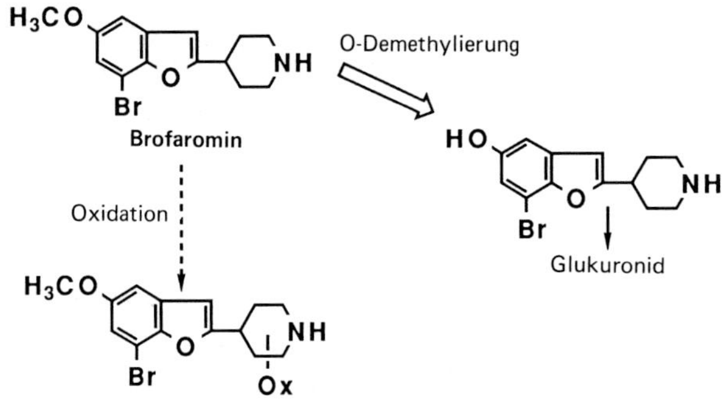

Abb. 4.2.1.6. Metabolismus von Brofaromin beim Menschen

Oxidation des Piperidinrings entstanden sind, wurden ebenfalls gefunden. Das im Plasma befindliche Brofaromin liegt zu ungefähr einem Drittel und der O-Desmethyl-Metabolit vollständig als Konjugat (Glukuronid) vor (SCHNEIDER et al. 1989).

Der Umbau von **Cimoxaton** wird durch O-Demethylierung bestimmt (ROVEI et al. 1983, 1984b); dieser Schritt führt zum stärker aktiven Metaboliten MD 770222. Die freigelegte primäre Hydroylgruppe wird entweder oxidiert oder konjugiert (Glukuronidierung, Sulfatierung). Hydroxylierung des Oxazolidinonrings oder Debenzylierung sind weitere alternative Abbauschritte. Der Oxazolidinonring selbst scheint metabolisch stabil zu sein. Eine Ringöffnung wird, ebenso wie bei anderen Derivaten, nicht beobachtet (Toloxaton, ref. STROLIN-BENEDETTI und KEANE 1980, ROVEI et al. 1984c; Metaxalon, ref. BRUCE et al. 1966; Mephenoxalon, ref. MORRISON 1965). Die Biotransformation von Amiflamin wird durch N-Demethylierung des tertiären Amins bestimmt. Diese Reaktion unterliegt einem genetisch determinierten Polymorphismus vom Debrisoquin-Typ (ALVAN et al. 1984, GRAFFNER et al. 1983). Dabei können langsame und schnelle Metabolisierer unterschieden werden. Bei Patienten mit defizientem Metabolismus können Nebenwirkungen schon bei sonst gut verträglichen normalen klinischen Dosen auftreten.

Mehrfachdosierung

Aufgrund von pharmakokinetischen Überlegungen gilt, daß nach Mehrfachdosierung eines Pharmakons die Höhe der mittleren Konzentrationen durch Dosierung, Einnahmefrequenz und Clearance bestimmt wird.

Die Halbwertzeit gibt Hinweise auf die Zeitdauer, die bei Dosierungsänderungen bis zur Einstellung neuer Gleichgewichtsbedingungen benötigt wird. Außerdem bestimmt dieser Term die Differenz zwischen den höchsten und tiefsten Konzentrationswerten innerhalb eines Dosierungsintervalls. Substanzen wie Moclobemid und Toloxaton werden deshalb stärkere Konzentrationsschwankungen innerhalb eines gewählten Dosierungsintervalls (τ 8–12 h) zeigen als die drei übrigen MAO-A-Hemmer (τ 24 h). Andererseits wird der Konzentrationsunterschied nach Einfach- und Mehrfachdosierung bei den Substanzen mit längeren Halbwertzeiten größer als bei den Vertretern mit kürzeren Halbwertzeiten. Solche Voraussagen basieren auf der Annahme einer dosisunabhängigen Kinetik. Im Fall von Moclobemid wurde allerdings gezeigt, daß Mehrfachdosierung vermutlich infolge Hemmung des metabolischen Abbaus durch ein Zwischen- oder metabolisches Endprodukt zu höheren Plasmaspiegeln als erwartet führt (SCHOERLIN et al. 1987). Steady-state-Konzentrationen werden deshalb mit Moclobemid erst nach einer einwöchigen Therapie erreicht.

Die Eliminationscharakteristik von Brofaromin änderte sich im Verlaufe einer subchronischen Verabreichung von 5–150 mg/Tag während vier Wochen kaum. Die nach einer Testdosis von 50 mg gemessene Halbwertzeit war vor und nach der subchronischen Verabreichungsperiode vergleichbar (vor Behandlung: 15 ± 4 h; 5–40 mg/Tag Vorbehandlung: 14 ± 4 h; 50–150 mg/Tag Vorbehandlung: 11 ± 2 h) (ANTONIN et al. 1990). Erwartungsgemäß akkumulierte die Substanz im Körper aber bei der täglichen Verabreichungsfrequenz.

Für Cimoxaton mit einer Halbwertzeit zwischen 9 und 16 h ist zu erwarten, daß ein Fließgleichgewicht innerhalb von drei bis vier Tagen erreicht ist. Diese Schätzung ist durch Versuchdaten bestätigt worden. Allerdings ist die Halbwertzeit für den aktiven Metaboliten bedeutend länger (≈ 36 h) weshalb ein Fließgleichgewicht unter Einschluß dieses Metaboliten erst nach 8 bis 11 Tagen erreicht wird. Gleichgewichtsbedingungen für Amiflamin und Metaboliten werden unter chronischer Therapie innerhalb von 4–5 Tagen erreicht (GRIND et al. 1986).

Pharmakokinetik von Moclobemid bei Risikopopulationen

Bei **älteren Patienten** ergaben sich nach oraler Verabreichung einer Einzeldosis von 100 mg Moclobemid nach subchronischer Verabreichung über 14 Tage (100 mg t.i.d.) hinsichtlich der Bioverfügbarkeit, wie auch der Halbwertzeit und des Akkumulationsverhaltens ähnliche Werte wie bei einer Vergleichsgruppe junger Probanden. Demgemäß braucht die Dosierungsweise für Moclobemid mit dem Alter nicht geändert zu werden.

Nachdem Moclobemid hauptsächlich über metabolische Wege eliminiert und außerdem nicht extensiv an Plasmaproteine gebunden wird, ist nicht zu erwarten, daß Patienten mit **Niereninsuffizienz** eine wesentlich veränderte Ausscheidungskinetik zeigen. Diese Voraussage wurde in einer kürzlich durchgeführten Studie (SCHOERLIN et al. 1990) bestätigt. Eine Anpassung der Dosis aus pharmakokinetischen Gründen ist demzufolge bei Patienten mit reduzierter Nierenfunktion nicht erforderlich.

Leberschädigungen reduzieren die Eliminationskapazität des Körpers für Moclobemid drastisch (STOECKE et al. 1990). Nach intravenöser Dosierung ist die systemische Clearance bei Patienten mit schwerer chronischer Leberinsuffizienz gegenüber einer gesunden Vergleichspopulation stark reduziert (14,6 vs. 37,7 l/h). Da die Verteilungscharakteristik unverändert ist (V_{ss} 75,7 l), resultiert daraus eine entsprechende Verlängerung der Eliminationshalbwertzeit (3,9 vs. 1,7 h). Nach oraler Verabreichung einer Einzeldosis von 100 mg ist bei diesen Patienten der Leber-first-pass-Effekt merklich reduziert (F 0,84 vs. 0,56) und die maximale Plasmakonzentration stark erhöht (1607 vs. 582 ng/ml).

Absorption und Disposition der irreversiblen MAO-Hemmer Tranylcypromin und Phenelzin

Literatur-Angaben zur Pharmakokinetik der irreversiblen und unspezifisch wirkenden MAO-Hemmer Phenelzin und Tranylcypromin geben ein nur unvollständiges Bild über Absorption und Disposition dieser Antidepressiva. Dies mag damit zusammenhängen, daß für irreversible Hemmer kein direkter Zusammenhang zwischen Blutspiegeln und Effekt auf die MAO erwartet wurde und daß die Analytik dieser Verbindungen in biologischen Flüssigkeiten schwierig ist. Pharmakokinetisch verhalten sich irreversible MAO-Hemmer nicht grundsätzlich verschieden von reversiblen Hemmern. Sie werden im Körper ebenfalls stark metabolisiert (BAKER 1988) und die nicht irreversibel ans Enzym gebundene Arzneistofffraktion relativ kurze Eliminationshalbwertzeit in der Größenordnung von wenigen Stunden auf.

Das Verhalten von **Phenelzin** im Körper ist von MUTSCHLER und MÖHRKE (1983) zusammengefaßt worden, wobei die Literatur bis 1981 Berücksichtigung fand. In Übereinstimmung mit den anderen MAO-Hemmern wird auch das Hydrazinderivat Phenelzin vor seiner Ausscheidung fast vollständig metabolisiert; höchstens 1–2% einer

Dosis wird unverändert im Urin ausgeschieden (CADDY und TILSTONE 1976). Über die Struktur der urinären Ausscheidungsprodukte bestand lange Unklarheit. Zwar wurde die Möglichkeit einer Acetylierung am Hydrazinrest früh erkannt (CADDY und TILSTONE 1976), ihr Beitrag an die Gesamtausscheidung von Phenelzin aber überschätzt. ROBINSON et al. (1985) konnten zeigen, daß Oxidations- und nicht Konjugationsreaktionen den metabolischen Abbau von Phenelzin bestimmen. Phenylessigsäure und das in para-Stellung hydroxylierte Derivat sind die Hauptmetaboliten im menschlichen Urin und können bis zu 79% der verabreichten Dosis ausmachen. Diese Metaboliten waren neben der unveränderten Substanz auch im Plasma der untersuchten Patienten nachweisbar. Es erscheint wahrscheinlich, daß die Bildung dieser Säuren zumindest teilweise über ein intermediäres Methylierungsprodukt von Phenelzin verläuft (YU et al. 1991). Robinson und Mitarbeiter konnten keine Hinweise auf das Vorkommen von N-Acetylphenelzin in Urin oder Plasma finden. Als weiteres Abbauprodukt von Phenelzin tritt aber das nur in Spuren im Körper endogen vorhandene Phenylaethylamin auf (Nachweis an Ratte, DYCK et al. 1985).

Pharmakokinetische Parameter für Phenelzin sind beim Menschen nicht systematisch bestimmt worden. Nach Verabreichung einer 30-mg-Dosis erreichten Phenelzinkonzentrationen ihren höchsten Wert (~ 14 ng/ml) nach 2–4 Stunden; Plasmakonzentrationen fielen danach mit einer Halbwertzeit von 1–5 Stunden ab (COOPER et al. 1978, ROBINSON et al. 1985). Während chronischer Dosierung steigen die mittleren Plasmakonzentrationen während den ersten 6–8 Wochen der Therapie an, wohl als Folge einer Hemmung des metabolischen Abbaus (ROBINSON et al. 1980)

Nach den bisher ausführlichsten Studien über Tranylcypromin von MALLINGER et al. (1986) wird dieser Arzneistoff rasch absorbiert. Nach einer Dosis von 20 mg wurden bei 9 Patienten maximale Konzentrationen von 65–190 ng/ml zwischen 0,5 und 3,5 h beobachtet. Die mittlere maximale Konzentration von 112 ng/ml war bedeutend höher als von früheren Autoren berichtet (25 ng/ml und 40 ng/ml nach einer einmaligen Dosis von 20 mg [LANG et al. 1978] resp. 30 mg [BASELT und STEWART 1977]), eine Erhöhung, die ihre Erklärung in der Vorbehandlung der Patienten mit Tranylcypromin

(mind. 1 Monat mit 20–50 mg/Tag) finden könnte. Es ist möglich, daß die zwei Enantiomeren des racemischen Handelspräparates unterschiedlich rasch vom Körper aufgenommen werden, sodaß die Absorption des (–)-Enantiomeren rascher abgeschlossen sein könnte als die des (+)-Antipoden (LANG et al. 1979). Ob allerdings das von MALLINGER beobachtete biphasische Absorptionsverhalten über einen solchen enantioselektiven Unterschied erklärt werden kann, ist fraglich. Nach der Aufnahme in den Körper wird Tranylcypromin stark verteilt (V_β/F 2,7 ± 1,3 L/kg), aber trotzdem rasch wieder ausgeschieden; Eliminations-Halbwertzeiten lagen im Mittel bei 2,5 h. Die Ausscheidung erfolgt weitgehend über metabolische Wege; nur 4% oder weniger einer verabreichten Dosis wird in unveränderter Form im Urin wiedergefunden (LANG et al. 1979). Das Metabolitenmuster beim Menschen ist nur fragmentarisch aufgeklärt. Aus Tierversuchen und Analogieschlüssen aus der Strukturähnlichkeit mit Amphetamin erscheint das Auftreten eines oder mehrerer ringhydroxylierter Produkte möglich. In Ratten wurde p-Hydroxytranylcypromin mittels aufwendiger GC-Techniken eindeutig nachgewiesen (BAKER et al. 1986), ein Metabolit der immer noch MAO hemmt, wenn auch nur in abgeschwächtem Ausmaß im Vergleich zur Muttersubstanz. Nach Überdosierung wurden Amphetamin und Methamphetamin nachgewiesen (YOUDIM et al. 1979), doch scheint Amphetamin nach therapeutischen Dosen beim Menschen kein wichtiges Abbauprodukt zu sein (RIEDERER et al. 1981), obwohl der Cyclopropylring geöffnet werden kann (Bildung von Hippursäure). Verschiedene Arbeitsgruppen fanden Hinweise für eine Enzymhemmung unter Mehrfachdosierung von Tranylcypromin schon bei therapeutischen Dosen (MUTSCHLER und MÖHRKE 1983, BEN-ARIE und GEORGE 1979). Diese Hinweise finden Unterstützung durch Untersuchungen mit Rattenleberpräparaten (BÉLANGER und ATITSE-GBE-

ASSOR 1982), in denen Tranylcypromin als wirksamer Hemmer oxidativer mikrosomaler Abbaureaktionen mittels Cytochrom-P450 charakterisiert werden konnte. Der Metabolismus von Tranylcypromin verläuft nicht für beide Enantiomeren gleich rasch, doch sind die Literaturangaben über enantioselektive Unterschiede widersprüchlich. LANG und Mitarbeiter (1979) stellten nach Einmalverabreichung der reinen Antipoden an gesunde Probanden im Cross-over Versuch eine langsamere Ausscheidung des (–)-Enantiomeren ($t_{1/2}$: 1,75 h) gegenüber dem (+)-Antipoden ($t_{1/2}$: 1,25 h) fest. Die langsamere Ausscheidung führte zu bedeutend größerer Exposition des Körpers gegenüber dem (–)-Enantiomeren (höhere Plasmaspiegel, größere Fläche unter der Plasmakonzentrations-Zeit-Kurve). Da die beiden Enantiomeren pharmakologisch nicht gleichwertig sind ((–)-Antipode: stärkerer Aufnahmehemmer [reuptake inhibitor] von Noradrenalin, Dopamin und Serotonin, aber schwächerer MAO-Hemmer [HAMPSON et al. 1986]), sind diese Unterschiede möglicherweise von therapeutischem Interesse. Allerdings stehen die Befunde von LANG im Widerspruch zu den Schlußfolgerungen von REYNOLDS und RIEDERER (1981) nach Verabreichung der Enantiomeren an Parkinson-Patienten. Zwar verhielten sich hier die zwei Enantiomeren ebenfalls unterschiedlich im Körper, doch war (+)-Tranylcypromin 23 Stunden nach der letzten Dosis noch meßbar, der (–)-Antipode nicht mehr.

Literatur

ALVAN G, GRIND M, GRAFFNER C, SJÖQVIST F (1984) Relationship of N-demethylation of amiflamine and its metabolite to debrisoquine hydroxylation polymorphism. Clin Pharmacol Ther 36: 515–519

ALVAN G, GRAFFNER C, GRIND M, GUSTAFSSON LL, LINDGREEN JE, NORDIN C, ROSS S, SELANDER H, SIWERS B (1986) Tolerance and pilot pharmacokinetics of amiflamine after increasing single oral doses in healthy subjects. Clin Pharmacol Ther 40: 81–85

AMREIN R, ALLEN SR, GUENTERT TW, HARTMANN D, LORSCHEID T, SCHOERLIN M-P, VRANESIC D (1989) The pharmacology of reversible monoamine oxidase inhibitors. B J Psychiatry 155 [Suppl 6]: 66–71

ANTONIN KH, JEDRYCHOWSKI M, BIECK PR (1990) Brofaromin: Pharmakodynamische und pharmakokinetische Untersuchungen an gesunden Probanden mit einem neuen reversiblen und selektiven Hemmstoff der MAO-A. Münch Med Wochenschr 132 [Suppl 1]: S13–S17

BAKER GB, COUTTS RT (1989) Metabolism of monoamine oxidase inhibitors. Prog Neuropsychopharmacol Biol Psychiatry13: 395–403

BAKER GB, HAMPSON DR, COUTTS RT, MICETICH RG, HALL TW, RAO TS (1986) Detection and quantitation of a ring-hydroxylated metabolite of the antidepressant drug tranylcypromine. J Neural Transm 65: 233–243

BASELT RC, STEWART CB, SHASKAN E (1977) Determination of serum and urine concentrations of tranylcypromine by electron-capture gas-liquid chromatography. J Anal Tox 1: 215–217

BECKER T, LAUX G, BAUMGARTEN F, SCHOERLIN MP, ELLINGER T (1988) Time course of CSF and plasma pharmacokinetics and biogenic amines following oral administration of selective MAO-A inhibitors in depressed patients. J Psychopharmacol 2 (3–4):1

BÉLANGER P-M, ATITSE-GBEASSOR A (1982) Inhibitory effect of tranylcypromine on hepatic drug metabolism in the rat. Biochem Pharmacol 31: 2679–2683

BEN-ARIE O, GEORGE GCW (1979) A case of tranylcypromine („Parnate") addiction. Br J Psychiatry 135: 273–274

BIECK P, ANTONIN KH, JEDRYCHOWSKI M (1983) Monoamine oxidase inhibition in healthy volunteers by CGP 11305A, a new specific inhibitor of MAO-A. Mod Probl Pharmacopsychiatry 19: 53–62

BONBON DB, ROSSIGNOL P, LEPAGE-GOFFIOUL G, ADENS A, GILOT P, BREULET M (1979) L'effet antidepressif du Ro 11-1163, inhibiteur selectif de la MAO-A. Extraits du Compte Rendu du Congrès de Psychiatrie et de Neurologie de Langue Française. LXXVII Session Angers, pp 1281–1286

BRUCE RB, TUMBULL L NEWMAN J, PITTS J (1966) Metabolism of metaxalone. J Med Chem 9: 286–288

CADDY B, TILSTONE WJ (1976) Phenelzine in urine: assay and relation to acetylator status. Br J Clin Pharmacol 3: 633–637

CASACCHIA M, CAROLEI A, BARBA C, FRONTINI M, ROSSI A, MECO G, ZYLBERMAN MR (1984) A placebo controlled study of the antidepressant activity of moclobemide, a new MAO-A inhibitor. Pharmacopsychiatry 17: 122–125

COOPER TB, ROBINSON DS, NIES A (1978) Phenelzine measurement in human plasma sensitive GLC-ECD procedure. Comm Psychopharmacol 2: 505–512

DA PRADA M, KELLER HH, KETTLER R, SCHAFFNER R, PIERI M, BURKARD WP, KORN A, HAEFELY WE (1982) Ro 11-1163, a specific and short acting MAO inhibitor with antidepressant properties. In: KAMIJO K et al. (eds) Monoamine oxidase, basic and clinical frontiers. Excerpta Medica, Amsterdam, pp 183–186

DA PRADA M, KETTLER R, KELLER HH, HAEFELY WE (1983) Neurochemical effects in vitro and in vivo of the antidepressant Ro 11-1163, a specific and short acting MAO-A inhibitor. Mod Probl Pharmacopsychiatry 19: 231–245

DOLLERY CT, DAVIES DS, STROLIN-BENEDETTI M (1982) Clinical pharmacology of MD 780515, a selective and reversible MAO-A inhibitor. In: KAMIJO K et al. (eds) Monoamine oxidase, basic and clinical frontiers. Excerpta Medica, Amsterdam, pp 221–229

DOLLERY CT, BROWN MJ, DAVIES DS, STROLIN-BENEDETTI M (1984) Pressor amines and monoamine oxidase inhibitors. In: TIPTON KF et al. (eds) Monoamine oxidase and disease. Prospects for therapy with reversible inhibitors. Academic Press, New York, pp 429–441

DYCK LE, DURDEN DA, BOULTON AA (1985) Formation of β-phenylethylamine from the antidepressant, β-phenylethylhydrazine. Biochem Pharmacol 34: 1925–1929

GRAFFNER C, GRIND M, GUSTAFSSON L, LINDGREN JE, NORDIN C, ROSS S, SELANDER H (1983) Pharmacokinetics, metabolism and tolerance of amiflamine, a new selective and reversible MAO inhibitor. II World Conference on Clinical Pharmacology and Therapeutics, Washington, D.C. (Abstract 493)

GRAFFNER G, ALVAN G, GRIND M, LAKE-BAKAAR D, LINDGREN JE, LUNDSTROEM J, Selander H (1984) Pharmacokinetics and metabolism of amiflamine in rat, dog and man. In: TIPTON KF et al. (eds) Monoamine oxidase and disease. Prospects for therapy with reversible inhibitors. Academic Press, New York, pp 194–201

GRIND M, SIWERS B, GRAFFNER C, ALVAN G, GUSTAFFSON LL, HELLEDAY J, LINDGREEN JE, OGENSTAD S, SELANDER H (1986) Pressor response of oral tyramine in healthy men given amiflamine and placebo. Clin Pharmacol Ther 40: 155–160

GUENTERT TW (1968) Pharmacokinetics of benzodiazepines and of their metabolites. In: BRIDGES JW, CHASSEAUD LF (eds) Progress in drug metabolism, vol 8. Taylor & Francis, London Philadelphia, pp 241–386

HAMPSON DR, BAKER GB, COUTS RT (1986) A comparison of the neurochemical properties of the stereoisomers of tranylcypromine in the central nervous system. Cell Mol Biol 32(5): 593–599

HANSCH C, LEO A (1979) Substituent constants for correlation analysis in chemistry and biology. Wiley Interscience, New York

HENGEN N, JEDRYCHOWSKI M, HOFFMANN E (1984) Pharmacokinetics of CGP 11305 A in man after acute and prolonged or treatment. In: TIPTON KF et al. (eds) Monoamine oxidase and disease. Prospects of therapy with reversible inhibitors. Academic Press, New York, pp 185–191

HOLSBOER F, GERKEN A, STEIGER A, BENKERT O (1983) Antidepressive effects of CGP 11305 A, a competitive selective and short-acting MAO-A inhibitor. II World Conference on Clinical Pharmacology and Therapeutics, Washington, D.C. (Abstract 513)

JOHNSTON JP (1968) Some observation upon a new inhibitor of monoamine oxidase in brain tissue. Biochem Pharmacol 17: 1285–1297

LANG A, GEISSLER HE, MUTSCHLER E (1978) Fluorimetrische Bestimmung von Tranylcypromin in Plasma als 1-Dimethylamino-naphthalin-5-sulfonsäure-Derivat durch direkte quantitative Dünnschichtchromatographie. Drug Res 28: 575–577

LANG A, GEISSLER HE, MUTSCHLER E (1979) Bestimmung und Vergleich der Plasma- und Urinkonzentrationen nach Gabe von (+)- und (–)-Tranylcypromin. Drug Res 9: 154–157

MALLINGER AG, EDWARDS DJ, HIMMELHOCH JM, KNOPF S, EHLER J (1986) Pharmacokinetics of tranylcypromine in patients who are depressed: relationship to cardiovascular effects. Clin Pharmacol Ther 40: 444–450

MALNOE A, STROLIN-BENEDETTI M (1979) Metabolic fate of 3-(3-methylphenyl)-5-hydroxymethyl-2-oxazolidinone (toloxatone), a new antidepressant agent, in man. Xenobiotica 9: 281–288

MORIKAWA F, UEDA T, ARAI Y, KINEMUCHI H (1986) Inhibition of monoamine oxidase A-form and semicarbazide-sensitive amine oxidase by selective and reversible monoamine oxidase-A inhibitors, amiflamine and FLA 788 (+). Pharmacology 32: 38–45

MORRISON JA (1965) The absorption, excretion and metabolic fate of mephenoxalone in the dog. Arch Int Pharmacodyn 157: 385–399

MUTSCHLER M, MÖHRKE W (1983) Kinetics of MAO inhibitors. Mod Probl Pharmacopsychiatry 19: 126–134

POIRIER MF, OLIE JP, LÔO H, DENIKER P, STROLIN-BENEDETTI M, ROVEI V, LESAGE A (1983) Antidepressive activity, pharmacokinetics and biochemical properties of cimoxatone, a new reversible MAO-A inhibitor. Encephale 9: 331–343

PONS G, SCHOERLIN MP, TAM YK, DORAN C, PFEFEN JP, FRANCOUAL Ch, PEDARRIOSSE AM, CHAVINIE J, OLIVE G (1990) Moclobemide excretion in human breast milk. Br J Clin Pharmacol 29: 27–31

RAAFLAUB J, HAEFELFINGER P, TRAUTMANN KH (1984) Single-dose pharmacokinetics of the MAO-inhibitor moclobemide in man. Drug Res 34: 80–82

REYNOLDS GP, RIEDERER P (1981) Tranylcypromine isomers in the treatment of Parkinson's disease. Int Pharmacopsychiatry 16: 30–33

RIEDERER P, REYNOLDS GP, YOUDIM MBH (1981) Selectivity of MAO inhibitors in human brain and their clinical consequences. In: YOUDIM MBH, PAYKEL ES (eds) Monoamine oxidase inhibitors – the state of the art. Wiley, London, pp 63–76

ROBINSON DS, MES A, COOPER TB (1980) Relationships of plasma phenelzine levels to platelet MAO inhibition, acetylator phenotype, and clinical outcome in depressed outpatients. Clin Pharmacol Ther 27: 280

ROBINSON DS, COOPER TB, JINDAL SP, CORCELLA J, LUTZ T (1985) Metabolism and pharmacokinetics of phenelzine: lack of evidence for acetylation pathway in humans. J Clin Psychopharmacol 5: 333–337

ROVEI V, RUMIGNY JF (1985) Biochimie, pharmacocinétique et biotransformation de la toloxatone (Humoryl®), un nouvel inhibiteur reversible de la MAO-A. Extraits du Compte Rendu du Congrés de Psychiatrie et de Neurologie de Langue Française. LXXXIII Session Besançon, pp 333–343

ROVEI V, CHANOINE F, STROLIN-BENEDETTI M, ZINI R, TILLEMENT JP (1983) Plasma protein binding of the reversible type A MAO inhibitor cimoxatone. Biochem Pharmacol 32: 2303–2308

ROVEI V, MITCHARD M, STROLIN-BENEDETTI M, KENDALL MJ (1984a) Pharmacokinetic and relative bioavailability studies of cimoxatone in humans. Int J Clin Pharmacol Ther Toxicol 12: 56–62

ROVEI V, MITCHARD M, STROLIN-BENEDETTI M (1984b) Pharmacokinetics and metabolism of cimoxatone in rat, dog and man. In:

TIPTON KF et al. (eds) Monoamine oxidase and disease. Prospects for therapy with reversible inhibitors. Academic Press, New York, pp 173–184

ROVEI V, VAJTA S, LE MOING JP, STROLIN-BENEDETTI M (1984c) Metabolism of toloxatone in man. In: TIPTON KF et al. (eds) Monoamine oxidase and disease. Prospects for therapy with reversible inhibitors. Academic Press, New York, pp 633–634

SCHOERLIN MP, DA PRADA M (1990) Species-specific biotransformation of moclobemide: a comparative study in rats and humans. Acta Psychiatr Scand [Suppl 363]: 108–110

SCHOERLIN MP, MAYERSOHN M, KOM A, EGGERS H (1987) Disposition kinetics of moclobemide, a monoamine oxidase-A enzyme inhibitor. Single and multiple dosing in normal subjects. Clin Pharmacol Ther 42: 395–404

SCHOERLIN MP, HORBER F, FREY F, MAYERSOHN M (1990) Disposition kinetics of moclobemide, a new MAO-A inhibitor, in subjects with impaired renal function. J Clin Pharmacol 30: 272–284

SCHNEIDER W, KELLER B, DEGEN PN (1989) Determination of the new monoamine oxidase inhibitor brofaromine and its major metabolite in biological material by gas chromatography with electron-capture detection. J Chromatogr 488: 275–282

STEPHANIS CN, ALEVIZOS BH, PAPADIMITRIOU GN (1982) Antidepressant effect of Ro 11-1163, a new MAO inhibitor. Int Pharmacopsychiatry 17: 43–48

STOECKEL K, PFEFEN JP, MAYERSOHN M, SCHOERLIN MP, ANDRESSEN C, OHNHAUS EE, FREY F, GUENTERT TW (1990) Absorption and disposition of moclobemide in patients with advanced age or reduced liver or kidney function. Acta Psychiatr Scand [Suppl 360]: 94–97

STROLIN-BENEDETTI M, KEANE PE (1980) Metabolism in man of MD 780515, a new reversible type A monoamine oxidase (MAO) inhibitor. I World Conference on Clinical Pharmacology and Therapeutics, London (Abstract 190)

STROLIN-BENEDETTI M, ROVEI V, DENCKER SJ, NAGY A, JOHANSSON R (1982) Pharmacokinetics of toloxatone in man following intravenous and oral administrations. Drug Res 32: 276–280

STROLIN-BENEDETTI M, BOUCHER T, FOWLER CJ (1983) The deamination of noradrenaline and 5-hydroxytryptamine by rat brain and heart monoamine oxidase and their inhibition, by cimoxatone, toloxatone and MD 770222. Naunyn Schmiedebergs Arch Pharmacol 323: 315–320

WALDMEIER PC, BAUMANN PA, DELINI-STULA A, BE-
MASCONI R, SIGG K, BUECH O, FELNER AE (1983)
Characterization of a new, short-acting and
specific inhibitor of type A monoamine oxidase. Mod Probl Pharmacopsychiatry 19: 31–52

WALDMEIER F, CZENDLIK C, FAIGLE JW, MOPPERT J
(1988) Disposition and biotransfommation of
the MAO-A inhibitor trial drug brofaromine in
healthy male volunteers. European Drug Metabolism Workshop, Konstanz

YOUDIM MBH, ARONSON JK, BLAU K, GREEN AR,
GRAHAME-SMITH DG (1979) Tranylcypromine
(„Parnate") overdose: measurement of tranylcypromine concentrations and MAO inhibitory activity and identification of amphetamines in plasma. Psychol Med 9: 377–382

YU PH, DAVIS BA, DURDEN DA (1991) Enymatic N-
methylation of phenelzine catalyzed by
methyltransferases from adrenal and other
tissues. Drug Metab Dispos19: 830–834

4.2.2 Experimentelle und klinische Pharmakologie

P. Waldmeier

Die Wirkungen von MAO-Hemmern in klassischen Antidepressiva-Tests

Die klassischen Antidepressiva-Tests wie
der Antagonismus der durch Katecholamine
entspeichernde Substanzen wie Reserpin,
Tetrabenazin oder Ro 4-1284 induzierten
Katalepsie/Akinesie, Ptosis oder Hypothermie, oder die Potenzierung des durch den
Serotonin-Vorläufer 5-Hydroxytryptophan
oder durch Tryptamin verursachten neurologischen Syndroms beruhen alle auf den
Monoaminhypothesen, welche als Ursache
der Depression eine Unterfunktion monoaminerger Systeme bzw. einen Mangel an
Monoaminen in der Synapse postulieren.
Dementsprechend wirken Substanzen, welche die synaptischen Konzentrationen von
Monoaminen erhöhen. Es ist deshalb nicht
verwunderlich, daß MAO-A-hemmende
Substanzen in diesen Tests eine Wirksamkeit zeigen (Tabelle 4.2.2.1). Die durch
Phenethylamin induzierten Stereotypien

werden hingegen nur verstärkt, wenn die B-
Form des Enzyms gehemmt wird; dasselbe
scheint für die durch eine hohe Dosis Apomorphin ausgelöste Hypothermie zuzutref-
fen (Tabelle 4.2.2.1). Zur Differenzierung
von MAO-Hemmern tragen diese Tests nur
insofern bei, als daß sich deren eventuelle
Selektivität für die beiden Enzymformen
hier widerspiegelt.

Antidepressiva, so auch MAO-Hemmer, verlängern die Zeitdauer, während der Ratten
oder Mäuse in einem Wasserbad ohne
Fluchtmöglichkeit aktiv schwimmen. So
zeigte Moclobemid bei Mäusen nach akuter
Gabe eine signifikante Wirkung ab 10 mg/
kg p.o. (BURKARD et al. 1989). Bei Ratten, wo
meist nur nach mehrfacher Gabe verläßliche
Resultate erhalten werden, waren Brofaromin mit 5 mg/kg p.o. (Clin. Orient.), Clorgylin mit 10 mg/kg i.p., Tranylcypromin und
Selegilin mit 2.5 mg/kg i.p. wirksam (POR-
SOLT 1981).

REM-Schlaf-Unterdrückung

REM-Schlaf-Unterdrückung ist geradezu ein
Kennzeichen von Substanzen mit antidepressiver Wirkung, und die klassischen
MAO-Hemmer sind in dieser Hinsicht
besonders stark wirksam (JOUVET 1967).
Brofaromin und Moclobemid teilen diese
Eigenschaft. Abbildung 4.2.2.1 zeigt die Wirkungen von Pargylin, Phenelzin und Tranylcypromin als Vertreter der klassischen und
der beiden obgenannten reversiblen MAO-
Hemmer auf REM- und Nicht-REM-Schlaf
sowie Wachzustand bei der Katze.

Beim Menschen unterdrücken klassische
MAO-Hemmer den REM-Schlaf mit einer
Verzögerung von einigen Tagen vollstän-
dig. Nach dem Absetzen bleibt dies wäh-
rend ca. einer Woche erhalten, worauf ein
Rebound folgt (AKINDELE et al. 1970, WYATT
et al. 1971, COHEN et al. 1982). Die REM-
Latenz wird verlängert (COHEN et al. 1982).
Brofaromin unterdrückte in therapeutisch
wirksamen Dosen bei Probanden und Pati-

Tabelle 4.2.2.1. Vergleich der Wirkungen von Brofaromin und Moclobemid in klassischen Antidepressiva-Tests mit denjenigen einiger herkömmlicher MAO-Hemmer

	Brofaromin	Clorgylin	Moclobemid	Selegilin	Tranylcypromin
Antagonismus von Wirkungen Katecholamin-entspeichernder Substanzen					
Reserpin-Hypothermie, Maus	10 p.o.	3	1	30 p.o.	3
Tetrabenazin-ind. Akinesie Ratte	6				1,5
Tetrabenazin-ind. Ptosis Ratte	6				0,7
Ro 4-1284-ind.Akinesie Ratte			20 p.o.	≥100 p.o.	2 p.o.
Ro 4-1284-ind. Ptosis Ratte			<12,5 p.o.	30 p.o.	1,3 p.o.
Antagonismus der Apomorphin-induzierten Hypothermie, Maus	>>100 p.o.	>>3	>>25 p.o.	1	>>30
Potenzierung des 5-HTP-Syndroms, Ratte	4 p.o.	0,1	1 p.o.	10	0,3
Potenzierung des Tryptamin induzierten Erregungssyndroms, Ratte	<2,5 p.o.	0,5	2,5 p.o.	25	
Potenzierung der Phenethylamin-induzierten Stereotypien, Ratte	>>100 p.o.	10	100 p.o.	3	1

Mit Ausnahme der Potenzierung der Phenethylamin-Stereotypien, wo es sich um die minimalen wirksamen Dosen handelt, sind die angegebenen Zahlen ED_{50}-Werte. Wo keine Applikationsart angegeben ist, wurden die Substanzen i.p. oder s.c. verabreicht. Die Daten stammen von BURKARD et al. (1989), ORTMANN et al. (1980,1984) und DELINI-STULA et al. (1988)

enten den REM-Schlaf weniger stark als klassische MAO-Hemmer und der Rebound erfolgte sofort nach dem Absetzen, was wohl auf die Reversibilität zurückzuführen ist. Simultan mit der Abnahme des REM-Schlafs wurden der Wachzustand und die Schlafstadien 1 und 2 verlängert und die Schlafstadien 3 und 4 verkürzt (STEIGER et al. 1987a, b). Bei Patienten wurde die REM-Latenz verlängert (NOLEN et al. 1988).

Moclobemid in der niedrigen Tagesdosis von 300 mg vermehrte den REM-Schlaf und Schlafstadium 2 bei Patienten ohne Beeinflussung der tieferen Schlafstadien, verlängerte die totale Schlafzeit und die REM-Latenz. Letztere fiel nach dem Absetzen unter die Basalwerte (MONTI 1989). Ob sich Moclobemid in seinen Wirkungen auf den Schlaf qualitativ von anderen MAO-Hemmern unterscheidet, oder ob die kurze Wirkungsdauer maßgebend ist, bleibt vorläufig offen.

Wirkungen auf neuroendokrinologische Parameter

Melatoninsekretion

Antidepressiva können die Synthese und Sekretion des Zirbeldrüsenhormons Melatonin, welches einen ausgeprägten Tag-Nacht-Rhythmus aufweist, über verschiedene Mechanismen beeinflussen. Am Tier hemmen Noradrenalinaufnahmehemmer und andere Substanzen, welche die Empfindlichkeit von β-Adrenozeptoren beeinflussen, die Melatoninsekretion bei chronischer Gabe. In Patientenstudien wurden kontroverse Resultate berichtet. Bei Nagern steigern MAO-Hemmer akut die Melatoninsynthese und -freisetzung. Diese Wirkung kann durch β-Adrenozeptorantagonisten

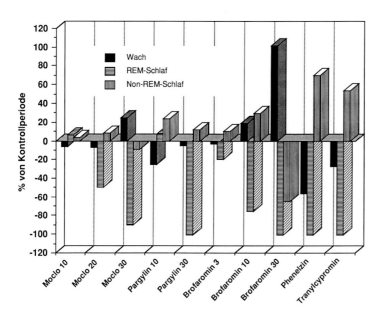

Abb. 4.2.2.1. Wirkungen der neuen und einiger klassischer MAO-Hemmer auf Schlafparameter bei der Katze. Die Grafik zeigt die prozentualen Veränderungen gegenüber der Vorbehandlungsperiode der Wachzeit und der Zeit, welche im REM-Schlaf bzw. im Non-REM-Schlaf verbracht wurde, nach akuter Verabreichung von Moclobemid (10–30 mg/kg i.p.), Pargylin (10 und 30 mg/kg i.p.), Brofaromin (3–10 mg/kg p.o.), Phenelzin (7,5 mg/kg i.p.) und Tranylcypromin (5 mg/kg. i.p.). Die Daten mit den beiden letzteren Substanzen sind mit denjenigen der anderen MAO-Hemmern nur qualitativ vergleichbar, weil die Beobachtungsperiode die gesamte Zeit von der Injektion bis zum Wiederauftreten des REM-Schlafs umfaßte (18 h nach Phenelzin, 23 h nach Tranylcypromin; ONIANI und AKHVLEDIANI 1988). Bei Moclobemid und Pargylin betrug die Beobachtungsperiode 6 h (SCHERSCHLICHT et al. 1982), bei Brofaromin 7 h

blockiert werden, und bei chronischer Gabe wird wegen der Entwicklung einer Unterempfindlichkeit der β-Adrenozeptoren eine Abnahme gefunden. Die Regulation der Melatoninsynthese und -freisetzung bei Primaten scheint sich von der bei Nagern zu unterscheiden. Bei Rhesusaffen und beim Menschen verursachte z.B. chronische Gabe von Clorgylin und Tranylcypromin eine Erhöhung des CSF- bzw. Plasma-Melatonins um das 3–5fache; der MAO-B-Hemmer Selegilin war unwirksam (MURPHY et al. 1986). Eine Rolle des Effekts auf die Melatoninsekretion bei der antidepressiven Wirkung von MAO-A-Hemmern ist diskutiert worden (OXENKRUG et al. 1986).

Tranylcypromin und Brofaromin, aber nicht Pargylin in einer MAO-B-selektiven Dosis,

verursachten auch akut eine Melatoninerhöhung im menschlichen Plasma (OXENKRUG et al. 1986, BIECK et al. 1988). Interessanterweise wurde eine solche Wirkung von Moclobemid nicht beobachtet (BIECK et al. 1989, SCHEININ et al. 1990).

Prolaktinsekretion

Da die Prolaktinsekretion durch Dopamin gehemmt und durch Serotonin erhöht wird, ist der zu erwartende Nettoeffekt von MAO-Hemmern nicht leicht vorherzusagen. Substanzspezifische Effekte wie das Verhältnis der peripheren zur zentralen MAO-Hemmung (reversible MAO-Hemmer zeigen nach oraler Gabe ein ähnliches Ausmaß der Hemmung im Hirn wie in der Peripherie, irreversible hemmen in der letzteren stärker) oder A/B-Spezifität (Dopamin kann auch von MAO-B metabolisiert werden) können sich in der einen oder anderen Richtung auswirken. Dementsprechend geben auch die publizierten Resultate mit verschiedenen MAO-Hemmern kein einheitliches Bild. Nach chronischer Verabreichung von Clorgylin (20–40 mg/Tag), Pargylin (75–150 mg/Tag) und Selegilin (10 mg/Tag) an Patienten wurde eine Verdoppelung der Plasmaprolaktinkonzentration gefunden (MENDLEWICZ und YOUDIM 1977, SLATER et al. 1977). Hingegen senkte Selegilin die Prolaktinausschüttung in Patienten mit noch relativ hohen Prolaktinspiegeln nach dem Absetzen von Neuroleptika (PERÉNYI et al. 1983). Nach akuter Gabe einer die MAO-B praktisch vollständig hemmenden Dosis (10 mg/Tag) hatte Selegilin keinen Effekt (KOULU et al. 1989).

Der zeitliche Ablauf der Wirkung von Phenelzin auf die Prolaktinausschüttung an Patienten wurde von MELTZER et al. (1982) untersucht. Danach verursacht das Präparat zunächst eine ca. 4 h dauernde Senkung, welche dann in eine ca. 7 h dauernde Erhöhung umschlägt.

Moclobemid verursachte an Probanden nach akuter Verabreichung von 100–300 mg eine kurzdauernde (ca. 1 h nach einer Latenz von 30 min), dosisabhängige Erhöhung der Prolaktinsekretion (KOULU et al. 1989); nach wiederholter Verabreichung klinisch wirksamer Dosen (400–600 mg) an Patienten wurde keine Wirkung gesehen (STEFANIS et al. 1988). Brofaromin in der klinisch wirksamen Dosierung von 150 mg veränderte die Prolaktinsekretion nach wiederholter Gabe an Probanden nicht (STEIGER et al. 1987b).

Wirkungen auf den Kreislauf

Hypotensive Effekte

Blutdrucksenkung, verbunden mit orthostatischer Hypotension, ist eine häufige Nebenwirkung klassischer, irreversibler MAO-

Hemmer aller Strukturtypen. Der drucksenkende Effekt von Pargylin ist so ausgeprägt, daß das Präparat früher als Antihypertensivum gebraucht wurde. Vermutlich sind sowohl periphere als auch zentrale Mechanismen an der hypotensiven Wirkung beteiligt. Was die ersteren anbetrifft, so wurde nach subchronischer Verabreichung von Phenelzin oder Pargylin an der Katze Blockade von Ganglien wie auch von sympathischen Neuronen beobachtet. Beides ist vermutlich eine Folge der MAO-Hemmung: die Ganglienblockade erfolgt wohl wegen der Verstärkung des hemmenden Effekts endogener Katecholamine, die Hemmung sympathischer Neurone resultiert aus der Produkthemmung der Tyrosinhydroxylase durch die erhöhte cytoplasmatische Noradrenalinkonzentration. Eine Rolle von zentralen Mechanismen bei der durch Pargylin verursachten Blutdrucksenkung wird angenommen, weil diese mit einer Erhöhung des Noradrenalingehalts im Hirnstamm von spontan hypertonen Ratten korreliert, und weil sie durch intra-cerebroventrikuläre Injektion des Katecholamin-Neurotoxins 6-Hydroxydopamin oder des α-Blockers Phentolamin verhindert wird. Bei diesen hypotensiven Effekten scheint vor allem die Hemmung der MAO-A wichtig zu sein. Beim Menschen tritt orthostatische Hypotension häufiger mit Substanzen auf, welche die MAO-A hemmen, als z.B. mit dem MAO-B-Hemmer Selegilin (YOUDIM et al. 1988).

Hypertensive Effekte

Neben ihren drucksenkenden Wirkungen können MAO-Hemmer wie Tranylcypromin, Phenelzin, aber auch Selegilin, auch ohne Tyramin-Einnahme Drucksteigerungen verursachen. Im Falle des Tranylcypromins ist gezeigt worden, daß dies nichts mit der weiter unten diskutierten Hemmung der Synthese von vasodilatatorischen Prostaglandinen zu tun hat, sondern auf dessen katecholaminfreisetzende Wirkung zurückzuführen ist. Ähnliches gilt für die beiden anderen Substanzen, wenn auch in vermindertem Maße (YOUDIM et al. 1988). Es ist anzunehmen, daß dieser Effekt im Falle einer Tyraminpotenzierung in additiver Weise hinzukommt. Dies könnte die besonders ausgeprägte Verstärkung des Tyramineffekts durch Tranylcypromin erklären.

Die neuen reversiblen MAO-Hemmer scheinen sich bezüglicher hypotensiver Wirkung mindestens qualitativ nicht von den klassischen zu unterscheiden, wohl aber hinsichtlich der hypertensiven. Moclobemid und Brofaromin senkten den Druck bei normotensiven Ratten nicht in Dosen, welche 10 × der ED$_{50}$ bezüglich MAO-A-Hemmung entsprechen (BURKARD et al. 1989; Brofaromin: klinische Orientierung). Bei wachen spontan hypertonen Ratten verursachte Moclobemid in derselben Dosierung eine Senkung des mittleren arteriellen Drucks um ca. 30 mmHg (BURKARD et al. 1989). Bei der anaesthetisierten Katze verursachte Brofaromin nach i.v.-Gabe nur unwesentliche, kurzdauernde Druckerhöhungen (WALDMEIER et al. 1983). Dies wird durch das aus neurochemischen Untersuchungen bekannte Fehlen freisetzender Eigenschaften erklärt.

Tyraminpotenzierung

Die wichtigste Ursache für den starken Rückgang im Gebrauch von MAO-Hemmern in den 60er Jahren war das Auftreten hypertensiver Krisen nach dem Genuß von tyraminhaltigen Nahrungsmitteln. Das indirekte Sympathomimetikum Tyramin, welches durch den neuronalen Noradrenalin-Aufnahmemechanismus aufgenommen wird und das Katecholamin durch Verdrängung aus seinen Speichern freisetzt, wird von beiden Formen der MAO, A und B, desaminiert. MAO-Hemmer beeinträchtigen seine Metabolisierung und verstärken damit seine Wirkung. Da die antidepressive Wirkung von MAO-Hemmern offenbar mit der Hemmung der A-Form einhergeht, welche zur Hauptsache Noradrenalin und Serotonin deaminiert, erhoffte man sich von selektiven und reversiblen MAO-A-Hemmern eine verminderte Tyraminpotenzierung. Die Selektivität sorgt dafür, daß Tyramin von der nicht betroffenen B-Form abgebaut werden kann. Die Reversibilität bzw. Kompetitivität bewirkt, daß der Hemmer bei ansteigender Tyraminkonzentration progressiv vom aktiven Zentrum der A-Form verdrängt werden kann. So wird ein weiteres Ventil zum Ab-

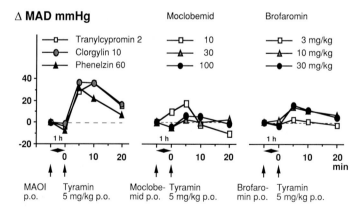

Abb. 4.2.2.2. Vergleich der Tyramin-potenzierenden Wirkungen von Brofaromin und Moclobemid mit denjenigen klassischer MAO-Hemmer. Gemessen wurde der mittlere Arteriendruck (MAD) bei der wachen Ratte. Die MAO-Hemmer wurden oral 1 h vor dem – ebenfalls oral gegebenen – Tyramin verabreicht. Um einen realistischen Vergleich zu gewährleisten, wurden die Dosen der Testsubstanzen so gewählt, daß die MAO-A-Hemmung im Gehirn vergleichbar war (Daten aus DA PRADA et al. 1984)

Tabelle 4.2.2.2. Wirkungen von Brofaromin und Moclobemid auf verschiedene Neurotransmitter-Rezeptoren

| Rezeptor | Brofaromin, % Hemmung bei | | Moclobemid, % Hemmung bei | |
	10 μM	IC$_{50}$ (μM)	10 μM	100 μM
ACh (muskarinisch)	0			1
Noradrenalin-α_1		3,4	4	
Noradrenalin-α_2		3,4	9	
Noradrenalin-β		10		7
Dopamin-D$_2$			14	
5-HT$_1$		4,8		10
5-HT$_2$		2,8		42
Histamin$_1$	0		14	
Histamin$_2$	0			
μ-Opiat	16			12
Adenosin$_1$	0			
Benzodiazepin	0		5	

Die Daten wurden mit Hilfe von Bindungsstudien mit Radioliganden an Hirnmembranen verschiedener Spezies ermittelt (Da Prada et al. 1989, Bittiger et al. unveröffentlicht)

bau des pressorischen Amins offen gelassen. Abbildung 4.2.2.2 zeigt die Wirkungen von Brofaromin und Moclobemid im Vergleich zu denjenigen einiger klassischer MAO-Hemmer auf den Blutdruck der wachen Ratte nach oraler Gabe von Tyramin. Die Dosen wurden so gewählt, daß eine vergleichbare zentrale MAO-A-Hemmung resultierte. Diese Daten belegen, daß die beiden neuen Substanzen bezüglich der Tyraminpotenzierung mit einem wesentlich geringeren Risiko behaftet sind.

Wirkungen auf Neurotransmitter-Rezeptoren
Die klassischen MAO-Hemmer haben keine nennenswerten anti-α- oder β-noradrenergen, antiserotoninergen, antihistaminischen oder anticholinergen Eigenschaften. Da die neuen reversiblen Hemmer Brofaromin und Moclobemid ganz andere chemische Strukturen besitzen, kann nicht vorausgesetzt werden, daß sie sich ähnlich verhalten. Beide Präparate zeigen in Bindungsstudien mit Radioliganden in vitro nur sehr geringe Wechselwirkungen mit einer Reihe von Neurotransmitterrezeptoren. So haben sie ebenfalls keine anti-α- oder β-noradrenergen, antiserotoninergen, antihistaminischen oder anticholinergen Wirkungen (Tabelle 4.2.2.2).

Wirkungen auf die Aufnahme und Freisetzung von Monoaminen
Von den klassischen MAO-Hemmern beeinflussen die meisten nur geringfügig, wenn überhaupt die neuronalen Wiederaufnahmemechanismen von Monoaminen oder deren Freisetzung (Hendley und Snyder 1968, Maxwell und White 1978, Baker et al. 1980). Ausnahmen bilden Selegilin, welches die Dopamin- und Noradrenalin-Aufnahme schwach bis mäßig, und ganz besonders das Tranylcypromin, welches die Katecholaminaufnahme deutlich und die Serotoninaufnahme schwächer hemmt. Die MAO-Hemmung und die Serotoninaufnahmehemmung überwiegen beim (+)-Enantiomeren,

die Katecholaminaufnahmehemmung beim (–)-Enantiomeren (TUOMISTO und SMITH 1986). Außerdem scheint Tranylcypromin ähnlich wie Amphetamin, mit welchem es strukturell nahe verwandt ist, zu einer Freisetzung von Monoaminen zu führen (HAMPSON et al. 1986). Es kann als ziemlich sicher angenommen werden, daß diese aufnahmehemmenden und freisetzenden Eigenschaften beim Gesamtprofil der Substanz in therapeutischen Dosen eine Rolle spielen.

Der neue reversible MAO-Hemmer Moclobemid hat nur vernachlässigbare Wirkungen auf die Monoaminaufnahme (DA PRADA et al. 1989). Brofaromin hingegen hemmt ziemlich deutlich die Serotoninaufnahme (in vitro 1/3 der Wirkung von Imipramin) und in einem geringeren Maße diejenige von Noradrenalin. In Abb. 4.2.2.3 sind die hemmenden Wirkungen in vitro von Tranyl-

cypromin und den beiden neuen MAO-Hemmern Brofaromin und Moclobemid auf die Monoaminaufnahme verglichen. Die Hemmung der Serotoninaufnahme durch Brofaromin ist auch in vivo nachzuweisen. Obschon die notwendigen Dosen am Tier ca. 30 × höher sind als die zur MAO-Hemmung benötigten, muß man annehmen, daß der Effekt in klinischen Dosen relevant ist (WALDMEIER und STÖCKLIN 1989).

Wirkungen auf andere Enzymsysteme
Die klassischen MAO-Hemmer interagieren nicht nur mit der MAO, sondern auch mit einer Reihe ganz anderer Enzyme, wenn auch bei höheren Konzentrationen oder Dosen. Dies gilt insbesondere für die Hydrazinderivate, von welchen ein Vertreter, das Phenelzin, in verschiedenen Ländern noch verwendet wird. Bekanntermaßen reagie-

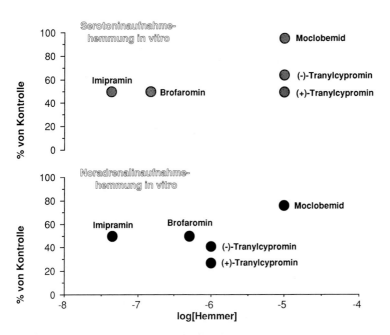

Abb. 4.2.2.3. Serotonin- und noradrenalinaufnahmehemmende Wirkungen von Brofaromin, Moclobemid und den Enantiomeren von Tranylcypromin. Die Abbildung zeigt einen Vergleich der serotonin- und noradrenalinaufnahmehemmenden Wirkungen der Enantiomeren von Tranylcypromin in Mikroprismen und von Brofaromin und Moclobemid in Synaptosomen aus Rattenhirn in vitro (Daten aus HAMPSON et al. 1986, WALDMEIER et al. 1983, DA PRADA et al. 1989)

ren viele Hydrazinderivate mit Pyridoxal-
phosphat. So ist es nicht verwunderlich, daß
Phenelzin eine Reihe von Pyridoxal-
phosphat-abhängigen Enzymen hemmt,
wie z.B. die Semicarbazid-sensitive Amin-
oxidase (LYLES 1984), die aromatische L-
Aminosäuredekarboxylase und die Tyrosinaminotransferase (DYCK und DEWAR 1986).
Tranylcypromin und insbesondere Phenelzin hemmen auch die Synthese von Prostaglandinen wie D_2, E_2, F_2 etc., die aus Arachidonsäure gebildet werden, und wahrscheinlich in ähnlicher Weise diejenige der
von der γ-Linolensäure abstammenden
Prostaglandinen wie E_1, F_1 etc. (NASSAR et al.
1988). Entsprechende Wirkungen sind von
den reversiblen MAO-Hemmern Brofaromin und Moclobemid nicht bekannt.

Literatur

AKINDELE MO, EVANS JI, OSWALD I (1970) Monoamine oxidase inhibitors, sleep and mood.
Electroencephalogr Clin Neurophysiol 29: 47–
56

BAKER GB, HIOB LE, DEWHURST WG (1980) Effects
of monoamine oxidase inhibitors on release of
dopamine and 5-hydroxytryptamine from rat
striatum in vitro. Cell Mol Biol 26: 182–186

BIECK PR, ANTONIN K-H, BALON R, OXENKRUG G
(1988) Effect of brofaromine and pargyline on
human plasma melatonin concentrations.
Prog Neuropsychopharmacol Biol Psychiatry
12: 93–101

BIECK PR, MÜHLBAUER B, ANTONIN KH (1989) Differential effects of brofaromine and moclobemide on melatonin secretion. In: STEFANIS CN,
SOLDATOS CR, RABAVILAS AD (eds) Psychiatry
today. Accomplishments and promises (Proc
VIII World Congr Psychiatry, Athens 1989).
Excerpta Medica International Congress Series 899 (Abstr No 1946)

BURKARD WP, BONETTI EP, DA PRADA M, MARTIN JR,
POLC P, SCHAFFNER R, SCHERSCHLICHT R, HEFTI F,
MÜLLER RKM, WYSS P-C, HAEFELY W (1989)
Pharmacological profile of moclobemide, a
short-acting and reversible inhibitor of mo-
noamine oxidase type A. J Pharmacol Exp
Ther 248: 391–399

COHEN RM, PICKAR D, GARNETT D, LIPPER S, GILLIN
JC, MURPHY DL (1982) REM sleep suppression

induced by selective monoamine oxidase inhibitors. Psychopharmacology 78: 137–140

DA PRADA M, KETTLER R, BURKARD WP, HAEFELY WE
(1984) Moclobemide, an antidepressant with
short-lasting MAO-A inhibition: brain catecholamines and tyramine pressor effects in
rats. In: TIPTON KF, DOSTERT P, STROLIN BENE-
DETTI M (eds) Monoamine oxidase and disease: prospects for therapy with reversible inhibitors. Academic Press, London, pp 137–154

DA PRADA M, KETTLER R, KELLER HH, BURKARD WP,
MUGGLI-MANIGLIO D, HAEFELY WE (1989) Neurochemical profile of moclobemide, a short-
acting and reversible inhibitor of monoamine
oxidase type A. J Pharmacol Exp Ther 248:
400–414

DELINI-STULA A, RADEKE E, WALDMEIER PC (1988)
Basic and clinical aspects of the activity of the
new monoamine oxidase inhibitors. In: CASEY
DE, CHRISTENSEN AV (eds) Psychopharmacolo-
gy: current trends. Springer, Berlin Heidelberg
New York Tokyo, pp 147–158

DYCK LE, DEWAR KM (1986) Inhibition of aromatic
L-amino acid decarboxylase and tyrosine aminotransferase by the monoamine oxidase inhibitor phenelzine. J Neurochem 46: 1899–1903

HAMPSON DR, BAKER GB, COUTTS RT (1986) A comparison of the neurochemical properties of the
stereoisomers of tranylcypromine in the central nervous system. Cell Mol Biol 32: 593–599

HENDLEY ED, SNYDER SH (1968) Relationship between the action of monoamine oxidase inhibitors on the noradrenaline uptake system
and their antidepressant activity. Nature 220:
1330–1331

JOUVET M (1967) Neurophysiology of the states of
sleep. Physiol Rev 47: 117–177

KOULU M, SCHEININ M, KAARTTINEN A, KALLIO J,
PYYKKÖ K, VUORINEN J, ZIMMER RH (1989) Inhibition of monoamine oxidase by moclobemide: effects on monoamine metabolism and
secretion of anterior pituitary hormones and
cortisol in healthy volunteers. Br J Clin
Pharmacol 27: 243–255

LYLES GA (1984) The interaction of semicarbazide-sensitive amine oxidase with MAO inhibitors. In: TIPTON KF, DOSTERT P, STROLIN BENE-
DETTI M (eds) Monoamine oxidase and disease. Prospects for therapy with reversible inhibitors. Academic Press, London, pp 547–556

MAXWELL RA, WHITE HL (1978) Tricyclic and monoamine oxidase inhibitor antidepressants:
structure-activity relationships. In: IVERSEN LL,
IVERSEN SD, SNYDER SH (eds) Handbook of psychopharmacology, vol 14. Plenum Press, New
York, pp 83–155

MELTZER HY, FANG VS, TRICOU BJ, ROBERTSON A (1982) Effects of antidepressants on neuroendocrine axis in humans. In: COSTA E, RACAGNI G (eds) Typical and atypical antidepressants: clinical practice. Raven Press, New York, pp 303–316

MENDLEWICZ J, YOUDIM MBH (1977) Monoamine oxidase inhibitors and prolactin secretion. Lancet ii: 507

MONTI JM (1989) Effect of a reversible monoamine oxidase-A inhibitor (moclobemide) on sleep of depressed patients. Br J Psychiatry 155 [Suppl 6]: 61–65

MURPHY DL, GARRICK NA, TAMARKIN L, TAYLOR PL, MARKEY SP (1986) Effects of antidepressants and other psychotropic drugs on melatonin release and pineal gland function. J Neural Transm [Suppl] 21: 291–309

NASSAR BA, HUANG Y-S, MCDONALD AT, JENKINS KD, HORROBIN DF (1988) The influence of phenelzine and tranylcypromine on the release of prostaglandins from the rat mesenteric vascular bed. Can J Physiol Pharmacol 66: 1206–1209

NOLEN WA, HAFFMANS J, JANSEN GS (1988) Brofaromine and tranylcypromine in resistant depression. Psychopharmacology 96 [Suppl]: 280

ONIANI TN, AKHVLEDIANI GR (1988) Influence of some monoamine oxidase inhibitors on the sleep-wakefulness cycle of the cat. Neurosci Behav Physiol 18: 301–306

ORTMANN R, WALDMEIER PC, RADECKE E, FELNER A, DELINI-STULA A (1980) The effects of 5-HT uptake- and MAO-inhibitors on L-5-HTP-induced excitation in rats. Naunyn Schmiedebergs Arch Pharmacol 311: 185–192

ORTMANN R, SCHAUB M, FELNER A, LAUBER J, CHRISTEN P, WALDMEIER PC (1984) Phenylethylamine-induced stereotypies in the rat: a behavioral test system for assessment of MAO-B inhibitors. Psychopharmacology 84: 22–27

OXENKRUG GF, MCLNTYRE IM, JAIN AK, BALON R, APPEL D, MCCAULEY RB (1986) Single dose of tranylcypromine increases human plasma melatonin. Biol Psychiatry 21: 1085–1089

PERENYI A, BAGDY G, ARATO M (1983) An early phase II trial with L-Deprenyl for the treatment of neuroleptic-induced parkinsonism. Pharmacopsychiatry 16: 143–146

PORSOLT RD (1981) Behavioral despair. In: ENNA SJ, MALICK JB, RICHELSON E (eds) Antidepressants: neurochemical, behavioral and clinical perspectives. Raven Press, New York, pp 121–139

SCHEININ M, KOULU M, VAKKURI O, VUORINEN J, ZIMMER RH (1990) Moclobemide, an inhibitor of MAO-A, does not increase daytime plasma melatonin levels in normal humans. Prog Neuropsychopharmacol Biol Psychiatry 14: 73–82

SCHERSCHLICHT R, POLC P, SCHNEEBERGER J, STEINER M, HAEFELY W (1982) Selective suppression of rapid eye movement sleep (REMS) in cats by typical and atypical antidepressants. In: COSTA E, RACAGNI G (eds) Typical and atypical antidepressants: molecular mechanisms. Raven Press, New York, pp 359–364 (Adv Biochem Psychopharmacol, vol 31)

SLATER SL, LIPPER S, SHILING DJ, MURPHY DL (1977) Elevation of plasma prolactin by monoamine-oxidase inhibitors. Lancet ii: 275–276

STEFANIS CN, ALEVIZOS B, MARKIANOS M, HATZIMANOLIS J (1988) Effect of moclobemide on clinical and neurochemical variables in depressed patients (preliminary findings). J Neural Transm [Suppl] 26: 87–95

STEIGER A, HOLSBOER F, GERKEN A, DEMISCH L, BENKERT O (1987a) Results of an open clinical trial of brofaromine (CGP 11305 A), a competitive, selective, and short-acting inhibitor of MAO-A in major endogenous depression. Pharmacopsychiatry 20: 262–269

STEIGER A, HOLSBOER F, BENKERT O (1987b) Effects of brofaremine (CGP 11305 A), a short-acting, reversible, and selective inhibitor of MAO-A on sleep, nocturnal penile tumescence and nocturnal hormone secretion in three healthy volunteers. Psychopharmacology 92: 110–114

TUOMISTO J, SMITH DF (1986) Effects of tranylcypromine enantiomers on monoamine uptake and release and imipramine binding. J Neural Transm 65: 135–145

WALDMEIER PC, STÖCKLIN K (1989) The reversible MAO inhibitor, brofaromine, inhibits serotonin uptake in vivo. Eur J Pharmacol 169: 197–204

WALDMEIER PC, BAUMANN PA, DELINI-STULA A, BERNASCONI R, SIGG K, BUECH O, FELNER AE (1983) Characterization of a new, reversible and short-acting inhibitor of type A monoamine oxidase. In: BECKMANN H, RIEDERER P (eds) Monoamine oxidase and its selective inhibitors: new concepts in therapy and research. Karger, Basel, pp 31–52 (Mod Probl Pharmacopsychiatry, vol 19)

WYATT RJ, FRAM DH, KUPFER DJ, SNYDER F (1971) Total prolonged drug-induced REM sleep suppression in anxious-depressed patients. Arch Gen Psychiatry 24: 145–155

YOUDIM MBH, FINBERG JPM, TIPTON KF (1988) Monamine oxidase. In: TRENDELENBURG U, WEINER N (eds) Catecholamines I. Springer, Berlin Heidelberg New York Tokyo, pp 119–192 (Handb Exp Pharmacol, vol 90/1)

4.3 Neurobiochemie, Wirkungsmechanismus

R. Kettler, A. Cesura, J. G. Richards und M. Da Prada

4.3.1 Einleitung

Vor etwa 2 Jahrzehnten wurde für den MAO-Hemmer Clorgylin mit Rattenhirn-MAO und Tyramin als Substrat erstmals eine doppelt-sigmoïde Hemmkurve beschrieben (JOHNSTON 1968). Der Autor erklärte dies mit der Existenz eines binären Enzymsystems, und in der Folge wurden die beiden Enzyme MAO-A und MAO-B genannt. Die meisten älteren MAO-Hemmer mit Hydrazin-, Propargylamin- oder Cyclopropylaminstruktur hemmen in vivo beide Formen der MAO langanhaltend und irreversibel. Eine Ausnahme stellen lediglich die beiden Propargylamine Clorgylin und Deprenyl (Selegilin) dar, die nahezu selektiv entweder MAO-A oder MAO-B hemmen (Abb. 4.3.1). Von den MAO-Substraten zeigen Serotonin (5-Hydroxytryptamin, 5-HT) und β-Phenylethylamin (PEA) die weitgehendste Selektivität für MAO-A bzw. MAO-B. Eine Übersicht über die bekannteren Substrate und Inhibitoren, gegliedert nach ihrer jeweiligen Selektivität für MAO-A oder MAO-B, zeigt Tabelle 4.3.1.

Die Uneinheitlichkeit des MAO-Enzyms weckte in den siebziger Jahren das Interesse an der Entwicklung selektiver und re-

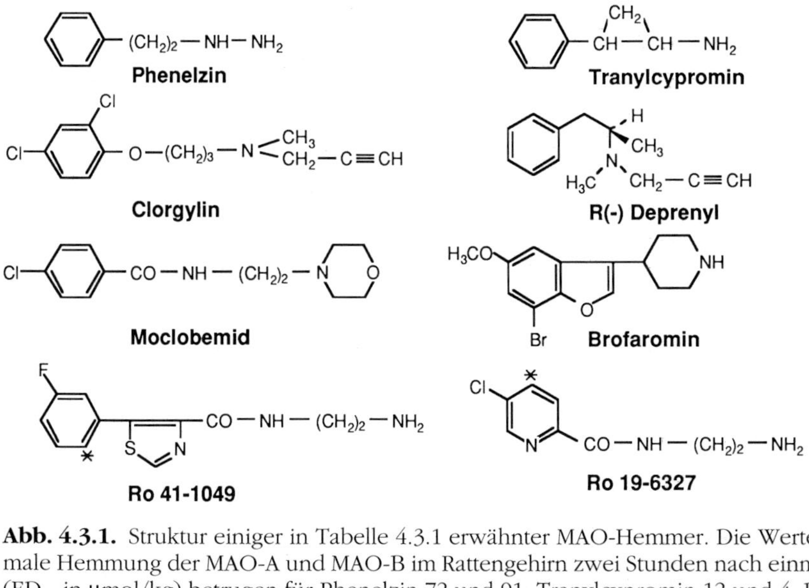

Abb. 4.3.1. Struktur einiger in Tabelle 4.3.1 erwähnter MAO-Hemmer. Die Werte für die halbmaximale Hemmung der MAO-A und MAO-B im Rattengehirn zwei Stunden nach einmaliger oraler Gabe (ED$_{50}$ in µmol/kg) betrugen für Phenelzin 72 und 91; Tranylcypromin 12 und 4; Deprenyl 1000 und 27; Moclobemid 7.6 und 78; Brofaromin 4.8 und > 1000; Ro 41-1049 15 und > 1000; Ro 19-6327 1200 und 0.3. * bezeichnet die Position der Tritiierung der für Bindungsstudien eingesetzten Verbindungen

Tabelle 4.3.1. Selektivität ausgewählter Substrate und Inhibitoren der MAO-A und MAO-B

MAO-Subtyp	Substrate	Inhibitoren
MAO-A	Serotonin	Clorgylin
		Harmalin
		Toloxaton
		Brofaromin
		Moclobemid
MAO-A und MAO-B	Tyramin	Phenelzin
	Tryptamin	Isocarboxazid
	Dopamin*	Tranylcypromin
	Noradrenalin	
	Adrenalin	
MAO-B	Phenyläthylamin	L-Deprenyl (Selegilin)
	Benzylamin	Pargylin
	Phenyläthanolamin	Almoxaton
	Tele-Methylhistamin	MDL 72974
		AGN 1135
		Ro 19-6327

* DA wird im menschlichen Gehirn überwiegend durch MAO-B, im Rattengehirn durch MAO-A desaminiert

versibler MAO-A und MAO-B Hemmer, da sich die MAO-Hemmer der fünfziger Jahre als sehr wirksame Antidepressiva erwiesen hatten. Zwei selten auftretende Nebenwirkungen (Lebertoxizität und hypertensive Krisen nach tyraminreichen Mahlzeiten) waren Gründe für die zunehmende Ablehnung der alten unspezifischen und irreversiblen MAO-Hemmer. In Einzelfällen führte dieser tyraminbedingte Blutdruckanstieg (der sog. „cheese-effect") zu Todesfällen (BLACKWELL et al. 1967, YOUDIM et al. 1988a). Mit den neuen spezifischen und reversiblen MAO-Hemmern (wie Moclobemid) sind diese Nebenwirkungen praktisch ausgeschaltet, wie die große Zahl von klinisch gut dokumentierten Fällen bereits gezeigt hat (PARE 1985, BURROWS und DA PRADA 1989, LAUX und RIEDERER 1989, PRIEST 1989, TIPTON und YOUDIM 1989). Im folgenden werden vor allem die beiden MAO-Hemmer Moclobemid und Brofaromin mit den noch im Handel befindlichen

irreversiblen und unspezifischen MAO-Hemmern, Tranylcypromin und Phenelzin verglichen. Auf einen weiteren, in einigen Ländern eingeführten, reversiblen schwachen MAO-A Hemmer, Toloxaton (LAUX und RIEDERER 1989), wird hier nicht eingegangen. Die neuentwickelten reversiblen MAO-A Hemmer Moclobemid und Brofaromin unterscheiden sich in ihrer chemischen Struktur markant von den älteren irreversiblen MAO-Hemmern; sie hemmen die MAO-A nur für einige Stunden, nicht für mehrere Tage.

Reversible und selektive MAO-A Hemmer gelten als potentielle zukünftige Antidepressiva, während spezifische MAO-B Hemmer, wie Ro 19-6327 (Abb. 4.3.1), nach den positiven Erfahrungen mit dem irreversiblen, aber nur mäßig spezifischen MAO-B Hemmer L-Deprenyl (Selegilin), als Antiparkinsonmittel (siehe Bd. 5) entwickelt werden (RIEDERER und YOUDIM 1986, BUFFONI und TIPTON 1988, DELINI-STULA et al. 1988, DA PRA-

DA et al.1988a, YOUDIM und FINBERG 1991). Mit Blick auf die erhöhte MAO-B Aktivität und die damit verbundene vermehrte Produktion von Wasserstoffsuperoxid im alternden Gehirn wird zusätzlich an einen Einsatz von MAO-B Hemmern bei degenerativen Erkrankungen, wie Demenz (Alzheimer'sche Krankheit) gedacht (TARIOT et al. 1987).

4.3.2 Vorkommen und Bedeutung der MAO

Vorkommen

MAO ist ein im Körper weitverbreitetes, partikulär gebundenes Enzym, welches in den äußeren Mitochondrienmembranen neuronaler und nicht-neuronaler Zellen lokalisiert ist.

Die relativen Anteile von MAO-A und MAO-B in entsprechenden Organen verschiedener Spezies wie auch in verschiedenen Organen der gleichen Spezies differieren stark. So überwiegt beim Menschen im Gehirn die MAO-B, bei der Ratte hingegen die MAO-A (Tabelle 4.3.2). Unspezifische Substrate wie z.B. Dopamin (DA) werden überwiegend von der jeweils vorherrschenden MAO desaminiert.

Mit der Klonierung der Monoaminoxidase A und B wurde die Existenz zwei verschiedener MAO-Enzyme eindrucksvoll bestätigt (BACH et al. 1988, WEYLER et al. 1990). Es wurde gezeigt, daß beide MAO-Enzyme eine ähnliche Primärstruktur besitzen (Molekulargewicht der Menschenleber MAO-A 59.7 KD; MAO-B 58.8 KD; ca. 70% Homogenität) und in der Nähe des aktiven Zentrums 20 Aminosäuren in gleicher Reihenfolge aufweisen. Die der prosthetischen Gruppe benachbarten Aminosäuren und die möglichen Bindungsstellen für MAO-Hemmer zeigt Abb. 4.3.2. MAO-A Hemmer verschiedener Strukturen binden an unterschiedlichen Positionen des als Coenzym fungierenden Flavins: Propargylamine binden beispielsweise an einen Stickstoff, Hydrazine hingegen an einen Kohlenstoff des Flavins (SINGER und HUSAIN 1982).

Obwohl als Enzym bereits ca. 100 Jahre bekannt, ist trotz der Verwendung monoklonaler Antikörper bis heute nur wenig über die Lokalisation und Verteilung von MAO-A und MAO-B in verschiedenen Nervenzellen bekannt (ARAI et al. 1986, KONRADI et al. 1988, 1989, WESTLUND et al. 1985, 1988). Für die Lokalisation von MAO-B in serotoninhaltigen Zellen wie z.B. Blutplättchen und serotoninergen Neuronen gibt es gegenwärtig noch keine funktionelle Erklärung (siehe auch 4.3.6). Dieser und ähnliche überraschende Befunde haben dazu geführt, daß die funktionelle Bedeutung von MAO-A und MAO-B in den jeweiligen Strukturen neu überdacht werden muß (YOUDIM et al. 1988b).

Tabelle 4.3.2. MAO-A und MAO-B Konzentrationen in Membranpräparationen verschiedener Gewebe von Mensch und Ratte. Die Bestimmung der Enzymkonzentrationen erfolgte durch Bindungstests mit ³H-Ro 41-1049 und ³H-Ro 19-6327 als spezifische Liganden für MAO-A bzw. MAO-B (DA PRADA et al. 1990b)

	MAO-A (pmol/mg Protein)	MAO-B (pmol/mg Protein)	MAO-B/MAO-A Verhältnis
Front. Cortex (Mensch)	2,6 ± 0,4	8,0 ± 1,3	3,1
Subst. Nigra (Mensch)	2,3 ± 0,2	13,3 ± 1,4	5,8
Front. Cortex (Ratte)	6,1 ± 0,3	2,9 ± 0,3	0,5
Leber (Ratte)	12,2 ± 0,4	22,0 ± 2,4	1,9

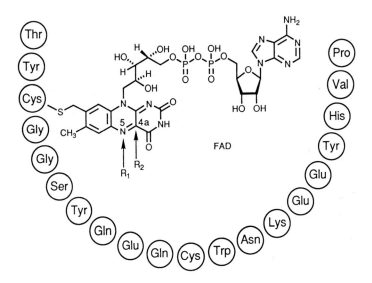

Abb. 4.3.2. Prosthetische Gruppe von MAO-A und MAO-B aus menschlicher Leber und das benachbarte, beiden Enzymen gemeinsame Peptidfragment. Die Numerierung der Bindungsstellen am Flavin erfolgte nach der angelsächsischen Zählung. R_1 Bindungsstelle der Propargylamine; R_2 Bindungsstelle der Hydrazine

Bedeutung der Monoaminoxidase

MAO-A und MAO-B (beide EC 1.4.3.4) katalysieren mit unterschiedlicher Affinität die oxidative Desaminierung primärer, sekundärer und tertiärer Amine. Zu den primären Aminen, der wichtigsten Substratgruppe, gehören die Neurotransmitteramine des Zentralnervensystems (ZNS) (z.B. 5-HT und die Katecholamine Noradrenalin (NA) und DA. Erwähnt sei, daß Katecholamine auch Substrate der Catechol-O-methyltransferase (COMT) sind, 5-HT aber ein Substrat der Hydroxyindol-O-methyltransferase ist.

In Abhängigkeit von Struktur und Lokalisation des Amins dominieren verschiedene Abbauwege. Produkte der oxidativen Desaminierung primärer Amine (z.B. 5-HT und DA) sind Wasserstoffsuperoxid, Ammoniak und Aldehyd. Letzterer wird meist zur entsprechenden Säure oxidiert oder zum jeweiligen Alkohol reduziert (Abb. 4.3.3 und 4.3.4).

Das Wasserstoffsuperoxid wird u.a. durch Glutathion-peroxidase abgebaut. Es kann aber auch über die Fenton- und die Haber-Weiß-Reaktion zu (sehr reaktionsfähigen) Hydroxylradikalen führen. Die im Alter erhöhte zerebrale MAO-B Aktivität wie auch der verminderte Gehalt an reduziertem Glutathion können den Wasserstoffperoxidgehalt begünstigen und somit zu vermehrtem oxidativem Streß beitragen. Oxidativer Streß wird als einer der multifaktoriellen Gründe in der Äthiopathogenese der Parkinsonschen Krankheit diskutiert (RIEDERER et al. 1989).

4.3.3 Hemmung der MAO in vitro und ex vivo

In vitro nimmt die Potenz irreversibler MAO-Hemmer mit der Dauer der Inkubationszeit zu. Man spricht von „mechanism-based/enzyme-activated inhibition" (DA PRADA et al. 1990b). Moclobemid und Brofaromin, obwohl reversible MAO-A Hemmer, zeigen das gleiche Verhalten (BURROWS und DA PRADA 1989). Den zeitlichen Verlauf der MAO-Hemmung ex vivo in Hirn und Leber

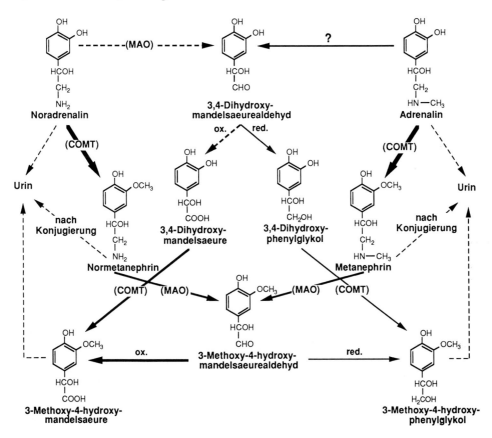

Abb. 4.3.3. Abbau von Noradrenalin und Adrenalin durch MAO und COMT. Ox. und Red. bezeichnen die durch Aldehyddehydrogenase bzw. Aldehydreduktase katalysierten Reaktionen. Die Konjugierung kann sowohl durch Sulphatierung als auch durch Glucuronidierung der Hydroxylgruppen erfolgen

von Ratten nach subchronischer Gabe von Brofaromin, Moclobemid, Phenelzin und Tranylcypromin zeigt Abb. 4.3.5. Die irreversiblen und unspezifischen MAO-Hemmer Phenelzin und Tranylcypromin führen zu mehrere Tage anhaltenden Hemmungen von MAO-A und MAO-B in Hirn und Leber, dagegen induzieren Brofaromin und Moclobemid, als reversibel wirkende Verbindungen, nur kurzfristige MAO-Hemmungen, die kaum länger als 24 Stunden andauern (DA PRADA et al. 1990a). Neuere Befunde zeigen ergänzend, daß in vitro als auch in vivo die reversible Bindung von Brofaromin an das MAO-Enzym viel stärker als diejenige von

Moclobemid ist. Brofaromin wird daher als „tight binding inhibitor" (ANDERSON et al. 1991), Moclobemid als ein „slow binding" oder „reversible mechanism-based inhibitor" bezeichnet (CESURA et al. 1990); die Folge ist eine, nach äquimolekularer Gabe beider Hemmer, etwas länger andauernde MAO-A Hemmung nach Brofaromin (DA PRADA et al. 1989).

Die verschieden lang andauernde MAO-Hemmung in Hirn und Leber nach Gabe irreversibler Hemmer ist eine Folge der unterschiedlich langen biologischen Halbwertzeit der MAO-A, welche im Gehirn ca. 15 Tage, in der Leber dagegen nur 9 Tage

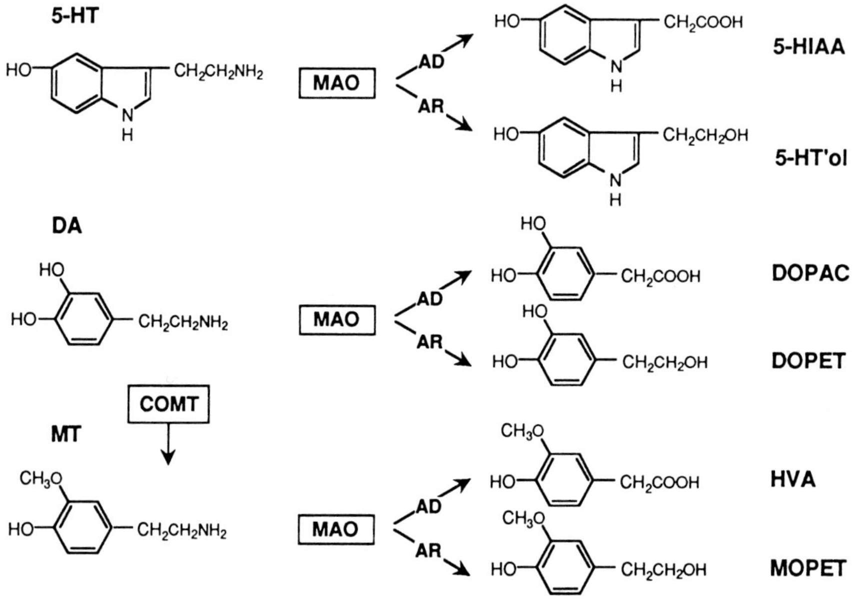

Abb. 4.3.4. Abbau von Dopamin und Serotonin durch MAO, COMT sowie Aldehyddehydrogenase (AD) und Aldehydreduktase (AR). Die Abkürzungen für 5-Hydroxyindolessigsäure (5-HIAA), 5-Hydroxytryptophol (5-HT'ol), Dihydroxyindolessigsäure (DOPAC), Dihydroxyphenyläthylalkohol (DOPET), Homovanillinsäure (HVA) und 3-Methoxy-4-hydroxyphenyläthylalkohol (MOPET) entsprechen den englischen Bezeichnungen

beträgt. Inhibitor-spezifische Differenzen in der Dauer der MAO-Hemmung werden als Folge unterschiedlicher Hemm-Mechanismen angesehen. Beispielsweise wird die im Vergleich zu Phenelzin etwas kürzere MAO-Hemmung nach Tranylcypromin als Folge der weniger stabilen kovalenten Bindung im Enzym-Inhibitor-Komplex angesehen (PAECH et al. 1980).

Brofaromin und Moclobemid hemmen im Rattenhirn nahezu ausschließlich die MAO-A; die MAO-B wird nur unwesentlich beeinflußt. Diese Verbindungen können deshalb beide als selektive und reversible MAO-A Hemmer bezeichnet werden (WALDMEIER et al. 1983, DA PRADA et al. 1989).

Zur besseren Unterscheidung von den älteren irreversiblen MAO-Hemmern werden Moclobemid und Brofaromin neuerdings als RIMA-Inhibitoren (= Reversible Inhibitors of MAO-A) bezeichnet (DA PRADA et al. 1990a).

4.3.4 Einfluß der MAO-Hemmung auf Neurotransmitteramine und deren Metabolite

Eine Hemmung der Monoaminoxidase durch unspezifische MAO-Hemmer führt allgemein zu einem Anstieg der Amine und entsprechend zu einer Erniedrigung der jeweiligen Metabolite.

Der Anteil der MAO-B Hemmung an diesen Effekten war lange Zeit unklar, bedingt durch das Fehlen hochselektiver MAO-B Hemmer. Kürzlich konnte mit dem hochselektiven MAO-B Hemmer Ro 19-6327 gezeigt werden, daß der Gehalt von DA, NA und 5-HT im Rattengehirn nicht beeinflußt wird (DA PRADA et al. 1988b, COLZI et al. 1990, WALDMEIER et al. 1976). Daraus folgt, daß, mindestens in der Ratte, alle drei Amine Substrate der MAO-A sind. Im Gegensatz

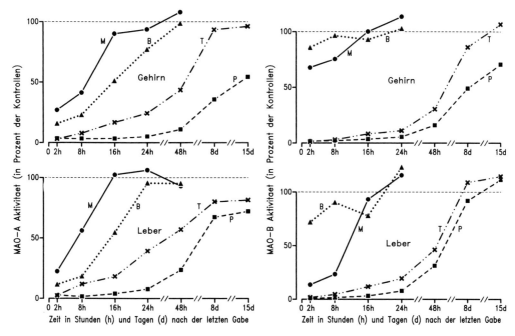

Abb. 4.3.5. Zeitlicher Verlauf der Hemmung von MAO-A (links) und MAO-B (rechts) in Gehirn und Leber von Ratten nach einwöchiger, täglich zweimaliger Gabe von Moclobemid (M) 10 mg ~ 37 µmol/kg; Brofaromin (B) 12.5 mg ~ 37 µmol/kg; Phenelzin (P) 30 mg ~ 81 µmol/kg; und Tranylcypromin (T) 3 mg ~16 µmol/kg. Die Werte sind Mittelwerte (N = 4) in % der Kontrollen (N = 6)

dazu wird DA beim Menschen hauptsächlich durch die MAO-B desaminiert (WALD-MEIER 1987, RIEDERER und YOUDIM 1986).

Die Zeitwirkungskurven für den Gehalt von 5-HT und dessen Metaboliten 5-Hydroxyindolessigsäure (5-HIAA) nach ein- oder mehrmaliger Gabe von Brofaromin, Moclobemid, Phenelzin oder Tranylcypromin (Abb. 4.3.6) demonstrieren für die reversibel wirkenden Hemmer gleichbleibende, von der Häufigkeit der Gabe unabhängige Effekte.

Wiederholte Gabe irreversibler MAO-Hemmer (wie Phenelzin oder Tranylcypromin) führt hingegen zu wesentlich ausgeprägteren und länger anhaltenden Wirkungen auf die Neurotransmitteramine und ihre Metabolite, wie hier am Beispiel des 5-HT und der 5-HIAA gezeigt wird.

Der Grund für diese unterschiedlich starken Effekte ist die Dauer und Intensität der MAO-Hemmung: mit reversiblen Hemmern

ist eine totale Hemmung der MAO kaum und wenn überhaupt, nur kurzzeitig zu erreichen; irreversible Hemmer hingegen können das Enzym vollständig und langanhaltend hemmen (Abb. 4.3.5).

Analoge Gehaltsänderungen, wie diejenigen für 5-HT und seinen Metaboliten 5-HIAA, ergeben sich auch für DA und den Metaboliten 3,4-Dihydroxyphenylessigsäure (DOPAC) sowie für NA und den Metaboliten 3,4-Dihydroxyphenylglykol (DOPEG) und 3-Methoxy-4-hydroxyphenylglykol (MOPEG).

Klinisch lassen sich MAO-A und MAO-B Hemmung im Gehirn direkt nur mit Hilfe der sehr aufwendigen PET-scan (*p*ositron *e*mission *t*omography)-Technik messen. In der klinischen Praxis wird die MAO-A Hemmung deswegen meist indirekt durch Messung der DOPEG-Abnahme im Plasma bestimmt; das ist möglich, weil DOPEG einer

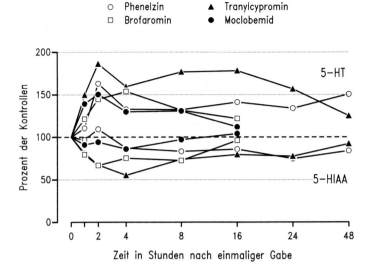

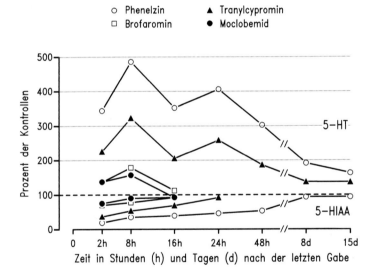

Abb. 4.3.6. Zeitlicher Verlauf des Gehalts von Serotonin (5-HT) und 5-Hydroxyindolessigsäure (5-HIAA) im Rattenhirn nach einmaliger (oben), oder einwöchiger, täglich zweimaliger Gabe (unten) von Moclobemid, Brofaromin, Phenelzin oder Tranylcypromin in den gleichen Dosierungen wie in Abb. 4.3.5. Die Bestimmung von 5-HT und 5-HIAA einerseits und MAO-A und MAO-B andererseits (Abb. 4.3.5) erfolgte in je einer Hirnhälfte der gleichen Tiere

der Metaboliten des selektiven MAO-A Substrats NA ist (EISENHOFER et al. 1988).

Eine MAO-B Hemmung kann sehr einfach in den leicht zugänglichen Blutplättchen gemessen werden, die beim Menschen nur MAO-B enthalten. Die Hemmung der MAO-B in Blutplättchen verläuft mit derjenigen im Gehirn weitgehend parallel (KETTLER et al. 1990), wie kürzlich auch in einer PET-scan Studie gezeigt wurde (PRICE et al. 1990).

4.3.5 Reversibilität der MAO-Hemmung

Wie aus den Zeitkurven der MAO-Hemmung hervorgeht, hemmen Brofaromin und Moclobemid das Enzym nur kurzfristig, Tranylcypromin und Phenelzin aber wesentlich länger (Abb. 4.3.5). Dieser Befund läßt auf eine reversible, beziehungsweise auf eine irreversible, kovalente Hemmung des MAO-Enzyms schließen. Mit dem Resultat von Dialyseexperimenten stehen diese Befunde nur teilweise im Einklang, wie Abb. 4.3.7 zeigt.

Die MAO-A Hemmung kann durch Dialyse im Falle von Amiflamin vollständig, von Moclobemid teilweise und von Brofaromin sowie den irreversiblen MAO-Hemmern Phenelzin und Tranylcypromin überhaupt nicht aufgehoben werden. Diese Resultate zeigen deutlich, daß es unter den reversiblen MAO-Hemmern große Unterschiede in der Stärke der Wechselwirkung zwischen Enzym und Hemmer gibt. Insbesondere für Brofaromin muß eine sehr starke Enzym-Hemmer-Wechselwirkung angenommen werden (ANDERSON et al. 1991). Übereinstimmung mit dem Resultat des Dialyseexperimentes zeigt auch ein Verdrängungsexperiment (Abb. 4.3.8): durch Inkubation mit relativ hohen Konzentrationen von Tyramin während einiger Stunden läßt sich Moclobemid weitgehend, Brofaromin als „tightly bound inhibitor" jedoch überhaupt nicht aus der Bindung mit MAO-A verdrängen. Die Verdrängung von Moclobemid durch Tyramin ist in guter Übereinstimmung mit dem Konzept von Moclobemid als eines „weakly bound inhibitor" (CESURA et al. 1990). Zusammenfassend berücksichtigt die Bezeichnung „reversible Hemmung" nicht die starken Unterschiede in der Enzym-Inhibitor-Bindung; irreversible Hemmung

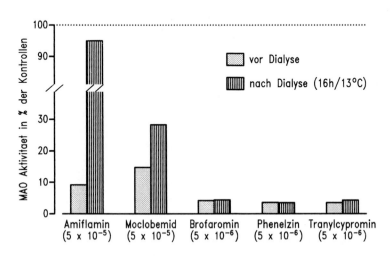

Abb. 4.3.7. Effekt mehrstündiger Dialyse auf die MAO-A Hemmung in Rattenhirnhomogenat. Nach Inkubation (30 min bei 37°C) mit verschiedenen MAO-Hemmern werden die Homogenate 16 h bei 13°C gegen Wasser dialysiert. Als Kontrolle diente ein gleich behandeltes Homogenat ohne Inhibitorzugabe. Alle Werte sind Mittelwerte von je 3 Proben

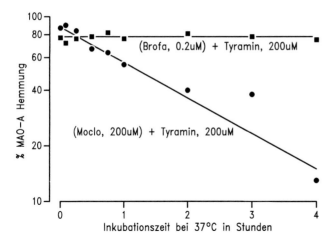

Abb. 4.3.8. Verdrängung von Moclobemid (Moclo) und Brofaromin (Brofa) aus ihrer Enzymbindung durch Tyramin. Mitochondriensuspensionen aus menschl. Placenta wurden 90 min bei 37°C mit 200 µM Moclobemid oder 0.2 µM Brofaromin inkubiert. Nach Zentrifugation und dreimaligem Waschen wurden die gewaschenen Mitochondrien in Gegenwart von 200 µM Tyramin für maximal 4 Stunden bei 37°C erneut inkubiert. Aliquots, zu verschiedenen Zeiten entnommen, wurden mit 5-HT, 200 µM als Substrat, auf ihre MAO-Aktivität getestet. Die resultierende MAO-Inhibition ist in % gleich behandelter, inhibitorfrei inkubierter Homogenate angegeben

schließt aber immer eine kovalente Bindung ein. Im ersten Fall resultiert in vivo eine kurzzeitige, meist 24 Stunden nicht übersteigende MAO-Hemmung, im letzteren aber immer eine langanhaltende oft 7 bis 10 Tage andauernde Enzymhemmung.

4.3.6 Autoradiographie und Bindungsstudien mit hochspezifischen Hemmern der MAO-A oder MAO-B

Die Verbindungen Ro 41-1049 und Ro 19-6327 (Abb. 4.3.1) gehören zu einer neuen Klasse reversibler MAO-Hemmer, die sich durch eine besonders hohe Spezifizität für MAO-A und für MAO-B auszeichnen (DA PRADA et al. 1990b). In-vitro-Bindungsstudien mit menschlichen Hirnhomogenaten zeigen, daß die tritiierten Analoga dieser Verbindungen eine spezifische, hochaffine und zu sättigende Bindung mit MAO-A bzw. mit MAO-B eingehen (SAURA MARTI et al.

1990). Daher können diese Hemmer zur quantitativen Bestimmung der Verteilung von MAO-A und MAO-B in mikroskopisch kleinen Regionen des ZNS sowie in peripheren Strukturen eingesetzt werden (Abb. 4.3.9). Extrem gute Korrelationen wurden zwischen der spezifischen Bindung und der MAO-Aktivität, in der Gewebsselektivität, in altersbedingten Aktivitätsveränderungen und in Speziesdifferenzen gefunden (SAURA MARTI et al. 1990, SAURA et al. 1992). Weiterhin wurde eine sehr gute Übereinstimmung zwischen Anzahl und Dichte der in vitro und in vivo bestimmten Bindungsstellen für MAO-A u.a. im locus coeruleus, raphe nucleus und nucleus tractus solitarii sowie für MAO-B u.a. in den sog. „zirkumventrikulären Organen", in der Raphe und im Hypophysenhinterlappen beschrieben. Den traditionellen histochemischen und immunhistochemischen Lokalisierungsmethoden (THORPE et al. 1987) gesellt sich diese neue Technik mit ihrer eindeutigen Spezifität und Quantifizierbarkeit gleichwertig hinzu.

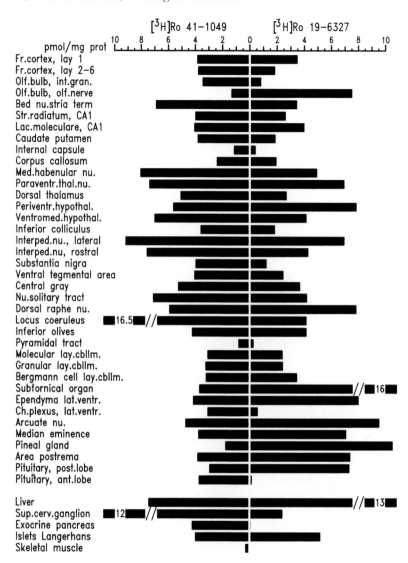

Abb. 4.3.9. Anzahl der Bindungsstellen von hochspezifischen Hemmern der MAO-A und MAO-B in Hirnregionen und peripheren Geweben der Ratte mittels in-vitro-Bindungsstudien und nachfolgender quantitativer Radioautographie. Als spezifische Liganden für MAO-A und MAO-B dienten ³H-Ro 41-1049 bzw. ³H-Ro 19-6327

Literatur

ANDERSON MC, WALDMEIER PC, TIPTON KF (1991) The inhibition of monoamine oxidase by brofaromine. Biochem Pharmacol 41: 1871–1877

ARAI Y, KIMURA H, MAEDA T (1986) Topographic atlas of monoamine oxidase-containing neurons in the rat brain studied by an improved histochemical method. Neuroscience 19: 905–925

BACH AWJ, LAN NC, JOHNSON DL, ABELL CW, BEMBENEK ME, KWAN S-W, SEEBURG PH, SHIH JC (1988) cDNA cloning of human liver monoamine oxidase A and B: molecular basis of differences in enzymatic properties. Proc Natl Acad Sci USA 85: 4934–4938

BLACKWELL B, MARLEY E, PRICE J, TAYLOR D (1967) Hypertensive interactions between monoamine oxidase inhibitors and food stuffs. Br J Psychiatry 113: 349–365

BUFFONI F, TIPTON KF (eds) (1988) 3rd Amine Oxidases International Workshop, Firenze, Italy, September 1–3, 1988. Pharmacol Res Commun 20 [Suppl 4]

BURROWS GD, DA PRADA M (eds) (1989) Reversible MAO-A inhibitors as antidepressants – basic advances and clinical perspectives. J Neural Transm 28 [Suppl]

CESURA AM, MUGGLI-MANIGLIO D, LANG G, IMHOF R, DA PRADA M (1990) Monoamine oxidase inhibition by moclobemide and 2-amino-ethyl carboxamide derivatives: mode of action and kinetic characteristics. J Neural Transm [Suppl] 32: 165–170

COLZI A, D'AGOSTINI F, KETTLER R, BORRONI E, DA PRADA M (1990) Effect of selective and reversible MAO inhibitors on dopamine outflow in rat striatum: a microdialysis study. J Neural Transm [Suppl] 32: 79–84

DA PRADA M, KETTLER R, KELLER HH, BURKARD WP (1988a) Ro 19-6327, a reversible, highly selective inhibitor of type B monoamine oxidase, completely devoid of tyramine potentiating effects: comparison with selegiline. In: SANDLER M et al. (eds) Progress in catecholamine research, part B. Central aspects. Alan R Liss, New York, pp 9–363

DA PRADA M, KETTLER R, ZÜRCHER G, KELLER HH (1988b) Hemmer der MAO-B und COMT: Möglichkeiten ihrer Anwendung bei der Parkinson-Therapie aus heutiger Sicht. In: FISCHER PA (Hrsg) Modifizierende Faktoren bei der Parkinson-Therapie (6. Frankfurter Parkinson-Symposium, 26–27 Feb 1988). Editiones Roche, Basel, S 309–322

DA PRADA M, KETTLER R, KELLER HH, BURKARD WP, MUGGLI-MANIGLIO D, HAEFELY WE (1989) Neurochemical profile of moclobemide, a short-acting and reversible inhibitor of monoamine oxidase type A. J Pharmacol Exp Ther 248: 400–414

DA PRADA M, KETTLER R, BURKARD WP, LOREZ HP, HAEFELY W (1990a) Some basic aspects of reversible inhibitors of MAO-A (RIMA). Acta Psychiatr Scand 82 [Suppl 360]: 7–12

DA PRADA M, KETTLER R, KELLER HH, CESURA AM, RICHARDS JG, SAURA MARTI J, MUGGLI-MANIGLIO D, WYSS P-C, KYBURZ E, IMHOF R (1990b) From moclobemide to Ro 19-6327 and Ro 41-1049: the development of a new class of reversible, selective MAO-A and MAO-B inhibitors. J Neural Transm 29 [Suppl]: 279–292

DELINI-STULA A, RADEKE E, WALDMEIER PC (1988) Basic and clinical aspects of the activity of the new monoamine oxidase inhibitors. Psychopharmacol Ser 1988: 145–158

EISENHOFER G, GOLDSTEIN DS, ROPCHAK TG, NGUYEN HQ, KEISER HR, KOPIN HJ (1988) Source and physiological significance of plasma 3,4-dihydroxyphenylglycol and 3-methoxy-4-hydroxyphenylglycol. J Auton Nerv Syst 24: 1–14

JOHNSTON JP (1968) Some observations upon a new inhibitor of monoamine oxidase in brain tissue. Biochem Pharmacol 17: 1285–1297

KETTLER R, CESURA AM, DINGEMANSE J, DA PRADA M (1990) MAO-B inhibition in rabbit tissues and in human platelets by Ro 19-6327 shows similar time-course. J Neural Transm [Suppl] 32: 211–214

KONRADI C, SVOMA E, JELLINGER K, RIEDERER P, DENNEY P, THIBAULT J (1988) Topographic immunocytochemical mapping of MAO-A, MAO-B and tyrosine hydroxylase in human post mortem brain stem. Neuroscience 26: 791–802

KONRADI C, KORNHUBER J, FROELICH L, FRITZE J, HEINSEN H, BECKMANN H, SCHULZ E, RIEDERER P (1989) Demonstration of monoamine oxidase-A and -B in the human brainstem by a histochemical technique. Neuroscience 33: 383–400

LAUX G, RIEDERER P (Hrsg) (1989) Neue selektive Monoamine Oxidase Hemmer in der Therapie depressiver Erkrankungen. Psychiatr Praxis 16 (Sonderheft 1): 1–50

PARE CMB (1985) The present status of monoamine oxidase inhibitors. Br J Psychiatry 146: 576–584

PAECH C, SALACH JI, SINGER TP (1980) Suicide inactivation of monoamine oxidase by transphenylcyclopropylamine. J Biol Chem 255: 2700–2704

PRICE GW, BENCH CJ, CREMER JC, LUTHRA SK, TURTON DR, LAMMERTSMA AA, KETTLER R, DA PRADA M, WOOD N, JAMIESON K, MCCLELLAND G, FRACKOWIAK RSJ (1990) Inhibition of brain monoamine oxidase-B by Ro 19-6327 – in vivo measurement using positron emission tomography. Eur J Pharmacol 183:166

PRIEST RG (eds) (1989) Depression and reversible monoamine oxidase inhibitors – new perspectives. Br J Psychiatry 155 [Suppl 6]

RIEDERER P, YOUDIM MBH (1986) Monoamine oxidase activity and monoamine metabolism in brains of Parkinsonian patients treated with L-deprenyl. J Neurochem 46: 1359–1365

RIEDERER P, SOFIC E, RAUSCH W-D, SCHMIDT B, REYNOLDS GP, JELLINGER K, YOUDIM MBH (1989) Transition metals, ferritin, glutathione and ascorbic acid in Parkinsonian brains. J Neurochem 52: 515–520

SAURA MARTI J, KETTLER R, DA PRADA M, RICHARDS JG (1990) Molecular neuroanatomy of MAO-A and MAO-B. J Neural Transm [Suppl] 32: 49–53

SAURA J, KETTLER R, DA PRADA M, RICHARDS JG (1992) Quantitative enzyme radioautography with [3H]Ro 41-1049 and [3H] Ro 19-6327 in vitro: localization and abundance of MAO-A and MAO-B in rat CNS, peripheral organs and human brain. J Neurosci 12: 1977–1999

SINGER TP, HUSAIN M (1982) Monoamine oxidase and its reaction with suicide substrates. In: MASSAY V, WILLIAMS CH (eds) Flavins and flavoproteins. Elsevier, Amsterdam, pp 389–401

TARIOT PN, COHEN RM, SUNDERLAND T, NEWHOUSE PA, YOUNT D, MELLOW AM, WEINGARTNER H, MUELLER EA, MURPHY DL (1987) L-Deprenyl in Alzheimer's disease. Arch Gen Psychiatry 44: 427–433

THORPE LW, WESTLUND KN, KOCHERSPERGER LM, ABELL CW, DENNEY M (1987) Immunocytochemical localization of monoamine oxidase A and B in human peripheral tissues and brain. J Histochem Cytochem 35: 23–32

TIPTON KF, YOUDIM MBH (eds) (1989) Biochemical and pharmacological aspects of depression. Taylor & Francis, London New York Philadelphia, pp 1–24 (Topics Neurochem Neuropharmacol, vol 3)

WALDMEIER PC (1987) Amine oxidases and their endogenous substrates (with special reference to monoamine oxidase and the brain). J Neural Transm [Suppl] 23: 55–72

WALDMEIER PC, DELINI-STULA A, MAÎTRE L (1976) Preferential deamination of dopamine by an A type monoamine oxidase in rat brain. Naunyn Schmiedebergs Arch Pharmacol 292: 9–14

WALDMEIER PC, FELDTRAUER J-J, STOECKLIN K, PAUL E (1983) Reversibility of the interaction of CGP 11 305A with MAO in vivo. Eur J Pharmacol 94:101–108

WESTLUND KN, DENNEY RM, KOCHERSPERGER LM, ROSE RM, ABELL CW (1985) Distinct monoamine oxidase A and B populations in primate brain. Science 230: 181–183

WESTLUND KN, DENNEY RM, ROSE RM, ABELL CW (1988) Localization of distinct monoamine oxidase A and monoamine oxidase B cell populations in human brainstem. Neuroscience 25: 439–456

WEYLER W, HSU Y-PP, BRAEKEFIELD XO (1990) Biochemistry and genetics of monoamine oxidase. Pharmacol Ther 47: 391–417

YOUDIM MBH, FINBERG JPM (1991) New directions in monoamine A and B selective inhibitors and substrates. Biochem Pharmacol 41: 155–162

YOUDIM MBH, DA PRADA M, AMREIN R (eds) (1988a) The cheese effect and new reversible MAO-A inhibitors. J Neural Transm [Suppl] 26

YOUDIM MBH, FINBERG JPM, TIPTON KF (1988b) Monoamine oxidase. In: TRENDELENBURG U, WEINER N (eds) Catecholamines I. Springer, Berlin Heidelberg New York Tokyo, pp 119–192 (Handbook Exp Pharmacol, vol 90/I)

4.4 Klinik

4.4.1 Indikationen

G. Laux und T. Becker

Monoaminoxidasehemmer (MAOH) werden in der Behandlung unterschiedlicher psychiatrischer Erkrankungen eingesetzt:

- Depressive Syndrome, besonders bei
  - „atypischen" Depressionen und
  - „therapieresistenten" Depressionen (Trizyklika-Nonresponder)
- Angsterkrankungen
- Zwangsstörungen
- Bulimie

Depression

Klassische, irreversible MAOH wurden in der Behandlung depressiver Erkrankungen klinisch geprüft und finden in dieser Indikation ihren häufigsten therapeutischen Einsatz. Die Aufnahme der MAOH als erste überzeugend antidepressiv wirksame Substanzgruppe in das damals begrenzte Spektrum psychopharmakologischer Therapie geht auf die klinische Beobachtung der stimmungsaufhellenden Wirkung des Hydrazidderivats Iproniazid bei Tuberkulosekranken zu Beginn der fünfziger Jahre zurück (CRANE 1957, KLINE 1958). Der in der Folgezeit zunächst breite Einsatz der MAOH brachte neben unkontrollierten und kontrollierten Studien, welche die antidepressive Wirksamkeit bestätigten, Fallberichte über hypertensive Krisen und hepatotoxische Effekte (PARE 1985, QUITKIN et al. 1979; vgl. 4.4.3). Die MAOH blieben bis in die

Tabelle 4.4.1.1. Studien mit Selegilin (S) bei depressiven Erkrankungen (nach LAUX 1993a)

Autoren	Studiendesign	N	Dosis mg/d	Ergebnis	Nebenwirkungen
MANN und GERSHON (1980)	offen	10	5–15	HAM-D-Red. 68% Wirkbeginn 3. Tag	Insomnie Anorexie
MENDIS (1981)		22	10–20	keine AD-Wirkg.	
MANN (1982)	offen	25	5–20	R: 64%	Insomnie Inappetenz Agitiertheit
MENDLEWICZ und YOUDIM (1983)	doppel-blind vs. Pl	27	15	R: S 10 Pl 2	S = PL
QUITKIN (1984)	offen vs. Pl	17	10–20	S > Pl	Insomnie Ödem
CESKOVA (1986)	offen	27	10–20	R: 10 Stimul. Effekt	mild
MANN (1989)	doppel-blind vs. Pl	44	20–40	R: S 50% Pl 28%	Insomnie, Tremor
McGRATH (1989)	doppel-blind vs. Pl	80	20–40	R: S 50% Pl 28% keine Korrelation MAO-Hemmung/ klin. Wirkung	Mundtrockenheit 1× hypertensive Reaktion n. Käse

HAM-D Hamilton-Depressions-Skala; *Pl* Placebo; *R* Response-Rate

achtziger Jahre eine speziellen Indikations-
stellungen vorbehaltene, eher selten eingesetzte Substanzgruppe. Die Entwicklung
und klinische Prüfung reversibler und selektiver Monoaminoxidasehemmer (RIMA)
führte in den achtziger Jahren zu erneutem,
lebhaftem Interesse an der Substanzgruppe
sowie zu einer Vielfalt klinischer Studien
(Übersichten: LAUX und RIEDERER 1989, PRIEST
1989, ANGST 1990).

Endogene Depression, „Major Depression",
Melancholie
1979 referierten QUITKIN et al. sieben placebokontrollierte Studien mit dem Hydrazin-
MAOH Phenelzin. Nachhaltige Wirkung
hatte eine Studie des BRITISH MEDICAL
RESEARCH COUNCIL (1965), in der sich Patienten unter Elektrokonvulsionstherapie und
Imipramin-Behandlung, nicht aber unter
Placebo und Phenelzin besserten. Es handelte sich um eine methodisch einwandfreie
klinische Studie, die Phenelzin-Gruppe umfaßte 61 Patienten, die klinische Besserung
in der Imipramin-Vergleichsgruppe war
überzeugend.
Hingegen sprechen zahlreiche Studien jüngeren Datums für die antidepressive Wirksamkeit von Phenelzin (DAVIDSON et al.
1982, MCGRATH et al. 1987). In vier randomi-
sierten Doppelblind-Studien waren Phenelzin, der Hydrazid-MAOH Isocarboxazid und
der Cyclopropylamin-MAOH Tranylcypromin (TCP) Placebo überlegen und den Vergleichssubstanzen Imipramin und Nortriptylin gleichwertig (MURPHY et al. 1987).
Die mit dem selektiven, irreversiblen MAO-
B-Hemmer Selegilin (L-Deprenyl) durchgeführten Depressions-Studien sind in Tabelle
4.4.1 zusammengefaßt (Übersicht: LAUX
1993a). Offene Therapiestudien im MAO-B-
selektiven (unter 15 mg/d) sowie im nichtselektiven Dosisbereich (über 20 mg/d)
deuteten in diagnostisch heterogenen Patientengruppen auf antidepressive Effekte.
Kontrollierte Untersuchungen kamen zu
unterschiedlichen Ergebnissen bezüglich

der antidepressiven Wirksamkeit (vgl. Tabelle 4.4.1): vegetative Symptome erschienen positiv, ängstliche und phobische Züge
negativ prädiktiv für den antidepressiven
Behandlungseffekt (vgl. LAUX 1993a). Allerdings blieb die antidepressive Wirksamkeit
besonders im niedrigen, MAO-B-selektiven
Dosisbereich fraglich, während schon bei
niedrigen Selegilin-Dosen schwerwiegende
Medikamenteninteraktionen mit dem serotonergen Antidepressivum Fluoxetin und
dem Narkosemittel Meperidin beschrieben
wurden (POTTER et al. 1991). In Tagesdosen
von 30 mg oder mehr liegen positive Berichte zur antidepressiven Wirksamkeit zwar
vor, jedoch ist Selegilin in dieser Dosierung
ein nicht-selektiver MAOH.
Die kritische Durchsicht der vorliegenden
Literatur zur MAOH-Behandlung endogen-
depressiver Krankheitsbilder gibt zu einer
vorsichtigen Einschätzung Anlaß (DOWSON
1987). Wenige Kliniker setzen diese Substanzgruppe in der Therapie typischer
endogen-depressiver Syndrome an die erste
Stelle (SCHMAUSS und ERFURTH 1989, vgl.
Kap. 1).

Atypische Depression, Dysthymie
Schon WEST und DALLY (1959) berichteten
als „Pioniere" der Depressionsbehandlung
mit MAOH über besonders überzeugende
Erfolge bei „atypischen" Depressionen, die
vom klassischen Muster endogen-depressiver Erkrankungen abwichen. Das Konzept
wurde in der Folgezeit genauer beschrieben, einem V-Typ mit „umgekehrten" vegetativen Symptomen (Hyperphagie, vermehrtes Schlafbedürfnis, Abendtief) und
erhaltener affektiver Schwingungsfähigkeit
(QUITKIN et al. 1979) wurde der A-Typ mit
ausgeprägter Angstsymptomatik und gelegentlichen Panikattacken gegenübergestellt
(ROBINSON et al. 1973). Als charakteristisch
wurden weiterhin ein Gefühl „bleierner
Schwere" der Arme und Beine sowie Überempfindlichkeit in Situationen persönlicher
Zurückweisung angesehen. Als typische

Merkmale der Patienten gelten früher Krankheitsbeginn, Überwiegen der Frauen, ambulanter Behandlungsrahmen, milde Syndromausprägung ohne psychomotorische Veränderungen, Nicht-Endogenität und Nicht-Bipolarität (DAVIDSON et al. 1982). Therapieerfolge wurden bei atypischen Depressionen auch mit der Elektrokrampftherapie sowie mit trizyklischen Antidepressiva mitgeteilt, die Berichte waren jedoch weniger zahlreich, die Behandlungsergebnisse weniger überzeugend als in MAOH-Therapiestudien (DAVIDSON et al. 1982). Vorteile ergaben sich für Phenelzin in vier Studien der gleichen Arbeitsgruppe mit insgesamt mehr als 330 Patienten mit atypischer Depression, die Response-Raten waren unter Phenelzin um 21% bis 33% höher als unter Imipramin (QUITKIN et al. 1991). Allerdings fanden DAVIDSON und PELTON (1986) eine Überlegenheit von MAOH über Trizyklika nur bei Frauen mit atypischer Depression (A-Typ), Männer profitierten eher von trizyklischen Substanzen. Auf die Unschärfe der Definitionen atypisch-depressiver Syndrome wurde hingewiesen (DAVIDSON et al. 1982, DAVIDSON und PELTON 1986), jedoch sprechen die vorliegenden Daten für eine Subgruppe eher leicht depressiv Kranker, die von einer MAOH-Therapie häufig profitieren (LIEBOWITZ et al. 1988, THASE et al. 1991).

HOWLAND (1991) faßte die vorliegenden Studien zur Pharmakotherapie **dysthymer Störungen** – entsprechend der Definition des DSM-III-R – zusammen. Es ergaben sich Hinweise auf eine Überlegenheit der MAOH gegenüber trizyklischen Substanzen. Auch wurden Daten zum Erfolg einer Phenelzin-Erhaltungstherapie vorgelegt (vgl. HOWLAND 1991). Allerdings wurden, unabhängig von der eingesetzten Substanz, die Therapie-Response-Raten bei der Dysthymie niedriger berichtet als bei typischen, phasischen Depressionen. In der Diskussion der referierten Daten erwähnte HOWLAND (1991) Beziehungen der Dysthymie zur atypischen

Depression als eine mögliche Erklärung der positiven Therapieerfahrungen mit MAOH.

„Therapieresistente" Depression

Es besteht breite Übereinstimmung, daß die Gabe von MAOH nach dem vergeblichen Einsatz trizyklischer Antidepressiva eine wichtige Therapieoption darstellt (PARE 1985). Allerdings finden sich nur wenige kontrollierte Studien, um diese klinisch bewährte Vorgehensweise zu untermauern. NOLEN (1986) behandelte 43 Patienten mit einer typischen (major) Depression, die mit einem oder mehreren trizyklischen Antidepressiva erfolglos behandelt worden waren, zunächst mit einem spezifischen serotonergen oder noradrenergen Antidepressivum, bei Non-Response mit Schlafentzügen oder 5-Hydroxytryptophan und schließlich mit einem MAOH. 58% der therapieresistenten, mit Tranylcypromin (TCP) behandelten Patienten besserten sich unter dieser Behandlung. Phenelzin wurde auch bei geriatrischen Patienten mit therapieresistenten depressiven Erkrankungen als antidepressiv wirksam und gut verträglich beschrieben (GEORGOTAS et al. 1983). TCP wurde bei therapieresistenten Depressionen in Hochdosierung (90 bis 170mg/d) als effektiv beschrieben (AMSTERDAM und BERWISH 1989). Die Kombination von MAOH und Lithium wurde bei schweren depressiven Erkrankungen, Trizyklika- oder MAOH-Non-Response als wirksam beschrieben, die Hinzugabe von Lithium zu einer nicht oder unzureichend wirksamen MAOH-Behandlung kann erwogen werden. Die Kombinationsbehandlung mit MAOH und Lithium wird in einem Exkurs in Kap. 8.3.6 behandelt.

Angst-/Panikstörungen

Der Einsatz der MAOH in der Behandlung von Angststörungen nahm seinen Ausgang von Berichten englischer Psychiater über Erfolge in der MAOH-Therapie atypischer Depressionen, bei denen es eine Untergruppe mit im Vordergrund stehender Angst gab

(WEST und DALLY 1959). Über Erfahrungen in der MAOH-Therapie von phobischen und Paniksymptomen berichteten erstmals KELLY et al. (1970), die Literatur wurde von TYRER und SHAWCROSS (1988) sowie LYDIARD und BALLENGER (1987) zusammengefaßt. Die Besserung von Angstsymptomen wurde zeitgleich mit dem Eintritt stimmungsaufhellender Wirkung beschrieben und nicht als ein Sekundäreffekt antidepressiver Wirksamkeit, sondern als eigenständiger anxiolytischer Effekt angesehen (SHEEHAN et al. 1980, TYRER et al. 1980). Nur wenige Berichte liegen über die MAOH-Therapie reiner Angststörungen vor, eine Überlegenheit oder Gleichwertigkeit gegenüber TZA oder Benzodiazepinen kann nicht gefolgert werden.

Allerdings sind die Besserungen von Angstsymptomen und entsprechender klinischer Ratings in Studien mit depressiv Kranken deutlich und überzeugend (RAVARIS et al. 1980, PARE 1985). Für den Effekt auf Paniksymptome liegen nur wenige Beobachtungen vor, eine Überlegenheit gegenüber Imipramin geht aus den vorliegenden Studien nicht hervor. Die Besserung phobischer, beispielsweise agoraphober Störungen und der sozialen Phobie ist besser dokumentiert (LIEBOWITZ et al. 1986, PARE 1985, TYRER 1976). Auch sollen Paniksymptome gebessert werden, die sich im Rahmen der sogenannten „hysteroiden Dysphorie" (LIEBOWITZ und KLEIN 1979, QUITKIN et al. 1979), bei agoraphoben Patienten (LIEBOWITZ et al. 1986) sowie im Rahmen phobisch-ängstlicher Depersonalisationssyndrome (ROTH 1959) manifestieren (Übersicht: LAUX 1993c).

Aus dem Spektrum der Angststörungen liegen zusätzlich offene Studien bzw. Einzelfallberichte zur MAOH-Wirksamkeit bei Dysmorphophobien (JENIKE 1984) und posttraumatischer Belastungsreaktion („posttraumatic stress disorder" des DSM-III R) vor (LERER et al. 1987). Die Zeit bis zum Einsetzen des anxiolytischen Effektes soll generell der Wirklatenz thymoleptischer Therapie entsprechen, sie liegt in der Größenordnung von zwei bis vier Wochen (PARE 1985).

Andere Indikationen

Eine Bestandsaufnahme klinischer MAOH-Indikationen wäre unvollständig ohne die Palette vereinzelter Fall- und Erfahrungsberichte. So liegen für die MAOH mehrere positive kontrollierte Placebo-Studien für **bulimische Störungen** vor; die Zahl von Eßattacken ging unter Isocarboxazid bzw. Phenelzin zurück (vgl. Kap. FICHTER). Auch wurden MAOH in der Therapie von **Zwangsstörungen** (obsessive-compulsive disorder) als nützlich beschrieben (JENIKE et al. 1983). Eine kürzliche Übersichtsarbeit berichtete für die Borderline-Persönlichkeitsstörung positive Behandlungsergebnisse mit Phenelzin und TCP (COOPER und O'REILLY 1991).

Überlegungen zum Einsatz von MAOH in der Diabetestherapie – besonders Hydrazin-MAOH zeigen hypoglykämische Effekte – haben sich angesichts der Verfügbarkeit bewährter anderweitiger Therapeutika nicht durchgesetzt. Allerdings sollte dem Kliniker die Möglichkeit hypoglykämischer Effekte geläufig sein. Ohne klinisch-praktische Relevanz sind länger zurückliegende Einzelfallberichte über den Einsatz von MAOH bei Patienten mit Multipler Sklerose, facialen Dyskinesien sowie bei der idiopathischen orthostatischen Hypotension (Shy-Drager Syndrom) (BUCCI 1971, NANDA et al. 1976, SILBERBERG und ARMSTRONG 1965).

Response-Prädiktoren der MAOH-Therapie

Response-Prädiktoren sind für die Behandlungsplanung nützlich. Besonderheiten der Persönlichkeit, des syndromalen Querschnittsbefundes, der Ausprägung vegetativer Beschwerden oder des Krankheitsverlaufs könnten eine Prädiktion des Erfolgs einer MAOH-Therapie erlauben (NIES und ROBINSON 1982, DOWSON 1987; vgl. Tabelle 4.4.2). Die größte Zahl positiver Studien liegt für die Gruppe eher leicht depressiv erkrankter, ambulanter Patienten vor (NIES und ROBINSON 1982, PARE 1985). Eine positive Assoziation mit erfolgreicher MAOH-Therapie wurde für affektive Anregbarkeit, Angst und Ängstlichkeit, Panikattacken, aty-

Tabelle 4.4.1.2. Typisches Profil (Anamnese, Symptomatik, Persönlichkeit) für Responder auf MAOH-Therapie (nach NIES und ROBINSON 1982)

Psychopathologie	Vegetative Symptome
Erhaltene Reaktivität/Auslenkbarkeit der Stimmung	Einschlafstörung
Irritierbarkeit/Reizbarkeit	Hypersomnie
Panikanfälle	Gewichtszunahme
Agoraphobie	Hyperphagie
Soziale Ängste	Heißhunger („craving") auf Süßigkeiten
Hypochondrie	Lethargie und Müdigkeit
Zwangsgedanken	Zittrigkeit

Persönlichkeit/Beziehungsmuster	Anamnestische Daten
Selbstmitleid/Fremdbeschuldigung	persönliches Verlusterlebnis
Parasuizidale Handlungen mit demonstrativen Zügen/mit Mitteilungscharakter	EKT-Nonresponse
Empfindlichkeit für Zurückweisung	Response auf/Neigung zu Amphetaminen
Eitelkeit/beifallheischend	Dysphorie auf trizyklische Antidepressiva
Histrionische Persönlichkeit	Alkohol-/Sedativa-Mißbrauch

pische („umgekehrte") vegetative Symptome wie Hyperphagie, vermehrtes Schlafbedürfnis, Abendtief und Überempfindlichkeit auf Ablehnung („rejection sensitivity") berichtet (DOWSON 1987). Letzeres Konstrukt gehört zur Beschreibung der „hysteroiden Dysphorie", welche bei akzentuierten Persönlichkeiten durch wiederholte Phasen depressiver Verstimmtheit in Reaktion auf Zurückweisungserlebnisse charakterisiert ist (LIEBOWITZ und KLEIN 1979, DOWSON 1987). Die positiv-prädiktive Relevanz der hysteroiden Dysphorie wie auch der Kombination von depressiven und Angst-/Panik-symptomen ist nicht als Hinweis auf eine bessere Wirksamkeit der MAOH bei jeder beliebigen Art von Persönlichkeitsvariante oder -akzentuierung zu werten. TYRER et al. (1983) fanden unterschiedliche Persönlichkeitsstörungen negativ assoziiert mit dem Erfolg einer Phenelzinbehandlung. Der Erwähnung bedürfen schließlich Arbeiten, die vergeblich nach Prädiktoren der MAOH-

Therapieresponse suchten (DAVIDSON et al. 1991).

In den siebziger Jahren beschäftigten sich mehrere Arbeitsgruppen mit der Frage, ob der Acetylatorstatus als Hinweis auf raschen oder langsamen MAOH-Metabolismus zur Prädiktion des Therapieerfolges herangezogen werden könne (NIES und ROBINSON 1982). Diese Bemühungen kamen zu überwiegend negativen Ergebnissen, so daß die Untersuchung des Acetylatorstatus nicht als klinisch nützlicher Prädiktor angesehen werden kann. Negativ verliefen auch Untersuchungen zur prädiktiven Bedeutung der Baseline-MAO-Aktivität (NIES und ROBINSON 1982). Hingegen läßt die Bestimmung des Ausmaßes der thrombozytären MAO-B-Inhibition eine prädiktive Aussage zum Therapieerfolg zu: eine Inhibition von mindestens 85% der Enzymaktivität führt zu signifikant besseren Therapieerfolgen als Hemmungsraten unter 80% (MURPHY et al. 1987, QUITKIN et al. 1979).

Einzelsubstanzen

Unter den irreversiblen, nicht selektiven MAOH liegt die größte Zahl kontrollierter Studien für das Hydrazinderivat **Phenelzin** vor (ROBINSON et al. 1978). In Europa ist Phenelzin jedoch nur in Großbritannien verfügbar, während das Cyclopropylaminderivat

Tranylcypromin (TCP)
in allen europäischen Ländern – wie in den USA – verfügbar ist (ATKINSON und DITMAN 1965, BECKMANN und LAUX 1991, DAVIS und GLASSMAN 1989). In Tabelle 4.4.3 sind die wichtigsten, kontrollierten klinischen Studien zu TCP zusammengefaßt.

TCP wird aus der Reihe der MAOH durch seine amphetaminähnlichen Eigenschaften herausgehoben, der Substanz wird neben der stimmungsaufhellenden eine stimulierende Wirkung zugesprochen. Gegenüber Phenelzin heben sich allerdings keine TCP-spezifischen Indikationen heraus. Erwähnenswert sind kontrollierte Studien, die TCP bei mono- und bipolaren typischen (major) depressiven Erkrankungen mit im Vordergrund stehender Anergie wirksam fanden (HIMMELHOCH et al. 1982, 1991, THASE et al. 1992).

Reversible Inhibitoren der Monoaminoxidase-A (RIMA)
Eine Vielfalt von Arbeiten der letzten Jahre galt der Charakterisierung und klinischen Prüfung der neuen Substanzgruppe. Unter den RIMA besteht angesichts reversibler, selektiver MAO-A-Hemmung berechtigte Hoffnung, daß sich die Verträglichkeit gegenüber den herkömmlichen MAOH positiv abhebt. Unter den RIMA wurden ausgiebig die Substanzen Moclobemid und Brofaromin untersucht.

Moclobemid
Eine Vielzahl von Studien liegt für Moclobemid vor, sie sind in Tabelle 4.4.1.4 zusammengefaßt. Eine Meta-Analyse vorliegender Studien fand Moclobemid gleichermaßen wirksam bei mono- und bipolaren affektiven Erkrankungen sowie bei „double depression" (dysthyme Störung plus typische depressive Episode) (ANGST und STABL 1992). Response-Raten waren niedriger bei psychotischer Depression; agitiert-depressive Syndrome besserten sich nicht weniger als andere depressive Syndrome.

In neueren Arbeiten wird der Einsatz von Moclobemid in der Behandlung unterschiedlicher Störungen, wie der Aufmerksamkeitsstörung/hyperkinetischen Syndromen im Kindes- und Jugendalter, depressiven Syndromen im Rahmen der Demenz vom Alzheimer-Typ sowie bei Depressionen nach Hirninfarkt beschrieben bzw. in Aussicht genommen (CHAN-PALAY 1992, TILLER 1992, TROTT et al. 1992). Aktuelle Übersichtsarbeiten zu der Substanz erschienen in englischer und deutscher Sprache (FITTON et al. 1992, WETZEL und BENKERT 1991).

Brofaromin ist durch klinische Studien (Phase III) als antidepressiv wirksam ausgewiesen und unterschied sich in seiner klinischen Wirkung in den vorliegenden Studien nicht von TCP oder Imipramin bzw. war Imipramin in einer Studie sogar überlegen (MÖLLER et al. 1991, MÖLLER und VOLZ 1992).

Tabelle 4.4.1.3. Kontrollierte Studien mit Tranylcypromin (TCP) bei depressiven Patienten

Autoren	Studiendesign	N	Geschlecht Alter	Dosis mg/d	Dauer	Ergebnis	Nebenwirkg Abbrüche	Compl.-Kontr.
FREYHAN (1960)	einfach-blind vs. IMI/and. MAOH stat.	147	TCP 54 J IMI 58 J	30-150 75-300	16- 52 T 28-101 T	NR: TCP > IMI		
ENGLISH (1961)	einfach-blind vs. Pl (partiell)	822		30	1-40 T	R: 54% < EKT < PHEN < IMI	Übelkeit Hypotonie	
LESSE (1962)	einfach-blind vs. TCP+NL amb.	50	30 w 34-71 J 20 m 37-69 J	30	2-6 W	TCP < TCP + NL		
BARTHO-LOMEW (1962)	doppel-blind vs. Pl amb.	84	40 w	60	6 W	TCP > Pl; reakt. Dp > endog	Hypomanie Ödem, Übel-keit, Hypotonie Insomnie A: TCP 3	
GOTTFRIES (1963)	doppel-blind vs. Pl	50		30	15 T	TCP ≥ PL	Schwindel Kopfschmerz Hypotonie (TCP > PL)	kontroll. Tabl.-Ausgabe
HUTCHIN-SON (1963)	doppel-blind vs. EKT/IMI/ AMI/PHEN/CHPT stat.	200	200 w	TCP 30 PHEN 45 IMI-250 AMI-225 CHPT-180	3 W	EKT > [IMI = TCP] > AMI, PHEN	–	ärztl. Super-vision
KHANNA (1963)	doppel-blind vs. Placebo	30	30 w 24-47 J	30	2 W	TCP > Pl		
SPEAR (1964)	doppel-blind vs. IMI, Pl stat.	78	47 w 46 J	30 IMI 150	3 W	TCP=IMI	A: TCP 3/37	
RICHMOND und ROBERTS (1964)	doppel-blind vs. AMI/IMI/ Isocarbazid amb.	80		40 AMI 150 IMI 225 ISC 40	3 W 50%	R: TCP	TCP meiste NW u. 12 Abbr. Kopfschmerz Schwindel GPT-Anstieg Anämie	
GLICK (1964)	doppel-blind vs. PHEN/Pl amb.	16	9 w Ver. 45 J PL 55 J	TCP 37 PHEN 55	4 W	NR: TCP 2/4 PHEN 3/6 Pl 5/6	Pl mehr Insomnie	
WHITE (1980)	offen, random. vs. AMI/ AMI + TCP stat.	30	12 w 33 J	TCP 30 AMI 165 AMI + TCP 80 + 13	2-4 W	R: AMI 7/8 TCP 8/10 AMI + TCP 7/10	NW pro Pat: TCP 7,2 AMI 7,8 AMI + TCP 7,2	

Fortsetzung siehe S. 313

Tabelle 4.4.1.3. Fortsetzung

Autoren	Studiendesign	N	Geschlecht Alter	Dosis mg/d	Dauer	Ergebnis	Nebenwirkg. Abbrüche	Compl.- Kontr.
HIMMEL-HOCH (1982)	doppel-blind cross-over vs. Pl amb.	59	40 w TCP 37 J PL 43 J	–	6 W	TCP≫Pl R: TCP 20/28 Pl 4/31	TCP < Pl A: TCP 6/28 A: Pl 14/31 TCP orth. Hypot.	
RAZANI (1983)	doppel-blind vs. AMI/ AMI+TCP amb./stat.	60	28 w 41 J	TCP 40 AMI 293 AMI+TCP 128+24	4 W	R: TCP 76% AMI 75% AMI+TCP 74%	keine schweren NW	Plasma-spiegel MAOH-Messung
WHITE (1984)	doppel-blind vs. NOR/Pl amb.	122		TCP 44 NOR 109		NR: TCP 12/37 NOR 15/40 PL 26/45	A: TCP 26/63 NOR 21/61 PL 14/59 NW: TCP>NOR>Pl 1× hyper-tens. Krise	Plasma-spiegel MAOH-Messung
HIMMEL-HOCH (1991)	doppel-blind vs. IMI amb.	56	34 w 40 J	TCP 37 IMI 246	6 W 10 W = Weiter-behandl.	TCP > IMI R: TCP 81% IMI 48% A: TCP 7% IMI 25%	Hypomanie + Manie TCP 21% IMI 25%	Plasma-spiegel MAOH-Messung
THASE (1992)	doppel-blind cross-over f. Non-Resp. unter IMI/TCP	16	11 w 18-61 J	IMI 242 TCP 48	3-8 W	TCP≫IMI R: TCP 9/12 IMI 1/4	A wegen NW: IMI 2/4 TCP 2/12	

A Abbruch; *amb* ambulante Patienten; *AMI* Amitriptylin; *CHPT* Chlorprothixen; *EKT* Elektrokonvulsionstherapie; *IMI* Imipramin; *J* Jahre; *m* männlich; *MAOH* Monoaminoxidase Hemmer; *NL* Neuroleptikum (Trifluoperazin); *NOR* Nortriptylin; *NR* Non-Response; *NW* Nebenwirkungen; *PHEN* Phenelzin; *Pl* Placebo; *stat.* stationäre Patienten; *T* Tage; *Ver.* Verum; *w* weiblich; *W* Wochen; > überlegen gegenüber bzw. häufiger als; < unterlegen gegenüber bzw. seltener als; = gleich wirksam wie; *x/y* x Patienten von y Patienten

Tabelle 4.4.1.4. Wichtige kontrollierte Studien mit Moclobemid (M) (nach Angst 1990, Fitton et al. 1992, Laux 1993b, Priest 1989)*

Autoren	Studiendesign	N	Dosis mg/d	Ergebnis	Nebenwirkungen
Larsen (1984)	doppel-blind vs. CLO	38	M 300 CLO 150	M (>) CLO	mehr A und anti-chol. NW mit CLO
Stefanis (1984)	doppel-blind vs. DMI	45	M 100–400 DMI 50–200	R: M 56% DMI 60%	M: Agitiertheit, Insomnie DMI: Mundtrockenheit
Norman (1985)	doppel-blind vs. AMI	25	M 250 AMI 242	M = AMI	M: Kopfschmerz, Insomnie AMI: Mundtr., Sehstörungen
Tiller (1989)	doppel-blind vs. DIA	28	M 429 DIA 35	DIA ≥ M	
Laux (1989)	doppel-blind vs. MAP	42	M 315 MAP 158	R: M 73% MAP 60%	M: mehr Abbrecher Unruhe, Pruritus MAP: Sedierung, antichol. NW
Koczkas (1989)	doppel-blind vs. CLO	62		R: M 53% CLO 50%	M: mehr Abbrecher exzitator. Effekte CLO: antichol. NW
Larsen (1989)	doppel-blind vs. CLO/Pl	60	M 300 CLO 150	R: M 35% CLO 65% Pl 29%	M: weniger (antichol.) NW
Versiani (1989)	doppel-blind vs. IMI/Pl	490	M 509 IMI 159	M = IMI > Pl	M: weniger NW
Lecrubier und Guelfi (1990)	doppel-blind vs. CLO	320	M ~480 CLO ~130	M = CLO	
Baumhackl (1989)	doppel-blind vs. IMI	381	M 400 IMI 133	R: M 52% IMI 52%	M: weniger NW; Insomnie, Kopfschmerz IMI: antichol. NW
Ucha Udabe (1990)	doppel-blind vs. IMI/Pl	72	M 300–600 IMI 100–200	R: M 48% IMI 50% Pl 19%	
Rossel und Moll (1990)	doppel-blind vs. TCP	40	M 150–300 TCP 15–30	R: M 66% TCP 41%	M: Hypotonie, besser verträglich TCP: Blutdrucksteigerung
De Vanna (1990)	doppel-blind vs. MIA/MAP	119	M 150–500 MIA 75–125 MAP 75–150	M = MIA M = MAP	M: Kopfschmerz, Agitiertheit, Insomnie MIA: Schläfrigkeit MAP: Müdigkeit
Casacchia und Rossi (1989)	doppel-blind vs. IMI	40	M 215 IMI 113	R: M 67% IMI 65%	
Cattiez (1990)	doppel-blind vs. CLO	32	M 450 CLO 107	M = CLO	M: besser verträglich
Civiera (1990)	doppel-blind vs. CLO	64	M 270 CLO 137	R: M 57% CLO 60%	

(Fortsetzung siehe S. 315)

Tabelle 4.4.1.4. Fortsetzung

Autoren	Studiendesign	N	Dosis mg/d	Ergebnis	Nebenwirkungen
BECKERS (1990)	doppel-blind vs. AMI	44	M 333 AMI 99	R: M 62% AMI 57%	M: weniger NW
BAKISH (1992)	doppel-blind vs. AMI/PL	173	M 200–600 AMI 50–150	(M = AMI) > Pl	M: besser als AMI M = Pl
BOUGEROL (1992)	doppel-blind vs. FLU	130	M 300–450 FLU 100–200	M = FLU	A M 22% FLU 30% NW M 42% FLU 60%
LEMOINE und MIRABAUD (1992)	doppel-blind vs. Toloxaton	268	M 450 Tolox 1000	M (>) Tolox	M: Hitzewallung, Mundtr. Obstip., Kopfschmerz Tolox: Angst
DANISH UNIV ANTIDEPRESSANT GROUP (1993)	doppel-blind vs. CLO	115	M 400 CLO 150	CLO > M R: M 49% CLO 71%	M: Mehr drop-outs, hohe Plasmaspiegel- varianz

A Abbruch; *AMI* Amitriptylin; *CLO* Clomipramin; *DIA* Diazepam; *DMI* Desmethylimipramin; *FLU* Fluvoxamin; *IMI* Imipramin; *MAP* Maprotilin; *MIA* Mianserin; *NW* Nebenwirkungen; *Pl* Placebo; *R* Response; *TCP* Tranylcypromin; > überlegen gegenüber; (>) tendenziell überlegen gegenüber; = gleich wirksam wie; * Spezialliteratur dieser Tabelle siehe Literaturangaben im Titel

Zusammenfassung

Der Platz der MAOH in der psychiatrischen Pharmakotherapie ist noch nicht sicher bestimmt. Ihre antidepressive Wirksamkeit steht außer Zweifel, sie ist besonders überzeugend bei atypischen Depressionen mit „umgekehrten" vegetativen und Angstsymptomen. Bei Patienten, die sich unter der Behandlung mit trizyklischen Antidepressiva nicht bessern (TZA-Nonresponder) stellen MAOH eine wichtige Therapieoption dar. In der Behandlung therapierefraktärer Depressionen können MAOH unter strenger Berücksichtigung einer Reihe von Kautelen (vgl. Exkurs 4.4.6) in Kombination mit TZA eingesetzt werden. MAOH können auch zur Therapie von Angststörungen eingesetzt werden. Der Stellenwert reversibler Hemmer der Monoaminoxidase-A (RIMA) muß durch breite klinische Anwendung und Verlaufsstudien genauer definiert werden.

Literatur

AMSTERDAM JD, BERWISH NJ (1989) High dose tranylcypromine therapy for refractory depression. Pharmacopsychiatry 22: 21–25

ANGST J (ed) (1990) Use of reversible inhibitors of monoamine oxidase-A in major depression and other psychiatric disorders. The treatment of depression in the 1990s – a focus on moclobemide. Acta Psychiatr Scand [Suppl 360] 82: 1–110

ANGST J, STABL M (1992) Efficacy of moclobemide in different patient groups: a meta-analysis of studies. Psychopharmacology 106 [Suppl]: S 109–S113

ATKINSON RM, DITMAN KS (1965) Tranylcypromine: a review. Clin Pharmacol Ther 6: 631–655

BARTHOLOMEW AA (1962) An evaluation of tranylcypromine (Parnate) in the treatment of depression. Med J Aust 49: 655–662

BECKMANN H, LAUX G (1991) Aktuelles zur Therapie mit MAO-Hemmern. Krankenhauspsychiatrie 2: 201–202

BRITISH MEDICAL RESEARCH COUNCIL (1965) Clinical trial of the treatment of depressive illness. Br Med J 1: 881–886

BUCCI L (1971) The dyskinesias: a new therapeutic approach. Dis Nerv Syst 32: 324–327

CHAN-PALAY V (1992) Depression and senile dementia of the Alzheimer type: a role for moclobemide. Psychopharmacology [Suppl] 106: S137–S139

COOPER AJ, O'REILLY RL (1991) Update on the monoamine oxidase inhibitors (MAOIs). Today's Therapeutic Trends 9: 35–54

CRANE GE (1957) Iproniazid (Marsilid) phosphate: a therapeutic agent for mental disorders and debilitating diseases. Psychiatr Res Rep Am Psychiatr Assoc 8: 142–152

DANISH UNIV ANTIDEPRESSANT GROUP (1993) J Affect Disord 28: 105–116

DAVIDSON JRT, PELTON S (1986) Forms of atypical depression and their response to antidepressant drugs. Psychiatry Res 17: 87–95

DAVIDSON JRT, MILLER RD, TURNBULL CD, SULLIVAN JL (1982) Atypical depression. Arch Gen Psychiatry 39: 527–534

DAVIDSON JRT, GILLER EL, ZISOOK 5, HELMS MJ (1991) Predictors of response to monoamine oxidase inhibitors: do they exist? Eur Arch Psychiatry Clin Neurosci 241: 181–186

DAVIS JM, GLASSMAN AH (1989) Antidepressant drugs. In: KAPLAN HI, SADOCK BJ (eds) Comprehensive textbook of psychiatry, vol 2, 5th ed. Williams & Wilkins, Baltimore Hong Kong London Sydney, pp 1627–1655

DOWSON JH (1987) MAO inhibitors in mental disease: their current status. J Neural Transm 23 [Suppl]: 121–138

ENGLISH DC (1961) A comparative study of antidepressants in balanced therapy. Am J Psychiatry 117: 865–872

FITTON A, FAULDS D, GOA KL (1992) Moclobemide. A review of its pharmacological properties and therapeutic use in depressive illness. Drugs 43: 561–596

FREYHAN FA (1960) The modern treatment of depressive disorders. Am J Psychiatry 116: 1057–1064

GEORGOTAS A, FRIEDMAN E, MCCARTHY M, MANN J, KRAKOWSKI M, SIEGEL R, FERRIS S (1983) Resistant geriatric depressions and therapeutic response to monoamine oxidase inhibitors. Biol Psychiatry 18: 195–205

GLICK BS (1964) Double-blind study of tranylcypromine and phenelzine in depression. Dis Nerv Syst 25: 617–619

GOTTFRIES CG (1963) Clinical trial with the monoamine oxidase inhibitor tranylcypromine on a psychiatric clientele. Acta Psychiatr Scand 39: 463–472

HIMMELHOCH JM, FUCHS CZ, SYMONS BJ (1982) A double-blind study of tranylcypromine treatment of major anergic depression. J Nerv Ment Dis 170: 628–634

HIMMELHOCH JM, THASE ME, MALLINGER AG, HOUCK P (1991) Tranylcypromine versus imipramine in anergic bipolar depression. Am J Psychiatry 148: 910–916

HOWLAND RH (1991) Pharmacotherapy of dysthymia: a review. J Clin Psychopharmacol 11: 83–92

HUTCHINSON JT, SMEDBERG D (1963) Treatment of depression: a comparative study of E.C.T. and six drugs. Br J Psychiatry 109: 536–538

JENIKE MA (1984) A case report of successful treatment of dysmorphophobia with tranylcypromine. Am J Psychiatry 141: 1463–1464

JENIKE MA, SURMAN OS, CASSEM NH et al. (1983) Monoamine oxidase inhibitors in obsessive-compulsive disorder. J Clin Psychiatry 44: 131–132

KELLY D, GUIGUIS W, FROMMER E et al. (1970) Treatment of phobic states with antidepressants: a retrospective study of 246 patients. Br J Psychiatry 116: 387–398

KHANNA JL, PRATT 5, BURDIZK EG, CHADDHA RL (1963) A study of certain effects of tranylcypromine, a new antidepressant. J New Drugs 3: 227–232

KLINE NS (1958) Clinical experience with iproniazid (Marsilid). J Clin Exp Psychopathol [Suppl 1] 19: 72–79

LAUX G (1993a) Do MAO-B-inhibitors have any role in the treatment of depression? In: SZELENYI I (ed) Inhibitors of monoamine oxidase B. Birkhäuser, Basel Boston, pp 319–326

LAUX G (1993b) Kontrollierte Vergleichsstudien mit Moclobemid in der Depressionsbehandlung. Eine Übersicht. Münch Med Wochenschr (im Druck)

LAUX G (1993c) Einsatzmöglichkeiten der MAO-Hemmer bei Angst- und Panikerkrankungen. In: MÖLLER HJ, KASPER S (Hrsg) Diagnostik und Therapie von Angst- und Panikerkrankungen. SMV, Gräfelfing

LAUX G, RIEDERER P (Hrsg) (1989) Neue selektive Monoaminoxidase-Hemmer in der Therapie depressiver Erkrankungen. Psychiat Prax 16 (Sonderheft): 1–50

LERER B, BLEICH A, KOTLER M, GARB R, HERTZBERG M, LEVIN B (1987) Posttraumatic stress disorder in Israeli combat veterans. Arch Gen Psychiatry 44: 976–981

LESSE S (1962) Relative merits of tranylcypromine alone and tranylcypromine in combination with trifluoperazine in the treatment of patients with severe agitated depressions. Am J Psychiatry 118: 934–935

LIEBOWITZ MR, KLEIN DF (1979) Hysteroid dysphoria. Psychiatr Clin North Am 2: 555–575

LIEBOWITZ MR, FYER AJ, GORMAN JM, CAMPEAS R, LEVIN A (1986) Phenelzine in social phobia. J Clin Psychopharmacol 6: 93–98

LIEBOWITZ MR, QUITKIN FM, STEWART JW, MCGRATH PJ, HARRISON WM, MARKOWITZ JS, RABKIN JG, TRICAMO E, GOETZ DM, KLEIN DF (1988) Antidepressant specificity in atypical depression. Arch Gen Psychiatry 45: 129–137

LYDIARD RB, BALLENGER JC (1987) Antidepressants in panic disorder and agoraphobia. J Affect Disord 13: 153–168

MCGRATH PJ, STEWART JW, HARRISON W, QUITKIN FM (1987) Treatment of tricyclic refractory depression with a monoamine oxidase inhibitor antidepressant. Psychopharmacol Bull 23: 169–172

MÖLLER HJ, VOLZ HP (1992) Brofaromine in major depressed patients: a controlled clinical trial versus imipramine and open follow-up of up to one year. J Affect Disord 26: 163–172

MÖLLER HJ, WENDT G, WALDMEIER P (1991) Brofaromine – a selective, reversible, and short-acting MAO-A inhibitor: review of the pharmacological and clinical findings. Pharmacopsychiatry 24: 50–54

MURPHY DL, AULAKH CS, GARRICK NA, SUNDERLAND T (1987) Monoamine oxidase inhibitors as antidepressants: implications for the mechanism of action of antidepressants and the psychobiology of the affective disorders and some related disorders. In: MELTZER HY (ed) Psychopharmacology: the third generation of progress. Raven Press, New York, pp 545–552

NANDA RN, JOHNSON RH, KEOGH HJ (1976) Treatment of neurogenic orthostatic hypotension with a monoamine oxidase inhibitor and tyramine. Lancet ii: 1164–1167

NIES A, ROBINSON DS (1982) Monoamine oxidase inhibitors. In: PAYKEL ES (ed) Handbook of affective disorders. Churchill Livingstone, Edinburgh London Melbourne New York, pp 246–261

NOLEN WA (1986) Tranylcypromine in depression resistant to cyclic antidepressants. Clin Neuropharmacol 9 [Suppl 4]: 569–571

PARE CMB (1985) The present status of monoamine oxidase inhibitors. Br J Psychiatry 146: 576–584

POTTER WZ, RUDORFER MV, MANJI H (1991) The pharmacologic treatment of depression. N Engl J Med 325: 633–642

PRIEST RG (ed) (1989) Depression and reversible monoamine oxidase inhibitors – new perspectives. Br J Psychiatry [Suppl 6]: 1–88

QUITKIN F, RIFKIN A, KLEIN DF (1979) Monoamine oxidase inhibitors. Arch Gen Psychiatry 36: 749–760

QUITKIN FM, HARRISON W, STEWART JW, MCGRATH PJ, TRICAMO E, OCEPEK-WELIKSON K, RABKIN JG, WAGNER SG, NUNES E, KLEIN DF (1991) Response to phenelzine and imipramine in placebo nonresponders with atypical depression. Arch Gen Psychiatry 48: 319–323

RAVARIS CL, ROBINSON DL, IVES JO, NIES A, BARTLETT D (1980) Phenelzine and amitriptyline in the treatment of depression. Arch Gen Psychiatry 37: 1075–1080

RAZANI J, WHITE KL, WHITE J, SIMPSON G, SLOANE RB, REBEL R, BULMER R (1983) The safety and efficacy of combined amitriptyline and tranylcypromine antidepressant treatment. A controlled trial. Arch Gen Psychiatry 40: 657–661

RICHMOND PW, ROBERTS AH (1964) A comparative trial of imipramine, amitriptyline, isocarboxazid and tranylcypromine in out-patient depressive illness. Br J Psychiatry 110: 846–850

ROBINSON DS, NIES A, RAVARIS CL, LAMBORN KR (1973) The monoamine oxidase inhibitor, phenelzine, in the treatment of depressive-anxiety states. Arch Gen Psychiatry 29: 407–413

ROBINSON DS, NIES A, RAVARIS CL, IVES JO, BARTLETT D (1978) Clinical pharmacology of phenelzine. Arch Gen Psychiatry 35: 629–635

ROTH M (1959) The phobic anxiety-depersonalization syndrome. Proc R Soc Med 52: 587–595

SCHMAUSS M, ERFURTH A (1989) Indikationen für eine Therapie mit MAO-Hemmern. Psychiat Prax 16 (Sonderheft): 2–6

SHEEHAN DV, BALLENGER J, JACOBSEN G (1980) Treatment of endogenous anxiety with phobic, hysterical and hypochondriacal symptoms. Arch Gen Psychiatry 37: 51–59

SILBERBERG D, ARMSTRONG R (1965) Tranylcypromine in multiple sclerosis. Lancet ii: 852–853

SPEAR FG, HALL P, STIRLAND JD (1964) A comparison of subjective responses to imipramine and tranylcypromine. Br J Psychiatry 110: 53–55

THASE ME, CARPENTER L, KUPFER DJ, FRANK E (1991) Atypical depression: diagnostic and pharmacologic controversies. Psychopharmacol Bull 27: 17–22

THASE ME, MALLINGER AG, MCKNIGHT D, HIMMELHOCH JM (1992) Treatment of imipramine-resistant recurrent depression. IV. A double-blind crossover study of tranylcypromine for anergic bipolar depression. Am J Psychiatry 149: 195–198

TILLER JWG (1992) Post-stroke depression. Psychopharmacology 106 [Suppl]: S130–S133

TROTT GE, FRIESE HJ, MENZEL M, NISSEN G (1992)
   Use of moclobemide in children with attention deficit hyperactivity disorder. Psychopharmacology 106 [Suppl]: S134–S136
TYRER P (1976) Towards rational therapy with
   monoamine oxidase inhibitors. Br J Psychiatry
   128: 354–360
TYRER P, SHAWCROSS C (1988) Monoamine oxidase
   inhibitors in anxiety disorders. J Psychiat Res
   22 [Suppl 1]: 87–98
TYRER P, GARDNER M, LAMBOURN J, WHITFORD M
   (1980) Clinical and pharmacokinetic factors
   affecting response to phenelzine. Br J Psychiatry 136: 359–365
TYRER P, CASEY P, GALL J (1983) Relationship
   between neurosis and personality disorder. Br
   J Psychiatry 142: 404–408
WEST ED, DALLY PJ (1959) Effect of iproniazid in
   depressive syndromes. Br Med J 1: 1491–1494
WETZEL J, BENKERT O (1991) Moclobemid, ein reversibler Inhibitor der Monoaminoxidase A
   (RIMA). Fundam Psychiat 5: 76–85
WHITE K, PISTOLE T, BOYD JL (1980) Combined
   MAOI-TCA vs. single antidepressant treatment: a pilot study. Am J Psychiatry 137: 1422–
   1425
WHITE K, RAZANI J, CADOW B, GELFAND R, PALMER R,
   SIMPSON G, SLOANE RB (1984) Tranylcypromine
   vs nortriptyline vs placebo in depressed outpatients: a controlled trial. Psychopharmacology 82: 258–262

4.4.2 Dosierung

T. Becker und G. Laux

Die Anfangstagesdosen werden für **Tranylcypromin (TCP)** mit 10–20 mg angegeben.
Die empfohlenen Erhaltungsdosen liegen für
TCP bei 20 mg/d bis 30 mg/d, maximal 60
mg/d unter stationären Bedingungen (BECK-
MANN und LAUX 1991, SCHMAUSS und ERFURTH
1989). In der erwähnten Hochdosis-Studie
wurde TCP von 90 bis 170 mg täglich (vereinzelt 200 mg/d) dosiert (AMSTERDAM und
BERWISH 1989, GUZE et al. 1987). In jedem
Fall spricht die klinische Erfahrung dafür,
daß einige Patienten erst bei Dosen über
30 mg/d respondieren. TCP wird morgens
und mittags verabreicht, sollte hingegen nicht
nach 16 Uhr eingenommen werden.

Moclobemid wird zu Beginn in zwei Tages-
dosen à 150 mg verabreicht. Nach einer
Woche sind Steigerungen bis zu einer
Höchstdosis von 600 mg/d möglich (FITTON
et al. 1992). Therapieverläufe mit klinischem
Wirkverlust unter Moclobemid zeigten kei-
ne Dosiskorrelation und konnten durch
Dosiserhöhung nicht abgefangen werden
(CARL und LAUX 1989).
Selegilin sollte in der Depressionsbehand-
lung einschleichend, aber höher als in der
Parkinson-Therapie dosiert werden. Die
Tagesdosis sollte 15 mg/d überschreiten,
das Medikament wird morgens und mittags
verabreicht. Selegilin ist allerdings derzeit in
der Depressionstherapie in Deutschland
nicht zugelassen (LAUX 1993).
Die Bedeutung einer ausreichenden
MAOH-Dosierung wird unmittelbar aus
dem Wirkmechanismus deutlich. Mehrere
Arbeitsgruppen fanden einen Zusammenhang zwischen dem Ausmaß der Plättchen-
MAO-Hemmung und dem antidepressiven
Behandlungserfolg; zum Erreichen eines
befriedigenden klinischen Effektes sollten
85% der Plättchen-MAO gehemmt sein
(MURPHY et al. 1987, QUITKIN et al. 1979).
TCP sollte einschleichend dosiert werden,
Moclobemid erlaubt eine volle Initialdosie-
rung. Vorsichtig einschleichende Dosie-
rung und Dosisanpassung sind im höheren
Lebensalter (über 65 Jahre) zur Vermei-
dung von hypotensiven und orthostatischen Nebenwirkungen von MAOH erforderlich. Allerdings unterschied sich der
Metabolismus von Moclobemid in einer
Gruppe älterer Patienten (65 bis 77 Jahre)
nicht von einer jungen Referenzgruppe (22
bis 33 Jahre; vgl. FITTON et al. 1992). TCP-
Tagesdosen von 40 mg sollten im höheren
Alter nicht überschritten werden.
Die Moclobemid-Ausscheidung zeigt keine
Korrelation zur Nierenfunktion (Kreatinin-
clearance), relevante Kumulationseffekte
wurden bei Patienten mit Nierenerkrankungen nicht beobachtet. Eine Dosisreduktion ist entsprechend bei dieser Patien-

tengruppe nicht erforderlich (vgl. FITTON et al. 1992). Hingegen interferieren Leberfunktionsstörungen mit oraler Bioverfügbarkeit und Elimination von Moclobemid. Daher sollte bei Patienten mit einer Leberfunktionsstörung die Dosis halbiert oder gedrittelt werden und das Dosierungsintervall lang sein (FITTON et al. 1992). Gleiche Vorsicht gilt auch in der Behandlung mit TCP, welches möglicherweise mikrosomale Enzymsysteme der Leber inhibiert (ATKINSON und DITMAN 1965, BECKMANN und LAUX 1991).

Die Frage nach der Korrelation von MAOH-Dosis und Nebenwirkungsinzidenz wurde in mehreren Studien untersucht: Es ergab sich unter hohen TCP-Dosen keine Häufung von unerwünschten Effekten, vielmehr liegen Berichte über eine Verminderung der Zahl vegetativer Nebenwirkungen unter hoch dosierter TCP-Behandlung (90–180 mg/d) vor (AMSTERDAM und BERWISH 1989). Die Hochdosistherapie (TCP 120 mg/d bis zu 200 mg/d) wurde in der Behandlung therapierefraktärer depressiver Erkrankungen kasuistisch als erfolgreich beschrieben (GUZE et al. 1987).

Die Literatur läßt die Frage nach der Bedeutung des „Acetylator"-Status für Metabolisierung, Dosiswahl und Wirkung von Phenelzin offen. Vier Untersuchungen mit negativen Ergebnissen stehen nur zwei positive Studien gegenüber (vgl. TYRER und SHAWCROSS 1988). Die Acetylierung spielt im Metabolismus von TCP sicher keine Rolle.

Die MAOH-Dosierung ist schließlich für die Beurteilung der frühen, kontrollierten klinischen Studien von Bedeutung, in denen sich die eingesetzten MAOH bezüglich der antidepressiven Wirksamkeit nicht von Placebo unterschieden. Möglicherweise waren die Dosierungen zu niedrig gewählt, um einen mangelhaften Therapieeffekt ableiten zu können. Untersuchungen der achtziger Jahre mit höheren MAOH-Dosen ergaben hingegen überzeugende antidepressive Effekte

(vgl. SCHMAUSS und ERFURTH 1989). TYRER und SHAWCROSS (1988) kommen zu dem Schluß, daß MAOH immer dann erfolgreich zur Anwendung kamen, wenn sie bei ambulanten Patienten in etwas höherer als der empfohlenen Dosierung über mindestens vier bis sechs Wochen gegeben wurden.

Literatur

AMSTERDAM JD, BERWISH NJ (1989) High dose tranylcypromine therapy for refractory depression. Pharmacopsychiatry 22: 21–25

ATKINSON RM, DITMAN KS (1965) Tranylcypromine: a review. Clin Pharmacol Ther 6: 631–655

BECKMANN H, LAUX G (1991) Aktuelles zur Therapie mit MAO-Hemmern. Krankenhauspsychiatrie 2: 201–202

CARL G, LAUX G (1989) Moclobemid in der Langzeitbehandlung Depressiver. Psychiat Prax 16 (Sonderheft): 48–50

FITTON A, FAULDS D, GOA KL (1992) Moclobemide. A review of its pharmacological properties and therapeutic use in depressive illness. Drugs 43: 561–596

GUZE BH, BAXTER LR, REGO J (1987) Refractory depression treated with high doses of a monoamine oxidase inhibitor. J Clin Psychiatry 48: 31–32

LAUX G (1993) Do MAO-B-inhibitors have any role in the treatment of depression? In: SZELENYI I (ed) Inhibitors of monoamine oxidase B. Birkhäuser, Basel Boston, pp 319–326

MURPHY DL, AULAKH CS, GARRICK NA, SUNDERLAND T (1987) Monoamine oxidase inhibitors as antidepressants: implications for the mechanism of action of antidepressants and the psychobiology of the affective disorders and some related disorders. In: MELTZER HY (ed) Psychopharmacology: the third generation of progress. Raven Press, New York, pp 545–552

QUITKIN F, RIFKIN A, KLEIN DF (1979) Monoamine oxidase inhibitors. Arch Gen Psychiatry 36: 749–760

SCHMAUSS M, ERFURTH A (1989) Indikationen für eine Therapie mit MAO-Hemmern. Psychiat Prax 16 (Sonderheft): 2–6

TYRER P, SHAWCROSS C (1988) Monoamine oxidase inhibitors in anxiety disorders. J Psychiat Res 22 [Suppl 1]: 87–98

4.4.3 Unerwünschte Wirkungen, Kontraindikationen, Überdosierung, Intoxikation

T. Becker

Unerwünschte Wirkungen

Eine Übersicht über typische und häufige Nebenwirkungen von MAO-Hemmern (MAOH) im allgemeinen sowie von Tranylcypromin (TCP) im besonderen geben Tabelle 4.4.3.1 und 4.4.3.2.

In einer Vergleichsstudie wiesen von N = 198 behandelten Patienten 43% unter Tranylcypromin, 64% unter Phenelzin, 27% unter Imipramin und 14% unter Placebo deutliche Nebenwirkungen auf (RABKIN et al. 1984).

Charakteristisches und häufiges Problem einer MAOH-Therapie stellen **Blutdrucksteigerung** und **orthostatische Kreislaufregulationsstörung** dar. Ersteres Phänomen wird ausführlich im Zusammenhang mit Arzneimittel- und Nahrungsmittelinteraktionen diskutiert („cheese effect"; vgl. 4.4.4 und 4.4.6), allerdings kommen hypertensive Krisen unter MAOH auch „spontan", also ohne erkenntliche Interaktion vor (FALLON et al. 1988, NIES 1984). Sie sind in der Regel zeitlich an die MAOH-Einnahme geknüpft und können nach dem Schweregrad eingeteilt werden:

1. Plötzlich einsetzender, intensiver und pulsierender Kopfschmerz,
2. ausgeprägter Hochdruck mit profusem Schwitzen, Gesichtsblässe und Kopfschmerz und
3. Blässe, Hypertonie, Palpitationen, Brustschmerz und gelegentlich letaler Ausgang (WALKER et al. 1984).

Der pathophysiologische Mechanismus MAOH-induzierter hypertensiver Krisen ist nicht geklärt, in Frage kommen direkte pressorische Substanzeffekte, Interaktionen mit sympathomimetisch wirksamen Substanzen (Nahrungsbestandteile oder Medikamente)

sowie im Falle des TCP die Metabolisierung zu Amphetamin (FALLON et al. 1988). Risiko und Ausprägungsgrad einer hypertensiven Krise sind abhängig von

1. der aufgenommenen Tyraminmenge,
2. der Geschwindigkeit der Magenentleerung,
3. dem eingenommenen MAOH (TCP gilt als besonders gefährdend),
4. der Dauer der MAOH-Therapie (Risiko während der ersten Wochen geringer),
5. der zuletzt eingenommenen MAOH-Einzeldosis sowie
6. dem Intervall zwischen letzter MAOH-Einnahme und Tyramin-Zufuhr (WALKER et al. 1984).

Unter TCP wurde in Großbritannien für die Jahre 1975 bis 1983 über 4 bis 7 Todesfälle berichtet, wo MAOH im Mittel an 98.000 Patienten pro Jahr verschrieben wurden (PARE 1985).

Häufigste unerwünschte Wirkung der MAOH ist die **orthostatische Hypotonie**, die häufig eine erhebliche Beeinträchtigung des Patienten mit sich bringt und zum Therapieabbruch führen kann (COCKHILL und REMICK 1987). Orthostatische Effekte sind nicht typischerweise ein Problem der ersten Behandlungstage (WALKER et al. 1984), sondern stellen sich oft später ein und haben ihr Maximum in der dritten und vierten Behandlungswoche (JENIKE 1984). Der Mechanismus der Blutdrucksenkung durch MAOH ist nicht geklärt. Sie ist möglicherweise auf die Entstehung „falscher" Transmitter unter der MAOH-Therapie zurückzuführen; so steigen die Konzentrationen sogenannter „trace amines" unter MAOH an (BOULTON et al. 1985).

Unter den MAOH der ersten Generation kam es recht häufig zu **Übelkeit** (ca. 10%), **Mundtrockenheit** (ca. 40%) und **Obstipation**, während leichte epigastrische Beschwerden unter Moclobemid bei 4%, Mundtrockenheit und Obstipation bei 13% bzw. 5% der verumbehandelten Patienten

Tabelle 4.4.3.1. Typische und häufige Nebenwirkungen von MAO-Hemmern (vgl. BLACKWELL 1981, DAVIDSON 1992, NIES und ROBINSON 1982, RUDORFER 1992)

Unruhe	Orthostatische Hypotonie
Psychostimulation	Schwindel
Schlafstörung	Nausea
Hypomanie	Anorexie
Absetzeffekte (Angst)	Obstipation
Parästhesien	Gewichtszunahme
Anorgasmie	Ödeme ($\uparrow$ ADH; ältere Patienten)
Ejakulationsstörung	

angegeben wurden, was sich nicht signifikant von der Inzidenz in der Placebo-Vergleichsgruppe unterschied (FITTON et al. 1992, KLINE und COOPER 1980).

Unter TCP kommt es gelegentlich zu einer Verminderung von Geschmacksempfindungen (AMSTERDAM und BERWISH 1989). Moclobemid-Therapie führt nach bisheriger Erfahrung nicht zu Appetit- oder Gewichtszunahme (FITTON et al. 1992), gelegentlich wurde aber ein beeinträchtigender Pruritus geschildert (LAUX et al. 1989). Auch wurden Knöchel- und Gesichtsödeme unter Moclobemid-Langzeittherapie beobachtet (12 bzw. 13 Monate Moclobemid bei 26jähriger Frau und 53jährigem Mann; CARL und LAUX 1989).

Hydrazin-MAOH sind **hepatotoxisch**, was dazu führte, daß Iproniazid und Nialamid vom Markt genommen wurden (TIPTON 1990). Auch Phenelzin ist potentiell hepatotoxisch, es befindet sich in den USA in breitem Einsatz. Jedoch spielen hepatotoxische MAOH-Effekte im therapeutischen Alltag keine Rolle mehr. Eine Hypothese zur Erklärung dieser Diskrepanz ist, daß in den sechziger Jahren MAOH häufig mit Barbituraten kombiniert wurden und die Hepatotoxizität möglicherweise ein Ergebnis barbituratbedingter, mikrosomaler Enzyminduktion mit Entstehung toxischer Hydrazinderivate war (TIPTON 1990). Pharmakokinetische Daten sprechen dafür, daß im Metabolismus von Moclobemid keine toxischen Hydrazinderivate entstehen und eine Hepatotoxizität entsprechend nicht vorliegt (DA

PRADA et al. 1990). **Hepatotoxizität** wurde bislang unter Moclobemid weder klinisch noch laborchemisch dokumentiert (FITTON et al. 1992).

Periphere Neuropathien im Rahmen eines Vitamin B6-Defizits wurden unter irreversibler MAOH-Therapie berichtet und mittels Pyridoxinsubstitution behandelt (WALKER et al. 1984). **Neuromuskuläre Nebenwirkungen** der MAOH wurden als Ausdruck serotonerger Effekte begriffen und in mehreren Arbeiten diskutiert, sie reichen von Muskelverspannungen und Muskelschmerz über kurze Zuckungen und Tremor bis zu ausgeprägten, myokloniformen Hyperkinesen (COHEN et al. 1980, LIEBERMAN et al. 1985). REMICK et al. (1989) berichteten myoklone Phänomene bei 10,5% der mit TCP behandelten Patienten. Das Nebenwirkungssyndrom wird als Teil des sogenannten Serotonin-Syndroms angesehen, welches Ausdruck gesteigerter neuromuskulärer Erregbarkeit ist, die auf erhöhter serotonerger Transmission und Disinhibition des bulbospinalen Alpha-Motoneuron-Systems beruht (STERNBACH 1991).

Unter MAOH kommt es nicht selten zur **Insomnie** bzw. zur Verschlechterung einer vorbestehenden Schlafstörung, da MAOH zu einer REM-Schlaf-Suppression führen (WALKER et al. 1984). Die Häufigkeit wurde von REMICK et al. (1989) unter TCP mit 53% der behandelten Patienten angegeben und

Tabelle 4.4.3.2. Nebenwirkungsinzidenz (in %) unter Tranylcypromin (nach RAZANI et al. 1983, REMICK et al. 1989, WHITE et al. 1984)

Mundtrockenheit	48 – 70
Schwindel	52 – 65
Tinnitus	5
Sedation/Müdigkeit	38 – 48
Obstipation	10 – 14
Verschwommensehen	10 – 14
Tremor	10
Insomnie	24 – 54
Agitiertheit	14 – 24
Kopfschmerz	14 – 30
Parästhesien	5
Übelkeit	10
Gastrointestinale Mißempfindungen/ Diarrhoe	19
Verwirrtheit	3 – 5
Herzklopfen	10
Hypotonie	26
Inappetenz	5
Hypomanie/Manie	16
Gewichtszunahme/Ödem	11
Sexuelle Dysfunktion	11
Myoklone Bewegungsstörung	11
Hypertensive Episoden	11

lag nach der Manifestation hypomaner/manischer Syndrome an zweiter Stelle in der Rangliste unerwünschter Wirkungen. Die Schlafstörung wurde aber nicht als schwerwiegende Nebenwirkung gewertet und führte nicht zum Therapieabbruch.

Schlafstörungen manifestierten sich bei 7% eines Kollektivs von fast 700 mit Moclobemid behandelten Patienten, ihre Inzidenz war in der Moclobemid-Gruppe geringfügig höher als in der Trizyklika-Vergleichsgruppe (vgl. Abb. 4.4.3.1).

Tagesmüdigkeit manifestiert sich gelegentlich unter einer Therapie mit TCP oder Phenelzin, sie tritt zumeist in den Nachmittagsstunden oder am frühen Abend auf.

JOFFE (1990) und TEICHER et al. (1988) referierten 12 Patienten mit dieser Nebenwirkung, von denen elf TCP und zwei Phenelzin einnahmen (bei einem Patienten manifestierte sich Tagesmüdigkeit unter beiden MAOH).

Gewichtszunahme kommt in Verbindung mit **Hyperphagie** unter einer TCP- (oder Phenelzin-) Therapie bei 10–15% der Patienten vor (CORDAS und NETO 1991, NIES und ROBINSON 1982). Zu den seltenen Nebenwirkungen von MAOH gehören **Ödeme** in Gesicht und abhängigen Körperpartien unter der Einnahme von Hydrazin-MAOH, die in der Regel als mild beschrieben werden und sich gewöhnlich im Verlauf einer Woche zurückbilden (NIES 1983, WALKER et al. 1984). Unter MAOH-Therapie wurde das Syndrom inadäquater **ADH-Sekretion** beobachtet, TCP-Absetzen führte zur Remission, Reexposition zur erneuten Symptommanifestation (PETERSON et al. 1978). Unter Hydrazin-MAOH (Phenelzin) wurden selten **lupus-artige Hautreaktionen** beobachtet (NIES und ROBINSON 1982).

Anorgasmie und **Ejakulationsstörung** wurden beschrieben (KLINE und COOPER 1980, JENIKE 1984). Bei jedem Diabetes-Kranken stellt sich bei Beginn einer MAOH-Therapie die Frage einer Dosisanpassung der oralen Diabetes-Medikation oder des Insulins, da MAOH Hypoglykämie herbeiführen können und begünstigen (COOPER und ASHCROFT 1965).

Eine Sonderstellung unter den unerwünschten Effekten der MAOH nehmen **Hypomanie** und **Manie** ein, die im Verlauf antidepressiver Behandlung kasuistisch und in retrospektiven Analysen gefunden wurden (COHEN et al. 1980, REMICK et al. 1989). Einige Autoren sprechen in diesem Zusammenhang von einem „Disinhibitions"-Syndrom, welches sich durch vermehrten Sprechantrieb, Gereiztheit, Extraversion, antisoziale Verhaltensweisen auszeichnet (WALKER et al. 1984). Dieses Syndrom dauert üblicherweise drei bis vier Monate und wird durch begleitenden Alkoholkonsum oder Benzodiazepineinnahme akzentuiert. Als therapeutisch nützlich wurden Lithium sowie Dosisreduktion und gelegentlich das Absetzen des MAOH geschildert. Auch die Erstmanifestation von „rapid cycling" wurde unter MAOH beschrieben (MATTSSON und SELTZER 1981).

Unter der Kombination von MAOH mit trizyklischen Antidepressiva fanden sich gegenüber der Monotherapie sowohl eine erhöhte (WHITE et al. 1980) als auch eine verminderte Nebenwirkungsinzidenz (SCHMAUSS et al. 1988), die Unterschiede waren jedoch nicht signifikant. Bei dieser Betrachtung wurden allerdings die – seltenen – hypertensiven Kreislauf-Interaktionen, welche sich unter der Kombinationsbehandlung manifestieren können, ausgeklammert (vgl. daher 4.4.4 und Exkurs SCHMAUSS).

In großen Studien hob sich die Häufigkeit von Nebenwirkungen unter *Moclobemid* nur für die Übelkeit von der Placebogruppe ab (FITTON et al. 1992, VERSIANI et al. 1989). Nebenwirkungsinzidenzen sind Abb. 4.4.3.1 zu entnehmen. BAKISH et al. (1992)

berichteten im Rahmen einer multizentrischen, kontrollierten Studie eine hypertensive Episode am neunten Tag einer Moclobemid-Behandlung, die sie auf die Interaktion mit hohen Amitriptylin-Plasmaspiegeln zum Zeitpunkt des Behandlungsbeginns zurückführten (Protokollfehler).

Kontraindikationen

Frühere Hirninfarkte oder intrakranielle, insbesondere subarachnoidale Blutungen stellen ebenso wie Phäochromozytom, Karzinoid und schwere arterielle Hypertonie Kontraindikationen für die MAOH-Therapie dar. Sind intrakranielle vaskuläre Malformationen (Aneurysmen, Angiome) bekannt, sollte eine MAOH-Therapie nicht durchgeführt werden.

Eine kurz bevorstehende **Operation** mit Allgemeinnarkose sollte zum Aufschub des Beginns einer Therapie mit irreversiblen MAOH führen, da im Rahmen einer Narkose einerseits Interaktionen mit Narkosemitteln möglich und andererseits sympathomimetische, pressorische Arzneimittel gelegentlich

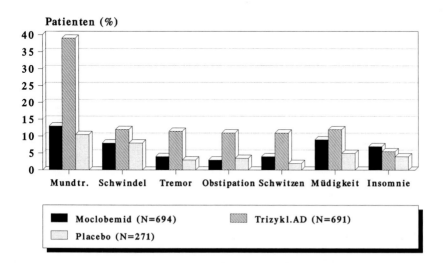

Abb. 4.4.3.1. Nebenwirkungsprofil (Doppelblindstudien) von Moclobemid im Vergleich mit Placebo und trizyklischen Antidepressiva; Angaben in Prozent der behandelten Patienten (nach FITTON et al. 1992, LAUX 1993, VERSIANI et al. 1990)

erforderlich sind. Zwar liegen Studien vor, in welchen bei Vermeidung interagierender Substanzen eine problemlose Narkose unter MAOH-Therapie möglich war (BLACKWELL und SIMON 1988; vgl. 4.4.4), jedoch bedeutet dieses Vorgehen die Inkaufnahme einer in der Regel vermeidbaren Risikosituation. In gleicher Weise sollten schwere Schmerzsyndrome, welche eine analgetische Pharmakotherapie erfordern, wegen der möglichen Interaktionen Anlaß zur Vorsicht geben (BROWNE und LINTER 1987). TCP-Pethidin-Interaktionen führten zu schweren toxischen Reaktionen in Gestalt eines exzitatorischen (Serotonin-) Syndroms mit akut einsetzender Erregtheit, unkontrolliertem Verhalten, Kopfschmerz, Kreislaufdysregulation, Rigor, Anfällen, Fieber und Koma oder eines depressorischen Syndroms mit respiratorischer Insuffizienz, arterieller Hypotonie und Koma, welches als Folge hepatischer mikrosomaler Inhibition mit konsekutiver Akkumulation des nicht-metabolisierten Narkotikums gedeutet wird (BROWNE und LINTER 1987).

Patienten mit Erkältungskrankheiten und Infekten der oberen Luftwege, die Medikamente mit sympathomimetischen Inhaltsstoffen einnehmen oder einnehmen könnten, sollten keine MAOH einnehmen. Eine obstruktive Atemwegserkrankung stellt angesichts der Interaktionsgefahren mit β2-Sympathomimetika eine relative Kontraindikation für eine MAOH-Therapie dar, obwohl die Applikation von β2-sympathomimetischen Dosieraerosolen als risikoarm beschrieben wurde (BOAKES et al. 1973).

Erwähnt sei, daß die PHYSICIANS' DESK REFERENCE (1991) von der TCP-Behandlung jenseits des Alters von 60 Jahren abrät. Jedoch kann diese Empfehlung nicht als internationaler Standard angesehen werden, zumal positive Erfahrungen mit der MAOH-Therapie in der Behandlung älterer Patienten berichtet wurden (vgl. 4.4.6).

Eine aktuelle oder kürzer als fünf Wochen zurückliegende Fluoxetin-Behandlung stellt eine Kontraindikation dar. TCP soll nicht mit Buspiron oder l-Dopa kombiniert werden (BECKMANN und LAUX 1991). In jedem Fall stellt eine zweifelhafte Patientencompliance ein schwerwiegendes Argument gegen eine MAOH-Therapie dar.

Überdosierung, Intoxikation

Unter Monotherapie mit irreversiblen MAOH wurden Todesfälle berichtet, es liegen zwischen zwanzig und dreißig Fallberichte vor (BLACKWELL 1981). Die am häufigsten involvierten Substanzen waren Tranylcypromin und Phenelzin, als Untergrenze für letale Dosen wird die Größenordnung des Fünf- bis Zehnfachen der maximalen Tagesdosis angegeben. Es liegen jedoch für vergleichbare toxische Dosen jeweils auch Berichte über Patienten vor, die überlebten (BLACKWELL 1981).

Das Intoxikationssyndrom nimmt in der Regel einen langsamen Verlauf mit Schläfrigkeit, Schwitzen und Zittern, Tachykardie und Tachypnoe, die Symptomatik kann sich im Verlauf von 24 Stunden zum Vollbild mit Agitiertheit, Tremor, alternierend hyper- und hypotonen Blutdruckauslenkungen, Muskelkrämpfen und -zuckungen, Fieber und Grand mal-Anfällen entwickeln (BLACKWELL 1981, MATTER et al. 1965, WATKINS und ELLIS 1989, YOUDIM et al. 1979). Psychomotorische Unruhe, Erregtheit, unkontrollierte Massenbewegungen der Extremitäten und Hyperreflexie sowie Myoklonie, Nystagmus, Papillenödem und Störungen der Blickmotorik werden beschrieben, in schweren Intoxikationsfällen kommt es zur Bewußtseinstrübung bis zum Koma (ASKENASY und YAHR 1988, MATTER et al. 1965, WATKINS und ELLIS 1989). Leukozytose kann vorkommen, spezifische Laborveränderungen fehlen. Nach TCP-Intoxikationen wurden Amphetamine und Phenylethylamin im Plasma gefunden (YOUDIM et al. 1979).

Besonders schwere Intoxikationen wurden nach Einnahme von MAOH-Überdosen in Kombination mit anderen Substanzen berichtet. Die gleichzeitige Einnahme von TCP 40 mg, Clomipramin 150 mg, Trazodon 400 mg und Oxazepam 60 mg führte zu einer schweren Intoxikation mit Grand mal-Anfall, Atemversagen, Muskelrigor, Myoklonie, Tachykardie, Schwitzen und Temperaturerhöhung bis 40,6°C, so daß Sedierung, Relaxation und Beatmung erforderlich wurden (RICHARDS et al. 1987). Die Autoren sahen eine Parallele zum malignen neuroleptischen Syndrom, welches einige Symptome mit serotonergen Intoxikationssyndromen teilt, für entscheidend erachteten sie die Interaktion von TCP und serotonergem Trizyklikum oder Aminpräkursoren (GUZE und BAXTER 1986, POPE et al. 1985, STERNBACH 1991). LLOYD und WALKER (1965) berichteten von einer 30jährigen Patientin, die zu einer Medikation mit Phenelzin 45 mg/d und Trifluoperazin 2 mg/d zusätzlich mißbräuchlich 20 mg Dexamphetamin einnahm und im Rahmen der anschließenden hypertensiven Krise eine intrazerebrale Blutung mit letalem Ausgang erlitt. Tierexperimentelle Befunde weisen darauf hin, daß serotonerge Interaktionen mit reversiblen Inhibitoren der MAO-A in geringerem Ausmaß zu erwarten sind (MARLEY und WOZNIAK 1984).

Therapeutisch kamen neben der symptomatischen Behandlung, welche Magenspülung, gelegentlich Beatmung und Muskelrelaxation einschließt, die Gabe von Betablockern sowie die Dialysetherapie zum Einsatz (MATTER et al. 1965). Allerdings ist nicht sicher, ob TCP dialysierbar ist (PHYSICIANS' DESK REFERENCE 1991, S. 2116). Auch Chlorpromazin wurde bei erregten Patienten nach MAOH-Intoxikationen erfolgreich eingesetzt (YOUDIM et al. 1979), in Fällen mit Muskelrigidität kam Dantamacrin zur Anwendung (RICHARDS et al. 1987). Der Einsatz extern-kühlender Maßnahmen kommt bei Hyperthermie in Frage, in der Behandlung von Myokloni kamen neben Benzodiazepinen auch Barbiturate zum Einsatz. Die Wirkung ZNS-depressorischer Medikamente kann allerdings durch MAOH potenziert und verlängert werden.

Berichte über Moclobemidwirkungen in toxischer Dosis im Rahmen von Suizidversuchen liegen vor (18 Fälle, HETZEL 1992). Unter reiner Moclobemid-Intoxikation wurden Vigilanzminderung, Stupor, Desorientiertheit und Agitiertheit, Übelkeit und Hyporeflexie, geringfügige T-Wellenverbreiterung und QT-Strecken-Verlängerung registriert, nach Einnahme von über 20 g Moclobemid wurden während mehrerer Stunden persistierende Lichtblitzempfindungen berichtet. Komata und epileptische Anfälle wurden nur nach Mischintoxikationen mit Benzodiazepinen, Clomipramin oder Lithium beobachtet. Eine bukkale Dyskinesie manifestierte sich nach Moclobemid-Alkohol-Mischintoxikation (HETZEL 1992).

Literatur

AMSTERDAM JD, BERWISH NJ (1989) High dose tranylcypromine therapy for refractory depression. Pharmacopsychiatry 22: 21–25

ASKENASY JJM, YAHR MD (1988) Is monoamine oxidase inhibitor induced myoclonus serotoninergically mediated? J Neural Transm 72: 67–76

BAKISH D, BRADWEJN J, NAIR N, McCLURE J, REMICK RA, BULGER L (1992) A comparison of moclobemide, amitriptyline and placebo in depression: a Canadian multicentre study. Psychopharmacology 106 [Suppl]: S98–S101

BECKMANN H, LAUX G (1991) Aktuelles zur Therapie mit MAO-Hemmern. Krankenhauspsychiatrie 2: 201–202

BLACKWELL B (1981) Adverse effects of antidepressant drugs, part 1. Monoamine oxidase inhibitors and tricyclics. Drugs 21: 201–219

BLACKWELL B, SIMON JS (1988) Antidepressant drugs. In: DUKES MNG, BEELEY L (eds) Side effects of drugs, annual 12. Elsevier, Amsterdam, pp 8–25

BOAKES AJ, LAURENCE DR, TEOH PC, BARAR FSK, BENEDIKTER LT, PRICHARD BNC (1973) Interactions between sympathomimetic amines and antidepressant agents in man. Br Med J 1: 311–315

BOULTON AA, MAITRE L, BIECK PR, RIEDERER P (eds) (1985) Neuropsychopharmacology of the trace amines. Humana, Clifton

BROWNE B, LINTER S (1987) Monoamine oxidase inhibitors and narcotic analgesics. A critical review of the implications for treatment. Br J Psychiatry 151: 210–212

CARL G, LAUX G (1989) Moclobemid in der Langzeitbehandlung Depressiver. Psychiat Prax 16 (Sonderheft): 48–50

COCKHILL LA, REMICK RA (1987) Blood pressure effects of monoamine oxidase inhibitors – the highs and lows. Can J Psychiatry 32: 803–808

COHEN RM, PICKAR D, MURPHY DL (1980) Myoclonus-associated hypomania during MAO-inhibitor treatment. Am J Psychiatry 137: 105–106

COOPER AJ, ASHCROFT G (1965) Modification of insulin and sulfonylurea hypoglycemia by monoamine oxidase inhibitor drugs. Diabetes 16: 272–274

CORDAS TA, NETO FL (1991) Weight gain and MAO inhibitors: two case reports (letter). J Clin Psychopharmacol 11: 227–228

DA PRADA M, KETTLER R, KELLER HH, BURKARD WP, HAEFELY WE (1990) Präklinisches Profil der neuen reversiblen MAO-A-Inhibitoren Moclobemid und Brofaromin. Münch Med Wochenschr 132 [Suppl 1]: 5–12

DAVIDSON JRT (1992) Monoamine oxidase inhibitors. In: PAYKEL ES (ed) Handbook of affective disorders, 2nd ed. Churchill Livingstone, Edinburgh London Madrid Melbourne New York Tokyo, pp 345–358

FALLON B, FOOTE B, WALSH T, ROOSE SP (1988) „Spontaneous" hypertensive episodes with monoamine oxidase inhibitors. J Clin Psychiatry 49: 163–165

FIER M (1991) Safer use of MAOIs (letter). Am J Psychiatry 148: 391

FITTON A, FAULDS D, GOA KL (1992) Moclobemide. A review of its pharmacological properties and therapeutic use in depressive illness. Drugs 43: 561–596

GUZE BH, BAXTER LR JR (1986) The serotonin syndrome: case responsive to propranolol (letter). J Clin Psychopharmacol 6: 119–120

HETZEL W (1992) Safety of moclobemide taken in overdose for attempted suicide. Psychopharmacology 106 [Suppl]: S127–S129

JENIKE MA (1984) The use of monoamine oxidase inhibitors in the treatment of elderly, depressed patients. J Am Geriatr Soc 32: 571–575

JOFFE RT (1990) Afternoon fatigue and somnolence associated with tranylcypromine treatment. J Clin Psychiatry 51: 192–193

KLINE NS, COOPER TB (1980) Monoamine oxidase inhibitors as antidepressants. In: HOFFMEISTER F, STILLE G (eds) Psychotropic agents, part 1. Antipsychotics and antidepressants. Springer, Berlin Heidelberg New York

LAUX G (1993) Kontrollierte Vergleichsstudien mit Moclobemid in der Depressionsbehandlung. Eine Übersicht. Münch Med Wochenschr (im Druck)

LAUX G, BECKMANN H, CLASSEN W, BECKER T (1989) Moclobemide and maprotiline in the treatment of inpatients with major depressive disorder. J Neural Transm 28 [Suppl]: 45–52

LIEBERMAN JA, KANE JM, REIFE R (1985) Neuromuscular effects of monoamine oxidase inhibitors. J Clin Psychopharmacol 5: 221–228

LLOYD JTA, WALKER DRH (1965) Death after combined dexamphetamine and phenelzine. Br Med J 2: 168–169

MARLEY E, WOZNIAK KM (1984) Interactions of non-selective monoamine oxidase inhibitors, tranylcypromine and nialamide, with inhibitors of 5-hydroxytryptamine, dopamine or noradrenaline re-uptake. J Psychiatr Res 18: 191–203

MATTER BJ, DONAT PE, BRILL ML, GINN HE (1965) Tranylcypromine sulfate poisoning. Successful treatment by hemodialysis. Arch Intern Med 116: 18–20

MATTSSON A, SELTZER RL (1981) MAOI-induced rapid cycling bipolar affective disorder in an adolescent. Am J Psychiatry 138: 677–679

NIES A (1983) Clinical applications of MAOIs. In: BURROWS GD, NORMAN TR, DAVIES B (eds) Antidepressants. Elsevier, Amsterdam, pp 229–247

NIES A (1984) Differential response patterns to MAO inhibitors and tricyclics. J Clin Psychiatry 45: 70–77

NIES A, ROBINSON DS (1982) Monoamine oxidase inhibitors. In: PAYKEL ES (ed) Handbook of affective disorders. Churchill Livingstone, Edinburgh London Melbourne New York, pp 246–261

PARE CMB (1985) The present status of monoamine oxidase inhibitors. Br J Psychiatry 146: 576–584

PETERSON JC, POLLACK RW, MAHONEY JJ, FULLER TJ (1978) Inappropriate antidiuretic hormone secondary to a monoamine oxidase inhibitor. J Am Med Assoc 239: 1422–1423

PHYSICIANS' DESK REFERENCE (1991) Publisher Barnhart ER, Medical Economics Data, Oradell, NJ

POPE HG, JONAS JM, HUDSON JL, KAFKA MP (1985) Toxic reactions to the combination of monoamine oxidase inhibitors and tryptophan. Am J Psychiatry 142: 491–492

RABKIN J, QUITKIN FM, HARRISON W, TRICAMO E, MCGRATH P (1984) Adverse reactions to monoamine oxidase inhibitors. A comparative study. J Clin Pharmacol 4: 270–278

RAZANI J, WHITE KL, WHITE J, SIMPSON G, SLOANE RB, REBEL R, BILMER R (1983) The safety and efficacy of combined amitriptyline and tranylcypromine antidepressant treatment. A controlled trial. Arch Gen Psychiatry 40: 657–661

REMICK RA, FROESE C, KELLER FD (1989) Common side effects associated with monoamine oxidase inhibitors. Prog Neuropsychopharmacol Biol Psychiatry 13: 497–504

RICHARDS GA, FRITZ VU, PINCUS P, REYNEKE J (1987) Unusual drug interactions between monoamine oxidase inhibitors and tricyclic antidepressants. J Neurol Neurosurg Psychiatry 50: 1240–1241

RUDORFER MV (1992) Monoamine oxidase inhibitors: reversible and irreversible. Psychopharmacol Bull 28: 45–57

SCHMAUSS M, KAPFHAMMER HP, MEYR P, HOFF P (1988) Combined MAO-inhibitor and tri-(tetra) cyclic antidepressant treatment in therapy resistant depression. Prog Neuropsychopharmacol Biol Psychiatry 12: 523–532

STERNBACH H (1991) The serotonin syndrome. Am J Psychiatry 148: 705–713

TEICHER MH, COHEN BM, BALDESSARINI RJ, COLE JO (1988) Severe daytime somnolence in patients treated with an MAOI. Am J Psychiatry 145: 1552–1556

TIPTON KF (1990) The design and behaviour of selective monoamine oxidase inhibitors. In: LEONARD BE, SPENCER P (eds) Antidepressants: thirty years on. CNS (Clinical Neuroscience) Publishers, London, pp 195–203

VERSIANI M, OGGERO U, ALTERWAIN P, CAPPONI R, DAJAS F, HEINZE-MARTIN G, MARQUEZ CA, POLEO MA, RIVERO-ALMANZOR LE, ROSSEL L, SCHMID-BURGK W, UCHA UDABE R (1989) A double-blind comparative trial of moclobemide v. imipramine and placebo in major depressive episodes. Br J Psychiatry 155 [Suppl 6]: 72–77

VERSIANI M, NARDI AE, FIGUEIRA ILV, STABL M (1990) Tolerability of moclobemide, a new reversible inhibitor of monoamine oxidase-A, compared with other antidepressants and placebo. Acta Psychiatr Scand 82 [Suppl 360]: 24–28

WALKER JI, DAVIDSON J, ZUNG WWK (1984) Patient compliance with MAO inhibitor therapy. J Clin Psychiatry 45: 78–80

WATKINS HC, ELLIS CJK (1989) Ping Pong gaze in reversible coma due to overdose of monoamine oxidase inhibitor (letter). J Neurol Neurosurg Psychiatry 52: 539

WHITE K, PISTOLE T, BOYD JL (1980) Combined monoamine oxidase inhibitor-tricyclic antidepressant treatment: a pilot study. Am J Psychiatry 137: 1422–1425

WHITE K, RAZANI J, CADOW B, GELFAND R, PALMER R, SIMPSON G, SLONAE RB (1984) Tranylcypromine vs nortriptyline vs placebo in depressed out-

patients: a controlled trial. Psychopharmacology 82: 258–262

YOUDIM MBH, ARONSON JK, GREEN AR, GRAHAME-SMITH DG (1979) Tranylcypromine („Parnate") overdose: measurement of tranylcypromine concentrations and MAO inhibitory activity and identification of amphetamines in plasma. Psychol Med 9: 377–382

4.4.4 Interaktionen

P. R. Bieck

Interaktionen von pharmakologisch wirksamen Substanzen mit Monoaminoxidase-Hemmern (MAOH) können pharmakokinetisch und pharmakodynamisch begründet sein. Oft handelt es sich um eine Kombination der kinetischen und dynamischen Vorgänge. Wegen der beträchtlichen interindividuellen Variabilität können solche Interaktionen zwar erwartet, aber ihr Ausmaß kann nicht vorhergesagt werden.

Pharmakokinetische Interaktionen

Metabolismus: Werden durch MAOH Fremdstoff-Metabolisierung oder Elimination stimuliert oder gehemmt, kommt es zu klinisch relevanten Interaktionen. Solche treten am wahrscheinlichsten auf, wenn der Fremdstoff durch einen einzelnen Prozeß eliminiert wird. Gibt es zwei oder mehrere Stoffwechselwege, ist eine Interaktion nur dann zu erwarten, wenn diese alternativen Wege gesättigt werden können oder wenn toxische Metabolite entstehen. Dies ist ein wichtiger Grund dafür, daß Interaktionen klinisch selten auftreten.

Die Isoenzyme A und B der MAO werden in allen Organen mit diesem Enzymsystem gehemmt (TIPTON 1986). Monoaminoxidase findet sich in Leber, Magen-Darm-Trakt, Niere, Gehirn und peripherem Nervensystem. Die selektive Hemmung der A-Form wird vor allem in den Geweben mit einem hohen Anteil dieser Enzymform, in den sympathischen Neuronen und in der Magen-Darmmukosa, wirken. Die Dauer der Enzymhemmung ist abhängig von der Art des Medikamentes und von der Neubildung des MAO-

Tabelle 4.4.4.1. Arzneimittelinteraktionen mit MAOH

Internationaler Freiname	Symptome der Interaktion
Sympathomimetisch wirkende Substanzen	
Amphetamin	Hypertensive Reaktionen
Metamphetamin	
Methylphenidat	
Ephedrin	
DL-Norephedrin = Phenylpropanolamin	
Phenylephrin	
Dopa	
Vorwiegend serotoninerg wirkende Antidepressiva	
Clomipramin	Serotonin-Syndrom
Fluoxetin	
Fluvoxamin	
L-Tryptophan	
Vorwiegend noradrenerg wirkende Antidepressiva	
Desipramin	Kaum, wenn ab Therapiebeginn kombiniert und niedrig dosiert (siehe S. 334)
Imipramin	
Maprotilin	
Analgetika	
Pethidin	Wirkungsverstärkung, Serotonin-Syndrom
Pentazocin	
Propoxyphen	
Dextromethorphan	Serotonin-Syndrom
Barbiturate	Wirkungsverstärkung
Anästhetika	
Antidiabetika	
Insulin	Verstärkte Hypoglykämie
Sulfonylharnstoffe	

Enzyms. Die Wirkung irreversibler Hemmstoffe nimmt entsprechend der Geschwindigkeit der Neusynthese der MAO-Enzyme ab. Alle klinisch verfügbaren MAOH der ersten Generation wirken irreversibel. Der Effekt einer reversiblen Hemmung hängt ab von der Affinität zum Enzym, von der Halbwertszeit des Medikamentes und von der Art der Hemmung (selektiv/nicht selektiv für die A- und/oder B-Form der MAO).

Durch MAOH können mikrosomale Enzyme für den **Arzneistoffmetabolismus** unspezifisch beeinflußt werden. Durch Akkumulation des Arzneistoffes kommt es zur Verstärkung und Verlängerung der Wirkung. Interaktionen mit Analgetika, wie Pethidin, Pentazocin und Propoxyphen, mit Dextromethorphan, mit Barbituraten und mit Anästhetika gehören in diese Gruppe (Tabelle 4.4.4.1) (BLACKWELL und SIMON 1988). Pethidin (SHEE 1960) und Dextromethorphan (RIVERS und HORNER 1970) verursachen ein Serotonin-Syndrom. D.h., es handelt sich um die Kombination einer pharmakokinetischen mit einer pharmakodynamischen Interaktion.

First-pass Metabolismus: In der Nahrung vorkommende Amine, wie Tyramin, sowie einige synthetisch hergestellte Sympathomimetika werden noch ehe sie die systemische Zirkulation erreichen, extensiv während der ersten Passage durch die Darmwand und Leber metabolisiert. Eine Beeinträchtigung dieses Mechanismus, insbesondere durch MAOH mit einer Wirkung auf die A-Form, erhöht die biologische Verfügbarkeit solcher Substanzen.

Durch mehrwöchige Hemmung der MAO wird im Magen-Darmtrakt weniger Tyramin zu p-Hydroxyphenylessigsäure (HPAA) desaminiert. Gleichzeitig nimmt die Konjugation mit Sulfat als alternativer Stoffwechselweg zu. Bei intakter MAO findet man nach oraler Gabe von Tyramin im Plasma 87% als HPAA und 13% als Tyramin-Sulfat wieder (berechnet als Fläche unter der Plasma-Konzentrations-Zeitkurve/Dosis) (Abb. 4.4.4.1). Nach 2wöchiger Gabe von 150 mg/d des reversiblen MAO-A Hemmstoffes Brofaromin steigt der Anteil von Tyr-amin-Sulfat auf 50% an und der von HPAA nimmt auf 50% ab. Beim Vergleich fünf verschiedener MAOH nimmt die Desaminierungsrate zu HPAA nach irreversibler Hemmung am stärksten ab. Es findet sich die folgende Reihenfolge für die zunehmende Hemmung der gastrointestinalen MAO: Selegilin < Brofaromin < Phenelzin < Clorgylin < Tranylcypromin (BIECK et al. 1988a). Die Hemmung der Desaminierung durch 450 mg/d Moclobemid entspricht der nach 100–150 mg/d Brofaromin (Abb. 4.4.4.1).

Pharmakodynamische Interaktionen

Pharmakodynamische Interaktionen kommen am häufigsten durch Beeinflussung von **Rezeptorwirkungen** zustande. Es kann sich dabei um Interferenzen mit physiologischen oder biochemischen Kontrollmechanismen oder um die Beeinflussung von zellulären Transportsystemen zum Wirkort handeln. Die Hemmung der intraneuronalen MAO-A führt zur therapeutisch

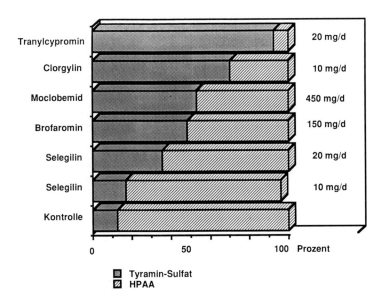

Abb. 4.4.4.1. Desaminierung von Tyramin unter subchronischer Behandlung mit verschiedenen MAOH. Fläche unter der Plasma-Konzentrations-Zeitkurve der Metaboliten/Dosis in Prozent der oral verabreichten Tyramindosis (Pressordosis 30 = PD_{30}). *HPAA* p-Hydroxyphenylessigsäure

erwünschten Akkumulation von Noradrenalin, Dopamin und Serotonin. Bereits niedrige Konzentrationen von indirekt wirkenden Sympathomimetika setzen unter dieser Bedingung größere Mengen an Noradrenalin frei (peripher meßbar mit dem **intravenösen Pressortest**). Ist die systemische Verfügbarkeit der indirekt sympathomimetisch wirkenden Substanzen zusätzlich durch Hemmung des First-pass Metabolismus erhöht, erreichen sehr hohe Konzentrationen das terminale Neuron, wodurch noch größere Noradrenalin-Mengen freigesetzt werden (peripher meßbar mit dem **oralen Pressortest**). Die Folge ist eine Überaktivierung des sympathischen Nervensystems. Diese periphere Form der Interaktion ist als **hypertensive Krise** bekannt geworden.

Eine zentrale exzitatorische Form der Interaktion ist das **Serotonin-Syndrom**. Die Ergebnisse von Tierversuchen weisen darauf hin, daß die Gabe von Antidepressiva mit überwiegend serotonerger Wirkung zu Interaktionen mit dem Auftreten zentralnervöser Symptome mit Hyperthermie prädestinieren (Übersicht bei WHITE und SIMPSON 1981, MARLEY und WOZNIAK 1983; siehe S. 324).

Die **periphere** und **zentrale Form** der Interaktion mit MAOH kommt auch **gemischt** vor, d.h. es treten sowohl kardiovaskuläre und peripher neurologische als auch zentralnervöse Symptome auf.

Eine stimulierende Wirkung der MAOH auf die Insulinsekretion könnte die Ursache für die bei Diabetikern beobachteten schweren protrahierten hypoglykämischen Reaktionen nach Insulin oder Sulfonylharnstoffen sein (Übersicht bei HANSEN und CHRISTENSEN 1977).

Inzidenz hypertensiver Krisen

Die Häufigkeit **hypertensiver Krisen** durch Tyramin in Nahrungsmitteln, durch Pressoramine oder durch Sympathomimetika wurde bei ambulanter Behandlung mit

Phenelzin und Tranylcypromin untersucht. Die von BLACKWELL et al. (1967) während der Behandlung mit Tranylcypromin gefundene Häufigkeit betrug 8% (15 von 186 Patienten) bzw. 1,5% (4 von 257 Patienten) während Phenelzingabe. In einer anderen retrospektiven Studie wurde eine Inzidenz von 2% (1 von 41 Patienten) unter Tranylcypromin bzw. von 8% (11 von 141 Patienten) unter Phenelzin berichtet (RABKIN et al. 1985). Beim Einhalten einer tyraminarmen Diät trat bei keinem von 110 Patienten unter der Behandlung mit Phenelzin eine hypertensive Reaktion auf (RASKIN 1972). Man nimmt an, daß die Häufigkeit des Auftretens hypertensiver Reaktionen mit allen MAOH der ersten Generation bei 1% liegt (ROBINSON und KURTZ 1987). Beachtung verdient dabei die Schätzung, daß etwa 40% der Patienten die Diätvorschriften nicht beachten (NEIL et al. 1979). Während der Behandlung mit Selegilin (Deprenyl), dem selektiven Hemmstoff der MAO-B und bei der klinischen Prüfung der beiden neuen selektiv und reversibel wirkenden Hemmstoffen der MAO-A, Brofaromin und Moclobemid, wurden bislang keine hypertensiven Reaktionen beobachtet. Diese Befunde korrelieren mit den Ergebnissen der oralen Tyramin-Pressorteste (siehe S. 331).

Das angenommene reduzierte Risiko für das Auftreten von Interaktionen unter Gabe der reversiblen MAOH kann nur durch längere klinische Erfahrung bestätigt werden.

Die Überschätzung der Häufigkeit hypertensiver Krisen durch Behörden und Ärzte führte weltweit zu einer Unzahl von Diätvorschriften. Diese sind nicht alle durch Fakten belegt (Übersicht bei SULLIVAN und SHULMAN 1984, DA PRADA et al. 1988, BLACKWELL und SIMON 1989).

Untersuchung der Tyramin-Pressorempfindlichkeit

Mit Hilfe des **Pressortests** läßt sich die Interaktion verschiedener MAOH mit Pressoraminen im humanpharmakologischen

Experiment vergleichen und damit die Gefahr des Auftretens hypertensiver Reaktionen abschätzen. Nicht nur die Erhöhung der
Pressorempfindlichkeit, sondern auch ihre
Dauer kann gemessen werden. Darüberhinaus ist es möglich, die individuell verschiedene Tyraminempfindlichkeit zu testen.
Durch **intravenöse Tyraminverabrei-
chung** wird die Aktivität der Form A der
MAO in den Vesikeln der sympathischen
Nervenenden erfaßt (BIECK et al. 1982). Bei
oraler Gabe von Tyramin kann dagegen
die Hemmung des prä-systemischen Tyr-
aminstoffwechsels im Gastrointestinaltrakt
und die Hemmwirkung am peripheren Neuron beurteilt werden (BIECK und ANTONIN
1988). Da die relevanten Interaktionen nach
Aufnahme von Tyramin mit der Nahrung
auftreten, simuliert der orale Tyramintest die
typische klinische Situation.
Bei unbehandelten Probanden liegen die
Tyramindosen für den Anstieg des systolischen Blutdruckes um mindestens
30 mmHg (Pressordosis 30 = PD30) zwischen 200 und 800 mg oral (Mittelwert ± SD:
459 ± 139, n = 56) bzw. zwischen 2.4 und
7.2 mg i.v. (Mittelwert ± SD: $4.2 ± 1.1$, n = 55)
(ANTONIN et al. 1990). Nach Behandlung mit
MAOH nimmt die PD_{30} ab. Es besteht eine
statistische Korrelation (n = 29; r = 0.522;
p < 0.01) vor/während Behandlung mit
MAOH (BIECK und ANTONIN 1988). D.h., unbehandelte Personen, deren Blutdruck
schon nach niedrigen Tyramindosen ansteigt, reagieren unter der MAOH-Behandlung entsprechend empfindlicher auf Tyramin.
Der Vergleich der mittleren effektiven Dosen (ED50) von oralem Tyramin vor/wäh-
rend der Behandlung zeigte ein Verhältnis
von 5 für Selegilin, 7 für Moclobemid, 10 für
Brofaromin und Clorgylin, 13 für Phenelzin
und 55 für Tranylcypromin (Abb. 4.4.4.2)
(BIECK und ANTONIN 1989).

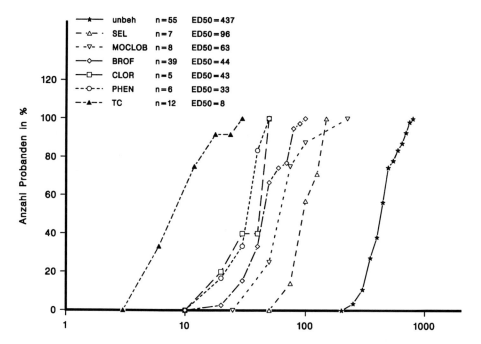

Abb. 4.4.4.2. Kumulative Häufigkeitsverteilung der oralen Tyramin PD_{30}-Werte vor und während
subchronischer Behandlung mit sechs MAOH. ED50 = mittlere effektive Dosis (mg Tyramin) [aus BIECK
PR (1989) Psychiat Prax 16: 25–31 (Sonderheft)]

Dauer des erhöhten Risikos für Interaktionen

Die Pressorempfindlichkeit normalisierte sich acht Tage nach Absetzen der beiden reversiblen MAOH und 30 Tage nach Tranylcypromin. Eine erhöhte Empfindlichkeit des Blutdruckes gegenüber Tyramin war nach Phenelzin noch nach 8 und nach Clorgylin länger als 15 Wochen nachweisbar (BIECK und ANTONIN 1989).

Diese Ergebnisse stehen im Einklang mit Fallberichten. So kam es bei 2 von 105 Patienten bei der Durchführung eines Neuroendokrintestes mit i.v. Amphetamin, 16 bzw. 19 Tage nach Absetzen von Phenelzin zu behandlungsbedürftigen hypertensiven Reaktionen (FEINBERG et al. 1981). D.h., bei den irreversiblen MAOH der ersten Generation kann die Zeit mit erhöhtem Risiko für eine Interaktion mit Sympathomimetika länger sein als die üblicherweise empfohlenen 2 Wochen behandlungsfreies Intervall. Andererseits wird aufgrund therapeutischer Erfahrung und von Veröffentlichungen beim Wechsel von trizyklischen Antidepressiva (TZA) zu MAOH ein behandlungsfreies Intervall von einer Woche u.U. als konservativ angesehen. Als Ausnahmen werden hohe Dosen von TZA und serotoninerge Antidepressiva genannt (KAHN et al. 1989). Beim Wechsel von MAOH zu TZA wird allerdings zu einer längeren behandlungsfreien Pause geraten.

Stellt man von einem auf einen anderen irreversiblen MAOH um, wird ein behandlungsfreies Intervall von wenigstens 2 Wochen und eine niedrige Initialdosis des zweiten MAOH empfohlen (KAHN et al. 1989). Die direkte Umstellung von einem reversiblen MAO-A-Hemmer auf tri- oder tetrazyklische Antidepressiva wurde von 13 Patienten gut vertragen (BECKER et al. 1989).

Interaktionen mit Tyramin und aminhaltigen Nahrungsmitteln

In vielen Fallberichten und Übersichtsarbeiten (SJÖQUIST 1965, BLACKWELL et al. 1967, BLACKWELL 1981, MURPHY et al. 1984, PARE 1985, BLACKWELL und SIMON 1988a, COOPER 1989) wurde über das Auftreten schwerwiegender Interaktionen während der Behandlung mit den irreversiblen, nicht selektiven MAOH der ersten Generation berichtet. BLACKWELL (1963) beschrieb als erster ausführlich die Interaktion zwischen MAOH und Nahrungsmitteln. Tabelle 4.4.4.2 zeigt die bis 1966 bekannten Fälle. 81% der Reaktionen traten 10 bis 135 min nach einer

Tabelle 4.4.4.2. Auslösen von hypertensiven Krisen durch Nahrungsmittel während der Behandlung mit MAOH (nach BLACKWELL et al. 1967)

Nahrungsmittel	Anzahl Fälle	Prozent	Tyramingehalt	Literatur
Käse	67	81	145–1567 mg/kg	1
Alkohol	5	6	18–60 mg/l	1
Sahne	3	4	3 mg/kg	1
Hefeprodukte (Marmite)	3	4	600 mg/kg	2
Marinierte Heringe	2	2	520–700 mg/kg	2
Saubohnen (Schoten)	2	2	(Dopa: 6500 mg/kg)	2
Schokolade	1	1		
Summe	83	100		

1 DA PRADA et al. 1988; *2* eigene unveröffentlichte Befunde

Käsemahlzeit auf. Symptome waren starker pochender Herzschlag, Gesichtsrötung, Schwitzen, Übelkeit und Erbrechen, pulsierende Halsgefäße und plötzlich einsetzende starke pulsierende Kopfschmerzen. Der systolische Blutdruck lag meist über 200 mmHg. Die Patienten erholten sich in der Regel nach 10 min bis 6 h. In wenigen Fällen traten intrazerebrale Blutungen auf.

Tyramin scheint die Hauptrolle beim Auftreten einer solchen hypertensiven Krise („cheese reaction") zu spielen. Weitere natürlich vorkommende Substrate der MAO in Nahrungsmitteln sind Tryptamin, Dopamin und Phenylethylamin. Alle Amine werden durch Decarboxylierung aus Aminosäuren enzymatisch oder durch bakteriellen Abbau gebildet. Der Verzehr verdorbener, gärender oder „reifer" Proteinprodukte stellt deshalb ein unvorhersagbares Risiko dar.

Eine Käsemahlzeit mit 65 mg Tyramin führte bei 3 gesunden Versuchspersonen unter Tranylcypromin zu behandlungsbedürftigen hypertensiven Reaktionen (KORN et al. 1986). Diese können mit der Abnahme der PD_{30} bis auf 8 mg nach Tranylcypromin erklärt werden (SCHULZ und BIECK 1987). Während der Behandlung mit den reversiblen MAOH Brofaromin und Moclobemid war es nicht möglich, die PD_{30} mit einer tyraminreichen Käsemahlzeit zu erreichen, obwohl das mit der gleichen Tyramindosis in Kapselform gelang (BIECK und ANTONIN 1988, KORN et al. 1986). Offensichtlich wird Tyramin aus Käse langsamer resorbiert, so daß die Konzentrationen am sympathischen Neuron nicht hoch genug sind, um eine hypertensive Reaktion auszulösen.

Eine systematische Analyse des Tyramingehalts europäischer Nahrungsmittel und Getränke wurde von DA PRADA et al. (1988) durchgeführt. Diese Autoren fanden wesentlich geringere Konzentrationen als bisher berichtet. Die älteren falschen Konzentrationsangaben beruhen auf veralteten analytischen Methoden und finden sich – vielfach kopiert – in Lehrbüchern und Diät-

Tabellen. Es ist anzunehmen, daß die heute selteneren Berichte über Interaktionen nicht nur auf die selteneren Verschreibungen zurückzuführen sind. Die modernen Kühl- und Konservierungsmethoden verhindern wohl weitgehend die Bildung von Aminen in Nahrungsmitteln.

In Tabelle 4.4.4.2 ist der weite Bereich für den Tyramingehalt der von BLACKWELL aufgeführten Nahrungsmittel angegeben. In zwei älteren Mitteilungen wurde über das Auftreten einer hypertensiven Reaktion nach dem Verzehr von Schoten der Vicia fava (Saubohne) berichtet. Diese sollen Dopa enthalten. Ein Fallbericht schuldigt Schokolade an. Ein Zusammenhang mit dem diskutierten Phenylethylamin erscheint theoretisch möglich. Wegen des fehlenden chemischen Nachweises der Amine kann für diese Fälle jedoch keine eindeutige Erklärung gegeben werden.

Prophylaxe der hypertensiven Krise: Bei der Therapie mit irreversiblen MAOH der ersten Generation sind – in Übereinstimmung mit den frühen Originalarbeiten – zu vermeiden: gereifter Käse, marinierter Hering, konzentrierte Hefe- und Proteinextrakte und die Schoten der Saubohne. Patienten sollten über die Natur und Schwere der Symptome aufgeklärt werden. Sie sollten wissen, daß nur in frischen Lebensmitteln keine Aminbildung auftreten kann (BLACKWELL und SIMON 1989). Die Patienten sollten neue revidierte Diätlisten erhalten.

Behandlung der hypertensiven Krise: Die Behandlung der gesteigerten kardiovaskulären Reaktion erfolgt durch Blockade der alpha-adrenergen Rezeptoren, dem Angriffspunkt von Noradrenalin am Gefäßsystem. Man beginnt mit der i.v. Gabe von 5 mg Phentolamin. Dosierung und Geschwindigkeit der anschließenden intravenösen Infusion (50 mg in isotonem Kochsalz) richtet sich nach Blutdruckabfall und Anstieg der Pulsgeschwindigkeit. Zur Behandlung der hypertensiven Krise kann auch der gemischte alpha- und beta-Blocker Labetalol gegeben werden (BLACKWELL und SIMON 1988b). Die sublinguale Gabe von Calcium-Antagonisten, wie Nifedipin, ist ebenfalls zur Behandlung der hypertensiven Reaktion geeignet (CLARY und SCHWEIZER 1987).

Interaktionen mit Pharmaka

Sympathomimetika
Pharmakologische Wirkungen und Mechanismus. Ungeachtet dessen, ob sie Substrate der MAO sind oder nicht, können Amine wie in Tabelle 4.4.4.1 aufgeführt, während der Behandlung mit MAOH eine verstärkte Wirkung hervorrufen. Sowohl peripher als auch zentral können indirekt wirkende Sympathomimetika vermehrt Amine freisetzen. Dies ist nicht der Fall bei direkt wirkenden Sympathomimetika, wie Noradrenalin und Adrenalin, da sie nach exogener Verabreichung primär durch die Catechol-O-Methyltransferase inaktiviert werden.
Phenylethylamin-Derivate. Eine unerwünschte Wirkung der älteren MAOH ist Gewichtszunahme durch Wassereinlagerung und vermehrten Appetit bei gebesserter Gemütslage. Aus diesem Grunde wurden „Appetitzügler" verabreicht. Fallberichte haben gezeigt, daß unter der Behandlung mit irreversiblen MAOH durch die Verabreichung von **Amphetamin. Metamphetamin** und **Methylphenidat** bedrohliche hypertensive Krisen und Todesfälle auftreten können. An derartige Interaktionen mit MAOH sollte auch bei Drogenabhängigen gedacht werden. „Black Beauty", ein Gemisch von Amphetamin und D-Amphetamin führte zu hypertensiver Krise und Grand Mal Anfällen (DEVABHAKTUNI und JAMPALA 1987). **MDMA** (3,4-Methylendioxy-Metamphetamin, „Ecstasy") verursachte neben starker Blutdrucksteigerung, eine anhaltende Veränderung des mentalen Status und Muskelrigidität (SMILKSTEIN et al. 1987). **Ephedrin** und **Phenylpropanolamin** sollten wegen der höheren Wahrscheinlichkeit pressorischer Reaktionen während einer Behandlung mit MAOH und von

Hypertonikern gemieden werden. Beide Substanzen finden sich in nicht verschreibungspflichtigen Mitteln zur Mukosa-Abschwellung und Bronchodilatation. Formulierungen mit verzögerter Freisetzung von Phenylpropanolamin, welche als Appetitzügler zur Gewichtskontrolle genommen werden, haben unter der Behandlung mit dem reversibel wirkenden Brofaromin keinen Einfluß auf den Blutdruck (eigene unveröffentlichte Befunde). Oral oder intranasal verabreichtes **Phenylephrin** in der empfohlenen Dosis beeinflußt beim Normotoniker den Blutdruck nicht. Diese Aussage wird durch die seltenen Fallberichte über derartige Interaktionen mit MAOH unterstützt. Als Augentropfen verabreicht, kann Phenylephrin jedoch hypertensive Reaktionen hervorrufen (FRAUNFELDER und MEYER 1987). Während einer Therapie mit MAOH sind deshalb Phenylephrin Augentropfen niedrig zu dosieren.

Trizyklische Antidepressiva
Die Kombination mit vorwiegend **noradrenerg** wirkenden Antidepressiva (Tabelle 4.4.4.1) gilt als relativ sicher, insbesondere wenn beide Medikamente innerhalb der ersten 24 Stunden nach Therapiebeginn kombiniert werden, initial niedrig dosiert wird und die Dosis graduell bis zur halben Dosis der Einfachtherapie gesteigert wird (Übersicht bei RAZANI et al. 1983, WHITE und SIMPSON 1981, PARE 1985, COOPER 1989). Hinweise darauf, daß die gleichzeitige Behandlung mit noradrenerg wirkenden Antidepressiva und MAOH generell gefährlich ist, sind nicht schlüssig (WHITE und SIMPSON 1981). Nach den Einzelberichten wurden die Medikamente meist überdosiert oder mit anderen ZNS-wirksamen Arzneimitteln kombiniert. Wie zu erwarten, treten keine Interaktionen auf, wenn 5-Hydroxytryptophan, die Vorstufe des MAO-A Substrates Serotonin, zusammen mit dem selektiven MAO-B-Hemmer Selegilin gegeben wird (MENDLEWICZ und YOUDIM 1978). Das Sero-

tonin-Syndrom tritt auf, wenn überwiegend **serotoninerg** wirkende Antidepressiva zu einer bereits laufenden Therapie mit MAOH gegeben werden bzw. bei parenteraler Gabe des TZA, wenn die MAO bereits über längere Zeit medikamentös gehemmt wurde.

Tryptophan. Bei kombinierter Gabe von L-Tryptophan und MAOH können reversible hypomanische Zustände, Muskeltremor, Hyperreflexie und bilateral ein positives Babinski Zeichen auftreten. Unter der Kombinationsbehandlung von L-Tryptophan und Tranylcypromin traten bei 8 Patienten reversible delirante Syndrome ohne oder mit neurologischen Störungen auf. Die Autoren geben die Inzidenz mit 10–20% an (POPE et al. 1985). **Prophylaxe:** Bei der Kombination mit MAOH sollte L-Tryptophan initial niedrig dosiert werden. Die Erhöhung muß langsam unter Überwachung des mentalen Status erfolgen. Wegen der zu erwartenden Interaktion, wird aus Sicherheitsgründen von der Kombination mit MAOH abgeraten (BLACKWELL und SIMON 1988a, 1989).

Andere Pharmaka

Anästhetika. Die Annahme, daß unfallchirurgische Maßnahmen oder die Elektroschock-Therapie durch Interaktion von Anästhetika mit MAOH kompliziert würde, hat sich nicht bestätigen lassen (APA Report 1990). Wurden die üblicherweise während der Operation verabreichten Sympathomimetika und die postoperativ eingesetzten Analgetika (wie Pethidin oder Verwandte) vermieden, ergaben sich bei 27 Patienten keinerlei Komplikationen (BLACKWELL und SIMON 1988b, TOLKSDORF et al. 1992).

Antidiabetika. Unter der Behandlung von Diabetikern mit Insulin oder Sulfonylharnstoffen wurden schwere protrahierte hypoglykämische Zustände durch Verabreichung irreversibler MAOH gesehen. Als Ursache wurde eine Stimulation der Insulinsekretion diskutiert. **Prophylaxe:** häufigere Stoffwechselkontrollen bei behandlungs-

bedürftigen Diabetikern (HANSEN und CHRISTENSEN 1977).

Dopa. L-3,4-Dihydroxyphenylalanin erhöht beim gesunden Probanden unter der Therapie mit MAOH den Blutdruck, was auf die Bildung erhöhter Mengen von Dopamin und/oder Noradrenalin zurückgeführt wird (FRIEND et al. 1965). Auch bei Patienten mit Morbus Parkinson kommt es unter der Therapie mit unspezifischen irreversiblen MAOH durch L-Dopa dosisabhängig zu hypertensiven Krisen (TEYCHENNE et al. 1975). Über eine Interaktion der neuen reversiblen MAO-A-Hemmer mit L-Dopa ist bislang nichts bekannt. Die Kombination sollte vorsichtshalber nicht verabreicht werden. Während der gleichzeitigen Gabe von L-Dopa und dem selektiven MAO-B-Hemmer Selegilin wurden bei 155 Patienten keine hypertensiven Krisen beobachtet (BIRKMAYER et al. 1984). **Prophylaxe:** Vor Beginn der L-Dopa Therapie sollten MAOH, mit Ausnahme von Selegilin, für wenigstens 4 Wochen abgesetzt werden oder es sollte auf vorwiegend noradrenerg wirkende Antidepressiva umgestellt werden.

Pethidin kann bei Patienten unter der Therapie mit MAOH, wie z.B. Phenelzin, zu Ruhelosigkeit, Rigidität, Hyperreflexie, positivem Babinski Zeichen, Cheyne-Stoke'scher Atmung und Koma führen. Die Wirkdauer von Pethidin ist verlängert. Es wird angenommen, daß neben der unspezifischen Hemmung der Demethylierung von Pethidin, die periphere Serotoninfreisetzung eine ursächliche Rolle spielt (SJÖQUIST 1965) (siehe Tabelle 4.4.4.1).

Propoxyphen (mit Acetaminophen) führte bei einer depressiven Patientin mit chronischen Schmerzen unter der Therapie mit Phenelzin wiederholt zu exzessiver Sedierung (BLACKWELL und SIMON 1988b).

Alkohol

Aufgrund der Annahme eines hohen Tyramingehaltes, besonders von alkoholischen Getränken wie Chianti und Bier, wurde das Risiko von hypertensiven Reaktionen hoch eingeschätzt (RABKIN 1985, SULLIVAN and SHULMANN 1984). Inzwischen wurde nachgewiesen, daß die Tyraminkonzentrationen in roten und weißen Weinen und in Bier ähnlich niedrig sind (AYD 1988, DA PRADA et al. 1988, HANNAH et al. 1988). In einem Liter dieser Getränke sind so geringe Mengen Tyramin enthalten, daß ihr Genuß nicht als besondere Gefahr bei gleichzeitiger Medikation mit MAOH angesehen wird. Es erscheint jedoch für depressive Patienten ratsam, total abstinent zu sein oder nur kontrolliert geringe Mengen Alkohol zu trinken. Sedativ wirkende AD können die Alkoholwirkungen, besonders bei Beginn der Therapie, verstärken.

Der reversible MAO-A Hemmer Moclobemid besitzt keine signifikanten sedativen Wirkungen (TILLER 1990). In einer doppelblinden Interaktionsstudie mit 24 gesunden Versuchspersonen wurden 3×200 mg/d Moclobemid mit 2×25 mg Clomipramin bezüglich einer Alkoholpotenzierung über 5 Tage verglichen (BERLIN et al. 1990). Im Gegensatz zu Clomipramin hatte Moclobemid weniger Wirkungen auf psychomotorische Funktionen und zeigte nur eine minimale Alkoholpotenzierung.

In der Praxis erreichbare Alkoholkonzentrationen um 50 mM hemmen in vitro die MAO-B in Hirngewebe und Thrombozyten (TABAKOFF et al. 1985). Deshalb sollte die Selegilinwirkung auf die MAO-B verstärkt sein. Es sind jedoch keine klinischen Interaktionen berichtet worden.

Brofaromin (50 und 75 mg) und Amitriptylin (75 mg) wurden in einer doppel-blinden Placebo-kontrollierten Studie allein und in Kombination mit Alkohol an 16 gesunden Probanden untersucht (GILBURT et al. 1991). Während Amitriptylin signifikante Wirkungen auf kognitive und psychomotorische Funktionen hatte, waren die Wirkungen von Brofaromin und Placebo nicht zu unterscheiden. Die Wirkung von Alkohol wurde durch beide Medikamente nicht verstärkt.

Literatur

ANTONIN KH, JEDRYCHOWSKI M, BIECK PR (1990) Brofaromin. Pharmakodynamische und pharmakokinetische Untersuchungen an gesunden Probanden mit einem neuen reversiblen Hemmstoff der MAO-A. Münch Med Wochenschr 132 [Suppl 1]: 13–17

APA (AMERICAN PSYCHIATRIC ASSOCIATION) (1990) The practice of electroconvulsive therapy: recommendations for treatment, training, and privileging. American Psychiatric Press, Washington DC

AYD FH (1988) Tyramine in wine and beer. Int Drug Ther Newsletter 23: 37–40

BECKER TH, STRUCK M, LAUX G (1989) Depressionsbehandlung mit MAO-A-Inhibitoren: Offene Studie zur Direktumstellung von Moclobemid auf tri-/tetrazyklische Antidepressiva. Psychiat Prax 16 : 44–47

BERLIN I, COURNOT A, ZIMMER R, PEDARRIOSSE A-M, MANFREDI R, MOLINIER P, PUECH AJ (1990) Evaluation and comparison of the interaction between alcohol and moclobemide or clomipramine in healthy subjects. Psychopharmacology 100: 40–45

BIECK PR, ANTONIN KH (1982) Monoamine oxidase inhibition by tranylcypromine: assessment in human volunteers. Eur J Clin Pharmacol 22: 301–308

BIECK PR, ANTONIN K-H (1988) Oral tyramine pressor test and the safety of monoamine oxidase inhibitor drugs: comparison of brofaromine and tranylcypromine in healthy subjects. J Clin Psychopharmacol 8: 237–245

BIECK PR, ANTONIN KH (1989) Tyramine potentiation during treatment with MAO inhibitors: brofaromine and moclobemide vs irreversible inhibitors. J Neural Transm [Suppl 28]: 21–31

BIECK PR, AICHELE G, SCHICK C, HOFFMANN E, NILSSON E (1988) Metabolism of tyramine in subjects treated with different monoamine oxidase inhibitors. In: BOULTON AA, JUORIO AV, DOWNER RGH (eds) Trace amines: comparative and clinical neurobiology. Humana Press, Clifton, pp 423–437

BIRKMAYER W, RIEDERER P, LINAUER W, KNOLL J (1984) L-deprenyl plus L-phenylalanine in the treatment of depression. J Neural Transm 59: 81–87

BLACKWELL B (1963) Hypertensive crisis due to monoamine-oxidase inhibitors. Lancet ii: 849–851

BLACKWELL B (1981) Adverse effects of antidepressant drugs, part 1. Monoamine oxidase inhibitors and tricyclics. Drugs 21: 201–219

BLACKWELL B, SIMON JS (1988a) Antidepressant drugs. In: DUKES MNG (ed) Myler's side effects of drugs, 11 th ed. Elsevier, Amsterdam, pp 27–70

BLACKWELL B, SIMON JS (1988b) Antidepressant drugs. In: DUKES MNG, BEELEY L (eds) Side effects of drugs, anual 12. Elsevier, Amsterdam, pp 8–25

BLACKWELL B, SIMON JS (1989) Antidepressant drugs. In: DUKES MNG, BEELEY L (eds) Side effects of drugs, annual 13. Elsevier, Amsterdam, pp 6–16

BLACKWELL B, MARLEY E, PRICE J, TAYLOR D (1967) Hypertensive interactions between monoamine oxidase (MAO) inhibitors and foodstuffs. Br J Psychiatry 113: 349–365

BROWNE B, LINTER S (1987) Monoamine oxidase inhibitors and narcotic analgesics. A critical review of the implication of treatment. Br J Psychiatry 151: 210–212

CLARY C, SCHWEIZER E (1987) Treatment of MAOI hypertensive crisis with sublingual nifedipine. J Clin Psychiatry 48 : 249–250

COOPER AJ (1989) Tyramine and irreversible monoamine oxidase inhibitors in clinical practice. Br J Psychiatry 155 [Suppl 6]: 38–45

DA PRADA M, ZÜRCHER G, WÜTHRICH I, HAEFELY WE (1988) On tyramine, food, beverages and the reversible MAO inhibitor moclobemide. J Neural Transm [Suppl 26]: 31–56

DEVABHAKTUNI RV, JAMPALA VC (1987) Using street drugs while on MAOI therapy. J Clin Psychopharmacol 7: 60–61

FEINBERG M, DE VIGNE J-P, KRONFOL Z, YOUNG E (1981) Duration of action of phenelzine in two patients. Am J Psychiatry 138: 379–380

FRAUNFELDER FT, MEYER SM (1987) Systemic reactions to ophthalmic drug preparations. Med Toxicol 2: 287–293

FRIEND DT, BELL WR, KLINE NS (1965) The action of L-dihydroxyphenylalanine in patients receiving nialamide. Clin Pharmacol Ther 6: 362–366

GILBURT SJA, SUTTON JA, HINDMARCH I (1991) The pharmacodynamics of brofaromine, alone and in combination with alcohol, in young healthy volunteers.Br J Clin Pharmacol 33: 245P

HANNAH P, GLOVER V, SANDLER M (1988) Tyramine in wine and beer. Lancet i: 879

HANSEN JM, CHRISTENSEN LK (1977) Drug interaction with oral sulphonylurea hypoglycaemic drugs. Drugs 13: 24–34

KAHN D, SILVER JM, OPLER LA (1989) The safety of switching rapidly from tricyclic antidepressants to monoamine oxidase inhibitors. J Clin Psychopharmacol 9: 198–202

KORN A, EICHLER HG, FISCHBACH R, GASIC S (1986) Moclobemide, a new reversible MAO-inhibitor – interaction with tyramine and tricyclic antidepressants in healthy volunteers and depressive patients. Psychopharmacology 88: 153–157

MARLEY E, WOZNIAK KM (1983) Clinical and experimental aspects of interactions between amine oxidase inhibitors and amine re-uptake inhibitors. Psychol Med 13: 735 –749

MENDLEWICZ J, YOUDIM MBH (1978) Anti-depressant potentiation of 5-hydroxytryptophan by L-deprenyl, an MAO „type B" inhibitor. J Neural Transm 43: 279–286

MURPHY DL, SUNDERLAND T, COHEN RM (1984) Monoamine oxidase-inhibiting antidepressants. Psychiatr Clin North Am 7: 549–562

NEIL JF, LICATA SM, MAY SJ, HIMMELHOCH JM (1979) Dietary non-compliance during treatment with tranylcypromine. J Clin Psychiatry 40: 33–37

PARE CMB (1985) The present status of monoamine oxidase inhibitors. Br J Psychiatry 146: 576–584

POPE HG, JONAS JM, HUDSON JI, KAFKA MP (1985) Toxic reaction to the combination of monoamine oxidase inhibitors and tryptophan. Am J Psychiatry 142: 491–492

RABKIN JG, QUITKIN FM, McGRATH P, HARRISON W, TRICAMO E (1985) Adverse reactions to monoamine oxidase inhibitors, part II. Treatment correlates and clinical management. J Clin Psychopharmacol 5 : 2–9

RASKIN A (1972) Adverse reaction to phenelzine: results of a nine-hospital depression study. J Clin Pharmacol 12: 22–25

RAZANI J, WHITE KL, WHITE J (1983) The safety and efficacy of combined amitriptyline and tranylcypromine antidepressant treatment: a controlled trial. Arch Gen Psychiatry 40: 657–661

ROBINSON DS, KURTZ NM (1987) Monoamine oxidase inhibiting drugs: pharmacologic and therapeutic issues. In: MELTZER HY (ed) Psychopharmacology: the third generation of progress. Raven Press, New York, pp 1297–1304

SCHULZ R, BIECK PR (1987) Oral tyramine pressor test and the safety of MAO inhibitor drugs. Psychopharmacology 91: 515–516

SJÖQUIST F (1965) Psychotropic drugs (2). Interaction between monoamine oxidase inhibitors (MAO) and other substances. Proc Roy Soc Med 58: 967–978

SMILKSTEIN MJ, SMOLINSKE SC, RUMACK BH (1987)
A case of MAO inhibitor/MDMA interaction:
agony after ecstasy. Clin Toxicol 25: 149–159

SULLIVAN EA, SHULMAN KI (1984) Diet and monoamine oxidase inhibitors: a re-examination.
Can J Psychiatry 29: 707–711

TABAKOFF B, LEE JM, DE LEON-JONES F, HOFFMAN PL
(1985) Ethanol inhibits the activity of the B
form of monoamine oxidase in human platelet
and brain tissue. Psychopharmacology 87:
152–156

TEYCHENNE PF, CALNE DB, LEWIS PJ, FINDLEY LJ
(1975) Interactions of levodopa with inhibitors of monoamine oxidase and I-aromatic
amino acid decarboxylase. Clin Pharmacol
Ther 18: 273–277

TILLER JWG (1990) Antidepressants, alcohol and
psychomotor performance. Acta Psychiatr
Scand [Suppl 360]: 13–17

TIPTON KF (1986) Enzymology of monoamine
oxidase. Cell Biochem Funct 4: 79–87

TOLKSDORF W, BAIER D, DINGEMANSE J (1992) Mo-
noaminoxydase-Hemmstoffe und RIMA-Sub-

stanzen in der Anästhesie. Anästh Intensiv-
med 33: 175–185

WHITE K, SIMPSON G (1981) Combined MAOI-
tricyclic antidepressant treatment: a reevaluation. J Clin Psychopharmacol 1: 264–282

4.4.5 Kontrolluntersuchungen

M. Schmauß

Um Kontraindikationen vor der Behandlung
und unerwünschte Wirkungen während der
Behandlung rechtzeitig erkennen zu können, müssen vor und während einer Therapie mit MAO-Hemmern klinische, apparati-
ve und labortechnische Untersuchungen
durchgeführt werden: RR/Puls, EKG, EEG,
Blutbild incl. Diff.-Blutbild und Thrombozyten, Transaminasen, Nierenwerte. Hinsicht-

Tabelle 4.4.5.1. Diätrichtlinien bei Einnahme von irreversiblen MAO-Hemmern (nach McCABE und TSUANG 1982)

Keine tyraminhaltigen Nahrungsmittel, daher Vermeidung von z.B.

1. Käse
   Alle Schnittkäsesorten, z.B. Emmentaler, Edamer, Gruyere
   Alle Weichkäsesorten, z.B. Brie, Camembert

2. Rotwein
   Chianti, Sherry

3. Hering
   Marinierter und gesalzener Hering, vakuumverpackt und geräuchert als Konserve, Kaviar

4. Hühnerleber

5. Gemüse
   Avocados, Saubohnen, Sojabohnen und Sojabohnenprodukte

6. Früchte (insbesondere getrocknete Früchte)
   Bananen, getrocknete Feigen, Rosinen

7. Fleisch- und Hefeextrakte

Der Tyramingehalt steigt an, wenn die oben erwähnten Artikel länger offen stehen, ein Fäulnisprozeß
im Gange ist oder wenn diese Produkte bereits verdorben sind.

Erlaubt sind:
Frischkäse, z.B. Gervais, Philadelphia, Hüttenkäse, Quark
Backwaren auf Hefebasis
frische Früchte (außer Avocados und Ananas)

In kleinen Mengen sind erlaubt:
Joghurt, Buttermilch, Kefir, Dickmilch (1 Becher täglich), Schokolade

---

lich der Häufigkeit der einzelnen Kontrolluntersuchungen ist jedoch zwischen irreversiblen MAO-Hemmern wie Tranylcypromin und reversiblen Inhibitoren der Monoaminoxidase (RIMA's) wie Moclobemid zu differenzieren.

Da unter einer Therapie mit irreversiblen MAO-Hemmern die hypertensive Krise die schwerwiegendste unerwünschte Wirkung darstellt (ZISOOK 1985, PARE 1985), muß bei Verordnung dieser Substanz zunächst eine Reihe von Diätvorschriften strikt beachtet werden (Tabelle 4.4.5.1). Auch bei gleichzeitiger Einnahme anderer Medikamente kann es zu hypertensiven Krisen kommen, so daß prinzipiell möglichst auch auf eine Zusatzmedikation verzichtet werden sollte (Tabelle 4.4.5.2).

Die unter irreversiblen MAO-Hemmern üblichen strengen Diätrichtlinien für eine tyraminarme Kost brauchen unter Moclobemid nicht eingehalten werden (PRIEST 1990). Tyraminmengen von 100–150 mg pro Mahlzeit rufen unter therapeutischen Moclobemid-Dosierungen (300–600 mg/Tag) noch keine klinisch relevanten Blutdruckerhöhungen hervor (BIECK 1989, ZIMMER et al. 1990a). Speisen mit hohem Tyramingehalt (bestimmte Käsesorten wie Cheddar sowie konzentrierte Hefeextrakte) sollten jedoch vorsichtshalber vermieden werden.

Auch hinsichtlich der Wechselwirkungen mit anderen Medikamenten besitzt Moclobemid deutliche Vorteile gegenüber den irreversiblen MAO-Hemmern. So wurde bisher keine klinisch relevanten Interaktionen zwischen Moclobemid und Alkohol, Sympathomimetika, Antikoagulantien, trizyklischen Antidepressiva und oralen Kontrazeptiva festgestellt (ZIMMER et al. 1990b).

Blutdruck und Puls müssen – insbesondere bei den irreversiblen MAO-Hemmern – wegen der Gefahr der hypertensiven Krise, aber auch wegen der wesentlich häufigeren orthostatischen Hypotonie (ROBINSON und KURTZ 1987) regelmäßig im Stehen und Liegen überprüft werden. Eine EKG-Ableitung

Tabelle 4.4.5.2. Irreversible MAO-Hemmer und Zusatzmedikation

---

Generell möglichst keine Zusatzmedikation verordnen, insbesondere nicht:

Amphetamin

Antiparkinsonmittel

Azetylsalizylsäure

Chinin

Diuretika

Ephedrin

Opiate

Sympathomimetika

Trizyklische Antidepressiva (s. u.)

---

sollte vor Beginn der Behandlung mit MAO-Hemmern vorliegen – auch dann, wenn kein Verdacht auf eine kardio-vaskuläre Störung besteht. Dabei ist daran zu denken, daß im höheren Lebensalter – unabhängig von der Gabe der Antidepressiva – die Häufigkeit der EKG-Veränderungen zunimmt. Bei fehlenden EKG-Veränderungen, fehlenden kardio-vaskulären Störungen und Patienten unter 50 Jahren sind Kontroll-EKG-Ableitungen während der Therapie nicht notwendig; bei vorher bestehenden EKG-Veränderungen sind Kontrollen in vierteljährlichem Abstand – im klinischen Bedarfsfall natürlich häufiger – zu empfehlen (BENKERT und HIPPIUS 1992).

Das EEG sollte vor Beginn einer antidepressiven Behandlung in jedem Falle abgeleitet werden, unabhängig von der Wahl des Antidepressivums. Besteht der Verdacht auf eine hirnorganische Störung, muß das EEG auch unter Therapie mit einem Monoaminoxidase-Hemmer regelmäßig kontrolliert werden; es gilt vor allem dann, wenn ein zerebrales Anfallsleiden in der Anamnese bekannt ist.

Das Blutbild und die Funktionen der Niere und der Leber sind regelmäßig durch die entsprechenden Laborkontrollen zu überprüfen (Tabelle 4.4.5.3).

Tabelle 4.4.5.3. Empfehlung der Routineuntersuchungen unter irreversiblen MAO-Hemmern.
× = Anzahl der Kontrollen (nach BENKERT und HIPPIUS 1992)

	Vorher	Monate						Vierteljährlich
		1	2	3	4	5	6	
Blutbild	×	×	×	×	×	×	×	×
RR/Puls	×	××	××	××	×	×	×	×
Harnstoff, Kreatinin	×			×			×	×
GOT, GPT, γ-GT	×	×	×	×		×	×	
EKG	×			×[a]			×[a]	×[a]
EEG	×			×[b]			×[b]	×[b]

[a] Bei Patienten über 50 Jahren und bei kardiovaskulären Störungen; [b] Bei Patienten mit hirnorganischen Störungen bzw. bei abnormem/pathologischem EEG-Ausgangsbefund

Insgesamt ist festzuhalten, daß hypertensive Blutdruckkrisen die einzige gravierende Nebenwirkung einer Therapie mit irreversiblen Monoaminoxidase-Hemmern darstellen. Bei Beachtung der entsprechenden Diätvorschriften, Vermeidung einer Zusatzmedikation und Durchführung der entsprechenden Kontrolluntersuchungen (Tabelle 4.4.5.3) stellen auch irreversible MAO-Hemmer eine sichere und wirksame Alternative zu den trizyklischen und nicht-trizyklischen Antidepressiva dar. Mit den reversiblen Inhibitoren der Monoaminoxidase A (RIMA's) stehen nunmehr für die psychiatrische Pharmakotherapie darüber hinaus wirkungsvolle MAO-Hemmer mit einem deutlich verbesserten Nebenwirkungsprofil zur Verfügung (LAUX 1989, STABL et al. 1990).

Literatur

BENKERT O, HIPPIUS H (1992) Psychiatrische Pharmakotherapie. Springer, Berlin Heidelberg New York Tokyo

BIECK PR (1989) Hypertensive Krisen unter reversiblen Hemmstoffen der Monoaminoxidase? Psychiat Prax 16 (Sonderheft): 25–31

LAUX G (1989) Moclobemid in der Depressionsbehandlung – eine Übersicht. Psychiat Prax (Sonderheft)16: 37–40

McCABE B, TSUANG MT (1982) Dietary considerations in MAO inhibitor regimens. J Clin Psychiatry 43: 178–181

PARE CMB (1985) The present status of MAO inhibitors. Br J Psychiatry 146: 576–584

PRIEST RG (1990) Moclobemide and the reversible inhibitors of monoamine oxidase antidepressants. Acta Psychiatr Scand [Suppl 360]: 39–41

ROBINSON DS, KURTZ NM (1987) Monoamine oxidase inhibiting drugs: pharmacologic and therapeutic issues. In: MELTZER HY (ed) Psychopharmacology: the third generation of progress. Raven Press, New York, pp 1297–1304

STABL M, BIZIERE K, SCHMID-BURGK W, AMREIN R (1990) Moclobemid vs. trizyklische Antidepressiva und vs. Placebo bei depressiven Zuständen. Münch Med Wochenschr (Sonderheft)1: 25–33

ZIMMER R, PUECH AJ, PHILIPP F, KORN A (1990a) Interaction between orally administered tyramine and moclobemide. Acta Psychiatr Scand [Suppl 360]: 78–80

ZIMMER R, GIESCHKE R, FISCHBACH R, GASIC S (1990b) Interaction studies with moclobemide. Acta Psychiatr Scand [Suppl 360]: 84–86

ZISOOK S (1985) A clinical overview of MAO inhibitors. Psychosomatics 26: 240–251

4.4.6 Praktische Durchführung, allgemeine Behandlungsrichtlinien

T. Becker

Beginn einer Therapie mit MAO-Hemmern

Vor einer Behandlung mit MAOH muß eine sorgfältige psychiatrische und internistische Anamneseerhebung erfolgen. Von besonderer Bedeutung sind Fragen nach idiopathischen oder sekundären Hochdruckerkrankungen sowie sonstigen Begleiterkrankungen. Auch sollte sich der Arzt, soweit möglich, einen Eindruck bezüglich der Patienten-Compliance verschaffen und detailliert nach Medikamenten- und Suchtmittelmißbrauch fragen. Die allgemein-körperliche und neurologische Untersuchung gilt dem Ausschluß pathologischer Herz-Kreislauf-Befunde und obstruktiver Atemwegserkrankungen (β2-Sympathomimetika!). Neurologische Defizite können auf zurückliegende intrazerebrale Blutungen oder Hirninfarkte hinweisen und fordern zur weiteren internistisch-neurologischen Diagnostik auf (vgl. Kap. 4.4.3, Kontraindikationen). Die aktuelle Medikamentenanamnese ist unverzichtbar für die Entscheidung über den Therapiebeginn. Wird eine TCP-Medikation im Anschluß an die Behandlung mit einem trizyklischen Antidepressivum (TZA) begonnen, so sollte ein medikamentenfreies Intervall von ein bis zwei Wochen zwischengeschaltet werden (COOPER und O'REILLY 1991, POTTER et al. 1991). Seine Dauer sollte nach dem Absetzen eines serotonergen Antidepressivums angesichts der Gefahr serotonerger Interaktionen zwei Wochen betragen (vgl. Kap. 4.4.3). Nach dem Absetzen von Fluoxetin, einer serotonergen Substanz mit langer Halbwertszeit, fordert der Hersteller angesichts später, toxischer Interaktionen mit MAOH eine medikamentenfreie Zeit von fünf Wochen (POTTER et al. 1991). Das medikamentenfreie Intervall sollte ebenfalls zwei Wochen betragen, wenn von einem irreversiblen MAOH auf eine andere Substanz dieser Gruppe übergegangen wird. Diese Möglichkeit gibt es derzeit in den deutschsprachigen Ländern nicht. Es sollte aber gleich verfahren werden, wenn sich an eine Selegilin-Behandlung in hoher, nicht MAO-A-selektiver Dosierung eine TCP-Behandlung anschließt.

Moclobemid hat ein gegenüber irreversiblen MAOH wesentlich günstigeres Profil, was Medikamenteninteraktionen anbelangt. Von klinischer Relevanz ist lediglich die pharmakokinetische Interaktion mit dem Histamin H_2-Blocker Cimetidin (FITTON et al. 1992). Serotonerge Interaktionen fehlten auch unter der Kombinationstherapie mit Fluvoxamin (FITTON et al. 1992). Berichte über schwere Interaktionen von MAOH mit Pethidin und Dextromethorphan haben trotz fehlender klinischer Berichte zu der Empfehlung geführt, Moclobemid nicht mit einer Opiatmedikation zu kombinieren (FITTON et al. 1992). Bei einem Wechsel von einem TZA oder TCP zu Moclobemid kann auf ein längeres medikamentenfreies Intervall verzichtet werden. Nach Vorbehandlung mit einer serotonergen Substanz erscheint auch vor einer Moclobemid-Anschlußbehandlung eine Medikationspause von einigen Tagen sinnvoll. Auch die nichtpsychiatrische Begleitmedikation erfordert aufmerksame Durchsicht, um Risiken der Arzneimittelinteraktion, insbesondere mit sympathomimetisch wirksamen Substanzen zu vermeiden.

Der Therapiebeginn mit TCP sollte in einschleichender Dosierung – ausgehend von 10–20 mg/d – erfolgen. Selegilin wird einschleichend in einer initialen Dosis von 5 mg morgens gegeben. Eine Moclobemid-Behandlung wird mit 2 Tagesdosen à 150 mg begonnen (vgl. Kap. 4.4.2).

Compliance

Die Non-Compliance mit ambulanten Medikamenten-Behandlungsplänen wird in der

Größenordnung von 25% bis 50% angegeben (Blackwell 1976, Walker et al. 1984),
die Schätzungen für MAOH liegen eher
höher. Neil et al. (1979) berichteten eine
strikte Einhaltung der Diätrestriktionen bei
nur einem Drittel von 98 depressiven Patienten, die mit MAOH behandelt wurden; fast
40% gaben erhebliche Non-Compliance an.

Blackwell (1976) diskutierte in einer umfassenden Übersicht Compliance-beeinflussende Faktoren. Er fand familiäre Stabilität und höheren
sozioökonomischen Status mit guter Compliance
assoziiert. Patienten, die sich an Therapiepläne
hielten, hatten Ärzte mit „positiver Einstellung"
und optimistischer Haltung. Ausführliche Information bezüglich möglicher unerwünschter
Wirkungen und Nachfragen zum Behandlungs-
verlauf sowie zu den Diätrestriktionen sind Compliance-fördernd. Ungünstig sind multiple Medi-
kationen, zahlreiche Einnahmezeitpunkte oder
komplizierte Patientenvorschriften (Walker et al.
1984). Dem Arzt-Patienten-Verhältnis kommt für
Fragen der Compliance eine entscheidende Bedeutung zu (Blackwell 1976).

Patienten mit einer arteriellen Hypertonie
oder anderen schweren kardiovaskulären
Erkrankungen bedürfen angesichts der besonderen Gefahr hypertensiver Krisen ausführlicher Beratung. Ebenso sollte bei Patienten mit einem Diabetes mellitus Rück-
sprache mit dem behandelnden Arzt erfolgen und der Patient über das Risiko von
Hypoglykämien aufgeklärt werden (Davidson et al. 1984).
Patienten sollten über die **Symptome einer
hypertensiven Krise** informiert sein, sie
sollten neben dem Kopfschmerz Photopho-
bie, Erstickungsgefühl, Palpitationen und
Angstgefühle als mögliche Symptome einer
Blutdruckentgleisung kennen. Ärzte sollten
auch die Nackensteifigkeit als gelegentli-
ches Symptom hypertensiver Krisen kennen
(Davidson et al. 1984). Gelegentlich können
histaminerge MAOH-Effekte einen hypertensiven Kopfschmerz imitieren, entsprechend kann mit Antihistaminika Abhilfe
geschaffen werden. Die Patienten sollten
Handlungsanweisungen für den Notfall er-

halten. Sie sollten Nifedipin-Kapseln bei
sich tragen und beim Auftreten obiger Beschwerden in jedem Fall einen Arzt aufsuchen. Sie sollten bei ihren Dokumenten
auch eine Information über die MAOH-Therapie mit sich führen.
Therapeutisch werden Nifedipin (10 mg
sublingual) sowie Phentolamin (mehrfach
5 mg i.v.) und Natrium-Nitroprussid (50–
100 mg in 500 ml Infusionslösung) mit Erfolg eingesetzt (Fier 1991). Gelegentlich
wurden auch Furosemid (40 mg i.v.) oder
Diazoxid (300 mg über 30 Sek. i.v.) verabreicht.

Diätvorschriften

Davidson et al. (1984) führten acht Gruppen
von Nahrungsmitteln auf, die während einer
TCP-Therapie zu vermeiden sind. Sie erwähnen

1. alle Käsesorten außer Frischkäsezube-
   reitungen,
2. Leber,
3. geräucherten oder marinierten Fisch,
4. fermentierte Wurstprodukte (z.B. Sala-
   mi, Pepperoni),
5. Hefeprodukte (z.B. Marmite, englischer
   Brotaufstrich),
6. Bananenschalen,
7. dicke Bohnen und italienische grüne
   Bohnen sowie
8. fermentierte, überreife sowie überaltete
   Nahrungsmittel (Verfallsdatum).

Unter den Getränken empfehlen sie die Vermeidung von rotem, insbesondere Chianti-
Wein und empfehlen den Genuß von anderen alkoholischen Getränken sowie Kaffee,
Schokolade und Coca Cola in beschränkten
Mengen.
Nahrungsmittelinteraktionen sind an anderer Stelle (Kap. 4.4.4) behandelt. Der Tyramingehalt europäischer Nahrungsmittel
und Getränke wurde von Da Prada et al.
(1988) einer systematischen Analyse unterzogen, die Tyraminkonzentrationen muß-

ten aufgrund ihrer Ergebnisse nach unten korrigiert werden. Zu vermeiden sind gereifter Käse, marinierter Hering, konzentrierte Hefe- und Proteinextrakte und die Schoten der Saubohne.

Nach bisherigem Kenntnisstand ist die Einhaltung von Diätrestriktionen unter einer Moclobemid-Therapie nicht erforderlich (FITTON et al. 1992), das Risiko hypertensiver Reaktionen ist unter den reversiblen, selektiven MAO-A-Hemmern (RIMA) Moclobemid und Brofaromin gegenüber den MAOH erheblich reduziert (BIECK und ANTONIN 1989). Allerdings sollte Moclobemid am Ende von Mahlzeiten eingenommen werden, der Verzehr von größeren Mengen (> 50 g) reifen oder überreifen Käses sollte vermieden werden.

MAOH-Therapie im Alter

Zwar betrachtet die PHYSICIANS' DESK REFERENCE (1991) ein Alter über 60 Jahre als Kontraindikation für irreversible MAOH. MAOH können aber im hohen Lebensalter eingesetzt werden und stellen eine Option der Behandlung therapieresistenter depressiver Syndrome des höheren Lebensalters dar (GEORGOTAS et al. 1983, JENIKE 1984, SARGENTI et al. 1988). Diätrestriktionen müssen eingehalten und Fragen der Compliance berücksichtigt werden, die Anfangsdosierung sollte nicht zu hoch sein und für TCP bei 10 mg morgens oder maximal 2 × 10 mg liegen. Allerdings muß dem Auftreten orthostatischer Nebenwirkungen besondere Aufmerksamkeit gelten, da die Frakturgefährdung älterer Menschen hoch ist. Die Kreislaufüberwachung sollte während der gesamten Dauer des ersten Behandlungsmonats fortgeführt werden, da Hinweise vorliegen, daß der Häufigkeitsgipfel der Orthostasereaktionen zwischen dritter und vierter Behandlungswoche liegt (KRONIG et al. 1983). Wichtig ist, daß erkannt wird, wenn Patienten neben einer orthostatischen Hypotonie eine ausgeprägte Tagessedie-

rung als unerwünschten Effekt des MAOH entwickeln und dann doppelt sturzgefährdet sind (TEICHER et al. 1988).

Angesichts der hohen Prävalenz von Schlafstörungen im Alter und der Möglichkeit einer Verschlechterung der Insomnie durch MAOH sollte die letzte MAOH-Dosis nicht nach 16 Uhr verabreicht werden. Wichtig ist auch die Berücksichtigung einer hinreichenden MAOH-Medikamentenpause vor einer Narkose, dies gilt uneingeschränkt selbstverständlich nur für elektive Eingriffe (SARGENTI et al. 1988). Eine L-Dopa-Medikation stellt eine häufige Interaktionsmöglichkeit dar, die möglicherweise durch den peripheren Decarboxylase-Hemmer gemildert wird. DE VANNA et al. (1990) verglichen bei insgesamt 120 älteren Patienten Moclobemid mit den atypischen Antidepressiva Mianserin und Maprotilin, fanden eine sehr gute Toleranz und gleichwertige antidepressive Wirksamkeit von Moclobemid. Eine Metaanalyse von Moclobemid-Vergleichsstudien ergab eine gute Toleranz in der Gruppe der „über 65jährigen" Patienten, die Response-Rate (gemessen am klinischen Gesamteindruck) unterschied sich in der Gruppe der älteren Patienten nicht signifikant von der jüngeren Referenzgruppe, während die „über 65jährigen" Patienten unter der Therapie mit Vergleichssubstanzen signifikant schlechter respondierten (ANGST und STABL 1992).

Kinder und Jugendliche

Der Einsatz von MAOH wurde bei Kindern und Jugendlichen mit affektiven Störungen berichtet, jedoch galten die Substanzen als Ausnahmen vorbehaltene Behandlungsoption, die mit großer Vorsicht einzusetzen war (TROTT et al. 1991). Allerdings haben die reversiblen, selektiven MAO-Hemmer (RIMA) in jüngster Zeit zu einer Erneuerung des Interesses an dieser Sustanzgruppe geführt, Moclobemid wurde bei der Aufmerksamkeitsstörung/hyperkinetischem

Syndrom erfolgreich verabreicht, die Verträglichkeit war gut (TROTT et al. 1992).

Leber- und Nierenkranke

Nierenerkrankungen nehmen keinen klinisch relevanten Einfluß auf Bioverfügbarkeit und Elimination von TCP. Auch die Elimination von Moclobemid korreliert nicht mit der Kreatininclearance, es kommt bei Patienten mit eingeschränkter Nierenfunktion nicht zur Kumulation. Diese Substanz stellt daher in der Behandlung nierenkranker Patienten eine wichtige Therapieoption dar. Tranylcypromin und Moclobemid werden in der Leber metabolisiert, Leberfunktionsstörungen beeinflussen die orale Bioverfügbarkeit und Elimination von Moclobemid (ATKINSON und DITMAN 1965, FITTON et al. 1992, YOUDIM et al. 1979). Im hepatischen Metabolismus von TCP entstehen wahrscheinlich Amphetamine und Methamphetamine (YOUDIM et al. 1979). Schwere Lebererkrankungen sollten daher Anlaß zu einer Dosisreduktion – Halbierung bis Drittelung – beider Medikamente sein, auch die Verlängerung des Dosisintervalls kommt in Frage (FITTON et al. 1992, STOECKEL et al. 1990).

Gravidität, Stillperiode

Psychopharmaka sollten grundsätzlich nicht im ersten Trimenon der Schwangerschaft eingenommen werden (THIELS 1987). Insgesamt ist wenig über den MAOH-Einsatz in der Schwangerschaft und seine Risiken bekannt. Die Problematik der Psychopharmakagabe in Schwangerschaft und Stillzeit ist in Band 1, Kapitel 15 behandelt. Dort wird über vereinzelte Fallberichte von schweren Mißbildungssyndromen nach Tranylcypromin-Einnahme in der Schwangerschaft berichtet, jedoch wurden die Substanzen bei diesen Patienten in Kombination mit anderen Psychopharmaka eingenommen, so daß kausale Verknüpfungen nicht streng möglich sind. Größere „Fall"-

Register, retrospektive und prospektive Studien liegen für MAOH nicht vor. Tierexperimentell sind weder eine fetale Schädigung durch TCP noch ein Risiko aufgrund in der Muttermilch enthaltenen Tranylcypromins ausgeschlossen (PHYSICIANS' DESK REFERENCE 1991, S. 2115). Sicher ist, daß TCP in der Muttermilch enthalten ist. ELIA et al. (1987) faßten die Literatur in lakonischer Kürze zusammen: „There are no studies or reports of monoamine oxidase inhibitor use during pregnancy." Die Autoren folgerten, daß immer dann, wenn nach Abwägung aller Aspekte eine thymoleptische Therapie in der Schwangerschaft für indiziert erachtet wird, Trizyklika eingesetzt werden sollten, da alle vorliegenden Kasuistiken und Daten sich auf diese Substanzgruppe beziehen (ELIA et al. 1987). Die FEDERAL DRUG ADMINISTRATION (FDA) rechnet die klassischen MAOH zur Kategorie C der „Use-in-pregnancy Ratings" („Risk cannot be ruled out; human studies are lacking; … potential benefits may justify the potential risk", PHYSICIANS' DESK REFERENCE 1991).

Moclobemid, nicht aber sein Hauptmetabolit konnte nach Einmalgabe von 300 mg in der Muttermilch nachgewiesen werden (PONS et al. 1990), die errechnete Exposition des Kindes betrug 1% der mütterlichen Dosis (in mg/kg). Die Autoren gingen von einem niedrigen Risikopotential der kindlichen Exposition aus, Moclobemid entfaltete tierexperimentell keine mutagene Wirkung.

Kognition und Verkehrstüchtigkeit

MAOH haben weniger anticholinerge Nebenwirkungen als trizyklische Antidepressiva. Entsprechend weisen sie ein bezüglich kognitiver Leistungen eher günstiges Wirkprofil auf. Der Nicht-Hydrazin-MAOH TCP kann aufgrund seines amphetaminähnlichen Wirkprofils als Aufmerksamkeit und Konzentration fördernd beschrieben werden. Der Einfluß von Moclobemid auf kognitive Parameter wurde im Vergleich zu

Trazodon bei jungen und älteren freiwilligen Probanden untersucht (WESNES et al. 1989). Im Scopolamin-Modell konnten bei jüngeren Probanden kognitive Defizite durch Moclobemid besser antagonisiert werden, Moclobemid-Gabe führte bei älteren Probanden zu einer Besserung kognitiver Parameter, besonders von Gedächtnisfunktionen. Psychometrische Befunde aus einer Moclobemid-Maprotilin-Vergleichsstudie ergaben für die Moclobemid-Responder eine geringe Verbesserung motorischen Verhaltens, während sich Therapieversager verschlechterten (CLASSEN und LAUX 1990). Neuere Studien ergaben für Moclobemid eine geringe psychomotorische und kognitive Beeinträchtigung, HINDMARCH und KERR (1992) fanden 200 mg Moclobemid diesbezüglich 50 mg Amitriptylin überlegen. Positive Effekte auf Vigilanz, Aufmerksamkeit und Gedächtnis wurden verzeichnet (ALLAIN et al. 1992), auch war Moclobemid bei Probanden Mianserin bezüglich psychomotorischer und Fahrleistung überlegen (RAMAEKERS et al. 1992).

Operationen

Elektive Operationen sollten Anlaß zu einem schrittweisen Absetzen einer TCP-Therapie mit freiem Intervall von 2 Wochen sein, um die Risiken einer Interaktion mit Narkosemitteln oder Sympathomimetika zu vermeiden. Gleiches gilt für eine hochdosierte Selegilin-Behandlung. Ein Absetzen von Moclobemid erscheint auch vor elektiven chirurgischen Eingriffen nicht zwingend, obwohl diese Aussage angesichts des begrenzten klinischen Erfahrungsschatzes mit Moclobemid vorläufigen Charakter hat.

Dauer der Behandlung, Wirkverlust

Für die Beendigung einer antidepressiven MAOH-Therapie gelten die allgemeinen Regeln antidepressiver Pharmakotherapie (vgl. Kap. 2.4.6, S. 87). MAOH können hypomane Nachschwankungen, manische Stimmungs-

auslenkungen und „rapid cycling" induzieren oder begünstigen (MATTSSON und SELTZER 1981), entsprechend sollten sie bei bipolaren Erkrankungen früh abgesetzt werden.
Es liegen Berichte über Verschlechterungen oder Rückfälle in zunächst erfolgreich mit MAOH behandelten depressiven Phasen vor. Dies gilt für alle Antidepressiva, auch für MAOH (COHEN und BALDESSARINI 1985). Wirkverlust ist unter antidepressiver MAOH-Erhaltungstherapie nach initial guter Response für Phenelzin, TCP und jüngst bei einer kleinen Patientengruppe auch für Moclobemid beschrieben (MANN 1983, CARL und LAUX 1989). Andererseits wurde die Langzeittherapie mit Moclobemid auch als erfolgreich und frei von Rückfallereignissen geschildert (STEFANIS et al. 1990). MOLL et al. (1992) berichten, daß Moclobemid-Responder bei Weiterbehandlung während der ersten sechs Monate in 9,2%, während der Follow up-Monate 7–12 in 16% einen Rückfall erlebten.

Therapieende, Absetzsyndrome

MAOH sollten nicht abrupt, sondern immer langsam ausschleichend abgesetzt werden. Dem Absetzversuch sollte nach positivem Therapieverlauf eine genügend lange Phase stabiler Remission vorausgehen.
Nach dem Absetzen von MAOH, insbesondere von TCP können sich Entzugssyndrome manifestieren, in deren Rahmen Angst, Agitiertheit, Insomnie und/oder Schläfrigkeit sowie Desorientiertheit, Halluzinationen, delirante und paranoide Syndrome beobachtet wurden (BEN-ARIE und GEORGE 1979, DILSAVER 1988, FRANKEL und RASKIN 1985, GRIFFIN et al. 1981, LISKIN et al. 1985, LE GASSICKE et al. 1965, ROTH 1985). Anfallsserien und Status epilepticus wurden nach dem abrupten Ende extrem hochdosierter, mißbräuchlicher TCP-Einnahme berichtet (VARTZOPOULOS und KRULL 1991). Die geschilderten Absetzphänomene ähneln Amphetamin-Abstinenzsyndromen. Allerdings

äußerten ROBINSON et al. (1991) Zweifel, ob ein eigenständiges MAOH-Entzugssyndrom existiert. Diese Autoren meinen, daß entsprechende Befindensverschlechterungen eher im Rahmen einer Symptom-Wiederkehr zu deuten sind. DILSAVER (1988) hingegen diskutiert präsynaptische dopaminerge und noradrenerge Effekte als mögliche Ursachen für Entzugssymptome, er denkt an präsynaptische agonistische Effekte von MAOH und bei deren Wegfall an eine erhöhte Freisetzung von Noradrenalin und Dopamin in den synaptischen Spalt.

Mißbrauch

Berichte über eine mißbräuchliche Einnahme von MAOH liegen vor, eine Sammlung von Fallberichten legten SHOPSIN und KLINE (1976) vor. Zwar muß das Mißbrauchspotential bei allen MAOH in Rechnung gestellt werden, jedoch ist TCP die am häufigsten in diesem Zusammenhang genannte Substanz (BRADY et al. 1991, BRIGGS et al. 1990). Als Erklärung wird einerseits die strukturelle Nähe zu den Amphetaminen angesehen (VARTZOPOULOS und KRULL 1991), andererseits war der MAOH-Mißbrauch mit histrionischen und „soziopathischen" Persönlichkeitszügen sowie dem Mißbrauch anderer Stoffe (Amphetamine, Alkohol) assoziiert (VARTZOPOULOS und KRULL 1991). Die mißbräuchlich eingenommenen Dosen, die häufig das Zehnfache der vorgesehenen Tageshöchstdosis betrugen, wurden gut vertragen, ohne daß Diätrestriktionen beachtet wurden (GRIFFIN et al. 1981, VARTZOPOULOS und KRULL 1991).

Medikamenten-Kombinationen

Medikamenteninteraktionen unter MAOH sind in Kapitel 4.4.4 ausführlich behandelt. Besondere Vorsicht ist in der Behandlung mit MAOH dann angebracht, wenn eine internistische Vormedikation polypragmatisch war oder nicht bekannt ist. Zu bedenken sind auch Interaktionen mit „Erkältungsmitteln" mit sympathomimetischen Inhaltsstoffen (CUTHBERT et al. 1969, HUMBERSTONE 1969, MASON und BUCKLE 1969).

Die Kombination eines MAOH mit Lithium oder Carbamazepin ist zulässig, schwerwiegende Interaktionen mit Neuroleptika wurden nicht berichtet. Die Kombination mit Benzodiazepinen sollte keine häufige Therapieoption und nur vorübergehend sein. Die Kombination mit überwiegend serotonerg wirkenden Antidepressiva (Clomipramin, Fluvoxamin, Fluoxetin) ist kontraindiziert. Die Kombinationstherapie mit MAOH und Tri- bzw. Tetrazyklikum wird in einem Exkurs (SCHMAUSS) behandelt. Die Direktumstellung von Moclobemid auf tri- oder tetrazyklische Antidepressiva wurde von 13 Patienten gut vertragen (BECKER et al. 1989), weitere Berichte zur Moclobemid-Therapieumstellung und -Kombinationsbehandlung müssen abgewartet werden.

Therapieplanung

Rationale Therapieplanung ist nur dann möglich, wenn die Vorbehandlung sorgfältig dokumentiert wurde. GUSCOTT und GROF (1991) entwickelten ihre kritische Betrachtung des Konzepts „therapierefraktäre Depression" anhand von sechs Fragen. Der Kliniker muß aus der Sicht dieser Autoren beantworten:

1. ob die Diagnose stimmt,
2. ob der Patient in ausreichender Dosis und genügend lange behandelt wurde,
3. ob ein rationaler therapeutischer Stufenplan verfolgt wurde,
4. ob die „Outcome"-Maße valide waren,
5. ob komplizierende somatische oder psychiatrische Komorbidität den Behandlungserfolg behindert und
6. ob die klinische Therapieumgebung („Setting") für den Therapieerfolg hinderlich ist.

Werden alle diese Fragen sorgfältig beantwortet, so bestimmt die Mehrzahl der Autoren den Platz der MAOH in der zweiten Linie antidepressiver Pharmakotherapie und unter den solide untermauerten Strategien in Situationen der Therapieresistenz. Das weite Spektrum möglicher Indikationen bedarf vielfältiger wissenschaftlicher Bearbeitung, der Platz reversibler Inhibitoren der MAO-A wird zu bestimmen sein.

Literatur

ALLAIN H, LIEURY A, BRUNET-BOURGIN F, MIRABAUD C, TREBON P, LE COZ F, GRANDON JM (1992) Antidepressants and cognition: comparative effects of moclobemide, viloxazine and maprotiline. Psychopharmacology 106 [Suppl]: S56–S61

ANGST J, STABL M (1992) Efficacy of moclobemide in different patient groups: a meta-analysis of studies. Psychopharmacology 106 [Suppl]: S109–S113

ATKINSON RM, DITMAN KS (1965) Tranylcypromine: a review. Clin Pharmacol Ther 6: 631–655

BECKER T, STRUCK M, LAUX G (1989) Depressionsbehandlung mit MAO-A-Inhibitoren: Offene Studie zur Direktumstellung von Moclobemid auf tri-/tetrazyklische Antidepressiva. Psychiat Prax 16 (Sonderheft): 44–47

BEN-ARIE O, GEORGE GCW (1979) A case of tranylcypromine (Parnate) addiction. Br J Psychiatry 135: 273–274

BIECK PR, ANTONIN KH (1989) Tyramine potentiation during treatment with MAO inhibitors: brofaromine and moclobemide vs irreversible inhibitors. J Neural Transm 28 [Suppl]: 21–31

BLACKWELL B (1976) Treatment adherence. Br J Psychiatry 129: 513–531

BRADY KT, LYDIARD RB, KELLNER C (1991) Tranylcypromine abuse. Am J Psychiatry 148: 1268–1269

BRIGGS NC, JEFFERSON JW, KOENECKE FH (1990) Tranylcypromine addiction: a case report and review. J Clin Psychiatry 51: 426–429

CARL G, LAUX G (1989) Moclobemid in der Langzeitbehandlung Depressiver. Psychiat Prax 16 (Sonderheft): 48–50

CLASSEN W, LAUX G (1990) Psychometric alterations in treatment with the MAO-A-inhibitor moclobemide. J Neural Transm [Suppl] 32: 185–188

COHEN BM, BALDESSARINI RJ (1985) Tolerance to therapeutic effects of antidepressants. Am J Psychiatry 142: 489–490

COOPER AJ, O'REILLY RL (1991) Update on the monoamine oxidase inhibitors (MAOIs). Today's Therapeutic Trends 9: 35–54

CUTHBERT MF, GREENBERG MP, MORLEY SW (1969) Cough and cold remedies: a potential danger to patients on monoamine oxidase inhibitors. Br Med J 1: 404–406

DA PRADA M, ZÜRCHER G, WÜTHRICH I, HAEFELY WE (1988) On tyramine, food, beverages and the reversible MAO inhibitor moclobemide. J Neural Transm [Suppl] 26: 31–56

DAVIDSON J, ZUNG WWK, WALKER JI (1984) Practical aspects of MAO inhibitor therapy. J Clin Psychiatry 45: 81–84

DE VANNA M, KUMMER J, AGNOLI A, GENTILI P, LORIZIO A, ANAND R (1990) Moclobemide compared with second-generation antidepressants in elderly people. Acta Psychiatr Scand 82 [Suppl 360]: 64–66

DILSAVER SC (1988) Monoamine oxidase inhibitor withdrawal phenomena: symptoms and pathophysiology. Acta Psychiatr Scand 78: 1–7

ELIA J, KATZ IR, SIMPSON GM (1987) Teratogenicity of psychotherapeutic medications. Psychopharmacol Bull 23: 531–586

FIER M (1991) Safer use of MAOIs. Am J Psychiatry 148: 391–392

FITTON A, FAULDS D, GOA KL (1992) Moclobemide. A review of its pharmacological properties and therapeutic use in depressive illness. Drugs 43: 561–596

FRANKEL DA, RASKIN DE (1985) Psychosis following phenelzine discontinuation. J Clin Psychopharmacol 5: 360

GEORGOTAS A, FRIEDMAN E, MCCARTHY M, MANN J, KRAKOWSKI M, SIEGEL R, FERRIS S (1983) Resistant geriatric depressions and therapeutic response to monoamine oxidase inhibitors. Biol Psychiatry 18: 195–205

GRIFFIN N, DRAPER RJ, WEBB MGT (1981) Addiction to tranylcypromine. Br Med J 2: 346

GUSCOTT R, GROF P (1991) The clinical meaning of refractory depression: a review for the clinician. Am J Psychiatry 148: 695–704

HINDMARCH I, KERR J (1992) Behavioural toxicity of antidepressants with particular reference to moclobemide. Psychopharmacology 106 [Suppl]: S49–S55

HUMBERSTONE PM (1969) Hypertension from cold remedies (letter). Br Med J 1: 846

JENIKE MA (1984) The use of monoamine oxidase inhibitors in the treatment of elderly, depressed patients. J Am Geriatr Soc 32: 571–575

KRONIG MH, ROOSE SP, WALSH BT et al. (1983) Blood pressure effects of phenelzine. J Clin Psychopharmacol 3: 307

LE GASSICKE J, ASHCROFT GW, ECCLESTON D et al. (1965) The clinical state, sleep, and amine metabolism of a tranylcypromine („parnate") addict. Br J Psychiatry 1965: 357–364

LISKIN B, ROOSE SP, WALSH BT, JACKSON WK (1985) Acute psychosis following phenelzine discontinuation. J Clin Psychopharmacol 5: 46–47

MANN JJ (1983) Loss of antidepressant effect with long-term monoamine oxidase inhibitor treatment without loss of monoamine oxidase inhibition. J Clin Psychopharmacol 3: 363–366

MASON AMS, BUCKLE RM (1969) „Cold" cures and monoamine-oxidase inhibitors (letter). Br Med J 1: 845–846

MATTSSON A, SELTZER RL (1981) MAOI-induced rapid cycling bipolar affective disorder in an adolescent. Am J Psychiatry 138: 677–679

MOLL E, STABL R, WEGSCHEIDER R, AMREIN R (1992) Long-term treatment with moclobemide. An open-label, non-comparative, multiple-distributed study in patients with a major depressive episode as defined by DSM-III. Psychopharmacology 106 [Suppl]: S120–S122

NEIL JF, LICATA SM, MAY SJ et al. (1979) Dietary noncompliance during treatment with tranylcypromine. J Clin Psychiatry 40: 33–37

PHYSICIANS' DESK REFERENCE (1991) Publisher Barnhart ER, Medical Economics Data, Oradell, NJ

PONS G, SCHOERLIN MP, TAM YK, MORAN C, PFEFEN JP, FRANCOUAL C, PEDARRIOSSE AM, CHAVINIE J, OLIVE G (1990) Moclobemide excretion in human breast milk. Br J Clin Pharmacol 29: 27–31

POTTER WZ, RUDORFER MV, MANJI H (1991) The pharmacologic treatment of depression. N Engl J Med 325: 633–642

RAMAEKERS JG, SWIJGMAN HF, O'HANLON JF (1992) Effects of moclobemide and mianserin on highway driving, psychometric performance and subjective parameters, relative to placebo. Psychopharmacology 106 [Suppl]: S62–S67

ROBINSON DS, LERFALD SC, BENNETT B, LAUX D, DEVEREAUX E, KAYSER A, CORCELLA J, ALBRIGHT D (1991) Maintenance therapies in recurrent depression: new findings. Psychopharmacol Bull 27: 31–39

ROTH SD (1985) More on psychosis following phenelzine discontinuation. J Clin Psychopharmacol 5: 360–361

SARGENTI CJ, RIZOS AL, JESTE DV (1988) Psychotropic drug interactions in the patient with late-onset psychosis and mood disorder, part 1. Psychiatr Clin North Am 11: 235–252

SHOPSIN B, KLINE NS (1976) Monoamine oxidase inhibitors: potential for drug abuse. Biol Psychiatry 11: 451–456

STEFANIS CN, MERZ-FREI K (1990) Moclobemide (Ro 11-1163) in long-term treatment. Acta Psychiatr Scand 82 [Suppl 360]: 67–68

STERNBACH H (1988) Danger of MAOI therapy after fluoxetine withdrawal. Lancet ii: 850–851

STOECKEL K, PFEFEN JP, MAYERSOHN M, SCHOERLIN MP, ANDRESSEN C, OHNHAUS EE, FREY F, GUENTERT TW (1990) Absorption and disposition of moclobemide in patients with advanced age or reduced liver or kidney function. Acta Psychiatr Scand 82 [Suppl 360]: 94–97

TEICHER MH, COHEN BM, BALDESSARINI RJ, COLE JO (1988) Severe daytime somnolence in patients treated with an MAOI. Am J Psychiatry 145: 1552–1556

THIELS C (1987) Pharmacotherapy of psychiatric disorders in pregnancy and during breast-feeding: a review. Pharmacopsychiatry 20: 133–146

TROTT GE, MENZEL M, FRIESE HJ, NISSEN G (1991) Wirksamkeit und Verträglichkeit des selektiven MAO-A-Inhibitors Moclobemid bei Kindern mit hyperkinetischem Syndrom. Z Kinder-Jugendpsychiat 19: 248–253

TROTT GE, FRIESE HJ, MENZEL M, NISSEN G (1992) Use of moclobemide in children with attention deficit hyperactivity disorder. Psychopharmacology 106 [Suppl]: S134–S136

VARTZOPOULOS D, KRULL F (1991) Dependence on monoamine oxidase inhibitors in high dose. Br J Psychiatry 158: 856–857

WALKER JI, DAVIDSON J, ZUNG WWK (1984) Patient compliance with MAO inhibitor therapy. J Clin Psychiatry 45: 78–80

WESNES KA, SIMPSON PM, CHRISTMAS L, ANAND R, MCCLELLAND GR (1989) The effects of moclobemide on cognition. J Neural Transm [Suppl] 28: 91–102

YOUDIM MBH, ARONSON JK, GREEN AR, GRAHAME-SMITH DG (1979) Tranylcypromine ('Parnate') overdose: measurement of tranylcypromine concentrations and MAO inhibitory activity and identification of amphetamines in plasma. Psychol Med 9: 377–382

Exkurs: Kombinationstherapie trizyklischer Antidepressiva mit MAO-Hemmern

M. Schmauß

Trizyklische Antidepressiva und Mono-aminoxidasehemmer (MAO-Hemmer) wurden bis 1962 unter der Annahme eines synergistischen Effekts bei der Behandlung von depressiven Syndromen häufig kombiniert (MURPHY et al. 1984). In der Folgezeit wurden diese Kombinationen jedoch aufgrund von Berichten über die allgemeine Toxizität der Einzelsubstanzen und unerwünschter Wirkungen im Tierversuch wesentlich kritischer betrachtet (PARE 1964, LOVELESS und MAXWELL 1965). Hinzu kamen Fallberichte über schwerwiegende unerwünschte Arzneimittelwirkungen bei der Anwendung dieser Therapieform (Übersicht: SCHUCKIT et al. 1971), so daß diese Art der medikamentösen Behandlung schließlich als kontraindiziert angesehen wurde (COHEN und ARMSTRONG 1974, SJÖQUIST 1965).
Später wurden die Angaben über schwerwiegende unerwünschte Arzneimittelwirkungen von verschiedenen Autoren einer kritischen Prüfung unterzogen (ANANTH und LUCHINS 1977, PONTO et al. 1977, SCHUKKIT et al. 1971, SETHNA 1974, WHITE und SIMPSON 1981, 1984). Übereinstimmend stellten diese Autoren fest, daß ernsthafte oder sogar tödliche unerwünschte Arzneimittelwirkungen praktisch nur bei Überdosierungen aufgetreten waren. Darüber hinaus waren Mehrfachkombinationen mit anderen Psychopharmaka oder größere Alkoholmengen beteiligt. In fast allen Fällen hatten die Behandlungen mit einem MAO-Hemmer begonnen und dann war ein trizyklisches Antidepressivum hinzugefügt

worden, manchmal sogar bei parenteraler Verabreichung.

Unerwünschte Arzneimittelwirkungen

Unerwünschte Arzneimittelwirkungen unter einer Behandlung mit trizyklischen Antidepressiva und MAO-Hemmern können im wesentlichen in zwei Kategorien aufgeteilt werden (GOLDBERG und THORNTON 1978):

1. Als weniger schwerwiegende unerwünschte Arzneimittelwirkungen werden Symptome angegeben, die sich aus einem möglichen Synergismus zwischen den unerwünschten Arzneimittelwirkungen der beiden Einzelsubstanzen ergeben wie orthostatische Hypotension, Kopfschmerzen, Blasenentleerungsstörungen und Schwindel. Diese Symptome verschwinden häufig spontan bei Fortsetzung der Therapie oder können durch eine Dosisänderung behoben werden (GANDER 1965). Wiederholt wurde festgestellt, daß sich Häufigkeit und Schweregrad unerwünschter Arzneimittelwirkungen unter einer Kombinationstherapie mit trizyklischen Antidepressiva und MAO-Hemmern nicht von denen einer Monotherapie unterscheiden (SETHNA 1974, WINSTON 1971, SPIKER und PUGH 1976). SCHMAUSS et al. (1988) berichten sogar über eine geringere Frequenz unerwünschter Arzneimittelwirkungen unter einer Kombinationstherapie im Vergleich zur vorausge-

gangenen Monotherapie mit tri-(tetra-)zy-
klischen Antidepressiva.

2. Schwerwiegende unerwünschte Arzneimittelwirkungen unter einer Kombinationsbehandlung sind gekennzeichnet durch
eine delirante Symptomatik mit starker motorischer Unruhe, eine Erhöhung der Körpertemperatur, eine Tonuserhöhung der
Muskulatur, Krampfanfälle, hypertensive
Krisen, Koma und schließlich den Exitus.
Nach Pare (1985) handelt es sich dabei um
unspezifische Reaktionen, die auch durch
eine Überdosierung von nur einer der beteiligten Substanzen herbeigeführt werden.
v. Oefele et al. (1988) weisen jedoch darauf
hin, daß die Häufigkeit schwerwiegender
unerwünschter Arzneimittelwirkungen von
der Art der Kombinationsbehandlung abhängt. So beobachteten die Autoren unter
einer Kombination von Amitriptylin und
Tranylcypromin eine nahezu identische
Häufigkeit unerwünschter Arzneimittelwirkungen wie unter den Einzelsubstanzen,
während im Gegensatz dazu eine Kombination aus Clomipramin und Tranylcypromin
eine im Vergleich zu den Einzelsubstanzen
deutlich erhöhte Nebenwirkungsrate und
sogar einen Fall mit letalem Ausgang aufwies. Die besondere Problematik dieser
Kombination war bereits seit Jahren auf der
Grundlage von theoretischen Überlegungen, tierexperimentellen Untersuchungen
und klinischen Beobachtungen vermutet
worden. So stützten sich die Mitteilungen
von Caglieri-Cingolani und Bencini (1982),
Beaumont (1973) und Pare (1985) auf kasuistische Beobachtungen. Die tierexperimentellen Untersuchungen von Marley und
Wozniak (1983) weisen auf eine Rolle der
Serotonin-Wiederaufnahmehemmung für
die Entstehung der unerwünschten Arzneimittelwirkungen hin. Bei den bisher vorliegenden Vergleichsstudien von Kombinati-
ons- und Monotherapie wurde in keinem
Fall Clomipramin eingesetzt, in den Übersichtsarbeiten wurde aufgrund von Fallberichten zuweilen ein erhöhtes Risiko für
unerwünschte Arzneimittelwirkungen unter
der Kombination mit Imipramin angegeben
(Schuckit 1971).

In den von v. Oefele et al. (1988) mitgeteilten Fällen handelt es sich um unerwünschte
Arzneimittelwirkungen, die nach dem vor-
geschriebenen Procedere, also nach der
Zugabe eines MAO-Hemmers zu einem trizyklischen Antidepressivum aufgetreten
waren. Das Risiko unerwünschter Arzneimittelwirkungen erscheint unter der Kombination des Serotonin-Wiederaufnahmehemmers Clomipramin mit einem MAO-
Hemmer erheblich. Der Mechanismus der
Syndromentstehung mit Fieber, Tremor und

Tabelle 1. Ergebnis der offenen Studien zur Wirksamkeit einer Kombinationstherapie

Autor	Anzahl der Patienten	Sehr gute Besserung	Gute Besserung	Mäßige Besserung	Keine Besserung	Wegen UAW abgebrochen
Gander (1965)	90	12	37	13	21	7
Ray (1973)	84		52	30	2	–
Sargant et al. (1966)	73	22	27	14	10	–
Sethna (1974)	12	9	–	3	–	1
Schmauss et al. (1988)	94	29	35	14	16	4
Schuckit et al. (1971)	60	allgemeine Besserung bei allen Patienten				
Winston (1971)	20	7	7	2	4	1

UAW Unerwünschte Arzneimittelwirkung

Unruhe ist weiterhin unklar, derartige Symptome wurden unter Überdosierungen bei Monotherapien in der Literatur jedoch bereits beschrieben (PARE 1985). Auch nach v. OEFELE et al. (1988) erscheint die Höhe der Dosis der verordneten Substanzen für das Auftreten unerwünschter Arzneimittelwirkungen nicht ohne Belang. So weisen die Autoren darauf hin, daß in etwa der Hälfte der Fälle die unerwünschten Nebenwirkungen nach Erhöhung der Tranylcypromindosis auftraten.

Behandlung schwerwiegender unerwünschter Arzneimittelwirkungen

Toxische Reaktionen mit starker Temperaturerhöhung, erhöhtem Muskeltonus, Tachykardien, schüttelfrostartigem Tremor, und starker innere Unruhe nach gleichzeitiger Einnahme eines trizyklischen Antidepressivums mit einem MAO-Hemmer sind bisher mit Vercuronium und aktiver Kühlung (PEEBLES-BROWN 1985), Chlorpromazin (GRAHAM et al. 1982) sowie Dikalium-Chlorazepat (v. OEFELE et al. 1988) erfolgreich behandelt worden.

Klinische Wirksamkeit

Es wird angenommen, daß Anfang der 60er Jahre Kombinationstherapien trizyklischer Antidepressiva mit MAO-Hemmern etwa 4 bis 5% aller Antidepressiva-Verordnungen ausmachten (MARKS 1965), obwohl bis zu diesem Zeitpunkt lediglich kasuistische Berichte die Wirksamkeit dieser Therapieform dokumentierten. Bis heute sind sieben offene und vier kontrollierte Studien über den klinischen Effekt einer Kombinationstherapie veröffentlicht. Tabelle 1 gibt einen Überblick über die offenen Studien. Während die Untersuchungen von GANDER (1965), WINSTON (1971), SETHNA (1974) und SCHMAUSS et

al. (1988) mit einer 55–80% Erfolgsquote die Effektivität einer Kombinationstherapie bei therapieresistenten Depressionen sehr gut dokumentieren, liefern die Untersuchungen von RAY (1973), SARGANT et al. (1966) und SCHUCKIT et al. (1971) wenig verwertbare Informationen über den Effekt einer derartigen Behandlungsstrategie, da weder die Vorbehandlung noch der Therapieerfolg ausreichend dokumentiert sind.

Die in einem Großteil der offenen Studien beschriebene gute Wirksamkeit einer Kombinationstherapie wird von kontrollierten klinischen Studien nicht gestützt. So behandelten DAVIDSON et al. (1978) 17 therapieresistente depressive stationäre Patienten entweder mit einer Elektrokrampftherapie oder mit einer Kombination aus Amitriptylin (bis 100 mg/die) und Phenelzin (bis 45 mg/die) und fanden trotz der geringen Fallzahl die Elektrokrampftherapie der Kombinationstherapie mit Antidepressiva überlegen. Als Kritik an dieser Studie ist anzumerken, daß die durchschnittliche Dosis von Amitriptylin mit 71 mg/die und Phenelzin mit 34 mg/die als zu gering angesehen werden kann. YOUNG et al. (1979) teilten 135 depressive ambulante Patienten unter Doppelblindbedingungen fünf Behandlungsverfahren zu (Isocarboxazid, Phenelzin oder Trimipramin als Monotherapie, sowie Phenelzin plus Trimipramin oder Isocarboxazid plus Trimipramin als Kombinationstherapien) und stellten eine Überlegenheit von Trimipramin alleine im Vergleich zu den beiden Kombinationstherapien fest. WHITE et al. (1980) und RAZZANI et al. (1983) berichten über Untersuchungen an 30 bzw. 60 hospitalisierten depressiven Patienten, die über vier Wochen entweder mit einer Monotherapie mit Amitriptylin (bis 300 mg/die) oder Tranylcypromin (bis 40 mg/die) bzw. einer Kombinationstherapie mit Amitriptylin (bis 150 mg/die) und Tranylcypromin (bis 20 mg/die) behandelt wurden. In beiden Untersuchungen führte die Kombinationsbehandlung im Vergleich zu der Mo-

notherapie zu keinem gehäuften Auftreten
von unerwünschten Arzneimittelwirkungen, der therapeutische Effekt war in allen
drei Behandlungsgruppen gleich.

Bei der Diskussion der Ergebnisse der kontrollierten Untersuchungen im Vergleich zu
den offenen Studien ist festzuhalten, daß die
Untersuchungen von YOUNG et al. (1979),
WHITE et al. (1980) und RAZZANI et al. (1983)
nicht bei therapieresistenten depressiven
Patienten durchgeführt worden sind. Dies
kann als Erklärung dafür angesehen werden, daß in diesen Studien die Kombinationstherapie sich einer Monotherapie als
nicht überlegen gezeigt hat. Primäre Indikation für eine Kombinationstherapie ist zum
gegenwärtigen Zeitpunkt jedoch die therapieresistente Depression, bei der sich alternative Behandlungsmethoden als unwirksam gezeigt haben (WHITE und SIMPSON
1981).

Abschließende Bemerkungen

Für die klinische Praxis ist zu folgern, daß
bei der Behandlung therapieresistenter depressiver Patienten eine Kombinationsbehandlung trizyklischer Antidepressiva mit
MAO-Hemmern in Betracht gezogen werden sollte.

Eine allgemein gültige Definition für Therapieresistenz auf Antidepressiva gibt es
bisher nicht. Der Begriff wird von einzelnen Autoren unterschiedlich gehandhabt
(Übersicht: LAUX 1986, SCHMAUSS und MEL-
LER 1989). Nach der gebräuchlichsten Definition (KIELHOLZ et al. 1978, PÖLDINGER et
al. 1982) spricht man dann von Therapieresistenz, wenn depressive Syndrome bei
Behandlung mit zwei unterschiedlichen tri-
oder tetrazyklischen Antidepressiva in rich-
tiger Dosierung über eine Dauer von jeweils mindestens drei Wochen unbeeinflußt bleiben. Je restriktiver die Definition
der Therapieresistenz, desto weniger Patienten sind davon betroffen. Diese gehören

dann aber sicherlich zum harten Kern der
Antidepressiva-Nonresponder, bei denen
mit medikamentösen Maßnahmen nur
noch wenig zu erreichen ist. Als Non-
responder einer medikamentösen Therapie
im engsten Sinne des Wortes wären die
Patienten zu bezeichnen, die nach Durchführung eines sorgfältig geplanten und dokumentierten Behandlungsprogramms immer noch nicht angesprochen haben (MÖL-
LER 1991).

Grundsätzlich ist zu bedenken, daß bei vielen als therapieresistent eingestuften Patienten keine echte Therapieresistenz vorliegt,
sondern nur eine Pseudotherapieresistenz,
z.B. bei unzureichender medikamentöser
Behandlung mit Antidepressiva (zu niedrige
Dosis, zu kurze Therapiedauer), diagnostische Besonderheiten, z.B. hirnorganische
Krankheitsprozesse, neurologische und internistische Krankheiten, pharmakogene
Depressionen u.ä. oder Compliancemän-
geln (SCHMAUSS und MELLER 1989). Letztere
sind wahrscheinlich im ambulanten Bereich
die häufigste Ursache für Pseudotherapieresistenz.

Die Kombination trizyklischer Antidepressiva mit MAO-Hemmern kann unter bestimmten Kriterien (tyraminarme Diät, Beachtung der Interaktion mit anderen Medikamenten, RR-Kontrollen) sicher durchgeführt werden, trotzdem sollte aber diese
Behandlung nur im stationären Rahmen
oder durch erfahrene Fachärzte erfolgen,
die u.a. die besonderen haftungsrechtlichen Probleme einer an sich als kontraindiziert geltenden Kombination beachten.
Folgende Regeln sind zu beachten (modifiziert nach MÖLLER et al. 1989):

1. MAO-Hemmer nach vorheriger Gabe des
Antidepressivums einschleichend dazuge-
ben; die umgekehrte Reihenfolge ist kontraindiziert.
2. Dosierung bis zu 20 mg Tranylcypromin;
strenge Beachtung von Diätrestriktionen.
3. Keine Kombination von antriebsstei-

gernden Antidepressiva im Sinne des Kielholz-Schemas mit MAO-Hemmern.

4. Keine Kombination von Clomipramin und anderen stark serotonergen Antidepressiva (Fluvoxamin, Fluoxetin, Paroxetin) mit MAO-Hemmern (Gefahr des Serotonin-Syndroms!).

5. Keine Kombination von parenteraler Antidepressiva-Gabe mit MAO-Hemmern.

6. Nach Anwendung einer solchen Kombination gelten für die weitere Therapie die gleichen Regeln wie nach einer Monotherapie mit einem MAO-Hemmer.

Eine Kombination von trizyklischen Antidepressiva mit dem reversiblen und selektiven MAO-A-Hemmer Moclobemid ist nach ersten Einzelfallbeobachtungen (CARL und LAUX 1989, KORN et al. 1986, ZIMMER et al. 1990) möglich. Da umfassendere Erfahrungen und kontrollierte Studien hierzu jedoch noch nicht vorliegen, sollten die genannten Empfehlungen zur Kombinationsbehandlung von irreversiblen MAO-A-Hemmern mit trizyklischen Antidepressiva vorläufig auch für den reversiblen Inhibitor der Monoaminoxidase-A (RIMA) Moclobemid Gültigkeit besitzen.

Literatur

ANANTH J, LUCHINS DA (1977) A review of combined tricyclic and MAOI therapy. Compr Psychiatry 18: 121–134

BEAUMONT G (1973) Drug interactions with clomipramine (Anafranil). J Int Med Res 1: 480–484

CAGLIERI-CINGOLANI R, BENCINI A (1982) Due case mortali di reazione tossica per assoziazione di farmace antidepressivi inhibitori delle monoamino-ossidase e tricyclici. Riv Pat Nerv Ment 103: 21–31

CARL G, LAUX G (1989) Moclobemid in der Langzeitbehandlung Depressiver. Psychiatr Prax16 (Sonderheft): 48–50

COHEN SN, ARMSTRONG MF (1974) Drug interactions: a handbook for clinical use. Williams & Wilkins, Baltimore

DAVIDSON J, MC LEOD M, LAW-YONE B, LINNOILA M (1978) A comparison of electroconvulsive therapy and combined phenelzine-amitriptyline in refractory depression. Arch Gen Psychiatry 35: 639–642

GANDER DR (1965) Treatment of depressive illnesses with combined antidepressants. Lancet i: 107–109

GOLDBERG RS, THORNTON WE (1978) Combined tricyclic-MAOI therapy for refractory depression: a review, with guidelines for appropriate usage. J Clin Pharmacol 18: 143–147

GRAHAM PM, POTTER J M, PATTERSON JW (1982) Combination monoamine oxidase inhibitor tricyclic antidepressant interaction. Lancet ii: 440

KIELHOLZ P, TERZANI S, GASTPAR M (1978) Behandlung der therapieresistenten Depressionen. Dtsch Med Wochenschr 103: 241–243

KORN A, EICHLER HG, FISCHBACH R, GASIC S (1986) Moclobemide, a new reversible MAO inhibitor – interaction with tyramine and tricyclic antidepressants in healty volunteers and depressive patients. Psychopharmacology 88: 153–157

LAUX G (1986) Chronifizierte Depressionen. Enke, Stuttgart

LOVELESS AH, MAXWELL DR (1965) A comparison of the effects of imipramine, trimipramine, and some other drugs in rabbits treated with a monoamine oxidase inhibitor. Br J Pharmacol 25: 158–170

MARKS J (1965) Interaction involving drugs used in psychiatry. In: MARKS J, PARE CMB (eds) The scientific basis of drug therapy in psychiatry. Pergamon, Oxford, pp 191–201

MARLEY E, WOZNIAK KM (1983) Clinical and experimental aspects of interactions between amine oxidase inhibitors and amine re-uptake inhibitors. Psychol Med 13: 735–749

MÖLLER HJ (1991) Therapieresistenz auf Antidepressiva: Risikofaktoren und Behandlungsmöglichkeiten. Nervenarzt 62: 658–669

MÖLLER HJ, KISSLING W, STOLL KD, WENDT G (1989) Psychopharmakotherapie. Kohlhammer, Stuttgart

MURPHY DL, SUNDERLAND T, COHEN RM (1984) Monoamine oxidase-inhibiting antidepressants – a clinical update. Psychiatr Clin North Am 7: 549–562

v. Oefele K, Grohmann R, Hippius H, Rüther E (1988) Unerwünschte Arzneimittelwirkungen bei der Kombinationsbehandlung mit trizyklischen Antidepressiva und Monoaminoxidase-Hemmern. Nervenarzt 59: 118–123

Pare CMB (1964) Toxicity of psychotropic drugs: side effects and toxic effects of antidepressants. Proc R Soc Med 57: 757–778

Pare CMB (1979) Monoamine oxidase inhibitors in resistant depression. Int Pharmacopsychiatr 14: 101–109

Pare CMB (1985) The present status of monoamine oxidase inhibitors. Br J Psychiatry 146: 576–584

Peebles-Brown AE (1985) Hyperpyrexia following psychotropic drug overdose. Anaesthesia 40: 1097–1099

Pöldinger W, Alac S, Krebs-Roubicek E (1982) Zur Behandlung therapierefraktärer Depressionen. In: Kielholz P, Adams C (Hrsg) Antidepressive Infusionstherapie. Thieme, Stuttgart, S 38–41

Ponto LB, Perry PJ, Liskow BI, Scaba HH (1977) Drug therapy reviews: tricyclic antidepressant and monoamine oxidase inhibitor combination therapy. Am J Hosp Pharm 34: 955–961

Ray I (1973) Combinations of antidepressant drugs in the treatment of depressive illness. Can Psychiatr Assoc J 18: 399–402

Razzani J, White K, White J, Simpson G, Sloane RB, Rebal R, Palmer R (1983) The safety and efficacy of combined amitriptyline and tranylcypromine antidepressant treatment. Arch Gen Psychiatry 40: 657–661

Sargant W, Walter CJS, Wright N (1966) New treatment of chronic tension states. Br Med J 1: 322–324

Schmauss M, Meller J (1989) Die „therapieresistente" Depression – Ursachen und Behandlungsmöglichkeiten. Psychiatr Prax 16: 101–108

Schmauss M, Kapfhammer HP, Meyr P, Hoff P (1988) Combined MAO-inhibitor and tri(tetra)cyclic antidepressant treatment in therapy resistant depression. Prog Neuropsychopharmacol Biol Psychiatry 12: 523–532

Schuckit M, Robins E, Feighner J (1971) Tricyclic antidepressants and monoamine oxidase inhibitors. Arch Gen Psychiatry 24: 509–514

Sethna ER (1974) A study of refractory cases of depressive illness and their response to combined antidepressant treatment. Br J Psychiatry 124: 265–272

Sjöqvist F (1965) Psychotropic drugs II. Interaction between monoamine oxidase (MAO) inhibitors and other substances. Proc R Soc Med 58: 967–978

Spiker DG, Pugh DD (1976) Combining tricyclic and monoamine oxidase inhibitor antidepressants. Arch Gen Psychiatry 33: 828–830

White K, Simpson G (1981) Combined MAOI-tricyclic antidepressant treatment. A reevaluation. J Clin Psychopharmacol 1: 264–282

White K, Simpson G (1984) The combined use of MAOIs and tricyclics. J Clin Psychiatry 45: 67–69

White K, Pistole TA, Boyd J (1980) Combined monoamine oxidase inhibitor tricyclic antidepressant treatment. A pilot study. Am J Psychiatry 137: 1422–1425

Winston F (1971) Combined antidepressant therapy. Br J Psychiatry 118: 301–304

Young JPR, Lader MH, Hughes WC (1979) Controlled trial of trimipramine, monoamine oxidase inhibitors, and combined treatment in depressed outpatients. Br Med J 2: 1315–1317

Zimmer R, Gieschke R, Fischbach R, Gasic S (1990) Interaction studies with moclobemide. Acta Psychiatr Scand [Suppl 360]: 84–86

Neuro-Psychopharmaka, Bd. 3
Riederer P. / Laux G. / Pöldinger W. (Hrsg.)
© Springer-Verlag Wien 1993

5
Atypische Antidepressiva

5.1 Einteilung

G. Laux und A. Delini-Stula

Dem Terminus „atypisch" kommt im Falle der Antidepressiva eine ähnliche uneinheitliche Konnotation zu wie bei den sogenannten atypischen Neuroleptika. So wird die heterogene Gruppe der chemisch neu-/andersartigen Antidepressiva häufig als „atypische Antidepressiva" oder Antidepressiva der zweiten Generation den „klassischen" tri- bzw. tetrazyklischen Antidepressiva gegenübergestellt. (Letztere werden im vorliegenden Band im Hauptkapitel 3. Nicht-trizyklische Antidepressiva abgehandelt.)

Aus der Sicht des Klinikers kann mit dem Begriff atypisch zum Ausdruck gebracht werden, daß diese Substanzen nicht für die Routinetherapie als Antidepressiva empfohlen werden können. Hierbei muß beachtet werden, daß neben Problemen der Prüfmethodik (siehe Band 1, Kapitel 5 und 6) ungelöste Schwierigkeiten in der Diagnostik und Operationalisierung bestimmter Formen depressiver Störungen (vgl. sog. atypische Depressionen, „Angstdepressionen", ängstlich-depressive Syndrome) bestehen, die eine stringente Effizienzbeurteilung erschweren (vgl. Vorbemerkungen zu 5.4.1

Indikationen). So gesehen kann bei speziellen Depressionsformen durchaus die Indikation für ein „atypisches" Antidepressivum gegeben sein.

Im vorliegenden Band erfolgt die Subsummierung zur Klasse der atypischen Antidepressiva nach pharmakologisch-neurobiochemisch-somnographischen Gesichtspunkten. Sensu strictu gehören diese Substanzen aufgrund ihrer chemisch-pharmakologischen Merkmale eher zu anderen Psychopharmaka-Klassen (siehe unten). Ihre pharmakologisch-neurobiochemischen Eigenschaften geben nach gegenwärtigem Wissensstand keine ausreichend gesicherte Erklärung für ihren antidepressiven Wirkmechanismus.

Den hier zusammengefaßt abgehandelten Substanzen liegt als Wirkmechanismus

– keine (oder nur eine unbedeutende) Hemmung der Wiederaufnahme von Noradrenalin und /oder Serotonin sowie
– keine Monoaminoxidase-Hemmung

zugrunde.
Hierzu gehören folgende Substanzen:

1. das Triazolo-Benzodiazepin **Alprazolam**
2. die Neuroleptika **Flupentixol, Fluspirilen** und **Sulpirid** sowie
3. das Trizyklikum (tertiäres Amin) **Trimipramin**.

Die antidepressive Wirksamkeit von Benzodiazepinen wird im Vergleich zu Antidepressiva als geringer eingeschätzt (Übersicht: SCHATZBERG und COLE 1978). Wie im Kapitel Pharmakologie unten näher ausgeführt, weist **Alprazolam** – wie alle Benzodiazepine – eine GABAerge Wirkung auf (Übersicht: VON VOIGTLÄNDER und STRAW 1985). Die postulierten antidepressiven Wirkeigenschaften basieren auf Befunden, daß Alprazolam ähnlich wie Antidepressiva eine Dichteverminderung beta-adrenerger Rezeptoren bewirkt (SETHY und HODGES 1985). In Schlafstudien konnte außerdem gezeigt werden, daß Alprazolam ähnlich wie trizyklische Antidepressiva eine Verlängerung der REM-Latenz hervorruft (KRAMER 1982). Auch ein Einfluß auf den Noradrenalin-Metabolismus bzw. die Aktivität der Adenylatzyklase wird diskutiert (CHARNEY und HENINGER 1985).

Für verschiedene **Neuroleptika** konnte in niedriger Dosierung zumindest eine gewisse antidepressive Wirksamkeit nachgewiesen werden (Übersicht: ROBERTSON und TRIMBLE 1982). Die Wirkung niedrig dosierter Neuroleptika bei ängstlich-depressiven Syndromen wird auf eine Aktivierung dopaminerger Mechanismen durch eine präferentielle Blockade präsynaptische Autorezeptoren zurückgeführt (NIEMEGEERS 1988, MÜLLER 1991, UNGERSTEDT et al. 1985; vgl. auch Band 2).

Die pharmakologisch-neurobiochemische Sonderstellung von **Trimipramin** ist zum einen begründet durch das Clozapin-ähnliche Rezeptoraffinitätsprofil dieser Substanz – sie wurde deshalb jüngst „als atypisches Neuroleptikum" apostrophiert (EIKMEIER et al. 1991) – andererseits durch die fehlende Herabregulierung von Beta-Rezeptoren sowie die fehlende REM-Schlaf-Suppression (GROSS et al. 1991, GASTPAR 1989, WIEGAND et al. 1986).

Obwohl derzeit nicht mit einer Markteinführung zu rechnen sein dürfte, wird in einem **Exkurs** aufgrund grundsätzlicher Bedeutung für Hypothesengenerierung und -überprüfung des Wirkmechanismus von Antidepressiva die Substanz **Levoprotilin** kurz dargestellt.

Literatur

CHARNEY DS, HENINGER MD (1985) Noradrenergic function and the mechanism of action of antianxiety treatment. The effect of long-term alprazolam treatment. Arch Gen Psychiatry 42: 458–467

EIKMEIER G, BERGER M, LODEMANN E et al. (1991) Trimipramine – an atypical neuroleptic? Int Clin Psychopharmacol 6:147–153

GASTPAR M (1989) Clinical originality and new biology of trimipramine. Drugs 38 [Suppl 1]: 43–48

GROSS G, XIE X, GASTPAR M (1991) Trimipramine: pharmacological reevaluation and comparison with clozapine. Neuropharmacology 30: 1159–1166

KRAMER M (1982) Dose-response effects of alprazolam on sleep architecture in normal subjects. Curr Ther Res 32: 960–968

MÜLLER WE (1991) Wirkungsmechanismus niedrigdosierter Neuroleptika bei Angst und Depression. In: PÖLDINGER W (Hrsg) Niedrigdosierte Neuroleptika. Braun, Karlsruhe, S 24–36

NIEMEGEERS CJE (1988) Pharmakologie und Biochemie niedrig dosierter Neuroleptika. In: HIPPIUS H, LAAKMANN G (Hrsg) Therapie mit Neuroleptika – Niedrigdosierung. Perimed, Erlangen, S 10–18

ROBERTSON MM, TRIMBLE MR (1982) Major tranquilizers used as antidepressants. A review. J Affect Disord 4: 173–193

SCHATZBERG AF, COLE JO (1978) Benzodiazepines in depressive disorders. Arch Gen Psychiatry 35:1359–1365

SETHY VH, HODGES DH (1985) Antidepressant activity of alprazolam in a reserpine-induced model of depression. Drug Dev Res 5: 179–184

UNGERSTEDT U, HERRERA-MARSCHITZ M, SHARP T, STÄHLE L, TOSSMANN U, ZETTERSTRÖM T (1985) Characterisation pharmacologique du dogma-til. Effets pre- et post-synaptiques sur les recepteurs dopaminergiques. Sem Hop Paris 61:1283–1287

VON VOIGTLÄNDER PF, STRAW RN (1985) Alprazolam: review of pharmacological, pharmacokinetic, and clinical data. Drug Dev Res 6: 1–12

WIEGAND M, BERGER M, ZULLEY J, VON ZERSSEN D (1986) The effect of trimipramine on sleep in patients with major depressive disorder. Pharmacopsychiatry 19:198–199

5.2 Pharmakologie

5.2.1 Pharmakokinetik

U. Breyer-Pfaff

Das kinetische Verhalten der in dieser Gruppe zusammengefaßten Arzneimittel läßt sich ableiten aus der chemischen Verwandtschaft mit trizyklischen Antidepressiva (Trimipramin) oder Benzodiazepin-Tranquilizern (Alprazolam, Adinazolam), oder es ist geprägt durch die Zugehörigkeit zu den Neuroleptika aus den Gruppen der Thioxanthene (Flupentixol) bzw. Benzamide (Sulpirid).

Alprazolam, ein Triazolobenzodiazepin, zeigt die für ein Benzodiazepin zu erwartenden zentralnervösen Wirkungen, der Mechanismus des antidepressiven Effekts ist unklar. Seine Resorption aus dem Magen-Darm-Trakt erfolgt rasch und vollständig, die Bioverfügbarkeit ist hoch. Das scheinbare Verteilungsvolumen entspricht mit unter 1 l/kg dem anderer Benzodiazepine, der nicht an Plasmaproteine gebundene Anteil ist aber mit 30% sehr hoch. Die Halbwertszeit von durchschnittlich 12 h bei jungen Probanden steigt bei Adipositas und im Alter über 65 Jahre deutlich an, ebenso bei Hemmung des oxidativen Stoffwechsels durch Cimetidin (Tabelle 5.2.1.1, ABERNETHY et al. 1983). Andererseits bewirkt Alprazolam eine geringe Erhöhung der Plasmaspiegel von Antidepressiva (GRASELA et al. 1987) und

Neuroleptika (DOUYON et al. 1989), wenn es zusätzlich zu diesen gegeben wird.

Hydroxylierte Metaboliten sind im Plasma nachweisbar, aber nur in geringer Konzentration. Im Urin, in den 80% einer Dosis ausgeschieden wird, findet man 20% als Alprazolam. Im Stoffwechsel wird neben der Einführung von OH-Gruppen auch der 7-Ring gespalten (DAWSON et al. 1984).

Flupentixol steht als Gemisch der E- und Z-Formen für die orale Gabe und als Decansäureester der aktiven Z-Form für die Depottherapie zur Verfügung. Für pharmakokinetische Messungen wurde ein Radioimmuntest eingesetzt, der fast nur Z-Flupentixol erfaßt. Der Plasmaspiegel erreicht das Maximum 4 h nach oraler Gabe; der Verlust durch first-pass-Metabolismus beträgt im Mittel 60%. Die Halbwertszeit ist nach wiederholter Gabe mit 34 h die gleiche wie nach einer Einzeldosis (Tabelle 5.2.1.1, JØRGENSEN 1986). Bei antidepressiver Therapie mit 1 oder 2 mg/Tag per os lagen die Gleichgewichtsspiegel bei 0,5 bzw. 1,1 ng/ml; sie korrelierten schwach mit der Häufigkeit von Nebenwirkungen, aber nicht mit der Besserung. Auch bei der niedrigen Dosierung ließ sich Dopamin-Rezeptorblockade am Anstieg des Prolaktin im Plasma ablesen (TRIMBLE und ROBERTSON 1983).

Nach Injektion des Decanoats ist dieses im Plasma nicht nachweisbar. Der maximale Spiegel des freien Flupentixol stellt sich meist innerhalb von 4–7 Tagen ein; er liegt bei einem Injektionsintervall von 2 Wochen im Mittel 2,4fach über dem minimalen Wert. Über mehrere Dosierungsintervalle bleiben die Minimalkonzentrationen intraindividuell konstant, während sie zwischen den Patienten 5fach variieren. Sechs Wochen nach Absetzen einer Behandlung mit 10–40 mg des Decanoats/3 Wochen war Flupentixol im Plasma nicht mehr meßbar (JØRGENSEN 1986).

Flupentixol passiert die Placenta und erreicht im Nabelschnurblut 1/4 der Spiegel im mütterlichen. In der Muttermilch liegt etwa die gleiche Konzentration vor wie im Plasma (JØGENSEN 1986, MATHESON und SKJAERAASEN 1988).

Wichtige Stoffwechselreaktionen sind die Konjugation mit Glucuronsäure an der Alkoholgruppe, die N-Oxidation am Piperazinring, die Entfernung des Hydroxyethyl-Rests und die Sulfoxidation am zentralen Ring (JØRGENSEN 1986).

Sulpirid ist wesentlich hydrophiler als andere antidepressiv wirkende Substanzen, und seine stark eingeschränkte orale Bioverfügbarkeit beruht auf unvollständiger Resorption. Eine Dosisabhängigkeit der Kinetik läßt sich nicht nachweisen, aber die Bioverfügbarkeit wird von der galenischen Zubereitung beeinflußt. Maximale Plasmaspiegel werden nach 3–6 h erreicht. Die Daten zu Verteilungsvolumen und Eliminationshalbwertszeit sind widersprüchlich (Tabelle 5.2.1.1, JØRGENSEN 1986), wohl infolge Ungenauigkeiten der Analytik. Bei längerer Gabe variieren die Plasmakonzentrationen interindividuell weniger als bei trizyklischen Psychopharmaka. Depressive Symptome schizophrener Patienten bilden sich bei Spiegeln um 300 ng/ml besser zurück als oberhalb 450 ng/ml (ALFREDSSON et al. 1984). Im Liquor von 5 Patienten betrug die Konzentration 4–29% derjenigen im Plasma, womit sie niedriger lag als der freie Anteil im Plasma von 60%.

Obwohl mehrere Stoffwechselreaktionen (O- und N-Dealkylierung, Oxidation des 5-Rings) bekannt sind, wird Sulpirid zu über 90% unverändert im Harn ausgeschieden (JØRGENSEN 1986).

Trimipramin erreicht 1–6 h nach oraler Gabe das Maximum des Plasmaspiegels, seine Bioverfügbarkeit ist durch first-pass-Metabolismus eingeschränkt. Wie trizyklische Antidepressiva wird es stark an Plasma-

Tabelle 5.2.1.1. Kinetische Parameter von atypischen Antidepressiva bei Gabe von Einzeldosen an Versuchspersonen oder Patienten. Angegeben sind Mittelwerte und Standardabweichungen oder Bereiche

Substanz	Untersuchte Gruppe	Applikationsweg	Verteilungsvolumen (l/kg)	Orale Bioverfügbarkeit (%)	$t_{1/2}$ (h)	Lit.
Alprazolam	6 Gesunde	i.v.	0,7 (0,5–0,9)		12 (9–15)	1
		oral		88	12 (9–20)	
	26 ältere Gesunde	oral			23 (13–37)	2
Flupentixol	6 Patienten	i.v.			34 ± 16	3
		oral		40 ± 17	38 ± 7	
Sulpirid	9 Gesunde	i.m.	0,6 ± 0,1		6,7 ± 2,7	3
	6 Gesunde	oral		36 ± 21	10,5 ± 3,3	
Trimipramin	6 Gesunde	i.v.	31 ± 10		23 ± 6	4
		oral		41 ± 13	24 ± 7	

1 SMITH et al. 1984, *2* KROBOTH et al. 1990, *3* JØRGENSEN 1986, *4* ABERNETHY et al. 1984

proteine gebunden (freie Fraktion 5%) und trotzdem bevorzugt ins Gewebe verteilt (Tabelle 5.2.1.1, ABERNETHY et al. 1984). Im Kumulationsgleichgewicht weisen Patienten etwa gleich hohe Plasmaspiegel von Trimipramin und Desmethyltrimipramin auf; das letztere folgt einer nicht-linearen Kinetik, erkennbar am überproportionalen Anstieg der Konzentration mit der Dosis (SIMPSON et al. 1988).

Zusätzlich zur Demethylierung tritt im Stoffwechsel Hydroxylierung an verschiedenen Positionen auf, teilweise gefolgt von Konjugation (MAURER 1989).

Kürzlich berichteten DEGEN et al. (1993) über die Pharmakokinetik von Trimipramin bei Patienten mit Niereninsuffizienz.

Literatur

ABERNETHY DR, GREENBLATT DJ, DIVOLL M, SHADER RI (1983) Pharmacokinetics of alprazolam. J Clin Psychiatry 44 (Sec 2): 45–47

ABERNETHY DR, GREENBLATT DJ, SHADER RI (1984) Trimipramine kinetics and absolute bioavailability: use of gas-liquid chromatography with nitrogen-phosphorus detection. Clin Pharmacol Ther 35: 348–353

ALFREDSSON G, HÄRNRYD C, WIESEL FA (1984) Effects of sulpiride and chlorpromazine on depressive symptoms in schizophrenic patients – relationship to drug concentrations. Psychopharmacology 84: 237–241

DAWSON GW, JUE SG, BROGDEN RN (1984) Alprazolam. A review of its pharmacodynamic properties and efficacy in the treatment of anxiety and depression. Drugs 27: 132–147

DEGEN J, WÖLKE E, SEIBERLING M, PINTAR P, HÖXTER G, STEINHAUER HB, FISCHER W (1993) Vergleichende Untersuchung zur Pharmakokinetik von Amitriptylinoxid und Trimipramin nach Einmalgabe bei gesunden männlichen Probanden und Patienten mit Niereninsuffizienz. Med Klin 88: 129–133

DOUYON R, ANGRIST B, PESELOW E, COOPER T, ROTROSEN J (1989) Neuroleptic augmentation with alprazolam: clinical effects and pharmacokinetic correlates. Am J Psychiatry 146: 231–234

GRASELA TH JR, ANTAL EJ, ERESHEFSKY L, WELLS BG, EVANS RL, SMITH RB (1987) An evaluation of population pharmacokinetics in therapeutic trials, part II. Detection of a drug-drug interaction. Clin Pharmacol Ther 42:433–441

JØRGENSEN A (1986) Metabolism and pharmacokinetics of anti-psychotic drugs. Prog Drug Metab 9: 111–174

KROBOTH PD, MCAULEY JW, SMITH RB (1990) Alprazolam in the elderly: pharmacokinetics and pharmacodynamics during multiple dosing. Psychopharmacology 100: 477–484

MATHESON I, SKJAERAASEN J (1988) Milk concentrations of flupenthixol, nortriptyline and zuclopenthixol and between breast differences in two patients. Eur J Clin Pharmacol 35: 217–220

MAURER H (1989) Metabolism of trimipramine in man. Arzneimittelforschung/Drug Res 39: 101–103

SIMPSON GM, PI EH, GROSS L, BARON D, NOVEMBER M (1988) Plasma levels and therapeutic response with trimipramine treatment of endogenous depression. J Clin Psychiatry 49: 113–116

SMITH RB, KROBOTH PD, VANDERLUGT JT, PHILLIPS JP, JUHL RP (1984) Pharmacokinetics and pharmacodynamics of alprazolam after oral and IV administration. Psychopharmacology 84: 452–456

TRIMBLE MR, ROBERTSON MM (1983) Flupenthixol in depression. A study of serum levels and prolactin response. J Affect Dis 5: 81–89

5.2.2 Experimentelle und klinische Pharmakologie

A. Delini-Stula

Die als atypische Antidepressiva zusammengefaßten Antidepressiva weisen unterschiedliche pharmakologische Wirkeigenschaften auf. Tabelle 5.2.2.1 gibt eine Übersicht zum Spektrum der tierexperimentellen Befunde.

Alprazolam

Alprazolam besitzt das Profil eines typischen Benzodiazepins mit anxiolytischen, sedativen, antikonvulsiven, muskelrelaxierenden und amnestischen Effekten. Im Unterschied zu konventionellen Benzodiazepinen findet sich tierexperimentell aber eine aktivierende Komponente, die sich in einer

Tabelle 5.2.2.1. Spektrum der charakteristischen Wirkungen von atypischen Antidepressiva in Tierversuchen

Präparat	Relative Wirkungsstärke				
	aktivierend	dämpfend	antiaggressiv	anxiolytisch	neuroleptisch
Alprazolam	+	++	+++	+++	0
Flupentixol	0	+	+	0	+++
Sulpirid	0	(+)	(+)	0	++
Trimipramin	0	++	++	0	(+)

0 fehlend bis zu hohen Dosen, (+) schwach und nur in einzelnen Tests nachweisbar, + schwach, ++ mäßig stark, +++ stark

Steigerung der exploratorischen Aktivität nach niedrigen Einzeldosen (0,02 bis 0,05 mg/kg) zeigt (LOPEZ et al. 1988). Diese Wirkung scheint mit einer regionalen Steigerung (Kortex, Hypothalamus, Hippocampus) der in vivo-Bindung an mit ^{3}H-Flumazenil markierten Benzodiazepin-Rezeptoren am Mäusehirn einherzugehen (MILLER et al. 1987). Auf eine Antidepressiva-ähnliche Wirkung von Alprazolam deuten die Aufhebung der Clonidin-induzierten Hemmung des Dominanzverhaltens der Ratte sowie der Antagonismus der Hyperaktivität von bilateral bulbektomierten Ratten hin (O'CONNOR et al. 1985). Auf eine noradrenerge, α-2-Adrenozeptor-aktivierende Wirkungskomponente weisen die Befunde von ERIKSSON und Mitarbeitern (1986) hin, die eine dosisabhängige Steigerung der Konzentration des Wachstumshormons im Plasma nach Alprazolam-Gabe bei reserpinisierten Ratten fanden. In anderen, für Antidepressiva typischen Verhaltenstests (z.B. Potenzierung der Clonidin- oder Apomorphin-induzierten Aggressivität nach chronischer Verabreichung) ist Alprazolam unwirksam (KOSTOWSKI et al. 1986). Wie bei anderen Benzodiazepinen sind unter Alprazolam keine nennenswerten peripheren oder Herz-Kreislauf-Wirkungen zu registrieren; am isolierten Meerschweinchen-Ileum zeigt Alprazolam eine kompetitive antagonistische Wirkung gegenüber Acetylcholin und Histamin (H_1-Rezeptor-Blockade). Am Rattenuterus wirkt Alprazolam als nicht-kompetitiver H_2-Rezeptor-Antagonist (ALVAREZ et al. 1988), am narkotisierten Hund führen Dosen von 0,5 bis 2 mg/kg zu einer Blutdrucksenkung. Die vagolytische Wirkung (1 mg/kg) an narkotisierten Tieren mit konsekutiver Steigerung der Herzfrequenz ist, wie bei anderen Benzodiazepinen, auf die Aktivierung der Benzodiazepin-Rezeptoren sowie die Tonuserniedrigung der kardialen parasympathischen Neuronen zurückzuführen. Diese Effekte sind durch Benzodiazepinrezeptor-Antagonisten wie Flumazenil blockierbar (DI MICCO 1987).

Chronische Verabreichung von Alprazolam führt zu Toleranzentwicklung und – wie bei anderen Benzodiazepinen – zu Entzugserscheinungen am Tier wie auch beim Menschen.

Die humanpharmakodynamischen Eigenschaften des Alprazolams sind mit denen anderer Benzodiazepine vergleichbar. Nach Einzeldosen werden dosisabhängig (ab 0,5 mg) subjektive und objektive Parameter in psychologischen Testbatterien beeinträchtigt und Vigilanz und kognitive Funktionen vermindert (GREENBLATT et al. 1988, BOND et al. 1991). Nach kontinuierlicher Verabreichung unterliegen die psychomotorischen Effekte einer Toleranzentwicklung (KROBOTH et al. 1988).

An Probanden vermindert intravenös infu-

diertes Alprazolam die ACTH- und Kortisol-
plasmaspiegel und erhöht die Ausschüttung
des Wachstumshormons (RISBY et al. 1989).
Wie bei anderen Benzodiazepinen werden
hierbei Kreislaufparameter mäßig, aber signifikant verändert (Abnahme des systolischen und diastolischen Blutdrucks). Die
Konzentration von Noradrenalin im Plasma
steigt unter Alprazolam geringfügig und
vorübergehend an, während der Metabolit
3-Methoxy-4-Hydroxyphenylethylglycol
(MHPG) abnimmt (RISBY et al. 1989). In
Kombination mit dem präsynaptischen α-2-
Adrenorezeptorblocker Yohimbin werden
die Blutdruck-, Kortisol-und MHPG-Effekte
des Alprazolam antagonisiert (CHARNEY et al.
1986). Diese Wechselwirkung zwischen
Yohimbin und Alprazolam deutet auf einen
Clonidin-ähnlichen, α-2-agonistischen Effekt des Alprazolams hin, für welchen allerdings eine weitere Evidenz fehlt (RISBY et al.
1989).

Flupentixol

Flupentixol gehört chemisch zur Gruppe
der Thioxanthen-Neuroleptika; pharmakologisch steht die D1- und die D2-Rezeptor-
blockierende Wirkung im Vordergrund, zusätzlich sind antiserotoninerge und α-1-ad-
renolytische Eigenschaften nachweisbar
(HYTTEL 1982, HYTTEL et al. 1985). In vitro
Versuche an isolierten Organen zeigen nur
schwache antihistaminerge und anticholinerge Wirkkomponenten. Tierexperimentell
lassen sich ansonsten alle für Neuroleptika
typischen zentralen und peripheren Effekte
nachweisen (vergleiche Band 4, Kapitel 2.2
und 3).

Fluspirilen

Fluspirilen gehört als Diphenylbutylpiperi-
din-Derivat ebenfalls zur Klasse der Neuroleptika. Wie der Prototyp dieser Substanz-
klasse, Pimozid, ist Fluspirilen ein Dopamin
D2-Rezeptor Antagonist, der zusätzlich
relativ starke antiserotoninerge (5-HT-2
Rezeptorblockierende) Wirkeigenschaften

aufweist. Fast fehlende adrenolytische, antihistaminerge und anticholinerge Eigenschaften bieten die Erklärung dafür, daß Fluspirilen tierexperimentell relativ geringe allge-
meindämpfende Wirkung und Beeinträchtigung autonomer Funktionen aufweist.
Die Wirkung von niedrigdosierten Neuroleptika wurde bereits in den 60er Jahren
klinisch-pharmakologisch untersucht (JANKE
1964). Hierbei zeigte sich eine Reduktion
negativer Gefühle wie Spannung, Erregung,
Reizbarkeit und Angst ohne gleichzeitige
Sedierung. Die enge strukturchemische Verwandtschaft zwischen trizyklischen Antidepressiva und den Phenothiazinen bzw.
Thioxanthenen läßt nicht überraschen, daß
in klinischen Studien angstlösende und vor
allem antidepressive Effekte von Neuroleptika nachgewiesen werden konnten (Übersicht: ROBERTSON und TRIMBLE 1982, PÖLDIN-
GER 1991).

Sulpirid

Sulpirid ist der Prototyp der Benzamid-Neu-
roleptika. Die Substanz ist ein zwar nur
schwach potenter, aber hoch selektiver
Dopamin D2-Rezeptor-Antagonist, der in
vivo präferenziell an hippokampale und
mesolimbische D2 Rezeptoren bindet. Striatale D2 Rezeptoren werden im Rattenhirn
nur teilweise (ca. 50%) und erst in hohen
Dosen (100 mg/kg) blockiert, was sich in
nur schwachen kataleptischen Effekten niederschlägt (BISCHOFF et al. 1985). Im Vergleich zu klassischen Neuroleptika zeigt
Sulpirid nur schwache adrenolytische und
weitgehend fehlende antiserotoninerge,
antihistaminerge und anticholinerge Wirkungen.
Klinisch-pharmakologisch weist Sulpirid
keine oder nur minimale sedierende Wirkung auf, auch die peripheren Herz-Kreis-
lauf Effekte sind gering. Von möglicher
klinischer Relevanz ist dagegen die unter
Sulpirid auftretende deutliche Steigerung
der Prolaktin-Sekretion, die sich in Nebenwirkungen wie Galaktorrhö, Gynäkomastie,

Amenorrhö und Libidoverminderung nie-derschlagen kann (HÄRNRYD et al. 1984).

Trimipramin

Trimipramin steht chemisch dem Imipramin nahe, zeigt aber ausgeprägte sedierende Wirkeigenschaften. Die spontane Aktivität von Tieren wird in 5–10mal niedrigeren Dosen als unter Imipramin gehemmt, Dosen von 10 bis 20 mg/kg führen zu schwach kataleptischer Wirkung und Hemmung von konditionierten Vermeidungsreaktionen (DELINI-STULA 1983). Die Tierverhaltensef-fekte ähneln denen unter mildwirkenden Neuroleptika und spiegeln antihistaminer-ge, adrenolytische, anticholinerge und an-tiserotoninerge Wirkkomponenten wider. Die Wirkungen von Barbituraten, Alkohol und Neurolpetika werden potenziert, dieje-nigen von Psychostimulanzien oder Dop-aminagonisten (Apomorphin, Amphetamin) antagonisiert (MØLLER-NIELSEN 1980). Im Ge-gensatz zu Imipramin-ähnlichen Verbin-dungen ist Trimipramin in klassischen Tests für Antidepressiva wirkungslos: die Zeichen der zentralen und peripheren Monoamin-Defizienz (Sedation, Katalepsie, Hypother-mie, Blepharospasmus) an reserpinisierten Tieren werden durch Trimipramin nicht auf-gehoben, auch die stimulierenden Effekte von exogen zugeführten sympathikomime-tischen Aminen oder Serotonin und seiner Präkursoren (L-Tryptophan, L-5-HTP) wer-den nicht potenziert, sondern eher abge-schwächt.

In neurophysiologischen Untersuchungen am Tier unterdrückt Trimipramin die EEG-Weckreaktion nach elektrischer Reizung in mit Amitriptylin equipotenten Dosen (GO-GOLAK 1980). Im Gegensatz zu typischen Antidepressiva bewirkt Trimipramin keine Hemmung der neuronalen Wiederauf-nahme von Noradrenalin oder Serotonin (RANDRUP und BRAESTRUP 1977).

An Probanden entfaltet Trimipramin ein für Trizyklika typisches pharmakodynamisches Wirkprofil (vergleiche Kapitel 2.2).

Hinsichtlich der anticholinergen und anti-histaminergen Wirkungen sowie bezüglich seiner Herz-Kreislauf- und anderen autono-men Effekten läßt sich Trimipramin zwi-schen Amitriptylin und Doxepin einreihen.

5.3 Neurobiochemie und klassischer Wirkmechanismus

A. Delini-Stula

5.3.1 Neurobiochemie

Ein gemeinsames Merkmal der sogenannten atypischen Antidepressiva ist, daß sie in vivo und in physiologischen Konzentrationen in vitro keine Monoamin-Wiederaufnahmehemmung bewirken.

Alprazolam hemmt – wie für Benzodiazepine typisch – die spontane und evozierte Aktivität von Locus coeruleus-Neuronen und senkt somit den Noradrenalin-Umsatz. Auf ähnliche Weise und als Folge des tonischen hemmenden Einflusses auf die Raphé-Neuronen wird auch der Umsatz von 5-HT im Gehirn vermindert.

Flupentixol, Fluspirilen und **Sulpirid** zeigen die typischen Rezeptor-Bindungsprofile ihrer entsprechenden Neuroleptika-Klasse; die Unterschiede im Vergleich zu anderen Substanzen sind eher quantitativ als qualitativ (Übersichten: BÜRKI 1983, HYTTEL et al. 1985). Flupentixol bindet mit hoher Affinität an D1- und D2-Rezeptoren, mit relativ starker Affinität an 5-HT-2 und α-1-Rezeptoren; es besitzt keine nennenswerte Affinität für histaminische H-1 oder muskarinische Rezeptoren (HYTTEL 1982).

Fluspirilen besitzt eine relativ hohe Affinität für D2-Rezeptoren sowie eine 5-HT-2 Rezeptor blockierende Komponente bei geringer Affinität für α-1, H-1 oder muskarinische Rezeptoren (HYTTEL et al. 1985). Neuere Untersuchungen weisen auf eine hohe Affinität für Sigma-Rezeptoren hin; die Bedeutung dieser Befunde ist bislang jedoch noch unklar (CONTRERAS et al. 1990).

Sulpirid ist ein selektiver Dopamin-D2-Rezeptor-Antagonist mit hoher Präferenz für mesolimbische und hippocampale D2-Rezeptoren. An striatale Rezeptoren bindet Sulpirid auch unter hohen Dosen nur unvollständig und bis zu maximal 50% (BISCHOFF et al. 1985). Offenbar werden in niedriger Dosierung präsynaptische Dopaminrezeptoren blockiert, während unter hohen Dosen eine postsynaptische D2-Rezeptorblockade erfolgt (KÖHLER et al. 1979).

Neuere pharmakologisch-neurobiochemische Untersuchungen zu **Trimipramin** haben ergeben, daß diese Substanz hohe Affinitäten für D2, 5-HT-2-Rezeptoren und α-1-Adrenozeptoren und somit ein ähnliches Rezeptorprofil wie das atypische Neuroleptikum Clozapin aufweist (GROSS et al. 1991). Trimipramin zeigt im Unterschied zu trizyklischen Antidepressiva keine Wiederaufnahmehemmung von Neurotransmittern und keine down-Regulation von β-Adrenozeptoren auf, wohin 5-HT-2 Rezeptoren „down" reguliert werden.

5.3.2 Wirkmechanismus

Der Wirkmechanismus der sogenannten atypischen Antidepressiva muß bislang stärker noch als der der konventionellen Antidepressiva hypothetisch-spekulativ bleiben. Die Vermutung, daß eine präsynaptische α-2-Adrenorezeptor blockierende Wirkung für die antidepressiven Eigenschaften des Alprazolams verantwortlich ist, konnte durch tierexperimentelle Untersuchungen nicht eindeutig bewiesen werden. Allerdings beeinflussen Benzodiazepine indirekt sowohl das noradrenerge als auch das serotoninerge System, auch die inhärenten Benzodiazepin-Rezeptor-agonistischen Eigenschaften können für die funktionelle und regionale Selektivität der Wirkungen auf Hirnstrukturen von Bedeutung sein (HAEFELY et al. 1990).

Bei den antidepressiv wirkenden Neuroleptika sowie Trimipramin ist vorstellbar, daß adaptive Veränderungen in den monoaminergen Übertragungssystemen nach längerer Behandlung im Endeffekt die antidepressive Wirkung bestimmen. Als möglicher Wirkmechanismus wird eine Besetzung präsynaptischer dopaminerger und noradrenerger Rezeptoren angenommen, aber auch ein adrenolytischer Effekt mit konsekutiv erhöhtem Noradrenalinangebot und konsequenter Veränderung der Empfindlichkeit postsynaptischer Rezeptoren (SULSER 1984). Eine weitere Hypothese für die Wirksamkeit niedrig dosierter Neuroleptika beim ängstlich-depressiven Syndrom ist die Aktivierung dopaminerger Mechanismen durch eine präferenzielle Blockade präsynaptischer Autorezeptoren, aber auch eine Blockade postsynaptischer 5-HT-2 Rezeptoren (MÜLLER 1991).

Für den antidepressiven Effekt von Trimipramin werden unter anderem bislang nicht näher erforschte Wirkungen pharmakologisch aktiver Metaboliten diskutiert (GROSS et al. 1991).

Literatur

ALVAREZ FJ, VELASCO A, PALOMARES JL (1988) Blockade of muscarinic, histamine H1 and histamine H2 receptors by antidepressants. Pharmacology 37 (4): 225–231

BISCHOFF S, DELINI-STULA A, MAÎTRE L (1985) Blockade der Dopamin-Rezeptoren im Hippokampus als Indikator antipsychotische Wirksamkeit: Korrelationen zwischen neurochemischen und psychopharmakologischen Wirkungen von Neuroleptika. In: PFLUG B, FOERSTER K, STRAUBE E (Hrsg) Perspektiven der Schizophrenie-Forschung. Fischer, Stuttgart New York, S 87–103

BOND A, SILVEIRA JC, LADER M (1991) Effects of single doses of alprazolam and alcohol alone and in combination on psychological performance. Hum Psychopharmacol 6: 219–228

BÜRKI HR (1983) Neurobiochemische Wirkungen der Neuroleptika. In: LANGER G, HEIMANN H (Hrsg) Psychopharmaka. Grundlagen und Therapie. Springer, Wien New York, S 213–226

CARLSSON A, LINDQVIST M (1978) Effects of antidepressant agents on the synthesis of brain monoamines. J Neural Transm 43: 73–91

CHARNEY DS, BREIER A, JATLOW PI, HENINGER GR (1986) Behavioral, biochemical, and blood pressure responses to alprazolam in healthy subjects: interactions with yohimbine. Psychopharmacology 88 (2): 133–140

CONTRERAS PC, BREMER ME, RAO TS (1990) Life Sci 47 (22): 133–137

DELINI-STULA A (1983) Pharmakologie der Antidepressiva. In: LANGER G, HEIMANN H (Hrsg) Psychopharmaka. Grundlagen und Therapie. Springer, Wien New York, S 81–95

DI MICCO JA (1987) Evidence for control of cardiac vagal tone by benzodiazepine receptors. Neuropharmacology 26 (6): 553–559

EL-FAKAHANY E, RICHELSON E (1983) Antagonism by antidepressants of muscarinic acetylcholine receptor of human brain. Br J Pharmacol 78: 97–102

ERIKSSON E, CARLSSON M, NILSSON C, SONDERPALM B (1986) Does alprazolam, in contrast to diazepam, activate alpha 2-adrenoreceptors involved in the regulation of rat growth hormone secretion? Life Sci 38 (16): 1491–1498

GOGOLAK G (1980) Neurophysiological properties (in animals) of antidepressants. Psychotropic Agents 55 (19): 415–435

GREENBLATT DJ, HALMATZ JS, DORSEY C, SHADER RI (1988) Comparative single-dose kinetics and dynamics of lorazepam, alprazolam, prazepam, and placebo. Clin Pharmacol Ther 44 (3): 326–334

GROSS G, XIE XIN, GASTPAR M (1991) Trimipramine: pharmacological reevaluation and comparison with clozapine. Neuropharmacology 30 (11): 1159–1166

HAEFELY WE (1990) The GABA-A-benzodiazepine receptor: biology and pharmacology. In: BURROWS GD, ROTH M, NOYES R JR (eds) The neurobiology of anxiety. Elsevier, Amsterdam, pp 165–188

HÄRNRYD C, BIERKENSTEDT L, GULLBERG B et al. (1984) Time course for effects of sulpiride and chlorpromazine on monoamine metabolite and prolactin levels in cerebrospinal fluid from schizophrenic patients. Acta Psychiatr Scand [Suppl] 311: 75–92

HYTTEL J (1982) Preferential labelling of adenylate cyclase coupled dopamine receptors with thioxantene neuroleptics. In: KOHSAKA M, SHOMORI T, TSUKADA Y, WOODRUFF GN (eds) Advances in dopamine research. Pergamon, Oxford, pp 147–152

HYTTEL J, CHRISTENSEN AV (1983) Biochemical and pharmacological differentiation of neuroleptic effects on dopamine D_1 and D_2-receptors. J Neural Transm 18: 157–164

HYTTEL J, LARSEN JJ, CHRISTENSEN AV, ARNT J (1985) Receptor binding profiles of neuroleptics. In: CASEY DE, CHASE TN, CHRISTENSEN AV, GERLACH J (eds) Dyskinesia – research and treatment. Psychopharmacology 2: 9–18

JANKE W (1964) Experimentelle Untersuchungen zur Abhängigkeit der Wirkung psychotoper Substanzen von Persönlichkeitsmerkmalen. Akademische Verlagsgesellschaft, Frankfurt

KÖHLER C, ÖGREN SO, HÄGGLUND L, ÄNGELY T (1979) Regional displacement by sulpiride of 3H-spiperone binding in vivo, biochemical and behavioural evidence of a preferential action on limbic and nigral dopamine receptors. Neurosci Lett 13: 51–56

KOSTOWSKI W, VALZELLI L, BAIGUEM G (1986) Effect of chronic administration of alprazolam and adinazolam on clonidine- or apomorphine-induced aggression in laboratory rodents. Neuropharmacology 25 (7): 757–761

KROBOTH PD, SMITH RB, ERB RJ (1988) Tolerance to alprazolam after intravenous bolus and continuous infusion: psychomotor and EEG effects. Clin Pharmacol Ther 43: 270–277

LOPEZ F, MILLER LG, GREENBLATT DJ, PAUL SM, SHADER RI (1988) Low-dose alprazolam augments motor activity in mice. Pharmacol Biochem Behav 30 (2): 511–513

MAJ J, PRZEGALINSKI E, MOGILNICKA E (1984) Hypotheses concerning the mechanism of action of antidepressant drugs. Rev Physiol Biochem Pharmacol 100: 1–66

MILLER LG, GRENNBLATT DJ, BARNHILL JG, DEUTSCH SI, SHADER RI, PAUL SM (1987) Benzodiazepine receptor binding of triazolobenzodiazepines in vivo: increased receptor number with low-dose alprazolam. J Neurochem 49 (5): 1595–1601

MØLLER-NIELSEN I (1980) Tricyclic antidepressants: general pharmacology. Psychotropic Agents 55 (18): 399–414

MÜLLER WE (1991) Wirkungsmechanismus niedrigdosierter Neuroleptika bei Angst und Depression. In: PÖLDINGER W (Hrsg) Niedrigdosierte Neuroleptika bei ängstlich-depressiven Zustandsbildern und psychomotorischen Erkrankungen. G Braun, Karlsruhe, S 24–38

O'CONNOR WT, EARLEY B, LEONARD BE (1985) Antidepressant properties of the triazolobenzodiazepines alprazolam and adinazolam: studies on the olfactory bulbectomized rat model of depression. Br J Clin Pharmacol 19 (1): 49S–56S

PÖLDINGER W (1991) (Hrsg) Niedrigdosierte Neuroleptika bei ängstlich-depressiven Zustandsbildern und psychotischen Erkrankungen. G Braun, Karlsruhe

RANDRUP A, BRAESTRUP C (1977) Uptake inhibition of biogenic amines by newer antidepressant drugs: relevance to the dopamine hypothesis of depression. Psychopharmacology 53: 309–314

RICHELSON E (1991) Biological basis of depression and therapeutic relevance. J Clin Psychiatry 52: 4–10

RICHELSON E, NELSON A (1984) Antagonism by antidepressants of neurotransmitter receptors of normal human brain in vitro. J Pharmacol Exp Ther 230: 94–102

RICHELSON E, PFENNING M (1984) Blockade by antidepressants and related compounds of biogenic amine uptake into rat brain synaptosomes: most antidepressants selectively block norepinephrine uptake. Eur J Pharmacol 104: 227–286

RISBY ED, HSIAO JK, GOLDEN RN, POTTER WZ (1989) Intravenous alprazolam challenge in normal subjects. Biochemical, cardiovascular, and behavioral effects. Psychopharmacology 99 (4): 508–514

ROBERTSON MM, TRIMBLE MR (1982) Major tranquilizers used as antidepressants. J Affect Dis 4: 173–193

SULSER F (1984) Regulation and fuction of noradrenaline receptor systems in the brain. Neuropharmacology 23: 255–261

5.4 Klinik

K. Rickels und M. Osterheider (Alprazolam)
S. Sieberns und K. Heininger (Flupentixol, Fluspirilen)
G. Laux (Sulpirid) (Kontrolluntersuchungen)
T. Becker (Trimipramin)
O. Dietmaier (Interaktionen)

5.4.1 Indikationen

Vorbemerkungen

Die Studien zur Anwendung von Triazolo-Benzodiazepinen und niedrigdosierten Neuroleptika sind zu einem großen Teil von Allgemeinärzten durchgeführt worden. Dementsprechend sind die dort beschriebenen Indikationen nicht ohne weiteres der psychiatrischen Fachterminologie zuzuordnen (MÖLLER 1991), und die Qualität der Daten kann bezüglich Diagnose- und Beurteilungskriterien nicht selten den an psychiatrische Kompetenz zu stellenden Anforderungen nicht genügen. Es kommen in etwa folgende Indikationsbereiche in Betracht:

- **Psychoreaktive** Störungen, insbesondere mit ängstlicher bzw. ängstlich-depressiver Verstimmung, innerer Spannung und Unruhe, vegetativen oder funktionellen Beschwerden
- **Neurotische** Störungen mit ängstlicher oder ängstlich-depressiver Verstimmung, innerer Spannung, Unruhe, vegetativen oder funktionellen Beschwerden
- **Persönlichkeitsstörungen**
- **Psychosomatische Störungen.**

Das Triazolo-Benzodiazepin **Alprazolam** ist neben der Behandlung von Angstzuständen auch zur vorübergehenden medikamentösen Therapie neurotisch-reaktiver Depressionen zugelassen. Die antidepressive Wirksamkeit basiert überwiegend auf US-amerikanischen Studienergebnissen mit der heterogenen Diagnosekategorie „major depression". Endogene Depressionen sollten nicht mit einer Alprazolam-Monotherapie behandelt werden. Wie bei allen Benzodiazepinen sollte keine Verschreibung an Patienten mit einer Abusus-Neigung bzw. Abhängigkeitsanamnese erfolgen und die Substanz nicht länger als 3 Monate verordnet werden.

Nach den bisher vorliegenden Untersuchungen gelten **niedrig-dosierte Neuroleptika** bei Angst- und Verstimmungszuständen als wirksam (MÖLLER 1986, PÖLDINGER 1991). Grundsätzlich muß aber die Frage aufgeworfen werden, ob das Risiko extrapyramidal-motorischer Begleitwirkungen auch unter niedrigdosierten Neuroleptika Patienten mit nichtpsychotischen Erkrankungen zugemutet werden kann (TAM et al. 1982). Sollte dennoch die Indikation zur Anwendung niedrig-dosierter Neuroleptika bei Angst- und Verstimmungszuständen gestellt werden, so ist zu beachten:

1. Sorgfältige Eingangsdiagnostik
2. Geringe Dosierung, z.B. Flupentixoldecanoat nicht höher als 10 mg (0,5 ml) alle 14 Tage
3. Behandlungsdauer auf 3 Monate beschränken. Führt ein Absetzversuch zu einer Verschlechterung der Symptomatik, sollte nicht länger als maximal 6 Monate behandelt werden
4. Beim ersten Auftreten extrapyramidal-motorischer Störungen Behandlung abbrechen

Alprazolam

Alprazolam gehört – wie Adinazolam und Triazolam – zur Gruppe der Triazolo-Benzodiazepine. Inwieweit die chemischen Strukturunterschiede von praktisch-klinischer Bedeutung sind, ist letztlich noch unklar. Alprazolam hat angstlösende sowie leicht stimmungsaufhellende Eigenschaften und unterscheidet sich von anderen Benzodiazepinen (1,4- und 1,5-Benzodiazepinen und Thieno-Diazepinen) vor allem durch geringere sedierende, weitgehend fehlende muskelrelaxierende und antikonvulsive Wirkeigenschaften.

Alprazolam wird zur Behandlung

- von **Angststörungen,**
- ängstlich getönter **depressiver Syndrome** und
- **ängstlich-depressiver Mischzustände** eingesetzt.

Erste klinische Erfahrungen mit Benzodiazepinderivaten in der *Depressionsbehandlung* wurden in einem Überblick von SCHATZBERG und COLE (1978) referiert. Anhand der Auswertung von 20 Doppelblind-Studien kamen die Autoren zu dem Schluß, daß Benzodiazepine in der ambulanten Behandlung depressiver Syndrome weniger effektiv seien als (vornehmlich trizyklische) Standard-Antidepressiva. Einige der untersuchten Studien beschrieben aber eine Wirkäquivalenz für Benzodiazepine und die Nebenwirkungsraten wurden durchweg als geringer beurteilt.

DOWNING und RICKELS (1974) unterzogen die diagnostischen Eingangskriterien für Studien zur Effizienz von Benzodiazepinen und Antidepressiva bei sog. gemischter Angst und Depression einer kritischen Prüfung und kamen zu dem Schluß, daß Patienten die primär mit einer Angstsymptomatik erkrankten und erst sekundär depressive Symptome entwickelten, eher von einer Behandlung mit Benzodiazepinen profitierten als Patienten mit primärer Depression, die wiederum besser auf Antidepressiva ansprachen.

Im Gegensatz zu der Tatsache, daß der Großteil depressiver Patienten ambulant bei Allgemeinmedizinern behandelt wird und in der Regel zunächst Benzodiazepinpräparate verschrieben bekommt, haben fast ausnahmslos alle publizierten Kontrollstudien die therapeutische Unterlegenheit von Benzodiazepinen im Vergleich zu herkömmlichen Antidepressiva in der Depressionsbe-

handlung gezeigt. Allerdings wurde in einer offenen Studie antidepressive Wirksamkeit des Benzodiazepins Clonazepam beschrieben (KISHIMOTO et al. 1988) – GABA Hypothese der Depression.

Alprazolam wurde Anfang der 80er Jahre zur Behandlung von Angststörungen eingeführt. Umfangreiche Studien lagen zu diesem Zeitpunkt zur *anxiolytischen Wirkqualität* der Substanz vor (RICKELS 1985). Im Rahmen großer amerikanischer Multicenter-Studien wurde bald darauf die Wirksamkeit von Alprazolam bei schweren depressiven Syndromen („major depressive disorders", MDD, nach DSM-III-Kriterien) untersucht (Übersichten: DAWSON et al. 1984, LAUX und KÖNIG 1985, s. auch Tabelle 5.4.1.1).

FEIGHNER et al. (1983) verglichen die antidepressive Wirksamkeit von Alprazolam, Imipramin und Placebo bei mehr als 700 ambulant behandelten depressiven Patienten. Der Beobachtungszeitraum betrug 6 Wochen. Alprazolam und Imipramin zeigten sich der Placebobehandlung signifikant überlegen. Relevante Wirkdifferenzen zwischen den aktiven Substanzen fanden sich nicht.

Die gleiche Arbeitsgruppe verglich Alprazolam, Amitriptylin, Doxepin und Placebo in der gleichen Indikation und fand ebenfalls signifikante Besserungen unter den aktiven Substanzen im Vergleich zu Placebo (RICKELS et al. 1985). Beide Studien zeigten übereinstimmend eine Wirkäquivalenz von Alprazolam im Vergleich zu Imipramin, Amitriptylin und Doxepin in der Behandlung ausgeprägter depressiver Syndrome bei Patienten mit MDD.

Zur Untersuchung der Frage, ob auch andere Benzodiazepine ohne Triazolo-Ringstruktur bei der beschriebenen Population ähnliche antidepressive Eigenschaften zeigten, verglichen RICKELS et al. (1987) Alprazolam, Imipramin, Diazepam und Placebo über einen Zeitraum von 6 Wochen bei 240 Patienten mit der Diagnose einer MDD (s. Tabelle 5.4.1.1). Sowohl Alprazolam als auch Imipramin, nicht jedoch Diazepam

Tabelle 5.4.1.1. Klinische Studien mit Alprazolam bei depressiven Patienten

Autor(en)	N	Diagnose	Dosis (mg/d)	Ergebnisse	Abbrüche
FABRE und MCLENDON (1980)	104	mittel- bis schwergradige Depression (HRSD ≥ 18)	2,6 A 128,4 I	A = I A, I >Pl	4 A 4 I 16 Pl
FEIGHNER et al. (1983)	723	unipolare Depression (HRSD ≥ 18)	2,87 A 131,7 I	A = I A, I > Pl	34 A 59 I 96 Pl
RICKELS et al. (1985)	175	MDD (HRSD ≥ 18)	3,0 A 150,0 I	A = I A, I > Pl (hohe Placeboresponse)	insges. 40
DRAPER und DALY (1983)	25	neurot./reaktive Depression (HRSD ≥ 17)	2,15 A 85,0 AMI kein Pl	A = AMI	5 A 5 AMI
RICKELS et al. (1985)	504	MDD (HRSD > 18)	3,0 A 148,0 AMI 143,0 DOX	A, AMI, DOX > Pl	22 A 28 AMI 20 DOX 58 Pl
RICKELS et al. (1987)	240	MDD (HRSD ≥ 18)	3,1 A 143,0 I 24,0 DZ	A = I A, I > DZ A, I, DZ > Pl	10 A 10 I 7 DZ 5 Pl
RUSH et al. (1985)	49	MDD (HRSD ≥ 18)	3,4 A 155,7 AMI	AMI > A	k. A.
LAAKMANN et al. (1986)	178	leicht-, mittel- bis schwergradiges depressives Syndrom (HRSD ≥ 12/≥ 20/≥ 30)	k. A.	leicht/mittelgradig: A = AMI schwergradig: AMI > A	10 A 4 AMI
CORYELL und MORANVILLE (1989)	15	MDD (HRSD ≥ 18)	k. A.	AMI/PER > A	k. A.

A Alprazolam, *AMI* Amitriptylin, *I* Imipramin, *DOX* Doxepin, *DZ* Diazepam, *PER* Perphenazin, *Pl* Placebo, *k.A.* keine Angabe, *MDD* major depressive disorder, *HRSD* Hamilton-Depressions-Skala, = gleich wirksam wie, > statistisch signifikant wirksamer als

zeigten signifikant bessere antidepressive Eigenschaften als Placebo. Obwohl sich keine statistisch signifikanten Unterschiede zwischen Alprazolam und Imipramin fanden, zeigte sich für einige Verlaufskriterien eine Präferenz für Imipramin.

Die Häufigkeit unerwünschter Arzneimittelwirkungen war unter Alprazolam am geringsten.

Sowohl WEISSMAN et al. (1985) als auch MEN-DEL und SCHLESS (1986) sowie OVERALL et al. (1987) fanden für Alprazolam eine *kürzere Wirklatenz* im Vergleich zu Imipramin (1 versus 3 Wochen) und vor allem auch signifikante Besserungen depressiver Schlafstörungen bei weitgehend fehlender Tagessedierung (s. auch SINGH et al. 1988 und ANSSEAU et al. 1984).

LAAKMANN und Mitarbeiter (1986) zeigten unterschiedliche Effizienz für Alprazolam im Vergleich zu Imipramin in Bezug auf den Schweregrad der Erkrankung. So fand sich eine Wirkäquivalenz lediglich bei leichten und mittelschweren depressiven Störungen (Hamilton-Depressions-Skala: 15–22), nicht jedoch bei schweren Depressionen (Hamilton-Depressions-Skala größer 30).

SINGH et al. (1988) sowie RUSH und Mitarbeiter (1985) und CORYELL und MORANVILLE (1989) bestätigten im Vergleich zu unterschiedlichen Referenzsubstanzen die antidepressiven Wirkeigenschaften von Alprazolam. Studien unter Einschluß stationärer Patienten mit ausgeprägten, schweren depressiven Störungen lassen jedoch annehmen, daß für diese Untergruppe Alprazolam weniger effektiv ist als trizyklische Antidepressiva (RICKELS et al. 1985, 1987, LENOX et al. 1984, FEIGHNER 1986).

HUBAIN et al. (1990) verglichen Alprazolam und Amitriptylin in der Behandlung von Patienten mit schwerem depressivem Syndrom über einen Zeitraum von 6 Wochen. Nach 4 Wochen zeigte sich eine signifikante Überlegenheit für Amitriptylin hinsichtlich des antidepressiven Wirkeffektes und eine hohe drop-out-Rate für Alprazolam aufgrund fehlender Wirkung.

Nach den Ergebnissen der vorliegenden Literatur und den entsprechenden klinischen Erfahrungen ist der Einsatz von Alprazolam – neben umschriebenen Angsterkrankungen (Panikstörung und Generalisiertes Angstsyndrom) sowie mit vorherrschender Ängstlichkeit einhergehenden psychischen Störungen – im Rahmen affektiver Störungen vornehmlich dann indiziert, wenn syndromatisch ängstlich getönte Zustandsbilder im Vordergrund stehen.

Flupentixol, Fluspirilen

1964 und 1969 wurde über erste klinische Erfahrungen mit Flupentixol in niedriger Dosierung als Antidepressivum berichtet (HOLST 1964, REITER 1969). In der Folgezeit wurden zahlreiche kontrollierte Studien mit dem Ziel des Nachweises der antidepressiven und angstlösenden Wirksamkeit von Flupentixol durchgeführt. Diese doppelblind angelegten Studien umfassen Untersuchungen von Flupentixol gegen Placebo, Amitriptylin, Nortriptylin, Mianserin, Fluvoxamin, Diazepam, Kombination Fluphenazin/Nortriptylin, Bromazepam und die Kombination Flupentixol/Melitracen (siehe Tabelle 5.4.1.2). In diesen Studien war Flupentixol Placebo deutlich und den Vergleichssubstanzen hinsichtlich einzelner Wirkungsparameter überlegen oder mindestens gleich wirksam. Die Wirklatenz war häufig wesentlich kürzer als bei den bekannten trizyklischen Antidepressiva. Behandelt wurden vorwiegend Patienten mit reaktiver, aber auch leichtere bis mittelschwere Fälle von endogener Depression. Vergleichbar gute Ergebnisse wurden mit täglich 1,5–4,5 mg Flupentixol und 75–225 mg Amitriptylin bei Patienten mit depressivem Syndrom erzielt. Flupentixol wirkte deutlicher auf das Symptom Angst (YOUNG et al. 1976).

Bei Kranken mit *Altersdepression* waren 0,5–1,0 mg Flupentixol als morgendliche Einmaldosis gleich wirksam wie 25–50 mg Amitriptylin als Einmaldosis abends. Vegetative Begleitwirkungen waren unter Flupentixol deutlich geringer (VALLE-JONES und SWARBRICK 1981), der Wirkungseintritt unter Flupentixol rascher (HOSTMAELINGEN et al. 1989). 1–2 mg Flupentixol täglich führten im Vergleich zu 50–100 mg Nortriptylin pro Tag zu einer schnelleren Besserung bzw. Beseitigung der Symptome Angst und Depression (ROSENBERG et al. 1976).

1–2 mg Flupentixol pro Tag waren bei Kranken mit Depression (Gesamtscore > 15 nach der Hamilton-Depressionsskala) gleich wirksam und gleich gut verträglich wie täglich 30–60 mg Mianserin (MAJID 1986). Im Vergleich zu Bromazepam erwies sich Flupentixol (0,5–3,0 mg/die) im Bereich depressiver Symptomatik als wirksamer, während sich im Faktor „Angst" keine Unterschiede ergaben (PAULMANN 1986).

Tabelle 5.4.1.2. Studien zur Wirksamkeit von niedrigdosiertem Flupentixol im Vergleich zu anderen Substanzen bei Patienten mit depressivem Syndrom (modifiziert nach OSTERHEIDER 1991)

Autor(en)	Studiendesign	N	Diagnose	Medikation Flupentixol (F) andere	Dosierung	Beurteilungs-Skalen	Ergebnisse Wirksamkeit	Neben-wirkungen
I. Flupentixol im Vergleich zu Placebo (P)								
OVHED (1976)	doppelblind-crossover 4 Wochen, ambulante Patienten	43	ängstliche und depressive Ver-stimmungszustände	F	1–2 mg/die	5-Punkte-Rating-Skala	F > P	
PREDESCU et al. (1973)	doppelblind-crossover 4 Wochen, ambulante Patienten	30	Angst-Schmerz-Depressionssyndrom bei neurotischen Zu-ständen	F	1–3 mg/die	HRSA 5-Punkte-Beurteilungs-System	F > P	
FROLUND (1974)	doppelblind multizentrisch, 2 Wochen, ambulante Patienten	231	Depressionen	F Placebo	1–2,5 mg/die	5-Punkte-Rating-Skala	F > P	
II. Flupentixol im Vergleich zu Antidepressiva								
JOHNSON (1979)	doppelblind 4 Wochen, ambulante Patienten	66	neurotische Depression (KDJ)	F Nortriptylin (N) (+ Diazepam (D)	1,5–3,0 mg/die 25–150 mg 7,5–15 mg	BDJ HRSA	F > N (n.s)	N > F
YOUNG et al. (1976)	doppelblind 6 Wochen, ambulante Patienten	60	milde bis mittelschwere Depressionen	F Amitriptylin (A)	1,5–4,5 mg/die 75–125 mg	BDJ HRSD MRCDS	F > A (n.s.) Angst-Items: F > A	A > F
v. MOFFAERT et al. (1983)	doppelblind 4 Wochen, Multicenter ambulante Patienten	90	depressiv, ängstl. und psychosomat. Symptomkomplex	Melitracen-F(MF) Mianserin (M)	60 mg resp. 3,0 mg/die 30 mg	HRSA PGR PGA	M > MF	M > F
MAJID (1986)	doppelblind 6 Wochen, ambulante Patienten	51	neurotische u. endo-gene Depression ± sekundäre Angst-symptomatik	F Mianserin (M)	1 mg/die 30 mg	HRSD CGI NRS	F > M (n.s.)	M > F

(Fortsetzung siehe S. 371)

Tabelle 5.4.1.2. Fortsetzung

Autor(en)	Studiendesign	N	Diagnose	Medikation Flupentixol (F) andere	Dosierung	Beurteilungs-Skalen	Ergebnisse Wirksamkeit	Neben-wirkungen
VALLÉ-JONES et al. (1981)	randomisiert, multizentrisch, 4 Wochen, ambulante Patienten	143	milde bis mittelschwere Depressionen	F Amitriptylin	0,5–1 mg/die 25–50 mg/die	CGI 5-Punkte-Rating-Skala Visual Analog-Skala	F = Amitriptylin	Amitriptylin > F
HAMILTON et al. (1989)	randomisiert, multizentrisch; 4 Wochen, ambulante Patienten	72	milde bis mittelschwere Depressionen	F Fluvoxamin	1–2 mg/die 100–200 mg/die	HRSD CG	F > Fluvoxamin	Fluvoxamin > F

III. Flupentixol in fixer Kombination mit einem Antidepressivum

SALETU et al. (1976)	offen 4 Wochen, stationäre und ambulante Patienten	30	endomorphe und psychogene Depressionen	F + Amitriptylin (A)	0,5–3,0 mg/die + 10–60 mg/die	AMDP	globale Besserung (stimulierend/ aktivierend, anxiolytisch/ sedierend)	

IV. Flupentixol im Vergleich zu Tranquilizern

JOKINEN et al. (1984)	doppelblind 4 Wochen, Multicenter ambulante Patienten	120	psychosomatische Störungen	F Diazepam (D)	1,0–2,0 mg/die 5,0–10,0 mg/die	4-Punkte-Skala	F = D	
MEYERS et al. (1985)	doppelblind 4 Wochen, Multicenter ambulante Patienten	113	psychosomatisches Syndrom	F Diazepam (D) Sulpirid (S)	0,5–2,0 mg/die 2,5–10,0 mg/die 100–200 mg/die	4-Punkte globale Beur-teilungsskala	F = D F > S (n.s.)	
GRILLAGE (1986)	doppelblind 4 Wochen, Multicenter ambulante Patienten	192	neurotische Depressionen ± Angst- und somatische Symptome	F Diazepam (D)	0,5–1,0 mg/die 2,5–5,0 mg/die	HRSD VAS globale Beur-teilungsskala	F > D	D > F

(Fortsetzung siehe S. 372)

Tabelle 5.4.1.2. Fortsetzung

Autor(en)	Studiendesign	N	Diagnose	Medikation Flupentixol (F) andere	Dosierung	Beurteilungs-Skalen	Ergebnisse Wirksam-keit	Neben-wirkungen
PAULMANN (1986)	offen 6 Wochen, ambulante Patienten	60	Depressions-Angst-Syndrom	F Bromazepam (B)	1,0–3,0 mg/die 6–12 mg	TDJ HRSA (12 items)	F > B (Depr.) F = B (Angst) F > B (Somat.)	
DAMSBO et al. (1987)	doppelblind multizentrisch 4 Wochen, ambulante Patienten	236	pschosomatische Störungen	F Diazepam	1–2 mg/die 10–20 mg/die	HRSA	F = Diazepam	

V. Flupentixol im Vergleich zu anderen Neuroleptika

CONWAY (1981)	offen 4 Wochen, ambulante Patienten	67	Depressionen (HRSD > 20)	F Fluphenazin (Fl) + Nortriptylin (N)	1,5 mg/die 1,5 mg/die + 30 mg/die	HRSD globale Beurteilungs-skala	F = Fl/N	

n.s. nicht signifikant

Flupentixoldecanoat

Flupentixoldecanoat hat ebenfalls eine deutlich antidepressiv-entängstigende Wirkung (BUDDE 1992). Diese Wirkung erscheint ausreichend zur Behandlung von leichteren bis mittelschweren depressiven Syndromen (siehe Tabelle 5.4.1.3).

Patienten mit agitierter Depression und/oder Suizidalität sollten allerdings von einer Behandlung mit Flupentixoldecanoat ausgenommen werden.

58 Patienten mit endogener oder reaktiver Depression, Angstneurose oder psychosomatischen Erkrankungen wurden in einem offenen Versuch über mindestens 8 Wochen mit durchschnittlich 0,5 ml (10 mg)/14 Tage Flupentixoldecanoat behandelt. Die Symptome Angst, depressive Verstimmung und Schlafstörungen konnten deutlich gebessert oder beseitigt werden (SIEBERNS 1982). Von 68 ambulanten Patienten mit depressivem Syndrom sprachen 24 von 34 auf 75–225 mg Amitriptylin/die und 20 von 34 Patienten auf 10–30 mg Flupentixoldecanoat/14tägig gut an. 6 Amitriptylin- und 8 Flupentixoldecanoat-Patienten waren Nonresponder. Die Mehrzahl der mit Flupentixoldecanoat behandelten Patienten benötigte in Anbetracht der für diese Indikation relativ zu hohen Dosierung zumindestens zeitweise Antiparkinsonmittel. Deshalb wurde für weitere empfohlene Untersuchungen eine Dosierung von 7,5 mg Flupentixoldecanoat im Abstand von 14 Tagen vorgeschlagen (TAM et al. 1982).

57 Patienten mit depressivem Syndrom erhielten entweder initial 5 mg Flupentixoldecanoat/14-tägig (30 Pat.) oder 75 mg Amitriptylin täglich (27 Pat.). Danach erfolgte eine Dosiserhöhung auf 10 mg Flupentixoldecanoat alle 14 Tage oder 150 mg Amitriptylin täglich. Die Behandlungsergebnisse in beiden Gruppen waren vergleichbar (MARAGAKIS 1990). Vergleichbare Ergebnisse wurden in einer weiteren kontrollierten Studie von Flupentixoldecanoat in einer mittleren Dosis von 9 mg alle 14 Tage gegen Amitriptylin (mittlere Dosis 65 mg tgl.) bei insgesamt 60 Patienten erzielt (BUDDE et al. 1990).

Eine offene, multizentrisch angelegte Verlaufsbeobachtung an 4355 mit niedrigdosiertem Flupentixoldecanoat behandelten Patienten mit Angst- und Verstimmungszuständen, psychosomatischen und psychoreaktiven Störungen erbrachte folgende Ergebnisse: Die Wirksamkeit von Flupentixoldecanoat wurde bei den Patienten, die vor der Einbeziehung in die Studie bereits mit Psychopharmaka behandelt wurden und diese Therapie auch während der Studie fortsetzten, als schlechter beurteilt als bei den Patienten, die während der Anwendungsbeobachtung keine weiteren Psychopharmaka als Flupentixoldecanoat verabreicht bekamen. Im Vergleich zu den nicht mit Psychopharmaka vorbehandelten Patienten zeigten vorbehandelte Patienten insgesamt eine schlechtere Ansprechbarkeit.

Das Behandlungsergebnis war bei den bis 60 Jahre alten Patienten deutlich günstiger als bei den über 60 Jahre alten Patienten. Auch die Erkrankungsdauer hatte für die Wirksamkeit Bedeutung: Bei einer Erkrankungsdauer von weniger als einem Jahr war der Behandlungserfolg deutlich größer als bei länger bestehender Erkrankung. Es zeigte sich auch, daß der Verlauf der Erkrankung bei den Patienten als günstiger beurteilt wurde, die mit einer niedrigeren Dosis (6 mg Flupentixoldecanoat/14tägig) behandelt wurden (SIEBERNS und BUDDE 1990).

Phasenprophylaktische Wirksamkeit von Flupentixoldecanoat

Das Schrifttum zur antidepressiven Wirksamkeit von Flupentixol bei Patienten mit endogener und reaktiver Depression und eine möglicherweise prophylaktische Wirkung auf depressive Erscheinungsbilder bei Schizophrenen haben KIELHOLZ et al. (1979) bewogen, als erste in einer offenen Studie über 2–3 Jahre die phasenprophylaktische Wirkung von Flupentixoldecanoat bei Patienten mit periodischen oder zyklischen Depressionen zu untersuchen. Die Ergebnisse an insgesamt 30 Patienten bei einer Dosierung von 20 mg Flupentixoldecanoat/14tägig zeigen einen statistischen Trend, wonach der Flupentixoldecanoat-Dauermedikation eine phasenstabilisierende Wirkung zukommt, die mit der phasenprophylaktischen Wirkung von Lithiumsalzen verglichen werden kann.

In einer zweiten multizentrisch angelegten Studie (AHLFORS et al. 1981) wurde die Hypothese überprüft, ob Flupentixoldecanoat eine alternative Therapie zur phasenprophylaktischen Wirksamkeit von Lithium sein könne. Einbezogen in diese Untersu-

Tabelle 5.4.1.3. Studien zur Wirksamkeit von Flupentixoldecanoat im Vergleich zu anderen Substanzen bzw. in der Langzeitprophylaxe (modifiziert nach OSTERHEIDER 1991)

Autor(en)	Studiendesign	N	Diagnose	Medikation Flupentixoldecanoat (FD) / andere	Dosierung	Beurteilungs-Skalen	Ergebnisse Wirksamkeit
I. Flupentixoldecanoat im Vergleich zu Antidepressiva							
TAM et al. (1982)	doppelblind 12 Wochen, ambulante Patienten	68	antidepressive Behandlungsbedürftigkeit	FD Amitriptylin (A)	10–30 mg/2 Wochen 75–175 mg/die	BDJ HRSD	FD = A
MARAGAKIS (1990)	doppelblind 4 Wochen, ambulant	75	Depression	FD Amitriptylin	5–10 mg/2 Wochen 75–150 mg/Tag	HRSD Leed-RS CGI	FD = A
II. Flupentixoldecanoat in der Langzeitprophylaxe							
KIELHOLZ et al. (1979)	offen 2–3 Jahre, Multicenter stationäre und ambulante Patienten	30	periodisch verlaufende Depressionen	FD	20 mg/3 Wochen	Anzahl Hospitalisationen/Krankheitsphasen	phasenstabilisierender Effekt (vergleichbar mit Lithium)
AHLFORS et al. (1981)	offen 2 Jahre, Multicenter	33	uni-, bipolare Depressionen	FD Lithium	10–20 mg/2–3 Wo. therapeut. Dosis	Anzahl Krankheitsphasen	kein Anspr. auf die Therapie
	stationäre und ambulante Patienten	93	uni-, bipolare Depressionen	FD Lithium-Nonresponder	10–20 mg/2–3 Wo.	Anzahl Krankheitsphasen	Abfall manischer Episoden Anstieg depressiver Phasen
ESPARON et al. (1986)	doppelblind-crossover 2 Jahre, ambulante Patienten	15	periodisch verlaufende manisch-depressive Erkrankung	FD Placebo (P) bei Lithium-behandelten Patienten (therapeut. Dosisbereich)	20 mg/4 Wochen	4-Punkte-Rating-Skala AMJ	global: P > FD Depress. Skala: FD > P (n.s.)

n.s. nicht signifikant

chungen wurden Patienten mit manisch-depressiver Krankheit vom bipolaren oder unipolaren Typ. Die Ergebnisse dieser Studie lassen keine Aussage über die Wirksamkeit einer Phasenprophylaxe mit Flupentixoldecanoat zu. Wirksam ist Flupentixoldecanoat bei solchen Patienten, bei denen manische Phasen dominieren und die nicht auf Lithium ansprechen oder Lithium vertragen. Depressiv getönte Phasen nahmen nach Umstellung von Lithium auf Flupentixoldecanoat eher zu.

In einer weiteren Placebo-kontrollierten Untersuchung an 15 bereits auf Lithium eingestellten Patienten mit manisch-depressiver Erkrankung wurde keine phasenprophylaktische Wirksamkeit von Flupentixoldecanoat gefunden (ESPARON et al. 1986) (siehe Tabelle 5.4.1.3).

Fluspirilen

Auf den klinischen Nutzen von Fluspirilen für die Anxiolyse wurde bereits 1973 hingewiesen (PACH et al. 1973). Bei insgesamt mehr als 2600 Patienten aus den unterschiedlichen Studien zeigte sich eine beruhigende und angstlösende Wirksamkeit mit guten bis sehr guten Ergebnissen bei 75% der Behandelten (LEHMANN 1987). In Tabelle 5.4.1.4 sind die wichtigsten kontrollierten Studien mit Fluspirilen zusammengefaßt.

In kontrollierten Studien wurde Fluspirilen gegen Placebo (DEBERDT et al. 1980, BERGDOLT und KARASS 1983), Diazepam (PACH und WANIEK 1976), Bromazepam (THILMANN 1983, HASSEL 1985, LEHMANN 1987) und mit verschiedenen Dosierungen von Fluspirilen geprüft (LEHMANN 1989) (vgl. Tabelle 5.4.1.4). Fluspirilen erwies sich dabei als wirksam in wöchentlicher Dosierung von 1,0–1,5 mg bei den Symptomen Angst, Spannung und begleitenden funktionellen Organstörungen.

Bei der Gegenüberstellung der vorliegenden Untersuchungen mit Flupentixol/Flupentixoldecanoat steht bei der Eingangsdiagnostik bei Flupentixol die Depression und bei Fluspirilen die Angst stärker im Vordergrund. Offenbar beeinflußt Flupentixol depressive und auch körperliche Beeinträchtigungen besonders günstig, während beim Fluspirilen die Angstreduktion ausgeprägter ist.

Sulpirid

Die Hauptindikationen von Sulpirid leiten sich von dem dosisabhängigen bipolaren Wirkspektrum (antidepressiv/antipsychotisch) und dem aktivierenden Wirkungsprofil ab. Infolge spezifischer Effekte auf vegetative Zentren des Stammhirns weist die Substanz auch antivertiginöse Eigenschaften auf und kann zur Behandlung von Schwindelzuständen verschiedener Genese sowie in der Gastritis- und Ulcus-Therapie eingesetzt werden. Bereits 1968 wurde die Wirksamkeit bei atypischen Depressionen beschrieben (BORENSTEIN et al. 1968), in offenen Studien über die Wirksamkeit bei Altersdepressionen und bei psychosomatischen Krankheitsbildern berichtet (LEGAL 1975, MÖLLER 1975, LESTYNEK 1983, DELOR et al. 1985, CHASSARD et al. 1985). Während die Wirksamkeit von Sulpirid bei schizophrenen Psychosen – insbesondere mit Autismus und Minussymptomatik – gut belegt ist (RAMA RAO et al. 1981, WIESEL et al. 1985), liegen bisher keine Placebo-kontrollierten Studien vor, die die antidepressive Wirksamkeit von Sulpirid ausreichend belegen. In den drei vorliegenden kontrollierten Vergleichsstudien gegen Amitriptylin waren die Patientenzahlen nicht groß genug, um Unterschiede zwischen den Substanzen zu erkennen (NISKANEN et al. 1975, AYLWARD et al. 1981, STANDISH-BARRY et al. 1983). In einer Studie an einer homogenen Gruppe von elf endogen depressiven Patienten sprachen sieben auf eine Therapie mit 150 mg/die an, nach Abschluß der dreiwöchigen Beobachtungsdauer kam es jedoch trotz Weiterbehandlung in drei der sieben Fälle zu einem Rezidiv (BENKERT und HOLSBOER 1984). Obwohl nur wenige Studien zu Sulpirid in der Depressiontherapie vorliegen (siehe Tabel-

Tabelle 5.4.1.4. Studien zur Wirksamkeit von Fluspirilen im Vergleich zu anderen Substanzen

Autor(en)	Studiendesign	N	Diagnose	Medikation Fluspirilen andere	Dosierung	Beurteilungs-Skalen	Ergebnisse Wirksamkeit
Pach und Waniek (1976)	doppelblind-crossover 12 Wochen	28	Funkt. Organbeschw. ängstl.-depressive Symptome	Fluspirilen Diazepam	1,0–1,5 mg/Woche 15 mg		Flusp. > Diazep.
Deberdt et al. (1980)	doppelblind 10 Wochen	124	Funkt. Beschwerden depressive Verstimmung	Fluspirilen Placebo	1,2–1,5 mg/Woche		Flusp. > Placebo
Bergdolt und Karass (1983)	doppelblind 6 Wochen	145	Funkt. kardiovask. Syndrom	Fluspirilen Placebo	1,5 mg/Woche		Flusp. > Placebo
Thilmann (1983)	kontrolliert 6 Wochen	82	Angst-, psychoreakt., psychosomat. Syndr.	Fluspirilen Bromazepam	1,5 mg/Woche 3–6 mg/Tag		Flusp. = Bromaz.
Hassel (1985)	doppelblind 6 Wochen	45	Psychoneurot. Störungen	Fluspirilen Bromazepam	1,5 mg/Woche 6 mg /Tag		Flusp. > Bromaz.
Lehmann (1989)	doppelblind	106	Angstsyndrome	Fluspirilen	0,5 mg/Woche 1,0 mg/Woche 1,5 mg/Woche		1,5 mg > 0,5 mg 1,0 mg

Tabelle 5.4.1.5. Klinische Studien mit Sulpirid bei depressiven Patienten

Autor(en)	Studien-Design	N, Dx	Dosierung pro die	Ergebnisse	Nebenwirkungen, Abbrecher (NW)
NISKANEN et al. (1975)	eb vs. AMI	20 endog. Depr.	S 400–1000 mg (x̄ = 908 mg) AMI 75–200 mg (x̄ = 166 mg)	↓ HAMD unter S 47% unter AMI 39% S > AMI bzgl. psychomotor. Retardierung	S: Akathisie (2×) AMI: Mundtrockenheit (3×) Sedierung (2×)
YURA et al. (1976)	db vs. IMI	137 ambulant	S 150–450 mg IMI 30–90 mg	S = IMI	Mehr (anticholin.) Nebenwirkungen unter IMI
SALMINEN et al. (1980)	offen Pl wash out	14 endog. u. sek. Depr.	150 mg	71% Responder Ther. Fenster 50–450 ng/ml (?)	Galaktorrhoe (3×)
AYLWARDS et al. (1981)	db vs. AMI	50 endog. u. neurot. Depr.	S 400–1000 mg AMI 75–200 mg	S = AMI (Tag 21 AMI > S) AMI > S: Angst,Schlafstörg. S > AMI: Hemmung, Konzentr.stg. ↑ L-Tryptophan i.S. unter S	S: Akathisie (3×), Nausea (7×) Unruhe (5×), Tremor (8×) ↑ FSH, ↑↑ Prolaktin i.S. AMI: Mundtr. (13×), Akkommod.stg. (12×), Obstipat. (10×) ↑ Prolaktin
STANDISH-BARRY et al. (1983)	db vs. AMI	36 Major Depr.	S 300 mg AMI 75 mg	S = AMI (12 Wochen) AMI > S (24 Wochen)	Abbrecher: S 2, AMI 4 S 5× EPMS, 3× Brustschwellung AMI signif. mehr antichol. NW
BENKERT und HOLSBOER (1984)	offen	11 endog. Depr.	150 mg	7 von 11 Responder (Initial) ↑ Antrieb, rascher Wirkungseintritt; Wirkverlust (3×) Responder höhere Plasmaspiegel	↑↑ Prolaktin i.S.
KAIYA und TAKEDA (1990)	retrosp. (69 Behandl.)	28 wahnh. Depr.		Response-Raten: S plus Standard-AD 86%, S 80%, AD + NL 61%, NL 54%, AD 8%	–
BRUYNOOGHE et al. (1992)	db vs. AMI	50 reakt. Depr.	S 300 mg AMI 75 mg	SA > AMI (Fremd- und Selbstrating S rascherer Wirkungseintritt	Abbrecher: S 3, AMI 6 S tendenziell mehr ZNS-NW AMI signif. mehr antichol. NW

AMI Amitriptylin, *AD* Antidepressivum, *EPMS* extrapyramidalmotorische Symptome, *IMI* Imipramin, *NL* Neuroleptikum, *S* Sulpirid, > statistisch signifikant wirksamer als, = gleich wirksam wie, *HAMD* Hamilton Depressions-Skala, *db* doppelblind, *eb* einfachblind, *Dx* Diagnose, *Pl* Placebo, *i.S.* im Serum

le 5.4.1.5), wird die Substanz seit 20 Jahren von niedergelassenen Ärzten niedrig dosiert als Antidepressivum insbesondere bei funktionellen, „psychovegetativen Syndromen" bzw. psychosomatischen Störungen mit depressiver Komponente häufig verordnet.

Trimipramin

Trimipramin wird zur Behandlung

- **depressiver Erkrankungen,**
- von **Schmerzsyndromen,**

- von **Schlafstörungen** sowie
- gastroduodenaler **Ulcera**

eingesetzt.

Erste klinische Erfahrungen mit Trimipramin in der *Depressionsbehandlung* wurden 1962 publiziert (JUILLET et al. 1962). Es liegen zahlreiche offene und vergleichende Studien gegen Referenzsubstanzen vor, in denen Trimipramin antidepressiv wirksam und mehrheitlich äquipotent war (Übersicht vgl. LAPIERRE 1989). In Tabelle 5.4.1.6 sind die

Tabelle 5.4.1.6. Klinische Vergleichsstudien Trimipramin (TRI) vs. Amitriptylin (AMI) oder vs. Imipramin (IMI)

Autor(en) (Jahr)	Ref. Subst.	N	Diagnose	Dauer (Wo)	Dosierung (mg/d)	Ergebnisse
BURKE et al. (1967)	AMI	26	Depression (UP u. BP)	4	75–225	AMI = TRI (AD u. NW)
KRISTOF et al. (1967)	AMI	20	Depression (neurotisch)	6	TRI 50–200 AMI 40–160	AMI = TRI (AD u. NW)
RICKELS et al. (1970)	AMI	122	Depression (neurotisch)	4	75–150	AMI > TRI > Pl
PECKNOLD et al. (1979)	AMI	30	Depression (ängstlich)	4	50–300	AMI = TRI (AD) AMI < TRI (Anxiol.) AMI > TRI (NW)
KLINE (1982)	AMI	41	Depression (BP u. neurot.)	4	50–300	AMI = TRI (AD) AMI > TRI (NW)
COURNOYER et al. (1987)	AMI	34	Depression (major)	3	200	AMI = TRI (AD u. NW)
BURNS (1965)	IMI	44	Depression (psychotisch)	3	75–150	IMI ≤ TRI (AD u. NW)
SALZMANN (1965)	IMI	27	Depression (major)	3	75–150	IMI < TRI (AD) IMI > TRI (NW)
LEAN und SIDHU (1972)	IMI	40	Depression (gynäkol. Pat.)	4	50–150	IMI < TRI (AD) IMI < TRI (Anxiol.) IMI > TRI (NW)
RIFKIN et al. (1980)	IMI	39	Depression (endogen)	4	100–300	IMI = TRI (AD) IMI > TRI (NW)

AD antidepressive Wirkung, *NW* Nebenwirkungen, *Anxiol.* Anxiolyse, *Pl* Placebo, *UP* unipolar, *BP* bipolar, = gleich wirksam wie, > statistisch signifikant wirksamer als, < statistisch signifikant weniger wirksam als

Ergebnisse vergleichender Studien gegen Amitriptylin und Imipramin aufgeführt. Als positive Prädiktoren des Therapieerfolges gelten Endogenität des depressiven Syndroms, Gewichtsverlust, Früherwachen und Tagesschwankung (SETTLE und AYD 1980). LAPIERRE (1989) versucht, ein „Responder-Profil" für Trimipramin zu bestimmen und nennt in diesem Zusammenhang Angst, Agitiertheit, Unruhe und Schlafstörung. Die Substanz entfaltet eine frühe sedierende und anxiolytische Wirkung (LAPIERRE 1989, SETTLE und AYD 1980), der antidepressive Effekt unterliegt der bei trizyklischen Antidepressiva üblichen Wirklatenz. Es liegen positive Studienergebnisse in der Behandlung ängstlich-depressiver Syndrome mit Trimipramin vor (PECKNOLD et al. 1979), jedoch ist die Substanz in der Behandlung von *Angst- und Panikstörungen* bislang nicht untersucht.

SETTLE und AYD (1980) stellten in einer Übersichtsarbeit fest, daß Trimipramin in der Behandlung psychotischer Depressionen nicht systematisch untersucht sei; sie hielten aufgrund der damals vorliegenden klinischen Arbeiten psychotische Symptome für einen negativen Response-Prädiktor. Dem Einsatz von Trimipramin in der Behandlung *schizophrener Psychosen* standen die Autoren skeptisch gegenüber, stützten sich allerdings auf eine geringe Datenmenge (BOUJU 1962). Eine offene Studie jüngeren Datums hingegen kam zu ermutigenden Ergebnissen (EIKMEIER et al. 1990).

Trimipramin wurde auch in der Behandlung der Trigeminusneuralgie, von postherpetischen Schmerzsyndromen und Tumorschmerz eingesetzt und erwies sich als gutes *Analgetikum,* hob sich diesbezüglich allerdings nicht von anderen trizyklischen Antidepressiva ab (MAGNI et al. 1987).

Trimipramin zeichnet sich durch eine ausgezeichnete *schlafanstoßende und -regulierende Wirkung* aus. Es bewirkt im Unterschied zu anderen trizyklischen Antidepressiva keine REM-Schlaf-Suppression und normalisiert die Schlafarchitektur (WIEGAND et al. 1986). Die Substanz hat sich in der Behandlung *chronischer Insomnien* mit und ohne depressive Symptomatik bewährt (LAPIERRE 1989, RÜTHER 1989), in einer offenen Therapiestudie konnten bei Trimipramin-behandelten depressiven Patienten Hypnotika eingespart werden (HEIMANN 1985).

Trimipramin besitzt eine Histamin H_2-antagonistische Wirkung und wurde in der Behandlung von *Duodenal- und Magenulcera* eingesetzt. Die Substanz ist Placebo überlegen, hat sich aber gegenüber den konkurrierenden H_2-Antagonisten nicht als Behandlung der ersten Wahl durchsetzen können (LAPIERRE 1989).

5.4.2 Dosierung

Alprazolam

Die in den meisten klinischen Studien eingesetzten Dosen von Alprazolam lagen zwischen 1,5 mg bis 4,5 mg/d (CORYELL und MORANVILLE 1989). Dies entspricht weitgehend auch den klinischen Erfahrungen.

Der für einen antidepressiven Wirkeffekt von Alprazolam angesehene optimale Dosisbereich wird mit 2,5 mg bis 4,5 mg/d angegeben. Dies ist annähernd doppelt so hoch wie die empfohlene anxiolytische Dosis, deren Dosisbereich mit 1,5 mg bis 2,5 mg/d benannt wird.

Einige Publikationen zu Alprazolam berichten von Tagesdosen zwischen 4,0 mg und 8 mg/d zur Erzielung antidepressiver Effekte (WEISSMAN et al. 1985). Diese allerdings nur in Einzelfällen gegebenen Dosen wurden jedoch schlecht vertragen. WEISSMAN und Mitarbeiter (1985) berichteten über Somnolenz, Schwindel und Verwirrtheitssyndrome.

Studien über niedrigere Alprazolam-Tagesdosen liegen fast ausschließlich für den anxiolytischen Indikationsbereich vor. RICKELS

(1985) berichtete über den Einsatz von Tagesdosen zwischen 0,25 mg und 1,5 mg/d bei älteren Patienten mit Angstsyndromen. Die Verträglichkeit dieser Niedrigdosierung wurde als gut beurteilt, die anxiolytische Wirkqualität lag jedoch unter der relevanter Referenzsubstanzen und auch aus klinischer Sicht wurde diese Dosis lediglich als Anfangsdosis bei geriatrischen Patienten mit der Notwendigkeit späterer Dosissteigerung empfohlen.

Dosis-Plasmaspiegel- sowie Plasmaspiegel-Wirkungs-Relation sind für Alprazolam nicht untersucht.

Hinweise auf Wirkverluste in hohen Dosierungen gibt es aufgrund vorliegender klinischer Studien nicht.

Flupentixol, Fluspirilen

Tagesdosen von 1 bis 3 mg **Flupentixol** zeigten deutlich antidepressive und anxiolytische Effekte.

In klinischen Studien mit Flupentixoldecanoat wurden Dosierungen von 2,5–30 mg im Abstand von 14 Tagen angewendet. Unter Abwägung von Wirksamkeit und Verträglichkeit wird heute eine Dosierung zwischen 5 und 10 mg Flupentixoldecanoat alle 2 Wochen als geeignet angesehen.

Die wöchentliche Dosis von **Fluspirilen** zur Behandlung von Angst- und Spannungszuständen wird mit 1 bis 1,5 mg angesetzt.

Sulpirid

Bei Sulpirid ist in der antidepressiven Therapie eine Tagesdosis von 150–200 mg zu empfehlen. Höhere Dosen waren mit einem erhöhten Risiko extrapyramidaler Symptome belastet (siehe Kap. 5.4.3).

Trimipramin

Trimipramin-Tagesdosen von 75 mg bis 400 mg wurden mit klinischem Erfolg eingesetzt (SETTLE und AYD 1980), in den meisten klinischen Studien wurde der Dosisbereich von 150 bis 300 mg/d als Optimum beurteilt.

Frühe Veröffentlichungen zu Trimipramin berichteten von Tagesdosen zwischen 300 und 500 mg/d. Zwar wurden diese hohen Dosen in der Regel gut toleriert, jedoch stieg die Inzidenz von Nebenwirkungen an, insbesondere im höheren Alter und bei Patienten mit hirnorganischen Erkrankungen (SETTLE und AYD 1980). Berichtet wurden Verwirrtheitssyndrome, epileptische Anfälle, Somnolenz, Tremor, Schwindel, Akathisie und Akinese der oralen und Gesichtsmuskulatur (Hypomimie und Dysarthrie unter Dosen von 600 bis 800 mg/d).

Es liegen auch Studien mit niedrigen Trimipramin-Tagesdosen (unter 150 mg/d) vor. Die Substanz wurde bei eher leicht depressiv Kranken in Dosen von 50 bis 150 mg/d klinisch wirksam gefunden, die sedierende und anxiolytische Wirkung war überzeugend. Es wurde diskutiert, ob bei Niedrigdosierung klinische Besserungen auf die letztgenannten Effekte zurückzuführen sind, ohne daß ein überzeugender Effekt auf das depressive Kernsyndrom eintritt (SETTLE und AYD 1980). In der Behandlung älterer Patienten hat die Niedrigdosierung einen festen Platz (SETTLE und AYD 1980).

Die Dosis-Plasmaspiegel- sowie die Plasmaspiegel-Wirkungs-Relation sind für Trimipramin ebenso wie für Sulpirid unzureichend untersucht (SETTLE und AYD 1980). Zwar korrelieren die Plasmaspiegel grob mit der Trimipramindosis, jedoch können sie bei konstanter oraler Dosis bis um den Faktor 40 schwanken. Für tertiäre Amine, zu denen Trimipramin gehört, ist eine lineare Beziehung zwischen Plasmaspiegel und klinischer Wirkung zwar wahrscheinlicher als ein „therapeutisches Fenster" (SETTLE und AYD 1980); jedoch liegen Studien vor, in denen über eine fehlende Korrelation von Plasmaspiegel und klinischer Besserung berichtet wird (COURNOYER et al. 1987, SIMPSON et al. 1988).

Es gibt in den vorliegenden klinischen Studien keine Hinweise für einen Wirkverlust in hohen Dosierungen.

5.4.3 Unerwünschte Wirkungen, Kontraindikationen, Überdosierung, Intoxikation

Unerwünschte Wirkungen

Alprazolam

In der Mehrzahl vergleichender Studien wurden in der Regel unter Alprazolam signifikant weniger Nebenwirkungen berichtet als unter den vornehmlich trizyklischen Referenzsubstanzen (RICKELS et al. 1987).

Die häufigste Nebenwirkung unter einer Behandlung mit Alprazolam ist *Benommenheit*, wobei die Ausprägung bis zu einer ausgesprochenen Sedierung reichen kann. Im amerikanischen Schrifttum ist oft keine genaue definitorische Trennung zwischen Benommenheit und Müdigkeit/Sedation vorgenommen, so daß Nennungen prozentualer Häufigkeiten von Nebenwirkungen – wie sie in klinischen Vergleichsstudien erhoben wurden – oft nicht klinischen Erfahrungen entsprechen. So wird Benommenheit in bis zu 41% als Nebenwirkung genannt. Der Sedationseffekt ist jedoch meist geringer als bei vielen Benzodiazepinen vom 1,4-Typ und – vor allem bei Behandlungsbeginn – ausgeprägter und schneller einsetzend als bei den meisten trizyklischen Antidepressiva.

Die Ergebnisse einer Anwendungsbeobachtung mit dem Erfassungsschwerpunkt verordnungsrelevanter unerwünschter Arzneimittelwirkungen in Großbritannien zeigten anhand der Analyse von über 10.000 Verordnungsdaten von Patienten unter Alprazolam-Therapie, daß unter der vornehmlichen Behandlungsindikation „Angst und Depression" ebenfalls Benommenheit und Sedation die häufigsten Nebenwirkungen waren. Schwerwiegende Nebenwirkungen oder neuartige, in den zu diesem Zeitpunkt publizierten Studien nicht genannte Ereignisse wurden nicht berichtet (EDWARDS et al. 1991).

Kopfschmerzen (12,9%) und *Schwindel* (ca. 10%) stehen an zweiter Stelle, bessern sich jedoch häufig wie die Sedierung unter fortlaufender Therapie.

Selten kommt es zu *innerer Unruhe und Agitiertheit* (RICKELS 1987). „*Paradoxe Reaktionen*", wie z.B. Exzitation, sind ebenfalls beschrieben (STRAHAN et al. 1985). Auch wurden *depressive Syndrome* unter Behandlung mit Alprazolam bei Patienten mit Panikerkrankung berichtet (LYDIARD et al. 1987). Desweiteren werden als seltene, aber typische Nebenwirkungen *Tachykardie*, *Hypotonie* und *allergische Reaktionen* genannt. Insgesamt sind die kardialen Wirkungen gering ausgeprägt, typische EKG-Veränderungen wurden nicht registriert.

Bei *älteren Patienten* wurden auch *ataktische Störungen*, *verwaschene Sprache* sowie ebenfalls *paradoxe Reaktionen* (Schlafstörungen, Unruhe, akute Angstzustände und Erregung) beobachtet.

Die *Abhängigkeitsproblematik* von Benzodiazepinen wurde teils sehr kontrovers diskutiert (MARKS 1978, BECKMANN und HAAS 1984, APA TASK FORCE REPORT 1990). JUERGENS und MORSE (1988) beschrieben Entzugssymptome bei 7 Patienten und KALES und VGONTZAS (1990) schilderten in ca. 60% der von ihnen untersuchten Patienten unter Alprazolamtherapie „Rebound-" und/oder Entzugsphänomene.

In einer kontrollierten Entzugsstudie an 14 Benzodiazepin-abhängigen Patienten wurde in einem „Drug choice"-Test 0,5 mg Alprazolam gegenüber 5 mg Diazepam in 13 von 14 Fällen bevorzugt. Auch hinsichtlich „drug-liking" und „-seeking" wurde Alprazolam deutlich präferiert (APELT et al. 1992). RICKELS et al. (1987) warnen wegen dieser Gefahr gerade vor dem unkritischen Einsatz von Alprazolam in der Depressionsbehandlung. Von einer längerdauernden sowie höherdosierten Anwendung von Alprazolam sollte wegen dieses potentiellen Risikos Abstand genommen werden. Alprazolam sollte – wie alle Benzodiazepine – nur kurzfristig (4–6 Wochen), nicht länger als 3 Monate angewendet werden.

Flupentixol, Fluspirilen

Die Allgemeinverträglichkeit **niedrigdosierter Neuroleptika** wird als gut bezeichnet (ROBERTSON und TRIMBLE 1981, 1982, MÖLLER 1986, FROLUND 1974, YOUNG et al. 1976, JOHNSON 1979, PACH et al. 1973, DEBERDT et al. 1980, PACH und WANIEK 1976, THILMANN 1983). Eines der Hauptprobleme neuroleptischer Behandlung ist die Entwicklung von Spätdyskinesien, was aber unter der Niedrigdosierung von Neuroleptika offenbar ein sehr seltenes Ereignis ist. PACH (1989) berichtete über 3 Fälle von Spätdyskinesien; betroffen waren Frauen im fortgeschrittenen Alter von 66, 70 und 80 Jahren, die wegen depressiver Syndrome unterschiedlicher Genese mit Fluspirilen 1,5 mg während 8 Jahren, 30 und 8 Wochen behandelt wurden. Nach Absetzen der Medikation haben sich die Dyskinesien vollständig zurückgebildet bzw. innerhalb eines Jahres abgemildert, was für einen Zusammenhang mit der neuroleptischen Therapie spricht. 2 weitere Beobachtungen von Spätdyskinesien unter der längerfristigen, bis zu 4jährigen Behandlung mit Fluspirilen wurden mitgeteilt (SCHMIDT 1989). Verwendet wurden dabei Dosierungen bis zu 6 mg Fluspirilen/Woche, was nicht der Niedrigdosierung entspricht. In einer weiteren Kasuistik, berichtet von LAUX und GUNREBEN (1991), entwickelte eine junge Frau nach 6 monatiger Therapie mit insgesamt 9 Injektionen von 1,5 mg Fluspirilen eine schwere Spätdystonie, die sich erst nach Gabe von Clozapin zurückbildete.

Eine Auswertung publizierter Untersuchungen zur Anwendung niedrigdosierten **Flupentixols** bei 2394 Patienten ergab extrapyramidal-motorische Störungen als Dyskinesien/Parkinsonoid bei 21 (0,87%), als Akathisie bei 15 (0,63%) und Tremor bei 20 Patienten (0,83%) (Tabelle 5.4.3.1). Bei 4355

Tabelle 5.4.3.1. Extrapyramidal-motorische Nebenwirkungen bei niedrigdosierter Anwendung von Flupentixol (n = 2394) (nach SIEBERNS und BUDDE 1990)

Nebenwirkungen	Häufigkeit/Patienten
Dyskinesien/Parkinsonoid	21
Akathisien	15
Tremor	20

mit niedrigdosiertem Flupentixoldecanoat behandelten Kranken wurden bei 412 (9,5%) Begleitwirkungen beobachtet (SIEBERNS und BUDDE 1990). Extrapyramidalmotorische Nebenwirkungen traten bei insgesamt 101 Kranken (2,32%) auf, es waren im einzelnen Dyskinesien 12, Parkinsonoid 40, Akathisie 11, Rigidität 7 und Tremor 31 (Tabelle 5.4.3.2).

Die Häufigkeit von Nebenwirkungen unter der Behandlung mit 1,5 mg **Fluspirilen** unter offenen und kontrollierten Bedingungen wurde bei 1261 Benzodiazepin-vorbehandelten Patienten über einen Zeitraum von 6 Wochen erfaßt (LEHMANN 1987) (Tabelle 5.4.3.3). Gewichtszunahme mit 74 Nennungen (5,87%) war die häufigste Begleitwirkung. Extrapyramidal-motorische Symptome traten bei 42 Patienten (3,33%) auf.

Eine positive Korrelation zwischen Alter, weiblichem Geschlecht und extrapyramidal-motorischen Begleitwirkungen unter niedrigdosierter neuroleptischer Therapie erbrachte eine weitere Studie (TEGELER et al. 1989).

In der Literatur wurden nach längerfristigem Einsatz von Fluspirilen (1,5 mg) endomorphe Depressionen mitgeteilt (KILTZ 1981)

Sulpirid

Feldstudien zur Verträglichkeit von niedrigdosiertem Sulpirid liegen leider nicht vor. In ihrer Übersichtsarbeit anhand von 65 Publikationen über insgesamt 2851 Patienten berichten ALBERTS et al. (1985) über folgende unerwünschte Wirkungen unter Sulpirid: bei 13% traten extrapyramidalmotorische Nebenwirkungen (insbesondere Tremor und Rigidität) auf, bei 9% Exzitation und Angst, bei 5% Insomnie. Hierbei ist allerdings zu berücksichtigen, daß 43% der Patienten Tagesdosen über 600 mg, 20% Tagesdosen zwischen 400 und 600 mg einnahmen. In dieser Metaanalyse wurden endokrine Nebenwirkungen wie Galaktorrhö und Amenorrhö nur bei 2% der Fälle

Tabelle 5.4.3.2. Nebenwirkungen, bei denen ein Zusammenhang mit der Flupentixol-Depot-Behandlung wahrscheinlich ist (n = 4355) (nach Sieberns und Budde 1990)

Art der Nebenwirkung	Häufigkeit (Zahl der Patienten)	Prozent
Extrapyramidale Störungen	90	2,07
Akathisie	11	0,25
Müdigkeit	91	2,09
Mundtrockenheit	39	0,89
Schwindel	44	1,01
Schwitzen	6	0,14
Gastrointestinale Symptome	70	1,61
Gewichtszunahme	28	0,64
Herz-Kreislauf-Störungen	20	0,46
Unruhe, Nervosität	30	0,69
Schlafstörungen	13	0,30
Sehstörungen	5	0,11
Lokale Reaktionen	10	0,23

Tabelle 5.4.3.3. Nebenwirkungen bei Patienten unter Fluspirilen (nach Lehmann 1987)

	Häufigkeit	Prozent
Gewichtszunahme	74	5,87
Müdigkeit	48	3,81
Extrapyramidale Störungen	42	3,33
Mundtrockenheit	17	1,35
Schwitzen	10	0,79
Schwindel	9	0,71
Kreislaufstörungen	7	0,56
Gastrointestinale Symptome	4	0,32
Sehstörungen	4	0,32
Unspezifische Reaktionen	11	0,87

registriert; in einzelnen Studien wurden bei 3 von 19 Patienten eine Brustschwellung (Standish-Barry et al. 1983), bei 2 von 10 Brustschmerzen und Libidoverlust (Fanget et al. 1986), bei 3 von 32 Patienten Spannungsgefühl in der Brust (Poinso et al. 1986) angegeben. Dies korrespondiert mit der unter Sulpirid im Vergleich zu anderen Neuroleptika besonders deutlichen Prolaktin-spiegelerhöhung (vgl. Tabelle 5.4.1.5, sowie Band 4, Neuroleptika). Daneben wurde vereinzelt über Gewichtszunahme, sexuelle Stimulation und Blutdrucksenkung berichtet.

Trimipramin

In der Mehrzahl vergleichender Studien wurden unter Trimipramin weniger Nebenwirkungen berichtet als unter den trizyklischen Referenzsubstanzen (Gastpar 1989).

Müdigkeit ist die häufigste Nebenwirkung einer Behandlung mit Trimipramin, der sedierende Effekt ist Amitriptylin vergleichbar (Settle und Ayd 1980). *Schwindel* und *orthostatische Dysregulation* stehen an zweiter Stelle, bessern sich jedoch wie die Sedierung häufig im Verlauf der Therapie. Das gesamte Spektrum *anticholinerger Nebenwirkungen* bis zum deliranten Syndrom kann vorkommen, Mundtrockenheit und Tremor werden am häufigsten angegeben. *Kopfschmerzen* kommen vor, bessern sich jedoch häufig unter Fortführung der Therapie. Selten kommt es zu psychomotorischer Unruhe und Agitiertheit (Rifkin et al. 1980). *Gewichtszunahme* ist keine häufige, aber eine typische Nebenwirkung und tritt zumeist mit einer Latenz von etwa drei Behandlungswochen auf. Hirnorganische Anfälle wurden berichtet und manifestierten sich meist unter Dosen über 300 mg/d. Risikofaktoren stellen ein bekanntes Anfallsleiden, Alkoholkrankheit, EEG-Veränderungen, zerebrovaskuläre und sonstige ZNS-Erkrankungen dar (Settle und Ayd 1980, Gastpar 1989).

Luchins et al. (1984) berichteten allerdings über Laborversuche, in denen Trimipramin eine Senkung neuronaler Erregbarkeit induzierte und diesbezüglich in einer Rangfolge von Antidepressiva mit einem Rangwert von –100% dem Imipramin (Rangwert +130%) gegenüberstand.

Die *kardialen Wirkungen* sind gering ausgeprägt und nehmen in Häufigkeit und Ausprägung bei Tagesdosen über 300 mg zu. Trimipramin hat einen klinisch zumeist irrelevanten chinidinartigen, kontraktilitätssenkenden Effekt. Die einzige häufigere EKG-Veränderung ist eine T-Wellenabflachung bei normalem Serum-Kalium (Settle und Ayd 1980). Auch Veränderungen von PR-, QT- und QRS-Dauer wurden beschrieben, stellten in einer Langzeituntersuchung aber passagere Veränderungen dar (Burckhardt et al. 1978). Einzige bleibende kardiale Veränderung unter Trimipramin ist eine *Frequenzbeschleunigung*, Arrhythmien stellen Ausnahmen dar. Wesentliche Laborveränderungen sind selten, leichte Leu-

kopenien und Eosinophilien kommen vor (Settle und Ayd 1980). Eigenmann und Kuhn (1989) berichteten über ein *eosinophiles Lungeninfiltrat* unter Trimipramin-Behandlung; die Eosinophilie sowie das pulmonale Infiltrat waren nach Absetzen rasch reversibel.

Unter einer Trimipramin-Therapie wurden *manische Syndrome* beobachtet (vgl. Rifkin et al. 1980).

Kontraindikationen

Alprazolam ist bei Vorliegen einer Myasthenia gravis oder eines akuten Engwinkelglaukoms kontraindiziert. Die Substanz sollte außerdem im ersten Trimenon sowie während der Stillzeit nicht angewendet werden. Bei Patienten mit einer Abhängigkeitsanamnese soll in der Regel keine Verschreibung erfolgen, die Substanz sollte nicht länger als 3 Monate verordnet werden. Die Neuroleptika **Flupentixol** und **Fluspirilen** sind bei akuten Intoxikationen mit zentraldämpfenden Pharmaka und Alkohol sowie bei Störungen des hämatopoetischen Systems kontraindiziert. Als relative Kontraindikationen werden schwere Leber- und Niereninsuffizienz sowie Stammhirnerkrankungen wie z.B. Morbus Parkinson angesehen.

Gegenanzeigen für **Sulpirid** sind Epilepsie, manische Phasen, Phäochromozytom und prolaktinabhängige Tumoren.

Absolute Kontraindikationen liegen für **Trimipramin** nicht vor. Die relativen Kontraindikationen entsprechen denen einer sedierenden, anticholinerg wirksamen Substanz.

Überdosierung, Intoxikation

Zeichen von Überdosierung mit **Alprazolam** sind starke Sedation, Schläfrigkeit, Verworrenheit, Koordinationsstörungen und verminderte Reflexe. Intensivmedizinisch sind sofortige Magenspülung sowie intravenöse Flüssigkeitszufuhr angezeigt, Hämodialyse ist weniger wirksam.

Bei oraler Gabe von **Flupentixol** sind Intoxikationen aus suizidaler Absicht nicht auszuschließen; diese sind vor allem wegen ihrer Wirkungen auf das Vegetativum vital gefährdend (siehe Band 4, 4.3.14). Dementsprechend stehen therapeutisch Maßnahmen gegen Herzrhythmusstörungen und Kreislauflabilität an erster Stelle. Der Versuch, Medikamentenreste aus dem Magen-Darm-Trakt zu entfernen, ist auch noch Stunden nach der Einnahme sinnvoll (parasympatholytische Wirkung der Neuroleptika auf die Peristaltik); hierzu bieten sich Magenspülung und Aktivkohle an (siehe Band 4, 4.3.14).

Bei **Fluspirilen** und **Flupentixoldecanoat** bleibt die Verabreichung der Medikation in der Hand des Arztes, sodaß Überdosierung und Intoxikation, zumal in der Niedrigdosierung und bei zeitlicher Beschränkung der Medikationsdauer, nicht vorkommen sollten.

Als Intoxikationssymptome unter **Sulpirid** können extrapyramidal-motorische Symptome, Agitiertheit, Hyperreflexie, Verwirrtheit, Hypothermie und Hypotonie auftreten. Dosen bis zu 16 g wurden ohne fatale Folgen überlebt (GAULTIER und FREJAVILLE 1973). Die symptomatische Behandlung besteht in Magenspülung und Osmotherapie.

Überdosierung und Intoxikationssyndrome von **Trimipramin** unterscheiden sich nicht wesentlich von denen anderer Trizyklika. In einer Übersicht zu Todesfällen infolge von Antidepressiva-Intoxikationen lag Trimipramin mit 9,9% der Todesfälle hinter Amitriptylin, Imipramin und Dothiepin an vierter Stelle (CROME und NEWMAN 1979). CASSIDY und HENRY (1987) berechneten einen Toxizitätsindex für Antidepressiva und ordneten Trimipramin unter den Substanzen mit eher niedrigem Risiko ein. Trimipramindosen von mehr als 400–500 mg/d bringen eine erhöhte Inzidenz neuropsychiatrischer und kardiovaskulärer Nebenwirkungen mit sich; diese Nebenwirkungen stellen Warnsignale der schweren Intoxikation dar. In Einzelfäl-

len kann die Einnahme von weniger als 1000 mg Trimipramin lebensbedrohlich sein (O'BRIEN 1977).

Literatur

AHLFORS KG, BAASTRUP PC, DENCKER SJ et al. (1981) Flupenthixoldecanoate in recurrent manic-depressive illness. Acta Psychiatr Scand 64: 226–237

ALBERTS JL, FRANÇOIS F, JOSSERAND F (1985) Etude des effects secondaires rapportés à l'occasion de traitements par dogmatil. Sem Hôp Paris 61: 1351–1357

ANSSEAU M, ANSOMS C, BECKERS G et al. (1984) Double-blind clinical study comparing alprazolam and doxepin in primary unipolar depression. J Affect Disord 7: 287–296

APA TASK FORCE REPORT (1990) Benzodiazepine dependence, toxicity, and abuse. APA, Washington DC

APELT S, SCHMAUSS C, EMRICH HM (1992) Benzodiazepin-Entzugssyndrom und Abhängigkeitspotential von Alprazolam im Vergleich zu Diazepam. In: GAEBEL W, LAUX G (Hrsg) Biologische Psychiatrie. Synopsis 1990/91. Springer, Berlin Heidelberg New York Tokyo, S 407–408

AYLWARD M, MADDOCK J, DEWLAND PM, LEWIS PA (1981) Sulpiride in depressive illness. Adv Biol Psychiatr 7: 154–165

BECKMANN H, HAAS S (1984) Therapie mit Benzodiazepinen: eine Bilanz. Nervenarzt 55: 111–122

BENKERT O, HOLSBOER F (1984) Effect of sulpiride in endogenous depression. Acta Psychiatr Scand 69 [Suppl 311]: 43–48

BERGDOLT H, KARRASS W (1983) Funktionelles kardiovaskuläres Syndrom. Herzneurotiker sind keine Simulanten. Therapie der Gegenwart 122: 20–30

BORENSTEIN P, CUJO P, CHAMPION C et al. (1968) Étude d'un nouveau psychotope; le sulpiride (1403 R.D.). I. Method et resultats cliniques. Ann Méd Psychol 126: 90–99

BOUJU B (1962) Contributions to the study of trimipramine in therapeutic psychiatry. Thesis, Paris

BRUYNOOGHE F, GEERTS S, MAELE Gv, VÖGTLE-JUNKERT U (1992) Behandlung reaktiver Depressionen mit Sulpirid. Fortschr Med 110: 498–502

BUDDE G (1992) Efficacy and tolerability of flupenthixol decanoate in the treatment of depression and psychosomatic disorders: a multicenter trial in general practice. Prog Neuro-psychopharmacol Biol Psychiatry 16: 677–689

BUDDE G, BACKHAUS D, BENEKE M, RASMUS W (1990) Depotneuroleptische Behandlung mit Fluanxol Depot versus Amitriptylin bei Patienten mit depressiver Symptomatik. Zentralbl Neurol Psychiatr 255: 269–270

BURCKHARDT D, RAEDER E, MÜLLER V et al. (1978) Cardiovascular effects of tricyclic and tetracyclic antidepressants. J Am Med Assoc 239: 213–216

BURKE BV, SAINSBURY MJ, MEZO BA (1967) A comparative trial of amitriptyline and trimipramine in the treatment of depression. Med J Aust 1: 1216–1218

BURNS BN (1965) Preliminary evaluation of a new antidepressant, trimipramine, by a sequential method. Br J Psychiatry 11: 1155–1157

CASSIDY S, HENRY J (1987) Fatal toxicity of antidepressant drugs in overdose. Br Med J 295: 1021–1024

CHASSARD A, CARVET J, SETIEY A, ROBILLARD J (1985) Dogmatil for the treatment of combined asthenia, anxiety and depression in hospitalized elderly patients. A controlled trial, quantified according to the Hamilton Depression Scale. Sem Hôp 61: 2193–2198

CONWAY JF (1981) Flupenthixol versus combined fluphenzin-nortriptyline in depressive illness. Practitioner 225: 400–404

CORYELL W, MORANVILLE JT (1989) Alprazolam for psychotic depression. Biol Psychiatry 25: 367–368

COURNOYER G, DE MONTIGNY C, OUELLETTE J, LANGLOIS R, ELIE R et al. (1987) A comparative double-blind controlled study of trimipramine and amitriptyline in major depression: lack of correlation with 5-hydroxytryptamine reuptake blockade. J Clin Psychopharmacol 7: 385–393

CROME P, NEWMAN B (1979) Fatal tricyclic antidepressant poisoning. J Roy Soc Med 72: 649–653

DAMSBO N, LASSEN T, FALHOF SL (1987) Flupentixol (Fluanxol) or diazepam in the treatment of certain psychosomatic conditions. Ugeskr-Laeg 149: 12–16

DAWSON GW, JUE SG, BROGDEN RN (1984) Alprazolam: a review of its pharmacodynamic properties and efficacy in the treatment of anxiety and depression. Drugs 27: 132–147

DEBERDT R, THIO-SIEBELING M, PARLEVLIET DJ (1980) Treatment of functional complaints with a weekly injection of a low dose of fluspirilene in anxious and asthenic patients. A double-blind placebo-controlled evaluation. Curr Ther Res 28: 857–866

DELOR P, LEGER JM, MALAUZAT D (1985) Use of dogmatil (sulpiride) in elderly patients with depression. Sem Hôp 61: 3033–3037

DOWNING RW, RICKELS R (1974) Mixed anxiety-depression: fact or myth? Arch Gen Psychiatry 30: 312–317

DRAPER RJ, DALY I (1983) Alprazolam compared with amitriptyline in depressive syndromes. Ir Med J 76: 453–456

EDWARDS JG, INMAN WHW, PEARCE GL, RAWSON NSB (1991) Prescription-event monitoring of 10895 patients treated with alprazolam. Br J Psychiatry 158: 387–392

EIGENMANN AK, KUHN M (1989) Eosinophiles Lungeninfiltrat mit Pneumothorax während Trimipramin-Behandlung. Dtsch Med Wochenschr 114: 1320–1323

EIKMEIER G, MUSZYNSKI K, BERGER M, GASTPAR M (1990) High-dose trimipramine in acute schizophrenia. Pharmacopsychiatry 23: 212–214

ESPARON J, KOLLOORI J, NAYLOR GJ et al. (1986) Comparison of the prophylactic action of flupenthixol with placebo in lithium treated manic-depressive patients. Br J Psychiatry 148: 723–725

FABRE LF, MCLENDON DM (1980) Double-blind comparison of alprazolam and imipramine in depression. Curr Ther Res 27: 474–482

FANGET F, BISSUEL Y, MARIE CARDINE M (1986) Value of low-dose dogmatil in the management of depressions. Sem Hôp 62: 69–72

FEIGHNER JP (1986) A review of controlled studies of adinazolam mesylate in patients with major depressive disorder. Psychopharmacol Bull 22: 186–191

FEIGHNER JP, ADEN GC, FABRE LF, RICKELS K, SMITH WT (1983) Comparison of alprazolam, imipramine and placebo in the treatment of depression. JAMA 249: 3057–3064

FROLUND F (1974) Treatment of depression in general practice. A controlled trial of flupentixol. Curr Med Res Opin 2: 78–89

GASTPAR M (1989) Clinical originality and new biology of trimipramine. Drugs 38 [Suppl 1]: 43–48

GAULTIER M, FREJAVILLE JP (1973) A propos de 20 surdosages en sulpiride. J Eur Toxicol 6: 42–44

GRILLAGE M (1986) Neurotic depression accompanied by somatic symptoms: a double-blind comparison of flupentixol and diazepam in general practice. Pharmatherapeutica 4/9: 561–570

HAMILTON BA, JONES PG, HODA AN et al. (1989) Flupenthixol and fluvoxamine in mild to moderate depression: a comparison in general practice. Pharmatherapeutica 5: 292–297

HASSEL P (1985) Experimental comparison of low doses of 1,5 mg fluspirilene and bromazepam in out-patients with psychovegetative disturbances. Pharmacopsychiatry 18: 297–302

HEIMANN D (1985) Können bei abendlicher Einmaldosierung von Trimipramin Hypnotika/Anxiolytika eingespart werden? Therapiewoche 35: 3–11

HOLST B (1964) N 7009 in the treatment of anxiety states. Acta Psychiatr Scand 40: 415–419

HOSTMAELINGEN HJ, ASSKILT O, AUSTAD SG, FJELL-HEIM H, HOSTMAELINGEN EA, KRISTIANSEN PH, OLSEN TI, SKOTTE T, OFSTI E (1989) Primary care treatment of depression in the elderly: a double-blind, multicentre study of flupenthixol („Fluanxol") and sustained-release amitriptyline. Curr Med Res Opin 11: 593–599

HUBAIN PP, CASTRO P, MESTERS P, DE MAERTELAER V, MENDLEWICZ J (1990) Alprazolam and amitriptyline in the treatment of major depressive disorder: a double-blind clinical and sleep EEG study. J Affect Disord 18: 67–73

JOHNSON DAW (1979) A double-blind comparison of flupenthixol, nortriptyline and diazepam in neurotic depression. Acta Psychiatr Scand 59: 1–8

JOKINEN K, KOSKINEN T, SELONEN R (1984) Flupenthixol versus diazepam in the treatment of psychosomatic disorders: a double-blind, multi-centre trial in general practice. Pharmatherapeutica 3: 573–581

JUERGENS SM, MORSE RM (1988) Alprazolam dependence in seven patients. Am J Psychiatry 145: 625–627

JUILLET P, DOREY R, COREAU P, RANCUREL G (1962) Action of trimeproprimine (R.P. 7162) on some neurotic states. Ann Med Psychol (Paris) 1: 586–592

KALES A, VGONTZAS AN (1990) Not all benzodiazepines are alike. In: STEFANIS CN, RABAVILAS AD, SOLDATOS CR (eds) Psychiatry – a world perspective. Elsevier, Amsterdam, pp 379–384

KAIYA H, TAKEDA N (1990) Sulpiride in the treatment of delusional depression. J Clin Psychopharmacol 10: 147–148

KIELHOLZ P, TERZANI S, PÖLDINGER W (1979) The longterm treatment of periodical and cyclic depressions with flupenthixol decanoat. Int Pharmacopsychiatry 14: 305–309

KILTZ RR (1981) Depressionen nach Gabe von Imap® 1,5 mg. Münch Med Wochenschr 123: 611–612

KISHIMOTO A, KAMATA K, SUGIHARA T, ISHIGURO S, HAZAMA H, MIZUKAWA R, KUNIMOTO N (1988) Treatment of depression with clonazepam. Acta Psychiatr Scand 77: 81–86

KLINE NS (1982) A controlled comparison of trimipramine and amitriptyline. J Clin Psychiatry 43: 100–104

KRISTOF FE, LEHMANN HE, BAN TA (1967) Systematic studies with trimipramine – a new antidepressive drug. Can Psychiatr Assoc J 12: 517–520

LAAKMANN G, BLASCHKE D, HIPPIUS H, MESSERER D (1986) Wirksamkeits- und Verträglichkeitsvergleich von Alprazolam gegen Amitriptylin bei der Behandlung von depressiven Patienten in der Praxis des niedergelassenen Allgemein- und Nervenarztes. In: HIPPIUS H, ENGEL RR, LAAKMANN G (Hrsg) Benzodiazepine: Rückblick und Ausblick. Springer, Berlin Heidelberg New York Tokyo, S 139–147

LAPIERRE YD (1989) A review of trimipramine. 30 years of clinical use. Drugs 38 [Suppl 1]: 17–24

LAUX G, KÖNIG W (1985) Neues Anxiolytikum. Alprazolam – ein Triazolo-Benzodiazepin. Münch Med Wochenschr 127: 142–145

LAUX G, GUNREBEN G (1991) Schwere Spätdystonie unter Fluspirilen. Dtsch Med Wochenschr 116: 977–980

LEAN TH, SIDHU MS (1972) Comparative study of imipramine and trimipramine in depression associated with gynaecological conditions. Proc Obstet Gynaecol Soc 3: 222–228

LEGAL H-P (1975) Behandlung verschiedener psychosomatischer und altersbedingter Krankheitsbilder mit Dogmatil in der ambulanten Praxis. Z Allg Med 33: 1489–1491

LEHMANN E (1987) Neuroleptanxiolyse: Neuroleptika in Tranquilizerindikation. In: PICHOT P, MÖLLER HJ (Hrsg) Neuroleptika – Rückschau 1952–1986, künftige Entwicklungen. Springer, Berlin Heidelberg New York Tokyo

LEHMANN E (1989) The dose-effect relationship of 0,5, 1,0 and 1,5 mg Fluspirilen on anxious patients. Neuropsychobiology 21: 197–204

LENOX RH, SHIPLEY JE, PEYSER JM, WILLIAMS JM, WEAVER LA (1984) Double-blind comparison of alprazolam versus imipramine in the inpatient treatment of major depressive illness. Psychopharmacol Bull 20: 79–82

LESTYNEK JL (1983) Sulpiride in depression. Sem Hôp 59: 2354–2357

LUCHINS DJ, OLIVER AP, WYATT RJ (1984) Seizures with antidepressants: an in vitro technique to assess relative risk. Epilepsia 25: 25–32

LYDIARD RB, LARAIA MT, BALLENGER JC, HOWELL EF (1987) Emergence of depressive symptoms in patients receiving alprazolam for panic disorder. Am J Psychiatry 144: 664–665

MAGNI G, CONLON P, ARSIE D (1987) Tricyclic antidepressants in treatment of cancer pain: a review. Pharmacopsychiatry 20: 160–164

MAJID J (1986) A double-blind comparison of once-daily flupenthixol and mianserin in depressed hospital out-patients. Pharmatherapeutica 4: 405–410

MAJID J, SWARBRICK DJ (1983) A double-blind comparison of a single daily dose of 1 mg or 2 mg flupenthixol dihydrochlorid in the treatment of depression. J Int Biomet Inform Data 4: 13–17

MARAGAKIS BP (1990) A double-blind comparison of oral amitriptylin and low-dose intramuscular flupenthixol decanoate in depressive illness. Curr Med Res Opin 12: 51–57

MARKS I (1978) The benzodiazepines. Use, overuse, misuse, abuse. MTP Press, Lancaster

MENDELS J, SCHLESS AP (1986) Comparative efficacy of alprazolam, imipramine and placebo administered once a day in treating depressed patients. J Clin Psychiatry 47: 357–361

MEYERS CL, VRANCKX C, ELGEN K (1985) Psychosomatic disorders in general practice: comparison of treatment with flupenthixol, diazepam and sulpiride. Pharmatherapeutica 4/4: 244–250

MOFFAERT VAN M, DIERICK M, DE MEULEMEESTER F, VEREECKEN A (1983) Treatment of depressive anxiety states associated with psychosomatic symptoms. A double-blind multicentre clinical study: mianserin versus melitracen-flupentixol. Acta Psychiatr Belg 83: 525–539

MÖLLER H-J (1986) Neuroleptika als Tranquilizer: Indikationen und Gefahren. Med Klin 81: 385–387

MÖLLER H-J (1991) Niedrigdosierte Neuroleptika: Indikationen. In: PÖLDINGER W (Hrsg) Niedrigdosierte Neuroleptika bei ängstlich-depressiven Zustandsbildern und psychosomatischen Erkrankungen. G Braun, Karlsruhe, S 52–61

MÜLLER RB (1975) Zur Therapie verschiedener Formen der Altersdepression mit Sulpirid (Dogmatil). Z Allg Med 33: 1546–154

NISKANEN P, TAMMINEN T, VINKARI M (1975) Sulpiride vs. amitriptyline in the treatment of depression. Curr Ther Res 17: 281–284

O'BRIEN J (1977) A study of low dose amitriptyline overdoses. Am J Psychiatry 134: 66–68

OSTERHEIDER M (1991) Flupentixol(decanoat) bei Patienten mit depressivem Syndrom. In: PÖLDINGER W (Hrsg) Niedrigdosierte Neuroleptika bei ängstlich-depressiven Zustandsbildern und psychosomatischen Erkrankungen. G Braun, Karlsruhe, S 97–107

OVERALL JE, BIGGS J, JACOBS M, HOLDEN K (1987) Comparison of alprazolam and imipramine for treatment of outpatient depression. J Clin Psychiatry 48:15–19

OVHED J (1976) A double-blind study of flupenthixol (Fluanxol) in general practice. Curr Med Res Opin 4: 144

PACH J (1989) Tardive Dyskinesien nach Tranquilizerbehandlung mit einem niedrig dosierten Depot-Neuroleptikum. Psyche 15: 681–685

PACH J, WANIEK W (1976) Vergleichende Untersuchung zum Tranquilizer-Effekt von Fluspirilene und Diazepam. Pharmakopsychiatria 9: 61–66

PACH F, WANIEK W, PAPASPYROU D (1973) Zur Tranquilizer-Wirkung des Langzeit-Neuroleptikums Fluspirilene. Pharmakopsychiatria 6: 198–206

PAULMANN F (1986) Behandlung von depressiven Störungen. Klinische Prüfung der relativen Wirksamkeit von Flupentixol im Vergleich zu Bromazepam. Fortschr Med 106: 218–222

PECKNOLD JC, McCLURE DJ, ELIE R, APPELTAUER L, WRZENSINSKI L (1979) Trimipramine and amitriptyline: comparison in anxiety-depression. Curr Ther Res 26: 497–504

POINSO Y, GOUVERNET J, SAMBUC R (1988) A multicenter double-blind trial of sulpiride versus toloxatone in patients with reactive depressions and somatization receiving non-specialized care. Sem Hôp 64: 1201–1205

PÖLDINGER W (1991) (Hrsg) Niedrigdosierte Neuroleptika bei ängstlich-depressiven Zustandsbildern und psychosomatischen Erkrankungen. G Braun, Karlsruhe

PREDESCU V, CIUREZU T, TIMOFTE G, ROMAN J (1973) Symptomatic relief with flupentixol (Fluanxol) of the anxious-algetic-depressive syndrome complex in neurotic states. Acta Psychiatr Scand 49: 15–27

RAMA RAO VA, BAILEY J, BISHOP M, COPPEN A (1981) A clinical pharmacodynamic evaluation of sulpiride. Psychopharmacology 73: 77–80

REITER PJ (1969) On flupentixol, an antidepressant of a new chemical group. Br J Psychiatry 115: 1399–1402

RICKELS K (1985) Alpralozam in the management of anxiety. In: LADER MH, DAVIES HC (eds) Drug treatment of neurotic disorders – focus on alprazolam. Churchill Livingstone, Edinburgh, pp 84–93

RICKELS K, GORDON PE, WEISE CC, BAZILIAN SE et al. (1970) Amitriptyline and trimipramine in neurotic depressed outpatients – a collaborative study. Am J Psychiatry 127: 208–218

RICKELS R, SMITH W, FEIGHNER JP (1982) Alprazolam, imipramine and placebo in the treatment of major depressive disorder. Curr Ther Res 32: 157–164

RICKELS K, FEIGHNER JP, SMITH WT (1985) Alprazolam, amitriptyline, doxepin and placebo in the treatment of depression. Arch Gen Psychiatry 42: 134–141

RICKELS K, CHUNG HR, CSANALOSI IB, HUROWITZ AM, LONDON J, WISEMAN K, KAPLAN M, AMSTERDAM JD (1987) Alprazolam, diazepam, imipramine and placebo in outpatients with major depression. Arch Gen Psychiatry 44: 862–866

RIFKIN A, SARAF K, KANE J, ROSS D, KLEIN DF (1980) A comparison of trimipramine and imipramine: a controlled study. J Clin Psychiatry 41: 124–129

ROBERSTON MM, TRIMBLE MR (1981) Neuroleptics as antidepressants. Neuropharmacology 20: 173–193

ROBERTSON MM, TRIMBLE MR (1982) Major tranquilizers used as antidepressants. J Affect Dis 4: 173–193

ROSENBERG JU, OSTENSEN J, FONNELOP H (1976) Flupentixol-nortriptylinic in the treatment of patients with anxiety-depression-asthenia (the „ADA syndrome"). Tidsskr Nor Laegeforen 96: 229–233

RUSH AJ, ERMAN MK, SCHLESSER MA, ROFFWARG HP, VASAVADA N, KHATAMI M, FAIRCHILD C, GILES DE (1985) Alprazolam vs amitriptyline in depression with reduced REM latencies. Arch Gen Psychiatry 42: 1154–1159

RÜTHER E (1989) Depression, circadian rhythms and trimipramine. Drugs 38 [Suppl 1]: 1–3

SALETU B, SCHANDA H, GRÜNBERGER J (1976) The treatment of endomorphus and psychogenic depressions with a fixed combination of amitriptyline/flupentixol (Lu 7410). Int Pharmacopsychiatry 11: 109–128

SALMINEN JK, LEHTONEN V (1980) Sulpiride in depression: plasma levels and effects. Curr Ther Res 27: 109–115

SALZMANN MM (1965) A controlled trial with trimipramine, a new antidepressant drug. Br J Psychiatry 111: 1105–1106

SCHATZBERG AF, COLE JO (1978) Benzodiazepines in depressive disorders. Arch Gen Psychiatry 35: 1359–1365

SCHMIDT LG (1989) Utilisation and safety of fluspirilene in nonpsychotic outpatients. Pharmacopsychiatry 22: 188–191

SETTLE EC, AYD FJ (1980) Trimipramine: twenty years' worldwide experience. J Clin Psychiatry 41: 266–274

SIEBERNS S (1982) Erfahrungen mit Flupentixoldecanoat (Fluanxol Depot) bei der Behandlung depressiver Verstimmungszustände. Therapiewoche 32: 1184–1189

SIEBERNS S, BUDDE G (1990) Niedrigdosierte Neuroleptika bei ängstlich-depressiven Syndromen – Nutzen und Risiko. In: LUNGERSHAUSEN E, KASCHKA WP, WITKOWSKI RJ (Hrsg) Affektive Psychosen. Schattauer, Stuttgart, S 346–353

SIMPSON GM, PI EH, GROSS L, BARON D, NOVEMBER M (1988) Plasma levels and therapeutic response with trimipramine treatment of endogenous depression. J Clin Psychiatry 49:113–116

SINGH AN, NAIR NPV, SURANYI-CADOTTE B, SCHWARTZ G, LIZONDO E (1988) A double blind comparison of alprazolam and amitriptyline hydrochloride in the treatment of nonpsychic depression. Can J Psychiatry 33: 218–222

STANDISH-BARRY HMAS, BOURAS N, BRIDGES PK, WATSON JP (1983) A randomized double blind group comparative study of sulpiride and amitriptyline in affective disorder. Psychopharmacology 81: 258–260

STRAHAN A, ROSENTHAL J, KASWAN M, WINSTON A (1985) Three case reports of acute paroxysmal excitement associated with alprazolam treatment. Am J Psychiatry 142: 859–861

TAM W, YOUNG JPR, JOHN G, LADER MH (1982) A controlled comparison of flupenthixol decanoate injections and oral amitriptyline in depressed out-patients. Br J Psychiatry 140: 287–291

TEGELER J, LEHMANN E, WEIHER A, HEINRICH K (1989) Tolerability of long-term treatment with fluspirilene 1,5 mg per week. Pharmacopsychiatry 22: 218–221

THILMANN J (1983) Leitsymptom Angst und Spannung und deren somatische Begleiterscheinungen. Multizentrische Prüfung Fluspirilene versus Bromazepam. Fortschr Med 101: 1676–1678

VALLÉ-JONES JC, SWARBRICK DJ (1981) Once daily flupenthixol in the treatment of elderly depressed patients: a multicentre trial in general practice. Curr Med Res Opin 7: 543–549

WEISSMAN MM, PRUSOFF BA, KLEBER HD, SHOLOMSKAS AJ, ROUNSAVILLE BJ (1985) Alprazolam (Xanax®) in the treatment of major depression. In: BURROWS GD, NORMAN TR, DENNERSTEIN L (eds) Clinical and pharmacological studies in psychiatric disorders. Libbey, London, pp 52–58

WHEATLEY DP (1983) Antidepressant effect of flupenthixol compared to mianserin. J Int Biomet Inform Data 4: 5–12

WIEGAND M, BERGER M, ZULLEY J, VON ZERSSEN D (1986) The effect of trimipramine on sleep in patients with major depressive disorder. Pharmacopsychiatry 19: 198–199

WIESEL FA, ALFREDSON G, BJERKENSTEDT L, HÄRNRYD C, OXENSTIERNA G, SEDVAL G (1985) Le dogmatil dans le traitement des symptômes negatifs chez des patients schizophrènes. Sem Hôp Paris 61: 1317–1321

YOUNG JPR, HUGHES WC, LADER MH (1976) A controlled comparison of flupenthixol and amitriptyline in depressed outpatients. Br Med J I: 1116–1118

YURA R, SHIBAHARA Y, FUKUSHIMA Y, SATÖ M (1976) A doubleblind comparative study of the effects of sulpiride and imipramine on depression. Clin Psychiatry 18: 89–102

5.4.4 Interaktionen

Alprazolam

Für dieses Benzodiazepinderivat kommen generell alle Interaktionen in Frage, die für die Gruppe der Benzodiazepine bekannt sind. Eine ausführliche Übersicht findet sich im Band 2, Tranquilizer und Hypnotika, dieser Reihe unter den Interaktions-Kapiteln. An dieser Stelle soll nur auf die Untersuchungen eingegangen werden, die sich speziell mit Wechselwirkungen des Alprazolam befaßt haben.

Interaktionen pharmakokinetischer Art können, wie bei allen Benzodiazepinen, auch bei Alprazolam mit Enzyminduktoren bzw. Enzyminhibitoren auftreten. So sind bei gleichzeitiger Gabe von Alprazolam und Carbamazepin signifikant reduzierte Alprazolam-Plasmaspiegel zu beobachten. Als Ursache wird die enzyminduktive Wirkung von Carbamazepin diskutiert (ARANA et al.1988). Im Gegensatz dazu finden sich deutlich erhöhte Alprazolam-Plasmaspiegel bei der Kombination mit dem Enzyminhibitor Cimetidin (ABERNETHY et al. 1983). Für beide Wechselwirkungen sind notwendige klinische Konsequenzen fraglich, da bei Benzodiazepinen keine eindeutigen Beziehungen zwischen Plasmaspiegeln und klinischer Wirkung bestehen.

Die wichtige Interaktion der Benzodiazepine mit Alkohol und anderen zentral dämpfenden Stoffen (LINNOILA und MATTILA 1973, SCHUCKIT 1987) im Sinne einer potenzierenden Wirkung gilt auch für Alprazolam (CIRAULO et al. 1988).

Die Kombination von Alprazolam mit trizyklischen Antidepressiva bzw. Fluoxetin scheint problemlos möglich zu sein. Das Hinzufügen von Alprazolam zu einer bestehenden Imipramin-Therapie brachte keine Zunahme der Nebenwirkungen (WELLS et al. 1988); bei gemeinsamer Gabe mit Fluoxetin zeigten sich zwar signifikante Plasmaspiegelerhöhungen des Benzodiazepins, diese hatten jedoch keinen Einfluß auf die klinische Symptomatik (LASHER et al. 1991).

Auch mit Lithium ergaben sich geringfügige Erhöhungen der Serum-Lithiumkonzentrationen, im klinischen Bild zeigten sich hingegen außer einer Benzodiazepin-typischen Zunahme der Sedierung keine Veränderungen (EVANS et al. 1990).

Für die gemeinsame Gabe von Alprazolam und Neuroleptika wird eine positive Interaktion im Sinne einer Verbesserung der antipsychotischen Effekte der Neuroleptika diskutiert. Nach Hinzufügung von Alprazolam zu einer bestehenden Neuroleptika-Therapie soll sowohl die Positiv- als auch die Negativsymptomatik günstig beeinflußt worden sein (DOUYON et al. 1989, WOLKOWITZ et al. 1986).

Flupentixol, Fluspirilen, Sulpirid

Für alle drei Neuroleptika liegen praktisch keine Untersuchungen zu möglichen Interaktionen vor. Es liegt jedoch nahe, alle die Wechselwirkungen,die für die Gruppe der Neuroleptika in Frage kommen, hier in Betracht zu ziehen. Als Beispiel seien die Resorptionsstörungen mit Kaffee, Tee oder Anticholinergika und die Veränderungen der Metabolisierung mit Antiepileptika wie Carbamazepin, Phenytoin oder Valproinsäure sowie Cimetidin genannt. Bei der gemeinsamen Verabreichung von Flupentixol und Valproinsäure wurden verminderte

Plasmakonzentrationen von Valproat gefunden (DIEHL 1985).

Die Interaktion der drei Neuroleptika mit Alkohol und anderen zentraldämpfenden Substanzen ist als klinisch bedeutsame Wechselwirkung einzustufen. Sulpirid erzeugte bei der kombinierten Einnahme mit Alkohol deutliche Beeinträchtigungen der psychomotorischen Fähigkeiten beim Autofahren (SEPPÄLÄ 1976).

Eine ausführliche Übersicht über die möglichen Interaktionen von Neuroleptika findet sich im Band 4 dieser Reihe in den Kapiteln 2.1.5 und 4.4.

Trimipramin

Die klinisch relevanten Interaktionen des trizyklischen Antidepressivums Trimipramin werden im Kapitel 2.4.4 aufgeführt.

Literatur

ABERNETHY DR, GREENBLATT DJ, DIVOLL M et al. (1983) Interaction of cimetidine with the triazolobenzodiazepines alprazolam and triazolam. Psychopharmacology 80: 275–278

ARANA GW, EPSTEIN S, MOLLOY M et al. (1988) Carbamazepine-induced reduction of plasma alprazolam concentrations: a clinical case report. J Clin Psychiatry 49: 448–449

CIRAULO DA, BARNHILL JG, GREENBLATT DJ, SHADER RI et al. (1988) Abuse liability and clinical pharmacokinetics of alprazolam in alcoholic men. J Clin Psychiatry 49: 333–337

DIEHL LW (1985) Die Bedeutung der Blutspiegeluntersuchungen für die Therapie epileptischer Verstimmungen und Psychosen. Nervenarzt 56: 383–387

DOUYON R, ANGRIST B, PESELOW E, COOPER T, ROTROSEN J (1989) Neuroleptic augmentation with alprazolam: clinical effects and pharmacokinetic correlates. Am J Psychiatry 146: 231–234

EVANS RL, NELSON MV, MELETHIL S et al. (1990) Evaluation of the interaction of lithium and alprazolam. J Clin Psychopharmacol 10: 355–359

LASHER TA, FLEISHAKER JC, STEENWYK RC, ANTAL EJ (1991) Pharmacokinetic pharmacodynamic evaluation of the combined administration of alprazolam and fluoxetine. Psychopharmacology 104: 323–327

LINNOILA M, MATTILA MJ (1973) Drug interaction on psychomotor skills related to driving, diazepam and alcohol. Eur J Clin Pharmacol 5: 186–194

SCHUCKIT MA (1987) Alcohol and drug interactions with antianxiety medications. Am J Med 82 [Suppl 5A]: 27–33

SEPPÄLÄ T (1976) Effect of chlorpromazine or sulpiride and alcohol on psychomotor skills related to driving. Arch Int Pharmacodyn 223: 311

WELLS BG, EVANS RL, ERESHEFSKY L, ANTAL EJ et al. (1988) Clinical outcome and adverse effect profile associated with concurrent administration of alprazolam and imipramin. J Clin Psychiatry 49: 394–399

WOLKOWITZ OM, PICKAR D, DORAN AR et al. (1986) Combination alprazolam-neuroleptic treatment of the positive and negative symptoms of schizophrenia. Am J Psychiatry 143: 85–87

5.4.5 Kontrolluntersuchungen

Während einer Behandlung mit **Alprazolam** sind – wie bei allen Benzodiazepinen – keine Kontrolluntersuchungen erforderlich. Bei fortgesetzter Anwendung muß allerdings das Risiko von Gewöhnung und Abhängigkeit gegen den Therapienutzen abgewogen werden. Über die langfristige Anwendung (länger als 6 Monate) liegen bislang keine ausreichenden kontrollierten Studien vor.

Hinsichtlich der erforderlichen Kontrolluntersuchungen unter der Behandlung mit den Neuroleptika **Flupentixol, Fluspirilen** und **Sulpirid** wird auf die Ausführungen in Band 4, Kapitel 4.5 sowie auf die Übersicht von BALDESSARINI (1990) verwiesen. In angemessenen Abständen sollten ein EKG abgeleitet sowie Blutbild und Leberfunktionswerte kontrolliert werden; während längerfristiger Behandlung empfehlen sich diese Kontrolluntersuchungen mindestens alle 6 Monate. Bei Auftreten entsprechender Symptome (Pharyngitis, „grippaler Infekt") ist eine sofortige Leukozytenkontrolle vorzunehmen.

Im Falle von **Fluspirilen** kann es aufgrund des PVP-Gehaltes der Kristallsuspension nach häufiger oder länger dauernder Anwendung in sehr seltenen Fällen zu einer Speicherung von PVP im retikuloendothelialen System (RES) oder zu örtlichen Ablagerungen und Fremdkörpergranulomen kommen. Die Injektion muß deshalb tief intraglutäal und bei wiederholter Anwendung mit Wechsel der Injektionsstelle vorgenommen werden.

Insbesondere während der Behandlung mit **Sulpirid** empfiehlt sich bei Auftreten entsprechender klinischer Symptome (Menstruationsstörungen, Galaktorrhö) eine Kontrolle des Prolaktinspiegels im Serum. Im Vergleich zu klassischen Neuroleptika scheint das Risiko von Leukopenien und Agranulozytosen unter diesem substituierten Benzamid geringer zu sein (SPIESS-KIEFER und GROHMANN 1987, MÖLLER et al. 1988, GROHMANN et al. 1984, TORNATORE et al. 1991). Unter der Therapie mit **Trimipramin** sollten Leberenzyme und Bilirubin regelmäßig überprüft werden. Insbesondere bei höher dosierter Langzeittherapie sollten Ältere und Herzkranke regelmäßig kardiologisch kontrolliert und gegebenenfalls frühzeitig digitalisiert werden (GLASSMAN und BIGGER 1981, TORNATORE et al. 1991, GROHMANN et al. 1984).

Literatur

BALDESSARINI RJ (1990) Drugs and treatment of psychiatric disorders, miscellaneus medical uses for neuroleptic drugs. In: GOODMAN LS, GILMAN A, GILMAN AG (eds) The pharmacological basis of therapeutics. Pergamon, New York Oxford, pp 383–435

GLASSMAN AH, BIGGER JT (1981) Cardiovascular effects of therapeutic doses of tricyclic antidepressants. Arch Gen Psychiatry 38: 815-820

GROHMANN R, HIPPIUS H, MÜLLER-OERLINGHAUSEN B et al. (1984) Assessment of adverse drug re-

actions in psychiatric hospitals. Eur J Clin Pharmacol 26: 727–734

MÖLLER HJ, MEIER K, WERNICKE T (1988) Empirical investigation on the risk of agranulocytosis/ leucopenia under medication with antidepressants. Pharmacopsychiatry 21: 304–305

SPIESS-KIEFER C, GROHMANN R (1987) Psychopharmaka-induzierte Blutbildveränderungen. Münch Med Wochenschr 129: 173–175

TORNATORE FL, STRAMEK JJ, OKEYA BL, PI EH (1991) Unerwünschte Wirkungen von Psychopharmaka. G Thieme, Stuttgart

5.4.6 Praktische Durchführung, allgemeine Behandlungsrichtlinien

In den letzten Jahren wurde zunehmende Kritik an der zum Teil leichtfertigen, inadäquaten und häufig unkontrollierten Langzeit-Verordnung von Benzodiazepinen laut; dies betraf insbesondere die Fehlbehandlung depressiver Erkrankungen und das Abhängigkeitspotential dieser Substanzgruppe (siehe Band 1, Beitrag LADEWIG; LAUX und KÖNIG 1985, MÜLLER-OERLINGHAUSEN 1989). Vor diesem Hintergrund haben Neuroleptika mit klinisch belegbaren antidepressiven und angstlösenden Eigenschaften wie Flupentixol, Fluspirilen und Sulpirid besonders in der allgemeinärztlichen und internistischen Praxis Eingang in die Behandlung ängstlich-depressiver und psychosomatisch-psychovegetativer Syndrome gefunden (RÜTHER und HIPPIUS 1982, BUDDE und SIEBERNS 1991, PÖLDINGER 1991).

Alprazolam

Initial wird die Gabe von 0,75–1,5 mg/d in 3 Einzeldosen empfohlen, wobei bei einer ambulanten Behandlung älterer Patienten mit einer niedrigeren Dosis (0,5 mg/d) begonnen werden sollte. Bis zum Erreichen eines klinisch relevanten Effektes sollte die Dosis schrittweise angehoben werden. In der Behandlung depressiver Erkrankungen und panikartiger Angstanfälle wurden Dosen bis zu 10 mg/d eingesetzt (Übersicht: LAUX und KÖNIG 1985).

Alprazolam ist „zur vorübergehenden Behandlung neurotischer reaktiver Depressionen" zugelassen. Eine Langzeitbehandlung oder gar eine rezidivprophylaktische Anwendung verbietet sich somit. Das Präparat soll ausschleichend abgesetzt werden.

Alprazolam wird in der Leber metabolisiert. Bei Lebererkrankungen ist deshalb Vorsicht geboten und ggf. eine Dosisreduktion indiziert. Auch Alterspatienten sowie Patienten mit Nierenerkrankungen bedürfen besonderer Überwachung.

Alprazolam sollte nicht an Jugendliche unter 18 Jahren verordnet werden.

Flupentixol, Fluspirilen

Für **Flupentixol** wird eine durchschnittliche Dosierung von 1–2 mg täglich empfohlen, bei stärker ausgeprägten ängstlich-depressiven Verstimmungszuständen kann eine Tages-Gesamtdosis von 3 mg verordnet werden. Die letzte Einnahme sollte in Anbetracht der möglichen aktivierenden Wirkung nicht nach 16 Uhr erfolgen. Bei Schlafstörungen kann zusätzlich Amitriptylin, Trimipramin oder Doxepin verordnet werden. Der Wirkungseintritt ist im allgemeinen innerhalb der ersten Woche zu erwarten (JOHNSON 1979, YOUNG et al. 1976). Schwerere, insbesondere agitierte Depressionen sollten nicht mit Flupentixol behandelt werden. Ausreichende Erfahrungen hinsichtlich embryotoxischer bzw. teratogener Wirkungen liegen beim Menschen nicht vor.

Flupentixoldecanoat wird in einer Dosis von 5–7,5 mg 14tägig i.m. appliziert (TAM et al. 1982, SIEBERNS und BUDDE 1990). Zur Phasenprophylaxe wird eine Dosierung von 20 mg Flupentixoldecanoat 14tägig empfohlen, allerdings kann die phasenprophylaktische Wirksamkeit von Flupentixoldecanoat noch nicht als gesichert angesehen werden.

Fluspirilen wird wöchentlich in einer Dosierung von 0,5–0,75 ml (1–1,5 mg) tief intraglutäal injiziert; bei eingetretenem Behandlungserfolg kann nach etwa 6wöchiger Therapie eine Erhaltungsdosis von 1,5 mg alle 14 Tage gewählt werden (LEHMANN et al. 1990). Um lokale Irritationen zu vermeiden, sollte bei mehrfacher Anwendung auf das Wechseln der Injektionsstelle geachtet werden. Klinische Erfahrungen zeigen, daß bei Auftreten von deutlichen Nebenwirkungen ein Behandlungserfolg unwahrscheinlicher wird.

Sulpirid

Zur Behandlung depressiver Verstimmungszustände wird die Gabe von 3 x 50 bis 3 × 100 mg Sulpirid pro die empfohlen. In Anbetracht der leicht aktivierenden Wirkung der Substanz sollte die letzte Medikation nicht nach 16 Uhr erfolgen.

Sulpirid steht zur parenteralen Applikation zur Verfügung, die Injektionen sollten langsam i.m. oder i.v. erfolgen, auch Tropfinfusionen sind möglich.

Im Gegensatz zu klassischen Antidepressiva ist nach Behandlung mit (irreversiblen) MAO-Inhibitoren keine Umstellpause erforderlich.

Ausreichende Erfahrungen hinsichtlich embryotoxischer oder teratogener Wirkungen liegen beim Menschen bislang nicht vor; die Substanz geht in die Muttermilch über, über eine Schädigung des Säuglings ist bislang nichts bekannt geworden.

Trimipramin

Zum Behandlungsbeginn wird die Gabe von 50 mg Trimipramin etwa zwei Stunden vor Beginn der Nachtruhe empfohlen. Die Einmalgabe am Abend hat sich bewährt, sedierende und anticholinerge Nebenwirkungen werden weniger beklagt. Es liegen Wirksamkeits-Studien vor, in denen Trimipramin in abendlicher Einmaldosierung der Mehrfachgabe überlegen war (HUSSAIN und CHAUDHRY 1973, SMITH et al. 1978). Im Verlauf einer Woche sollte die Tagesdosis in zwei oder mehreren Schritten auf 150 mg gesteigert werden, klinische Untersuchungen belegen die Sicherheit und Wirksamkeit von abendlichen Einmaldosen bis 300 mg (SETTLE und AYD 1980).

Die Mehrfachgabe sollte vorgezogen werden, wenn unter abendlicher Einmalgabe klinisch relevante Nebenwirkungen auftreten; auch höheres Alter oder organische Risikofaktoren können eine Dosis-Aufteilung nahelegen. Gleiches gilt, wenn Angst oder Agitiertheit eine wiederholte, sedierende Tagesmedikation erforderlich machen oder die Patienten die Mehrfachgabe vorziehen. Es sollten zwei oder drei Einzeldosen von 25–50 mg verabreicht werden, bei ungleichen Einzeldosen sollte ein abendlicher Dosisschwerpunkt gewählt werden. Die schrittweise Dosissteigerung ist auch bei Mehrfachgabe möglich.

Trimipramin steht als Infusionslösung zur *parenteralen Applikation* zur Verfügung. Die Zieldosis von 100 bis 150 mg/d sollte schrittweise erreicht werden, die Injektionslösung in 250 oder 500 ml isotoner Glucose- oder NaCl-Lösung gelöst und über anderthalb bis drei Stunden infundiert werden. Nach sieben bis zehn Tagen sollte zur oralen Applikationsform übergegangen werden, was überlappend geschehen kann. Die orale Tagesdosis sollte mindestens das Zweifache der infundierten Substanzmenge betragen (LAUX et al. 1984).

Die sedierenden und anxiolytischen Effekte einer Trimipraminbehandlung können nach kurzer Behandlungsdauer zum Tragen kommen. Die antidepressive *Wirklatenz* trizyklischer Substanzen gilt auch für Trimipramin. Eine erfolgreiche Trimipramintherapie sollte nicht früher als nach drei Monaten stabiler Remission abgesetzt werden. Klinische Erfahrungen mit der Trimipramin-*Erhaltungstherapie* bei monopolar depressiven Patienten liegen vor: Die Erhaltungsdosis ist streng individuell zu wählen, die Dosisreduktion kann zur erneuten Symptommanifestation führen. Die meisten Erfahrungen wurden in der Erhaltungstherapie mit Tagesdosen von 75–150 mg Trimipramin gesammelt (SETTLE und AYD 1980).

Trimipramin wird in der Leber metabolisiert (Hydroxylierung, Konjugation, Demethylierung, Desalkylierung und Desaminierung). Vorsicht und niedrige Dosierung sind deshalb bei *Lebererkrankungen* angezeigt. Bei Therapiebeginn und unter hohen Dosen ist vom Führen von *Kraftfahrzeugen* abzuraten. Trimipramin ist während des ersten Trimenon der *Schwangerschaft* sowie in der Stillperiode kontraindiziert. BASU et al. (1977, 1978) berichteten bei Trimipramin-exponierten Hühnerembryonen über Mißbildungen von Skelett und inneren Organen. Anticholinerge Syndrome mit Irritierbarkeit, Zyanose, Tachykardie und Tachypnoe persistierten bei Neugeborenen trizyklisch behandelter Mütter während mehrerer Tage, führten aber zu keiner längerfristigen kindlichen Morbidität (WEBSTER 1973).

Literatur

BASU S, SINGH S, SANYAL AK (1977) Malformations of internal organs induced by trimipramine maleate in chick embryos. J Anat Soc India 26: 125–129

BASU S, SINGH S, SANYAL AK (1978) Skeletal malformations induced by trimipramine maleate in chick embryos. Ann Natl Acad Med Sci Ind 14: 92–99

BUDDE G, SIEBERNS S (1991) Niedrigdosierte Neuroleptika bei ängstlich-depressiven Syndromen: Nutzen und Risiko. In: PÖLDINGER W (Hrsg) Niedrigdosierte Neuroleptika. G Braun, Karlsruhe

HUSSAIN MZ, CHAUDHRY ZA (1973) Single versus divided daily dose of trimipramine in the treatment of depressive illness. Am J Psychiatry 130: 1142–1144

JOHNSON DAW (1979) A double-blind comparison of flupenthixol, nortriptyline and diazepam in neurotic depression. Acta Psychiatr Scand 59: 1–8

LAUX G, KÖNIG W (1985) Neues Anxiolytikum. Alprazolam – ein Triazolo-Benzodiazepin. Münch Med Wochenschr 127: 142–145

LAUX G, PFAFF G, DANIEL D, KÖNIG W, MARX D (1984) Antidepressive Wirksamkeit, Verträglichkeit und Dexamethason-Hemmtest-Ergebnisse der intravenösen Infusionstherapie mit Trimipramin bei schweren depressiven Erkrankungen. 14. CINP Kongreß, Florenz

LEHMANN E, HEINRICH K, WURTHMANN C (1990) Niedrigdosierte Neuroleptanxiolyse. In: HEINRICH K (Hrsg) Leitlinien neuroleptischer Therapie. Springer, Berlin Heidelberg New York Tokyo, S 155–165

MÜLLER-OERLINGHAUSEN B (1989) Nutzen – Risiko – Beurteilung von Benzodiazepinen. Dtsch Ärztebl 86: 636–637

PÖLDINGER W (1991) (Hrsg) Niedrigdosierte Neuroleptika bei ängstlich-depressiven Zustandsbildern und psychosomatischen Erkrankungen. G Braun, Karlsruhe

RÜTHER E, HIPPIUS H (1982) Neuroleptika in niedriger Dosierung als Tranquilizer? Münch Med Wochenschr 124: 683–684

SETTLE EC, AYD FJ (1980) Trimipramine: twenty years' worldwide experience. J Clin Psychiatry 41: 266–274

SIEBERNS S, BUDDE G (1990) Niedrigdosierte Neuroleptika bei ängstlich-depressiven Syndromen – Nutzen und Risiko. In: LUNGERSHAUSEN E, KASCHKA WP, WITKOWSKI RJ (Hrsg) Affektive Psychosen. Schattauer, Stuttgart, S 346–353

SMITH R, AMIN MM, BAN TA (1978) Trimipramine in the treatment of depression: a comparison of single vs divided dose administration. Psychopharmacol Bull 14: 42–43

TAM W, YOUNG JPR, JOHN G, LADER MH (1982) A controlled comparison of flupenthixol decanoate injections and oral amitriptyline in depressed out-patients. Br J Psychiatry 140: 287–291

WEBSTER PAC (1973) Withdrawal symptoms in neonates associated with maternal antidepressant therapy. Lancet ii: 319

YOUNG JPR, HUGHES WC, LADER MH (1976) A controlled comparison of flupenthixol and amitriptyline in depressed out-patients. Br Med J I: 1116–1118

Exkurs: Levoprotilin

G. Wendt

Durch die Einfügung einer Hydroxy(OH)-Gruppe am Beta-C-Atom der Seitenkette von Maprotilin entstand das racemische Oxaprotilin, eine 1:1 Mischung der beiden chiralen Antipoden CGP 12.103A (Levoprotilin) und CGP 12.104A (s. Abb. 1).

Die pharmakologische Prüfung dieser beiden Isomeren hat als interessantesten Befund ergeben, daß die Noradrenalin-Aufnahmehemmende Wirkung nur dem S-(+)-Isomeren CGP 12.104A zukommt, während die R-(−)-Form CGP 12.103A (Levoprotilin) bis in hohe Dosen oder Konzentrationen keinen derartigen Effekt zeigte. In allen anderen Testen, die nichts mit einer Noradrenalin-Aufnahmehemmung zu tun haben, erwiesen sich die beiden Isomeren hingegen als außerordentlich ähnlich, sowohl untereinander als auch im Vergleich zum Racemat Oxaprotilin.

Auch wenn sich das biochemische Profil von Levoprotilin nicht in das gängige Raster der klassischen Antidepressiva einordnen läßt, so zeigen die Ergebnisse aus verschiedenen Tiermodellen (z.B. Schwimmtest, Learned Helplessness-Test, Separationsmodell) für Levoprotilin ein weitgehend mit den klassischen Antidepressiva vergleichbares pharmakologisches Profil (DELINI-STULA und MOGILNICKA 1988, 1989, MAJ et al. 1990)

Befunde aus tierexperimentellen Untersuchungen belegen weiterhin, daß Levoprotilin im Vergleich zu Noradrenalin-Aufnahmehemmenden Antidepressiva die Empfindlichkeit postsynaptischer Alpha-1-Adrenorezeptoren ohne vorhergehende Beta-down-Regulation erhöht (MOGILNICKA et al. 1987).

Im Pharmako-EEG zeigt Levoprotilin bei

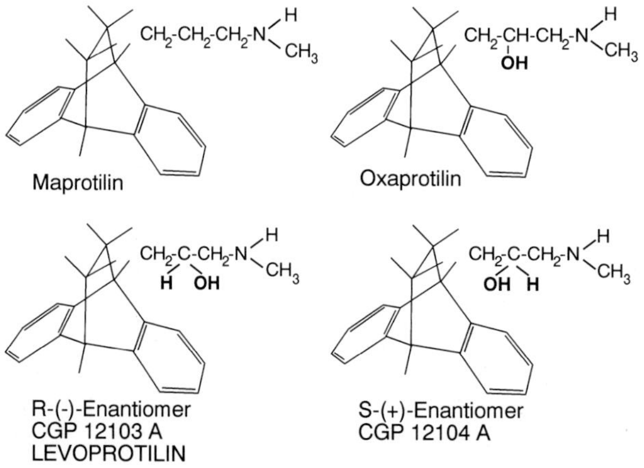

Abb. 1. Strukturvergleich Maprotilin, Oxaprotilin, Levoprotilin (CGP 12.103A) und CGP 12.104A

depressiven Patienten ein für Antidepressiva vom Imipramin-Typ charakteristisches EEG-Spektrum (DAVID et al. 1989). Einen weiteren Hinweis auf ZNS-Aktivitäten von Levoprotilin stellt die Erhöhung der Critical Flicker Fusion Frequency (CFF) dar. Diese Erhöhung der CFF, die u. a. von stimulierenden Substanzen bekannt ist und als aktivierender Effekt bewertet wird, wurde in der Gruppe der Antidepressiva bisher nur unter Nomifensin gesehen (SCHOENMAKERS et al. 1988)

Eine Erklärung für diese psychophysiologische Aktivierung durch Levoprotilin könnte die im Tierexperiment nach Einmalgabe und repetitiver Verabreichung bewirkte indirekte Verstärkung der dopaminergen und serotoninergen Transmission durch Levoprotilin sein (DELINI-STULA et al. 1988)

Im Gegensatz zu den allgemein bekannten, erheblichen Schlafstörungen und REM-unterdrückenden Wirkungen durch die Mehrzahl der etablierten Antidepressiva wurden unter Levoprotilin nach Einmalgabe keine Veränderungen der Schlafstruktur noch der REM-Latenz gesehen (PELZER et al. 1990).

In klinischen Studien versus nahezu allen etablierten Antidepressiva zeigte Levoprotilin eine vergleichbare Wirksamkeit bei regelmäßig deutlich besserer Verträglichkeit (WENDT 1990). In einer Studie versus Amitriptylin (doppelblind, randomisiert, 90 Patienten) wurden signifikant bessere Ergebnisse in der Behandlungsgruppe mit Levoprotilin erzielt (WENDT und BINZ 1990).

Auffallend erscheinen bei den mit Levoprotilin behandelten Patienten der vergleichsweise frühe Wirkungseintritt (z.B. WOLFERSDORF et al. 1988), das Fehlen einer Appetitsteigerung mit compliancemindernder Gewichtszunahme (z.B. FALTUS und WENDT 1990) und die in Häufigkeit und Intensität eher geringen unerwünschten Begleiterscheinungen (z.B. NAHUNEK et al. 1990).

Die Bewertung aller dieser Untersuchungsergebnisse hat die Sektion Klinische Pharmakologie des National Institute of Mental Health, Bethesda, dazu veranlaßt, Levoprotilin auf die Liste derjenigen Psychopharmaka zu setzen, für die in USA ein prioritäres Interesse besteht (VINAR et al. 1991).

Das Fehlen placebokontrollierter Studien, gegen die in Deutschland allerdings ethische Bedenken bestehen und deren juristische Probleme nicht ausdiskutiert sind, läßt letzte Zweifel an der antidepressiven Wirksamkeit dieser nicht in den noradrenergen Mechanismus eingreifenden Substanz weiterhin bestehen, obwohl – trotz zahlreicher experimenteller Untersuchungen und über 30jährigem erfolgreichen Einsatz dieser Antidepressiva – die Noradrenalin-Hypothese bis heute nicht zwingend bewiesen werden konnte.

Die theoretisch nicht erwarteten antidepressiven Eigenschaften von Levoprotilin sind eine neue Herausforderung für die neuropharmakologische Forschung auf dem Gebiet der Wirkmechanismen von Antidepressiva (MATUSSEK 1990). Levoprotilin ist als Substanz geeignet, die Bedeutung der Noradrenalin-Aufnahmehemmung für den therapeutischen Effekt antidepressiv wirksamer Pharmaka zu überprüfen, gerade weil mit Levoprotilin vergleichbar gute therapeutische Ergebnisse erzielt werden können, wie mit anderen, bekannten und bewährten antidepressiv wirksamen Pharmaka (HIPPIUS 1990).

Sollten die letzten Zweifel an der antidepressiven Wirksamkeit von Levoprotilin ausgeräumt werden können, wäre damit die Noradrenalin-Hypothese praktisch widerlegt. Sollte aber Levoprotilin wider Erwarten diese Wirkungen nicht besitzen, dann sind die Aussagefähigkeit der heute etablierten Tiermodelle und der Voraussagewert der humanpharmakologischen Studien in Frage zu stellen.

Literatur

DAVID I, ALBRECHT V, FILIP V, HÖSCHL C, PALUS M, DVORAK I, PRASKOVA H (1989) The effects of single-dose administration of Levoprotiline and Maprotiline on the TOPO-EEG in depression. ECNP-Congress, Göteborg (Abstract)

DELINI-STULA A, MOGILNICKA E (1988) Single treatments with the antidepressants Oxaprotiline and its (+) and (−) enatiomers increases behavioral, responses to dopaminergic stimulation in the rat. J Neural Transm 71: 91–98

DELINI-STULA A, MOGILNICKA E (1989) Rapid changes in functional responsiveness of the 5-HT system after single-dose and multiple-dose treatment with antidepressants: effects of Maprotiline and Oxaprotiline and its enantiomers. J Psychopharmacol 3: 7–13

DELINI-STULA A, RADEKE E, VAN RIEZEN H (1988) Enhanced functional responsiveness of the dopaminergic system - the mechanism of anti-immobility effects of antidepressants in the behavioral dispair test in rat. Neuropharmacology 27: 143–197

FALTUS F, WENDT G (1990) Beeinflussung von Eßstörungen durch Levoprotilin. Münch Med Wochenschr 132: 62-64

HIPPIUS H (1990) Neueste Entwicklungen auf dem Gebiet der medikamentösen antidepressiven Therapie: Medikamentöse Therapie affektiver Psychosen. Münch Med Wochenschr 132: 3-4

MAJ J, ROGÓZ Z, SKUZA G, SOWINSKA H (1990) Some central pharmacological effects of (+)- and (−)-Oxaprotiline. J Neural Transm 80: 129–143

MATUSSEK N (1990) Neueste Entwicklungen auf dem Gebiet der medikamentösen antidepressiven Therapie: MAO-Hemmer, Levoprotilin, Antikonvulsiva. Münch Med Wochenschr 132: 91–92

MOGILNICKA E, ZAZULA M, WEDZONY K (1987) Functional supersensitivity to the alpha-1-adrenoreceptors agonist after repeated treatment with antidepressant drugs is not conditioned by beta-down-regulation. Neuropharmacology 26: 1457–1461

NAHUNEK K, SVESTKA J, CESKOVA E, RYSANEK R, OBROVSKA V, MISUREC J, WENDT G (1990) Position von Levoprotilin in der Klassifikation antidepressiv wirksamer Präparate nach Nahunek. Münch Med Wochenschr 132: 50–54

PELZER E, UNVERZAGT C, KOPPETZ R, DÖRNEMANN H, MÖLLER HJ (1990) Depression und Schlaf – differentielle Effekte dreier Antidepressiva. Münch Med Wochenschr 132: 55–57

SCHOENMAKERS EAJM, ROBBE HW, O'HANION JF (1988) Levoprotiline, a novel antidepressant and automobile driving performance. 16. CINP-Congress, München (Abstracts)

VINAR O, KLEIN DF, POTTER WZ, GAUSE EM (1991) A survey of psychotropic medications not available in the United States. Neuropsychopharmacology 5: 201–217

WENDT G (1990) Levoprotiline: clinical therapeutic efficacy and tolerability. In: BUNNEY WE et al. (eds) Neuropsychopharmacology. Springer, Berlin Heidelberg New York Tokyo, pp 294–305

WENDT G, BINZ U (1990) Levoprotiline – Therapeutische Wirksamkeit und Verträglichkeit am Beispiel einer Doppelblindstudie vs. Amitriptylin. Münch Med Wochenschr 132: 44–49

WOLFERSDORF M, WENDT G, BINZ U, STEINER B, HOLE G (1988) CGP 12.103 versus clomipramine in the treatment of depressed inpatients – results of a double-blind study. Pharmacopsychiatry 21: 203–207

Neuro-Psychopharmaka, Bd. 3
Riederer P. / Laux G. / Pöldinger W. (Hrsg.)
© Springer-Verlag Wien 1993

6

Antidepressiva mit neuartigen Wirkmechanismen

6.1 Grundprinzipien und Substanzen mit Beeinflussung der Second-messenger-Funktion

H. Wachtel

Angesichts der zentralen funktionellen Bedeutung für die neuronale Informationsvermittlung ist es nicht verwunderlich, daß die pharmakologische Beeinflussung der synaptischen Neurotransmission im Brennpunkt des Interesses bei der Entwicklung von Antidepressiva steht. Überraschend ist jedoch, daß die Forschung jahrzehntelang auf die Beeinflussung der präsynaptischen Komponente der Neurotransmission fixiert war und den postsynaptischen Aspekt (Beeinflussung der Effektorzellreaktion) völlig unberücksichtigt ließ. Im folgenden sollen daher Ansätze für die Entwicklung neuer und verbesserter Antidepressiva, die auf der pharmakologischen Manipulation der intraneuronalen Signaltransduktion und -amplifikation im postsynaptischen Effektorneuron basieren, aufgezeigt werden. Die Suche nach Antidepressiva mit neuartigem Wirkmechanismus ist kein Selbstzweck der pharmakologischen Forschung; über Rückschlüsse aus den Wirkmechanismen solcher Substanzen eröffnet sich die Chance, zu neuen Einsichten in die Pathoneurobiochemie der affektiven Erkrankungen zu gelangen, die letztlich zur Entwicklung verbesserter Therapiemöglichkeiten beitragen. Gerade weil Hypothesen zur Ätiologie affektiver Erkrankungen auf das engste mit der Kenntnis und Interpretation der Wirkmechanismen der Therapiemaßnahmen verknüpft sind und nur weil konkurrierende Paradigmen Voraussetzungen für einen Erkenntnisfortschritt aus der allgemein empfundenen Stagnation schaffen, können Pharmaka mit neuartigem Wirkmechanismus ein wissenschaftliches Instrument sein, um neue Erkenntnisse über die biologischen Grundlagen affektiver Erkrankungen zu erschließen.

6.1.1 Präsynaptische Wirkmechanismen

Allen gegenwärtig in der Therapie der endogenen Depression eingesetzten somatischen Behandlungsformen ist die Eigenschaft gemeinsam, daß sie im Tierexperiment akut die Verfügbarkeit der Monoamin-(MA)-Neurotransmitter Noradrenalin (NA), Dopamin (DA) oder 5-Hydroxytryptamin (= Serotonin, 5-HT) an zentralen Synapsen erhöhen. Dies wird hauptsächlich über folgende Wirkmechanismen erreicht:

1. Hemmung der MA-Wiederaufnahme (sog. Reuptake-Inhibitoren, z.B. Oxaprotilin für NA, Nomifensin für DA oder Fluoxetin für 5-HT) (s. Kapitel 2 und 3),
2. Hemmung des intraneuronalen MA-Metabolismus (sog. Monoaminoxidase-(MAO)-Inhibitoren, z.B. Pargylin oder Moclobemid) (s. Kapitel 4),
3. Erhöhung der MA-Freisetzung (α2-Blokker wie z.B. Mianserin; Elektrokrampf) (s. Kapitel 3),
4. vermehrte Zufuhr von MA-Präkursoren (z.B. L-DOPA oder L-5-HTP).

Andere Ansätze wie

5. Hemmung des extrazellulären MA-Metabolismus (z.B. durch sog. Catechol-O-Methyltransferase (COMT)-Inhibitoren wie U-0521) (NUUTILA et al.1987) oder
6. Stimulation der MA-Biosynthese (z.B. durch externe Zufuhr des Tyrosinhydroxylase-Kofaktors Tetrahydrobiopterin (CURTIUS et al. 1983)

sind über ein explorativ-experimentelles Stadium nicht hinausgekommen.

Allen aufgeführten neurobiochemischen Wirkmechanismen liegt das gemeinsame Prinzip zugrunde, über extra- bzw. intraneuronale Manipulation des **präsynaptischen** Neurons die MA-Konzentration im synaptischen Spalt zu erhöhen, um so über eine verstärkte Stimulation postsynaptischer Rezeptoren die MA-erge Neurotransmission zu steigern. In allen Fällen wird also der postsynaptische Effekt über **endogene, aus dem präsynaptischen Neuron freigesetzte MAs** vermittelt.

6.1.2 Postsynaptische Mechanismen

Extraneuronale Mechanismen

Es hat nicht an Versuchen gefehlt, die angenommene defizitäre MA-erge Neurotransmission bei der endogenen Depression über direkte Aktivierung postsynaptischer MA-Rezeptoren mit entsprechenden synthetischen Agonisten zu kompensieren. Aufgrund der Verfügbarkeit für anderweitige Indikationen lag der Schwerpunkt auf Agonisten katecholaminerger Rezeptoren; relativ ausführlich wurden NA-Rezeptoragonisten untersucht. Hinweise auf einen antidepressiven Effekt des hirngängigen β2-Rezeptoragonisten Salbutamol in tierexperimentellen Modellen (FRANCÉS et al. 1978) wurden durch entsprechende Ergebnisse in präliminären klinischen Studien unterstützt (WIDLÖCHER et al. 1977, LECRUBIER et al. 1980). Die pharmazeutische Industrie hat diesen Ansatz einer Substitutionsbehandlung offenbar nicht aufgegriffen, sei es, weil sie die Abtrennung unerwünschter peripherer Nebenwirkungen als nicht lösbar ansah, sei es, weil die vorliegenden klinischen Resultate wenig überzeugend waren. Hinweise auf eine klinische antidepressive Wirkung sind auch mit DA-Agonisten erhoben worden (POST et al. 1978, SHOPSIN und GERSHON 1978, COLONNA et al. 1979). Mit den in den letzten Jahren entwickelten 5-HT-Agonisten sind nun die Voraussetzungen gegeben, die Brauchbarkeit des Konzepts der direkten Aktivierung postsynaptischer 5-HT-Rezeptoren als potentielles antidepressives Prinzip auch für das serotoninerge System zu überprüfen. Entscheidend für die Beurteilung dieses an sich attraktiven Ansatzes wird sein, Agonisten mit hoher Selektivität für postsynaptische MA-Rezeptoren zu entwickeln; die gegenwärtig vorhandenen Agonisten aktivieren sowohl post- als auch präsynaptische Rezeptoren, wobei die letzteren zumeist hemmend auf den Transmissionsprozeß einwirken, was sich funktionell in

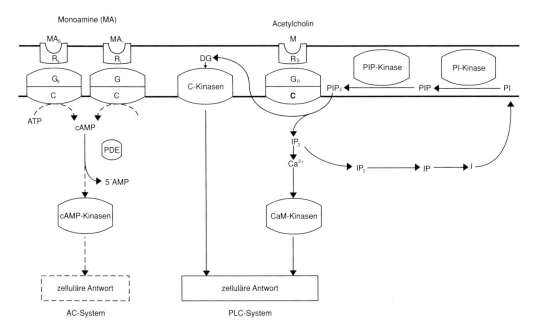

Abb. 6.1.1. Schematische Darstellung der funktionellen Dysbalance der beiden Effektorsysteme (AC-System links, PLC-System rechts) bei der Depression und ihre Rückwirkung auf die zelluläre Antwort eines postsynaptischen Neurons. Während normalerweise beide Second-messenger-Systeme in ausgewogener Weise zur Effektorzellreaktion beitragen, ist bei der Depression das funktionelle Verhältnis von cAMP- und IP_3/DG-vermittelten Reaktionen auf die zelluläre Antwort unausgewogen: Unterfunktion des AC-Systems bei relativer oder absoluter Dominanz des PLC-Systems. Das funktionelle cAMP-Defizit kann (A) auf Defekten des AC-Systems (z.B. verminderter MA-Umsatz, verminderte Anzahl postsynaptischer MA-Rezeptoren, verminderte MA-Affinität zu postsynaptischen MA-Rezeptoren, verminderte bzw. vermehrte Kopplung postsynaptischer MA-Rezeptoren an G_s bzw. G_i, verminderte Aktivität der katalytischen Untereinheit C der AC, gesteigerte cAMP PDE-Aktivität, verminderte Aktivität der cAMP-Kinasen) oder (B) auf Defekten des PLC-Systems beruhen (z.B. erhöhter ACh-Umsatz, erhöhte Anzahl postsynaptischer ACh-Rezeptoren, erhöhte ACh-Affinität zu postsynaptischen Rezeptoren, vermehrte Kopplung postsynaptischer ACh-Rezeptoren an G_p, erhöhte Aktivität der katalytischen Untereinheit C der PLC, erhöhte Aktivität der CaM- bzw. C-Kinasen). Für die Manie trifft die umgekehrte Situation zu: Unterfunktion des PLC-Systems bei relativer oder absoluter Dominanz des AC-Systems. *IP₂* Inositol-1,4-biphosphat; *IP* Inositol-1-phosphat; *I* Inositol; *PI* Phosphatidylinositol; *PIP* Phosphatidyl-4-monophosphat; übrige Abkürzungen siehe Abschnitt über physiologische Grundlagen

einer insgesamt abgeschwächten Signalweiterleitung auswirken kann.

Intraneuronale Mechanismen

Die in den letzten 30 Jahren entwickelten neueren Antidepressiva stellen bezüglich des Wirkmechanismus verfeinerte Kopien der in der Vergangenheit entwickelten Prinzipien (s. präsynaptische Wirkmechanismen) dar; dies führte zwar zu selektiveren Substanzen mit geringeren Nebenwirkungen, aber keiner eindeutigen Verbesserung der antidepressiven Wirksamkeit im Vergleich zu den ursprünglichen Substanzen. Die folgenden Ausführungen zielen darauf ab, Alternativen zu den vorhandenen pharmakologischen Ansätzen aufzuzeigen. Während die Antidepressivaforschung sich bisher auf die Beeinflussung der präsynaptischen Neurotransmission über die first messenger (MAs) konzentrierte und so konzeptionell nicht über die postsynaptischen

MA-Rezeptoren auf der Membranoberfläche des Effektorneurons hinausgelangte, sollen hier Aspekte des neuronalen Signaltransduktionsprozesses **jenseits postsynaptischer MA-Rezeptoren** als potentielle Ansatzpunkte für die Entwicklung neuer Antidepressiva betrachtet werden.

Physiologische Grundlagen
Die klassischen Neurotransmitter (first messenger) benutzen intraneuronale Mediatoren (second messenger) für den Informationstransfer auf das nachgeschaltete Neuron. Sie bedienen sich dazu zweier Effektorsysteme, der Adenylatcyclase (AC) und der Phospholipase C (PLC), um das extrazelluläre Neurotransmittersignal an das Effektorneuron über eine Kaskade biochemischer Reaktionen weiterzuleiten. Dieser Prozeß umfaßt neben der Signaltransduktion (vom Rezeptor über regulatorische Proteine auf ein Effektorsystem) die Transformation des Signals und hat so – nach Umkodierung in Second-messenger-Signale – die Verstärkung (Amplifikation) des Primärsignals zur Folge (Abb. 6.1.1).

Adenylatcyclase (AC)-System
Die Aktivierung entsprechender Rezeptoren (R_i bzw. R_s) durch den physiologischen MA-Neurotransmitter, z.B. NA, wird über ein aus drei Untereinheiten zusammengesetztes regulatorisches Protein (G_i bzw. G_s) auf die katalytische Untereinheit (C) der Adenylatcyclase übertragen, um z.B. im Fall des α2-Rezeptors eine Hemmung, im Fall des β-Rezeptors jedoch die Stimulation der Synthese des second messengers cyclo-Adenosin-3'5'-monophosphat (cAMP) aus Adenosintriphosphat (ATP) auszulösen (CODINA et al. 1984). Das so gebildete cAMP aktiviert cAMP-abhängige Proteinkinasen (cAMP-Kinasen). Diese regulieren, indem sie unter Verbrauch von ATP Enzyme und Proteine des Cytosols, der Zellmembranen oder der Ionenkanäle phosphorylieren (KREBS und BEAVO 1979), die zelluläre Reaktion des Effektorneurons auf den First-messenger-Stimulus. Abbau des cAMP zu Adenosin-5'-monophosphat (5'-AMP) durch cyclo-Nucleotid-Phosphodiesterasen (PDEs) ist der einzige bekannte enzymatische Inaktivierungsmechanismus für diesen second messenger; somit spielen PDEs eine entscheidende Rolle im cAMP-Katabolismus, indem sie die Intensität und Dauer der Effektorzellreaktion auf das intrazelluläre Signal bestimmen (STRADA et al. 1984).

Phospholipase C (PLC)-System
Die Aktivierung entsprechender Rezeptoren (R_s), z.B. muskarinischer M-1-Rezeptoren durch Acetylcholin (ACh), wird ebenfalls über ein regulatorisches Protein aus drei Untereinheiten (G_p) auf die katalytische Untereinheit (C) der Phospholipase C übertragen; diese bewirkt die phosphodiesteratische Spaltung des zellmembrangebundenen Phosphatidylinositol-4,5-biphosphats (PIP_2), um die second messenger Inositol-1,4,5-triphosphat (IP_3) und 1,2-Diacylglycerol (DG) freizusetzen. IP_3 mobilisiert Calciumionen (Ca^{2+}) aus intraneuronalen Kompartimenten. Das so freigesetzte Ca^{2+} bindet an das intrazelluläre Calciumrezeptorprotein Calmodulin (CaM). Während CaM nun CaM-abhängige Proteinkinasen (CaM-Kinasen) aktiviert, stimuliert DG sogenannte Proteinkinasen C (C-Kinasen). Diese regulieren, indem sie unter Verbrauch von ATP Enzyme und Proteine des Cytosols, der Zellmembran etc. phosphorylieren, die zelluläre Reaktion des Effektorneurons auf das First-messenger-Signal (BERRIDGE 1984, NISHIZUKA 1984). Die Wirkung beider second messenger wird über enzymatischen Abbau beendet, z.B. die von IP_3 durch schrittweise Dephosphorylierung über spezifische Inositolphosphatasen.
Wie beim cAMP-System stellt also auch beim IP_3/DG-System die Phosphorylierung von Funktions- und Strukturproteinen die gemeinsame Endstrecke dar, auf der beide Effektorsysteme in vielfältiger Weise miteinander in Wechselwirkung treten, um unter physiologischen Bedingungen die im Effektorneuron konvergierenden zahlreichen Signale zu einer auf den Bedarf abgestimmten Effektorzellreaktion zu integrieren. Normalerweise tragen beide Effektorsysteme in ausgewogener Weise zur Regulation der neuronalen Signalverarbeitung bei.

6.1.3 Die Second-messenger-Dysbalancehypothese affektiver Erkrankungen

Basierend auf früheren Hinweisen aus der Literatur zur Beeinflussung des neuronalen Second-messenger-Metabolismus in therapeutisch relevanten Konzentrationen durch das Phasenprophylaktikum Lithium (Li$^+$) und basierend auf eigenen Untersuchungen mit dem antidepressiv wirksamen cAMP-selektiven PDE-Hemmer Rolipram wurde anhand des neurobiochemischen Wirkmechanismus dieser Substanzen der Rückschluß gezogen, daß affektive Erkrankungen auf eine Störung der neuronalen Second-messenger-Funktion zurückgeführt werden könnten.

Dieser Hypothese zufolge beruhen affektive Erkrankungen auf der Dysbalance der intraneuronalen Signaltransmission, wobei Depression aus einer Unterfunktion des AC-cAMP-Kinasensystems bei relativer oder absoluter Dominanz des PLC-CaM/C-Kinasensystems und Manie aus der umgekehrten Konstellation resultiert (WACHTEL 1988, 1990a,b). Angesichts der komplexen Organisation des interneuronalen Signaltransfers ist eine Vielfalt von Störungen vorstellbar; einige denkbare Defekte in diesem Prozeß, angefangen von der Signalgeneration im präsynaptischen Neuron bis zur zellulären Antwort des postsynaptischen Neurons, sind in der Legende zur Abb. 6.1.1 aufgeführt.

Schon früher ist die Ansicht geäußert worden, daß ein intrazellulärer Mangel an cAMP mit Depression und eine Überproduktion dieses second messengers mit Manie einhergeht (ABDULLA und HAMADAH, 1970). Weiterhin wurde aufgrund eines epidemiologischen Ansatzes die Schlußfolgerung gezogen, daß ein abnormer cAMP-Metabolismus für eine „**intra**zelluläre Ätiologie bei der Depression" spricht (OSSOFSKY 1976). Neuere klinisch-biochemische Untersuchungen weisen darauf hin, daß die Lymphozyten bzw. Leukozyten depressiver Patienten mit einer verminderten Ansprechbarkeit auf die β-Rezeptoragonisten-stimulierte cAMP-Bildung reagieren (EXTEIN et al. 1979, PANDEY et al. 1979). Da die Inzidenz von Depressionen mit höherem Lebensalter zunimmt, sind die jüngst erhobenen Hinweise auf eine altersabhängig verminderte Ansprechbarkeit von Humangewebe auf die β-adrenerg vermittelte cAMP-Bildung von besonderem Interesse (EBSTEIN et al. 1986). Andererseits wurde bei Patienten mit affektiven Erkrankungen eine erhöhte Empfindlichkeit gegen cholinerge Agonisten, eine vermehrte Muskarinrezeptorbindung und eine erhöhte Ansprechbarkeit auf Cholinergika nach Antidepressivaentzug festgestellt (JANOWSKY und RISCH 1984).

Die Second-messenger-Dysbalancehypothese hat den theoretischen Vorzug, daß sie zum ersten Mal ein umfassendes, vereinheitlichtes Konzept anbietet:

1. zur Ätiogenese affektiver Erkrankungen, welches die klassischen MA-Hypothesen (SCHILDKRAUT 1965, COPPEN 1967), die cholinerg-adrenerge Hypothese (JANOWSKY et al. 1972) und die Output-deficiency-Hypothese (STONE 1983) einschließt, und

2. zum molekularbiologischen Wirkmechanismus so unterschiedlicher stimmungsstabilisierender Therapiemaßnahmen wie die Behandlung mit klassischen Antidepressiva, Li$^+$ oder Elektrokrampf (WACHTEL 1988, 1990a,b).

In früheren Publikationen wurde der Wirkmechanismus derzeit eingesetzter Therapeutika aus der Sicht des Second-messenger-Dysbalancekonzepts ausführlich behandelt (WACHTEL 1988, 1990b). Zum Verständnis der folgenden Ausführungen über neue Ansätze zur Entwicklung verbesserter Therapeutika soll diese Betrachtungsweise für klassische Antidepressiva und Li$^+$ kurz skizziert werden.

Klassische Antidepressiva
Über die in Abschnitt 6.1.1 angeführten präsynaptischen Mechanismen wird die MA-Verfügbarkeit im synaptischen Spalt erhöht. Die gesteigerte Stimulation postsynaptischer, an AC gekoppelter Rezeptoren hat im Effektorneuron eine vermehrte Amplifikation des First-messenger-Signals, d.h. eine erhöhte cAMP-Bildung, zur Folge. Die Erhöhung der intraneuronalen cAMP-Verfügbarkeit schafft so die Voraussetzung, um über regulatorische cAMP-vermittelte Prozesse der IP$_3$/DG-dominierten Zellreaktion bei der Depression entgegenzuwirken.

Im Falle besonders der trizyklischen Antidepressiva kann deren antagonistischer Effekt an muskarinischen Rezeptoren, die entweder stimulatorisch an PLC (M_1-Rezeptorsubtyp) oder inhibitorisch an AC (M_2-Rezeptorsubtyp) gekoppelt sind (NAMURA et al. 1987), zur Wiederherstellung der Second-messenger-Balance und damit zum antidepressiven Effekt beitragen. In der Tat ist die antidepressive Wirksamkeit zentraler muskarinischer Antagonisten schon früher in klinischen Untersuchungen gezeigt worden (KASPAR et al. 1981). In diesem Zusammenhang ist bemerkenswert, daß die neueren Antidepressiva mit präsynaptischen Wirkmechanismen, welche mit der Zielvorstellung entwickelt wurden, die anticholinerge Wirkkomponente möglichst zu eliminieren, klinisch keine eindeutige Überlegenheit gegenüber Amitriptylin aufweisen, welches sich unter den trizyklischen Substanzen durch seine ausgeprägte antimuskarinische Wirksamkeit auszeichnet (SNYDER und YAMAMURA 1977) und international das bevorzugte Antidepressivum zur Behandlung schwerer Depressionen ist.

Lithium

Aus neurobiochemischen Untersuchungen zeichnet sich immer deutlicher ab, daß die psychotrope Wirkung des Li^+ auf der Beeinflussung des Neurotransmissionsprozesses jenseits der First-messenger-Rezeptoren beruht. In therapeutischen Konzentrationen hemmt Li^+ die AC (DOUSA und HECHTER 1970, NEWMAN et al. 1983) vermutlich über Kompetition mit Magnesiumbindungsstellen am AC-Komplex (MØRK und GEISLER 1987, NEWMAN und BELMAKER 1987). Andererseits hemmt Li^+ die neuronale Inositol-1-phosphatase (HALLCHER und SHERMAN 1980), verhindert dadurch die Resynthese des PLC-Substrats PIP_2 und reduziert so die PLC-vermittelte Bildung der second messenger IP_3/DG. Weiterhin ist gezeigt worden, daß therapeutische Li^+-Konzentrationen die adrenerge und cholinerge Signaltransmission über Angriff an den regulatorischen Untereinheiten G_s bzw. G_p blockieren (AVISSAR et al. 1988). Der Dualismus der Li^+-Wirkung auf die Second-messenger-Systeme bietet so die pharmakologische Basis für den in der Klinik beobachteten normalisierenden Einfluß der Substanz sowohl auf die manische wie auch depressive Verstimmung: Das jeweils in seiner Aktivität gesteigerte Second-messenger-System wird präferentiell von der pharmakologischen Wirkung des Li^+ betroffen. Demzufolge resultiert der therapeutische Effekt des Li^+ im Falle der Manie aus der Dämpfung des überaktiven AC-Systems und im Falle der Depression aus der Dämpfung des überaktiven PCL-Systems.

6.1.4 Pharmakologische Manipulation der Second-messenger-Funktion: Neuartige therapeutische Ansätze

Der Signaltransduktionsprozeß jenseits der First-messenger-Rezeptoren spielt eine Schlüsselrolle in der interneuronalen Kommunikation. Aufgrund seiner mehrschichtigen Organisation mit zahlreichen regulatorischen Komponenten bietet er günstige Voraussetzungen für eine gezielte pharmakologische Beeinflussung und so die Möglichkeit, stimmungsbeeinflussende Pharmaka mit verbesserten therapeutischen Eigenschaften zu entwickeln.

Manipulation des AC-cAMP-Systems

Der oben dargelegte Ansatz ist auf das AC-cAMP-System mit Erfolg angewandt worden. Mit Rolipram (Abb. 6.1.2), das gezielt in den neuronalen cAMP-Metabolismus eingreift und dessen antidepressive Wirkung in der Klinik bestätigt wurde, ist erstmals die therapeutische Nutzbarkeit eines selektiven pharmakologischen Eingriffs in den Second-messenger-Funktionsstoffwechsel unter Beweis gestellt worden.

Hemmung der neuronalen cAMP PDE

Im Organismus von Säugern einschließlich des Menschen weist das Gehirn die höchste cAMP PDE-Aktivität auf (WILLIAMS et al. 1971). Die Untersuchung verschiedener

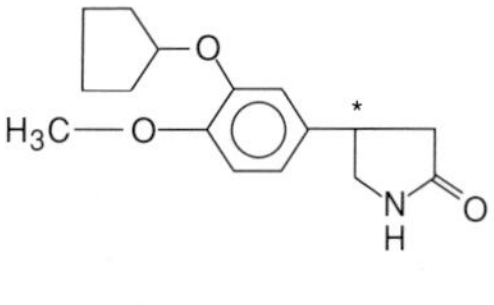

Abb. 6.1.2. Chemische Struktur des Rolipram.
* Position des asymmetrischen Kohlenstoffatoms

Hirnregionen zeigte eine besonders hohe cAMP PDE-Aktivität im Cortex, limbischen System und Striatum (WEISS und COSTA 1968). Ursprünglich wurde angenommen, daß die PDE ein einheitliches Enzym darstellt; neueren Untersuchungen zufolge existieren jedoch zahlreiche, voneinander abgrenzbare Formen (Isoenzyme) der PDE, welche sich hinsichtlich Substratspezifität, intrazellulärer Lokalisaton, kinetischer Parameter, Molekülgröße und Ansprechbarkeit auf Aktivatoren und Inhibitoren klar voneinander unterscheiden (STRADA und THOMPSON 1978).

Wie im Abschnitt über die physiologischen Grundlagen ausgeführt, stellen PDEs die Schlüsselenzyme zur Inaktivierung des cAMP dar. Daher sollte die selektive Hemmung eines neuronalen PDE-Isoenzyms mit niedriger Michaeliskonstante (K_m) und hoher Substrataffinität die intraneuronale cAMP-Verfügbarkeit in ausreichendem Maße erhöhen, um der Dominanz des IP_3/DG-Systems bei der Depression gegenzusteuern. Diesen pharmakologischen Ansatz verfolgend, wurde auf der Basis tierexperimenteller Daten vorhergesagt, daß Rolipram, ein stereospezifischer Hemmer eines neuronalen CaM-unabhängigen cAMP PDE-Isoenzyms (SCHULTZ und SCHMIDT 1986), eine antidepressive Wirkung besitzt, welche aufgrund des Wirkmechanismus bei etwa hundertfach niedrigerer Dosierung, verglichen mit konventionellen Antidepressiva, zu erwarten ist (WACHTEL 1983, PRZEGALINSKI und BIGAJSKA 1983). Diese Vorhersage wurde mit wenigen Ausnahmen (ROWLANDS et al. 1989) in offenen und kontrollierten klinischen Studien an Patienten mit endogener Depression bestätigt (ZELLER et al. 1984, HOROWSKI und SASTRE-Y-HERNANDEZ 1985, BENNIE et al. 1988, BERTOLINO et al. 1988, BOBON et al. 1988, ECKMANN et al. 1988, LAUX et al. 1988, HEBENSTREIT et al. 1989). Die antidepressive Wirkung des Rolipram und anderer cAMP-selektiver PDE-Inhibitoren basiert auf der Verstärkung der zentralen

noradrenergen Signaltransmission (Abb. 6.1.3). Dies wird über zwei synergistische Mechanismen erreicht, nämlich

– Steigerung des NA-Umsatzes bei
– gleichzeitiger Verstärkung des cAMP-generierenden Effektes von NA im postsynaptischen Neuron

aufgrund der intrinsischen cAMP PDE-inhibitorischen Wirkung (WACHTEL 1982, 1983a). Somit aktiviert Rolipram, im Unterschied zu klassischen Antidepressiva, sowohl die **präsynaptische** als auch die **postsynaptische** Komponente des Neurotransmissionsprozesses. Dieser zweifache pharmakologische Angriff führt zu einer besonders effizienten Verstärkung der Signaltransduktion, was auch, verglichen mit klassischen Antidepressiva, in der extrem niedrigen Rolipramdosis (3 × 1 mg/die) in der Klinik zum Ausdruck kommt. Im Hinblick auf die Verträglichkeit und Sicherheit der Substanz sollte hervorgehoben werden, daß nach Hemmung der Rolipram-sensitiven cAMP PDE auch nach sehr hohen Dosen nicht mit dem Auftreten toxischer cAMP-Konzentrationen im Gehirn zu rechnen ist, da die Aktivität der anderen PDE-Isoenzyme, welche in den Neuronen quantitativ überwiegen und bei höherem Substratangebot wirksam werden (STRADA et al. 1984), durch Rolipram nicht beeinträchtigt wird.

Die **präsynaptische** Wirkkomponente des Rolipram beruht wie die postsynaptische Wirkung auch, auf der intraneuronalen Erhöhung der cAMP-Verfügbarkeit infolge cAMP PDE-Hemmung, also ebenfalls auf der pharmakologischen Beeinflussung der Second-messenger-Funktion. Die Aktivierung der Tyrosinhydroxylase (TH) des präsynaptischen Neurons durch cAMP-Kinasen ist seit längerem bekannt (MORGENROTH et al. 1975) und auch für Rolipram beschrieben (ONALI und OLIANAS 1989). Die über cAMP-Kinasen vermittelte Phosphorylierung des Synapsin I, eines Mem-

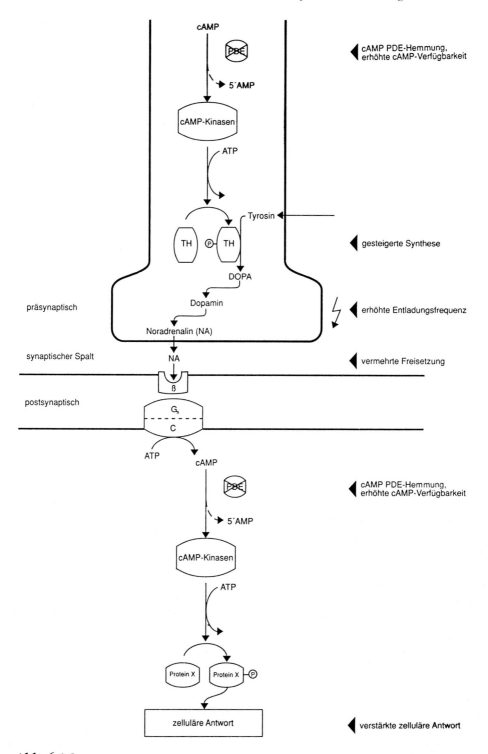

Abb. 6.1.3

branproteins präsynaptischer Neurotransmittervesikel, stellt einen wichtigen Schritt im Prozeß der Neurotransmitter-Freisetzung dar (DE CAMILLI und GREENGARD 1986), der durch Rolipram gefördert werden könnte. Neben neurobiochemischen Befunden (KEHR et al. 1985) ergeben sich konkrete Anhaltspunkte für eine Förderung der NA-Freisetzung aus elektrophysiologischen Untersuchungen, in denen gezeigt wurde, daß Rolipram die Entladungsfrequenz der NA-Neurone des Locus coeruleus erhöht (SCUVÉE-MOREAU et al. 1987).

Der Nachweis der herausragenden Bedeutung der **postsynaptischen** Komponente für den antidepressiven Wirkmechanismus des Rolipram und von anderen cAMP-selektiven PDE-Inhibitoren wurde in Experimenten an Versuchstieren erbracht, deren Verfügbarkeit an endogenen, präsynaptisch freisetzbaren MAs im Gehirn durch Vorbehandlung mit Reserpin und MA-Syntheseinhibitoren praktisch vollständig eliminiert wurde. Im Gegensatz zu dem Reuptake-Blocker Imipramin und dem MAO-Inhibitor Pargylin wirkten die cAMP PDE-Inhibitoren der Hypothermie und Hypokinese der MA-depletierten Tiere entgegen und lösten einen dosisabhängigen Anstieg der Körpertemperatur und der lokomotorischen Aktivität aus; dieser Effekt war durch DA- oder β-Rezeptorblocker nicht antagonisierbar (WACHTEL und SCHNEIDER 1986). Diese Befunde zeigen, daß Rolipram und verwandte Substanzen ihre antidepressive Aktivität über einen postsynaptischen Wirkungsmechanismus jenseits von First-messenger-Rezeptoren und unabhängig von der Verfügbarkeit endogen freisetzbarer MAs entfalten; hierin unterscheiden sie sich fundamental von konventionellen Antidepressiva.

Aktivierung der katalytischen Untereinheit der AC

Aus Untersuchungen in tierexperimentellen Depressionsmodellen ergeben sich Hinweise auf eine antidepressive Aktivität des Forskolin (WACHTEL und LÖSCHMANN 1986), welches die intrazelluläre cAMP-Verfügbarkeit durch direkte Aktivierung der katalytischen Untereinheit der AC erhöht (SEAMON et al. 1981). Die therapeutische Nutzbarkeit dieses Ansatzes wird davon abhängen, ob es gelingt, die kardiovaskulären und anderen peripheren Wirkungen des Forskolin zu eliminieren.

Manipulation des PLC-IP$_3$/DG-Systems

Der Second-messenger-Dysbalancehypothese zufolge sollte die Dämpfung der relativ oder absolut vermehrten Aktivität des neuronalen PLC-IP$_3$/DG-Systems antidepressiv wirken. Im Gegensatz zur Situation beim AC-cAMP-System sind pharmakologische Ansätze hier jedoch weit weniger entwickelt.

Phenothiazine (Chlorpromazin, Thioridazin) oder Thioxanthene (Chlorprothixen) werden gelegentlich mit gutem Erfolg zur Behandlung von Depressionen eingesetzt. Neben ihrer ausgeprägten anticholinergen Aktivität könnten ihre starken CaM-antagonistischen Eigenschaften, wie sie in der Hemmung der CaM-abhängigen PDE des Gehirns zum Ausdruck kommen (LEVIN und WEISS 1976), ihren antidepressiven Effekt erklären. Unter diesem Aspekt könnte die Suche nach selektiven neurotropen CaM-Antagonisten einen brauchbaren pharmakologischen Ansatz liefern.

Obwohl keine Leitsubstanzen vorliegen, erscheint es aussichtsreich, den pharmakologischen Ansatz der Hemmung der neuronalen C-Kinasen aufzugreifen, da die Existenz von Isoenzymen im Gehirn (OHNO et al. 1987) die Voraussetzungen für die Entwicklung von Inhibitoren mit hoher Selektivität bietet.

←―――

Abb. 6.1.3. Schematische Darstellung des pharmakologischen Wirkmechanismus des Rolipram und anderer neurotroper cAMP PDE-Inhibitoren. Für Details siehe Abschnitt über Rolipram. *TH* Tyrosinhydroxylase; *β* postsynaptischer β-Rezeptor; *(P)-* phosphoryliertes Enzym/Protein; übrige Abkürzungen siehe Abschnitt über physiologische Grundlagen

6.1.5 Ausblick

In den vorausgegangenen Ausführungen ist der Versuch unternommen worden, neue pharmakologische Ansätze für die Entwicklung verbesserter stimmungsbeeinflussender Therapeutika aufzuzeigen. Dabei ist der Schwerpunkt auf die postsynaptische Signaltransduktion und -amplifikation gelegt worden, weil sie bisher nur unzureichend bei der Pharmakaentwicklung berücksichtigt wurden, aufgrund ihrer funktionellen Bedeutung und Organisation aber besonders geeignet scheinen, um nachhaltige pharmakologische Einflüsse auf die Nervenzellfunktion auszuüben, so daß Fortschritte in der Pharmakotherapie affektiver Erkrankungen hier am ehesten zu erwarten sind. Mit Rolipram hat nach einer langen, bloß reproduktiven Periode der Antidepressivaentwicklung erstmals wieder eine Substanz mit einem neuartigen pharmakologischen Wirkprinzip Eingang in die Therapie der endogenen Depression gefunden. Diese prinzipielle Bestätigung der therapeutischen Nutzbarkeit postrezeptorischer Ansätze berechtigt zu Hoffnungen.

Inzwischen haben auch andere Autoren Hypothesen zur Ätiologie affektiver Erkrankungen publiziert, die auf der Annahme einer Störung der neuronalen Secondmessenger-Funktion basieren (ALDENHOFF 1989, BARABAN et al. 1989, LACHMAN und PAPOLOS 1989). Die rasch fortschreitenden Kenntnisse über die funktionelle Bedeutung der Effektorsysteme in der interneuronalen Kommunikation werden in naher Zukunft eine Aussage über die Tragfähigkeit der vorgestellten Konzepte ermöglichen.

Literatur

ABDULLA YH, HAMADAH K (1970) 3',5'-Cyclic adenosine monophosphate in depression and mania. Lancet i: 378–381

ALDENHOFF JB (1989) Imbalance of neuronal excitability as a cause of psychic disorder. Pharmacopsychiatry 22: 227–240

AVISSAR S, SCHREIBER G, DANON A, BELMAKER RH (1988) Lithium inhibits adrenergic and cholinergic increase in GTP binding in rat cortex. Nature 331: 440–442

BARABAN JM, WORLEY PF, SNYDER SH (1989) Second messenger systems and psychoactive drug action; focus on the phosphoinositide system and lithium. Am J Psychiatry 146: 1251–1260

BENNIE EH, CHAKRAVARTI SK, JARMAN CMB, KHAN K, MASTER D, MURRAY GH, MEYA U, SONI SD, SHAW SH, WHITE A (1988) A double-blind dose-finding study of rolipram in patients with major depressive disorder. Hum Psychopharmacol 3: 275–280

BERRIDGE MJ (1984) Inositol triphosphate and diacylglycerol as second messengers. Biochem J 220: 345–360

BERTOLINO A, CRIPPA D, DI DIO S, FICHTE K, MUSMECI G, PORO V, PAPISARDO V, SASTRE-Y-HERNANDEZ M (1988) Rolipram versus imipramine in inpatients with major, „minor" or atypical depressive disorder: a double-blind double-dummy study aimed at testing a novel therapeutic approach. Int Clin Psychopharmacol 3: 245–253

BOBON D, BREULET M, GERARD-VANDERHOVE MA, GUIOT-GOFFIOUL F, PLOMTEUX G, SASTRE-Y-HERNANDEZ M, SCHRATZER M, TROISFONTAINES B, VON FRENCKELL R, WACHTEL H (1988) Is phosphodiesterase inhibition a new mechanism of antidepressant action? A double-blind double-dummy study between rolipram and desipramine in hospitalized major and/or endogenous depression. Eur Arch Psychiatry Neurol Sci 238: 2–6

CODINA J, HILDEBRANDT J, SUNYER T, SEKURA RD, MANCLARK CR, IYENGAR R, BIRNBAUMER L (1984) Mechanisms in the vectorial receptoradenylate cyclase signal transduction. Adv Cyclic Nucleotide Protein Phosphorylation Res 17: 111–125

COLONNA L, PETIT M, LEPINE JP (1979) Bromocriptine in affective disorders. J Affect Disord 1: 173–177

COPPEN A (1967) The biochemistry of affective disorders. Br J Psychiatry 113: 1237–1264

CURTIUS HC, NIEDERWIESER A, LEVINE RA, LOVENBERG W, WOGGON B, ANGST J (1983) Successfull treatment of depression with tetrahydrobiopterin. Lancet i: 657–658

DE CAMILLI P, GREENGARD P (1986) Synapsin I: a synaptic vesicle-associated neuronal phosphoprotein. Biochem Pharmacol 24: 4249–4257

DOUSA T, HECHTER O (1970) Lithium and brain adenyl cyclase. Lancet i: 834–835

EBSTEIN RP, OPPENHEIM G, EBSTEIN BS, AMIRI Z, STESSMAN J (1986) The cyclic AMP second messenger system in man: the effect of heredity, hormones, drugs, aluminum, age and disease on signal amplification. Prog Neuropsychopharmacol Biol Psychiatry 10: 323–353

ECKMANN F, FICHTE K, MEYA U, SASTRE-Y-HERNANDEZ M (1988) Rolipram in major depression: results of a double-blind comparative study with amitriptyline. Curr Ther Res 43: 291–295

EXSTEIN I, TALLMAN J, SMITH CC, GOODWIN FK (1979) Changes in lymphocyte beta-adrenergic receptors in depression and mania. Psychiatry Res 1: 191–197

FRANCÉS H, PUECH AJ, SIMON P (1978) Profil psychopharmacologique de l'isoprénaline et du salbutamol. J Pharmacol (Paris) 9: 25–34

HALLCHER LM, SHERMAN WR (1980) The effects of lithium ion and other agents on the activity of myo-inositol-1-phosphatase from bovine brain. J Biol Chem 225: 10896–10901

HEBENSTREIT GF, FELLERER K, FICHTE K, FISCHER G, GEYER N, MEYA U, SASTRE-Y-HERNANDEZ M, SCHÖNY W, SCHRATZER M, SAUKOP W, TRAMPITSCH E, VAROSANEC S, ZAWADA E, ZÖCHLING R (1989) Rolipram in major depressive disorder: results of a double-blind comparative study with imipramine. Pharmacopsychiatry 22: 156–160

HOROWSKI R, SASTRE-Y-HERNANDEZ M (1985) Clinical effects of the neurotropic selective cAMP phosphodiesterase inhibitor rolipram in depressed patients: global evaluation of the preliminary reports. Curr Ther Res 38: 23–29

JANOWSKY DS, RISCH SC (1984) Cholinomimetic and anticholinergic drugs used to investigate an acetylcholine hypothesis of affective disorders and stress. Drug Dev Res 4: 125–142

JANOWSKY DS, EL-YOUSEF MK, DAVIS JM, SEKERKE HJ (1972) A cholinergic–adrenergic hypothesis of mania and depression. Lancet ii: 632–635

KASPAR S, MOISES HW, BECKMANN H (1981) The anticholinergic biperiden in depressive disorders. Pharmacopsychiatry 14: 195–198

KEHR W, DEBUS G, NEUMEISTER R (1985) Effects of rolipram, a novel antidepressant, on monoamine metabolism in rat brain. J Neural Transm 63: 1–12

KREBS EG, BEAVO JA (1979) Phosphorylation-dephosphorylation of enzymes. Annu Rev Biochem 48: 923–959

LACHMAN HM, PAPOLOS DF (1989) Abnormal signal transduction: a hypothetical model for bipolar affective disorder. Life Sci 45: 1413–1426

LAUX G, BECKER T, KÜHNE G, LESCH KP, RIEDERER P, BECKMANN H (1988) Clinical and biochemical effects of the selective phosphodiesterase inhibitor rolipram in depressed inpatients controlled by determination of plasma level. Pharmacopsychiatry 21: 378–379

LECRUBIER Y, PUECH AJ, JOUVENT R, SIMON P, WIDLÖCHER D (1980) A beta adrenergic stimulant (salbutamol) versus clomipramine in depression: a controlled study. Br J Psychiatry 136: 354–358

LEVIN RM, WEISS B (1976) Mechanism by which psychotrop drugs inhibit adenosine cyclic 3′, 5′-monophosphate phosphodiesterase of brain. Mol Pharmacol 12: 581–589

MORGENROTH VH, HEGSTRAND LR, ROTH RH, GREENGARD P (1975) Evidence for involvement of proteinkinase in the activation by adenosine 3′,5′-monophosphate of brain tyrosine 3-monooxygenase. J Biol Chem 250: 1946–1948

MØRK A, GEISLER A (1987) Mode of action of lithium on the catalytic unit of adenylate cyclase from rat brain. Pharmacol Toxicol 60: 241–248

NAMURA S, ZORN SH, ENNA SJ (1987) Selective interaction of tricyclic antidepressants with a subclass of rat brain cholinergic muscarinic receptors. Life Sci 40: 1751–1760

NEWMAN ME, BELMAKER RH (1987) Effects of lithium in vitro and ex vivo on components of the adenylate cyclase system in membranes from the cerebral cortex of the rat. Neuropharmacology 26: 211–217

NEWMAN ME, KLEIN E, BIRMAHER B, FEINSOD M, BELMAKER RH (1983) Lithium at therapeutic concentrations inhibits human brain noradrenaline-sensitive cAMP accumulation. Brain Res 278: 380–381

NISHIZUKA Y (1984) The role of protein kinase C in cell surface signal transduction and tumor promotion. Nature 308: 693–698

NUUTILA J, KAAKKOLA S, MÄNNISTÖ PT (1987) Potentiation of central effects of L-DOPA by an inhibitor of catechol-O-methyltransferase. J Neural Transm 70: 233–240

OHNO S, KAWASAKI H, IMAJOH S, SUZUKI K (1987) Tissue-specific expression of three distinct types of rabbit protein kinase C. Nature 325: 161–166

ONALI P, OLIANAS MC (1989) Involvement of adenylate cyclase inhibition in dopamine autoreceptor regulation of tyrosine hydroxylase in rat nucleus accumbens. Neurosci Lett 102: 91–96

OSSOFSKY HJ (1976) Affective and atopic disorders and cyclic AMP. Compr Psychiatry 17: 335–346

PANDEY G, DYSKEN MW, GARVER DL (1979) Beta-adrenergic receptor function in affective illness. Am J Psychiatry 136: 675–678

POST RM, GERNER RH, CARMAN JS, GILLIN JC, JIMERSON DC, GOODWIN FK, BUNNEY WE (1978) Effects of a dopamine agonist piribedil in depressed patients: relationship of pretreatment homovanillic acid to antidepressant response. Arch Gen Psychiatry 35: 609–615

PRZEGALINSKI E, BIGAJSKA K (1983) Antidepressant properties of some phosphodiesterase inhibitors. Pol J Pharmacol Pharm 35: 233–240

ROWLANDS MWD, SILVERSTONE T, COOKSON JC (1989) A double-blind placebo-controlled study of rolipram in depressed in-patients. J Psychopharmacol 3: 169–174

SCHILDKRAUT JJ (1965) The catecholamine hypothesis of affective disorders: a review of supporting evidence. Am J Psychiatry 122: 509–522

SCHULTZ JE, SCHMIDT BH (1986) Rolipram, a stereospecific inhibitor of calmodulin-independent phosphodiesterase, causes β-adrenoceptor subsensitivity in rat cerebral cortex. Naunyn Schmiedebergs Arch Pharmacol 333: 23–30

SCUVÉE-MOREAU J, GIESBERS J, DRESSE A (1987) Effect of rolipram, a phosphodiesterase inhibitor and potential antidepressant, on the firing rate of central monoaminergic neurons in the rat. Arch Int Pharmacodyn 288: 43–49

SEAMON KB, PADGETT W, DALY JW (1981) Forskolin: unique diterpene activator of adenylate cyclase in membranes and intact cells. Proc Natl Acad Sci USA 78: 3363–3367

SHOPSIN B, GERSHON S (1978) Dopamine receptor stimulation in the treatment of depression: piribedil ET-495. Neuropsychobiology 4: 1–14

SNYDER SH, YAMAMURA HJ (1977) Antidepressant and the muscarinic acetylcholine receptor. Arch Gen Psychiatry 34: 236–239

STONE EA (1983) Problems with current catecholamine hypotheses of antidepressant agents: speculations leading to a new hypothesis. Behav Brain Sci 6: 535–577

STRADA SJ, THOMPSON WJ (1978) Multiple forms of cyclic nucleotide phosphodiesterases: anomalies or biological regulators? Adv Cyclic Nucleotide Res 9: 265–283

STRADA SJ, MARTIN MW, THOMPSON WJ (1984) General properties of multiple molecular forms of cyclic nucleotide phosphodiesterase in the nervous system. Adv Cyclic Nucleotide Protein Phosphorylation Res 16: 13–29

WACHTEL H (1982) Characteristic behavioral alterations in rats induced by rolipram and other selective adenosine cyclic 3',5'-monophosphate phosphodiesterase inhibitors. Psychopharmacology 77: 309–316

WACHTEL H (1983) Potential antidepressant activity of rolipram and other selective cyclic adenosine 3',5'-monophosphate phosphodiesterase inhibitors. Neuropharmacology 22: 367–372

WACHTEL H (1988) Defective second messenger function in the etiology of endogenous depression: novel therapeutic approaches. In: BRILEY M, FILLION G (eds) New concepts in depression. Macmillan, London, pp 227–293

WACHTEL H (1990a) Dysbalance of neuronal second messenger function in the aetiology of affective disorders: a pathophysiological concept hypothesising defects beyond first messenger receptors. J Neural Transm 75: 21–29

WACHTEL H (1990b) The second-messenger dysbalance hypothesis of affective disorders. Pharmacopsychiatry 23: 27–32

WACHTEL H, LÖSCHMANN PA (1986) Effects of forskolin and cyclic nucleotides in animal models predictive of antidepressant activity: interactions with rolipram. Psychopharmacology 90: 430–435

WACHTEL H, SCHNEIDER HH (1986) Rolipram, a novel antidepressant drug, reverses the hypothermia and hypokinesia of monoamine-depleted mice by an action beyond postsynaptic monoamine receptors. Neuropharmacology 25: 1119–1126

WEISS B, COSTA E (1968) Regional and subcellular distribution of adenyl cyclase and 3',5'-cyclic nucleotide phosphodiesterase activity in brain and pineal gland. Biochem Pharmacol 17: 2107–2116

WIDLÖCHER D, LECRUBIER Y, JOUVENT R, PUECH AJ, SIMON P (1977) Antidepressant effect of salbutamol. Lancet ii: 767–768

WILLIAMS RH, LITTLE SA, BEUG AG, ENSINCK JW (1971) Cyclic nucleotide phosphodiesterase activity in man, monkey and rat. Metabolism 20: 743–748

ZELLER E, STIEF JJ, PFLUG B, SASTRE-Y-HERNANDEZ M (1984) Results of a phase II study of the antidepressant effect of rolipram. Pharmacopsychiatry 17: 188–190

6.2 5-HT$_{1A}$-Rezeptor-Agonisten

J. De Vry und T. Glaser

6.2.1 Einführung

Seit ihrer Einführung vor rund drei Jahrzehnten sind die Monoaminoxidase-Hemmer (MAOH) und insbesondere die trizyklischen Antidepressiva (TZA) die Standardpräparate für die Behandlung depressiver Erkrankungen. Obwohl sich diese Substanzen bei den meisten Patienten als wirksam erweisen, macht das Auftreten zahlreicher Nebenwirkungen oft ein Absetzen der Therapie erforderlich. Zudem setzt die antidepressive Wirkung zumeist erst nach drei bis vier Wochen Behandlungsdauer ein. Einige Antidepressiva der zweiten Generation (z.B. tetrazyklische Antidepressiva, selektive Serotonin-5-HT-Wiederaufnahme-Inhibitoren, reversible selektive MAOH und α_2-Blocker), die vor kurzem ausgeboten wurden oder gegenwärtig klinischen Prüfungen unterzogen werden, scheinen ein günstigeres Nebenwirkungsprofil als ihre Vorläufer aufzuweisen. Es ist jedoch noch nicht ganz klar, ob ihre Wirksamkeit wirklich mit der der klassischen Antidepressiva vergleichbar ist. Darüber hinaus scheint ihre Wirkung nicht schneller als bei der alten Antidepressivageneration einzutreten. Es lohnt sich deshalb weiterhin, neue Wirkmechanismen zu erkunden, in der Hoffnung, Wirksubstanzen mit schnellem Wirkungseintritt und einem günstigen Nebenwirkungsprofil zu finden.

6.2.2 Serotonin und Depression

Seit COPPENS (1967) Hypothese einer Dysfunktion des zentralen Serotonin (5-HT)-Systems bei Depressionen hat sich die Forschung zunehmend auf eine mögliche Rolle dieses Neurotransmitters bei Depressionen und seine Bedeutung für den Wirkmechanismus von Antidepressiva konzentriert. Diese Studien lieferten jedoch häufig widersprüchliche Ergebnisse, und es wurde bald deutlich, daß eine allgemeine Aussage über den Zustand des 5-HT-Systems (d.h., ein Defizit an zentraler 5-HT-Aktivität) bei Depressionen allzusehr vereinfacht ist. Ein Grund hierfür mag darin liegen, daß das 5-HT-System mit vielen anderen Neurotransmittern, Neuropeptid- und Hormonsystemen in Wechselwirkung steht und es praktisch unmöglich sein dürfte, ein bestimmtes Signalweiterleitungssystem als an der Herausbildung einer Depression primär beteiligt zu ermitteln. Ein anderer Grund könnte die Komplexität des Depressionssyndroms selbst sein. Angesichts der Heterogenität depressiver Erkrankungen ist denkbar, daß 5-HT mehr an einem bestimmten Untertyp der Depression oder einem psychologischen Grundleiden beteiligt ist, das nicht ausschließlich mit der Depression zusammenhängt (z.B. Angst oder Impulssteuerung). Der Grund könnte nicht zuletzt in der Komplexität des 5-HT-Systems liegen. Während des letzten Jahrzehnts wurden wenigstens sieben Subtypen von 5-HT-Rezeptoren identifiziert (Bezeichnungen: 5-HT$_{1A,\ 1B,\ 1C,\ 1D,\ 2,\ 3}$ und $_4$; siehe auch Kap. GLASER et al., Band 2). Diese Rezeptor-Subtypen weisen im Gehirn unterschiedliche Verteilungen auf, und ihre Aktivierung führt zu unterschiedlichen, bisweilen entgegengesetzten biochemischen, physiologischen, hormonellen und verhaltensbezogenen Wirkungen. Deshalb sollte eine sachgerecht formulierte Hypothese über die Beteiligung von 5-HT an depressiven Erkrankungen oder am Wirkmechanismus von Antidepressiva eine Charakterisierung der daran beteiligten spezifischen 5-HT-Rezeptor-Subtypen umfassen. Das vorliegende Kapitel befaßt sich diesbezüglich speziell mit dem 5-HT$_{1A}$-Rezeptorsubtyp und faßt die präklinischen und klinischen Studien über die antidepressiven Wirkungen neu entwickelter 5-HT$_{1A}$-Rezeptorliganden zusammen.

6.2.3 Die Beteiligung von 5-HT$_{1A}$-Rezeptoren am Wirkmechanismus herkömmlicher Antidepressiva

5-HT$_{1A}$-Rezeptoren: Verteilung und selektive Liganden

Die 5-HT$_{1A}$-Rezeptoren wurden Anfang der 80er Jahre entdeckt und sind nicht zuletzt wegen der Verfügbarkeit selektiver Liganden die mit am besten charakterisierten 5-HT-Rezeptoren (DOURISH et al. 1987, siehe auch GLASER et al., Band 2). Sie sind im Gehirn sowohl prä- als auch postsynaptisch lokalisiert. Präsynaptisch sind sie auf den Zellkörpern und Dendriten der serotoninergen Neuronen in den Raphekernen des Stammhirns vorhanden. Die Funktion dieser auch als somatodendritische Rezeptoren bezeichneten Rezeptoren ist die von Autorezeptoren, d.h., ihre Stimulation hemmt die Zellaktivität (und damit auch die 5-HT-Freisetzung). Postsynaptisch sind 5-HT$_{1A}$-Rezeptoren vorwiegend im limbischen System lokalisiert, wo sie negativ an das Enzym Adenylatzyklase gekoppelt sind.

Die am besten charakterisierten 5-HT$_{1A}$-

Rezeptorliganden sind der Referenzagonist 8-OH-DPAT [8-Hydroxy-2-(di-n-propylamino)tetralin] und die Pyrimidinylpiperazin-Anxiolytika Buspiron (das auch Affinität zu Dopaminrezeptoren besitzt), Ipsapiron und Gepiron (siehe auch GLASER et al., Band 2). 8-OH-DPAT und die Piperazine lassen sich anhand ihrer intrinsischen Aktivität an 5-HT$_{1A}$-Rezeptoren voneinander unterscheiden: erstere Substanz ist ein voller Agonist, während letztere partielle Agonisten sind. Mit Hilfe dieser Verbindungen lassen sich Untersuchungen zur physiologischen Rolle und zur funktionellen Bedeutung von 5-HT$_{1A}$-Rezeptoren durchführen. Sowohl die durch Aktivierung von 5-HT$_{1A}$-Rezeptoren bei der Maus induzierte Hypothermie als auch das bei der Ratte induzierte Verhaltenssyndrom zählen zu den am besten charakterisierten Modellen für die Untersuchung des Funktionsstatus prä- bzw. postsynaptischer 5-HT$_{1A}$-Rezeptoren.

Antidepressiva und 5-HT$_{1A}$-Rezeptorfunktion

Präklinische Studien über eine mögliche Beteiligung von 5-HT$_{1A}$-Rezeptoren am Wirkmechanismus heute verwandter Antidepressiva wurden erst kürzlich begonnen und werden durch das Fehlen selektiver 5-HT$_{1A}$-Rezeptorantagonisten behindert. Bisher konnte in einigen Studien festgestellt werden, daß die wiederholte Gabe von TZA, MAOH, 5-HT-Wiederaufnahme-Inhibitoren, Elektroschocks oder 5-HT$_{1A}$-Rezeptor-Liganden die präsynaptische und/oder postsynaptische 5-HT$_{1A}$-Rezeptorfunktion herabsetzt (Tabelle 6.2.1). Diese Studien lassen darauf schließen, daß 5-HT$_{1A}$-Rezeptoren in irgendeiner Weise an der Wirkung von Antidepressiva beteiligt sind und stützen die Hypothese, wonach dieser Rezeptorsubtyp einen neuen Angriffspunkt für die Pharmakotherapie von Depressionen bieten könnte. Mehrere Autoren fanden bei ähnlichen

Tabelle 6.2.1. Wirkungen von wiederholt verabreichten Antidepressiva, Elektroschocks und 5-HT$_{1A}$-Rezeptorliganden auf verschiedene Parameter der präsynaptischen und postsynaptischen 5-HT$_{1A}$-Rezeptorfunktion

	Tricyclische Anti-depressiva	MAO-Hemmer	5-HT-Wieder-aufnahme-Hemmer	Elektro-schocks	5-HT$_{1A}$-Rezeptor Liganden
Präsynaptischer 5-HT$_{1A}$-Rezeptor					
Rezeptorbindung	= o	= d	= d, o		= e, m – h, o
5-HT-Zellaktivität	= a	– a	– a		– a, l
Hypothermiereaktion (Maus)	– b, g	– b, g	– b, g	– b	– b, g
Postsynaptischer 5-HT$_{1A}$-Rezeptor					
Rezeptorbindung	= k, q + o	= d – i	= d – o	+ q	= c, e, h, m, o – h
Adenylatcyclase-Aktivität	= p – j	– n	= p	– j	= m, p
5-HT-Syndrom (Ratte)	– b, h = q		– b	– b + q	– e, f

= Unverändert; + Zunahme; – Abnahme der Wirkung nach wiederholter Gabe; *a* DE MONTIGNY et al. 1990; *b* GOODWIN 1989; *c* HASKINS et al. 1989; *d* HENSLER und FRAZER 1989; *e* LARSSON et al. 1990; *f* LUCKI und WIELAND 1990; *g* MARTIN et al. 1990; *h* MONAGLE-STRUKO und FANELLI 1990; *i* MONGEAU et al. 1989; *j* NEWMAN und LERER 1988; *k* NISHIZAKI et al. 1990; *l* PIERCEY et al. 1990; *m* SCHECHTER et al. 1990; *n* SLEIGHT et al. 1988; *o* SURANYI-CADOTTE et al. 1990; *p* VARRAULT et al. 1991; *q* YOKOTA 1989

Versuchen jedoch keine Wirkung oder gar eine Zunahme der postsynaptischen 5-HT$_{1A}$-Rezeptorfunktion. Es ist daher z.Z. noch nicht eindeutig geklärt, ob eine Verminderung oder eine Erhöhung der 5-HT$_{1A}$-Rezeptorfunktion ein gemeinsames Merkmal verschiedener Antidepressiva-Therapien darstellt.

Nur wenige klinische Studien haben sich bisher mit der Frage befaßt, ob 5-HT$_{1A}$-Rezeptoren bei Depressionen verändert sind und ob gegebenenfalls Antidepressiva-Behandlung diese Veränderungen rückgängig macht. Erste Studien mit Ipsapiron oder Gepiron deuten auf eine Dysfunktion von 5-HT$_{1A}$-Rezeptoren bei depressiven Patienten. Daraus leitet sich die Hoffnung ab, daß 5-HT$_{1A}$-Rezeptorliganden auch als diagnostische Werkzeuge in der psychiatrischen Diagnostik dienen könnten (ANDERSON et al. 1990, LESCH et al. 1989).

6.2.4 5-HT$_{1A}$-Rezeptorliganden als potentielle neue Antidepressiva

Wirkungen in Tiermodellen der Depression

Die existierenden Tiermodelle der Depression lassen sich in pharmakologische Modelle und Streßmodelle unterteilen (siehe auch SCHUURMAN und VAN DER STAAY, Band 1). Die pharmakologischen Modelle wurden in den 60er Jahren entwickelt und bauen auf der Beobachtung auf, daß TZA die durch die monoaminverarmenden Substanzen Reserpin und Tetrabenazin induzierten Verhaltenswirkungen aufzuheben vermögen. Andererseits potenzieren klassische Antidepressiva die Verhaltenseffekte psychisch stimulierender Substanzen wie Amphetamin und Apomorphin. Da derartige Modelle vor allem mechanismusorien-

Tabelle 6.2.2. Präklinische Belege für antidepressive Wirkungen von 5-HT$_{1A}$-Rezeptorliganden

Tiermodell	Spezies	Substanz	Literatur und Kommentar
Pharmakologische Modelle			
Amphetamin-Potenzierung (Verhaltensstimulation)	Ratte	Ipsapiron	c: aktiv; j: Aktivität nur nach mehrmaliger Applikation
		Buspiron	c: inaktiv
		Gepiron	c: aktiv
		Bay R 1531	m: aktiv
Reserpin-Antagonismus (Hypothermie)	Maus	8-OH-DPAT	n: aktiv
		Ipsapiron	n: inaktiv
Tetrabenazin-Antagonismus (Ptosis)	Maus	Bay R 1531	m: aktiv
Apomorphin-Antagonismus	Maus	8-OH-DPAT	n: aktiv
		Ipsapiron	n: inaktiv
Streßmodelle			
Forced swimming	Ratte	8-OH-DPAT	a, c, n, o, p: aktiv
		Ipsapiron	a: aktiv; c, l, n: weniger aktiv als 8-OH-DPAT
		Buspiron	h: aktiv; p: weniger aktiv als 8-OH-DPAT; b, c, 1: inaktiv
		Gepiron	1: aktiv; c, p: weniger aktiv als 8-OH-DPAT
		Tandospiron	p: weniger aktiv als 8-OH-DPAT
		Bay R 1531	m: aktiv
		Flesinoxan	o: aktiv
	Maus	8-OH-DPAT	i, k, n: aktiv
		Ipsapiron	k: weniger aktiv als 8-OH-DPAT; n: inaktiv
		Buspiron	k: inaktiv
		Gepiron	k: inaktiv
		Bay R 1531	m: aktiv
Erlernte Hilflosigkeit	Ratte	8-OH-DPAT	c, d: aktiv
		Ipsapiron	c, d, e: aktiv
		Buspiron	d: aktiv
		Gepiron	d: aktiv
		Bay R 1531	e: aktiv
Restraint stress	Ratte	8-OH-DPAT	g: aktiv
		Ipsapiron	g: aktiv
		Buspiron	g: aktiv
DRL-72s operantes Verhalten	Ratte	8-OH-DPAT	f: aktiv
		Ipsapiron	f: weniger aktiv als 8-OH-DPAT
		Buspiron	f: aktiv
		Gepiron	f: aktiv

a Cervo und Samanin 1987; *b* Cervo et al. 1988; *c* De Vry et al. 1991; *d* Giral et al. 1988, *e* Graeff et al. 1990; *f* Hand et al. 1989; *g* Kennett et al. 1987; *h* Kostowski et al. 1990; *i* Luscombe et al. 1988; *j* Maj et al. 1989; *k* Perrault et al. 1989; *l* Przegalinski et al. 1990; *m* Schuurman et al. 1987; *n* Tatarczynska und Chojnacka-Wojcik 1989; *o* van der Heyden et al. 1990; *p* Wieland und Lucki 1990

tiert sind, besteht die Gefahr, daß nur Substanzen mit einem ganz bestimmten Wirkmechanismus aktiv sind. Für die Entwicklung neuartiger Antidepressiva müssen daher noch andere Tiermodelle benutzt werden. Seit Ende der 70er Jahre haben die sogenannten Streßmodelle an Bedeutung gewonnen. Diese Modelle beruhen auf den durch Streß induzierten Verhaltensdefiziten und ihrer Reversibilität nach Gabe von Antidepressiva.

Einen Überblick über die Wirkungen von 8-OH-DPAT, der Piperazine und einiger anderer in jüngster Zeit entwickelter 5-HT$_{1A}$-Rezeptor-Liganden in Depressionsmodellen gibt die Tabelle 6.2.2.

Im allgemeinen sind volle Agonisten, wie z.B. 8-OH-DPAT und Bay R 1531 (6-Methoxy-4-dipropylamino-1,3,4,5-tetrahydrobenz[c,d]indol) am wirksamsten, partielle Agonisten wie Ipsapiron, Gepiron und insbesondere Buspiron sind in einigen Modellen dagegen weniger aktiv. Insgesamt gesehen zeigen die 5-HT$_{1A}$-Rezeptor-Liganden jedoch besonders in den Streßmodellen eine den TZA vergleichbare oder noch bessere Wirksamkeit (DE VRY et al. 1991). Eine interessante Beobachtung wurde im „restraint stress"-Modell (KENNETT et al. 1987) gemacht. In diesem Modell müssen TZA wiederholt verabreicht werden, um das durch Streß induzierte Verhaltensdefizit wieder aufzuheben; demgegenüber reicht schon eine Einzelgabe von 8-OH-DPAT, Ipsapiron oder Buspiron aus, um eine ähnliche Reversibilität zu erzielen. Dieses Ergebnis könnte darauf hindeuten, daß nach Gabe von 5-HT$_{1A}$-Liganden die antidepressive Wirkung schneller eintritt als nach TZA-Gabe. Ob der geringfügige Wirksamkeitsunterschied zwischen 8-OH-DPAT und den Piperazinen in einigen Modellen mit Unterschieden in der intrinsischen Aktivität an 5-HT$_{1A}$-Rezeptoren und/oder mit dem gemeinsamen Piperazin-Metaboliten 1-PP (1-Pyrimidinylpiperazin) zusammenhängt, ist zur Zeit noch unbekannt.

Wirkungsmechanismus: präsynaptisch, postsynaptisch oder beides?

Die Untersuchungen zum Mechanismus der antidepressiven Wirkungen der 5-HT$_{1A}$-Rezeptor-Liganden konzentrieren sich auf den jeweiligen Beitrag der präsynaptischen und der postsynaptischen Rezeptoren.

Diese Studien legen den Schluß nahe, daß sowohl präsynaptische (vor allem im dorsalen Raphekern) als auch postsynaptische 5-HT$_{1A}$-Rezeptoren primär an den antidepressiven Wirkungen dieser Substanzen beteiligt sind (DE VRY et al. 1991, 1992). Sekundär könnten auch andere Neurotransmitter-Systeme beteiligt sein (z.B. eine Enthemmung der dopaminergen und noradrenergen Neurotransmission durch Reduktion des serotoninergen Tonus). Einige experimentelle Befunde lassen vermuten, daß den antidepressiven Wirkungen eine selektive Desensitisierung der präsynaptischen Rezeptoren zugrunde liegt (DE MONTIGNY et al. 1990, KENNETT et al. 1987). Inwieweit eine derartige Desensitisierung jedoch von Bedeutung ist, bleibt künftiger Forschung vorbehalten. Interessant ist der Befund, daß die antidepressive Wirkung von Ipsapiron, Buspiron und Gepiron durch ihren gemeinsamen Metaboliten 1-PP maskiert wird. Eine solche Interferenz zwischen Muttersubstanz und Metabolit (der bei der Ratte in großen Mengen gebildet wird) könnte den scheinbaren Unterschied zu 8-OH-DPAT in einigen Tiermodellen der Depression erklären.

Klinische Studien

Bei den ersten klinischen Studien zur anxiolytischen Wirkung von Buspiron fiel bereits auf, daß die Substanz auch ein antidepressives Potential besitzt (GOLDBERG und FINNERTY 1979). Diese Eigenschaften wurden in späteren Studien bestätigt. (siehe Übersichtsanteil SCHWEIZER und RICHELS 1991). Antidepressive Wirkungen wurden auch für

Ipsapiron (BENEKE et al. 1989, HELLER et al. 1990) und Gepiron (AMSTERDAM et al. 1987, COTT et al. 1988) berichtet, die beiden anderen Anxiolytika, die mit 5-HT$_{1A}$-Rezeptoren interagieren und die sich gegenwärtig in der Phase III der klinischen Entwicklung befinden. Diesen Substanzen fehlen die anticholinergen und antihistaminergen Eigenschaften der klassischen Antidepressiva sowie deren kardiotoxisches und krampfförderndes Potential. Ob sie jedoch tatsächlich einen schnelleren Wirkungseintritt aufweisen und auch in der Wirkstärke der älteren Generation von Antidepressiva vergleichbar sind, bleibt noch zu klären.

Präklinisch weisen diese Substanzen ein einzigartiges gemischtes anxiolytisches/antidepressives Wirkprofil auf. Dieses Profil ist viel breiter als das der klassischen Anxiolytika und Antidepressiva (DE VRY et al. 1991). Deshalb könnten die 5-HT$_{1A}$-Rezeptor-Liganden einen Durchbruch in der psychiatrischen Klassifizierung und Therapie mit sich bringen. Wie stets werden erst umfassende klinische Erfahrungen zu klären vermögen, ob dieser Optimismus berechtigt ist.

Literatur

AMSTERDAM JD, BERWISH N, POTTER L, RICKELS K (1987) Open trial of gepirone in the treatment of major depressive disorder. Curr Ther Res 41: 185–193

ANDERSON IM, COWEN, PJ, GRAHAME-SMITH DG (1990) The effects of gepirone on neuroendocrine function and temperature in humans. Psychopharmacology 100: 498–503

BENEKE M, KÜMMEL B, ROED IS, SPECHTMEYER H (1988) Treatment of anxiety neurosis with ipsapirone. Psychopharmacology 96: S 353

CERVO L, SAMANIN R (1987) Potential antidepressant properties of 8-hydroxy-2-(di-n-propylamino)tetralin, a selective serotonin1A receptor agonist. Eur J Pharmacol 144: 223–229

CERVO L, GRIGNASCHI G, SAMANIN R (1988) 8-Hydroxy-2-(di-n-propylamino)tetralin, a selective serotonin1A receptor agonist, reduces the immobility of rats in the forced swimming test by acting on the nucleus raphe dorsalis. Eur J Pharmacol 158: 53–59

COPPEN A (1967) The biochemistry of affective disorder. Br J Psychiatry 113: 1237–1264

COTT JM, KURTZ NM, ROBINSON DS, LANCASTER SP, COPP JE (1988) A 5-HT$_{1A}$ ligand with both antidepressant and anxiolytic properties. Psychopharmacol Bull 24: 164–167

DE MONTIGNY C, BLIER P, CHAPUT Y (1990) Electrophysiological investigation of the effects of antidepressant treatments on serotonin receptors. In: PAOLETTI R et al. (eds) Serotonin: from cell biology to pharmacology and therapeutics. Kluwer, Dordrecht, pp 499–504

DE VRY J, GLASER T, SCHUURMAN T, SCHREIBER R, TRABER J (1991) 5-HT$_{1A}$ receptors in anxiety. In: BRILEY M, FILE SE (eds) New concepts in anxiety. MacMillan, London, pp 94–129

DE VRY J, SCHREIBER R, GLASER T, TRABER J (1992) Behavioral pharmacology of 5-HT$_{1A}$ agonists: animal models of anxiety and depression. In: STAHL SM et al. (eds) Serotonin 1A receptors in depression and anxiety. Raven Press, New York, pp 55–81

DOURISH CT, AHLENIUS S, HUTSON PH (1987) Brain 5-HT$_{1A}$ receptors. Ellis Horwood Ltd, Chichester

GIRAL PH, MARTIN P, SOUBRIE PH, SIMON P (1988) Reversal of helpless behaviour in rats by putative 5-HT$_{1A}$ agonists. Biol Psychiatry 23: 237–242

GLASER T, GREUEL JM, DE VRY J (1993) 5-HT$_{1A}$-Rezeptoren als Angriffspunkt für neuartige Anxiolytika. In: RIEDERER P, LAUX G, PÖLDINGER W (Hrsg) Neuro-Psychopharmaka, Bd 2. Springer, Wien New York (im Druck)

GOLDBERG HL, FINNERTY RJ (1979) The comparative efficacy of buspirone and diazepam in the treatment of anxiety. Am J Psychiatry 1369: 1184

GOODWIN GM (1989) The effects of antidepressant treatments and lithium upon 5-HT$_{1A}$ receptor function. Prog Neuropsychopharmacol Biol Psychiatry 13: 445–451

GRAEFF FG, AUDI EA, ALMEIDA SS, GRAEFF EO, HUNZIKER MHL (1990) Behavioral effects of 5-HT receptor ligands in the aversive brain stimulation, elevated plus-maze and learned helplessness tests. Neurosci Biobehav Rev 14: 501–506

HAND TH, MAREK DC, SEIDEN J, SEIDEN S (1989) Antidepressant-like effects of the 5-HT$_{1A}$ agonists buspirone, gepirone, 8-OH-DPAT and 5-MEODMT in rats on the DRL 72 sec schedule; differential blockade by methysergide and purported 5-HT$_{1A}$ antagonists. Soc Neurosci Abstr 15: 1282

HASKINS JT, MOYER JA, ANDREE TH, MUTH EA, ABOU-GHARBIA M (1989) Preclinical profile of the pyrimidinylpiperazinyl imide compound WY-47, 846: a potential anxiolytic. Drug Dev Res 18: 29–45

HELLER AH, BENEKE M, KÜMMEL B, SPENCER D, KURTZ NM (1990) Ipsapirone: evidence for efficacy in depression. Psychopharmacol Bull 26: 219–222

HENSLER J, FRAZER A (1989) Effect of chronic antidepressant treatments on serotonin1A (5HT$_{1A}$) receptor density and responsiveness. Soc Neurosci Abstr 15: 675

KENNETT GA, DOURISH, CT, CURZON G (1987) Antidepressant-like action of 5-HT$_{1A}$ agonists and conventional antidepressants in an animal model of depression. Eur J Pharmacol 134: 265–274

KOSTOWSKI W, DYR W, KRZASCIK P (1990) The effects of 5-HT$_{1A}$ receptor agonists in animal models of anxiety and depression. Psychopharmacology 101: S 31

LARSSON LG, RENYI L, BOSS SB, SVENSSON B, ÄNGEBY-MÖLLER K (1990) Different effects on the responses of functional pre- and postsynaptic 5-HT$_{1A}$ receptors by repeated treatment of rats with the 5-HT$_{1A}$ receptor agonist 8-OH-DPAT. Neuropharmacology 29: 85–91

LESCH KP, MAYER S HOH A, DISSELKAMP-TIETZE J, RUPPRECHT R, SCHMIDTKE A, OSTERHEIDER M, BECKMANN H (1989) 5-Hydroxytryptamine-1A (5-HT$_{1A}$) receptor function in affective disorders. Pharmacopsychiatry 22: 205

LUCKI I, WIELAND S (1990) Chronic infusion of tandospirone and imipramine alters serotonin-mediated behaviors. Second IUPAR Satellite Meeting on Serotonin (Abstracts, p 122)

LUSCOMBE GP, MARTIN KF, HUTCHINS LJ, GOSDEN J, BUCKETT WR (1988) Involvement of 5-HT$_{1A}$ receptors in the antidepressant-like effect of 8-OH-DPAT in a putative model of depression in mice. Br J Pharmacol 95: 784P

MAJ J, DEREN A, GOLEMBIOWSKA K, MORYL E (1989) Some central effects of ipsapirone, a new anxiolytic drug. International Symposium on Serotonin: From Cell Biology to Pharmacology and Therapeutics, Florence (Abstracts, p 183)

MARTIN KF, HEAL DJ, BUCKET WR (1990) Downregulation of 5-HT$_{1A}$ autoreceptors: a predictor of antidepressant activity? Second IUPHAR Satellite Meeting on Serotonin (Abstracts, p 105)

MCMONAGLE-STRUCKO K, FANELLI RJ (1990) Autoradiographic distribution of 5-HT$_{1A}$ receptor binding sites following sub-chronic treatment with ipsapirone. Soc Neurosci Abstr 16: 1322

MONGEAU R, WELNER S, QUIRION R, DE MONTIGNY C, CHAPUT Y, SURANYI-CADOTTE BE (1989) Modulation of 5-HT$_{1A}$ binding site affinity by MAO inhibition. Soc Neurosci Abstr 15: 674

NEWMAN ME, LERER B (1988) Chronic electroconvulsive shock and desimipramine reduce the degree of inhibition by 5-HT and carbachol of forskolin-stimulated adenylate cyclase in rat hippocampal membranes. Eur J Pharmacol 148: 257-260

NISHIZAKI J, SATO A, ASAKURA M, TSUKAMOTO T, IMAFUKU J, MATSUI H, INO M, KUBOTA H, OSADA K, NAKANISHI J, ADACHI J, SHIBATA M, OGAWA Y, HASEGAWA K (1990) Interaction of neuroleptics and antidepressants with 5-HT$_{1A}$ receptors labeled by [^{3}H]8-OH-DPAT in the rat brain. 17th CINP, Meeting (Abstract book 1, p 99)

PERRAULT G, MOREL E, CLAUSTRE Y, SANGER DJ, ZIVKOVIC B (1989) Involvement of dopaminergic mechanism in the antidepressant-like effect of 8-OH-DPAT in the forced swimming test in mice. J Psychopharmacol 3: 69P

PIERCEY MF, TIAN Y, LUM JT, HOFFMANN WE, COLLINS RJ, COOPER MM, MOORE KE (1990) Region-specific tolerance to the 5-HT$_{1A}$ agonist ipsapirone. Soc Neurosci Abstr 16: 1323

PRZEGALINSKI E, TATARCZYNSKA E, CHOJNACKA-WOJCIK E (1990) Antidepressant-like activity of ipsapirone, buspirone and gepirone in the forced swimming test in rats pretreated with proadifen. Eur J Pharmacol 183: 1906

SCHECHTER LE, BOLANOS FJ, GOZLAN H, LANFUMEY L, HAY-DAHMANE S, LAPORTE AM, FATTACCINI CM, HAMON M (1990) Modulations of central serotonergic neurotransmission by chronic ipsapirone in the rat. J Pharmacol Exp Ther 255: 1335–1347

SCHUURMAN T, GLASER T, SPENCER DG, TRABER J (1987) Neurochemical and behavioural effects of the new 5-HT$_{1A}$ receptor ligand Bay R 1531. International Congress on Behavioural Pharmacology of 5-HT, Amsterdam (Abstracts, p 35)

SCHUURMAN T, VAN DER STAAY FJ, TRABER (1992) Tierstudien. In: RIEDERER P, LAUX G, PÖLDINGER W (Hrsg) Neuro-Psychopharmaka, Bd 1. Springer, Wien New York, S 67–82

SCHWEIZER EE, RICKELS K (1991) Serotonergic anxiolytics: a review of their clinical efficacy. In: RODGERS RJ, COOPER SJ (eds) 5-HT$_{1A}$ agonists, 5-HT$_3$ antagonists and benzodiazepines: their comparative behavioural pharmacology. Wiley, Chichester, pp 365–376

SLEIGHT AJ, MARSDEN CA, PALFREYMAN MG, MIR AK, LOVENBERG W (1988) Chronic MAO A and MAO B inhibition decreases the 5-HT$_{1A}$ receptor-mediated inhibition of forskolin-stimulated adenylate cyclase. Eur J Pharmacol 154: 255–261

SURANYI-CADOTTE BE, BODNOFF SR, WELNER SA (1990) Antidepressant-anxiolytic interactions: involvement of the benzodiazepine-GABA and serotonin systems. Prog Neuropsychopharmacol Biol Psychiatry 14: 633–654

TATARCZYNSKA E, CHOJNACKA-WOJCIK E (1989) Effects of 8-OH-DPAT and ipsapirone in the tests used for evaluation of the antidepressant action. Pol J Pharmacol 41: 321–330

VAN DER HEYDEN JAM, ZETHOF TJJ, OLIVIER B (1990) The effects of serotonergic drugs in a behavioural model of depression. Psychopharmacology 101: S 223

VARRAULT GP, LEVIEL V, BOCKAERT J (1991) 5-HT$_{1A}$ sensitive adenylyl cyclase of rodent hippocampal neurons. Effects of antidepressant treatments and chronic stimulation with agonists. J Pharmacol Exp Ther 257: 433–438

WIELAND S, LUCKI I (1990) Antidepressant-like activity of 5-HT$_{1A}$ agonists measured with the forced swim test. Psychopharmacology 101: 407–504

YOKOTA N (1989) Characteristics of [^{3}H]8-hydroxy-2-(dipropylamino)tetralin binding sites in the rat brain and the effects of antidepressive and antimanic treatments. Hiroshima Daigaku Igaku Zasshi 37: 123–136

Exkurs: Rezidivprophylaxe affektiver Psychosen mit Antidepressiva

H.-J. Möller

Die Beobachtung, daß bei den unipolaren Depressionen der rezidivprophylaktische Effekt von Lithium möglicherweise nicht so stark ist wie bei den bipolaren Psychosen, hat zu einer Reihe von Untersuchungen Anlaß gegeben, den rezidivprophylaktischen Effekt von Antidepressiva im Vergleich zu Lithium, in einigen Untersuchungen auch im Vergleich zu Placebo, zu prüfen (GREIL und VAN CALKER 1983, GREIL und SCHÖLDERLE 1986, BALDESSARINI und TOHEN 1988). Neben der Frage, ob Antidepressiva bei dieser Indikation dem Lithium gleichwertig oder sogar überlegen sind, interessierte, ob Antidepressiva überhaupt rezidivprophylaktisch wirksam sind und ggf. als Alternative zur Rezidivprophylaxe eingesetzt werden können, wenn eine Therapie mit Lithium wegen Unverträglichkeit nicht möglich ist oder wenn wegen unzureichender Wirkung von Lithium eine Alternative notwendig ist.

Die in der Literatur mitgeteilten Ergebnisse kontrollierter Studien sind zum Teil widersprüchlich, lassen jedoch nach kritischer Berücksichtigung methodischer Diskrepanzen relativ klare Schlußfolgerungen für die Praxis zu. Die nachfolgende Darstellung rückt die methodisch, vor allem hinsichtlich der Fallzahl und Studiendauer besonders relevanten Studien der amerikanischen Arbeitsgruppe von PRIEN ins Zentrum der Betrachtung (Tabelle 1).

PRIEN et al. (1973) verglichen in einer 2-Jahres-Doppelblindprüfung Lithium mit Imipramin und Placebo bei Patienten mit unipolaren und bipolaren Psychosen, die zuletzt wegen einer depressiven Phase stationär behandelt worden waren (n = 122). Die mittlere Dosis von Lithiumcarbonat betrug 1250 mg, die mittlere Dosis von Imipramin 125 mg. Bei den bipolaren Patienten war Lithium besser wirksam in der Rezidivprophylaxe als Imipramin, das gegenüber Placebo nicht signifikant überlegen war. Das ungünstige Ergebnis für Imipramin resultiert insbesondere daraus, daß unter Imipramin manische Rezidive wesentlich häufiger waren als unter Lithium, ja sogar auch wesentlich häufiger als unter Placebo. Die depressiven Rezidive waren unter Imipramin nur unwesentlich höher als unter Lithium, hingegen jedoch deutlich niedriger als unter Placebo. Bei den unipolaren Patienten ließ sich kein Unterschied zwischen Lithium und Imipramin erkennen, jedoch ein deutlicher Unterschied beider Behandlungsformen gegenüber Placebo. Insgesamt deuten diese Ergebnisse darauf hin, daß Imipramin bei bipolaren Psychosen keinen ausreichenden Schutz gegenüber manischen Rückfällen bietet bzw. sogar manische Rezidive provoziert. Wenn auch der diesbezügliche Unterschied zwischen der Imipramin-Gruppe und der Placebo-Gruppe wegen ungenügender Fallzahlen nicht statistisch signifikant wurde, muß doch an die Möglichkeit der Provokation manischer Phasen (BUNNEY 1978, LEWIS und WINOKUR 1982) oder zumindest an die unzureichende Suppression manischer Phasen gedacht werden. QUITKIN et al. (1981) wiesen darauf hin, daß in ihrer Studie zur

Tabelle 1. Die Bedeutung der Antidepressiva zur Prophylaxe affektiver Psychosen (nach Greil und Schölderle 1986)

Autoren, Studienart	Auswahlkriterien RK: Rückfallkriterien	Dauer (Monate)	Lithium-serumkonzentration (mmol/l) AD-/NL-Dosis (mg/die)	Diagnostische Gruppen	Medikation	N	Rückfälle gesamt	p^a	depressiv	p	manisch	p
Prien et al. (1973) doppelblind	≥ 2 Phasen/2 Jahre, ≥ 3 Phasen/5 Jahre nach Hospitalisation wegen depressiver Phase bereits auf Lithium oder Imipramin eingestellt (Dauer nicht angegeben) RK: Zusatzmedikation oder stationäre Aufnahme	24	0,5–1,4 150–200	bipolar	Lithium	18	9 (50%)		4 (22%)		2 (11%)	
					Imipramin	13	11 (85%)		4 (31%)		7 (54%)	
					Placebo	13	12 (92%)	b	8 (62%)	b	5 (38%)	b
				unipolar	Lithium	27			17 (63%)			
					Imipramin	25			14 (56%)			
					Placebo	26			24 (92%)			
Prien et al. (1984) doppelblind	≥ 1 Phase/2½ Jahre derzeitige Indexphase: „major depressive disorder", „manic disorder" RSDM ≥ 7 GAS ≤ 60 RK: wie Auswahlkriterien	26	0,45–1,1 (x̄ = 0,75) 75–150 (x̄ = 132)	bipolar	Lithium + Imipramin	36	(67%)		(22%)		(28%)	
					Lithium	42	(67%)		(29%)		(26%)	
					Imipramin	36	(92%)	d	(28%)	d	(53%)	d
				unipolar	Lithium + Imipramin	38	(53%)		(26%)		(5%)	
					Lithium	37	(73%)		(57%)		(0%)	
					Imipramin	39	(49%)		(33%)		(8%)	
					Placebo	34	(79%)		(65%)		(6%)	

a Die statistischen Signifikanzen (p-Werte) beziehen sich auf den Fisher-Test bzw. χ^2-Test

b Wirksamkeit: bipolar: Rückfälle gesamt: Lithium vs Imipramin: p = 0,02; Lithium vs Placebo: p = 0,02; Imipramin vs Placebo: n.s.
Rückfälle depressiv: keine signifikanten Unterschiede
Rückfälle manisch: Lithium vs Imipramin: p = 0,02; Lithium vs Placebo: p = 0,02; Imipramin vs Placebo: n.s.
unipolar: Lithium vs Placebo: p < 0,02; Lithium vs Imipramin: n.s.

c Nach RDC, Research Diagnostic Criteria

d Wirksamkeit: bipolar: Rückfälle depressiv: Lithium = Imipramin   Lithium = Lithium + Imipramin
Rückfälle manisch: Lithium > Imipramin: p < 0,05   Lithium = Lithium + Imipramin
unipolar: Imipramin > Lithium: p < 0,05; Imipramin = Imipramin + Lithium

RSDM Raskin Severity of Depression and Mania Scale, GAS Global Assessment Scale

Manie neigende Patienten, die mit Imipramin behandelt wurden, eine erheblich höhere Auftretenshäufigkeit von manischen Rezidiven zeigten.

In einer neueren 2-Jahres-Studie von PRIEN et al. (1984) wurden in doppelblinder Versuchsanordnung unter getrennter Randomisierung von bipolaren und unipolaren Patienten bei den unipolaren Patienten (Abb. 1) Lithium mit Imipramin sowie die Kombination von Lithium und Imipramin gegen Placebo verglichen; bei den bipolaren Patienten (Abb. 2) wurde analog verfahren, aber aufgrund der Auffassung der Autoren, daß für beide Patientengruppen die rezidivprophylaktische Wirksamkeit zumindest bezüglich der manischen Rezidive von Lithium bewiesen ist, auf die Placebo-Gruppe verzichtet. In die groß angelegte Multicenter-Studie konnten 117 bipolare und 150 unipolare Patienten eingeschlossen werden. Die mittlere Dosis von Imipramin lag sowohl in der unipolaren wie in der bipolaren Gruppe bei 130 mg p.d. (Spannbreite von 75–150 mg). Der mittlere Serumspiegel von Lithium lag bei 0,75 mmol in der bipolaren Gruppe, bei 0,66 mmol in der unipolaren Gruppe. Insgesamt erwies sich die Lithium-Behandlung bei den bipolaren Psychosen im Vergleich zur Imipramin-Behandlung überlegen. Wiederum zeigte sich, daß dieser Unterschied nicht bedingt ist durch Unterschiede bezüglich der rezidivprophylaktischen Wirksamkeit für depressive Phasen, sondern für manische Rezidive, wo eine deutliche Diskrepanz zuungunsten von Imipramin bestand. Interessant ist der Nebenbefund, daß Lithium insgesamt effektiver war bei den Patienten, deren Index-Episode eine manische war, als bei Patienten, bei denen die Index-Episode eine depressive war. Bei den unipolaren Patienten zeigte sich, daß Imipramin insgesamt (also unter Berücksichtigung der depressiven und der sehr seltenen manischen Rezidive zusammen) dem Lithium überlegen war und daß seine Wirksamkeit gegenüber Pla-

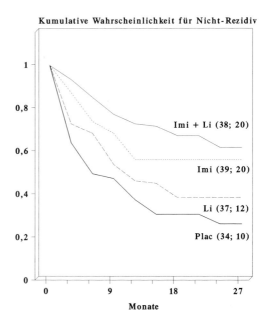

Abb. 1. „Life table"-Analyse für die verschiedenen Behandlungsansätze bei unipolaren Patienten (nach PRIEN et al. 1984)

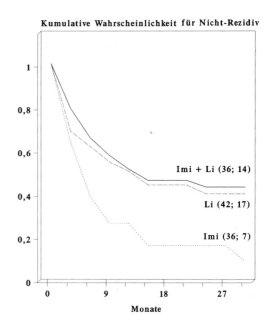

Abb. 2. „Life table"-Analyse für die verschiedenen Behandlungsansätze bei bipolaren Patienten (nach PRIEN et al. 1984)

cebo statistisch hochsignifikant gesichert werden konnte. Lithium hingegen unterschied sich im rezidivprophylaktischen Effekt nicht von Placebo. Die gleiche Aussage ergibt sich, wenn man nur die depressiven Rezidive berücksichtigt. Hinsichtlich der sehr seltenen manischen Rezidive fanden sich keine statistisch signifikanten Unterschiede. Immerhin ist aber die Beobachtung interessant, daß unter Lithium allein keine manischen Rezidive auftraten, während sie in allen anderen Behandlungsgruppen mit einer geringen Häufigkeit vorkommen. Eine detailliertere Auswertung über die unipolaren Patienten zeigte, daß die präventive Wirkung von Lithium in Abhängigkeit steht von der Schwere der Index-Episode. Lithium war ebenso wirksam wie Imipramin bei Patienten, deren Index-Episode von einem geringeren Schweregrad war, aber signifikant weniger effektiv als Imipramin bei Patienten, deren Index-Episode schwer war.

Das Resultat, daß Imipramin bei den unipolaren Patienten effektiver war als Lithium in der Prävention depressiver Episoden, steht im Widerspruch zu der früheren Studie von PRIEN (1973); ebenso zu der Studie von GLEN et al. (1984), bei der Lithium mit Amitriptylin verglichen wurde. In beiden Studien wurden keine Unterschiede festgestellt. In einer anderen Studie (KANE et al. 1982) wurde sogar eine Überlegenheit von Lithium gegenüber Imipramin gefunden, und zwar auch bezüglich weiterer depressiver Phasen. Die Aussagefähigkeit dieser Studie ist allerdings wegen der sehr kleinen Fallzahl stark eingeschränkt.

Zwei andere Studien verglichen Antidepressiva der neueren Generation – Mianserin, Maprotilin – mit Lithium unter dem Aspekt der rezidivprophylaktischen Wirksamkeit bei unipolaren Psychosen (COPPEN et al. 1976, 1978). Auch bei diesen Studien wurde eine Überlegenheit von Lithium festgestellt, allerdings ist durch die geringe Fallzahl die Generalisierbarkeit (trotz statistisch signifikanter Ergebnisse!) eingeschränkt.

Möglicherweise sind die Unterschiede in den Ergebnissen bei den unipolaren Patienten u.a. damit zu erklären, daß in den Studien, die eine Überlegenheit von Lithium fanden, seit Monaten stabilisierte Patienten eingeschlossen wurden, während in den anderen Studien die Behandlung kurz nach der Besserung von einer akuten Episode einsetzte. Dies läßt daran denken, daß bei den letzteren Studiendesigns möglicherweise der Aspekt der Erhaltungstherapie (ARONSON und SHUKLA 1989) mit dem der Rezidivprophylaxe konfundiert wurde und daß unter dem Aspekt der Erhaltungstherapie Antidepressiva dem Lithium gleichwertig oder sogar überlegen sind. So könnte ggf. auch erklärt werden, daß gerade die Patienten in der Studie von PRIEN (1984) mit den schweren Erkrankungsepisoden ganz besonders von der Behandlung mit Antidepressiva profitierten. Eine andere Erklärungsmöglichkeit, zu der PRIEN et al. (1984) neigen, ist die, daß die Schwere der Index-Episode ein prognostischer Faktor für die Schwere weiterer Episoden ist und daß bei diesen schweren unipolaren Depressionen Antidepressiva effektiver sind als Lithium.

Die Kombination von Lithium und Imipramin wurde in mehreren Doppelblind-Studien mit den jeweiligen Einzelsubstanzen verglichen (QUITKIN et al. 1981, KANE et al. 1982, PRIEN et al. 1984). Diese Untersuchungen gehen von der Hypothese aus, daß Lithium manische Rezidive verhindere und Imipramin die Wirksamkeit von Lithium bei der Verhütung depressiver Rezidive verstärken kann. Bezüglich der bipolaren Patienten ergaben sich durch die Kombinationsbehandlung keine Vorteile gegenüber der Monotherapie mit Lithium. Hinsichtlich der unipolaren Depressionen war, wie schon dargestellt, in der Studie von PRIEN et al. (1984) die Kombination von Lithium und Imipramin der Lithium-Monotherapie unter dem Aspekt der Prophylaxe von depressiven Rückfällen überlegen, nicht jedoch der Monotherapie mit Imipramin. Allerdings zeigt eine Reanalyse dieser Daten nach der „Survival"-Methode auch einen Vorteil der Kombinationsbehandlung gegenüber Imipramin (SHAPIRO et al. 1989). Bezüglich der unipolaren Depressionen scheint aber die Literatur insgesamt kontrovers (KIM et al. 1990). Die Fragestellung bedarf noch weiterer Untersuchungen.

Bei der Bewertung der teilweise widersprüchlichen Studienergebnisse müssen die vielfältigen Methodenprobleme von Langzeitstudien zur Rezidivprophylaxe berücksichtigt werden (MÖLLER 1986). Die Ergebnisse werden durch Patientenauswahl, Fallzahl, Studiendauer, Rückfallkriterien etc. beeinflußt.

Zusammenfassend kann man aus den vorliegenden kontrollierten Studien schließen, daß die rezidivprophylaktische Wirksamkeit von Antidepressiva bei bipolaren Psychosen der von Lithium eindeutig unterlegen ist, was im wesentlichen mit der besseren Rezidivprophylaxe gegenüber manischen Rezidiven zusammenhängt. Bei den unipolaren Depressionen scheinen die Ergebnisse dafür zu sprechen, daß die Behandlung mit trizyklischen Antidepressiva – untersucht wurde vor allem Imipramin – der Lithiumprophylaxe gleichwertig ist. Die Kombinationstherapie von Lithium mit einem trizyklischen Antidepressivum scheint gegenüber der Monotherapie mit Lithium im Regelfall kaum Vorteile zu bieten. Bei nicht auf eine Monotherapie respondierenden Patienten sollte aber eine solche Kombinationstherapie versucht werden.

Somit ist die Indikation trizyklischer Antidepressiva für die Rezidivprophylaxe unipolarer Depressionen eindeutig gegeben (GREIL und SCHÖLDERLE 1986, SCHOU 1986, MONTGOMERY und MONTGOMERY 1992), besonders dann, wenn auch im Intervall noch leichtere depressive Restsymptome vorhanden sind. Die Langzeitmedikation mit Antidepressiva sollte mit dem gleichen Präparat durchgeführt werden, mit dem die Remission der depressiven Symptomatik erreicht wurde.

Dabei sollte die Dosierung zumindest innerhalb der ersten 3–6 Monate im Sinne einer Erhaltungstherapie annähernd die gleiche Höhe haben wie bei der Akutbehandlung (DAVIDSON und RAFT 1984, PRIEN und KUPFER 1986, GEORGOTAS und McCUE 1989, KUPFER et al. 1989) und auch später, wenn überhaupt, nur sehr vorsichtig reduziert werden. Wie die Lithium-Prophylaxe muß auch die prophylaktische Behandlung mit Antidepressiva in der Regel über viele Jahre durchgeführt werden (GILLER et al. 1985).

Antidepressiva der neueren Generation kommen für eine prophylaktische Behandlung zum gegenwärtigen Zeitpunkt weniger in Frage, da ihre diesbezügliche Wirksamkeit bisher nicht als ausreichend bewiesen angesehen werden kann. Dies hängt vor allem mit der ungenügenden Zahl der Studien zusammen. Zu erwähnen sind hier neben den oben bereits genannten Arbeiten u.a. ein kontrollierter Vergleich von Trazodon mit Imipramin (FABRE und FEIGHNER 1983), von Fluvoxamin mit Imipramin (GUELFI et al. 1987) und von Maprotilin mit Placebo (ROUILLON et al. 1989). Aus theoretischen Überlegungen ist ein rezidivprophylaktischer Effekt der Antidepressiva der zweiten Generation zu erwarten. Demgemäß zeigten auch die wenigen Studien insgesamt positive Resultate. Ähnliches gilt für die MAO-Hemmer. Verglichen wurden u.a. Phenelzin mit Nortriptylin (GEORGOTAS und McCUE 1989) und Phenelzin mit Placebo (HARRISON et al. 1986).

Hinsichtlich **unerwünschter Begleitwirkungen** ergeben sich in der Langzeitanwendung von Antidepressiva keine nennenswerten Besonderheiten gegenüber der Akutbehandlung (PRIEN et al. 1984, GLEN et al. 1984). In der Praxis kann oft die individuelle Disposition von Patienten für bestimmte Nebenwirkungen von Lithium bzw. von Antidepressiva oder gar entsprechende Kontraindikationen für die Anwendung einer dieser beiden Substanzen den Ausschlag dafür geben, ob bei Patienten mit unipolarer Depression die Entscheidung fällt für eine Rezidivprophylaxe mit Lithium oder mit Antidepressiva.

Alleinige **Psychotherapie** hat nach bisherigen Erfahrungen keinen ausreichenden rezidivprophylaktischen Effekt bei affektiven Erkrankungen. In der jüngsten diesbezüglichen Untersuchung (FRANK et al. 1990), in der u.a. eine rezidivprophylaktische Imipramin-Therapie, „interpersonale Psychotherapie" und die Kombination beider Maßnahmen mit Placebo verglichen wurden, zeigte sich die Imipramin-Therapie als der entscheidende rezidivprophylaktische Einflußfaktor.

Literatur

ARONSON TA, SHUKLA S (1989) Long-term continuation of antidepressant treatment: a comparison study. J Clin Psychiatry 50: 285–289

BALDESSARINI RJ, TOHEN M (1988) Is there a long-term protective effect of mood-altering agents in unipolar depressive disorder? Psychopharmacol Ser 5: 130–139

BUNNEY WE (1978) Psychopharmacology of the switch process in affective illness. In: LIPTON MA, DiMASCIO A, KILLAM KF (eds) Psychopharmacology: a generation of progress. Raven, New York, pp 1249–1259

COPPEN A, MONTGOMERY SA, GUPTA RK, BAILEY JE (1976) A double-blind comparison of lithium carbonate and maprotiline in the prophylaxis of the affective disorders. Br J Psychiatry 128: 479–485

COPPEN A, GHOSE K, RAO R, BAILEY J, PEET M (1978) Mianserin and lithium in the prophylaxis of depression. Br J Psychiatry 133: 206–210

DAVIDSON J, RAFT D (1984) Use of phenelzine in continuation therapy. Neuropsychobiology 11: 191–194

FABRE LF JR, FEIGHNER JP (1983) Long-term therapy for depression with trazodone. J Clin Psychiatry 44: 17–21

FRANK E, KUPFER DJ, PEREL JM, CORNES C, JARRETT DB, MALLINGER AG, THASE ME, McEACHRAN AB, GROCHOCINSKI VJ (1990) Three-year outcomes for maintenance therapies in recurrent depression. Arch Gen Psychiatry 47: 1093–1099

GEORGOTAS A, McCUE RE (1989) Relapse of depressed patients after effective continuation therapy. J Affect Disord 17: 159–164

GILLER E JR, BIALOS D, HARKNESS L, JATLOW P, WALDO M (1985) Long-term amitriptyline in chronic depression. Hillside J Clin Psychiatry 7: 16–33

GLEN AIM, JOHNSON AL, SHEPHERD M (1984) Continuation therapy with lithium and amitriptyline in unipolar depressive illness: a randomized, double-blind, controlled trial. Psychol Med 14: 37–50

GREIL W, VAN CALKER D (1983) Lithium: Grundlagen und Therapie. In: LANGER G, HEIMANN H (Hrsg) Psychopharmaka. Springer, Wien New York, S 162–202

GREIL W, SCHÖLDERLE M (1986) Rezidivprophylaxe affektiver Psychosen mit Lithium. In: MÜLLER-OERLINGHAUSEN B, GREIL W (Hrsg) Die Lithiumtherapie. Nutzen, Risiken, Alternativen. Springer, Berlin Heidelberg New York Tokyo, S 138–163

GUELFI JD, DREYFUS JF, PICHOT P (1987) Fluvoxamine and imipramine: results of a long-term controlled trial. Int Clin Psychopharmacol 2: 103–109

HARRISON W, RABKIN J, STEWART JW, McGRATH PJ, TRICAMO E, QUITKIN F (1986) Phenelzine for chronic depression: a study of continuation treatment. J Clin Psychiatry 47: 346–349

KANE JM, QUITKIN FM, RIFKIN A, RAMOS-LORENZI JR, NAYAK DD, HOWARD A (1982) Lithium carbonate and imipramine in the prophylaxis of unipolar and bipolar-II illness: a prospective, placebo-controlled comparison. Arch Gen Psychiatry 39: 1065–1069

KIM HR, DELVA NJ, LAWSON JS (1990) Prophylactic medication for unipolar depressive illness: the place of lithium carbonate in combination with antidepressant medication. Can J Psychiatry 35: 107–114

KUPFER DJ, PEREL JM, FRANK E (1989) Adequate treatment with imipramine in continuation treatment. J Clin Psychiatry 50: 250–255

LEWIS JL, WINOKUR G (1982) The induction of mania. Arch Gen Psychiatry 39: 303–306

MÖLLER HJ (1986) Methodological problems of long-term studies in psychopharmacology. Pharmacopsychiatry 19: 156–160

MONTGOMERY SA, MONTGOMERY DB (1992) Prophylactic treatment in recurrent unipolar depression. In: MONTGOMERY SA, ROUILLON F (eds) Long-term treatment of depression. Wiley and Sons, Chichester, pp 53–79

PRIEN RF, KUPFER DJ (1986) Continuation drug therapy for major depressive episodes: how long should it be maintained? Am J Psychiatry 143: 18–23

PRIEN RF, KLETT J, CAFFEY EM JR (1973) Lithium carbonate and imipramine in prevention of affective episodes. A comparison in recurrent affective illness. Report of the Veterans Administration and National Institute of Mental Health Collaborative Study Group. Arch Gen Psychiatry 29: 420–425

PRIEN RF, KUPFER DJ, MANSKY PA, SMALL JG, TUASON VB, VOSS CB, JOHNSON WE (1984) Drug therapy in the prevention of recurrences in unipolar and bipolar affective disorders. Report of NIMH Collaborative Study Group comparing lithium carbonate, imipramine, and a lithium carbonate-imipramine combination. Arch Gen Psychiatry 41: 1096–1104

QUITKIN FM, KANE J, RIFKIN A, RAMOS-LORENZI JR, NAYAK DV (1981) Prophylactic lithium carbonate with and without imipramine for bipolar I patients. A double-blind study. Arch Gen Psychiatry 38: 902–907

ROUILLON F, PHILLIPS S, SERRURIER D, ANSART E, GERARD MJ (1989) Rechutes de depression unipolaire et efficacite de la maprotiline. Encephale 15: 527–534

SCHOU M (1986) New developments in long-term preventive therapy. Psychopathology 19 [Suppl 2]: 201–206

SHAPIRO DR, QUITKIN FM, FLEISS JL (1989) Response to maintenance therapy in bipolar illness. Effect of index episode. Arch Gen Psychiatry 46: 401–405

Exkurs: Therapieresistenz

H.-J. Möller

Die schon aus der klinischen Prüfung der klassischen Trizyklika bekannte Regel, daß etwa ein Drittel der Patienten nach einer 4wöchigen Behandlung mit Antidepressiva nicht ausreichend anspricht, wurde auch von den Antidepressiva der neueren Generation nicht durchbrochen. Selbst unter den im Vergleich zu kontrollierten Therapiestudien weniger restriktiven Bedingungen der psychiatrischen Routineversorgung (Möglichkeit zu längerer Behandlung, zu Präparatewechsel etc.) kommt es in einem erheblichen Prozentsatz zur Therapieresistenz. Das wird besonders deutlich bei stationären Patienten, die unter diesem Aspekt vorselektiert sind, da ungenügender Behandlungserfolg im ambulanten Bereich ein häufiger Einweisungsgrund ist, Therapieresistenz auf Antidepressiva somit also ein relevantes klinisches Problem, dessen Hintergrundfaktoren bisher nur unzureichend aufgeklärt sind, ist (MÖLLER 1990).

Zahlreiche Studien zur **Prognostik des Ansprechens auf Antidepressiva** auf der Basis von psychopathologischen und anamnestischen Merkmalen haben bisher kaum zur Lösung des Problems der Vorhersage im Einzelfall beigetragen. Allenfalls können die wenigen relativ konsistent beschriebenen Prognosemerkmale zur gruppenstatistischen Differenzierung von Nonrespondern und Respondern beitragen (WOGGON 1983). Als relevante Merkmale für ein eher schlechtes Ansprechen auf Antidepressiva wurden beschrieben: schlechte soziale Adaptation, neurotische Züge der Primärpersönlichkeit, Anzahl und Dauer früherer psychiatrischer stationärer Behandlungen, Nichtansprechen auf frühere Behandlungen mit Antidepressiva, Chronifizierung der depressiven Symptomatik, wenig ausgeprägte („blande") Symptomatik, Wahnideen, Fehlen von Vitalstörungen, unzureichende Besserung in den ersten 10–20 Tagen der Antidepressiva-Behandlung (MÖLLER et al. 1987). Auch die Einbeziehung von biologischen Merkmalen hat die Vorhersagemöglichkeiten bisher nicht in einer für den klinischen Alltag verwertbaren Weise gebessert. Als mögliche *biologische Prädiktoren* für das Ansprechen auf Antidepressiva wurden u.a. untersucht die Metaboliten von depressionsrelevanten zentralnervösen Transmittern (Methoxyhydroxyphenylglykol, Hydroxyindolessigsäure), neuroendokrinologische Parameter (DST-Status, GH-Response auf Clonidin, TSH-Response auf TRH), neurophysiologische Parameter (REM-Latenz, elektrodermale Aktivität, EEG-Aktivität). Am vielversprechendsten schien über einen längeren Zeitraum die MHPG-Hypothese, die eine Differenzierungsmöglichkeit biologischer Subtypen der Depression (Noradrenalinmangel-Depression, Serotoninmangel-Depression) und damit eine gezieltere Behandlung mit den entsprechenden Antidepressiva möglich machen sollte (BECKMANN 1978). Aber auch diese Hypothese mit den daraus ableitbaren therapeutischen Konsequenzen konnte nicht ausreichend bestätigt werden (MÖLLER et al. 1988). Wahrscheinlich sind die biologischen Zusammenhänge viel komplizierter (z.B. Imbalance zwischen verschiedenen Transmittersystemen) und nicht durch so einfache Subtypisierungen zu beschreiben. Möglicherweise liegt sogar jeder Antidepressiva-Therapie ein gleicher biologischer Elementarmechanismus zugrunde. Von SULSER und MOBLEY (1980) wurde z.B. die Beta-down-Regulation als ein solcher möglicher Elementarmechanismus beschrieben. HEALY et al. (1984) beschrieben, daß unzureichend unter Antidepressiva-Therapie gebesserte Patienten keine Beta-down-Regulation aufweisen.

Es ist bisher nicht gelungen, eine allgemein gültige **Definition für Therapieresistenz** auf Antidepressiva festzulegen. U.a. werden die folgenden Definitionen verwendet (WOGGON 1987):

1. Nichtansprechen auf die Behandlung mit dem ersten Antidepressivum, ohne weitere Festlegungen über die Adäquatheit der Behandlung.
2. Nichtansprechen auf die erste adäquate Behandlung, die bezüglich Dosis und Dauer näher definiert wird (z.B. 150 mg Imipramin täglich über 4–6 Wochen).
3. Nichtansprechen auf das zweite Antidepressivum.

Je restriktiver eine derartige Festlegung ist, desto weniger Patienten sind davon betroffen. Diese gehören dann aber sicherlich zum harten Kern der Antidepressiva-Nonresponder, bei denen mit medikamentösen Maßnahmen nur noch wenig zu erreichen ist. Als Antidepressiva-Nonresponder im engsten Sinne des Wortes wären die Patienten zu bezeichnen, die nach Durchführung des gesamten, unten dargelegten Behandlungsprogramms noch immer nicht angesprochen haben.

Falls bei Normaldosierung kein ausreichender antidepressiver Effekt eintritt, sollte unbedingt eine *Höherdosierung* versucht werden, weil bei bestimmten Patienten genetisch bedingte oder im Rahmen der bisherigen Behandlungen erworbene (Enzyminduktion!) Besonderheiten des Metabolis-

mus vorliegen können. Im Gegensatz zu der eher konservativen Dosierung in Europa werden z.B. in der US-amerikanischen Psychiatrie Antidepressiva häufig viel höher dosiert, z.B. in der Größenordnung von 300 mg Tagesdosis für ein Trizyklikum. Bei Nichtansprechen auf eine konventionelle Antidepressiva-Behandlung sollten unbedingt Serumspiegel-Bestimmungen durchgeführt werden, da gezeigt wurde, daß für einige Substanzen Spiegel-Wirkungs-Beziehungen im Sinne eines „therapeutischen Fensters" oder einer „therapeutischen Schwelle" vorliegen (BREYER-PFAFF und GÄRTNER 1987). Auf Antidepressiva therapieresistente Patienten sollten dementsprechend, wenn die bisherigen Spiegel zu niedrig lagen, höher eingestellt werden bzw. niedriger, wenn der bisherige Spiegel oberhalb des optimalen Wirkspiegels lag (GLASSMAN et al. 1985).

Sehr häufig liegt keine echte Antidepressiva-Therapieresistenz vor, sondern nur eine **Pseudo-Therapieresistenz**, z.B. bei unzureichender medikamentöser Behandlung mit Antidepressiva (zu niedrige Dosis, zu kurze Therapiedauer), diagnostischen Besonderheiten (z.B. somatogene Depression, pharmakogene Depression u.a.) oder Compliance-Mängeln. Letztere sind wahrscheinlich im ambulanten Bereich die häufigste Ursache für Pseudo-Therapieresistenz, ist doch bekannt, daß etwa bis zu 50% der depressiven Patienten ihre Antidepressiva nicht einnehmen (LINDEN 1979). Deshalb sollte von vorneherein versucht werden, die Compliance zu fördern durch Aufklärung über die Art der Erkrankung, Erklärung der Wirkung der Antidepressiva, Beruhigung bezüglich der Nebenwirkungen u.ä. Es gibt eine Reihe von somatogenen und pharmakogenen Ursachen für Depressionen, an die insbesondere bei therapieresistenten Depressionen gedacht werden sollte: neurologische Erkrankungen, endokrinologische Erkrankungen, Stoffwechselerkrankungen, sonstige internistische Erkrankungen.

Neben den klassischen „Breitband"-Antidepressiva, die sowohl noradrenerge als auch serotonerge und obendrein anticholinerge Potenzen haben, stehen jetzt *„spezifisch noradrenerge"* bzw. *„spezifisch serotonerge" Antidepressiva* zur Verfügung, die meist keine anticholinerge Wirkung haben. Es gibt bisher keine ausreichenden Hinweise dafür, daß eine dieser Gruppen in der Wirksamkeit überlegen ist, allenfalls die auf subjektive Erfahrung gestützte Auffassung mancher Kliniker, die die klassischen Trizyklika bei schweren Depressionen für effektiver halten. Auch ist noch nicht ausreichend belegt, ob das Nichtansprechen auf noradrenerge Antidepressiva mit einer größeren Wahrscheinlichkeit des Ansprechens auf spezifisch serotonerge Antidepressiva einhergeht bzw. vice versa, eine Hypothese, die unter der MHPG-Hypothese (s.o.) aufgestellt wurde (BECKMANN 1981). Immerhin wurde bei sukzessiver Anwendung zweier Antidepressiva mit unterschiedlichem Wirkungsschwerpunkt über günstige Erfolge berichtet (NYSTRÖM und HÄLLSTRÖM 1987). Unter dem Aspekt des Wechsels des Hauptmechanismus sind auch andere Substanzen, die in ihrer Wirkungsweise von den klassischen Antidepressiva-Wirkmechanismen abweichen, von Interesse für die Behandlung bisher therapieresistenter Fälle, z.B. Mianserin (präsynaptische Alpha-2-Rezeptorblockade), Trimipramin (Blockade dopaminerger Rezeptoren u.a.) und die MAO-Hemmer (SCHMAUSS et al. 1990, MÖLLER et al. 1883, THASE et al. 1992). *Infusionstherapie* schien in den wenigen kontrollierten Studien eher psychologische Vorteile (Suggestivfaktor des Infusions-Setting) zu bieten (LAUX und KÖNIG 1992; vgl. Exkurs in diesem Band). Die möglichen pharmakokinetischen Vorteile der parenteralen Applikation sind im wesentlichen nur bei Resorptionsstörungen von relevanter Bedeutung.

Die zumindest vorübergehend stimmungsaufhellende Wirkung des *Schlafentzugs* –

heute meist durchgeführt als partieller Schlafentzug – ist gut belegt. Auch bei Therapieresistenz unter Antidepressiva-Behandlung kann eine Serie von Schlafentzügen eine Aufhellung der Depression bewirken und sollte als besonders gut verträgliches Verfahren unbedingt unter diesem Aspekt eingesetzt werden (KUHS und TÖLLE 1986). Allerdings sind die empirischen Belege für einen relevanten therapeutischen Effekt wiederholter Schlafentzüge bei auf Antidepressiva therapieresistenten Patienten bisher unzureichend geprüft worden.

Die *Kombination eines Antidepressivums mit einem Neuroleptikum* kann zu einer Plasmaspiegel-Erhöhung führen. Allerdings ist bisher nicht sicher belegt worden, daß dadurch auch der antidepressive Effekt gesteigert wird (MÖLLER et al. 1984, PÖLDINGER und SIEBERNS 1983). Hingegen scheint der Einsatz von Neuroleptika bei wahnhaften Depressionen, die auf eine Monotherapie mit Antidepressiva bekanntermaßen besonders schlecht ansprechen, zu einem besseren therapeutischen Erfolg zu führen (SPIKER et al. 1985). Bei Patienten mit wahnhafter Depression sollte deshalb entweder von vornherein das Antidepressivum mit einem Neuroleptikum kombiniert werden oder aber sehr früh bei ersten Zeichen unzureichender Therapie-Response auf das Antidepressivum ein Neuroleptikum dazugegeben werden (MÖLLER und MORIN 1989). Es ist bisher nicht ausreichend geklärt, welches Neuroleptikum dafür besonders geeignet ist.

Lithium scheint neben seinem rezidivprophylaktischen Effekt auch eine gewisse akute antidepressive Wirksamkeit zu haben. Von besonderem Interesse ist der Effekt von Lithium in Kombination mit einem Antidepressivum bei Antidepressiva-Nonrespondern. In einer Reihe von Studien wurde gezeigt, daß es unter einer solchen Behandlung schon nach wenigen Tagen zu einer deutlichen Besserung kommen kann (SCHÖPF 1989, SCHOU 1990, AUSTIN et al. 1991, ONTIVEROS 1991; vgl. Exkurs in diesem

Band). Unter dem Aspekt der Vielzahl diesbezüglicher Studien mit positiven Resultaten scheint die Kombination von einem Antidepressivum mit Lithium besonders sinnvoll. Als Wirkmechanismus wird u.a. eine Erhöhung der Rezeptorsensibilität diskutiert. In diesem Zusammenhang sei auch die unter der Hypothese eines intensiven „serotonin push" beschriebene Tripelkombination eines serotonergen Antidepressivums mit Lithium und Hydroxytryptophan erwähnt (HALE et al. 1987).

Auch die *Kombination von einem Antidepressivum mit einem Schilddrüsenhormon* ist bei antidepressivaresistenten Patienten mehrfach empirisch in ihrer Wirksamkeit belegt worden. Es sei betont, daß es sich bei den in die Studien einbezogenen Patienten um euthyreote Patienten handelte. Als möglicher Wirkmechanismus wird eine Erhöhung der Rezeptorsensibilität diskutiert. Die Dosierung beträgt 25–50 μg T3 täglich (KISSLING 1990, COOKE et al. 1992, JOFFE et al. 1993).

Eine weitere sinnvolle Kombinationstherapie ist die *gleichzeitige Behandlung mit Antidepressiva und MAO-Hemmern* (SCHMAUSS et al. 1990; vgl. Exkurs in diesem Band). Diese Kombination gilt als kontraindiziert. Es hat sich aber gezeigt, daß die Kombination bei Beachtung bestimmter Grundregeln durchaus verträglich ist, trotzdem sollte aber diese Behandlung nur im stationären Rahmen erfolgen. Auch sollte diese Behandlung nur diesbezüglich erfahrenen Kollegen vorbehalten bleiben, die u.a. die besonderen haftungsrechtlichen Probleme einer an sich als kontraindiziert geltenden Kombination beachten. Folgende Regeln sind zu beachten:

1. MAO-Hemmer nach vorheriger Gabe des Antidepressivums einschleichend geben, umgekehrte Reihenfolge kontraindiziert. Gilt nur für irreversible MAO-Hemmer.
2. Dosierung bis zu 20 mg Tranylcypromin; strenge Beachtung von Diätrestriktionen.

Tabelle 1. Vorgehensweise bei Antidepressiva-Nonresponse

– Überprüfung auf Pseudo-Therapieresistenz wie Compliance, inadäquate Behandlung, Differentialdiagnose

– Dosiserhöhung nach 3 Wochen; wenn möglich: Plasmaspiegelkontrolle

– Wechsel des Antidepressivums mit Wechsel des Wirkungsschwerpunkts

– Einsatz von sonstigen biologischen oder medikamentösen Zusatzbehandlungen (z.B. Schlafentzug, Lithium, Schilddrüsenhormon)

– Bei entsprechender Indikation besondere psychotherapeutische Intervention

---

3. Keine Kombination von antriebssteigernden Antidepressiva mit MAO-Hemmern. Keine Kombination von Clomipramin und sonstigen stark serotonergen Antidepressiva mit MAO-Hemmern.
4. Keine Kombination von parenteraler Antidepressiva-Gabe mit MAO-Hemmern.

Auf der Basis dieser Befunde sollte bei ersten Hinweisen für Therapieresistenz (z.B. unzureichendes Ansprechen auf das erste Antidepressivum) das weitere Vorgehen entsprechend einem rationalen Therapieschema geplant werden (Tabelle 1).

Die verschiedenen medikamentösen Zusatzstrategien sollten entsprechend dem Grad der empirischen Evidenz in das Behandlungsschema eingeordnet werden (Abb. 1). Die Kombinationen mit Neuroleptika scheinen dabei nur bei wahnhaften Depressionen indiziert. Verschiedene derartige Therapiestrategien wurden beschrieben, die sich in vielen Aspekten ähnlich sind, in Details aber voneinander abweichen (MÖLLER et al. 1989, HELMCHEN 1990). Bestimmte Aspekte sollten daran denken lassen, neben dieser medikamentösen Therapiestrategie möglicherweise auch frühzeitig genug psychotherapeutische

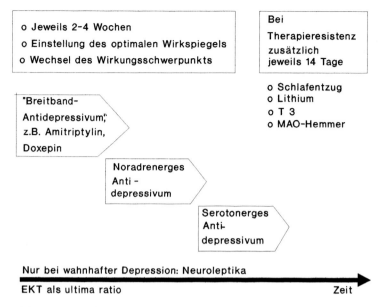

Abb. 1. Behandlungsplan für depressive Patienten

Maßnahmen in die Behandlung einzubeziehen. Insbesondere neurotische Persönlichkeitsstruktur, Mangel an sozialer Adaptation, stark ausgeprägte Konflikte, gestörte Patient-Partner-Interaktion, sekundärer Krankheitsgewinn und Rollenverlust durch eine längerbestehende Depression sollten zu den entsprechenden psychotherapeutischen Interventionen führen.

Die *EKT* ist weiterhin als wirksamste antidepressive Therapie anzusehen und erreicht oft auch bei Antidepressiva-Nonrespondern noch einigen Erfolg (DIETZFELBINGER et al. 1990). Allerdings hat die Verketzerung dieser Methode in der öffentlichen Meinung dazu geführt, daß diese Therapieform heutzutage leider, wenn überhaupt, erst relativ spät eingesetzt wird.

Literatur

AUSTIN MP, SOUZA FGM, GOODWIN GM (1991) Lithium augmentation in antidepressant-resistant patients. A quantitative analysis. Br J Psychiatry 159: 510–514

BECKMANN H (1978) Biochemische Grundlagen der endogenen Depression. Nervenarzt 49: 557–568

BECKMANN H (1981) Die medikamentöse Therapie der Depression. Nervenarzt 52: 135–146

BREYER-PFAFF U, GÄRTNER HJ (1987) Antidepressiva. Pharmakologie, therapeutischer Einsatz und Klinik der Depression. Wissenschaftliche Verlagsgesellschaft, Stuttgart

COOKE RG, JOFFE RT, LEVITT AJ (1992) T_3 augmentation of antidepressant treatment in T_3-replaced thyroid patients. J Clin Psychiatry 53: 16–18

DIETZFELBINGER T, MÖLLER H-J, STEINMEYER E, FIMMERS R (1990) Elektrokrampftherapie als Ultima ratio bei Antidepressiva-Nonrespondern. In: MÖLLER H-J (Hrsg) Therapieresistenz unter Antidepressiva-Behandlung. Springer, Berlin Heidelberg New York Tokyo, S 167–185

GLASSMAN AH, SCHILDKRAUT JJ, ORSULAK PJ (1985) Tricyclic antidepressants – blood level measurements and clinical outcome: an APA task force report. Am J Psychiatry 142: 155–162

HALE AS, PROCTER AW, BRIDGES PK (1987) Clomipramine, tryptophan and lithium in combination for resistant endogenous depression: seven case studies. Br J Psychiatry 151: 213–217

HEALY D, CARNEY PA, LEONHARD BE (1984) Biochemical correlates of antidepressant response. Psychopathology 17 [Suppl 2]: 82–87

HELMCHEN H (1990) Gestuftes Vorgehen bei Resistenz gegen Antidepressiva-Therapie. In: MÖLLER H-J (Hrsg) Therapieresistenz unter Antidepressiva-Behandlung. Springer, Berlin Heidelberg New York Tokyo, S 237–250

JOFFE RT, SINGER W, LEVITT AJ, McDONALD C (1993) A placebo-controlled comparison of lithium and triiodothyronine augmentation of tricyclic antidepressants in unipolar refractory depression. Arch Gen Psychiatry 50: 387–393

KISSLING W (1990) Antidepressiv wirksame Zusatzmedikation. In: MÖLLER H-J (Hrsg) Therapieresistenz unter Antidepressiva-Behandlung. Springer, Berlin Heidelberg New York Tokyo, S 139–145

KUHS H, TÖLLE R (1986) Schlafentzug (Wachtherapie) als Antidepressivum. Fortschr Neurol Psychiatr 54: 341–355

LAUX G, KÖNIG W (1992) Infusionstherapie bei Depressionen, 3. Aufl. Hippokrates, Stuttgart

LINDEN M (1979) Therapeutische Ansätze zur Verbesserung von „Compliance". Nervenarzt 50: 109–114

MÖLLER H-J (Hrsg) (1990) Therapieresistenz unter Antidepressiva-Behandlung. Springer, Berlin Heidelberg New York Tokyo

MÖLLER H-J, MORIN C (1989) Behandlung schizodepressiver Syndrome mit Antidepressiva. In: MARNEROS A (Hrsg) Schizoaffektive Psychosen. Diagnose, Therapie und Prophylaxe. Springer, Berlin Heidelberg New York Tokyo, S 159–178

MÖLLER H-J, KISSLING W, KUSS HJ (1984) Kann die zusätzliche Gabe von Haloperidol die Wirksamkeit von Antidepressiva verbessern? Erste Ergebnisse einer Doppelblind-Studie über Chlorimipramin. In: HOPF A, BECKMANN H (Hrsg) Forschungen zur Biologischen Psychiatrie. Springer, Berlin Heidelberg New York Tokyo, S 295–298

MÖLLER H-J, FISCHER G, V ZERSSEN D (1987) Prediction of therapeutic response in acute treatment with antidepressants. Results of an empirical study involving 159 endogenous depressive inpatients. Eur Arch Psychiatr Neurol Sci 236: 349–357

MÖLLER H-J, KISSLING W, BAUMANN W, BREYER-PFAFF U, DELINI-STULA A, HOLSBOER F, JUNGKUNZ G, KUHS H, LAUX G, MÜLLER WE, MÜLLER-OERLINGHAUSEN B, SCHMAUSS M, SCHÖNBECK G, STEIGER A, WOGGON B (1988) Non-response to antidepressants: risk factors and therapeutic possibilities. Pharmacopsychiatry 21: 285–287

MÖLLER H-J, KISSLING W, STOLL K-D, WENDT G (1989) Psychopharmakotherapie. Ein Leitfaden für Klinik und Praxis. Kohlhammer, Stuttgart

NYSTRÖM C, HÄLLSTRÖM T (1987) Comparison between a serotonin and a noradrenaline reuptake blocker in the treatment of depressed outpatients. A cross-over study. Acta Psychiatr Scand 75: 377–383

ONTIVEROS A, FONTAINE R, ELIE R (1991) Refractory depression: the addition of lithium to fluoxetine or desipramine. Acta Psychiatr Scand 83: 188–192

PÖLDINGER W, SIEBERNS S (1983) Depression-inducing and antidepressive effects of neuroleptics. Neuropsychobiology 10: 131–136

SCHMAUSS M, ERFURTH A, SCHOLDERLE M (1990) Einsatz von Antidepressiva und MAO-Hemmern in sequentieller Folge oder in Kombination miteinander als effiziente Strategie bei therapieresistenten Depressionen. In: MÖLLER H-J (Hrsg) Therapieresistenz unter Antidepressiva-Behandlung. Springer, Berlin Heidelberg New York Tokyo, S 127–136

SCHÖPF J (1989) Lithiumzugabe zu Thymoleptika als Behandlung therapieresistenter Depressionen. Nervenarzt 60: 200–205

SCHOU M (1990) Lithium als Möglichkeit der Akutbehandlung therapierefraktärer Depressionen. In: MÖLLER H-J (Hrsg) Therapieresistenz unter Antidepressiva-Behandlung. Springer, Berlin Heidelberg New York Tokyo, S 115–123

SPIKER DG, WEISS JC, DEALY RS, GRIFFIN SJ, HANIN I, NEIL JF, PEREL JM, ROSSI AJ, SOLOFF PH (1985) The pharmacological treatment of delusional depression. Am J Psychiatry 142: 430–436

SULSER R, MOBLEY PL (1980) Biochemical effects of antidepressants on animals. In: HOFFMEISTER F, STILLE G (Hrsg) Handbook of experimental pharmacology: psychotropic agents, part I. Springer, Berlin Heidelberg New York, pp 273–325

THASE ME, FRANK E, ALAN G et al. (1992) Treatment of imipramine resistant recurrent depression. III. Efficacy of monoaminoxidase inhibitors. J Clin Psychiatry 53: 5–11

WOGGON B (1983) Prognose der Psychopharmakotherapie. Klinische Untersuchung zur Voraussagbarkeit des Kurzzeittherapieerfolges
von Neuroleptika und Antidepressiva. Enke,
Stuttgart

WOGGON B (1987) Pharmakotherapie affektiver
Psychosen. In: KISKER KP, LAUTER H, MEYER
J-E, STRÖMGREN E (Hrsg) Psychiatrie der Ge-
genwart, Bd 5. Springer, Berlin Heidelberg
New York, S 273–325

Neuro-Psychopharmaka, Bd. 3
Riederer P. / Laux G. / Pöldinger W. (Hrsg.)
© Springer-Verlag Wien 1993

7
Präkursoren

7.1 Einteilung

L. Demisch

Unter Aminpräkursoren werden die biologischen Vorstufen von Monoamin Neurotransmittern verstanden. Es handelt sich um einige Aminosäuren und Cholin, welche in Form der Proteine und als Lezithin (Phosphatidylcholin) mit der normalen menschlichen Nahrung aufgenommen werden.

Im engeren Sinn werden für die Behandlung depressiver Symptome mit Aminpräkursoren die Aminosäuren L-Tryptophan, 5-Hydroxytryptophan, Phenylalanin und Tyrosin verwendet. Diese Aminosäuren sind Vorstufen bei der Bildung von Serotonin, Dopamin und Noradrenalin. In den 70er und 80er Jahren wurden zahlreiche Therapiestudien mit den obengenannten Substanzen ausgeführt. Einfache Arbeitsgrundlage war die „Katecholamin- oder Serotoninhypothese der Depression", welche aufgrund der Wirkungen von Wiederaufnahme-Blockern, z.B. Imipramin, und Monoaminoxidasehemmern einen Zusammenhang zwischen einem Amin-Neurotransmittermangel im präsynaptischen Endknöpfchen und der depressiven Symptomatologie annahm (siehe zusammenfassend SULSER and MISHRA

1983, ZELLER 1983). Einige kontrollierte, doppelblinde Studien haben die antidepressive Wirksamkeit von L-Tryptophan, 5-Hydroxytryptophan, Phenylalanin und Tyrosin nahegelegt (siehe zusammenfassend VAN PRAAG und MENDLEWICZ 1983). Ebenso wurde über die erfolgreiche Verwendung von Lezithin bei der Behandlung von Manien berichtet (COHEN et al. 1982).

Neurotransmitter können aufgrund ihrer chemischen Struktur in vier Gruppen eingeteilt werden: **Amine** (wie z.B. Azetylcholin, Histamin, Serotonin, Noradrenalin, Dopamin), **Aminosäuren** (wie z.B. Glycin, gamma-Aminobuttersäure, Aspartat, Glutamat), **Peptide** (wie z.B. Endorphine, Substanz P etc.) und **ungesättigte Fettsäuren** und deren Oxidationsprodukte (wie z.B. Arachidonsäure, Lipoperoxide u.a. Prostaglandine). Biologische Vorstufen von Monoamin-Neurotransmittern sind die Aminosäure Tyrosin für die Katecholamine, Tryptophan für die Indolalkylamine, Histidin für Histamin und Cholin für Azetylcholin. Besondere Aufmerksamkeit wurde vor allem der gesteigerten Bildung von Serotonin nach oraler Gabe von L-Tryptophan geschenkt. 1965 wurde zum ersten Male berichtet, daß die Zufuhr von L-Tryptophan die Serotoninsynthese im Gehirn von Versuchstieren dosisabhängig steigert (WEBER and HORITA 1965). Dieser Befund konnte auch in klinischen Studien gezeigt werden (VAN PRAAG und MENDLEWICZ 1983). Strittig ist jedoch heute, ob eine erhöhte Konzentration von Serotonin im Gehirn Hinweise auf veränderte Funktionsweisen serotoninerger Neuronen gibt (KUHN et al. 1985).

Neben den bekannten Amin-Neurotransmittern der Katechol- und Indolamine entstehen aus diesen Präkursoren eine große Zahl von weiteren biologisch aktiven Metaboliten (Spurenamine wie Tryptamin oder Phenylethylamin) (siehe zusammenfassend BOULTON et al. 1985), 5-Methoxytryptamin, N-Azetyl-5-Methoxytrypamin (Melatonin), 5-Methoxytryptoline, und Tryptophan Metaboliten, welche über den Kynurenin-Nikotinsäure-Weg entstehen (siehe DEMISCH und RÜTHER 1987, ZIPP und DEMISCH 1992). Weiterhin müssen Wirkungen der Amin-Neurotransmitter an verschiedenen prä-und postsynaptischen und somatodendritschen Rezeptor-Subtypen in Betracht gezogen werden. Es ist daher sicher, daß Behandlungen mit Aminpräkursoren nicht selektiv auf einen neuropharmakologischen Parameter wirken.

Einige Aminpräkursoren überwinden nach oraler oder parenteraler Gabe die Blut-Hirnschranke und werden im synaptischen Endknöpfchen in die Biosyntheseswege der Amin-Neurotransmitter eingespeist. Sie unterliegen als natürliche Nahrungsbestandteile im Vergleich zu Pharmaka vielfältigeren physiologischen Resorptionsvorgängen und Transportprozessen. Daher spielen individuelle und auch diätetische Besonderheiten des Patienten eine vergleichsweise größere Rolle als bei gängigen Pharmaka. (siehe zusammenfassend FERNSTROM 1983, BARBEAU et al. 1979).

Nach gängigen Kriterien wird eine Aminpräkursor-Therapie heute nicht als sicher wirksame antidepressive Maßnahme bezeichnet. (BECKMANN 1983, BENKERT und HIPPIUS 1989). Zusätzlich sind Fragen an die Unbedenklichkeit von pharmakologischen Tryptophan-Gaben aufgrund von schwerwiegenden Erkrankungen, verursacht durch verunreinigte Tryptophan-Chargen, bisher nicht zweifelsfrei ausgeräumt (siehe ZIPP und DEMISCH 1992).

Literatur

BARBEAU A, GROWDON J, WURTMAN R (eds) (1979) Cholin and lecithin in brain disorders. Raven Press, New York (Nutrition and the brain, vol 5)

BECKMANN H (1983) Phenylalanin in affective disorders. In: VAN PRAAG HM, MENDLEWICZ J (eds) Management of depression with monoamine precursors. Karger, Basel, pp 137–147 (Adv Biol Psychiatry, vol 10)

BENKERT O, HIPPIUS H (1986) Psychiatrische Pharmakotherapie. Springer, Berlin Heidelberg New York Tokyo

BOULTON AA, MAITRE L, BIECK PR, RIEDERER P (eds) (1985) Neuropsychopharmacology of the trace amines. Humana Press, Clifton

COHEN BM, LIPINSKI J, ALTESMAN RI (1982) Lecithin in the treatment of mania: double-blind, placebo-controlled trials. Am J Psychiatry 139: 1162–1164

DEMISCH L, RÜTHER E (1987) Neurobiologische Aspekte von L-Tryptophan, Serotonin und verwandten Indolaminen. In: DEMISCH L (Hrsg) Therapie mit Präkursoren. Zuckschwerdt, München, S 45–63

FERNSTROM JD (1983) Role of precursor availability in control of monoamine biosynthesis in brain. Physiol Rev 63: 484–546

KUHN DM, WOLF WA, YOUDIM MBH (1986) Serotonin neurochemistry revisited: a new look at some old axioms. Neurochem Int 8: 141–154

SULSER F, MISHRA R (1983) The discovery of tricyclic antidepressants and their mode of action. In: PARNHAM MJ, BRUINVELS J (eds) Discoveries in pharmacology, vol 1. Elsevier, Amsterdam, pp 209-222

VAN PRAAG HM, MENDLEWICZ J (eds) (1983) Management of depression with monoamine precursors. Karger, Basel (Adv Biol Psychiatry, vol 10)

WEBER LJ, HORITA A (1965) A study of 5-hydroxytryptamine formation from l-tryptophan in the brain and other tissues. Biochem Pharmacol 14: 1141–1149

ZELLER EA (1983) Monoamine oxidase and its inhibitors in relation to antidepressive activity. In: PARNHAM MJ, BRUINVELS J (eds) Discoveries in pharmacology, vol 1. Elsevier, Amsterdam, pp 223–232

ZIPP F, DEMISCH L (1992) Aktuelles in der Diskussion um das Eosinophilie-Myalgie-Syndrom (EMS). Nervenarzt 63: 249–253

7.2 Pharmakologie der Aminpräkursoren

J. Bruinvels

Die Aminosäuren, welche in diesem Kapitel behandelt werden, sind Präkursoren von biogenen Neurotransmittern. Es handelt sich hier im besonderen um die Aminosäuren Tyrosin und Tryptophan, aus welcher die biogenen Amine Dopamin, Noradrenalin, Adrenalin und Serotonin respektive gebildet werden.

7.2.1 Pharmakokinetik

Die aromatischen Aminosäuren, welche durch Hydrolyse aus Eiweiß entstehen, werden im Blutkreislauf transportiert und zum Teil durch die Leber metabolisiert, sodaß im Organismus eine konstante Blutkonzentration aufrecht erhalten wird (Abb. 7.2.1). Tryptophan wird zu etwa 90% durch Tryptophan-2,3-dioxygenase zu Kynurenin umgesetzt. Diese Reaktionssequenz führt zu dem wichtigen Endprodukt Nikotinamiddinucleotid (NAD) (Abb. 7.2.1 B). Das Enzym Tryptophan-2,3-dioxygenase ist der geschwindigkeitsbestimmende Schritt in dieser Reaktionssequenz. Erhöhte Konzentration von freiem Tryptophan im Plasma bewirkt Enzyminduktion. Dadurch bleibt die Konzentration von Tryptophan im Blut stabil und kann ohne zusätzliche Maßnahmen (oftmalige orale Verabreichung, Dauerinfusion, Enzymhemmung) nur kurzfristig verändert werden (Abb. 7.2.1 B). Eine vergleichbare Situation besteht für die Aminosäuren Phenylalanin und Tyrosin, für welche der geschwindigkeitsbestimmende Schritt Phenylalaninhydroxylase respektive Tyrosinaminotransferase ist (Abb. 7.2.1 A).

Die Blut-Hirn Schranke

Das Transportsystem, mit welchem die Aminosäure Tryptophan durch die Blut-Hirn Schranke transportiert wird, wird mit fünf anderen neutralen Aminosäuren geteilt (OLDENDORF 1971). Diese Aminosäuren sind Tyrosin, Phenylalanin, Isoleuzin, Leuzin und Valin. Es ist also klar, daß der Transport einer dieser Aminosäuren durch die Plasmakonzentration der übrigen Aminosäuren beeinflußt wird. Der Plasmaquotient aus:

$$\frac{Try}{Tyr + Phe + Ileu + Leu + Val}$$

ist ein gutes Maß für den Transport der Aminosäure Tryptophan. Wenn die Konzentration einer oder mehrerer anderer Aminosäuren (im Nenner) erhöht wird, wird weniger Tryptophan in das Gehirn transportiert (FERNSTROM et al. 1976). Man kann auf dieselbe Weise einen Quotienten für die übrigen fünf neutralen Aminosäuren aufstellen, wobei immer die jeweilige Plasmakonzentration der fünf Aminosäuren im Nenner des Quotienten den Transport der Aminosäure im Zähler positiv oder negativ beeinflußt. Auch L-DOPA wird mit Hilfe dieses Transportsystems in das Gehirn transportiert (WADE und KATZMAN 1975).

Der Effekt der Kohlenhydrate und des Insulins

Nach der Einnahme von Kohlenhydraten durch Ratten, welche für 24 Stunden gefastet haben, zeigt sich eine Zunahme des Tryptophans im Gehirn (FERNSTROM und WURTMAN 1971, TAGLIA-

MONTE et al. 1971). Dies kommt durch eine Beeinflussung des Plasmaquotienten (siehe oben) sowie durch eine erhöhte Sekretion von Insulin zustande. Insulin erhöht die Plasmakonzentration von Tryptophan, zu gleicher Zeit werden aber die Plasmakonzentrationen der übrigen neutralen Aminosäuren erniedrigt. Infolge dieser Änderungen wird der Plasmaquotient für Tryptophan erhöht und der Wettbewerb der Aminosäuren für den Transport durch die Blut-Hirn Schranke ist zugunsten von Tryptophan verschoben. Es ist klar, daß eine Injektion von Insulin dasselbe Resultat hervorruft (MACKENZIE und TRULSON 1978, FERNSTROM und WURTMAN 1971).

Eiweißbindung von Tryptophan

Im Gegensatz zu den übrigen Aminosäuren ist Tryptophan im Blut zu mehr als 80% an Plasma-Albumin gebunden (MCMENAMY and ONCLEY 1958). Das an Eiweiß gebundene Tryptophan funktioniert wie ein Depot für diese essentielle Aminosäure und erhält damit zusätzlich (siehe oben) die für die verschiedenen notwendigen biochemischen Reaktionen wichtige unveränderliche Plasmakonzentration des freien Tryptophans aufrecht.

7.2.2 Experimentelle und klinische Pharmakologie

Tryptophan ist eine essentielle Aminosäure. Das bedeutet, daß es nicht im Organismus synthetisiert und nur über Nahrungsaufnahme zugeführt werden kann. Die Aminosäure Tyrosin dagegen ist eine semi-essentielle Substanz, daß heißt eine Substanz, welche im Organismus nur zum Teil aus der essentiellen Aminosäure Phenylalanin synthetisiert wird. Der restliche Bedarf wird über Nahrungszufuhr gedeckt. Wiewohl der tägliche Bedarf an Tyrosin und Phenylalanin nur 1 Gramm und an Tryptophan nur 0,2 Gramm per 70 kg ist, wird in den Industrieländern täglich etwa 3,1 Gramm Tyrosin, 4,2 Gramm Phenylalanin und 1 Gramm Tryptophan mit der Nahrung eingenommen (HARPER und TEWS 1988). Außer dem Verbrauch von Tyrosin und Tryptophan für die Synthese von Proteinen wird ein kleiner Teil

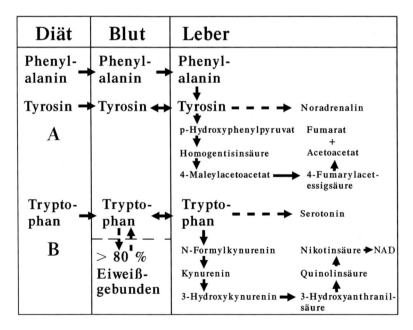

Abb. 7.2.1. Das Schicksal der Aminpräkursoren im Organismus und der Abbau der Aminosäure Tyrosin und Tryptophan

dieser Aminosäuren, etwa 1%, für die Synthese der Überträgerstoffe Noradrenalin, Adrenalin, Dopamin und Serotonin verwendet.

Die Aminosäuren, welche im Blut zirkulieren, können die Nervenfasern in der Peripherie ohne Hindernis erreichen. Dies ist im zentralen Nervensystem nicht der Fall. In letzterem Falle ist die Passage durch die Blut-Hirn Schranke bestimmend für den Transport der Aminosäuren in das Compartiment Gehirn (siehe Übersicht FERNSTROM 1979).

„Depression"

AMBROZI und Mitarbeiter (1974) haben gefunden, daß bei depressiven Patienten die Balance zwischen Tyrosin und Tryptophan im Serum im Vergleich mit Kontrollpersonen oder nach einer Remission der depressiven Patienten verschoben ist. Es ist aber nicht klar, ob diese Verschiebung Ursache oder Folge der Depression ist.

Zur Behandlung der „endogenen" Depression wurden sowohl Tryptophan als auch 5-Hydroxytryptophan eingesetzt (VAN PRAAG 1981). Obwohl man versucht hat, Subgruppen von Patienten mit Depressionen zu charakterisieren, welche auf diese Aminosäuren gut ansprachen, hat das nicht zum Ziel geführt (BECKMANN 1982). Im allgemeinen hat man zeigen können, daß eine Behandlung depressiver Patienten mit Tryptophan in der Kombination mit einem Monoaminoxidase-Hemmer (MAO-Hemmer) therapeutisch gut wirksam ist (COPPEN et al. 1963). Dagegen resultiert die Behandlung mit Tryptophan ohne MAO-Hemmer nur in einem geringen oder gar keinen Effekt (siehe YOUNG et al.1984). Der Umstand, daß Tryptophan nur in Kombination mit einem MAO-Hemmer klinisch gut wirksam ist, zeigt, daß für den therapeutischen Erfolg mehr 5-Hydroxytryptamin verfügbar sein muß als ohne MAO-Hemmer erreicht werden kann. In der Tat resultiert die Verabreichung von 5-Hydroxytryptophan in einer viel höheren Konzentration von 5-Hydroxytryptamin als mit Tryptophan ohne MAO-Hemmer. Die unten erwähnte Hypothese, daß die Tryptophanaufnahme in serotoninergen Nervenenden durch die Frequenz der Depolarisation des Nervendes reguliert wird, ist nicht im Widerspruch mit dem negativen therapeutischen Resultat der Tryptophanbehandlung ohne MAO-Hemmer, da die Frequenz der Depolarisation der Nervenfaser wahrscheinlich erniedrigt ist. Diese Annahme gründet auf dem Befund, daß die Konzentration der 5-Hydroxyindolessigsäure, dem wichtigsten metabolischen Produkt des 5-Hydroxytryptamins, bei Depressiven reduziert ist (ASHCROFT et al. 1966, VAN PRAAG et al. 1970; siehe auch GOODWIN et al. 1977, NEUMAYER et al. 1975; siehe auch RIEDERER und BIRKMAYER 1993).

Obwohl auch die Erhöhung der adrenergen Aktivität als Grundlage für eine antidepressive Therapie herangezogen wird, sind keine Resultate von depressiven Patienten unter Tyrosintherapie bekannt. Jedoch ist es auch hier nicht wahrscheinlich, daß man ein positives Resultat erreichen wird, da wie unten erwähnt, die Depolarisationsfrequenz in den Nervenfasern des Gehirns bei Depressiven nicht erhöht ist und deshalb keine Zunahme der Tyrosinaufnahme zu erwarten ist.

Morbus Parkinson

Es ist allgemein bekannt, daß Parkinsonpatienten durch die Degeneration von nigrostriatalen dopaminergen Nervenfasern zu wenig Dopamin im Striatum zur Verfügung steht, um eine normale Funktion des Striatums zu garantieren (EHRINGER und HORNYKIEWICZ 1960). Intakte dopaminerge Nervenfasern haben große Aktivität und brauchen daher mehr Tyrosin für ihre Dopaminsynthese (AGID et al. 1973; siehe auch ZIGMOND et al. 1990). Da nur ein kleiner Teil des Tyrosins für die Dopaminsynthese gebraucht wird, diese aber durch Ausfall der Tyrosinhydroxylase nicht bzw. nur ungenügend funktioniert, hat man L-Dopa, das Produkt von L-Tyrosin nach Reaktion mit dem Enzym Tyrosinhydroxylase, mit gutem Erfolg für die Therapie der Parkinsonpatienten eingesetzt. Da, wie oben ausgeführt, die Tyrosinaufnahme durch die dopaminergen Nervenfasern erhöht ist, wenn die Aktivität der Nervenfaser erhöht ist, ist es nicht unwahrscheinlich, daß in diesem Falle durch Verabreichung von L-Tyrosin ein therapeutischer Effekt erzielt werden kann. WURTMAN

et al. (1974) haben in der Tat berichtet, daß Verabreichung von Tyrosin bei Parkinsonpatienten eine Verbesserung der Symptomatik zur Folge hat. Dahingegen haben BIRKMAYER und HORNYKIEWICZ (1964) keinen Effekt gesehen. Es ist aber nicht undenkbar, daß nur dann ein therapeutischer Effekt zu verzeichnen ist, wenn die Aktivität der unverletzten Nervenfasern genügend hoch ist, das heißt einen Schwellwert von 20–30% nicht unterschreitet.

(Literatur siehe S. 443 ff)

7.3 Neurobiochemie, Wirkmechanismus

J. Bruinvels

Die Aminosäuren Tryptophan und Tyrosin sind neben der Synthese von Eiweiß auch für die Synthese der chemischen Überträgerstoffe Serotonin, Dopamin, Noradrenalin, und Adrenalin wichtig. Serotonin wird aus Tryptophan gebildet (Abb. 7.3.1 A), während die übrigen biogenen Amine aus Tyrosin gebildet werden (Abb. 7.3.1 B). Die Neurotransmitter werden von der entsprechenden Nervenfaser abgegeben, wenn der Nerv depolarisiert wird, zu gleicher Zeit wird das geschwindigkeitsbestimmende Enzym für die Bildung der Neurotransmitter aktiviert, damit die Menge des abgegebenen Neurotransmitters wieder angefüllt wird (NAGATSU et al. 1964, WEINER 1970). Für Tyrosin bedeutet das eine Aktivierung des Enzyms Tyrosinhydroxylase möglicherweise durch eine Affinitätszunahme des Enzyms für den Cofaktor Pteridin (WEINER et al. 1973). Diese Aktivierung des geschwindigkeitsbestimmenden Enzyms wird möglicherweise angeregt durch eine Aufhebung der Hemmung des Enzyms durch die Freisetzung der Neurotransmitter Noradrenalin (Adrenalin) oder Dopamin aus dem Nervenende. Diese beiden Katecholamine üben nämlich eine negative Rückkopplung auf das Enzym Tyrosinhydroxylase aus, wenn eine ausreichende Konzentration dieser Katecholamine im Nervenende vorhanden ist (NAGATSU et al. 1964, UDENFRIEND et al. 1965).

Wahrscheinlich wird auf eine ähnliche Weise die Aktivität der Tryptophanhydroxylase für die Synthese des Serotonins reguliert, aber dafür ist eine viel höhere Konzentration notwendig (HAMON al. 1973).

7.3.1 Der Transport der Aufnahme von Tyrosin und Tryptophan durch das Nervenende

Am isolierten Nervenende, aber nicht an inkubierten Gehirnschnitten, hat man gezeigt, daß die Aufnahme von Tyrosin und Tryptophan in Abwesenheit von Natriumionen erhöht ist (BRUINVELS 1975, WILKINSON und COLLARD 1984). Da die Konzentration von freiem Tryptophan im Plasma sehr niedrig ist, ist das Enzym Tryptophanhydroxylase im Nervenende mit dem Substrat Tryptophan nicht gesättigt (JAQUIER et al. 1967, McGEER et al. 1968). Eine Erhöhung des Tryptophantransportes sollte daher in einer erhöhten Synthese des Neurotransmitters Serotonin resultieren. Obwohl die Plasmakonzentration von Tyrosin höher ist und ungefähr gleich ist dem K_m-Wert (= 50% der Sättigung des Enzyms) der Tyrosinhydroxylase, hat man keine genaue Information über die eigentliche Konzentration von Tyrosin im Nervenende der noradrenergen oder dopaminergen Nervenfasern. In vitro hat man zeigen können, daß in Abwesenheit von Natriumionen nicht nur die Aufnahme von Tyrosin durch die Nervenenden erhöht ist, sondern auch die Synthese von Dopamin (BRUINVELS 1981). Zusammenfassend kann man feststellen, daß in Abwesenheit von Natriumionen nicht nur der Transport, sondern auch die Synthese erhöht ist.

Bedeutend aber ist, ob eine Abwesenheit von Natriumionen an der Außenseite der Membran des Nervenendes auch unter physiologischen

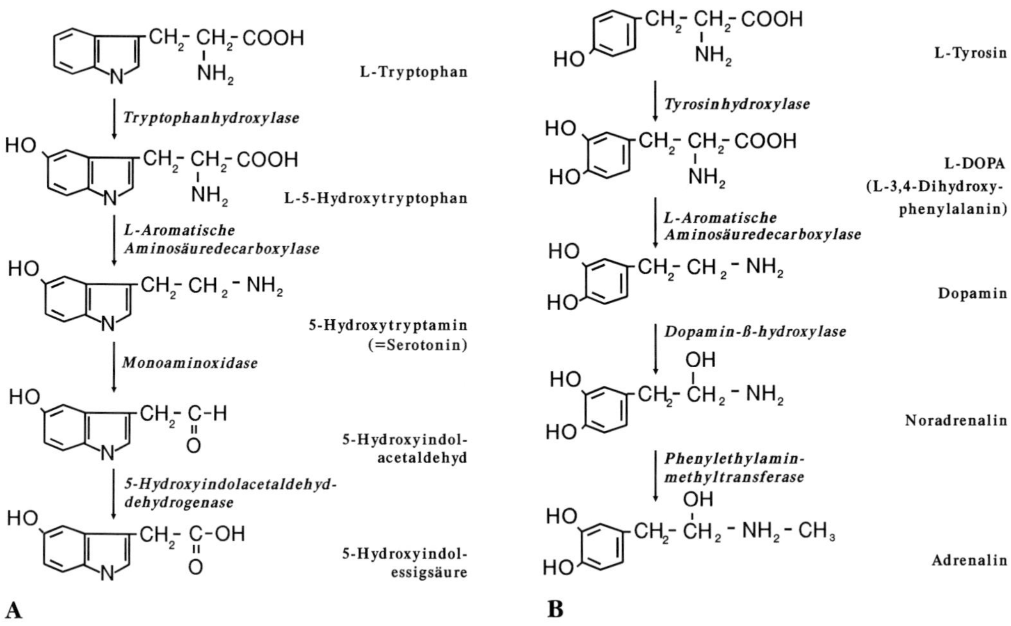

Abb. 7.3.1. Biosynthese von Serotonin (**A**) und den Katecholaminen Dopamin, Noradrenalin und Adrenalin (**B**)

Umständen vorkommt. Das Milieu exterieur, das die Zellen umspült, hat eine Natriumkonzentration von etwa 100 nM. Man kann also berechnen, daß in einem µm³ der extrazellulären Flüssigkeit 6×10^7 Natriumionen anwesend sind (Bruinvels 1975, 1980). Wenn man jetzt von der Voraussetzung ausgeht, daß die Membranfläche des Nervenendes, welches gegenüber der Membran der Angriffszelle liegt, 1 µm² ist und der Abstand zwischen beiden Membranen 0,02 m ist, bedeutet das, daß 150.000 Natriumionen 1 µm² der Membran besetzen und daß in dem Raum zwischen dem Nervenende und der Angriffszelle die Natriumionen in 8 Schichten lagenweise geordnet sind. Wenn ein Impuls, nachdem eine Depolarisation der Nervenzelle zustande gekommen ist, am Nervenende ankommt, hat man berechnet, daß 20.000 Natriumionen per µm² der Membran in das Nervenende einfließen werden, das heißt, daß nach 8 Impulsen eine Schicht Natriumionen an der Außenmembran verschwunden ist (Abb. 7.3.2). Leider stehen keine Daten zur Verfügung über die Diffusion der Natriumionen während der Depolarisation des Nervenendes. Wenn man aber die elektrische Ladung in der Membran mitbetrachtet, dann ist denkbar, daß während einer Polarisation des Nervenendes (das heißt, daß die Innenseite des Nervenendes

negativ ist in bezug auf die extrazelluläre Flüssigkeit) die Moleküle mit einer positiven Ladung nach innen gerichtet sind und Moleküle mit einer negativen Ladung nach außen gerichtet sind man spricht hier von einer elektrischen Doppel-

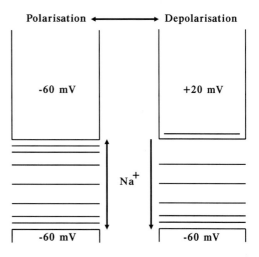

Abb. 7.3.2. Verschiebung von Natriumionen in den synaptischen Spalt während der Depolarisation

schicht. Wenn das Nervenende depolarisiert wird (die Innenseite des Nervenendes ist jetzt positiv statt negativ), wendet sich die elektrische Doppelschicht, sodaß sich jetzt die Moleküle mit einer positiven Ladung an der Außenseite befinden. Die elektrische Ladung an der Außenseite des Nervenendes kann eine wichtige Rolle erfüllen für die Ausrichtung der Natriumionen an der Membran des Nervenendes. Jedoch spielen hier die coulomb'schen Anziehungskräfte eine große Rolle. Während einer Polarisation des Nervenendes, wenn die Außenseite negativ ist, werden die positiven Natriumionen durch die negativen

Moleküle an der Außenseite der Membran angezogen. Während einer Depolarisation (wenn 20.000 Natriumionen oder mehr im Nervenende eingeflossen sind), befinden sich die Moleküle mit einer positiven Ladung an der Außenseite des Nervenendes und diese werden von der Membran abgestoßen. Es ist also denkbar, daß sich während einer Depolarisation an der Außenseite der Membran keine positiven Natriumionen befinden und deshalb eine physiologische Lage entsteht, wo der Einfluß der Aminosäure Tyrosin und Tryptophan im Nervenende erhöht ist. Wenn aber das Nervenende wieder polarisiert ist,

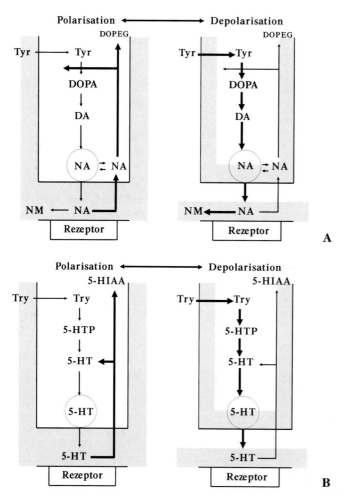

Abb. 7.3.3. Schematische Darstellung der Synthese und der Wiederaufnahme von Noradrenalin (**A**) und Serotonin (**B**) während der Depolarisation. *NA* Noradrenalin, *DA* Dopamin, *DOPA* 3,4-Dihydroxyphenylalanin, *NM* Normetanephrin, *DOPEG* Dihydroxyphenylglycol, *5-HT* Serotonin, *5-HTP* 5-Hydroxytryptophan, *5-HIAA* 5-Hydroxyindolessigsäure, – erhöhte Aktivität

bewegen sich die Natriumionen in der Richtung Nervenmembran, da sich jetzt die Doppelschicht wieder umgedreht hat. Auf diese Weise wird der Einfluß von Tyrosin und Tryptophan durch die Frequenz der elektrischen Impulse geregelt, welche das Nervenende erreichten (BRUINVELS 1980).

Unter den gleichen Umständen (wobei der Einfluß der Aminosäure Tyrosin und Tryptophan erhöht ist) ist auch die Synthese der Katecholamine respektive 5-Hydroxytryptamin erhöht (vide supra). Man kann also annehmen, daß zugleich mit der Depolarisierung des Nervenendes und der hieraus folgenden Abgabe der Transmitter ein erhöhter Einfluß von Tyrosin und Tryptophan zustande kommt, wobei die Aminosäure sofort in den monoaminergen Transmitter umgesetzt wird (Abb. 7.3.3). Neuere Untersuchungen zeigen, daß der Austauschmechanismus von exogenem Tyrosin durch verschiedene neutrale Aminosäuren auch in Synaptosomen gegeben ist. Die Inkubation von Synaptosomen in Na$^+$-freiem Medium bewirkt eine Reduktion des Volumens von Synaptosomen und einen gleichzeitigen Anstieg der Konzentration endogener Aminosäuren. Dieser Vorgang fördert die Aufnahme von Tyrosin durch Austauschmechanismen (DIEZ-GUERRA und GIMENEZ 1989). Diese Autoren vermuten auch, daß

bei Festlegung der Ionenabhängigkeit des synaptosomalen Transportsystems (speziell für Aminosäuren) die Möglichkeit von morphologischen Veränderungen der Synaptosomen und der Beitrag von Austauschmechanismen in Betracht zu ziehen ist.

Eine Zunahme der Aktivität der adrenergen Nervenfaser hat eine Zunahme der Katecholaminsynthese (ALOUSI und WEINER 1966, SEDVALL et al. 1967) durch eine Abnahme der intraneuronalen Hemmung von Noradrenalin (oder eine der übrigen Katecholamine) zur Folge. Wenn man aber diese intraneuronale Hemmung durch eine Hemmung des Enzyms L-Aminosäuredekarboxylase aufhebt, zeigt sich eine Zunahme von Dopa bei einer erhöhten Plasmatyrosinkonzentration (WURTMAN et al. 1974). Eine Zunahme von 5-Hydroxytryptamin im Gehirn wird abhängig von der Zunahme der freien Plasmakonzentration von Tryptophan auch gefunden (KNOTT und CURZON 1972, TAGLIAMONTE et al. 1973), aber in diesem Falle braucht man die Dekarboxylase nicht im voraus zu hemmen, da eine intraneuronale Hemmung der Tryptophanhydroxylase nur in Anwesenheit einer sehr hohen Konzentration von 5-Hydroxytryptamin entsteht (HAMON et al. 1973).

Literatur

AGID Y, JAVOY F, GLOWINSKI J (1973) Hyperactivity of remaining dopaminergic neurones after partial destruction of the nigro-striatal dopaminergic system in the rat. Nature New Biology 245: 150–151

ALOUSI A, WEINER N (1966) The regulation of norepinephrine synthesis in sympathetic nerves: nerve stimulation, cocaine and catecholamine releasing agents. Proc Natl Acad Sci USA 56: 1491–1496

AMBROZI L, RIEDERER P, BIRKMAYER W, NEUMAYER E (1974) Zur Statistik des Tyrosin-Tryptophan-Diagramms bei der Depression. Dtsch Med Wochenschr 99 (20): 1087–1089

ASHCROFT GW, CRAWFORD TBB, ECCLESTON D, SHARMAN DF, MacDOUGALL EJ, STANTON JB, BINNS JK (1966) 5-Hydroxyindole compounds in the cerebral fluid of patients with psychiatric or neurological disorders. Lancet ii: 1049

BECKMANN H (1982) Biochemische Beiträge zu Klassifikation und Therapievorhersage bei endogenen Depressionen. In: BECKMANN H (Hrsg) Biologische Psychiatrie. G Thieme, Stuttgart New York, S 126–147

BIRKMAYER W, HORNYKIEWICZ O (1964) Weitere experimentelle Untersuchungen über L-Dopa beim Parkinson-Syndrom und Reserpin-Parkinsonismus. Arch Psychiat Z Ges Neurol 206: 606–607

BRUINVELS J (1975) Role of sodium in neuronal uptake of monoamines and amino acid precursors. Nature 257: 606–607

BRUINVELS J (1980) Sodium ion displacement as a regulatory factor in depolarization – induced catecholamine biosynthesis. In: PARVEZ H, PARVEZ S (eds) Advances in experimental medicine: a centenary tribute to Claude Bernard. Elsevier/North-Holland Biomedical Press, Amsterdam, pp 557–577

BRUINVELS J (1981) Transport systems for tyrosine and their relation to catecholamine biosynthesis. In: USDIN E et al. (eds) Function and regulation of monoamine enzymes: basic and clinical aspects. McMillan, London Basingstoke, pp 315–326

COPPEN A, SHAW DM, FARRELL JP (1963) Potentiation of the antidepressant effect of a monoamine oxidase inhibitor by tryptophan. Lancet ii: 79–81

DIEZ-GUERRA FJ, GIMENEZ C (1989) Na+ – Dependence of tyrosine transport across the synaptosomal membrane reflects changes in the morphology of synaptosomes. J Neurochem 52: 1366–1374

EHRINGER H, HORNYKIEWICZ O (1960) Verteilung von Noradrenalin und Dopamin (3-Hydroxytyramin) im Gehirn des Menschen und ihr Verhalten bei Erkrankungen des extrapyramidalen Systems. Klin Wochenschr 38: 1236–1239

FERNSTROM JD (1979) Diet-induced changes in plasma amino acid pattern; effects on the brain uptake of large neutral amino acids, and on brain serotonin synthesis. J Neural Transm [Suppl] 15: 55–67

FERNSTROM JD, WURTMAN RJ (1971) Brain serotonin content: increase following ingestion of carbohydrate diet. Science 174: 1023–1025

FERNSTROM JD, HIRSCH MJ, FALLER D (1976) Tryptophan concentrations in rat brain; failure to correlate with free serum tryptophan or its ratio to the sum of other serum neutral amino acids. Biochem J 160: 589–595

GOODWIN FK, COWDRY R, GOLD PW, WEHR T (1977) Central monoamine metabolism in depression and mania. In: VAN PRAAG HM, BRUINVELS J (eds) Neurotransmission and disturbed behaviour. Bohn, Scheltema and Holkema, Utrecht, pp 34–59

HAMON M, BOURGOIN S, GLOWINSKI J (1974) Feedback regulation of 5-HT synthesis in rat striatal slices. J Neurochem 20: 1727

HARPER AE, TEWS JK (1988) Nutritional and metabolic control of brain amino acids. In: HUETHER G (ed) Amino acid availability and brain function in health and disease. Springer, Berlin Heidelberg New York Tokyo, pp 3–12 (Nato ASI Series H, 20)

JAQUIER E, LOVENBERG W, SJOERDSMA A (1967) Tryptophan hydroxylase inhibition: the mechanism by which pchlorophenylalanine depletes rat brain serotonin. Mol Pharmacol 3: 274–278

KNOTT PJ, CURZON G (1972) Free tryptophan in plasma and brain tryptophan metabolism. Nature 239: 452–453

MACKENZIE RG, TRULSON ME (1978) Does insulin act directly on the brain to increase tryptophan levels? J Neurochem 30: 1205–1208

MCGEER EG, PETERS DAV, MCGEER PL (1968) Inhibition of rat brain tryptophan hydroxylase by 6-halotryptophans. Life Sci 7: 605–615

MC MENAMY RH, ONCLEY JL (1958) Specific binding of L-tryptophan to serum albumin. J Biol Chem 233: 1436–1447

NAGATSU T, LEVITT M, UDENFRIEND S (1964) Tyrosine hydroxylase. J Biol Chem 239: 2910–2917

NEUMAYER E, RIEDERER P, DANIELCZYK W, SEEMANN D (1975) Biochemische Hirnbefunde bei endogener Depression. Wien Med Wochenschr 21: 344–349

OLDENDORF WH (1971) Brain uptake of radiolabeled amino acids, amines and hexoses after arterial injection. Am J Physiol 221: 1629–1639

RIEDERER P, BIRKMAYER W (1993) Pathobiochemie bei Depressionen. 1. Alle Defizitmodelle sind heute überholt. Ärztl Praxis 45 (14): 27–29

RIEDERER P, BIRKMAYER W (1993) Pathobiochemie bei Depressionen. 2. Ungleichgewicht zwischen den Überträgersystemen? Ärztl Praxis 45 (15): 26–30

SEDVALL GC, KOPIN IJ (1967) Acceleration of norepinephrine synthesis in the rat submaxillary gland in vivo during sympathetic nerve stimulation. Life Sci 6: 45–51

TAGLIAMONTE A, BIGGIO G, GESSA GL (1971) Possible role of free plasma tryptophan in controlling brain tryptophan concentration. Riv Farmacol Terapia 2: 251–255

TAGLIAMONTE A, BIGGIO G, VARGUI L, GESSA GL (1973) Free tryptophan in serum controls brain tryptophan level and serotonin synthesis. Life Sci 12 (II): 277–287

UDENFRIEND S, SALTZMAN-NIRENBERG P, NAGATSU T (1965) Inhibition of purified beef adrenal tyrosine hydroxylase. Biochem Pharmacol 14: 837–845

VAN PRAAG HM (1981) Management of depression with serotonin precursors. Biol Psychiatry 16: 291–310

VAN PRAAG HM, KORF J, PUITE J (1970) 5-hydroxyindoleacetic acid in the cerebrospinal fluid of depressive patients treated with probenecid. Nature 225: 1259–1260

WADE LA, KATZMAN R (1975) Synthetic amino acids and the nature of L-DOPA transport at the blood brain barrier. J Neurochem 25: 837–842

WEINER N (1970) Regulation of norepinephrine biosynthesis. Ann Rev Pharmacol 10: 273–290

WEINER N, BJUR R, LEE FL, BECKER G, MOSIMANN F (1973) Studies on the mechanism of regulation of tyrosine hydroxylase activity during nerve stimulation. In: USDIN E, SNYDER S (eds) Frontiers in catecholamine research. Pergamon Press, New York, pp 211–221

WILKINSON LS, COLLARD KJ (1984) Opposite effects of extracellular sodium removal on the uptake of tryptophan into rat cortical slices and synaptosomes. J Neurochem 43: 274–275

WURTMAN RF, LARIN F, MOSTAFAPOUR S, FERNSTROM JD (1974) Brain catechol synthesis: control by brain tyrosine concentration. Science 185: 183–184

YOUNG SN, CHOUINARD G, ANNABLE L, MORAND C, ERVIN FR (1984) The therapeutic action of tryptophan in depression, mania and aggression. In: SCHLOSSBERGER HG, KOCHEN W, LINZEN B, STEINHART H (eds) Progress in tryptophan and serotonin research. Gruyter, Berlin New York, pp 321–324

ZIGMOND J, ABERCROMBIE ED, BERGER TW, GRACE AA, STRICKER EM (1990) Compensations after lesions of central dopaminergic neurons: some clinical and basic implications. TINS 13: 290–296

7.4 Klinik

S. Kasper und N. Nedopil

7.4.1 Indikationen

In der Bundesrepublik Deutschland ruht derzeit die Zulassung der beiden Aminpräkursoren L-Tryptophan und 5-Hydroxytryptophan (Oxitriptan) wegen aufgetretener gravierender Nebenwirkungen (Eosinophilie-Myalgie-Syndrom, s. Kapitel Nebenwirkungen). Wegen der grundlegenden Bedeutung dieses Therapieprinzips und der möglichen Wiederzulassung dieser Substanzen sollen diese aber dennoch im folgenden abgehandelt werden.

Für L-Tryptophan (L-TP) und 5-Hydroxytryptophan (5-HTP) wurden folgende Indikationsbereich postuliert:

- Depressive Erkrankungen
- Schlafstörungen (s. Band 2)
- Angsterkrankungen (s. Band 2)
- Aggressives Verhalten/Impulskontrollstörungen (s. Band 2)
- L-Dopa-Psychosen (s. Band 5)
- Zerebelläre Ataxien, Myoklonien
- Schmerzzustände/Migräne.

Ein Serotoninmangel wurde als Ursache zumindest einer Unterform affektiver Erkrankungen angesehen (VAN PRAAG und KORF 1971). Die Anreicherung des zentralen Nervensystems mit Serotoninvorstufen schien somit eine natürliche Behandlung dieses Defizits zu ermöglichen. 1967 beschrieben COPPEN et al. die antidepressive Wirksamkeit von L-TP. Placebokontrollierte Doppelblindstudien an hospitalisierten depressiven Patienten ließen jedoch keine signifikante antidepressive Wirkung erkennen, während bei leichter erkrankten ambulanten Patienten ein antidepressiver Effekt gegenüber Placebo beschrieben wurde (s. Tabelle 7.4.1). Die Kombination von L-TP mit Amitriptylin, Imipramin, Clomipramin, MAO-Hemmern sowie Lithium ließ günstigere Effekte erkennen als die alleinige Gabe von L-TP bzw. des Antidepressivums (COPPEN et al. 1963, GLASSMAN und PLATMAN 1969, LOPEZ-IBOR et al. 1973, AYLWARD 1976, WALINDER et al. 1976, WORRAL et al. 1979, CHOUINARD et al. 1979, THOMSON et al. 1982, WALINDER 1983).

KLINE und SACKS veröffentlichten 1963 einen ersten kasuistischen Bericht über die antidepressive Wirkung von 5-HTP. Nach ersten offenen Studien folgte eine Reihe von Doppelblindstudien; während die Untersuchungen der Gruppe um VAN PRAAG über günstige Ergebnisse berichtete, zeigten Studien an anderen Zentren keine so positiven Erfolge (Tabelle 7.4.2).

Die Kombination von 5-HTP mit MAO-Hemmern sowie Clomipramin erwies sich gegenüber Placebo sowie der alleinigen Gabe von 5-HTP bzw. des Antidepressivums als überlegen (LOPEZ-IBOR et al. 1976, VAN PRAAG 1978, MENDLEWICZ und YOUDIM 1980, KLINE und SACKS 1980, NARDINI et al. 1983).

Die Frage der Wirksamkeit von 5-HTP für die Rezidivprophylaxe depressiver Erkrankungen wurde in einer offenen Studie von VAN PRAAG und DE HAAN (1980) geprüft. Dabei zeigte sich über den Untersuchungszeitraum von einem Jahr, daß die Gabe von

Tabelle 7.4.1. Doppelblindstudien zur antidepressiven Wirksamkeit von L-Tryptophan (L-TP) gegenüber Placebo und Antidepressiva

Autoren	Anzahl Patienten[1]	Diagnose stat./ambulant	Design	Bemerkungen[2]
1. Gegenüber Placebo				
BUNNEY et al. (1971)	8	ED stationär	1. 8 g L-TP 2. Placebo 16 Tage	Keine sign. antidepressive Wirkung
MURPHY et al. (1974)	24	ED (16 UP, 8 BP) stationär	1. 9.6 g L-TP + PYH 2. Placebo 20 Tage	1/16 Besserung bei UP Depr. 5/8 Besserung bei BP Depr.
DUNNER und FIEVE (1975)	12	9 ED, UP 3 ED, BP stationär	1. 9 g L-TP 2. Placebo 10–17Tage	Keine sign. antidepressiver Wirkung
MENDELS et al. (1975)	9	6 unipolar 3 bipolar stationär	1. 16 g L-TP + PYH 2. Placebo 42 Tage	Kein antidepressiver Effekt
AYLVARD (1976)	42	depressives Syndrom im Klimakterium ambulant	1. 3 g LTP+ PYH 2. Placebo 74 Tage	Signifikante Besserung mit L-TP Keine Besserung mit Placebo
FARKAS et al. (1976)	16	10 ED, UP 6 ED, BP stationär	1. 6–9 g L-TP + PYH 2. Placebo 10–18 Tage	1/10 Besserung bei UP Depr. 3/6 Besserung bei BP Depr.
2. Gegenüber Antidepressiva				
COPPEN et al. (1972)	30	akute Depr. stationär	1. 9 g L-TP 2. 150 mg Imipramin 28 Tage	L-TP = Imipramin
JENSEN et al. (1975)	42	ED stationär	1. 6 g L-TP 2. 150 mg Imipramin 21 Tage	L-TP = Imipramin
HERRINGTON et al. (1976)	40	Primäre Depression stationär/ambul.	1. 8 g L-TP + PYH 2. 150 mg Amitryptilin 28 Tage	L-TP = Amitryptilin
RAO und BROADHURST (1976)	9	ED stationär	1. 6 g L-TP + PYH 2. 150 mg Imipramin 28 Tage	L-TP = Imipramin
LINDBERG et al. (1979)	58	38 ED 20 Non-ED stationär	1. 6 g L-TP 2. 150 mg Imiprarnin 21 Tage	L-TP = Imipramin
CHOUINARD et al. (1979)	25	EP (UP + BP) stationär	1. 6 g L-TP + PYH 2. 225 mg Imipramin 3. 1 + 2 28 Tage	L-TP + PYH + Imipr. = Imipr. > L-TP + PYH UP günstiger < 6 g BP günstiger > 6 g
QUADBECK et al. (1984)	24	ED stationär	1. 3 g L-TP 2. 3 g L-TP + 150 mg 5-HTP 3. 50 mg Nomifensin 21 Tage	2 > 1 und 3 L-TP = Nomifensin

(Fortsetzung siehe S. 448)

Tabelle 7.4.1. Fortsetzung

Autoren	Anzahl Patienten[1]	Diagnose stat./ambulant	Design	Bemerkungen[2]
3. Gegenüber Placebo und Antidepressiva				
THOMSON et al. (1982)	115	depressives Syndrom ambulant	1. 3 g L-TP 2. 75 mg Amitryptilin 3. 1 + 2 4. Placebo 12 Wochen	Nach 4, 8 und 12 Wochen sign. wirksamer als Placebo Geringer wirksam als Amitryptilin und die Kombination L-TP + Amitryptilin

Li Lithium; *UP* unipolare Depression; *BP* bipolare Depression; *ED* endogene Depression (bzw. äquivalenter Diagnosen); *L-TP* Tryptophan; *PYH* Pyrrolasehemmer (Pyridoxin, Allopurinol, Nicotinamid). [1] Die Anzahl der Patienten bezieht sich auf die in der Studie insgesamt untersuchten Patienten; [2] die angegebenen Besserungen beziehen sich auf den Behandlungsversuch mit L-TP

200 mg 5-HTP plus Dekarboxylase-Hemmer im Vergleich zu Placebo das Auftreten von depressiven Symptomen signifikant vermindern konnte.

Die Untersuchung der antidepressiven Wirksamkeit von L-TP und 5-HTP war in den zurückliegenden 10 Jahren kaum mehr Gegenstand von kontrollierten Studien. Dies ist insbesondere deshalb bemerkenswert, da die vorangegangenen Untersuchungen keine einheitlichen Ergebnisse erkennen ließen (BECKMANN und KASPER 1983). Bereits früher wurde bei depressiven Patienten der klinische Zusammenhang zwischen Suizidalität und Aggressivität beschrieben (WEISSMAN et al. 1973, CONTE und PLUTCHIK 1974). VAN PRAAG (1984) fand bei depressiven Patienten mit erhöhter Neigung zu fremdaggressivem Verhalten erniedrigte 5-Hydroxyindolessigsäure-Spiegel (5-HIES) im Liquor. Tierexperimentell hatte sich gezeigt, daß Affen, die mit Tryptophan-armer Nahrung gefüttert wurden, aggressiver reagierten, während bei Tieren, die Tryptophan-reiches Futter erhielten, die Zahl der Kämpfe eher abnahm (CHAMBERLAIN et al. 1987). Der aggressionshemmende Effekt von L-Tryptophan konnte durch die Gabe eines Serotonin-Wiederaufnahmehemmers (Fluoxetin) imitiert werden (RAL-

EIGH 1987), dagegen führte 5-HTP zu einer Zunahme der Aggressionshandlungen – ein Effekt, der auch nach Gabe von Desipramin auftrat.

Diese Befunde führten zu der Hypothese, daß selektiv serotonerge Substanzen wie Serotonin-Wiederaufnahmehemmer, „Serenika" wie Eltoprazin und Aminpräkursoren eine spezifische pharmakologische Behandlung aggressiven Verhaltens ermöglichen könnten.

7.4.2 Dosierung

Der größte Teil des mit der Nahrung aufgenommenen Tryptophans wird für die Proteinsynthese verwendet (YOUNG 1986). Der Tryptophanbedarf beträgt 0,25 g pro Tag; die normale tägliche Nahrung enthält 1–1,5 g Tryptophan (COLE et al. 1980).

Bei therapeutischer oder experimenteller Tryptophan-Zufuhr kommt es zu einem Ungleichgewicht der Aminosäuren und zu einem überproportionalen Angebot an der Blut-Hirn-Schranke. Im Tierversuch steigt der Serotoningehalt im Gehirn in Abhängigkeit von der Dosis und der Plasmakonzentration der Substanz (WURTMAN et al. 1981). Bei Menschen konnte nachgewiesen wer-

Tabelle 7.4.2. Doppelblindstudien zur antidepressiven Wirksamkeit von 5-Hydroxytryptophan (5-HTP) gegenüber Placebo und Antidepressiva

Autoren	Anzahl Patienten	Diagnose stat./ambulant	Design[1]	Bemerkungen[2]
1. Gegenüber Placebo				
VAN PRAAG et al. (1972)	10	ED stationär	1. 200–3000 mg 5-HTP 2. Placebo 21 Tage	3 von 5 Pat. zeigten Besserung
BRODIE et al. (1973)	7	6 ED 1 Schizoaff. stationär	1. 250–3500 mg 5-HTP 2. Placebo 1–15 Tage	1/7 mäßig verbessert
BARLET und PALIARD (1974)	50	Alters- Depression stationär	1. 200–800 mg 5-HTP 2. Placebo 10–240 Tage	19/25 Besserung
VAN PRAAG (1984)	45	ED stationär	1. 200 mg 5-HTP + DKH 2. 5 g L-TP 3. Placebo 28 Tage	5-HTP > Placebo
2. Gegenüber Antidepressiva				
ANGST et al. (1977)	30	ED stationär	1. 800 mg + DKH 2. 150 mg Imipramin 20 Tage	5-HTP = Imipramin
3. Gegenüber Placebo und Antidepressiva				
VAN PRAAG (1978)	40	ED (UP, BP) stationär	1. 200 mg 5-HTP + DKH 2. 225 mg Clomipramin 3. 1 + 2 4. Placebo 21 Tage	5-HTP = Clomipr. > Placebo 4 > 1, 2, 3
MENDLEWICZ und YOUDIM (1980)	58	ED stationär	1. 900 mg 5-HTP +DKH 2. 1 + 15mg L-Deprenyl 3. Placebo 32 Tage	5-HTP = Placebo 5-HTP + Deprenyl sign besser als Placebo

[1] Die angegebenen Dosismengen beziehen sich auf die tägliche Dosis. In allen Studien, außer der von VAN PRAAG et al. (1972), wurde l-5-HTP verwendet, in der letzteren Studie das Razemat (dl-5-HTP).
[2] Die angegebenen Besserungen beziehen sich auf den Behandlungsversuch mit 5-HTP. *DKH* De-carboxylase-Hemmer (Benzerazid, Carbidopa), weitere Abkürzungen wie in Tabelle 7.4.1

den, daß die 5-HIES im Liquor bis zu einer Dosis von 3 g Tryptophan ansteigt; eine Erhöhung der Dosis auf 6 g führte zu keinem weiteren Anstieg (YOUNG 1986). Zu hohe Dosen von L-TP induzieren die Aktivität der Tryptophanpyrrolase in der Leber und führen somit zu einem rascheren peripheren Abbau der Substanzen über den Kynureninstoffwechsel.

Durch diese pharmakologischen Gegebenheiten ist die therapeutische Dosis begrenzt: die Einzeldosis sollte 3 g, die Gesamttagesdosis 6–8 g nicht überschreiten (YOUNG 1986). Da von L-TP eine psychomotorisch dämpfende Wirkkomponente bekannt ist, empfiehlt es sich, die Behandlung am Abend zu beginnen.

Die Dosierung von 5-HTP wird v.a. durch

die gastrointestinalen Nebenwirkungen begrenzt; die therapeutisch sinnvolle Dosis liegt zwischen 50 und 500 mg. In den meisten vorliegenden Studien wurde eine Dosis von 200–300 mg pro Tag appliziert. Die orale Therapie mit 5-HTP erfolgt ebenso einschleichend wie die mit L-TP, üblicherweise wird mit einer Initialdosis von 100 mg abends begonnen. Wegen Resorptionsunsicherheiten ist ein festes Dosisregime nicht zu empfehlen, die notwendige Menge sollte individuell angepaßt werden.

7.4.3 Unerwünschte Wirkungen, Kontraindikationen, Überdosierung, Intoxikation

L-Tryptophan

Bis vor kurzem galt L-TP als relativ nebenwirkungsarm. In höheren Dosen (bis 12 g pro Tag) wurden in wenigen Fällen Übelkeit, Appetitlosigkeit, Kopfschmerzen und Schwindelgefühle berichtet (CHOUINARD et al. 1985). Libidoveränderungen zeigten sich überwiegend als Libidoverlust, meist initial kam es zu vorübergehender Blutdrucksenkung. Die meisten Nebenwirkungen wurden unter der Kombination mit MAO-Inhibitoren berichtet (s. unten).

Eosinophilie-Myalgie-Syndrom

Ende 1989 wurde erstmals aus den USA berichtet, daß ein Zusammenhang zwischen der Einnahme von L-Tryptophan und dem inzwischen als Eosinophilie-Myalgie-Syndrom (EMS) bekannt gewordenen Krankheitsbild besteht (ANONYMOUS 1989, DE SMET 1991, ZIPP und DEMISCH 1992). Das EMS ist durch generalisierte Muskel- und Gelenksschmerzen und eine starke Vermehrung eosinophiler Granulozyten ($> 10^9/l$) gekennzeichnet. Die Beschwerden müssen nach standardisierten Kriterien (UNITED STATES CENTERS FOR DISEASE CONTROL; ANONYMOUS 1989) so ausgeprägt sein, daß sie die tägliche Funktionsfähigkeit beeinträchtigen.

Weiterhin muß eine gleichzeitig bestehende Infektionskrankheit bzw. ein Neoplasma ausgeschlossen sein. Zusätzlich traten bei den von EMS betroffenen Patienten häufig Fieber, Schwellungen der Extremitäten sowie Hautreaktionen auf, gelegentlich auch Atemnot. Die Krankheit setzte normalerweise plötzlich, innerhalb weniger Tage ein und verlief häufig schwer und chronisch. Obwohl es nach Absetzen von L-Tryptophan und nach Applikation hoher Glucocorticoiddosen schnell zur Abnahme der zirkulierenden Eosinophilen kam, besserten sich die klinischen Symptome nicht in dem gleichen Ausmaß, sondern blieben teilweise bestehen. Der weitere Krankheitsverlauf ist noch weitgehend unbekannt.

Neuere Untersuchungen weisen aufgrund der Studien zum Pathomechanismus des ursprünglich ausschließlich unter L-Tryptophangabe aufgetretenen EMS darauf hin, daß wahrscheinlich Verunreinigungen bei der gentechnologischen Herstellung von L-Tryptophan zur Auslösung dieser Symptomatik führten (DE SMET 1991). Die Verunreinigungstheorie wird dadurch unterstrichen, daß dieses Krankheitsbild epidemieartig in einem engen Zeitpunkt auftrat, und sich in der Mehrzahl der Fälle auf einen gentechnologisch gewonnenen Rohstoff eines bestimmten japanischen Herstellers zurückführen ließ (BELONGIA et al. 1990). Gentechnologisch hergestellte Rohstoffe von L-Tryptophan werden jedoch nicht von allen pharmazeutischen Firmen verwendet. Bis zur weiteren Abklärung ruht in Deutschland die Zulassung (Bundesgesundheitsamt, BGA) von L-Tryptophan.

Bis Mitte 1991 war 5-Hydroxytryptophan (Synonym: Oxitriptan) von der seit 1989 geführten Diskussion über das Auftreten eines EMS unter L-Tryptophanhaltigen Präparaten wahrscheinlich deswegen nicht betroffen, da sich L-Tryptophan und 5-Hydroxytryptophan deutlich hinsichtlich ihres Stoffwechsels und ihrer großtechnischen Herstellung unterscheiden. Je ein, bis jetzt noch nicht eindeutig geklärter Fallbericht aus den USA (nicht veröffentlicht), sowie aus Italien (FARINELLI et al. 1991) über das Auftreten eines EMS unter Therapie mit 5-Hydroxytryptophan, haben jedoch auf Antrag des Herstellers zum einstweilgen Ruhen der Zulassung beim BGA in Deutschland und in einigen europäischen Ländern geführt. Diese Fallberichte stehen im Gegensatz zu der mehr als 20 Jahre international erfolgten klinischen Anwendung, die keinen Anhalt für das Auftreten des EMS unter dieser Medikation gab. Bis zur weiteren Abklärung steht also auch dieser Serotoninpräkursor nicht zur Verfügung.

5-Hydroxytryptophan
Die Nebenwirkungen von 5-HTP sind dosisabhängig. Von praktischer Bedeutung sind dabei Übelkeit, Erbrechen und Diarrhoe (SOURKES 1983). Blutdruckveränderungen können v.a. in der Kombination mit MAO-Inhibitoren und serotonergen Substanzen vorkommen. Bei einer bis zu drei Jahren dauernden 5-HTP-Therapie (400–2000 mg pro die) von Patienten mit einer Myoklonie stellten VAN WOERT et al. (1977) eine Reduktion des Plasmacholesterins sowie bei etwa der Hälfte der 18 Patienten eine Agitiertheit und bei einem der Patienten das Auftreten einer Dermatomyositis fest.

Zwei jüngst beschriebene Fälle von Eosinophilie-Myalgie-Syndrom-Verdacht führten jetzt zum Ruhen der Zulassung in Deutschland.

Absolute **Kontraindikationen** für eine Therapie mit Serotonin-Präkursoren sind der Hyperserotonismus beim Carcinoid-Syndrom sowie schwere Niereninsuffizienz, für L-TP auch die hepatische Enzephalopathie und eine schwere Leberinsuffizienz.

Relative Kontraindikationen sind Sklerodermie, Diabetes mellitus, Gravidität und schwere Blasenerkrankungen (SOURKES 1983, BOMAN 1988). Obwohl eine Kombinationstherapie mit MAO-Inhibitoren in einigen Studien als therapeutisch günstig angesehen wurde (MENDLEWICZ und YOUDIM 1980, WALINDER 1983, BARKER et al. 1987) ist diese Kombination als relativ kontraindiziert anzusehen und nur bei strenger klinischer Überwachung und niedriger MAO-Hemmer-Dosis anwendbar. Es liegen Fallberichte vor, bei denen ein letaler Ausgang beschrieben wurde (THOMAS und RUBIN 1984, POPE et al. 1985).

In der Literatur sind keine Berichte von Todesfällen in Zusammenhang mit der alleinigen Einnahme von L-TP oder 5-HTP bekannt.

7.4.4 Interaktionen

Die Kombination von L-TP sowie von 5-HTP mit anderen antidepressiv wirksamen Medikamenten wurde in mehreren Studien durchgeführt und außer der Kombination mit irreversiblen MAO-Hemmern als sicher und in einigen Fällen auch als therapeutisch günstig beurteilt (s. oben). Bei gleichzeitiger Einnahme von Medikamenten mit hoher Plasmaproteinbindung kann eine Wirkungsverstärkung erwartet werden, da Serotoninpräkursoren diese Substanzen kompetitiv verdrängen (z.B. Digitoxin). Der antidepressive Effekt einer Elektrokrampftherapie konnte durch die Zugabe von L-TP nicht verbessert werden (KIRKEGAARD et al. 1978), vielmehr kam es unter gleichzeitiger L-TP-Therapie zu einer signifikanten Verkürzung der Krampfdauer (RAOTMA 1978).

Literatur

ANGST J, WOGGON B, SCHOEPF J (1977) The treatment of depression with 1-5-hydroxytryptophan versus imipramine. Results of two open and one double-blind study. Arch Psychiatr Nervenkr 224: 175–186

AYLWARD M (1976) Presented on a meeting of the Royal College of Physicians

ANONYMUS (1987) Eosinophilia-myalgia syndrome. New Mexico Morbid Mortal Wkly Rep 38: 765–767, 785

BARKER A, SCOTT J, ECCLESTON D (1987) The Newcastle chronic depression study:results of a treatment regime. Int Clin Psychopharmacol 2: 261–272

BARLET P, PALIARD P (1974) Etude clinique du 5-hydroxytryptophane dans les etats depressifs du troisieme age. Cah Med Lyonnais 50: 1895–1901

BECKMANN H, KASPER S (1983) Serotonin-Vorstufen als Antidepressiva. Eine Übersicht. Fortschr Neurol Psychiatr 51: 176–182

BELONGIA EA, HEDBERG CW, GLEICH GJ, WHITE KE, MAYENO AN, LOEGRING DA, DUNETTE SL, PIRIE PL, MacDONALD KL, OSTERHOLM MT (1990) An investigation of the cause of the eosinophilia-myalgia syndrome associated with tryptophan use. N Engl J Med 323: 357–365

BOMAN B (1988) L-Tryptophan: a rational antidepressant and a natural hypnotic? Aust NZ J Psychiatry 22: 83–97

BRODIE HKH, SACK R, SIEVER L (1973) In: BARCHAS J, USDIN E (eds) Serotonin and behavior. Academic Press, New York, pp 549–559

BUNNEY WE, BRODIE HKH, MURPHY DL, GOODWIN FK (1971) Studies of a-methyl-p-tyrosine, L-dopa, and L-tryptophan in depression and mania. Am J Psychiatry 127: 872–881

CHAMBERLAIN B, ERVIN FR, PIHL RO, YOUNG SN, (1987) The effect of raising or lowering tryptophan levels on aggression in vervet monkeys. Pharmacol Biochem Behav 28: 503–510

CHOUINARD G, YOUNG SN, ANNABLE L, SOURKES TL (1979) Tryptophanicotinamide, imipramine and their combination in depression. Acta Psychiatr Scand 59: 395–414

CHOUINARD G, YOUNG SN, ANNABLE L (1985) A controlled clinical trial of L-tryptophan in acute mania. Biol Psychiatry 20: 546–557

COLE JO, HARTMAN E, BRIGHAM P (1980) L-tryptophan:clinical studies. In: COLE JO (ed) Psychopharmacology update.The Collamore Press, Lexington Ma, pp 119–148

CONTE HR, PLUTCHIK R (1974) Personality and background characteristics of suicidal mental patients. J Psychiatr Res 10: 181

COPPEN A, SHAW DM, FARREL JP (1963) Potentiation of the antidepressive effect of a monoamine-oxidase inhibitor by tryptophan. Lancet i: 78–81

COPPEN A, SHAW DM, HERZBERG R, MAGGS R (1967) Tryptophan in the treatment of depression. Lancet ii: 1178–1180

COPPEN AJ, PRANGE JR AJ, WHYBROW PC, NOGUERA R (1972) Abnormalities of indoleamines in affective disorders. Arch Gen Psychiatry 26: 474–478

DUNNER DL, FIEVE RR (1975) Affective disorder: studies with amine precursors. Am J Psychiatry 132: 180–183

FARINELLI S et al. (1991) Sindrome eosinofilia-mialgia associata a 5-OH-triptofano Descrizione di un caso. Recenti Progressiv in Medicina 82: 7–8

FARKAS T, DUNNER DL, FIEVE RR (1976) L-Tryptophan in depression. Biol Psychiatry 11: 295–302

GLASSMAN AH, PLATTMAN SB (1969) Potentiation of a monoamine-oxidase inhibitor by tryptophan. J Psychiatr Res 7: 83–88

HERRINGTON RN, BRUCE A, JOHNSTONE EC (1976) Comparative trial of L-tryptophan and amitriptylin in depressive illness. Psychol Med 6: 673–678

JENSEN K, FRUENSGAARD K, AHLFORS UG (1975) Tryptophan/Imipramine in depression. Lancet 9: 920

KIRKEGAARD C, MOLLER SE, BJORUM N (1978) Addition of L-tryptophan to electroconvulsive treatment in endogenous depression. A double-blind study. Acta Psychiatr Scand 58: 457–462

KLINE NS, SACKS W (1963) Relief of depression within one day using an MAO inhibitor and intravenous 5-HTP. Am J Psychiatry 120: 274–275

KLINE NS, SACKS W (1980) Treatment of depression with an MAO inhibitor followed by 5-HTP – an unfinished research project. Acta Psychiatr Scand [Suppl 280]: 233–241

LINDBERG D, AHLFORS UG, DENCKER SJ (1979) Symptom reduction in depression after treatment with L-trypthophan or imipramine. Acta Psychiatr Scand 60: 287–294

LOPEZ-IBOR AJJ, GUTTERRIZ I, INGLESIAS M (1973) Tryptophan and amitriptyline in the treatment of depression. Int Pharmacopsychiatry 8: 145–151

Lopez-Ibor JJ, Gutierrez JJA, Iglesias MLMM (1976) 5-hydroxytryptophan (5-HTP) and a MAOI (nialamide) in the treatment of depression. A double-blind controlled study. Int Pharmacopsychiatry 11: 8–15

Mendels J, Stinnet JL, Burns D, Frazer A (1975) Amine precursors and depressions. Arch Gen Psychiatry 32: 22–30

Mendlewicz J, Youdim MBH (1980) Antidepressant potentiation of 5-hydroxytryptophan by L-deprenyl in affective illness. J Affect Dis 2: 137–146

Murphy DL, Baker M, Goodwin FK, Miller H, Kotin Jr, Bunney WE (1974) L-Tryptophan in affective disorders. Indoleamine changes and differential clinical effects. Psychopharmacology 34: 11–20

Nardini M, De Stefano R, Iannuccelli M, Borghesi R, Battistinin N (1983) Treatment of depression with L-5-hydroxytryptophan combined with chlorimipramine, a double-blind study. Int J Clin Pharm Res 111: 239–250

Pope HE, Jonas JM, Hudson JI (1985) Toxic reactions to the combination of monoamineoxodase inhibitors and tryptophan. Am J Psychiatry 142: 491–492

Praag HM v (1978) Psychotropic drugs. A guide for the practitioner. Brunner/Mazel, New York, pp 280–281

Praag HM v (1984) Studies in the mechanism of action of serotonin precursors in depression. Psychopharmacol Bull 20: 599–602

Praag HM v, Korf J (1971) Endogenous depression with and without disturbances in the 5-hydroxytryptamine metabolism: a biochemical classification? Psychopharmacologia 19: 148–152

Praag HM v, de Haan S (1980) Depression vulnerability and 5-hydroxytryptophan prophylaxis. Psychiatry Res 3:75–83

Praag HM v, Korf J, Dols LCW, Schut T (1972) A pilot study of the predictive value of the probenecid test in application of 5-hydroxytryptophan as an antidepressant. Psychopharmacology 25: 14–21

Quadbeck H, Lehmann E, Tegeler (1984) Comparison of the antidepressant action of tryptophan, tryptophan/5-hydroxytryptophan combination and nomifensine. Neuropsychobiology 11: 111–115

Raleigh MJ (1987) Differential behavioral effects of tryptophan and 5-hydroxytryptophan in vervet monkeys: influence of catecholaminergic systems. Psychopharmacology 93: 44–50

Rao B, Broadhurst AD (1976) Tryptophan and depression. Br Med J 1: 460

Raotma H (1978) Has tryptophan any anticonvulsive effect. Acta Psychiatr Scand 57: 253–258

de Smet PAGM (1991) Drugs used in non-orthodox medicine. In: Dukes MNG, Aronson JK (eds) Side effects of drugs, annual 15. Elsevier Science Publishers, Amsterdam, pp 514–531

Sourkes TL (1983) Toxicology of serotonin precursors. Adv Biol Psychiatry 10: 160–175

Thomas JM, Rubin EH (1984) Case report of a toxic reaction from a combination of tryptophan and phenelzine. Am J Psychiatry 141: 281–283

Thomson J, Rankin H, Ashcroft GW, Yates CM, McQueen JK, Cummings SW (1982) The treatment of depression in general practice: a comparison of L-tryptophan, amitriptyline, and a combination of L-tryptophan and amitriptyline with placebo. Psychol Med 12: 741–751

Walinder J (1983) Combination of tryptophan with MAO inhibitors, tricycle antidepressants and selective 5-HT reuptake inhibitors. Biol Psychiatry 10: 82–93

Walinder J, Skott A, Nagy A (1976) Potentiation of antidepressant action of clomipramine by tryptophan. Arch Gen Psychiatry 33: 1384–1389

Weissman M, Fox R, Klerman-JL (1973) Hostility and depression associated with suicide attempts. Am J Psychiatry 130: 450

Woert van MH, Rosenbaum D, Howieson J, Bowers MB (1977) Long-term therapy of myoclonus and other neurologic disorders with L-5-hydroxytryptophan and carbidopa. N Engl J Med 296: 70–75

Worral EP, Moddy JP, Peet M, Dick P, Smith A, Chambers C, Adams M Naylor GJ (1979) Controlled studies of the acute antidepressant effects of lithium. Br J Psychiatry 135: 255–262

Wurtman RJ, Hefti F, Mulamed E (1981) Precursor control of neuro-transmitter synthesis. Pharmacol Rev 32: 315–335

Young SN (1986) The clinical psychopharmacology of tryptophan. In: Wurtman RJ, Wurtman JJ (eds) Nutrition and the brain, vol 7. Raven, New York, pp 49–88

Zipp F, Demisch L (1992) Aktuelles in der Diskussion um das Eosinophilie-Myalgie-Syndrom (EMS). Nervenarzt 63: 249–253

Exkurs: Hypericum als pflanzliches Antidepressivum

V. Schulz und R. Hänsel

Arzneimittel auf der Basis von Zubereitungen aus Hypericum perforatum (Johanniskraut) sind Phytopharmaka. Deren Wirkstoff ist keine chemisch definierbare Einzelsubstanz, sondern ein Gemisch aus einer Reihe von Naturstoffen. Im Sinne von § 3 des Deutschen Arzneimittelgesetzes von 1976 erstreckt sich der Wirkstoffbegriff bei Phytopharmaka auf „Pflanzen, Pflanzenteile oder Pflanzenbestandteile in bearbeitetem oder unbearbeitetem Zustand". Diese Definition knüpft bewußt an die jahrhundertelange Erfahrung und Tradition der Phytotherapie an, wodurch eine besondere Bewertung für diese Arzneimittel möglich wurde. Diese erfolgt gemäß § 25 Abs. 6 und 7 AMG durch eine Zulassungs- und Aufbereitungskommission mit spezieller Fachkunde. Die zuständige Kommission E des Bundesgesundheitsamtes hat das bis 1984 vorliegende Erkenntnismaterial über Wirkungen und Wirksamkeit von Hypericum perforatum bewertet und die daraus zu ziehenden therapeutischen Rückschlüsse in gesetzlich verbindlicher Form in der Monographie „Hyperici herba" niedergelegt. Gemäß dieser Monographie gelten „psychovegetative Störungen, depressive Verstimmungszustände, Angst und/oder nervöse Unruhe" als zugelassene Anwendungsgebiete, sofern bestimmte Zusammensetzungen und Dosierungen eingehalten werden.

1 Pharmazie

Johanniskraut (Hypericum perforatum) ist eine 40–100 cm hochwerdende mehrjährige Pflanze. Die Droge besteht aus den zur Blütezeit geernteten und anschließend getrockneten Zweigspitzen und stammt im wesentlichen aus Wildvorkommen in Osteuropa und in Rußland.

Die Droge enthält etwa 0,05–0,1% Hypericin und hypericin-ähnliche Stoffe, darunter insbesondere Pseudohypericin, Isohypericin und Protohypericin; 0,05–0,2% ätherisches Öl mit n-Alkanen als Hauptkomponenten, neben Pinen, Cineol und Myrcen; Flavonoide, insbesondere Hyperosid und Rutin sowie Biflavone; Phytosterole; Phenolcarbonsäuren, darunter Chlorogen- und Kaffeesäure; bis zu 10% Gerbstoff sowie kleine Mengen an Procyanidinen (HÄNSEL 1988, WICHTL 1989).

Der Deutsche Arzneimittelkodex von 1986 schreibt vor, daß die Droge mindestens 0,05% Hypericin enthalten muß. Die Monographie der Kommission E von 1984 schreibt für die Droge oder deren Zubereitungen eine mittlere Tagesdosis entsprechend 0,2–1,0 mg Hypericin-Anteil vor.

Die hier interessierenden Handelspräparate enthalten wässrig-äthanolische Extrakte im Verhältnis Droge : Extrakt wie 5 : 1 bis 10 : 1, zubereitet als Tropflösungen, Kapseln oder Dragees.

2 Pharmakologie

2.1 Pharmakokinetik

Pharmakokinetische Untersuchungen wurden mit einem Hypericum-Extrakt, der auf 0,12% Gesamthypericin nach DAC standardisiert ist (Prüfbezeichnung LI 160, Handels-

Hypericin-Plasmakonzentration (ng/ml)

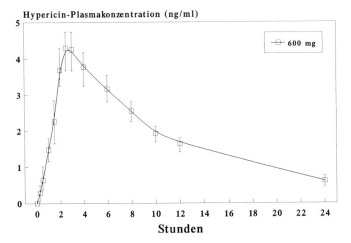

Abb. 1. Mittelwerte von 12 Probanden der Hypericin-Konzentration im Plasma (n = 12, Mittelwert ± SEM) nach einmaliger Einnahme von 600 mg eines auf 0,12% Hypericin-standardisierten Hypericum-Extraktes. Die höchste Konzentration wurde nach 2,5 Stunden erreicht, die Elimination erfolgte mit einer Halbwertzeit von etwa 6 Stunden (WEISER 1991)

präparat Jarsin®), durchgeführt. Die Meßgröße war die Hypericin-Konzentration im Blutplasma. 12 gesunde Probanden nahmen 600 mg, 2 weitere Probanden zusätzlich in Abständen von 7 Tagen 300 mg und 1200 mg des Extraktes in Form von Dragees ein. Im Mittel der 12 Probanden war ein Maximalwert der Konzentration des Hypericins im Plasma nach 2,5 Stunden erreicht. Die Höhe des Plasma-Spiegels betrug im Mittel 4,3 ng/ml. Nach der Resorptionsphase erfolgte in typischer Weise die exponentielle Elimination mit einer Halbwertzeit von etwa 6 Stunden (Abb. 1). Die Maximal-Konzentrationen im Plasma nach Einnahme von 300 mg, 600 mg und 1200 mg zeigten eine typische Dosisabhängigkeit (WEISER 1991). Nach Einnahme eines Hypericum-Extraktes mit radioaktiv markiertem (^{14}C) Hypericin wurden, bezogen auf die eingenommene Dosis, ganz ähnliche Konzentrationen im Blutplasma gemessen (STOCK und HÖLZL 1991).

2.2 Experimentelle und klinische Pharmakologie

Die photodynamische Aktivität von Hypericin hat eine nachgewiesene toxikologische Bedeutung bei Weidetieren. Schafe und Rinder bekamen nach dem Verzehr großer Mengen von Johanniskraut unter anschließender Sonneneinstrahlung Ödeme, Ulcerationen und sogar Nekrosen von unpigmentierten Hautstellen. Diese Veränderungen wurden unter der Bezeichnung „Hypericismus" beschrieben (GIESE 1980). Als Ursache konnte die photodynamische Wirkung des Hypericins wahrscheinlich gemacht werden. Die Lichtempfindlichkeit konnte erheblich gesteigert werden, wenn der Reinsubstanz Begleitstoffe aus Hypericum zugefügt worden waren. Dieses Experiment deutet darauf hin, daß Hypericin aus einem Hypericum-Extrakt besser resorbiert wird, als bei Verabreichung als chemisch reine Substanz (ROTH 1990).

Eine vergleichende Bewertung des am Tier beobachteten „Hypericismus" mit den Dosierungen bei der therapeutischen Anwendung von Hypericum-Präparaten am Menschen wurde kürzlich von KÖNIG und MEIER (1992) vorgenommen. Die Autoren kamen zu dem Schluß, daß die zugeführten Mengen an Hypericin, die bei den Weidetieren phototoxische Effekte verursacht hatten, etwa das 50- bis 1000fache der hier interessierenden therapeutischen Dosis betrug. Übereinstimmend damit sind Fälle von Phototoxizität unter antidepressiver Therapie mit Hypericum-Extrakt am Menschen noch nie berichtet worden. Johanniskraut und daraus hergestellte Extrakte enthalten das Flavonol-Derivat Quercetin, das sich bei 2 Salmonella-Typen als mutagen erwiesen hat (SCHIMMER et al. 1988). Quercetin ist allerdings einer der wichtigsten Pflanzenfarbstoffe und als solcher in zahlreichen pflanzlichen Nahrungsmitteln und Heilkräutern enthalten. Untersuchungen zur Gentoxizität von Hypericum-Extrakt, sowohl in Test-Systemen mit Säugerzellen als auch im Fellflecken-Test bei Mäusen und im Chromosomen-Aberrationstest mit chinesischen Goldhamstern, ergaben keine Hinweise für

ein mutagenes Potential (OKPANYI et al. 1990). Untersuchungen von SIEGERS und STEFFEN (1991) ergaben sogar eine Hemmwirkung der Tumorpromotion und Tumorprogression durch Quercetin. Das Bundesgesundheitsamt bewertet den Quercetin-Gehalt von Johanniskraut-Präparaten daher nicht als gesundheitliches Risiko (ROTH 1990).

Bei 6 depressiven Patientinnen im Alter von 55–65 Jahren wurden die Auswirkungen einer Therapie mit Hypericum-Extrakt auf die Ausscheidung wasserlöslicher Metaboliten der Neurotransmitter Noradrenalin und Dopamin bestimmt. Bei allen Patientinnen ergab sich ein deutlicher Anstieg der Ausscheidung von 3-Methoxy-4-hydroxy-phenylglycol, was als Ausdruck der antidepressiven Wirkung angesehen wurde (MÜLDNER und ZÖLLER 1984).

Untersuchungen zur Pharmakodynamik am Menschen wurden mittels Pharmako-EEG und evozierten Potentialen durchgeführt. Die Prüfung erfolgte unter Doppelblindbedingungen gegenüber Placebo. In einer 2fachen Cross-over-Anordnung erhielten 12 gesunde Probanden 3mal täglich 300 mg eines auf 0,12% Gesamthypericin nach DAC standardisierten Johanniskraut-Extraktes in Form von Dragees oder gleichaussehendes Placebo. Der Behandlungszeitraum betrug 6 Wochen; zwischen den beiden Behandlungen lag eine Auswaschphase von 2 Wochen. Im Verlaufe der 6wöchigen Therapie zeigte sich im Pharmako-EEG unter Verum gegenüber Placebo eine deutliche Abnahme des Alpha-Anteiles am Gesamt-EEG; gleichzeitig kam es zu einer Zunahme im Bereich der Theta- und der Beta-Frequenzen. Bei den visuell und den akustisch evozierten Potentialen wurden Verlaufsmessungen in 14tägigen Abständen vorgenommen. Während unter Placebo keine Änderungen eintraten, kam es unter Verum bereits nach 2 Wochen zu einer Verkürzung der Latenzen (Abb. 2), die nach 4–6 Wochen ihr Maximum erreichte (JOHNSON 1991).

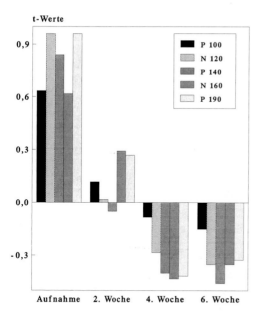

Abb. 2. Placebo-kontrollierte Studie mit einem standardisierten Hypericum-Extrakt. Mittelwerte von 12 Probanden. Dargestellt sind die relativen Veränderungen der Latenzzeiten der visuell evozierten Potentiale. Bereits in der 2. Woche läßt sich eine Verkürzung beobachten, die nach 4–6 Wochen ihren Endwert erreicht (JOHNSON 1991)

2.3 Neurobiochemie, Wirkmechanismus

Die antidepressive Wirkung von Hypericum-Extrakten wird nach heutigem Stand des Wissens durch eine selektive Typ-A-Hemmung der Monoaminoxidase hervorgerufen. Welche Inhaltsstoffe für diese Wirkung verantwortlich sind, ist noch nicht eindeutig geklärt. Während SUZUKI et al. (1984) aufgrund experimenteller Untersuchungen in vitro hauptsächlich das Hypericin für diese Wirkung verantwortlich machten, kamen DEMISCH et al. (1989) aufgrund ihrer Experimente zu dem Schluß, daß Inhaltsstoffe aus der Gruppe der Xanthone, Flavone und Flavonole die selektive Typ-A-Hemmung verursachen würden.

Bei tierexperimentellen Untersuchungen mit Hypericum-Extrakt an Mäusen wurden in verschiedenen Modellen typische Effekte wie mit anderen Antidepressiva nachgewiesen, die jedoch eine eindeutige Zuordnung bezüglich des Wirkmechnismus nicht erlaubten. Von praktischer Bedeutung war die Beobachtung, daß trotz eindeutiger antidepressiver Effekte keine unerwünschten anticholinergen Wirkungen zu beobachten waren (OKPANYI und WEISCHER 1987).

3 Klinik

3.1 Indikationen

3.1.1 Traditionelle Anwendung, Erfahrungsberichte

Hypericum und daraus gewonnene Zubereitungen zählen zweifelsfrei zu den traditionellen pflanzlichen Arzneien. Die ersten Aufzeichnungen darüber reichen etwa 2000 Jahre zurück. So findet Hypericum im Kräuterbuch des Celsius, der 47 nach Christi starb, bereits Erwähnung. Dioskorides unterschied 77 nach Christi in seinem Kräuterbuch bereits 4 Hypericum-Arten. In Deutschland wurde Johanniskraut als Heilmittel von der Äbtissin Hildegard von Bingen im 11. Jahrhundert beschrieben. Für die Anwendung von Hypericum als Antidepressivum ergeben sich ebenfalls bereits frühe Hinweise. In der altgriechischen Medizin galt Johanniskraut als Mittel gegen „böse Geister und Dämonen", wobei unter den letzteren vor allem die Melancholie und die Schwermut verstanden worden sein sollen. In Mitteleuropa wurde die Anwendung gegen Melancholie oder Überregbarkeit u.a. im 16. Jahrhundert von Paracelsus beschrieben (WICHTL 1983).

Im Rahmen der Aufbereitung des Erkenntnismateriales für die MONOGRAPHIE „HYPERICI HERBA" DES BUNDESGESUNDHEITSAMTES (1984) wurden insgesamt etwa 20 Literaturstellen betreffend offene Studien oder Erfahrungsberichte zur antidepressiven Wirkung oder verwandten Indikationen von Hypericum-Präparaten ausgewertet (WICHTL 1983). ROTH (1990) nennt in einer Zusammenstellung 11 Literaturzitate zur antidepressiven Wirkung und etwa 20 weitere Zitate zu verwandten organischen Beschwerden, worunter besonders häufig klimakterische und gynäkologische Leiden, aber auch psychogenes Bettnässen genannt werden.

3.1.2 Kontrollierte klinische Studien

Placebo-kontrollierte Doppelblindstudien mit Hypericum-Präparaten wurden vornehmlich erst in den letzten 10 Jahren durchgeführt. Die Tabelle 1 gibt eine Übersicht über insgesamt 10 Studien bei vorwiegend ambulanten Patienten mit depressiver Verstimmung. Neben den Fallzahlen werden in der Tabelle auch die Behandlungsdauer und die Tagesdosis genannt. Insgesamt handelt es sich bisher um 763 Behandlungsfälle. Die Wirksamkeit wurden in allen Studien signifikant nachgewiesen.

Einschränkend zu den Studien bis 1988 ist zu sagen, daß es sich dabei um Prüfungen mit Kombinations-Präparaten gehandelt hat, die weitere pflanzliche Komponenten (z.B. Baldrian) enthielten. Die Prüfpräparate der 5 Studien seit 1989 enthielten ausschließlich Hypericum-Extrakt. Bei den 3

Tabelle 1. Kontrollierte klinische Studien

Erstautor, Jahr	Fälle	Dauer (Tage)	Dosis (mg/d)
HOFFMANN (1979)	60	42	600*
PANIJEL (1985)	100	14	400
STEGER (1985)	100	42	300–600
SCHLICH (1987)	49	28	780
KNIEBEL und BURCHARD (1988)	162	42	300–600
SCHMIDT (1989)	28	28	1000*
HARRER (1991)	116	42	1000*
LEHRL (1991)	36	42	900
HALAMA (1991)	50	28	900
SOMMER (1991)	62	28	900

* Berechnet unter Zugrundelegung eines Gehaltes von 0,1% Gesamthypericin im Extrakt

letztgenannten Studien (Extrakt LI 160, Handelspräparat Jarsin®) diente die Hamilton-Skala als maßgebliches Einschlußkriterium. Bei den Studien von HALAMA (1991) und von SOMMER (1991) lag der Hamilton-Score initial zwischen 16 und 20 Punkten; bei LEHRL und WOELK (1991) zwischen 16 und 26 Punkten. Zur Beobachtung des therapeutischen Effektes und möglicher Nebenwirkungen wurden zusätzlich die Clinical-Global-Impression-Scala (HALAMA 1991) und die Messung der Basisgrößen der Informationsverarbeitung (KAI) durchgeführt (LEHRL und WOELK 1991). In allen 3 Studien wurde außerdem die Häufigkeit typischer Begleitsymptome zu den jeweiligen Kontrollzeitpunkten erfaßt. Abbildung 3 zeigt den Häufigkeitsverlauf zweier Symptome im Vergleich Verum/Placebo bei einer der Studien (SOMMER 1991); Abb. 4 zeigt die dazugehörigen Veränderungen in der Hamilton-Depressionsskala.

Bei depressiven Patienten mit psychomotorischer Hemmung ist häufig eine formale Denkstörung zu beobachten. Die Konzentrations-, Aufnahme- und Merkfähigkeit von Gehörtem oder Gelesenem ist teilweise so beeinträchtigt, daß der Eindruck einer Störung der mnestischen und der intellektuellen Funktionen entsteht. Diese Symptomatik kann zu einer Aufhebung oder zumindest quälenden Erschwerung jeglicher Entscheidungsfähigkeit bis zur Ratlosigkeit führen. In einer kontrollierten multizentrischen Praxis-Studie (LEHRL und WOELK 1991) wurde der Einfluß der Therapie mit Hypericum auf die allgemeinen Basisgrößen der Informationsverarbeitung untersucht. Als psychometrisches Meßverfahren wurde der Kurztest für allgemeine Basisgrößen der Informationsverarbeitung (KAI) angewendet. Während unter 4wöchiger Therapie in der Verum-Gruppe eine Zunahme der Kurzspeicherkapazität um 15% zu beobachten war, zeigte die Placebo-Gruppe lediglich eine Zunahme von 2,3%. Dieser Unterschied zwischen Verum und Placebo ist statistisch signifikant ($p < 0{,}05$). Daraus wird deutlich, daß unter der Therapie mit Hypericum-Extrakt Aufmerksamkeit und Konzentration nicht beeinträchtigt, sondern im Rahmen der antidepressiven Wirkung insgesamt sogar noch verbessert werden können.

Insbesondere die saisonal in den Wintermonaten auftretende Depression kann durch

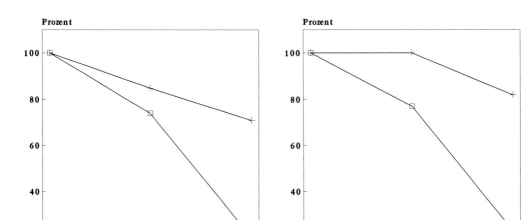

Abb. 3. Relative Häufigkeit der Symptome „Schlafstörungen" und „Müdigkeit" im Rahmen einer Doppelblindstudie mit 62 ambulanten Patienten mit depressiver Verstimmung unter 28tägiger Therapie mit einem Hypericum-Extrakt (SOMMER 1991)

Lichttherapie positiv beeinflußt werden (DIETZEL 1990). Hämatoporphyrin als photosensibilisierende Substanz wurde in früheren Jahren mit Erfolg zur Behandlung der Depression angewendet. Es lag daher nahe, das ebenfalls photodynamisch aktive Hypericin mit der antidepressiven Wirkung des Hypericum-Extraktes in Verknüpfung zu bringen (HÄNSEL 1988, HÖLZL 1989). Die Frage nach einem solchen Wirkmechanismus kann aber nur bei Patienten durch klinische Studien geprüft werden; entsprechende Studien sind zur Zeit in Vorbereitung.

3.2 Dosierung

Aus den Angaben zur Behandlungsdauer und zur Tagesdosis bei den kontrollierten klinischen Studien (Tabelle 1) geht hervor, daß Behandlungserfolge bei einer Tagesdosis zwischen 600 mg und 1000 mg eines auf etwa 0,1% Gesamthypericin standardisierten Hypericum-Extraktes nach 2–4 Wochen

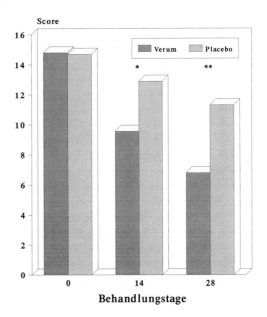

Abb. 4. Studie wie Abb. 3, jedoch Darstellung der Mittelwerte der insgesamt 62 Patienten im Hamilton-Score im Verlaufe der 28tägigen Therapie (SOMMER 1991)

Therapie zu erwarten sind. Geht man von einer mittleren wirksamen Tagesdosis von 900 mg Extrakt aus, so zeigt sich unter Zugrundelegung eines üblichen Droge: Extrakt-Verhältnisses von 5:1 bis 10:1, daß die mittlere Tagesdosis der MONOGRAPHIE „HYPERICI HERBA" DES BUNDESGESUNDHEITSAMTES (1984) mit 2–4 g für die Indikation „depressive Verstimmungszustände" eher zu niedrig angesetzt ist. Von den derzeit etwa 80 im Handel befindlichen Präparaten, die Johanniskraut als Wirkstoff-Komponente enthalten, muß daher die überwiegende Mehrzahl für diese Indikation als zu niedrig dosiert angesehen werden. Empfehlenswert sind nur die wenigen Präparate, die als Wirkstoff pro Dosiseinheit mindestens 200 mg, besser 300 mg Hypericum-Extrakt enthalten.

Als übliche Tagesdosis ist bei solchen Präparaten 3 × 1 Dragee zu empfehlen, was auch mit der Eliminationshalbwertzeit der Leitsubstanz Hypericin in Einklang steht (Abb. 2).

3.3 Unerwünschte Wirkungen, Kontraindikationen, Überdosierungen

Im Rahmen der bisher durchgeführten kontrollierten klinischen Studien (Tabelle 1) wurden nur in wenigen Fällen unspezifische Magenbeschwerden als Nebenwirkungen der Verum-Therapie genannt. In keinem Fall kam es zu ernsten Nebenwirkungen, die einen Abbruch der Therapie erforderlich gemacht hätten.

Die Bewertung der photodynamischen Aktivität des Inhaltsstoffes Hypericin im Hinblick auf mögliche therapeutische Risiken am Menschen wurde bereits unter § 3 beschrieben. Bei der hier empfohlenen therapeutischen Dosierung sind demzufolge phototoxische Effekte bei Patienten nicht zu befürchten. Möglich wären solche Erscheinungen allerdings bei gezielter hoher Zufuhr von Hypericin in Form angereicherter Hypericum-Extrakte oder als Reinsubstanz zur Erzielung virostatischer Effekte gegen Retroviren (ROTH 1990) sowie eventuell bei

Überdosierungen zum Beispiel in suizidaler Absicht. Solche Patienten wären dann für den Zeitraum von etwa einer Woche vor Sonnenlicht zu schützen, insbesondere vor Strahlungen mit Wellenlängen zwischen 540 und 610 nm (ROTH 1990).

Die im bakteriellen Test beobachtete Gentoxizität durch den Hypericum-Inhaltsstoff Quercetin hat, wie unter § 3 ausgeführt wurde, keine klinische Relevanz. Aus grundsätzlichen Überlegungen sollten allerdings auch Hypericum-Präparate in der Schwangerschaft und in der Stillzeit nur unter strenger Indikationsstellung verordnet werden.

3.4 Interaktionen

Interaktionen von Hypericum-Präparaten mit anderen Arzneimitteln sind bisher nicht bekannt. Eine Verstärkung photosensibilisierender Effekte anderer Pharmaka, z.B. von Tetrazyklinen, wäre theoretisch denkbar.

3.5 Kontrolluntersuchungen

Die Messung des Hypericin-Spiegels im Plasma ist schwierig und daher als Routine-Methode im Sinne es „Drug-Monitorings" nicht geeignet. Darüber hinaus ist Hypericin nicht der Wirkstoff, sondern nur eine pharmazeutische Leitsubstanz, so daß die Korrelation der Hypericin-Spiegel im Plasma mit den pharmakodynamischen Wirkungen eher fraglich erscheint. Wegen der photodynamischen Aktivität des Hypericins könnten augenärztliche Kontrollen angebracht sein.

3.6 Praktische Durchführung, allgemeine Behandlungsrichtlinien

Die allgemeinen Behandlungsrichtlinien sind dieselben wie bei anderen Antidepressiva. Vor Behandlungsbeginn ist vor allem die Frage der Suizidalität und damit der Notwendigkeit der stationären Behandlungsbedürftigkeit abzuklären. Hypericum-Präparate erscheinen besonders geeignet für die ambulante Behandlung beim niedergelassenen Arzt. Wegen der guten Verträglichkeit, insbesondere der nicht beobachteten Sedierung, sind nebenwirkungsbedingte Verschlechterungen vor allem bei berufstätigen Patienten nicht zu befürchten. Bei der Auswahl der Präparate sollte darauf geachtet werden, daß es sich um Monopräparate im Sinne der Phytotherapie (Hypericum-Extrakt als alleiniger Wirkstoff, keine Kombination mit anderen Pflanzenextrakten) in ausreichender Dosierung handelt. Die Tagesdosis sollte 600–900 mg Hypericum-Extrakt betragen.

Literatur

DEMISCH L, HÖLZL J, GOLLNIK B, KACZMARCZYK P (1989) Idenditification of selective MAO-Type-A-Inhibitors in Hypericum Perforatum L. Pharmacopsychiatry 22: 194

DIETZEL M (1990) Die Lichttherapie der endogenen Depression. Springer, Berlin Heidelberg New York Tokyo

GIESE AC (1980) Hypericism. Photochem Photobiol Rev 5: 229–255

HALAMA P (1991) Wirksamkeit des Johanniskraut-Extraktes LI 160 bei depressiver Verstimmung. Nervenheilkunde 10: 250–253

HÄNSEL R (1988) Johanniskraut. In: STEINEGGER E, HÄNSEL R (Hrsg) Lehrbuch der Pharmakognosie und Phytopharmazie, 4. Aufl. Springer, Berlin Heidelberg New York Tokyo, S 672–674

HARRER G, SCHMIDT U, KUHN U (1991) „Alternative" Depressionsbehandlung mit einem Hypericum-Extrakt. TW Neurol Psych 5: 710–716

HÖLZL J (1989) Johanniskraut, eine alte Arzneipflanze mit neuer Bedeutung. Therapeutikon 3: 540–547

HOFFMANN J, KÜHL ED (1979) Therapie von depressiven Zuständen mit Hypericin. Z Allgemeinmed 55: 776–782

JOHNSON D (1991) Neurophysiologische Wirkungen von Hypericum im Doppelblindversuch mit Probanden. Nervenheilkunde 10: 316–317

KNIEBEL R, BURCHARD JN (1988) Zur Therapie depressiver Verstimmungen in der Praxis. Z Allgemeinmed 64: 689–696

KÖNIG C, MAIER B (1992) Johanniskraut – der pflanzliche Stimmungsaufheller. Der informierte Arzt/Gazette Medicale 13: 1691–1694

LEHRL S, WOELK H (1991) Psychometrische Messung der Leistungskapazität unter antidepressiver Therapie mit Johanniskraut-Extrakt. Nervenheilkunde 10: 313–315

MONOGRAPHIE „HYPERICI HERBA" DES BUNDESGESUNDHEITSAMTES (1984) Bundesanzeiger Nr. 228 vom 5. 12. 1984

MÜLDNER H, ZÖLLER M (1984) Antidepressive Wirkung eines auf den Wirkstoffkomplex Hypercin standarisierten Hypericum-Extraktes. Arzneimittelforschung/Drug Res 34: 918–920

OKPANYI SN, WEISCHER ML (1987) Tierexperimentelle Untersuchungen zur psychotropen Wirksamkeit eines Hypericum-Extraktes. Arzneimittelforschung/Drug Res 37: 10–13

OKPANYI SN, LIDZBA H, SCHOLL BC, MILTENBURGER HG (1990) Genotoxizität eines standardisierten Hypericum-Extraktes. Arzneimittelforschung/Drug Res 40: 851–855

PANIJEL M (1985) Die Behandlung mittelschwerer Angstzustände. Therapiewoche 41: 4659–4668

ROTH L (1990) Hypericum – Hypericin. Botanik, Inhaltsstoffe, Wirkung. ecomed, Landsberg, S135–138

SCHIMMER O, HÄFELE F, KRÜGER A (1988) The mutagenis potencies of plant extracts containing quercetin in Salmonella typhimurium TA98 und TA100. Mutat Res 206: 201–208

SCHLICH D, BRAUKMANN F, SCHENK N (1987) Behandlung depressiver Zustandsbilder mit Hypericinium. Psycho 13: 440–447

SCHMIDT U (1989) Zur Therapie depressiver Verstimmungen. Psycho 15: 665–671

SIEGERS CP, STEFFEN B (1991) Influence of quercetin on cell proliferation and DNA-synthesis in human tumor cell lines. Pharma Pharmacol Lett 1: 64–67

SOMMER H (1991) Besserung psychovegetativer Beschwerden durch Hypericum im Rahmen einer multizentrischen Doppelblindstudie. Nervenheilkunde 10: 308–310

STEGER W (1985) Depressive Verstimmungen. Z Allgemeinmed 61: 914–918

STOCK S, HÖLZL J (1991) Pharmacokinetic test of (^{14}C)-labelled hypericin and pseudohypericin from hypericum perforatum and serum kinetics of hypericin in man (39th Annual Congress on Medicinal Plant Research, Abstracts, p 70). Thieme, Stuttgart, pp 61–62

SUZUKI O, KATSUMATA Y, OYA M, BLADT S, WAGNER H (1984) Inhibition of monoamine oxidase by hypericin. Planta Med 50: 272–274

WEISER D (1991) Pharmakokinetik von Hypericin nach oraler Einnahme des Johanniskraut-Extraktes LI 160. Nervenheilkunde 10: 318–319

WICHTL M (1983) Hypericum perforatum L. – Johanniskraut. Wissenschaftliches Gutachten als Grundlage der Monographie „Hyperici herba" des Bundesgesundheitsamtes

WICHTL M (1989) Johanniskraut. In: WICHTL M (Hrsg) Teedrogen. Ein Handbuch für die Praxis auf wissenschaftlicher Grundlage. Wissenschaftliche Verlagsgesellschaft, Stuttgart, S 257–259

Neuro-Psychopharmaka, Bd. 3
Riederer P. / Laux G. / Pöldinger W. (Hrsg.)
© Springer-Verlag Wien 1993

8
Lithium

8.1 Pharmakologie

8.1.1 *Pharmakokinetik*

B. Müller-Oerlinghausen

Die medizinische Anwendung von Lithiumsalzen wird durch die geringe therapeutische Breite des Lithiumions erschwert. Ähnlich wie bei der Therapie mit z.B. Herzglykosiden oder Theophyllin, wo die optimale Dosierung ebenfalls anhand des Serumspiegels überprüft wird, sind deshalb einige Kenntnisse der Pharmakokinetik notwendig, um einen Lithiumserumspiegel richtig zu interpretieren und um in der jeweiligen therapeutischen Situation (z.B. erste Einstellung auf Lithium, Kontrolle der laufenden Therapie, Überprüfung der Patientencompliance, Diagnose einer Intoxikation oder Dosiskorrektur nach Beginn einer relevanten Zusatzmedikation) die richtigen Kontrollmaßnahmen im richtigen Zeitintervall auszuwählen.

Dazu gehört ein Grundverständnis der Resorptionsbedingungen, insbesondere bei Anwendung verschiedener galenischer Präparationen, der Verteilung und vor allem der Elimination des Lithiumions. Auch eine Kenntnis der möglichen pharmakokinetischen Interaktionen durch gleichzeitig gegebene Pharmaka bzw. durch Änderung der Diät ist wichtig für die Sicherheit einer Lithiumlangzeittherapie. Schließlich existieren heutzutage verschiedene computerisierte Methoden, um aus wenigen Lithiumbestimmungen die künftige Höhe des Lithiumserumspiegels unter Gleichgewichtsbedingungen vorauszusagen; auch auf diese Möglichkeit soll am Ende dieses Beitrages kurz eingegangen werden. Ausführliche Darstellungen der Lithium-Kinetik finden sich z.B. bei GREIL (1981), THORNHILL (1981), LEHMANN (1986), AMDISEN und CARSSON (1986).

Resorption

Für die Anwendung am Patienten sind verschiedene Lithiumsalze in wiederum verschiedenen galenischen Zubereitungen als Fertigarzneimittel verfügbar. Weltweit wird Lithiumcarbonat vermutlich am häufigsten verwendet. Jedoch kommen beispielsweise auch Lithiumazetat, -sulfat oder -citrat zur Anwendung. In der Bundesrepublik Deutschland wurden 1990 7,0 Mill. DDD (definierte Tagesdosen, vgl. Band 1) Quilonum® (Lithiumazetat bzw. -carbonat) und 3,5 Mill. DDD Hypnorex® (Lithiumcarbonat) innerhalb der gesetzlichen Krankenver-

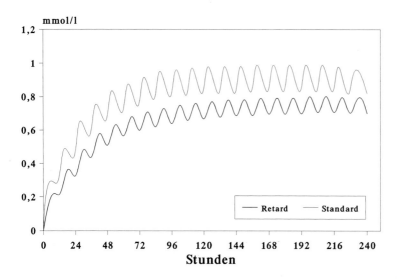

Abb. 8.1.1.1. Vergleich der simulierten Serumkonzentrationsverläufe über 10 Tage bei 2x täglicher Gaben von je 14 mmol Lithiumcarbonat, entweder als Retard- oder Standardpräparat. Als Verteilungsvolumen wurden 40 l, als Eliminationshalbwertszeit 24 Std. zugrundegelegt. Die Resorptionshalbwertzeit für das Standardpräparat wurde mit 0,25 h, die Resorptionsrate mit 95% angenommen. Für das Retardpräparat waren die entsprechenden Werte im Modell 2,0 h und 75%. (Ein-Kompartiment-Modell nach Alda 1988)

sicherung verordnet. Die gebräuchlichen wasserlöslichen Lithiumsalze sind voll dissoziiert. Während die Salzform eine gewisse und die galenische Zubereitung eine ausschlaggebende Rolle für die Bioverfügbarkeit spielt, wird die Kinetik ab ca. 3–4 Stunden nach oraler Einnahme (parenterale Formen spielen nur bei Spezialindikationen in der Inneren Medizin eine Rolle) ausschließlich durch das Verhalten des ionisierten Lithium bestimmt.

Die Resorption geschieht größtenteils als passive Diffusion im Dünndarm, während ein kleinerer Teil aktiv im Austausch gegen Natrium durch die Zellmembran transportiert wird. Sie ist bei Standardpräparaten von z.B. Lithiumcarbonat fast vollständig (90–95%); bei Retardpräparaten können abhängig von der jeweiligen Spezialität und dem gastrointestinalen Zustand erhebliche Resorptionsverluste und größere inter- bzw. intraindividuelle Schwankungen der Bioverfügbarkeit beobachtet werden (Caldwell

et al. 1981, Lyskowski und Nashrallah 1981). Teilweise wurden jedoch auch keine Unterschiede zwischen dem pharmakokinetischen Verhalten von „Standard"- und „Retard"-Präparaten registriert (Philips et al. 1990). Der deutschsprachige Arzt wird jedenfalls Schwierigkeiten haben, brauchbare publizierte Studien zu finden, in denen die Kinetik der am deutschen, österreichischen oder Schweizer Markt verfügbaren Präparate vergleichend untersucht wurde (vgl. aber Heim et al. 1993). Die Entwicklung und Anwendung von Retardpräparaten bei Substanzen mit ohnehin schon relativ langer Eliminationshalbwertzeit ist eine Zeitlang bei uns verbreitet gewesen, obwohl sie aus pharmakologischer Sicht noch selten plausibel erschien und heute zunehmend kritisch betrachtet wird. Im Falle der Lithiumsalze wollte man angesichts der geringen therapeutischen Breite durch eine verzögerte Anflutungsphase die Zahl und Intensität von Nebenwirkungen reduzieren. Dies mag –

obwohl beweisende Studien fehlen – gelegentlich im Hinblick auf z.B. Nausea, Durst oder Tremor zum Zeitpunkt des maximalen Serumspiegels nach Einnahme gelingen. Jedoch hat sich auch herausgestellt, daß bei stärker retardierten Präparaten (wie z.B. Quilonum retard) die Inzidenz von diarrhoischen Beschwerden zunimmt, weil die noch lithiumhaltige Tablettenmatrix u.U. bis in den Dickdarm gelangt und dort als osmotisches Laxans wirkt. Das Resorptionsmaximum wird bei Standardpräparaten im allgemeinen nach 1–3 Stunden, bei retardierten Zubereitungen in Abhängigkeit von ihrer Freisetzungscharakteristik erst nach 3–5 Stunden erreicht (AMDISEN 1975, TYRER 1978, EHRLICH und DIAMOND 1983). Abbildung 8.1.1.1 illustriert diese Unterschiede.

Verteilung

Lithium ist wasserlöslich und nicht eiweißgebunden und verteilt sich somit im gesamten Körperwasserraum extra- wie intrazellulär. Das Verteilungsvolumen ist dementsprechend hoch und beträgt 50–90% des Körpergewichts. ALDA (1988) fand bei 20 Patienten ein mittleres Verteilungsvolumen von 39 ± 17 l.

Die Verteilung ist jedoch keineswegs gleichmäßig in allen Organen, weil intrazelluläre Speicherung mit spezifischer Organanreicherung sowie aktive transmembranäre Transportprozesse für das Lithiumion zu berücksichtigen sind. Die Pharmakokinetik von Lithium wird deshalb mathematisch vorzugsweise in einem 2-Kompartiment-System beschrieben (vgl. aber LEHMANN et al. 1988), d.h. es wird außer dem zentralen Kompartiment, das wesentlich den Extrazellulärraum repräsentiert, noch ein weiteres „tieferes" d.h. Gewebskompartiment, zu dem z.B. auch die Erythrozyten gehören, angenommen (Abb. 8.1.1.2). Eine relative Anreicherung von Lithium wurde z.B. in der Schilddrüse, der Niere und im Knochen beobachtet. In den Speichel wird Lithium aktiv sezerniert, sodaß dort mehr als doppelt so hohe Lithiumkonzentrationen wie im Serum gemessen werden. Auch in der Samenflüssigkeit findet sich Lithium in hoher Konzentration. Im Liquor dagegen erscheinen niedrigere Konzentrationen als im Serum, was bei der geringen Lipoidlöslichkeit des Lithiumions und seiner besonderen Hydratisierung nicht verwunderlich erscheint (LEHMANN et al. 1976) Auch in der Muttermilch wird Lithium ausgeschieden; die Konzentration beträgt etwa 50% der Serumkonzentration. Der Vorgang der Verteilung dauert ca. 4–6 Stunden nach erfolgter Resorption. Daraus ergibt sich die Regel, den Lithiumserumspiegel relativ akkurat 12 Stunden nach der jeweils letzten Tabletteneinnahme zu bestimmen, weil spätestens zu diesem Zeitpunkt ein Verteilungsgleichgewicht angenommen werden kann. Bei einer Dosisfraktionierung von jeweils 2mal täglich wird damit außerdem die jeweils minimale Konzentration im zentralen Kompartiment bei multipler Dosierung bestimmt, die für die

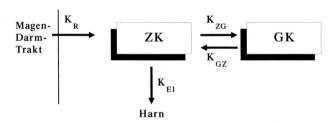

Abb. 8.1.1.2. 2-Kompartiment-Modell der Pharmakokinetik von Lithium. *ZK* Zentrales Kompartiment; *GK* Gewebe-Kompartiment; K_R Resorptionskonstante; K_{El} Eliminationskonstante; K_{ZG}/K_{GZ} etc. Transferkonstanten des Austauschs zwischen den Kompartimenten

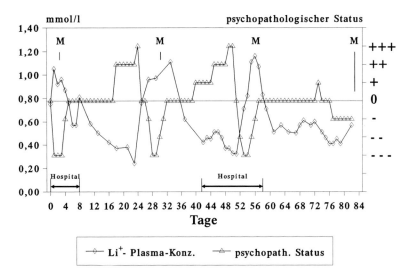

Abb. 8.1.1.3. Verlauf der Lithiumplasmakonzentration und des psychopathologischen Zustands bei einer manisch-depressiven Patientin. + = Manie; – = Depression; *M* Menstruation (aus KUKOPULOS et al. 1985)

Therapieoptimierung eine besondere Bedeutung besitzt (s.u.). Die Blutabnahme zu früheren Zeitpunkten, zu denen die Verteilung noch nicht abgeschlossen ist, führt zu nicht interpretierbaren Werten und somit möglicherweise zu falschen therapeutischen Entscheidungen.

Inwieweit der psychopathologische Zustand die Verteilung beeinflußt, ist bislang nicht restlos geklärt. Verschiedene Untersucher fanden eine Erhöhung des Lithiumserumspiegels im depressiven und eine Erniedrigung bzw. einen höheren Lithiumbedarf im manischen Zustand (ELIZUR und TREVES 1985, KUKOPOULOS et al. 1985). Abbildung 8.1.1.3 illustriert am Falle einer Patientin mit sehr regelmäßigen Episoden dies Phänomen sehr deutlich: wir konnten dabei auch zeigen, daß Unterschiede der Compliance oder der renalen Lithiumclearance nicht als Erklärung in Betracht kommen, sondern daß eine Verschiebung des Lithiumions zwischen dem zentralen Kompartiment und Gewebekompartimenten angenommen werden muß.

Elimination

Lithium wird nicht verstoffwechselt und praktisch ausschließlich über die Niere ausgeschieden. Die Nierenfunktion ist deshalb für die Sicherheit des Patienten entscheidend, denn, wenn unter einer Langzeitmedikation weniger Lithium ausgeschieden als zugeführt wird, muß sich notwendigerweise eine Lithiumintoxikation früher oder später entwickeln. Es ist deshalb für den Kliniker unabdingbar, eine ungefähre Vorstellung von der Eliminationshalbwertszeit des Lithiumions und deren inter- bzw. intraindividueller Variabilität zu haben sowie die Faktoren zu kennen, die Einfluß auf die renale Lithiumclearance nehmen. Bei repetierter Dosierung nimmt sowohl der Lithiumgehalt des Organismus wie die renal eliminierte Menge zu, bis nach 5–7 Tagen, d.h. nach ca. 4–5 Eliminationshalbwertszeiten ein Zustand erreicht ist, in dem die tägliche Lithiumzufuhr der täglichen Ausscheidung entspricht. Die tägliche Ausscheidung (mmol/die) ist unter dieser Bedingung folgendem Ausdruck gleichzusetzen:

Li-Serumkonz. [mmol/l] × Lithiumclearance [ml/min] × 1,44

(Unter Li-Serumkonz. ist hierbei die mittlere Lithiumserumkonzentration über 24 Stunden (s.u.) zu verstehen, auch die Clearance bezieht sich auf eine 24 Stundenperiode.) Lithium wird glomerulär filtriert und im proximalen Tubulus rückresorbiert, im gleichen Verhältnis wie Natrium, d.h. zu etwa 75% (THOMSEN 1978, KAMPF 1986). Die Lithiumclearance beträgt im allgemeinen 10–30 ml/min (Literaturzusammenstellung bei LEHMANN 1986). Dieses relativ weite Spektrum ist sicherlich nicht nur durch methodische Unterschiede zwischen einzelnen Untersuchern bedingt, sondern spiegelt auch die interindividuelle Variabilität bei Nierengesunden wider. Im Alter nimmt die Lithiumclearance ab, außerdem ist die Lithiumclearance des Nachts, d.h. bei liegender Körperhaltung, ein Fünftel niedriger als am Tage. Die renale Clearance bestimmt wesentlich die terminale Eliminationshalbwertszeit ($t_{1/2}$ beta), welche für den Kliniker wahrscheinlich den wichtigsten kinetischen Parameter darstellt. Als durchschnittlicher Wert der Halbwertszeit kann 24 Stunden angenommen werden – mit einer erheblichen, der renalen Clearance entsprechenden und möglicherweise von der Dauer der Medikation mitbestimmten Variabilität. HUNTER (1988) und ALDA (1988) fanden bei Anwendung eines 1-Kompartiment-Modells Eliminationshalbwertszeiten zwischen 9 und 32 Stunden. LEHMANN und MERTEN (1974) berichten über eine Verdopplung der Halbwertszeit auf über 50 Stunden bei Patienten mit eingeschränkter Nierenfunktion.

Der standardisierte 12 Std Lithiumserumspiegel (12 h SLi)

Aus den oben skizzierten Gründen hat es sich durchgesetzt, die individuell benötigte Lithiumerhaltungsdosis anhand des Serumspiegels, der 12 Stunden nach Einnahme der jeweils letzten Dosis bestimmt wurde, zu

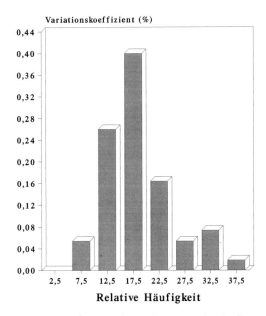

Abb. 8.1.1.4. Verteilung der intraindividuellen Variationskoeffizienten (VK) fortlaufender Lithiumserumspiegelbestimmungen (n = 10–30) bei 57 Patienten der Berliner Lithium Katamnese (MÜLLER-OERLINGHAUSEN 1981). *Ordinate* Relative Häufigkeit; *Abszisse* VK in %. Angegeben sind die Mittelpunkte der gewählten Klassen

titrieren. Es sollte hinzugefügt werden, daß wegen der zirkadianen Schwankungen der Lithiumclearance auch die Tageszeit (möglichst morgens) standardisiert sein sollte, daß möglichst 2–3 Tage vor der Blutabnahme die Tabletteneinnahme in einem regelmäßigen Rhythmus erfolgen und daß nach jeder Dosisänderung 5 besser 7 Tage abgewartet werden muß bis sich sich Zufuhr und Ausscheidung wieder im Gleichgewicht (steady state) befinden. Dies hängt mit den Regeln der Kumulation bei repetierter Dosierung zusammen: nach 5 Halbwertszeiten (5 × 24 Stunden = 5 Tage: 5 × 40 Stunden = 8,3 Tage) sind 97% der Serumkonzentration erreicht, die als maximaler Grenzwert bei konstanter Dosierung zu erwarten ist. Vorausgesetzt, daß ausreichende Patientencompliance, eine gute pharmazeutische Qualität des benützten Lithiumpräparates (möglichst Standardpräparat) und strikte Qualitätskontrolle im klinisch-chemischen Labor vorhanden sind, sollten bei konstanter Dosierung und weitgehend konstanten Patientenvariablen die aufeinanderfolgenden Lithiumbestimmungen nicht mehr als 10% voneinander abweichen. In der klinischen Wirklichkeit werden allerdings wesentlich höhere Variationskoeffizienten beobachtet (s. Abb. 8.1.1.4).

Dies ist eben dadurch bedingt, daß die oben angegebenen zusätzlichen Bedingungen in praxi keineswegs immer gegeben sind (z.B. häufige Verwendung von Retardpräparaten). Lithiumsalze können entweder 1mal oder 2mal täglich verabreicht werden, weitere Fraktionierungen sind nur in Ausnahmefällen sinnvoll. Der Verlauf des 12 h SLi ist dementsprechend verschieden, d.h. bei nur einmaliger Gabe werden 12 Stunden nach Einnahme höhere Spiegel zu erwarten sein, jedoch sind die Minima auch niedriger. Es ist deshalb nicht nur aus theoretischen sondern auch aus praktisch-therapeutischen Gründen nötig, neben dem 12 h SLi weitere Maße für die individuelle Lithiumexposition einzuführen wie z.B. Angabe der Serumspiegelminima/maxima oder des mittleren Serumspiegels über 24 Stunden.

Abbildung 8.1.1.5 zeigt, welche erheblichen Unterschiede bei einem sehr sorgfältigen Vergleich des durchschnittlichen Serumspiegelverlaufs über 24 Stunden bei zwei Patientengruppen (Kopenhagen und Aarhus) gefunden wurden, die mit zwei unterschiedlichen Dosierungsstrategien, jedoch praktisch gleicher Dosierung (25 bzw. 26 mmol/die) behandelt worden waren (LAURITSEN et al. 1981). In der Kopenhagener Gruppe (einmal täglich ein konventionelles Präparat) werden höhere Maxima, aber auch niedrigere Minima über 24 Std. erreicht. Der 12 h SLi war in beiden Gruppen gleich (0,68 ± 0,20 bzw. 0,6 ± 0,11 in Kopenhagen bzw. Aarhus, wo zweimal täglich meist Retardpräparate zur Anwendung kommen). Die durchschnittliche Serumkon-

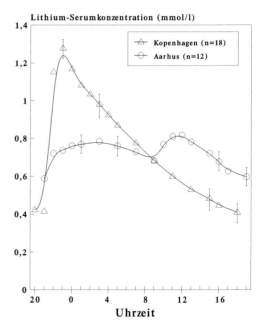

Abb. 8.1.1.5. Vergleich der Lithiumserumkonzentrationen über 24 Stunden bei zwei verschiedenen Dosierungsstrategien (Kopenhagen vs. Aarhus). Vgl. Text (LAURITSEN et al. 1981)

zentration über 24 Stunden war mit jeweils 0,73 mmol/l ebenfalls identisch, aber um 7% höher als der 12 h SLi. Tabelle 8.1.1.1 demonstriert, welche unterschiedlichen Tagesdosen bei Vorliegen verschiedener Eliminationshalbwertszeiten anzuwenden wären, um einen mittleren Serumspiegel von 0,75 mmol/l zu erreichen und welche Werte des 12 h SLi bei Einsatz verschiedener Dosierungsstrategien unter idealen Bedingungen dann erwartet werden können.

Derartige Überlegungen haben keineswegs nur akademisches, sondern durchaus praktisch-therapeutisches Interesse, nachdem z.B. wahrscheinlich gemacht werden konnte, daß das Ausmaß der lithiuminduzierten Polyurie ganz wesentlich mit den jeweiligen Lithiumspiegelminima im Tagesverlauf korreliert ist (SCHOU et al. 1982). Die Konsequenz müßte somit sein, einen Patienten mit ausgeprägter Polyurie zumindest versuchs-

Tabelle 8.1.1.1. Vergleich der benötigten Lithiumdosen,um bei verschiedener Eliminationshalbwertszeiten und zwei verschiedenen Dosierungsstrategien einen mittleren Serumlithiumspiegel über 2 h von 0,75mmol/l zu erhalten. Die beiden rechten Spalten geben die zu erwartenden 12 h SLi an (nach AMDISEN und NIELSEN-KUDSK 1986)

$t_{1/2}$ beta (h)	Dosis (mmol/l)	12 h SLi	
		1mal täglich Standard	2mal täglich Retard
10	82	0,51	0,43
15	50	0,62	0,53
20	36	0,66	0,59
30	23	0,70	0,64
50	13	0,72	0,68

weise auf ein Regime mit nur **einer** Dosis täglich umzustellen.

Welche Faktoren beeinflussen die Lithiumelimination?

In den nachfolgenden, den klinischen Aspekten der Lithiumprophylaxe gewidmeten Abschnitten dieses Buches wird auf die praktische Bedeutung verschiedener Faktoren, durch welche das Risiko einer Lithiumintoxikation erhöht wird, noch näher eingegangen. An dieser Stelle sei deshalb nur zusammenfassend skizziert, wodurch die renale Elimination von Lithium verändert, d.h. im allgemeinen erniedrigt werden kann.

a) Nierenfunktionsstörungen

Es versteht sich von selbst, daß erhebliche Einschränkungen der glomerulären Filtrationsrate mit einer ebenfalls verminderten Lithiumclearance einhergehen müssen.

b) Negative Natriumbilanz, Dehydratation

Da Lithium in gleichen Verhältnis wie Natrium rückresorbiert wird, und der entsprechende Transportmechanismus Lithium von Natrium nicht unterscheiden kann, wird bei reduziertem Natriumangebot im Primärfiltrat wie etwa bei starkem Schwitzen, Diarrhoen, Erbrechen, natriumarmer Diät

etc. Lithium in relativ größerem Umfang rückresorbiert, wodurch der 12 h SLi ansteigt. Starke Dehydratation wie etwa bei älteren Menschen, vor operativen Eingriffen etc. kann sich ähnlich auswirken.

c) Alter

Im Alter ist die Lithiumclearance, ebenfalls bedingt durch die geringere GFR, herabgesetzt (vgl. GREIL et al. 1985), sodaß bei über 50jährigen eine durchschnittlich um etwa ein Drittel geringere Dosis pro kg Körpergewicht benötigt wird, um einen vergleichbaren 12 h SLi wie bei jüngeren Patienten zu erreichen (NORMAN et al. 1984).

d) Zusatzmedikation

Vor allem Antiphlogistica und Thiaziddiuretica können dosisabhängig die Lithiumclearance negativ beeinflussen.

e) Therapiedauer

Von GOODNICK et al. (1981), aber auch von HUNTER (1988) wurde berichtet, daß eine längere Lithiumtherapie per se die Eliminationshalbwertszeit verlängert. Jedoch läßt die Methodik dieser Arbeit viele Fragen offen, und andere Autoren konnten diesen Befund bislang nicht bestätigen.

LESAR et al. (1985) benützten die Methode der multiplen Regression um die Faktoren zu extrahieren, die wesentlich die benötigte Dosis in einem individuellen Patienten bestimmen: Bei Anwendung eines Retardpräparates waren dies vor allem: Lebensalter, Körpergewicht, Geschlecht, Körperoberfläche, Kreatinin-Clearance, Vorhandensein einer akuten Depression und gleichzeitige Einnahme von Antidepressiva.

Bestimmung von Lithium in anderen Körperflüssigkeiten

Für manche Patienten sind regelmäßige Blutabnahmen lästig. Es wurde deshalb nach anderen Wegen der Kontrolle des Lithiumspiegels gesucht. Die Bestimmung im Urin kommt nur bei zuverlässiger Sammlung von 24 Stunden-Urinen in Frage und erlaubt nur eine Schätzung der tatsächlich pro Tag resorbierten Menge unter steady state Bedingungen, dies ist gelegentlich als Information über entweder die Compliance eines Patienten oder über die relative Bioverfügbarkeit eines bestimmten Präparates sinnvoll.

Die Lithiumbestimmung im Speichel, auf die manche Hoffnung gesetzt wurde, hat sich als zu unzuverlässig für den Routinegebrauch erwiesen. In Einzelfällen und unter Berücksichtigung bestimmter Präkautelen kann die Methode gelegentlich nützlich sein (MANSHADI et al. 1982, BEN-ARYEH et al. 1984).

Methoden zur Berechnung des zu erwartenden individuellen 12 h SLi unter Gleichgewichtsbedingungen

Die Dosisoptimierung eines individuellen Patienten nimmt oft unnötig viel Zeit in Anspruch, weil die relevanten pharmakokoinetischen Informationen nicht gewonnen wurden oder ihre Bedeutung nicht bekannt ist. Dies kann insbesondere bei der Medikation eines manischen Patienten den therapeutischen Effekt verzögern oder den Patienten gefährden.

Im Laufe der letzten zwanzig Jahre wurden verschiedene Methoden entwickelt um die Dosistitrierung bei auf Lithium neu einzustellenden oder schon länger behandelten Patienten rationeller zu gestalten (vgl. z.B. RITSCHEL und BARNARER 1982, ZIMMERMANN und SLATTERY 1983, PERRY et al. 1984, ALDA 1988, NELSON 1988). Man unterscheidet dabei sogenannte Ein-Punkt- von Zwei-(oder Mehr-)Punkt-Methoden. Bei den ersteren wird aus einem (meist) 24 Stunden nach Gabe einer initialen Testdosis gewonnenen Lithiumserumspiegel die Dosis berechnet, die für das Errei-

chen eines bestimmten 12 h SLi bei dem jeweiligen Patienten notwendig ist. Bei der Zwei- oder Mehr-Punkt-Methode werden – öfters auch nach Gabe einer Testdosis initial oder im Verlauf einer schon existierenden Dauermedikation – in bestimmten Intervallen mehrere Blutproben abgenommen, aus denen dann die benötigten kinetischen Variablen berechnet werden.

Ohne auf einen detaillierten Methodenvergleich hier eingehen zu können, kann doch gesagt werden, daß sich für die Übereinstimmung zwischen vorausgesagten und später tatsächlich beobachteten Serumspiegelwerten meist Korrelationen von ca. $r = 0,80$ ergeben haben. Natürlich hängt die Güte der Korrelation von den gleichen Faktoren (z.B. Compliance) ab, die schon oben für die Brauchbarkeit des 12 h SLi angeführt wurden. So dürften z.B. die meisten der publizierten Methoden nicht unbedingt geeignet sein, wenn Retardpräparate zur Anwendung kommen sollen. Die Methode von ALDA (1988) hat den Vorteil, daß zwei Blutabnahmen im Abstand von ca. 7 Stunden ausreichend sind und eine Testdosis nicht benötigt wird. Sie kann somit auch zur Dosiskorrektur bei schon bestehender Lithiumtherapie verwendet werden. Sowohl Dr. PERRY wie Dr. ALDA stellen geeignete Software für IBM kompatible PCs oder auch für einen APPLE zur Verfügung.

Literatur

ALDA M (1988) Method for prediction of serum lithium levels. Biol Psychiatry 24: 218–224

AMDISEN A (1975) Sustained release preparations of lithium. In: JOHNSON FN (ed) Lithium research and therapy. Academic Press, London, pp 197–210

AMDISEN A, NIELSEN-KUDSK F (1986) Relationship between standarized 12-h serum lithium, mean serum lithium of the 24-hour day, dose regimen and therapeutic intervall: an evaluation based on pharmacokinetic simulations. Pharmacopsychiatry 19: 416–419

AMDISEN A, CARSON SW (1986) Lithium. In: EVANS WE, SCHENTAG JJ, JUSKO WJ, HARRISON H (eds) Applied pharmacokinetics: principles of therapeutic drug monitoring. Appl Ther: 978–1008

BEN-ARYEH H, NAON H, HOROVITZ G, SZARGEL R, GUTMAN D (1984) Salivary and lacrimal secretions in patients on lithium therapy. J Psychiatr Res 18: 299–306

CALDWELL H, WILFRED C, WESTLAKE J, SCHRIVER RC, BUMBIER EE (1981) Steady-state lithium blood level fluctuation in man following administration of a lithium carbonate conventional and controlled-release dosage form. J Clin Pharmacol 21: 106–109

EHRLICH B, DIAMOND JM (1983) Lithium absorption: implications for sustained release lithium preparations. Lancet i: 306

ELIZUR A, TREVES I (1985) Interdependency of lithium ration plasma lithium level and clinical state in patients with affective disorders. Prog Neuropsychopharmacol Biol Psychiatry 9: 167–172

GOODNICK PJ, FIEVE RR, MELTZER HL, DUNNER DL (1981) Lithium elimination half-life and duration of therapy. Clin Pharmacol Ther 29: 47–50

GREIL W (1981) Pharmakologie und Kinetik des Lithiums. Bibliotheca Psychiat 161: 69–103

GREIL W, STOLTZENBURG MC, MAIRHOFER ML, HAAG M (1985) Lithium dosage in the elderly – a study with matched age groups. J Affect Disord 9: 1–4

HEIM W, OELSCHLÄGER H, KREUTER J, MÜLLER-OER-LINGHAUSEN B (1993) Liberation of lithium from sustained release preparations. A comparison of seven registered brands. Pharmacopsychiatry (im Druck)

HUNTER R (1988) Steady-state pharmacokinetics of lithium carbonate in healthy subjects. Br J Clin Pharmacol 25: 375–380

KAMPF D (1986) Lithium und Nierenfunktion. In: MÜLLER-OERLINGHAUSEN B, GREIL W (Hrsg) Die Lithiumtherapie. Nutzen, Risiken, Alternativen. Springer, Berlin Heidelberg New York Tokyo, S 286–296

KUKOPULOS A, MINNAI G, MÜLLER-OERLINGHAUSEN B (1985) The influence of mania and depression on the pharmacokinetics of lithium. A longitudinal single-case study. J Affect Disord 8: 159–166

LAURITSEN BJ, MELLERUP ET, PLENGE P, RASMUSSEN R, VESTERGARD P, SCHOU M (1981) Serum lithium concentrations around the clock with different treatment regimes and the diurnal variation of the renal lithium clearance. Acta Psychiatr Scand 64: 314–319

LEHMANN K (1986) Pharmakokinetik. In: MÜLLER-OERLINGHAUSEN B, GREIL W (Hrsg) Die Lithiumtherapie. Nutzen, Risiken, Alternativen. Springer, Berlin Heidelberg New York Tokyo, S 106–115

LEHMANN K, MERTEN K (1974) Die Elimination von Lithium in Abhängigkeit vom Lebensalter bei Gesunden und Niereninsuffizienten. Int J Clin Pharmacol 10: 292–298

LEHMANN K, SCHERBER A, GRAUPNER K (1976) Konzentrationsverlauf von Lithium im Liquor und Augenkammerwasser nach einmaliger oraler Applikation am Menschen. Int J Clin Pharmacol 13: 22–26

LEHMANN W, KANARKOWSKI R, MATKOWSKI K, RYBAKOWSKI J (1988) Studies of lithium pharmacokinetics in patients with affective illness. Po J Pharmacol Pharm 40: 47

LESAR TS, TOLLEFSON G, KOCH M (1985) Relationship between patient variables and lithium dosage requirements. J Clin Psychiatry 46: 133–136

LYSKOWSKI J, NASHRALLAH HA (1981) Slowed release lithium: a review and a comparative study. J Clin Psychopharmacol 1: 406–408

MANSHADI M, LIPPMANN S, REGAN W, BALDWIN H (1982) Saliva lithium instability. Biol Psychiatry 17: 1449

MÜLLER-OERLINGHAUSEN B (1981) Probleme der Langzeitprophylaxe. Bibliotheca Psychiat 161: 224–236

NELSON MV (1988) Comparison of three lithium dosing methods in 950 „subjects" by computer simulation. Ther Drug Monit 10: 269–274

NORMAN TR, WALKER RG, BURROWS GD (1984) Renal function-related changes in lithium kinetics. Clin Pharmacokinet 9: 349

PERRY PJ, ALEXANDER B, PRINCE RA, DUNNER FJ (1984) Prospective evaluation of two lithium maintenance dose schedules. J Clin Psychopharmacol 4: 242–246

PHILIPS JD, MYERS DH, KING RJ, ARMOND AR, DERHAM C, PURANIK A, CORBETT JA, BIRCH NJ (1990) Pharmacokinetics of lithium in patients treated with controlled release lithium formulations. Int Clin Psychopharmacol 5: 65–69

RITSCHEL WA, BARNARER M (1982) Lithium dosage regimen design by the repeated one-point method. Arzneimittelforschung 2: 98–102

SCHOU M, AMIDSEN A, THOMSEN K, VESTERGAARD P, HETMAR O, MELLERUP ET, PLENGE P, RAFAELSEN OJ (1982) Lithium treatment regimen and renal water handling: the significance of dosage pattern and tablet type examined through comparison of results from to clinics with different treatment regimens. Psychopharmacology 77: 387

THOMSEN K (1978) Renal handling of lithium at non-toxic and toxic serum lithium levels. A review. Dan Med Bull 215: 106–115

THORNHILL DP (1981) The biological disposition and kinetics of lithium. Biopharmceut Drug Dispos 2: 305

THORNHILL DP, FIELD SP (1982) Distribution of lithium elimination rates in a selected population of psychiatric patients. Eur J Clin Pharmacol 21: 351–354

TYRER SP (1978) The choice of lithium preparation and how to give it. In: JOHNSON FN, JOHNSON S (eds) Lithium in medical practice. MTP Press, Lancester, pp 395–405

ZIMMERMANN CL, SLATTERY JT (1983) Maintenance-dose prediction based on a single determination of concentration: general applicability to two-compartment drugs with reference to lithium. J Pharmaceut Sci 72: 1262–1266

8.1.2 Experimentelle und klinische Pharmakologie

W. P. Kaschka

Lithiumsalze, wie sie in der psychiatrischen Pharmakotherapie zur Anwendung kommen, enthalten nach COTTON und WILKINSON (1975) als Kation ein Gemisch der beiden stabilen (d.h. nicht radioaktiven) Isotope Li-7 (92,6%) und Li-6 (7,4%). Aus dem Bereich der experimentellen Pharmakologie gibt es einzelne Hinweise darauf, daß diese beiden Isotope quantitativ und möglicherweise auch qualitativ unterschiedliche Wirkungen entfalten können (Übersicht bei SECHZER et al. 1986). Da dieser Aspekt jedoch ansonsten in der pharmakologischen Forschung bisher unberücksichtigt geblieben ist, wird im folgenden unter Lithium das eingangs erwähnte Gemisch beider Isotope verstanden, falls nicht anders angegeben.

Über die Organverteilung des Lithiums im pharmakokinetischen steady state (d.h. bei konstantem Serumspiegel) wissen wir noch wenig. Eine Anreicherung gegenüber dem Serum wurde in der Niere, im Knochen, in der Schilddrüse und in der grauen Substanz des Gehirns gefunden (FRANCIS und TRAILL 1970, AMDISEN 1977, TERHAAG et al. 1978, THORNHILL 1981, WISSOCQ et al. 1985, HEURTEAUX et al. 1986). Am Gehirn der Li-behandelten Maus zeigten sich in der Area postrema die höchsten Lithiumkonzentrationen (HEURTEAUX et al. 1986).

Lithiumwirkungen lassen sich auf drei biologisch nicht von einander trennbaren, jedoch methodologisch unterschiedenen Ebenen beobachten, nämlich:

1. auf der kognitiven Ebene (Ebene des erkennenden Wahrnehmens),
2. auf der ethologischen Ebene (Ausdrucks-/Verhaltensebene) und
3. auf der physiologischen Ebene.

Ad 1.

Am Menschen sind bereits im therapeutischen Serumkonzentrationsbereich Beeinträchtigungen von optischen und akustischen Wahrnehmungsprozessen, Gedächtnisfunktionen und assoziativen Leistungen nachgewiesen worden (WEINGARTNER et al. 1985, KROPF und MÜLLER-OERLINGHAUSEN 1986, HARAN et al. 1987, GLUE et al. 1987).

Ad 2.

Auf der Verhaltensebene führt die Applikation von Lithium allein zu einer Herabsetzung des psychomotorischen Aktivierungsniveaus, was sowohl beim Menschen (CADE 1949) als auch in verschiedenen Tiermodellen (BARRATT et al. 1968, OTERO-LOSADA und RUBIO 1985, SMITH 1986) übereinstimmend gezeigt worden ist. Wird Lithium dagegen gleichzeitig oder in engem zeitlichem Zusammenhang mit anderen das Verhalten beeinflussenden Pharmaka gegeben, so lassen sich teils synergistische (z.B. mit Carbamazepin; OEHLER et al. 1985), teils antagonistische Effekte (z.B. mit Amphetamin und Clonidin; HAMBURGER-BAR et al. 1986, PONCELET et al. 1987, SMITH 1988) feststellen. Die pharmakodynamischen Wirkungen können dabei in Abhängigkeit von genetischen Merkmalen der untersuchten Spezies variieren (HAMBURGER-BAR et al. 1986).

Ad 3.

Auf der physiologischen Ebene ist eine Fülle von Lithiumwirkungen beschrieben worden, die im folgenden systematisch geordnet und kurz diskutiert werden sollen.

Neurophysiologische Effekte
Die wichtigsten unter Lithium auftretenden **EEG-Veränderungen** lassen sich folgendermaßen charakterisieren (ULRICH 1986):

1. Verlangsamung der dominanten Alphafrequenz,
2. Vorverlagerung des Ausprägungsmaximums,
3. Tendenz zu linkshemisphärisch verstärkter Ausprägung der Grundaktivität,
4. Amplitudenzunahme,
5. Vermehrung von Betawellen über den vorderen Hirnabschnitten,
6. Zunahme von irregulären Theta- und Deltawellen,
7. Gehäuftes Auftreten paroxysmaler Potentiale,
8. Intermittierend auf die linke Hemisphäre beschränkte Vorverlagerung von Spannungs- und Ausprägungsmaximum,
9. Intermittierendes Auftreten linksanteriorer, überwiegend temporal betonter Aktivitätsmuster mit Subalpha-, Theta- und auch Deltawellen,
10. Zunahme epileptiformer Muster (steile Potentiale, SW-Komplexe).

Die **Nervenleitgeschwindigkeit** kann durch Lithiummedikation herabgesetzt werden. Elektromyographische Parameter (z.B. Potentialdauer) werden je nach Versuchsbedingungen in unterschiedlicher Weise beeinflußt (GIRKE et al. 1975). Übereinstimmend haben verschiedene Arbeitsgruppen bei einzelnen Patienten eine **Beeinträchtigung der Dunkeladaptation** durch Lithium nachweisen können (ULLRICH et al. 1985, KASCHKA et al. 1987, CARNEY et al. 1988, THÜRAUF und KASCHKA 1991). Lithiumeffekte auf elektrookulographische Parameter (EMRICH et al. 1984, KASCHKA et al. 1987, 1988) und evozierte Potentiale (HEGERL et al. 1988) bilden die Grundlage für Forschungsbemühungen, die auf die Auffindung psychophysiologischer Prädiktoren der klinisch-prophylaktischen Lithiumwirkung gerichtet sind.

Die Okulomotorik wird durch Lithium in der Weise beeinflußt, daß vor allem bei langsamen Augenfolgebewegungen vermehrt sakkadische Unterbrechungen auftreten (HOLZMAN et al. 1991, vgl. THÜRAUF und KASCHKA 1991).

Effekte auf zelluläre Transportmechanismen
Bei **Transportprozessen an Zellmembranen** können Lithiumionen sowohl als Substrat wie auch als Effektor eine Rolle spielen. Am besten untersucht ist der Lithiumtransport über die Erythrozytenmembran (OSTROW et al. 1978, VAN CALKER und GREIL 1986). Hier sind vier Mechanismen von Bedeutung, die sich aufgrund ihrer differentiellen Hemmbarkeit durch Ouabain (= Strophantin G) und Phloretin unterscheiden (Abb. 8.1.2.1):

1. Lithium wird anstelle von Kalium durch die ATP-abhängige Natrium/Kalium-Pumpe ins Zellinnere transportiert, ein Prozeß, der durch Ouabain inhibiert werden kann;
2. Ein Lithium/Natrium-Gegenstromsystem, welches zu einem Netto-Auswärtstransport von Lithium aus der Zelle führt und durch Phloretin hemmbar ist;
3. Die hemmstoffunempfindliche „Leckdiffusion" entlang dem elektrochemischen Gradienten.
4. Ein durch Bikarbonat stimulierbares Anionenaustauschsystem (Chlorid/Bikarbonat; Übersicht bei VAN CALKER und GREIL 1986).

Unter klinischen Bedingungen ist der intra/extrazelluläre Lithiumquotient Ausdruck eines dynamischen Gleichgewichtes zwischen Einwärtstransport mittels Leckdiffusion und Bikarbonat-stimulierbarem Lithiumtransport einerseits und Auswärtstransport durch das Lithium/Natrium-Gegenstromsystem andererseits. Die Frage, ob genetisch determinierte Besonderheiten der Lithiumtransportmechanismen an der Erythrozyten-

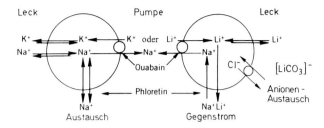

Abb. 8.1.2.1. Mechanismen des Membrantransportes für Lithium am Erythrozyten (modifiziert nach OSTROW et al. 1978)

membran möglicherweise eine Art „trait marker" für endogene Psychosen darstellen, wird noch kontrovers diskutiert (OSTROW et al. 1978, WERSTIUK et al. 1984, SHAUGHNESSY et al. 1985, AMSTERDAM et al. 1988, HITZEMANN et al. 1989, WOOD et al. 1989). Was Lithiumeffekte auf den Membrantransport von Neurotransmittern und deren Präkursoren angeht, sei auf die Übersicht von VAN CALKER und GREIL (1986) verwiesen.

Neurobiochemische Effekte

Die **biochemische Neurotransmission** wird durch Lithium sowohl auf der Transmitter- als auch auf der Rezeptorebene, also prä- und postsynaptisch, beeinflußt (VAN CALKER und GREIL 1986). Nach heutiger Kenntnis erstrecken sich die Wirkungen im wesentlichen auf:

– aminerge Prozesse (Adrenalin, Noradrenalin, Dopamin, Serotonin) (VAN CALKER und GREIL 1986, KAROUM et al. 1986, SWANN et al. 1987, WILKINSON et al. 1987, GROSS et al. 1988, GOTTBERG et al. 1988, MANJI et al. 1991);
– cholinerge Prozesse (nikotinisch, muskarinisch) (WOOD et al. 1985, GLUE et al. 1986, GOODWIN et al. 1986, FRIEDMAN und WANG 1988, MIZUTA und SEGAWA 1989, GOTTBERG et al. 1989, DILSAVER 1984, MÜLLER et al. 1989, DILSAVER und HARIHARAN 1989);
– GABAerge Prozesse (BERRETTINI et al. 1983, HETMAR und NIELSEN 1988);

– peptiderge Prozesse (STENGAARD-PEDERSEN und SCHOU 1985, GYSLING et al. 1987, SIVAM et al. 1987, 1988).

Ohne Einzelbefunde diskutieren zu können, läßt sich sagen, daß Lithium in das Gefüge von Wechselwirkungen aminerger und cholinerger Prozesse derart eingreift, daß die aminerge Neurotransmission stimuliert wird (DILSAVER und HARIHARAN 1989, GOTTBERG et al. 1989, MANJI et al. 1991). Gleichzeitig findet man eine Konzentrationszunahme des inhibitorischen Neurotransmitters GABA im Serum und Liquor cerebrospinalis (BERRETTINI et al. 1983), wohingegen nach tierexperimentellen Befunden die Dichte der GABA-Rezeptoren in verschiedenen Hirnarealen abnimmt (HETMAR und NIELSEN 1988). Untersuchungen am Rattenhirn haben gezeigt, daß peptiderge Prozesse durch Lithium in unterschiedlicher Weise beeinflußt werden. Während die Dichte der Opioid-Bindungsstellen in zahlreichen Hirnarealen abnimmt (STENGAARD-PEDERSEN und SCHOU 1985), kann die Konzentration von Prodynorphin mRNA ansteigen (SIVAM et al. 1988). Auf die Abhängigkeit derartiger Effekte von der Dauer der Lithiumbehandlung ist wiederholt hingewiesen worden (vgl. PRICE et al. 1989). Die Beziehungen der pharmakodynamischen Lithiumwirkungen zum klinisch-pharmakologischen Wirkmechanismus werden im nächsten Kapitel (8.2) behandelt.

Ein wesentlicher postsynaptischer Angriffs-

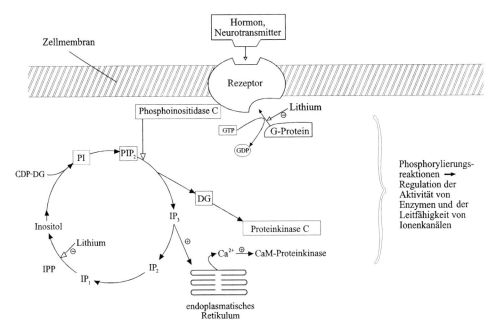

Abb. 8.1.2.2. Lithiumeffekte auf die Koppelung von G-Proteinen an Rezeptoren und auf das Inositolphosphat-„second-messenger"-System (Erklärung im Text; teilweise in Anlehnung an Benkert und Hippius 1992)

punkt des Lithiums liegt im Bereich der „second messenger"-Systeme

- Adenylatcyclase – cyclo AMP,
- Guanylatcyclase – cyclo GMP und
- Phosphoinositidase C – Inositoltriphosphat, Diacylglyzerin.

Lithiumionen hemmen in allen drei Systemen die hormon- bzw. transmitterinduzierte Synthese des entsprechenden „second messengers" (Kanba et al. 1986, Mork und Geisler 1989, Avissar et al. 1988, Goldberg et al. 1988, Avissar und Schreiber 1989, Risby et al. 1991). Dies geschieht offenbar durch einen jeweils ähnlichen Mechanismus. Die Bindung eines Neurotransmitters an den spezifischen Rezeptor führt demnach zur Koppelung eines Guanosintriphosphat-(GTP-)bindenden Proteins (G-Proteins) an den Rezeptor, wobei am G-Protein ein Guanosindiphosphat (GDP) gegen ein GTP ausgetauscht wird (Drummond 1988; Abb. 8.1.2.2). Erst jetzt kann das dem jeweiligen

„second messenger"-System zugehörige Enzym (Adenylatcyclase, Guanylatcyclase, Phosphoinositidase C) aktiviert werden.

Im Falle des hier exemplarisch dargestellten Inositolphosphatsystems (Abb. 8.1.2.2) erfolgt nun die Spaltung von zellmembranständigem Phosphatidylinositoldiphosphat (PIP$_2$) in die beiden als „second messenger" fungierenden Moleküle Diacylglyzerin (DG) und Inositoltriphosphat (IP$_3$), eine Reaktion, die durch die Phosphoinositidase C, eine Phosphodiesterase, katalysiert wird. Diacylglyzerin stimuliert die Proteinkinase C. Inositoltriphosphat setzt aus dem endoplasmatischen Retikulum Kalziumionen frei, die ihrerseits wiederum über Calmodulin (CaM) eine Proteinkinase aktivieren. Inositoltriphosphat wird durch Phosphatasen zu Inositoldiphosphat (IP$_2$), dann weiter zu Inositolmonophosphat (IP$_1$) und schließlich zu Inositol abgebaut. Aus Inositol und Cytidindiphosphat-Diacylglyzerin (CDP-DG) wird Phosphatidylinositol (PI) resynthetisiert und durch Kinasen zu Phosphatidylinositoldiphosphat (PIP$_2$) umgesetzt (Majerus et al. 1986, Benkert und Hippius 1992). Lithium vermag nun durch Hemmung der Inositolphosphat-Phosphatase die Abspaltung des letzten Phosphatrestes vom Inositol zu hemmen und damit die Resynthese von Phosphatidylinositol (PI) zu blockieren. In der Folge werden alle durch dieses „second messenger"-System vermittelten Transmitterwirkungen abgeschwächt.

Ein wesentlich weniger spezifischer Mechanismus der Lithiumwirkung besteht in der Hemmung der Koppelung von G-Proteinen an Rezeptoren (Abb. 8.1.2.2; DRUMMOND 1988, AVISSAR und SCHREIBER 1989, MANJI 1992). Hierdurch können wahrscheinlich alle drei „second messenger"-Systeme inhibiert werden.

Aus tierexperimentellen Befunden geht hervor, daß Lithium am Auge neben den vorstehend beschriebenen Effekten auf den Inositolphosphatstoffwechsel auch strukturelle Veränderungen der Retina hervorrufen kann. Dies scheint insbesondere dann der Fall zu sein, wenn es in Verbindung mit stärkerer Lichtexposition einwirkt (PFEILSCHIFTER et al. 1988, REMÉ et al. 1987, 1991). Beim Menschen sind unter Lithiumbehandlung keine klinisch relevanten Veränderungen ophthalmologischer Routineparameter nachgewiesen worden (KAUFMAN et al. 1985); allerdings lassen sich mit sehr empfindlichen Verfahren durchaus Lithiumeffekte demonstrieren, wie oben dargelegt (KASCHKA et al. 1987, 1988, THÜRAUF und KASCHKA 1991).

Effekte auf das neuroendokrine System
Eine umfassende Übersicht über Lithiumeffekte auf die verschiedenen neuroendokrinen Achsen ist kürzlich von JOHNSON (1988) gegeben worden. Unter Langzeitbehandlung kommt es zu einem reversiblen Anstieg des TSH sowie zu einer erhöhten Stimulierbarkeit durch TRH (JOFFE et al. 1986, MAARBJERG et al. 1987, CHRISTIE et al. 1989). T_4 liegt in einer Studie (MAARBJERG et al. 1987) nach sechs Jahren um 53% höher als vor Lithiumeinnahme (siehe auch ALBRECHT 1986 und Kapitel 8.3.3). Bei gesunden Freiwilligen ist die Stimulierbarkeit der LH-Sekretion durch LHRH nach dreiwöchiger Lithiumapplikation gesteigert (GROF et al. 1988). In vitro-Befunde lassen erkennen, daß auch die GRF-induzierte GH-Sekretion durch Lithium stimuliert wird (KATO und SUZUKI 1989). Der Serumspiegel des Prolactins wird am Patienten unter Lithiumtherapie von einigen

Autoren erhöht (JOFFE et al. 1986), von anderen dagegen unverändert gefunden (CHRISTIE et al. 1989). Demgegenüber weisen tierexperimentelle Befunde (SEGGIE et al. 1985, GUDELSKY et al. 1988) darauf hin, daß Lithium das tuberoinfundibuläre dopaminerge System aktiviert und dadurch die inhibitorische Kontrolle der Prolactinsekretion verstärkt. Die ACTH-Sekretion wird in vitro durch Lithium stimuliert (ZATZ und REISINE 1985, REISINE und ZATZ 1987).

Hinsichtlich der komplexen Eingriffe in den Kohlenhydratstoffwechsel – einschließlich möglicher Veränderungen der Glucosetoleranz – darf auf die weiterführende Literatur verwiesen werden (STORLIEN et al. 1985, MÜLLER-OERLINGHAUSEN 1986, JOHNSON 1988, siehe auch Kapitel 8.3.3).

Verschiedene Lithiumwirkungen auf immunologische Funktionen, die vor allem in vitro bzw. tierexperimentell nachgewiesen worden sind (HART 1988, JOHNSON 1988), lassen sich bezüglich ihrer klinischen Relevanz derzeit noch nicht einschätzen. Effekte auf die Zellproliferation im Knochenmark werden in einem späteren Abschnitt dargestellt.

Chronobiologische Effekte
Beispiele für eine Beeinflussung chronobiologischer Prozesse durch Lithiumionen finden sich sowohl in relativ einfachen als auch in höher organisierten biologischen Systemen (PFLUG 1986, KEMALI et al. 1987, GIEDKE und POHL 1985, McEACHRON et al. 1985). Beim Menschen führt die Lithiumbehandlung zu einer Phasenverzögerung der zirkadianen Periodik der Körpertemperatur und zu einer Verlängerung der REM-Latenz bei gleichzeitiger Abnahme des REM-Schlaf-Anteils an der gesamten Schlafdauer (CAMPBELL et al. 1989). Im Tierexperiment werden Rezeptoren für verschiedene Neurotransmitter, Neuromodulatoren und Psychopharmaka (insbesondere alpha- und beta-adrenerge, cholinerge, Opiat- und Benzodiazepinrezeptoren), deren Dichte einer zirkadianen Rhythmik unterliegt, durch Lithium-

applikation beeinflußt. Dabei kommt es in der Regel zu einer Verlängerung der Periodendauer (Übersichten bei Benkert und Hippius 1986, Pflug 1986). Auch die Sekretion von Melatonin sowie dessen Konzentration im Serum und in verschiedenen Hirnstrukturen unterliegen einer Modifikation durch Lithium (Johnson 1988). Aus dem Nagetiermodell gibt es Hinweise dafür, daß das Melatoninsystem möglicherweise eine Schlüsselfunktion als „Koordinator" bei der Synchronisation unterschiedlicher zirkadianer Rhythmen besitzt (Seggie et al. 1985, 1987). Ob dies auch für den Menschen zutrifft und ob es sich hier möglicherweise um eine Lithiumwirkung auf einen für affektive Erkrankungen bedeutsamen chronobiologischen Regulationsmechanismus handelt, bedarf allerdings noch der Klärung.

Effekte auf das hämatopoetische System
Lithiumionen sind in der Lage, verschiedene hämatopoetische Systeme zu beeinflussen. So wird die Granulozytenzahl in vivo und in vitro gesteigert (Gallicchio 1986, Doukas et al. 1985), ein Effekt, der sich auch klinischtherapeutisch nutzbar machen läßt (Carulli et al. 1984). Experimentelle Befunde weisen darauf hin, daß sowohl chemisch induzierte als auch strahlenbedingte Granulozytopenien durch Lithiumapplikation gebessert werden können (Gallicchio 1988, Gallicchio et al. 1985). Ähnliche Effekte sind für das thrombozytäre System beschrieben worden (Balon et al. 1986, Gallicchio et al. 1986). An permanenten Leukämie-Zellinien vermögen Lithiumionen die chemisch induzierte Zelldifferenzierung zu hemmen bzw. die Expression des Protooncogens c-myc zu stimulieren (Gallicchio 1985, Knight et al. 1989).
Über die hier exemplarisch dargestellten und aus biologisch-psychiatrischer Sicht besonders relevanten Lithiumwirkungen hinaus sind im Rahmen der klinischen und insbesondere der experimentellen Pharmakologie des Lithiums zahlreiche weitere Ef-

fekte untersucht worden. Auf eine ausführlichere Darstellung solcher Interaktionen mit Enzymsystemen (Kadis 1976), Transportmechanismen (Gemba et al. 1985, Reches et al. 1985, Hart et al. 1986) und Stoffwechselprozessen (Plenge und Rafaelsen 1982, Domino et al. 1985, Joseph et al. 1987, Rosenblatt et al. 1989, Kemali et al. 1989) muß indessen an dieser Stelle verzichtet werden.

Literatur

Albrecht J (1986) Beeinflussung der Schilddrüsenfunktion und des Immunsystems durch Lithiumsalze. In: Müller-Oerlinghausen B, Greil W (Hrsg) Die Lithiumtherapie: Nutzen, Risiko, Alternativen. Springer, Berlin Heidelberg New York Tokyo, S 276–285

Amdisen A (1977) Serum level monitoring and clinical pharmacokinetics of lithium. Clin Pharmacokinet 2: 73–92

Amsterdam J D, Rybakowski J, Gottlieb J, Frazer A (1988) Kinetics of erythrocyte lithium-sodium countertransport in patients with affective illness before and during lithium therapy. J Affect Disord 14: 75–81

Avissar S, Schreiber G (1989) Muscarinic receptor subclassification and G-proteins: significance for lithium action in affective disorders and for the treatment of the extrapyramidal side effects of neuroleptics. Biol Psychiatry 26: 113–130

Avissar S, Schreiber G, Danon A, Belmaker RH (1988) Lithium inhibits adrenergic and cholinergic increases in GTP binding in rat cortex. Nature 331: 440–442

Balon R, Berchou R, Lycaki H, Pohl RB (1986) The effect of lithium on platelet count. Acta Psychiatr Scand 74: 474–478

Barrat ES, Creson DL, Russell G (1968) The effects of lithium salts on brain activity in the cat. Am J Psychiatry 125: 530–536

Benkert O, Hippius H (1992) Psychiatrische Pharmakotherapie, 5. Aufl. Springer, Berlin Heidelberg New York Tokyo

Berrettini WH, Nurnberger JI, Hare TA, Simmons-Alling S, Gershon E S, Post RM (1983) Reduced plasma and CSF gamma-aminobutyric acid in affective illness: effect of lithium carbonate. Biol Psychiatry 18: 185–194

Cade JFJ (1949) Lithium salts in the treatment of psychotic excitement. Med J Aust 36: 349–352 van Calker D, Greil W (1986) Biochemische und zellphysiologische Effekte von Lithiumionen. In: Müller-Oerlinghausen B, Greil W (Hrsg) Die Lithiumtherapie. Nutzen, Risiken, Alternativen. Springer, Berlin Heidelberg New York, Tokyo, S 5–34

Campbell SS, Gillin JC, Kripke DF, Janowsky DS, Risch SC (1989) Lithium delays circadian phase of temperature and REM sleep in a bipolar depressive: a case report. Psychiatry Res 27: 23–29

Carney PA, Seggie J, Vojtechovsky M, Parker J, Grof E, Grof P (1988) Bipolar patients taking lithium have increased dark adaptation threshold compared with controls. Pharmacopsychiatry 21: 117–120

Carulli G, Azzara A, Polidori R, Marini A, Grassi B, Ambrogi F (1984) Effects of lithium carbonate on leukocyte functions in chronic benign neutropenia. Acta Haematol 72: 408–412

Christie JE, Whalley L J, Hunter R, Bennie J, Fink G (1989) Sulpiride treatment of acute mania with a comparison of the effects on plasma hormone concentrations of lithium and sulpiride treatment. J Affect Disord 16: 115–120

Cotton FA, Wilkinson G (1975) Advanced inorganic chemistry, 3rd ed. Interscience, New York

Dilsaver SC (1984) Lithium's effects on muscarinic receptor binding parameters: a relationship to therapeutic efficacy? Biol Psychiatry 19: 1551–1565

Dilsaver SC, Hariharan M (1989) Chronic treatment with lithium produces supersensitivity to nicotine. Biol Psychiatry 25: 792–795

Domino EF, Sharp RR, Lipper S, Ballast CL, Delidow B, Bronzo MR (1985) NMR chemistry analysis of red blood cell constituents in normal subjects and lithium-treated psychiatric patients. Biol Psychiatry 20: 1277–1283

Doukas MA, Niskanen EO, Quesenberry PJ (1985) Lithium stimulation of granulopoiesis in diffusion chambers – a model of a humoral, indirect stimulation of stem cell proliferation. Blood 65: 163–168

Drummond AH (1988) Lithium affects G-protein receptor coupling. Nature 331:388

Emrich HM, Ullrich A, Adamczyk J, Stein R (1984) Lithium affects EOG in humans. Psychiatry Res 13: 355–357

Francis RJ, Traill MA (1970) Lithium distribution in the brains of two manic patients. Lancet ii: 523

Friedman E, Wang H-Y (1988) Effect of chronic lithium treatment on 5-hydroxytryptamine autoreceptors and release of 5-(^{3}H) hydroxytryptamine from rat brain cortical, hippocampal, and hypothalamic slices. J Neurochem 50: 195–201

Gallicchio VS (1985) Inhibition of dimethyl sulfoxide-induced Friend erythroleukemia cell differentiation in vitro by lithium chloride. Exp Cell Biol 53: 287–293

Gallicchio VS (1986) Lithium stimulation of in vitro granulopoiesis: evidence for mediation via sodium transport pathways. Br J Haematol 62: 455–466

Gallicchio VS (1988) Lithium and hematopoietic toxicity. III. In vivo recovery of hematopoiesis following single-dose administration of cyclophosphamide. Acta Haematol 79: 192–197

Gallicchio VS, Chen MG, Watts TD (1985) Lithium-stimulated recovery of granulopoiesis after sublethal irradiation is not mediated via increased levels of colony stimulating factor (CSF). Int J Radiat Biol 47: 581–590

Gallicchio VS, Gamba-Vitalo C, Watts TD, Chen MG (1986) In vivo and in vitro modulation of megakaryocytopoiesis and stromal colony formation by lithium. J Lab Clin Med 108: 199–205

Gemba M, Tachibana A, Sugihara K, Hori M, Nakajima M (1985) Inhibitory effect of lithium on p-aminohippurate transport in rat kidney cortex in vitro. Renal Physiol 8: 179–188

Giedke H, Pohl H (1985) Lithium suppresses hibernation in the Turkish hamster. Experientia 41: 1391–1392

Girke W, Krebs F-A, Müller-Oerlinghausen B (1975) Effects of lithium on electromyographic recordings in man. Studies in manic-depressive patients and normal volunteers. Int Pharmacopsychiatry 10: 24–36

Glue PW, Cowen PJ, Nutt DJ, Kolakowska T, Grahame-Smith DG (1986) The effect of lithium on 5-HT-mediated neuroendocrine responses and platelet 5-HT receptors. Psychopharmacology 90: 398–402

Glue PW, Nutt DJ, Cowen PJ, Broadbent D (1987) Selective effect of lithium on cognitive performance in man. Psychopharmacology 91: 109–111

Goldberg H, Clayman P, Skorecki K (1988) Mechanism of lithium inhibition of vasopressin-sensitive adenylate cyclase in cultured renal epithelial cells. Am J Physiol 255 F: 995–1002

Goodwin GM, DeSouza RJ, Wood AJ, Green AR (1986) Lithium decreases 5-HT1A and 5-HT2 receptor and alpha 2-adrenoceptor mediated function in mice. Psychopharmacology 90: 482–487

GOTTBERG E, MONTREUIL B, READER TA (1988) Acute effects of lithium on dopaminergic responses: Iontophoretic studies in the rat visual cortex. Synapse 2: 442–449

GOTTBERG E, GRONDIN L, READER TA (1989) Acute effects of lithium on catecholamines, serotonin, and their major metabolites in discrete brain regions. J Neurosci Res 22: 338–345

GROF E, BROWN GM, GROF P, SAXENA B (1988) The effect of lithium administration on LH response in healthy volunteers. Prog Neuropsychopharmacol Biol Psychiatry 12: 263–267

GROSS G, DODT C, HANFT G (1988) Effect of chronic lithium administration on adrenoceptor binding and adrenoceptor regulation in rat cerebral cortex. Naunyn Schmiedebergs Arch Pharmacol 337: 267–272

GUDELSKY GA, KOENIG JI, KOYAMA T, MELTZER HY (1988) Activity of tuberoinfundibular dopaminergic neurons and concentrations of serum prolactin in the rat following lithium administration. Psychopharmacology 94: 92–96

GYSLING K, ALLARD LR, BEINFELD MC (1987) Lithium preincubation stimulates the potassium-induced release of cholecystokinin from slices of cerebral cortex and caudate-putamen incubated in vitro. Brain Res 413: 365–367

HAMBURGER-BAR R, ROBERT M, NEWMAN M, BELMAKER RH (1986) Interstrain correlation between behavioural effects of lithium and effects on cortical cyclic AMP. Pharmacol Biochem Behav 24: 9–13

HARAN G, KARNY N, NACHSHON I (1987) Effect of lithium carbonate on lateralized cognitive functions. J Nerv Ment Dis 175: 688–691

HART DA (1988) Lithium potentiates antigen-dependent stimulation of lymphocytes only under suboptimal conditions. Int J Immunopharmacol 10: 153–160

HART DA, GROENEWOUD Y, CHAMBERLAND S (1986) Characterization of lithium-induced enzyme release from human polymorphonuclear leukocytes. Biochem Cell Biol 64: 880–885

HEGERL U (1986) Einfluß von Lithium auf die evozierten kortikalen Potentiale. In: MÜLLER-OERLINGHAUSEN B, GREIL W (Hrsg) Die Lithiumtherapie. Nutzen, Risiken, Alternativen. Springer, Berlin Heidelberg New York Tokyo, S 97–105

HEGERL U, PROCHNO I, ULRICH G, MÜLLER-OERLINGHAUSEN B (1988) Are auditory evoked potentials suitable for predicting the response to lithium prophylaxis? A study on the effects of repeated measurement, age, gender, and personality on the amplitude/stimulus intensity function in healthy volunteers. Pharmacopsychiatry 21: 336–337

HETMAR O, NIELSEN M (1988) Chronic treatment with lithium chloride: reduced number of GABA receptors in frontal cortex of rat brain. Pharmacol Toxicol 62: 107–109

HEURTEAUX C, BAUMANN N, LACHAPELLE F, WISSOCQ J-C, THELLIER M (1986) Lithium distribution in the brain of normal mice and of „quaking" dysmyelinating mutants. J Neurochem 46: 1317–1321

HITZEMANN R, MARK C, HIRSCHOWITZ J, GARVER D (1989) RBC lithium transport in the psychoses. Biol Psychiatry 25: 296–304

HOLZMAN PS, O'BRIAN C, WATERNAUX C (1991) Effects of lithium treatment on eye movements. Biol Psychiatry 29: 1001–1015

JOFFE RT, POST RM, BALLENGER JC, REBAR R, GOLD PW (1986) The effects of lithium on neuroendocrine function in affectively ill patients. Acta Psychiatr Scand 73: 524–528

JOHNSON FN (1988) Lithium and the endocrine system. Karger, Basel (Lithium therapy monographs, vol 2)

JOSEPH NE, RENSHAW PF, LEIGH JS (1987) Systemic lithium administration alters rat cerebral cortex phospholipids. Biol Psychiatry 22: 540–544

KADIS B (1976) Inhibition of L-alanine aminotransferase by lithium salts. Bioinorganic Chemistry 6: 183–186

KANBA S, PFENNING M, KANBA KS, RICHELSON E (1986) Lithium ions have a potent and selective inhibitory effect on cyclic GMP formation stimulated by neurotensin, angiotensin II and bradykinin. Eur J Pharmacol 126: 111–116

KAROUM F, KORPI ER, CHUANG L-W, LINNOILA M, WYATT RJ (1986) The effects of desipramine, zimelidine, electroconvulsive treatment and lithium on rat brain biogenic amines: a comparison with peripheral changes. Eur J Pharmacol 121: 377–385

KASCHKA WP, MOKRUSCH T, KORTH M (1987) Early physiological effects of lithium treatment: electrooculographic and adaptometric findings in patients with affective and schizoaffective psychoses. Pharmacopsychiatry 20: 203–207

KASCHKA WP, THÜRAUF N, MOKRUSCH T, KORTH M (1988) Electrooculography and dark adaptation in patients with affective and schizoaffective psychoses: early physiological effects of carbamazepine and lithium. Pharmacopsychiatry 21: 404–406

KATO M, SUZUKI M (1989) Effect of Li+ substitution for extracellular Na+ on GRF-induced GH secretion from rat pituitary cells. Am J Physiol 256C: 712–718

KAUFMAN PL, JEFFERSON JW, ACKERMAN D, BAUMGARTNER S (1985) Ocular effects of oral lithium in humans. Acta Ophthalmol 63: 327–332

KEMALI M, KEMALI D, LOVERO N, MAJ M, MILICI N (1987) Lithium and melatonin: morphological modifications induced in frog retina pigment screening. Pharmacopsychiatry 20: 224–226

KEMALI M, MONTELEONE P, MAJ M, MILICI N, KEMALI D (1989) Lithium decreases retinal melatonin levels in the frog. Neurosci Lett 96: 235–239

KNIGHT SC, HARNISH D, SCHEID E, KOEKEBAKKER M, BARR RD (1989) Lithium and hydrocortisone interactions on cell growth and gene expression in human promyelocytic leukemia (HL 60). Leukemia Res 13: 289–296

KROPF D, MÜLLER-OERLINGHAUSEN B (1986) Effects of lithium on visual perception in manic-depressive patients without acute symptomatology. Neuropsychobiology 15: 34–42

MAARBJERG K, VESTERGAARD P, SCHOU M (1987) Changes in serum thyroxine (T4) and serum thyroid stimulating hormone (TSH) during prolonged lithium treatment. Acta Psychiatr Scand 75: 217–221

MAJERUS PW, CONNOLLY TM, DECKMYN H, ROSS TS, BROSS TE, ISHII H, BANSAL VS, WILSON DB (1986) The metabolism of phosphoinositide-derived messenger molecules. Science 234: 1519–1526

MANJI HK (1992) G Proteins: implications for psychiatry. Am J Psychiatry 149: 746–760

MANJI HK, HSIAO JK, RISBY ED, OLIVER J, RUDORFER MV, POTTER WZ (1991) The mechanisms of action of lithium. I. Effects on serotonergic and noradrenergic systems in normal subjects. Arch Gen Psychiatry 48: 505–512

MCEACHRON DL, KRIPKE DF, SHARP FR, LEWY AJ, MCCLELLAN DE (1985) Lithium effects on selected circadian rhythms in rats. Brain Res Bull 15: 347–350

MICHELL B, KIRK C (1986) G-protein control of inositol phosphate hydrolysis. Nature 323: 112–113

MIZUTA T, SEGAWA T (1989) Chronic effects of imipramine and lithium on 5-HT receptor subtypes in rat frontal cortex, hippocampus, and choroid plexus: quantitative receptor autoradiographic analysis. Jpn J Pharmacol 50: 315–326

MORK A, GEISLER A (1989) Effects of GTP on hormone-stimulated adenylate cyclase activity in cerebral cortex, striatum, and hippocampus from rats treated chronically with lithium. Biol Psychiatry 26: 279–288

MÜLLER-OERLINGHAUSEN B (1986) Wirkung von Lithiumsalzen auf Kohlenhydratstoffwechsel, Körpergewicht und gastrointestinale Funktionen. In: MÜLLER-OERLINGHAUSEN B, GREIL W (Hrsg) Die Lithiumtherapie. Nutzen, Risiken, Alternativen. Springer, Berlin Heidelberg New York Tokyo, S 297–304

MUELLER W, BRUNNER H, MISGELD U (1989) Lithium discriminates between muscarinic receptor subtypes on guinea pig hippocampal neurons in vitro. Neurosci Lett 100: 135–140

OEHLER J, JAEHKEL M, SCHMIDT J (1985) Einfluß von Lithium, Carbamazepin, Ca-Valproat und Diazepam auf isolationsbedingte Verhaltensänderungen der Maus. Biomed Biochim Acta 44: 1523–1530

OSTROW DG, PANDEY GN, DAVIS JM, HURT SW, TOSTESON DC (1978) A heritable disorder of lithium transport in erythrocytes of a subpopulation of manic-depressive patients. Am J Psychiatry 135: 1070–1077

OTERO-LOSADA ME, RUBIO MC (1985) Striatal dopamine and motor activity changes observed shortly after lithium administration. Naunyn Schmiedebergs Arch Pharmacol 330: 169–174

PFEILSCHIFTER J, REMÉ C, DIETRICH C (1988) Light-induced phosphoinositide degradation and light-induced structural alterations in the rat retina are enhanced after chronic lithium treatment. Biochem Biophys Res Commun 156: 1111–1119

PFLUG B (1986) Chronobiologische Aspekte der Lithiumprophylaxe. In: MÜLLER-OERLINGHAUSEN B, GREIL W (Hrsg) Die Lithiumtherapie. Nutzen, Risiken, Alternativen. Springer, Berlin Heidelberg New York Tokyo, S 46–50

PLENGE P, RAFAELSEN OJ (1982) Lithium effects on calcium, magnesium and phosphate in man: effects on balance, bone mineral content, faecal and urinary excretion. Acta Psychiatr Scand 66: 361–373

PONCELET M, DANGOUMAN L, SOUBRIE P, SIMON P (1987) Effects of neuroleptic drugs, clonidine and lithium on the expression of conditioned behavioral excitation in rats. Psychopharmacology 92: 393–397

RECHES A, LIN KP, KARPIAK SE, FAHN S, COOPER TB, SUCKOW R, JACKSON V, TAMIR H (1985) Serotonin depletion induced by reserpine is attenuated by prophylactic administration of lithium. Eur J Pharmacol 113: 225–231

REISINE T, ZATZ M (1987) Interactions among lithium, calcium, diacylglycerides, and phorbol esters in the regulation of adrenocorticotropin hormone release from At-20 cells. J Neurochem 49: 884–889

REMÉ C, FEDERSPIEL E, PFEILSCHIFTER J, WIRZ-JUSTICE A (1987) Potentiation by light of lithium-induced retinal injury in rats. N Engl J Med 31: 1478

REMÉ ChE, URNER U, HUBER Ch, BUSH RA, KOPP H (1991) Lithium effects in the retina: experimental and clinical observations. In: CHRISTEN Y, DOLY M, DROY-LEFAIX M-T (eds) Retinopathies et Neurotransmission. Les Séminaires Ophtalmologiques d'IPSEN, Tome 3. Springer, Berlin Heidelberg New York Tokyo, pp 37–49

RISBY ED, HSIAO JK, MANJI HK, BITRAN J, MOSES F, ZHOU DF, POTTER WZ (1991) The mechanisms of action of lithium. II. Effects on adenylate cyclase activity and β-adrenergic receptor binding in normal subjects. Arch Gen Psychiatry 48: 512–524

ROSENBLATT S, CHANLEY JD, SEGAL RL (1989) The effect of lithium on vitamin D metabolism. Biol Psychiatry 26: 206–208

SECHZER J A, LIEBERMAN K W, ALEXANDER G J, WEIDMAN D, STOKES PE (1986) Aberrant parenting and delayed offspring development in rats exposed to lithium. Biol Psychiatry 21: 1258–1266

SEGGIE J, WERSTIUK ES, JOSHI M (1985) Lithium and twenty-four hour rhythms of serum corticosterone, prolactin and growth hormone in pigmented eye rats. Prog Neuropsychopharmacol Biol Psychiatry 9: 755–758

SEGGIE J, WERSTIUK ES, GROTA L (1987) Lithium and circadian patterns of melatonin in the retina, hypothalamus, pineal and serum. Prog Neuropsychopharmacol Biol Psychiatry 11: 325–334

SHAUGHNESSY R, GREENE SC, PANDEY GN, DORNS E (1985) Red-cell lithium transport and affective disorders in a multigeneration pedigree: evidence for genetic transmission of affective disorders. Biol Psychiatry 20: 451–460

SIVAM SP, SMITH DR, TAKEUCHI K, HONG J-S (1987) Lithium and haloperidol differentially alter the dynorphin A (1-8) and enkephalin levels in the neurointermediate lobe of rat pituitary. Neuropeptides 10: 291–298

SIVAM SP, TAKEUCHI K, LI S, DOUGLASS J, CIVELLI O, CALVETTA L, HERBERT E, McGINTY JF, HONG JS (1988) Lithium increases dynorphin A (1-8) and prodynorphin mRNA levels in the basal ganglia of rats. Mol Brain Res 3: 155–164

SMITH DF (1986) Wirkung von Lithium auf die Bewegungsaktivität von Versuchstieren. In: MÜLLER-OERLINGHAUSEN B, GREIL W (Hrsg) Die Lithiumtherapie. Nutzen, Risiken, Alternativen. Springer, Berlin Heidelberg New York Tokyo, S 51–59

SMITH DF (1988) Lithium attenuates clonidine-induced hypoactivity: further studies in inbred mouse strains. Psychopharmacology 94: 428–430

STENGAARD-PEDERSEN K, SCHOU M (1985) Opioid peptides and receptors in relation to affective illness. Effects of desipramine and lithium on opioid receptors in rat brain. Acta Pharmacol Toxicol 56 [Suppl 1]: 170–179

STORLIEN LH, HIGSON FM, GLEESON RM, SMYTHE GA, ATRENS DM (1985) Effects of chronic lithium, amitriptyline and mianserin on glucoregulation, corticosterone and energy balance in the rat. Pharmacol Biochem Behav 22: 119–125

SWANN AC, KOSLOW SH, KATZ M, MAAS JW, JAVAID J, SECUNDA SK, ROBINS E (1987) Lithium carbonate treatment of mania. Cerebrospinal fluid and urinary monoamine metabolites and treatment outcome. Arch Gen Psychiatry 44: 345–354

TERHAAG B, SCHERBER A, SCHAPS P, WINKLER H (1978) The distribution of lithium into cerebrospinal fluid, brain tissue and bile in man. Int J Clin Pharmacol 16: 333–335

THORNHILL DP (1981) The biological disposition and kinetics of lithium. Biopharm Drug Dispos 2: 305–332

THÜRAUF N, KASCHKA WP (1991) Functional and morphological effects of lithium treatment on structures of the eye and oculomotor systems. Eur J Psychiatry 5: 47–54

ULLRICH A (1986) Tierexperimentelle neurophysiologische Untersuchungen zur Lithiumwirkung. In: MÜLLER-OERLINGHAUSEN B, GREIL W (Hrsg) Die Lithiumtherapie. Nutzen, Risiken, Alternativen. Springer, Berlin Heidelberg New York Tokyo, S 35–45

ULLRICH A, ADAMCZYK J, ZIHL J, EMRICH HM (1985) Lithium effects on ophthalmological-electrophysiological parameters in young healthy volunteers. Acta Psychiatr Scand 72: 113–119

ULRICH G (1986) Neurophysiologische Aspekte der Lithiumwirkung. In: MÜLLER-OERLINGHAUSEN B, GREIL W (Hrsg) Die Lithiumtherapie. Nutzen, Risiken, Alternativen. Springer, Berlin Heidelberg New York Tokyo, S 78–96

WEINGARTNER H, RUDORFER MV, LINNOILA M (1985) Cognitive effects of lithium treatment in normal volunteers. Psychopharmacology 86: 472–474

WERSTIUK ES, RATHBONE MP, GROF P (1984) Erythrocyte lithium efflux in bipolar patients and control subjects: the question of reproducibility. Psychiatry Res 13: 175–185

WILKINSON M, JOSHI M, WERSTIUK ES, SEGGIE J
(1987) Lithium and rhythms of beta-adrenergic ((^{3}H)CGP-12177) binding in intact rat retina, pineal gland, and hypothalamus. Biol
Psychiatry 22: 1191–1200

WISSOCQ J-C, HEURTEAUX C, HENNEQUIN E, THELLIER
M (1985) Microlocating lithium in the mouse
embryo by use of a (n, alpha) nuclear reaction.
Roux's Arch Dev Biol 194: 433–435

WOOD AJ, ELPHICK M, ARONSON JK, GRAHAME-SMITH
DG (1989) The effect of lithium on cation
transport measured in vivo in patients suffering from bipolar affective illness. Br J Psychiatry 155: 504–510

WOOD K, SWADE C, ABOU-SALEH MT, COPPEN A
(1985) Apparent supersensitivity of platelet
5-HT receptors in lithium-treated patients.
J Affect Disord 8: 69–72

ZATZ M, REISINE TD (1985) Lithium induces corti-
cotropin secretion and desensitization in cultured anterior pituitary cells. Proc Natl Acad
Sci USA 82: 1286–1290

8.2 Wirkungsmechanismus von Lithium

B. Müller-Oerlinghausen

8.2.1 Vorbemerkung zum Konzept und zur Organisation der Lithium-Forschung

1981 wurde in „Nature" in einem Review über den gegenwärtigen Stand der ZNS-Forschung die Behauptung aufgestellt, daß die Frage nach der Pathogenese der manisch-depressiven Erkrankung unter einer Voraussetzung ganz einfach zu beantworten sei: Man müßte lediglich den Wirkungsmechanismus der Lithium-Prophylaxe aufgeklärt haben. Schon ein einziger Blick auf die vielfältigen Wirkungen des Lithium-Ions macht die Provokation und Ironie dieses Postulats freilich deutlich. Die größte Schwierigkeit hinsichtlich der Darstellung des Wirkungsmechanismus von Lithiumsalzen besteht darin, daß Lithium zum einen eben eine Vielzahl beispielsweise biochemischer Variablen beeinflußt, zum anderen aber eine Ebene gefunden werden muß, auf der seine spezifischen Wirkungen auf das Erleben und Verhalten sowohl gesunder Versuchspersonen als auch von Patienten mit affektiven Psychosen erklärt werden können.

Ist die Rede vom Wirkungsmechanismus psychotroper Substanzen, so wird damit – zumindest bei klinischen Psychiatern – häufig das Mißverständnis induziert, es handle sich dabei notwendigerweise um eine Beschreibung der für die Wirksamkeit angeblich relevanten biochemischen Mechanismen. Lithium – so wird bar jeden wissenschaftstheoretischen Zweifels und in geradezu populistischer Weise argumentiert –

sei doch eine „chemische" Substanz und so müsse die Wirkung bzw. Wirksamkeit auch schlußendlich „chemisch" erklärt werden. Wir sind ebenso wie der englische Psychologe F. N. Johnson in der Vergangenheit diesem reduktionistischen Ansatz bei den verschiedensten Gelegenheiten entgegengetreten, und es sei auch an dieser Stelle nochmals betont, daß grundsätzlich die Wirkung bzw. klinische Wirksamkeit eines Chemikals wie des Lithium-Ions auf den verschiedensten Ebenen, z.B. der physiologischen oder psychologischen, beschrieben und erklärt werden kann (vgl. Johnson 1984, Kropf 1980). Entscheidend ist, daß sich ein plausibles Modell findet, innerhalb dessen die Wirkungen von Lithium dargestellt bzw. in bestimmten Modellsituationen vorausgesagt werden können. Die Auswahl der Beschreibungsebenen bzw. der Modelle wird sich ganz wesentlich nach entweder Präferenzen des jeweiligen Forschers oder aber danach richten, wo sich zur klinisch-psychiatrischen Beschreibungsebene am ehesten „Interfaces" herstellen lassen, d.h. ob in einem gewissen Sinne ohne falschen reduktionistischen Anspruch sich Analogie-Schlüsse bzw. kategoriale Parallelen zwischen den interessierenden Beschreibungsebenen – sei es auch in hierarchischen Modellen i. S. Nicolai Hartmann's – herstellen lassen.

Ein Beispiel für solchen Denkansatz findet der interessierte Leser in den Veröffentlichungen der kalifornischen Arbeitsgruppe von Mandell und Knapp (vgl. Knapp 1983), die in der Verminderung von Freiheitsgraden bei Systemen ganz unterschiedlicher Komplexität ein durchgehendes kategoriales Konstrukt gesehen haben, um die Wirkungen der Lithiumsalze zu beschreiben. Die Berliner Arbeitsgruppe hat in den vergangenen Jahren einen in diesem Sinne synoptischen Zugang versucht zu enwickeln: Sie hat sich zum einen mit der Untersuchung psychischer Effekte von Lithium und mit der Entwicklung eines psychologischen Modells der Lithium-Prophylaxe beschäftigt. Das von D. KROPF entwickelte Modell unterscheidet sich von der Johnson'schen Alternative durch seinen empirischen Ausgangspunkt, während der Ansatz von JOHNSON ausgesprochen konstruktgebunden ist (vgl. KROPF 1986, MÜLLER-OERLINGHAUSEN 1987). Eine wesentliche Rolle in diesem Zusammenhang spielt die Entdeckung, daß Lithium die Rückwärtsmaskierung visueller Reize (KROPF und OERLINGHAUSEN 1985) inhibiert. Es sei in diesem Zusammenhang vermerkt, daß – so viel dem Autor bekannt ist – nur im Modell von KROPF ebenso wie in dem physiologischen „Kindling"-Modell der affektiven Psychosen von POST (1990) eine Erklärung dafür angeboten wird, daß im Längsschnitt der individuellen affektiven Psychose ein und dieselbe psychotrope Substanz nicht bei jeder Phase therapeutisch oder prophylaktisch wirksam ist.

Der andere von uns gewählte Zugang betrifft die Ebene der Neuropsychophysiologie, wobei mögliche „Interfaces" zu der psychologischen Ebene von besonderem Interesse waren. Die durch Lithium induzierten EEG-Veränderungen sind in der früheren neurophysiologischen Literatur fast ausnahmslos als unerwünschte Wirkungen aufgefaßt worden, ähnlich wie die klinische Psychiatrie ein so interessantes psychologisches Phänomen wie die Gedächtnisstörungen unter Lithium jeweils nur als „Nebenwirkungen" verstehen konnte, deren Vorkommen immer wieder in Zweifel gezogen wurde (vgl. JOHNSON 1984). Die Lithium-Effekte bei Patienten und gesunden Versuchspersonen wurden von der Berliner Arbeitsgruppe im Rahmen des von Bente entwickelten Vigilanz-Konzeptes untersucht und interpretiert. In mehreren Versuchsansätzen konnte dargestellt werden, daß Lithium quasi zu einem Einrasten der Regulationsdynamik auf der Stufe eines reduzierten Vigilanz-Niveaus, etwa einem mittleren B-Stadium

vergleichbar, führt (ULRICH et al. 1987, 1990); hieraus ergeben sich Möglichkeiten zur Abgrenzung gegenüber Neuroleptika und zur Erklärung seiner prophylaktischen wie auch antimanischen oder antidepressiven Wirkung. Es wurde außerdem gefunden, daß die Amplituden-Stimulus-Intensitäts-Funktion (ASF) akustisch evozierter Potentiale sich bei Lithium-Respondern und Nonrespondern signifikant unterscheidet, während sich kein direkter Effekt von Lithium bei gesunden Versuchspersonen auf die ASF feststellen läßt (HEGERL et al. 1987, 1990). Auch hieraus mögen sich in Zukunft neue Ansätze zur Beschreibung von „Lithium-Prophylaxe-Response" auf einer psychophysiologischen Ebene ergeben.

Auf der biochemischen Ebene erscheint uns die Untersuchung möglicher serotoninerger Lithium-Wirkungen besonders sinnvoll; die Gründe hierfür und empirische Ergebnisse sind nachfolgend in größerer Ausführlichkeit dargestellt.

8.2.2 Einleitung zur Forschung über serotoninerge Effekte von Lithium

Eine Auswahl der wichtigsten neurochemischen Funktionen, die mit großer Wahrscheinlichkeit durch Lithium relevant verändert werden, sind im vorangegangenen Kapitel skizziert worden. Welchen Sinn hat es, sich speziell auf mögliche Veränderungen gerade des serotoninergen Systems zu konzentrieren? Einige Forscher haben diesbezüglich einen positiven Bias entwickelt und eine Fülle empirischer Ergebnisse, gerade auch aus den letzten Jahren, scheinen dieses besondere Interesse nachträglich zu rechtfertigen.

Der Nachweis Lithium-induzierter Veränderungen serotoninerger Funktionen dürfte sich in besonderem Maße zur Entwicklung integrativer Hypothesen über Lithium-Effekte auf verschiedenen Beschreibungsebenen eignen, etwa der molekularen Biologie, der Physiologie und Ethologie bis hin zur Psychologie.

In diesem Zusammenhang mag einmal folgende Überlegung angestellt werden: Wenn es stimmt, daß die serotoninerge Störung i.S. eines Serotonin-Defizits bei bestimmten depressiven Patienten eine Dispositions- und nicht eine Zustands-Variable ist (VAN PRAAG 1977), wenn weiterhin die langfristige Gabe von 5-HTP eine prophylaktische Wirkung bei der endogenen Depression besitzt (VAN PRAAG und DE HAAN 1979); wenn es drittens stimmt, daß sowohl Depression als Manie auch innerhalb des Konstrukts „Aggression" diskutiert werden können, wenn, viertens, ein zugegebenermaßen nur sehr unscharf definiertes Serotonin-„Defizit" im ZNS mit einer verminderten Impulskontrolle beim Menschen einhergeht, und wenn es schließlich stimmt – wofür nicht nur tierexperimentelle Befunde sprechen –, daß Lithium antiaggressive Eigenschaften hat (JOHNSON 1984, MÜHLBAUER 1985), dann erscheint die Hypothese zumindest nicht unplausibel, daß eine chronische Lithium-Medikation angesichts dessen, was wir über ihre klinischen Effekte wissen, in irgendeiner Weise Serotonin-agonistische Wirkungen zeigen sollte.

Im folgenden sollen kurz einige tier- und human-experimentelle Befunde skizziert werden, die für eine Lithium-bedingte Veränderung zentraler serotoninerger Funktionen sprechen, wobei die Veränderungen unter chronischer Gabe und bei etwa therapeutischen Lithium-Plasmaspiegeln im Vordergrund unseres Interesses stehen sollen. Mögliche Wirkungen von Lithium können für folgende Stationen der serotoninergen Neurotransmission diskutiert werden: Tryptophan-Aufnahme, 5-HT-Synthese, 5-HT-Freisetzung, 5-HT-Abbau, 5-HT-Wiederaufnahme, prä- und postsynaptische Rezeptorenkopplung an second messenger Systeme, postsynaptische Transduktionsmechanismen.

8.2.3 Tierexperimentelle Forschung

Tabelle 8.2.1 faßt einige wesentliche Ergebnisse tierexperimenteller Forschung zusammen (als Übersicht vgl. MÜLLER-OERLINGHAUSEN 1985, MÜHLBAUER und MÜLLER-OERLINGHAUSEN 1985, PRICE et al. 1990). Mehrere ältere Studien sprechen für eine erhöhte Tryptophan-Aufnahme im Hirngewebe bzw. isolierten Synaptosomen nach kurzfristiger (teilweise hochdosierter) Behandlung mit Lithium, mit erhöhtem 5-HT-Umsatz und erhöhter 5-Hydroxyindolessigsäure (5-HIES)-Konzentration im Gehirn. Auch nach längerer Behandlung ist die 5-HT-Synthese und 5-HIES-Bildung aus markiertem Tryptophan noch erhöht, während sich der 5-HT-Umsatz nach einigen Wochen wieder normalisiert.

Einige Befunde, wie z.B. COLLARD (1976) sprechen für eine erhöhte intraneuronale Desaminierung als Quelle der vermehrten 5-HIES. Auch an Katzen wurde von SWANN et al. (1981) nach chronischer Lithium-Gabe eine konsistente Erhöhung der Tryptophan-Aufnahme in 12 verschiedenen Hirnarealen gefunden, wobei sich die 5-HIES-Konzentrationen nicht erhöhten. In einer neueren Arbeit von BERGGREN (1987) wurde wiederum die erhöhte Tryptophan-Konzentration in verschiedenen Hirnarealen abhängig von der Dauer der Lithium-Gabe (1–5 Tage) gezeigt, wobei sich eine Zunahme der 5-HT-Konzentration nur im Striatum feststellen ließ.

Selbst wenn die 5-HT-Synthese erhöht sein sollte, bedeutet dies nicht unbedingt eine erhöhte 5-HT-Freisetzung. Es liegen jedoch mehrfach experimentelle Beweise einer verstärkten 5-HT-Freisetzung unter Lithium-Medikation vor, und diese Befunde waren das wesentliche Argument, Lithium bei nicht auf Antidepressiva respondierenden depressiven Patienten zusätzlich einzusetzen.

TREISER et al. (1981) haben sehr eindeutig eine Lithium-induzierte Erhöhung der basalen und der stimulierten 5-HT-Freisetzung in Hirnschnitten vom Hippocampus, nicht

Tabelle 8.2.1. Tierexperimentelle Befunde zur Wirkung von Lithium auf serotoninerge Parameter (vereinfacht nach Price et al. 1990). Die Ziffern bezeichnen die
Zahl der Arbeiten, die den jeweiligen Befund berichtet haben

Exp. Parameter	Dauer der Lithiumgabe					
	2–7 Tage			2–3 Wochen		
	+	=	–	+	=	–
Biochemisch						
5-HT-Konz.	3	5		1	2	3
5-HIES-Konz.	6	4	1		1	
5-HT-Umsatz	7			1	1	1
5-HT-Synthese	3	1		3	1	1
5-HT-Freisetzung	1	2	3	3	1	1
Elektrophysiologisch						
Neurotransmission	3					
5-HT-Rezeptor-Bind.		2	2		4	5
5-HT$_1$-Rezeptor-Antwort	3	3				1
5-HT$_2$-Rezeptor-Antwort			1			

+ Zunahme; = keine Veränderung; – Abnahme

aber im Cortex gefunden. Diese Befunde konnten in den letzten Jahren bestätigt werden (Wang und Friedman 1988, Friedman und Wang 1987). Drei Wochen Lithium-Gabe verstärkte den Kalium-induzierten, Kalzium-abhängigen 5-HT-overflow in verschiedenen Hirnarealen. (Der Kalzium-unabhängige, durch Fenfluramin ausgelöste Overflow war dagegen in Cortex-Schnitten vermindert.) Die auf der Rezeptorebene von Treiser und Kellar schon 1980 beschriebene Verminderung von 5-HT-Rezeptoren im Hippocampus könnte man mit diesem Befund zunächst interpretieren als einen Feedback auf die präsynaptisch bedingte, verstärkte serotoninerge Funktion. Diese Deutung wird unterstützt durch die Ergebnisse von Hotta et al. (1986) daß nämlich die nach 25tägiger Lithium-Gabe beobachtete Verminderung von 5-HT$_1$- bzw. 5-HT$_2$-Rezeptoren (im Hippocampus bzw. Cortex) durch Vorbehandlung mit dem 5-HT-Synthesehemmstoff PCPA verhindert werden konnte.

Darin liegt ein Unterschied zu der nicht durch PCPA hemmbaren Herunterregulierung der 5-HT$_2$-Rezeptoren unter trizyklischen Antidepressiva. Die Verminderung von 5-HT$_2$-Bindungsstellen im Cortex der Ratte wurde mittels Ketanserin und Domperidon als Liganden von Wajda et al. (1986) bestätigt. Goodwin et al. (1986b) konnten an der Maus allerdings keine entsprechende Beobachtung machen. (Es sei darauf hingewiesen daß die Verminderung der 5-HT$_1$-Bindungsstellen im Ratten-Hippocampus nicht mit einer verminderten sondern erhöhten Aktivität der 5-HT-sensiblen Adenylcyclase einhergeht; Hotta und Yamawaki 1986.) Auch Harrison-Read (1986) interpretierte die Verstärkung des durch 5-HTP oder Fenfluramin ausgelösten Serotonin-Syndroms (Auf-den-Vorderpfoten-Trampeln – vermutlich spezifisch für einen 5-HT$_{1A}$-Rezeptor-Agonismus) bei 25 Tage mit Lithium behandelten Ratten i.S. einer erhöhten 5-HT-Freisetzung.

Wie die Verstärkung der 5-HT-Freisetzung zustande kommt bleibt freilich unklar. Zu denken wäre an eine Hemmung des terminalen Autorezeptors; einige Evidenzen hierfür sind durch Einsatz entsprechender Agonisten/Antagonisten erbracht worden. Für eine Hemmung des terminalen Autorezeptors scheinen z.B. die Ergebnisse von WANG und FRIEDMAN (1988) zu sprechen wonach die durch LSD, einem Autorezeptor-Agonisten ausgelöste Hemmung des 5-HT-overflow bei Hirnschnitten von Lithium behandelten Tieren abgeschwächt ist – ebenso auch die durch Methiothepin einem unspezifischen Autorezeptor-Agonisten induzierte Verstärkung.

Auch zeigt sich nach den Arbeiten von HOTTA et al. (1986) die stärkste Verminderung von 5-HT-Bindungsstellen im Hippocampus (5-HT$_1$-Rezeptor) und von Spiperon-Bindungsstellen irn Cortex (5-HT$_2$-Rezeptor) bei gleichzeitiger Behandlung mit Lithium und Methiothepin. Dies beweist natürlich nicht eine Wirkung von Lithium auf den Autorezeptor, aber es spricht in jedem Fall für einen präsynaptischen Angriffspunkt.

Eine Differenzierung von Lithium-Wirkungen auf Rezeptor-Subtypen in Verhaltensmodellen mittels verschiedener Agonisten und Antagonisten ist vor allem GOODWIN et al. (1986a,b) zu verdanken. Sie konnten z.B. zeigen, daß die Abschwächung der Hypothermie an der Maus unter 8-OH-DPAT (8-OH-Dipropylaminotetralin), die möglicherweise durch einen somatodendritischen Autorezeptor vom 5-HT$_{1A}$-Typ vermittelt wird, unter Lithium-Gabe genauso wie unter Antidepressiva und wiederholtem Elektroschock zu beobachten ist. Die Verminderung des head twitch-Phänomens auf 5-MeODMT oder Tranylcypromin/Typtophan soll für eine verminderte 5-HT$_2$-Rezeptorfunktion sprechen (obwohl die Zahl der Ketanserin-Bindungsstellen im frontalen Cortex hier nicht vermindert war).

Neben den vielen Hinweisen auf eine **Her-**abregulierung von **5-HT$_1$- und 5-HT$_2$-Rezeptoren** dürfen aber neue Befunde nicht unerwähnt bleiben, die für eine **Verstärkung postsynaptischer 5-HT$_{1A}$-Rezeptorfunktionen** unter Lithium sprechen: GOODWIN et al. (1986a) konnten an der Ratte bei relativ niedrigen Lithium-Plasmaspiegeln (0,4 bis 1,0 mmol/l) eine deutliche Verstärkung des durch 8-OH-DPAT (oder 5-MeODMT) ausgelösten Serotonin-Syndroms zeigen: also das Gegenteil der Wirkung trizyklischer Antidepressiva. Die o.g. Befunde von HARRISON-READ (1986) erscheinen dadurch auch in einem neuen Licht. Die vermutlich durch präsynaptische 5-HT$_{1A}$-Rezeptoren bedingte Hypothermie-Reaktion wurde dagegen bei der Ratte nicht beeinflußt.

Die Auswahl der bisher referierten Befunde hat also erhebliche Evidenz dafür erbracht, daß Lithium zu einer Aktivitätsveränderung serotoninerger Neuronen führt. Dennoch läßt sich der schlußendlich resultierende **Netto-Effekt** nur im Versuch an ganzen Neuronen oder am Ganztier untersuchen. In der Tat wurde schon 1980 von SANGDEE und FRANZ in einer eleganten Versuchsanordnung gezeigt, daß die inhibitorische Wirkung von 5-HTP auf sympathische präganglionäre Neurone an der Spinalkatze durch 3tägige Lithium-Vorbehandlung verdoppelt werden konnte. (Es konnte gleichzeitig eine Wirkung von Lithium auf die exzitatorische noradrenerge Transmission in diesem Modell ausgeschlossen werden.) Abgeleitet wird ein intraspinal auslösbares Entladungspotential, das von monoaminergen deszendierenden bulbospinalen Bahnen abhängt.

BLIER und DE MONTIGNY (1985) hatten zunächst festgestellt, daß unter Lithium die Entladungsrate hippokampaler Neuronen nach mikroiontophoretisch appliziertem 5-HT an der Ratte unverändert ist, während die Hemmung derselben Neuronen durch Stimulation des ventromedialen, aszendierenden Faserbündels nach Lithium-Vorbehandlung erheblich verstärkt ist – also ein deutlicher Hinweis für einen präsynaptischen Angriffspunkt von Lithium. (Die spontane Entladungsrate serotoninerger dorsaler Raphekerne war bei den Lithium-Tieren ebenfalls unverändert.)

In einer späteren Versuchsserie am gleichen Modell ergaben sich Hinweise, daß diese verstärkte Hemmung hippokampaler Neuronen nicht – wie im Falle ähnlicher Versuche mit 5-HT-Aufnahmehemmstoffen – auf eine Down-Regulation terminaler oder somatodendritischer 5-HT-Autorezeptoren zurückzuführen ist (BLIER et al. 1987). Auf der anderen Seite sprachen die Ergebnisse für eine erhöhte Reagibilität von postsynaptischen 5-HT$_{1A}$-Rezeptoren – in Analogie zu den o.g. Versuchen von GOODWIN et al. (1986b).

Als Zwischen-Resumée kann also festgestellt werden, daß die Forschung der letzten 3–4 Jahre zum einen die schon länger bestehenden vielfachen Befunde über einen **präsynaptischen Angriffspunkt der subchronischen Lithium-Behandlung** bestätigt, sich zum anderen aber auch Hinweise verstärken, daß die **postsynaptischen Veränderungen** nicht nur i.S. einer hierdurch ausgelösten Rezeptor-Down-Regulation interpretiert werden können.

Die Aufgabe der Zukunft wird es sein, die Verbindung zwischen den beschriebenen Veränderungen neuronaler 5-HT-Funktionen – insbesondere auch des 5-HT$_{1A}$-Rezeptors – und anderen Effekten von Lithium z.B. auf die Adenylcyclase, den Phosphoinositol-Metabolismus, den Kalzium-Stoffwechsel – insbesondere im Hinblick auf die intraneuronale 5-HT-Speicherung – und cholinerge Rezeptorfunktionen herzustellen.

8.2.4 Humanexperimentelle Forschung

Welche Evidenzen existieren nun daß auch am Menschen die längerfristige Gabe von Lithium zu einer Veränderung serotoninerger Funktionen führt? Zur Beantwortung dieser Frage sind im wesentlichen 3 verschiedene methodische Wege beschritten worden:

1. Untersuchung der 5-HT-Aufnahme in Thrombozyten: Einer der solidesten Befunde der biologischen Psychiatrie dürfte die verminderte 5-HT-Aufnahme in Thrombozyten von Patienten mit affektiven Störungen sein die schon 1977 erstmals beschrieben und vielfach repliziert wurde (vgl. MELTZER und LOWY 1987). Während nun eine kürzere Lithium-Behandlung u.U. zu einer weiter verminderten 5-HT-Aufnahme führt (MELTZER et al. 1983) wurde nach längerer Behandlung von mehreren Untersuchern eine erhöhte 5-HT-Aufnahme festgestellt. MELTZER et al. (1983) fanden bei 21 bipolaren Patienten eine Verdopplung des V$_{max}$ unter einer Lithium Behandlung bei gleichzeitiger geringer Erhöhung des K$_m$ von 0,54 auf 0,70. Diese Ergebnisse stimmen wesentlich mit Beobachtungen überein die COPPEN et al. und BORN et al. schon 1980 publiziert hatten. Absetzen einer längerfristigen d.h. ca. 4jährigen Lithium-Prophylaxe bewirkte erst in der 3. Woche eine signifikante Abnahme der 5-HT-Aufnahme und eine Zunahme des 5-HT-Gehalts in Thrombozyten von 71 auf 111 μg/10^8 Thrombozyten; die Zahl der Imipramin-Bindungsstellen war dabei unverändert (GOODNICK et al. 1984). Spekulativ könnte man den erhöhten 5-HT-Gehalt als Hinweis auf einen reduzierten 5-HT-Umsatz und damit auch auf eine verstärkte Vulnerabilität für Rezidive interpretieren. [Allerdings sei darauf hingewiesen, daß in den Arbeiten von z.B. BORN et al. (1980) oder POIRIER et al. (1988) eine Zunahme der 5-HT-Konzentration mit einer V$_{max}$-Zunahme der 5-HT-Aufnahme einherging.]

Diese Ergebnisse am Patienten stehen in gewisser Übereinstimmung mit Befunden an gesunden Versuchspersonen, wobei POIRIER et al. (1988) eine verminderte 5-HT-Aufnahme nach 20 Tagen Lithium-Behandlung beobachtet hatte, die teilweise auch mehrere Wochen nach Absetzen der Medikation noch erhalten blieb. Scott et al. (1979) fanden keine Lithium-induzierten Effekte bei gesunden Versuchspersonen. Aus methodischer Sicht ergeben sich allerdings bei manchen dieser Arbeiten hinsichtlich der Bestimmung der 5-HT-Aufnahme Fragezeichen, die weitere Replikationen notwendig erscheinen lassen.

In vitro zugesetztes Lithium hat keinen Effekt entsprechend den Angaben von Meltzer et al. (1983) sowie Born et al. (1980); Coppen et al. (1980) fanden dagegen eine Abnahme des V_{max} bei in vitro-Zuatz.

2. Untersuchung der 5-HIES-Konzentration im Liquor: Unter der Wirkung einer Lithium-Behandlung fanden einige Untersucher bei Patienten mit bipolarem Verlaufstyp affektiver Psychosen eine leichte Erhöhung der 5-HIES-Konzentration im Liquor (z.B. Fyrö et al. 1975, Berrettini et al. 1985).

3. Stimulationsversuche und Bestimmung endokriner Marker: Aus den vorstehenden Ergebnissen läßt sich nur der vorsichtige Schluß ziehen, daß es auch am Menschen zu einer Veränderung des 5-HT-Stoffwechsels unter Lithium-Behandlung kommt, und zwar vermutlich sowohl am Patienten wie am gesunden Probanden. Eine verstärkte serotoninerge Neurotransmission läßt sich daraus noch nicht ableiten. Deshalb kommt dem dritten methodischen Ansatz – nämlich den Ergebnissen von Stimulationsversuchen mit spezifischen Agonisten/Antagonisten und der Messung neuroendokriner Indikator-Variablen eine besondere Bedeutung zu.

Als Stimulatoren sind der Präkursor Tryptophan oder Fenfluramin in Einzeldosen eingesetzt worden. Fenfluramin wirkt wesentlich über eine Verstärkung der 5-HT-Freisetzung und Hemmung der 5-HT-Wiederaufnahme.

Als Indikatoren für verstärkte serotoninerge Neurotransmission werden die Prolaktin- oder auch Cortisol-Plasmakonzentrationen verwendet.

Mühlbauer und Müller-Oerlinghausen (1985) haben – aufgrund der angeführten tierexperimentellen Arbeiten und angeregt durch einen kurzen Bericht von Slater et al. (1976) – die Wirkung einer Fenfluramin-Stimulation bei unbehandelten sowie langfristig mit Lithium behandelten manisch-depressiven Patienten und bei gesunden Versuchspersonen erstmals systematisch untersucht und fanden eine verstärkte Cortisol-Antwort unter den Bedingungen der Lithium-Medikation. Dabei unterschieden sich Responder deutlich von Nonrespondern einer Lithium-Prophylaxe. Bei Respondern war der durchschnittliche Cortisol-Anstieg etwa doppelt so hoch wie bei Nonrespondern (Müller-Oerlinghausen et al. 1988). Die Cortisol- bzw. Prolaktin-Antwort gesunder Versuchspersonen auf das spezifischer wirkende Stereoisomer Dexfenfluramin war nach 14tägiger Lithium-Gabe nicht verändert (Müller-Oerlinghausen, unveröffentliche Ergebnisse).

Andere Autoren (Meltzer et al. 1984, Glue et al. 1986, Price et al. 1989) benutzten Tryptophan (100 mg/kg i.v.) bzw. 5-HTP (200 mg p.o.) und beschrieben eine vermehrte Cortisol- bzw. Prolaktin-Antwort nach 4–24 Tagen Lithium-Gabe sowohl bei manischen Patienten wie gesunden Versuchspersonen. Von Price et al. (1989) wurde allerdings berichtet daß eine vermehrte Prolaktin-Antwort auf L-Tryptophan bei akut depressiven Patienten (unipolarer und bipolarer Verlaufstyp) nur nach **einer Woche** jedoch nicht mehr nach **3 Wochen** Lithium-Medikation zu beobachten war.

Interessanterweise sind in jüngster Zeit ähnliche Befunde auch an gesunden Versuchspersonen nach 10tägiger Carbamazepin-Gabe erhoben worden (Elphick et al. 1990). Insofern ist vielleicht die 1987 ausgesprochene Ansicht Waldmeiers eine mögliche Schnittmenge der Einzelwirkungen von Lithium und Carbamazepin müsse vor allem im Bereich der dopaminergen Neurotransmission gesucht werden, doch zu ergänzen (WALDMEIER 1987).

Diese Befunde am Menschen deuten somit ebenfalls auf eine Lithium-bedingte verstärkte serotonerge Neurotransmission, wenn auch noch viele Fragen offenbleiben, auf die hier aus Platzgründen nicht näher eingegangen werden konnte. Insbesondere scheinen der Probanden-Status (Patienten mit affektiven Störungen vs. gesunde Versuchspersonen) sowie der Zeitfaktor eine bedeutsame aber noch schwer interpretierbare Rolle zu spielen.

Sollten die Befunde sich aber bestätigen, so ergeben sich daraus u.a. zwei wichtige praktische Konsequenzen:

– Zum einen wären vielleicht serotoninerge Stimulationsmethoden als Prädiktoren für eine günstige Response auf eine Lithium-Prophylaxe einzusetzen,

– zum anderen würde die Vermutung naheliegen, daß Lithium eine spezifische Suizidpräventive Wirksamkeit – eventuell auch unabhängig von seiner Phasen-prophylaktischen Wirksamkeit – besitzt; denn es müssen nicht alle Wirkungen auf den gleichen Mechanismus zurückgehen. Einige neuere Analysen aus der Berliner Lithium-Katamnese (CAUSEMANN und MÜLLER-OERLINGHAUSEN 1988, AHRENS und MÜLLER-OERLINGHAUSEN 1989) scheinen dafür zusätzliche Evidenz beizubringen.

Literatur

AHRENS B, MÜLLER-OERLINGHAUSEN B (1989) Can lithium long-term treatment reduce the excess mortality of patients with affective disorders? Pharmacopsychiatry 22: 192

BERGGREN U (1987) Effects of shortterm lithium administration on tryptophan levels and 5-hydroxytryptamine synthesis in whole brain and brain regions in rats. J Neural Transm 69: 115–121

BERRETTINI WH, NURNBERGER JI, SCHEININ M, SEPPALA T, LINNOILA M, NARROW W, SIMMONS-ALLING S, GERSHON ES (1985) Cerebrospinal fluid and plasma monoamines and their metabolites in euthymic bipolar patients. Biol Psychiatry 20: 257–269

BLIER P, DE MONTIGNY C (1985) Short-term lithium administration enhances serontonergic neurotransmission: electrophysiological evidence in the rat CNS. Eur J Pharmacol 113: 69–77

BLIER P, DE MONTIGNY C, TARDIF D (1987) Short-term lithium treatment enhances responsiveness of postsynaptic 5-HT$_{1A}$ receptors without altering 5-HT autoreceptor sensitivity: an electrophysiological study in the rat brain. Synapse 1: 225–232

BORN GVR, GRIGNANI G, MARTIN K (1980) Long-term effect of lithium on the uptake of 5-hydroxytryptamine by human platelets. Br J Clin Pharmacol 9: 321–325

CAUSEMANN B, MÜLLER-OERLINGHAUSEN B (1988) Does lithium prevent suicides and suicidal attempts? In: BIRCH NJ (ed) Lithium: inorganic pharmacology and psychiatric use. IRL Press, Oxford Washington DC, pp 23–24

COLLARD KJ (1976) The effect of chronic lithium administration on stimulation - induced changes in forebrain 5-hydroxy-indoles: modification by chlorimipramine. Br J Pharmacol 57: 445

COPPEN A, SWADE C, WOOD K (1980) Lithium restores abnormal platelet 5-HT transport in patients with affective disorders. Br J Psychiatry 136: 235–238

ELPHICK M, YANG J-D, COWEN PJ (1990) Effects of carbamazepine on dopamine- and serotonin-mediated neuroendocrine responses. Arch Gen Psychiatry 47: 135–140

FRIEDMAN E, WANG H-Y (1987) Effect of chronic lithium treatment on 5-Hydroxytryptamine autoreceptors and release of 5-(^{3}H)Hydroxytryptamine from rat brain cortical, hippocampal, and hypothalamic slices. J Neurochem 50: 195–201

FYRÖ B, PETERSON U, SEDVALL G (1975) The effect of lithium treatment on manic symptoms and levels of monoamine metabolites in cerebrospinal fluid of manic depressive patients. Psychopharmacologia 44: 99–103

GLUE PW, COWEN PJ, NUTT DJ, KOLAKOWSKA T, GRAHAME-SMITH DG (1986) The effect of lithium on 5-HT-mediated neuroendocrine responses and platelet 5-HT receptors. Psychopharmacology 90: 398–402

GOODNICK PJ, ARORA RC, JACKMAN H, MELTZER HY (1984) Neurochemical changes during discontinuation of lithium prophylaxis. II. Alterations in platelet serotonin function. Biol Psychiatry 19: 891–897

GOODWIN GM, DE SOUZA RJ, WOOD AJ, GREEN AR (1986a) The enhancement by lithium of the 5-HT$_{1A}$ mediated serotonin syndrome produced by 8-OH-DPAT in the rat: evidence for the post-synaptic mechanism. Psychopharmacology 90: 488–493

GOODWIN GM, DE SOUZA RJ, WOOD AJ, GREEN AR (1986b) Lithium decreases 5-HT$_{1A}$ and 5-HT$_2$ receptor and alpha-2-adrenoreceptor mediated function in mice. Psychopharmacology 90: 482–487

HARRISON-READ PE (1986) Chronic lithium treatment in rats has different effects on motor responses mediated by 5-HT$_1$ and 5-HT$_2$ receptors. Br J Pharmacol 87: 219

HEGERL U, ULRICH G, MÜLLER-OERLINGHAUSEN B (1987) Auditory evoked potentials and response to lithium prophylaxis. Pharmacopsychiatry 20: 213–216

HEGERL U, HERRMANN WM, ULRICH G, MÜLLER-OERLINGHAUSEN B (1990) Effects of lithium on auditory evoked potentials in healthy subjects. Biol Psychiatry 27: 555–560

HOTTA I, YAMAWAKI S (1986) Lithium decreases 5-HT$_1$ receptors but increases 5-HT sensitive adenylate cyclase activitry in rat hippocampus. Biol Psychiatry 21: 1382–1390

HOTTA I, YAMAWAKI S, SEGAWA T (1986) Long-term lithium treatment causes serotonin receptor down-regulation via serotonergic presynapses in rat brain. Neuropsychobiology 16: 19–26

JOHNSON FN (1984) The psychopharmacology of lithium. MacMillan, London

KNAPP S (1983) Lithium. In: GRAHAME-SMITH DG, HIPPIUS H, WINOKUR G (eds) Psychopharmacology 1 – a biennial critical survey of the international literature, part 1. Preclinical psychopharmacology. Excerpta Medica, Amsterdam Oxford Princeton, pp 71–106

KROPF D (1980) Probleme und Konzepte der Lithium-Forschung aus psychologischer Sicht. Pharmakopsychiatrie 13: 168–174

KROPF D (1986) Der psychologische Zugang zur Prophylaxe akuter affektiver Psychosen mit Lithiumsalzen. In: MÜLLER-OERLINGHAUSEN B (Hrsg) Die Lithiumtherapie – Nutzen, Risiken, Alternativen. Springer, Berlin Heidelberg New York Tokyo, S 60–77

KROPF D, MÜLLER-OERLINGHAUSEN B (1985) Assessment of visual perception by means of the signal detection theory in patients under lithium long-term treatment. Pharmacopsychiatry 18: 102–103

MELTZER HY, LOWY MT (1987) The serotonin hypothesis of depression. In: MELTZER HY (ed) Psychopharmacology. Raven Press, New York, pp 513–523

MELTZER HY, ARORA RC, GOODNICK P (1983) Effect of lithium carbonate on serotonin uptake in blood platelets of patients with affective disorders. J Affect Disord 5: 215–221

MELTZER HY, LOWY M, ROBERTSON A, GOODNICK P, PERLINE R (1984) Effect of 5-hydroxytryptophan on serum cortisol levels in major affective disorders. III. Effect of antidepressants and lithium carbonate. Arch Gen Psychiatry 41: 391–397

MÜHLBAUER HD (1985) Human aggression and the role of central serotonin. Pharmacopsychiatry 18: 218–221

MÜHLBAUER HD, MÜLLER-OERLINGHAUSEN B (1985) Fenfluramine stimulation of serum cortisol in patients with major affective disorders and healthy controls: further evidence for a central serotonergic action of lithium in man. J Neural Transm 61: 81–94

MÜLLER-OERLINGHAUSEN B (1985) Lithium long-term treatment – does it act via serotonin? Pharmacopsychiatry 18: 214–217

MÜLLER-OERLINGHAUSEN B (1987) Mental functioning. In: JOHNSON FN (ed) Depression and manis. Modern lithium therapy. IRL Press, Oxford Washington DC, pp 246–252

MÜLLER-OERLINGHAUSEN B, UMBACH C, HEGERL U, VOLK J (1988) Endokrinologische und psychophysiologische Befunde bei Lithium-Respondern und Nonrespondern. In: BECKMANN H, LAUX G (Hrsg) Biologische Psychiatrie. Synopsis 1986/87. Springer, Berlin Heidelberg New York Tokyo, S 281–283

POIRIER MF, GALZIN AM, PIMOULE C, SCHOEMAKER H, LE QUAN BUI KH, MEYER P, GAY C, LOO H, LANGER SZ (1988) Short-term lithium administration to healthy volunteers produces long-lasting pronounced changes in platelet serotonin uptake but not imipramine binding. Psychopharmacology 94: 521–526

POST RM (1990) Sensitization and kindling perspectives for the course of affective illness: toward a new treatment with the anticonvulsant carbamazepine. Pharmacopsychiatry 23: 3–17

PRICE LH, CHARNEY DS, DELGADO PL, HENINGER GR (1989) Lithium treatment and serotonergic function: neuroendocrine and behavioral responses to intravenous L-tryptophan in affective disorder patients. Arch Gen Psychiatry 46: 13–19

PRICE LH, CHARNEY DS, DELGADO PL, HENINGER GR (1990) Lithium and serotonin function: implications for the serotonin hypothesis of depression. Psychopharmacology 100: 3–12

SANGDEE C, FRANZ DN (1980) Lithium enhancement of central 5-HT transmission induced by 5-HT precursors. Biol Psychiatry 15: 59–75

SCOTT M, READING HW, LONDON JB (1979) Studies on human blood platelets in affective disorder. Psychopharmacology 50: 131–135

SLATER S, DE LA VEGA CE, SKYLER J, MURPHY DL (1976) Plasma prolactin stimulation by fenfluramine and amphetamine. Psychopharmacol Bull 12: 26–27

SWANN AC, HENINGER GR, ROTH RH, MAAS JW (1981) Differential effects of short- and long-term lithium on tryptophan uptake and serotonergic function in cat brain. Life Sci 28: 347–354

TREISER S, KELLAR KJ (1980) Lithium: effects on serotonin receptors in rat brain. Eur J Pharmacol 64: 183–185

TREISER SL, CASCIO CS, O'DONOHUE TL, THOA NB, JACOBOWITZ DM, KELLAR KJ (1981) Lithium increases serotonin release and decreases serotonin receptors in the hippocampus. Science 213: 1529–1531

ULRICH G, FRICK K, STIEGLITZ R-D, MÜLLER-OERLINGHAUSEN B (1987) Interindividual variability of lithium-induced EEG changes in healthy volunteers. Psychiatry Res 20: 117–127

ULRICH G, HERRMANN WM, HEGERL U, MÜLLER-OERLINGHAUSEN B (1990) Effect of lithium on the dynamics of electroencephalographic vigilance in healthy subjects. J Affect Disord 20: 19–25

VAN PRAAG HM (1977) Significance of biochemical parameters in the diagnosis, treatment, and prevention of depressive disorders. Biol Psychiatry 12: 101–131

VAN PRAAG HM, DE HAAN S (1979) Central serotonin metabolism and frequency of depression. Psychiatry Res 1: 219–224

WAJDA IJ, BANAY-SCHWARTZ M, MANIGAULT I, LAJTHA A (1986) Modulation of the serotonin S_2-receptor in brain after chronic lithium. Neurochem Res 11 (7): 949–957

WALDMEIER PC (1987) Is there a common denominator for the antimanic effect of lithium and anticonvulsants? Pharmacopsychiatry 20: 37–47

WANG H-Y, FRIEDMAN E (1988) Chronic lithium: desensitization of autoreceptors mediating serotonin release. Psychopharmacology 94; 312–314

8.3 Klinik

W. P. Kaschka

8.3.1 Indikationen

Die Anwendung von Lithiumsalzen bei rezidivierenden depressiven Störungen reicht bis in die zweite Hälfte des 19. Jahrhunderts zurück. Damals wurde ein ätiopathogenetischer Zusammenhang zwischen depressiven Zuständen und einer „Harnsäurediathese" vermutet, die man durch Verabreichung von Lithiumsalzen behandeln zu können glaubte (Übersicht bei JOHNSON und AMIDSEN 1986). Der australische Psychiater CADE (1949) beschrieb erstmals die therapeutische Wirksamkeit von Lithiumsalzen bei psychotischen Erregungszuständen und führte damit das Lithium in die moderne psychiatrische Pharmakotherapie ein. Breitere Anwendung erfuhr dieses Verfahren allerdings erst, nachdem SCHOU und Mitarbeiter (1954) in umfangreichen kontrollierten Studien die antimanische Wirkung des Lithiums bestätigt und die Messung des Lithium-Serumspiegels zur Therapiekontrolle inauguriert hatten. Von der gleichen Arbeitsgruppe konnte später auch die rezidivprophylaktische Wirkung einer Lithiumbehandlung bei affektiven Psychosen bewiesen werden (Übersicht bei JOHNSON und AMIDSEN 1986).

Die Palette der Indikationen für eine Lithiumtherapie ist mittlerweile erheblich erweitert worden (Tabelle 8.3.1). Dabei erscheint eine Unterscheidung von etablierten neuropsychiatrischen Indikationen und noch nicht etablierten neuropsychiatrischen Indikationen sinnvoll (SCHOU 1979, GREIL und VAN CALKER 1983). Aufgrund einer ständig sich verbreiternden Erfahrungsbasis können gegenwärtig eine Reihe von Indikationen für eine Lithiumbehandlung als gesichert gelten, die noch vor wenigen Jahren in der Gruppe der noch nicht etablierten neuropsychiatrischen Indikationen zu finden waren, so z.B. die Akutbehandlung der endogenen Depression (SCHÖLDERLE und GREIL 1986a, LINDER et al. 1989), wo Lithium vor allem bei Therapieresistenz kombiniert mit anderen Antidepressiva in Form der sog. Lithium-Augmentation eingesetzt wird (HELMCHEN 1990, SCHÖPF, dieser Band), sowie in der Neurologie die Rezidivprophylaxe beim Cluster-Kopfschmerz (MUMENTHALER 1986, SCHÖLDERLE und GREIL 1986b).

Mittlerweile wurde aufgrund neuerer Untersuchungen die Gruppe der noch nicht etablierten neuropsychiatrischen Indikationen erweitert, so etwa um die Bulimie (HSU 1984). Darüber hinaus scheint Lithium auch gegenüber Corticotropin-induzierten Psychosen prophylaktisch wirksam zu sein (FALK et al. 1979). Die antidepressiven Effekte von totalem (GRUBE und HARTWICH 1990) oder partiellem Schlafentzug (BAXTER et al. 1986) können durch Lithiumbehandlung verlängert bzw. stabilisiert werden.

Aus einer Studie von ANGST (1981) wurden Kriterien für die Indikationsstellung zur Lithiumbehandlung bei affektiven und schizoaffektiven Psychosen abgeleitet. Danach kommt eine Lithiumprophylaxe dann in Frage, wenn außer der sog. Indexphase, welche den Patienten aktuell veranlaßt, psychiatrische Behandlung zu suchen, mindestens eine frühere Krankheitsphase abgelaufen ist, und zwar bei unipolar depressiven oder unipolar manischen Erkrankungen innerhalb von 5 Jahren, bei bipolaren affektiven Erkrankungen innerhalb von 4 Jahren und bei schizoaffektiven Psychosen innerhalb von 3 Jahren. Dabei wird das Jahr der Indexerkrankung mitgezählt. Diese Kriteri-

Tabelle 8.3.1. Indikationen für eine Lithiumbehandlung (modifiziert und erweitert nach GREIL und VAN CALKER 1983)

Etablierte neuro-psychiatrische Indikationen	Noch nicht etablierte neuro-psychiatrische Indikationen	Indikationen im Bereich der Inneren Medizin
Prophylaxe bei affektiven und schizoaffektiven Psychosen	Schizophrenie Aggressivität Alkoholismus Migräne Drogenmißbrauch Anorexia nervosa Bulimia nervosa Zwangserkrankung Colitis ulcerosa Epilepsie Spätdyskinesie Torticollis spasmodicus Gilles de la Tourette-Syndrom	Thyreotoxikose Granulozytopenie (siehe auch Kap. 8.1.2)
Therapie der Manie		
Therapie der Depression, insbesondere in Form der Lithium-Augmentation, Prophylaxe bei Cluster-kopfschmerz		

en stellen lediglich Entscheidungshilfen dar, die im individuellen Fall unter Berücksichtigung der Situation des Patienten durchaus auch eine großzügigere Indikationsstellung zur Lithiumbehandlung zulassen.

Generell ist zu beachten, daß es sich bei der Lithiumbehandlung, vor allem wenn sie aus prophylaktischer Indikation erfolgt, um eine unter Umständen über Jahrzehnte fortzusetzende Langzeitbehandlung handelt, die eine vertrauensvolle Arzt-Patient-Beziehung voraussetzt. Darüber hinaus ist zu berücksichtigen, daß Lithium – ähnlich den Digitalis-Präparaten – nur eine geringe therapeutische Breite besitzt (siehe auch Kapitel 8.1.1). Für die Lithiumprophylaxe ist deshalb auf seiten des Patienten nicht nur eine strikte Compliance bei der Dosierung und der Einnahme des verordneten Präparates, sondern darüber hinaus ein Höchstmaß an Zuverlässigkeit bei der Einhaltung der erforderlichen Kontrolluntersuchungen unabdingbar.

Die rezidivprophylaktische Wirksamkeit einer langfristigen Behandlung mit Lithiumsalzen konnte in zahlreichen kontrollierten Studien nachgewiesen werden, und zwar für monopolare affektive Psychosen (Übersichten bei GREIL und SCHÖLDERLE 1986, SOUZA und GOODWIN 1991), für bipolare affektive Psychosen (Übersicht bei GREIL und SCHÖLDERLE 1986, vgl. auch MÜLLER-OERLINGHAUSEN et al. 1991) und für schizoaffektive Psychosen (Übersichten bei LENZ und WOLF 1986, TAYLOR 1986, vgl. auch BOUMAN et al. 1986, MAJ 1988). Die Kontrollgruppen erhielten entweder Placebo, ein Standard-Antidepressivum bzw. -Neuroleptikum oder eine Kombination aus Lithium und einem anderen Psychopharmakon. Gelegentlich geäußerte Zweifel an der rezidivprophylaktischen Wirkung des Lithiums speziell bei monopolar depressiven Erkrankungen konnten durch die kürzlich publizierte Metaanalyse von SOUZA und GOODWIN (1991), die sich auf die Auswertung von 18 Studien stützt, weitestgehend entkräftet werden.

Auf eine ausführliche Darstellung der Placebo-kontrollierten Studien zur Lithiumprophylaxe affektiver Psychosen kann an dieser Stelle verzichtet werden, da sich hier in den letzten Jahren keine neuen Gesichtspunkte ergeben haben (siehe dazu GREIL und SCHÖLDERLE 1986, Tabelle 8.3.2a). Eine Übersicht über die wichtigsten Antidepressiva- bzw. Neuroleptika-kontrollierten Studien zeigt Tabelle 8.3.2b.

Tabelle 8.3.2a. Kontrollierte Studien zur Lithiumprophylaxe bei affektiven Psychosen: Lithium versus Placebo (modifiziert und ergänzt nach GREIL und SCHÖLDERLE 1986)

Autoren Studien-art	Auswahlkriterien RK: Rückfall-kriterien	Beob-achtungs-dauer (Monate)	Lithium-serumkon-zentration (mmol/l)	Diagno-stische Gruppen	Medi-kation	n	Rückfälle gesamt	p^a	depressiv	p	manisch	p
MELIA (1970) Therapie-abbruch, doppel-blind	beschwerdefreie Intervalle in den vergangenen 2 Jahren stets kürzer als 9 Monate Lithium seit mindestens 9 Monaten RK: nicht angegeben	24	nicht angegeben	bipolar und unipolar	Lithium	9	5 (56%)	n.s.	nicht angegeben		nicht angegeben	
					Placebo	9	7 (78%)					
BAASTRUP et al. (1970) Therapie-abbruch, doppel-blind	≥ 2 Phasen/2 Jahre Lithium seit mindestens 1 Jahr RK: Zusatzmedikation oder stationäre Aufnahme	5	0,6–1,5	bipolar	Lithium	28	0 (0%)	> 0,01	0 (0%)	< 0,01	0 (0%)	< 0,01
					Placebo	22	12 (55%)		6 (27%)		7 (32%)	
				unipolar	Lithium	17			0 (0%)	< 0,001		
					Placebo	17			9 (53%)			
COPPEN et al. (1971) Therapie-beginn, doppel-blind	≥ 3 Phasen/3 Jahre ≥ 3 Phasen/2 Jahre ≥ 2 Phasen/1 Jahr bisher noch keine Lithiumbehandlung RK: Ambulante oder stationäre Krankheitsepisode (nicht näher definiert)	–28 (x̄ = 74,8 Wochen)	0,7–1,2	bipolar	Lithium	16	3 (19%)	<0,001	nicht angegeben		nicht angegeben	
					Placebo	22	21 (95%)					
				unipolar	Lithium	11			2 (18%)	< 0,01		
					Placebo	14			11 (79%)			

(Fortsetzung siehe S. 496)

Tabelle 8.3.2a. Fortsetzung

Autoren Studien-art	Auswahlkriterien RK: Rückfall-kriterien	Beob-achtungs-dauer (Monate)	Lithium-serumkon-zentration (mmol/l)	Diagno-stische Gruppen	Medi-kation	n	Rückfälle gesamt	p^a	depressiv	p	manisch	p
HULLIN et al. (1972) Therapie-abbruch, doppel-blind	≥ 5 Phasen/5 Jahre Lithium mindestens seit 2 Jahren ohne stationäre Krankheitsphase — RK: nicht angegeben	6	0,6–1,4	bipolar und unipolar	Lithium	18	1 (6%)	< 0,05	nicht angegeben		nicht angegeben	
					Placebo	18	6 (33%)					
CUNDALL et al. (1972) Therapie-abbruch, Crossover nach 6 Monaten doppelbl.	≥ 2 Phasen/3 Jahre Lithium seit 1–3 Jahren ($\bar{x}$ = 2 Jahre, 5 Monate) — RK: Zusatzmedikation oder stationäre Aufnahme	12	0,5–1,2	bipolar	Lithium	12	4 (33%)	< 0,05	3 (25%)	n.s.	1 (8%)	< 0,01
					Placebo	12	10 (83%)		5 (42%)		9 (75%)	
				unipolar	Lithium	4			2 (50%)	n.s.		
					Placebo	4			2 (50%)			
PERSSON (1972) Therapie-beginn, „matched design"	≥ 1 Phase/2 Jahre bisher noch keine Lithiumbehandlung — RK: Zusatzmedikation oder beträchtliche Stimmungs-schwankungen	24	> 0,6	bipolar	Lithium	12	5 (42%)	< 0,05	4 (33%)	n.s.	5 (42%)	n.s.
					keine	12	11 (92%)		8 (67%)		6 (50%)	
				unipolar	Lithium	21			6 (29%)	< 0,01		
					keine	21			15 (71%)			

(Fortsetzung siehe S. 497)

Tabelle 8.3.2a. Fortsetzung

Autoren Studienart	Auswahlkriterien RK: Rückfallkriterien	Beobachtungsdauer (Monate)	Lithiumserumkonzentration (mmol/l)	Diagnostische Gruppen	Medikation	n	Rückfälle					
							gesamt	p^a	depressiv	p	manisch	p
STALLONE et al. (1973) Therapieabbruch oder Therapiebeginn, doppelblind	≥ 2 Phasen/2 Jahre Patienten teilweise bereits auf Lithium eingestellt (Dauer nicht angegeben) RK: Zusatzmedikation	24–28	0,8–1,3	bipolar	Lithium	25	11 (44%)	< 0,001	7 (28%)	n.s.	5 (20%)	<0,01
					Placebo	27	25 (93%)		13 (48%)		15 (56%)	
PRIEN et al. (1973a) Therapieabbruch doppelblind	nach Hospitalisation wegen manischer Phase bereits auf Lithium eingestellt (Dauer nicht angegeben) RK: Zusatzmedikation oder stationäre Aufnahme	24	0,5–1,4	bipolar I	Lithium	101	43 (43%)	< 0,001	16 (16%)	n.s.	32 (32%)	<0,001
					Placebo	104	84 (80%)		27 (26%)		71 (68%)	
DUNNER et al. (1976) Therapiebeginn, doppelblind	≥ 2 Phasen/2 Jahre bisher noch keine Lithiumbehandlung RK: nicht angegeben	nicht angegeben	0,8–1,2	bipolar II und „bipolar other" (bisher noch nie in stationärer Behandlung)	Lithium	16			9 (56%)	n.s.	1 (6%)	<0,001
					Placebo	24			12 (50%)		6 (25%)	
FIEVE et al. (1976) prospektiv	Feighner-Kriterien (FEIGHNER et al. 1972), Phasenfrequenz	x̄ = 20,5	0,7–1,2	unipolar, bipolar	Lithium	38			3 (8%)	< 0,001	0 (0%)	<0,001
					Placebo	43			14 (33%)		13 (30%)	

[a] Die Angaben zur statistischen Signifikanz (p-Werte) beziehen sich auf den Fisher-Test bzw. den χ^2-Test

Tabelle 8.3.2b. Kontrollierte Studien zur Lithiumprophylaxe bei affektiven Psychosen: Lithium versus Antidepressiva (AD) bzw. Neuroleptika (NL) (modifiziert und ergänzt nach GREIL und SCHÖLDERLE 1986)

Autoren Studienart	Auswahlkriterien RK: Rückfallkriterien	Beobachtungsdauer (Monate)	Lithiumserumkonzentration (mmol/l) AD-/NL-Dosis (mg/die)	Diagnostische Gruppen	Medikation	n	Rückfälle gesamt	p^a	depressiv	p	manisch	p
PRIEN et al. (1973b) doppelblind	≥ 2 Phasen/2 Jahre ≥ 3 Phasen/5 Jahre nach Hospitalisation wegen depressiver Phase bereits auf Lithium oder Imipramin eingestellt (Dauer nicht angegeben) RK: Zusatzmedikation oder stationäre Aufnahme	24	0,5–1,4 150–200	bipolar	Lithium Imipramin Placebo	18 13 13	9 (50%) 11 (85%) 12 (92%)	b	4 (22%) 4 (31%) 8 (62%)	b	2 (11%) 7 (54%) 5 (38%)	b
				unipolar	Lithium Imipramin Placebo	27 25 26			17 (63%) 14 (56%) 24 (92%)	b		
COPPEN et al. (1976) doppelblind	≥ 3 Phasen Lithium seit mindestens 1 Jahr RK: Erhöhung des „affective morbidity index"	12	0,8–1,2 150	bipolar	Lithium Maprotilin	4 1			1 (25%) 1 (100%)	n.s.		
				unipolar	Lithium Maprotilin	12 8			3 (25%) 6 (75%)	< 0,05		
COPPEN et al. (1978) doppelblind	≥ 3 Phasen Patienten größtenteils auf Lithium eingestellt (Dauer nicht angegeben) RK: Erhöhung des „affective morbidity index"	18	0,8–1,2 60–90	unipolar	Lithium Mianserin	15 13			0 (0%) 7 (54%)	< 0,01		

(Fortsetzung siehe S. 499)

Tabelle 8.3.2b. Fortsetzung

Autoren Studienart	Auswahlkriterien RK: Rückfallkriterien	Beobachtungsdauer (Monate)	Lithiumserumkonzentration (mmol/l) AD-/NL-Dosis (mg/die)	Diagnostische Gruppen	Medikation	n	Rückfälle gesamt	p[a]	depressiv	p	manisch	p
AHLFORS et al. (1981) randomisiert, offen	≥ 3 Phasen/5 Jahre z. Zt. keine prophylaktische Behandlung RK: Zusatzmedikation	18	0,8–1,0 10–20mg i.m. in dreiwöchigen Abständen	bipolar	Lithium / Flupentixol	14 / 19	0,6[c] / 0,64[c]	n.s.	nicht angegeben	nicht angegeben	nicht angegeben	
QUITKIN et al. (1981) doppelblind	Euthymie seit mindestens 6 Wochen RK[d]: „major depressive disorder" ≥ 1 Woche, „minor depressive disorder" ≥ 4 Wochen, „mania", „hypomania" ≥ 1 Woche RDC-Kriterien (SPITZER et al. 1978)	19 (x̄)	0,8–1,2 100–150	bipolar I	Lithium + Imipramin / Lithium	37 / 38	12 (32%) / 8 (21%)	n.s.	3 (8%) / 4 (11%)	n.s.	9 (24%) / 4 (11%)	n.s.
KANE et al. (1982) doppelblind	≥ 2 Phasen/7 Jahre Euthymie von 6 Monaten RK[e]: „major depressive disorder" ≥ 1 Woche, „minor depressive disorder" ≥ 4 Wochen, „mania", „hypomania" ≥ 1 Woche RDC-Kriterien (SPITZER et al. 1978)	11 (x̄)	0,8–1,2 100–150	bipolar II unipolar	Lithium+Imipramin Lithium Imipramin Placebo Lithium + Imipramin Lithium Imipramin Placebo	6 4 5 7 8 7 6 6	1 (17%) 1 (25%) 3 (60%) 5 (71%) 1 (13%) 2 (29%) 5 (83%) 6 (100%)	f f	1 (17%) 1 (25%) 2 (40%) 4 (57%) 1 (13%) 2 (29%) 4 (67%) 6 (100%)	f f	0 (0%) 0 (0%) 1 (20%) 1 (14%) 0 (0%) 0 (0%) 1 (17%) 0 (0%)	f f

(Fortsetzung siehe S. 500)

Tabelle 8.3.2b. Fortsetzung

Autoren Studienart	Auswahlkriterien RK: Rückfallkriterien	Beobachtungsdauer (Monate)	Lithium-serumkonzentration (mmol/l) AD-/NL-Dosis (mg/die)	Diagnostische Gruppen	Medikation	n	Rückfälle gesamt	p^a	depressiv	manisch
GLEN et al. (1984) doppelblind	I: > 1 Phase/5 Jahre; II: 1 Phase/5 Jahre zusätzlich abgeklungene Indexphase; RK: Zusatzmedikation (mit Ausnahme von Benzodiazepinen zur Nacht) RDC-Kriterien (SPITZER et al. 1978)	–36	–1,2; 150	unipolar	I: Lithium; Amitriptylin; II: Lithium; Amitriptylin; Placebo	57; 50; 12; 8; 9	39 (68%); 32 (64%); 5 (42%); 4 (50%); 8 (89%)	n.s.; g	69 depressive und 2 manische Phasen; 16 depressive und 1 manische Phase	
PRIEN et al. (1984) doppelblind	≥ 1 Phase/2½ Jahre; derzeitige Indexphase: „major depressive disorder", „manic disorder"; Rating Scale Scores: RSDM ≥ 7 GAS ≤ 60 RK: wie Auswahlkriterien RDC-Kriterien (SPITZER et al. 1978)	26	0,45–1,1 ($\bar{x}$ = 0,75); 75–150 ($\bar{x}$ = 132)	bipolar; unipolar	Lithium + Imipramin; Lithium; Imipramin; Lithium+ Imipramin; Lithium; Imipramin; Placebo	36; 42; 36; 38; 37; 39; 34	(67%); (67%); (92%); (53%) h; (73%); (49%); (79%)	h	(22%); (29%); (28%); (26%) h; (57%); (33%); (65%)	(28%); (26%); (53%); (5%) h; (0%); (8%); (6%)

(Fortsetzung siehe S. 501)

RSDM Raskin Severity of Depression and Mania Scale, RASKIN et al. 1969; *GAS* Global Assessment Scale, ENDICOTT et al. 1976

[a] Die statistischen Signifikanzen (p-Werte) beziehen sich bei fehlenden Angaben auf den Fisher-Test bzw. χ^2-Test

[b] Wirksamkeit: *bipolar*: Rückfälle gesamt: Lithium vs Imipramin: p = 0,02; Lithium vs Placebo: p = 0,02; Imipramin vs Placebo: n.s.; Rückfälle depressiv: keine signifikanten Unterschiede; Rückfälle manisch: Lithium vs Imipramin: p = 0,02; Lithium vs Placebo: n.s.; Imipramin vs Placebo: n.s. *unipolar*: Lithium vs Placebo: p < 0,02; Lithium vs Imipramin: n.s.

[c] Mittlere Phasenzahl/Patient/Jahr: vor und unter Studienmedikation kein signifikanter Unterschied

[d] Nach DSM III, Diagnostisches und statistisches Manual psychischer Störungen

[e] Nach RDC, Research Diagnostic Criteria

[f] Wirksamkeit: Lithium > Placebo; Lithium > Imipramin; Lithium = Lithium + Imipramin; Imipramin = Placebo. Effekt von Lithium, Varianzanalyse: *bipolar II*: Rückfälle gesamt: < 0,05, Rückfälle depressiv: n.s.; *unipolar*: Rückfälle gesamt: n.s.; Rückfälle depressiv: < 0,001, manische Rückfälle, Lithium vs Nicht-Lithium: p < 0,02 (Fisher-Test)

[g] Wirksamkeit: Lithium = Amitriptylin; Lithium, Amitriptylin vs Placebo: p = 0,025 (logarithmic rank test)

[h] Wirksamkeit: *bipolar* (Lithium = Lithium + Imipramin): Rückfälle depressiv: Lithium = Imipramin; Rückfälle manisch: Lithium > Imipramin: p < 0,05; *unipolar* (Imipramin = Imipramin + Lithium): Imipramin > Lithium p < 0,05

Bei der Beurteilung des möglichen Nutzens einer Lithiumprophylaxe affektiver und schizoaffektiver Psychosen sollte berücksichtigt werden, daß in etwa 30% der Fälle ein vollständiges Sistieren der Erkrankungsphasen erreicht werden kann (Lithium-Responder), 50% der Behandelten eine deutliche Verminderung der Häufigkeit und des Schweregrades der Phasen zeigen (partielle Responder) und ca. 20% der Patienten keine Besserung erfahren (Lithium-Nonresponder). Des weiteren sollten die Patienten darauf aufmerksam gemacht werden, daß mit einem prophylaktischen Effekt des Lithiums erst nach etwa sechsmonatiger Behandlungsdauer zu rechnen ist. Ob es sich im individuellen Behandlungsfall um einen Responder, einen partiellen Responder oder einen Nonresponder handelt, kann demzufolge erst nach mehrjähriger Lithiumapplikation sicher beurteilt werden (KASCHKA 1990).

Bei Patienten mit affektiven bzw. schizoaffektiven Psychosen, die auf eine Lithiumprophylaxe nicht ansprechen (Nonresponder), kann in vielen Fällen durch Kombination von Lithium mit einem Antiepileptikum, insbesondere Carbamazepin oder Valproat, ein prophylaktischer Effekt erzielt werden (KASCHKA 1990, siehe auch Kap. 9.4). Die kombinierte Applikation von Lithium und Carbamazepin hat sich darüber hinaus auch bei therapieresistenten Manien bewährt (MOSS und JAMES 1983, KRAMLINGER und POST 1989).

8.3.2 Dosierung

Wegen der geringen therapeutischen Breite des Lithiums muß sich die Dosierung am Serumspiegel orientieren. Im allgemeinen wird eine möglichst konstante Lithium-Serumkonzentration über den Tag hinweg angestrebt (vergleiche auch Kapitel 8.1.1). Auf Ausnahmen von dieser Empfehlung wird im folgenden noch hinzuweisen sein.

Je nach dem als optimal erachteten Lithium-Serumspiegelverlauf über 24 Stunden stehen unterschiedliche Dosierungsschemata (einmal täglich versus zwei- oder dreimal täglich) und galenische Zubereitungen (Standard- versus Retardpräparate) zur Verfügung. Eingehendere Darstellungen hierzu finden sich in den Kapiteln 8.1.1 und 8.3.6. Am Beginn einer Behandlung mit Lithium zur Langzeitprophylaxe sollte eine „einschleichende" Dosierung gewählt werden (etwa 6–12 mmol/Tag). Da sich nach ca. einer Woche ein „steady state" der Serumkonzentration einstellt, sind Serumspiegelkontrollen und Anpassungen der Dosis (ebenfalls in Schritten von 6–12 mmol/Tag) in einwöchigen Abständen angebracht. Die Blutentnahme zur Bestimmung des Lithium-Serumspiegels sollte dabei möglichst exakt 12 Stunden nach der letzten Einnahme des Lithiumpräparates erfolgen („standardisierter 12 h-Lithium-Serumspiegel", vergleiche Kapitel 8.1.1 und 8.3.6).

Es besteht heute Übereinstimmung darüber, daß für eine Langzeitprophylaxe affektiver und schizoaffektiver Psychosen ein Konzentrationsbereich des Lithiums im Serum zwischen 0,6 und 0,8 mmol/l angestrebt werden sollte. Dies gilt auch für die Lithium-Augmentation (SCHÖPF, dieser Band), dagegen werden beim Einsatz des Lithiums in der Behandlung akuter Depressionen und Manien höhere Serumspiegel – zwischen 0,8 und 1,2 mmol/l – empfohlen (Tabelle 8.3.7). Die Therapiedauer sollte bei der letztgenannten Indikation mindestens 3 bis 6 Wochen betragen (SCHÖLDERLE und GREIL 1986a, STOLTZENBURG und GREIL 1986, siehe auch Kap. 8.3.6).

In einer umfangreichen kontrollierten Studie, in der bei 94 Patienten mit bipolarer Erkrankung die prophylaktische Wirksamkeit einer Lithium-„Standarddosierung" mit Serumspiegeln zwischen 0,8 und 1,0 mmol/l mit derjenigen einer „niedrigen" Dosierung (Lithium-Serumspiegel zwischen 0,4 und 0,6 mmol/l) über einen

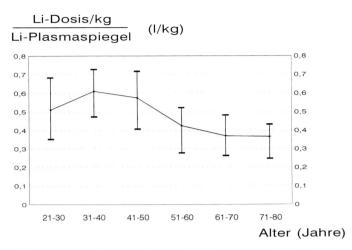

Abb. 8.3.1. Quotient aus der gewichtsbezogenen täglichen Lithiumdosis und dem Lithium-Plasmaspiegel für verschiedene Altersgruppen ($\bar{x} \pm$ SD; nach GREIL et al. 1985)

Beobachtungszeitraum von drei Jahren verglichen wurde, war das Rezidivrisiko in der „Niedrigdosis-Gruppe" auf das 2,6-fache erhöht gegenüber der „Standarddosis-Gruppe" (GELENBERG et al. 1989). „Subsyndromale Symptome" der affektiven Erkrankung, vorwiegend depressiver Polarität, fanden sich in der „Niedrigdosis-Gruppe" annähernd doppelt so häufig wie in der „Standarddosis-Gruppe" (KELLER et al. 1992).

Bei Lithium-Nonrespondern hat sich in vielen Fällen eine Kombinationsbehandlung mit Lithium und Carbamazepin oder Valproat als phasenprophylaktisch wirksam erwiesen. Hierbei kann der Serumspiegelbereich von 0,6–0,8 mmol/l gelegentlich unterschritten werden (KASCHKA 1990, siehe auch Kap. 9.4).

Im höheren Lebensalter nimmt die Lithiumdosis pro kg Körpergewicht, die zur Erreichung einer bestimmten Lithium-Serumkonzentration erforderlich ist, ab (GREIL et al. 1985). Abbildung 8.3.1 zeigt den Quotienten aus der gewichtsbezogenen täglichen Lithiumdosis und dem Lithium-Plasmaspiegel für die verschiedenen Dekaden (21–80 Jahre).

Bei den über 65jährigen sinkt der Quotient aus gewichtsbezogener täglicher Lithiumdosis und Lithium-Plasmaspiegel gegenüber den unter 45jährigen um 36% ab. Diese Altersabhängigkeit, die wahrscheinlich auf unterschiedlichen physiologischen Ursachen – darunter wohl vor allem einer Abnahme der renalen Lithiumclearance – beruht, ist insbesondere bei der Neueinstellung älterer Menschen auf eine Lithiumprophylaxe bzw. -therapie und bei der langfristigen Betreuung von Patienten, die eine Lithiumprophylaxe erhalten, zu berücksichtigen.

Verschiedene Vorgehensweisen erlauben es heute, bei einer Neueinstellung auf Lithium nach Gabe einer Testdosis mit Hilfe sog. Einpunkt- oder Mehrpunktverfahren die zur Erreichung eines angestrebten 12 h-Serum-Lithiumspiegels erforderliche Tagesdosis vorauszuberechnen. Näheres hierzu wird in Kapitel 8.1.1 ausgeführt.

Mit der Entscheidung, die Lithium-Tagesdosis in einer bzw. mehreren Einzeldosen zu applizieren, und mit der Wahl der galenischen Zubereitung (Standardpräparat versus Retard-Präparat) werden u.a. die Anstiegssteilheit des Lithium-Serumspiegels und die Amplitude der Schwankungen des Lithium-Serumspiegels über den Tag hinweg beeinflußt (vergleiche Kapitel 8.1.1). Eine Reihe von Befunden spricht dafür, daß hieraus Konsequenzen hinsichtlich der Nebenwirkungsrisiken und des Nebenwirkungsspektrums der Lithiumbehandlung, welche in Abschnitt 8.3.3 abgehandelt werden, resultieren. So sollen nach Einnahme von Standardpräparaten unerwünschte Wirkungen wie Tremor und Übelkeit häufiger vorkommen, da diese mit der Anstiegssteilheit und mit den Maximalwerten des Lithium-Serumspiegels korrelieren sollen (GREIL und VAN CALKER 1983). Andererseits deuten manche Befunde darauf hin, daß die Wahrscheinlichkeit des Auftretens einer Polyurie und struktureller Nierenveränderungen abgesenkt werden kann, wenn die Lithium-Tagesdosis in einer Einzeldosis eines Standardpräparates appliziert wird, so daß längere Perioden mit besonders niedrigem Lithium-Serumspiegel auftreten (SCHOU et al. 1982, PLENGE et al. 1982).

Bei Verwendung von Retardpräparationen scheinen gastrointestinale Beschwerden (insbesondere Diarrhoe) häufiger vorzukommen als bei Applikation von Standardtabletten (GREIL und VAN CALKER 1983). Dies wird hauptsächlich auf die osmotische Aktivität im Dickdarmlumen vorliegender Lithiumsalze zurückgeführt, die bis dahin noch nicht resorbiert worden sind (siehe hierzu auch Kap. 8.1.1).

8.3.3 Unerwünschte Wirkungen, Kontraindikationen, Überdosierung, Intoxikation

Unerwünschte Wirkungen

Wie angesichts der vielfältigen Angriffspunkte des Lithiums auf der biochemischen Ebene (vergleiche Kapitel 8.1.2) kaum anders zu erwarten, betreffen die klinisch beobachtbaren Nebenwirkungen einer Lithiumbehandlung praktisch alle Organsysteme (Tabelle 8.3.3).

Zu den Begleiteffekten einer Lithiumbehandlung auf neuropsychiatrischem Gebiet gehören u.a. auch **EEG-Veränderungen** (HELMCHEN und KANOWSKI 1971, siehe auch Kapitel 8.1.2). So lassen sich häufig eine Verlangsamung der dominanten Alphafrequenz, eine Vorverlagerung des Ausprägungsmaximums, eine Tendenz zu linkshemisphärisch verstärkter Ausprägung der Grundaktivität, eine Amplitudenzunahme, eine Vermehrung von Betawellen über den vorderen Hirnabschnitten sowie von irregulären Theta- und Deltawellen und gehäuftes Auftreten paroxysmaler Potentiale beobachten. Wenngleich eine mögliche epileptogene Wirkung von Lithium auch heute noch kontrovers diskutiert wird, weisen Einzelbeobachtungen darauf hin, daß bei besonders disponierten Patienten eine latent bestehende Anfallsbereitschaft unter Lithiumbehandlung manifest werden kann (HELMCHEN und KANOWSKI 1971, JULIUS und BRENNER 1987).

Neuere experimentelle Untersuchungen zeigen, daß Lithium auch die **Okulomotorik** beeinflußt. HOLZMAN et al. (1991) fanden unter Lithiumtherapie Störungen der langsamen Augenfolgebewegungen mit vermehrten sakkadischen Unterbrechungen. In Tierexperimenten wurde nach Kombination einer Lithiumbehandlung mit intensiver Belichtung eine strukturelle Schädigung der Retina gefunden (Übersichten bei THÜRAUF und KASCHKA 1991, REMÉ et al. 1991, siehe auch Kapitel 8.1.2).

Eine unter Lithiumtherapie bisweilen beobachtete Muskelschwäche (Tabelle 8.3.3) weist gelegentlich paroxysmalen Charakter auf (HELMCHEN et al. 1969). Näheres zu den neuromuskulären Effekten von Lithium findet sich in Kap. 8.1.2 sowie bei WARDIN und MÜLLER-OERLINGHAUSEN (1986).

Aufgrund kasuistischer Mitteilungen ist anzunehmen, daß bei Patienten mit einer pulmonalen Vorschädigung das Auftreten einer respiratorischen Insuffizienz durch Lithiumbehandlung begünstigt werden kann (WOLPERT et al. 1985).

Tabelle 8.3.3. Unerwünschte Wirkungen der Lithiumbehandlung (modifiziert und erweitert nach MÜLLER-OERLINGHAUSEN und GREIL 1986b)

Organsysteme	(Neben-)Wirkungen	Bemerkungen/Therapie
Neurologisch/ psychiatrisch	feinschlägiger Tremor der Finger	Häufig. Dosisreduktion. Änderung des Dosierungsschemas. Evtl. Betarezeptorenblocker
	Müdigkeit Muskelschwäche mnestische Störungen (?) Rigor (?) Störungen der langsamen Augenfolgebewegungen	Eher bei Beginn der Lithiumtherapie
	Koordinationsstörungen Muskuläre Zuckungen Dysarthrie zerebrale Anfälle Verwirrtheit Desorientiertheit Delir Bewußtseinstrübung	Hinweis auf oder Ausdruck einer drohenden oder manifesten Lithium-Intoxikation Serumkontrollen! Dosisreduktion oder Absetzen von Lithium Ggf. Therapie der Intoxikation
Gastrointestinal	Übelkeit Erbrechen Bauchschmerzen Diarrhoe	Oft bei Beginn der Lithiumtherapie. Diarrhoen häufiger bei Lithium-Retardtabletten. Diarrhoen und Erbrechen können Ausdruck einer Lithium-Intoxikation sein
Kardiovaskulär	EKG-Veränderungen: T-Wellen-Abflachung T-Wellen-Umkehr	reversibel, ungefährlich
	Arrhythmien: Sinusknoten-Syndrom, ventrikuläre Extrasystolen, AV-, Schenkelblock	Sehr selten. Folge von Störungen der Reizbildung oder der Erregungsleitung. Eher bei vorbestehenden Herzerkrankungen. Absetzen von Lithium. Antiarrhythmika. Schrittmacher-Implantation
Pulmonal	respiratorische Insuffizienz	bisher nur vereinzelt bei Patienten mit chronisch-obstruktiver Atemwegserkrankung beschrieben
Renal	funktionell: nephrotisches Syndrom Polyurie Polydipsie verminderte Konzentrationsleistung (Durstversuch, DDAVP-Test)	reversibel, ungefährlich evtl. Dosisreduktion Vorsicht bei Diuretikabehandlung (cave: Lithiumüberdosierung!)
	histologisch: interstitielle Fibrose, Nephronatrophie, Glomerulosklerose	Unspezifische Veränderungen
Elektrolyt- und Wasserhaushalt	Gewichtszunahme	Häufig. Kalorienarme Diät bei normaler Kochsalzzufuhr
	Ödeme	Selten. Vorsicht bei Gabe von Diuretika!

(Fortsetzung siehe S. 506)

Tabelle 8.3.3. Fortsetzung

Organsysteme	(Neben-)Wirkungen	Bemerkungen/Therapie
Endokrin	Struma	Häufig. Hormonsubstitution.
	TSH-Anstieg	Strumigen! Evtl. Hormonsubstitution.
	Hypothyreose (?)	Selten
	Potenz-, Libidostörung (?)	
	Hyperparathyreoidismus mit Hyperkalzämie	Vereinzelt beschrieben
Hämatologisch	Leukozytose	Häufig. Reversibel, ungefährlich
Dermatologisch	Akne	
	Haarausfall (?)	
	Psoriasis	Exazerbation einer Psoriasis möglich. Psoriasis: Relative Kontraindikation
	Lichen simplex chronicus	Dosisreduktion, wenn möglich; evtl. lokale Applikation von Corticosteroiden

Eine ausführliche Übersicht über Lithiumeinflüsse auf die **Nierenfunktion** wurde von Kampf (1986) gegeben. Darüber hinaus ist insbesondere auf die prospektive Langzeitstudie von Hetmar et al. (1987, 1991) zu verweisen. Als häufigste Nebenwirkung tritt in bis zu 40% der Fälle bereits kurz nach Beginn der Lithiumbehandlung eine Polyurie auf, die zunächst im allgemeinen nicht mit morphologischen Veränderungen des Nierengewebes einhergeht. Falls diese länger anhält und therapiebedürftig wird, kann zunächst bereits durch Absenkung des 12 h-Lithium-Serumspiegels oder durch Verabreichung der Tagesdosis in einer Einzeldosis (Standardpräparat) häufig eine Besserung erzielt werden. Ggf. kommen unter Inkaufnahme eines erhöhten Intoxikationsrisikos Thiazid-Diuretika oder nach einer neueren Mitteilung auch Amilorid für die Behandlung der Polyurie in Frage (Kampf 1986, Kosten und Forrest 1986).

Bei ca. 1/5 der unter Langzeitbehandlung mit Lithium stehenden Patienten entwickelt sich eine chronische Lithiumnephropathie. Dabei steht eine Verminderung der renalen Konzentrationsleistung mit oder ohne Polyurie im Vordergrund des klinischen Bildes (Kampf 1986, Waller et al. 1985). Histologisch läßt sich eine unspezifische, chronische interstitielle Nephropathie nachweisen, wobei die glomeruläre Filtrationsrate meist über lange Zeit unbeeinträchtigt bleibt.

In seltenen Fällen kann sich unter einer Lithium-Langzeitprophylaxe eine sog. Minimalläsion entwickeln (Kampf 1986, Wood et al. 1989). Dabei tritt klinisch ein nephrotisches Syndrom ohne Einschränkung der glomerulären Filtrationsrate auf. Die Störung ist im allgemeinen nach Absetzen des Lithiums vollständig reversibel, kann jedoch unter Umständen den Einsatz von Corticosteroiden erfordern.

Eine gelegentlich beschriebene inkomplette, renale tubuläre Azidose ist von geringer klinischer Bedeutung, wenn nicht gleichzeitig eine systemische Azidose vorliegt. Ebenso ist eine nach Beginn der Lithiumprophylaxe vorübergehend nachweisbare vermehrte Elektrolytausscheidung im Urin klinisch meist ohne Bedeutung (Kampf 1986). Bei der später noch ausführlicher darzustellenden **Lithiumintoxikation** kann es zu einem Abfall der glomerulären Filtrationsrate bis zur Entwicklung eines akuten, oligoanurischen Nierenversagens kommen. Histologisch finden sich nur gelegentlich unspezifische Tubulusveränderungen mit einer geringen interstitiellen Reaktion. Nach erfolgreicher Therapie kann in der Regel mit einer völligen Restitution gerechnet werden, allerdings begünstigen rezidivierende Lithiumintoxikationen möglicherweise die Entwicklung einer chronischen Lithium-Nephropathie (HETMAR et al. 1991).

Eine umfassende Übersicht über endokrinologische Veränderungen bei Lithiumbehandlung wurde von JOHNSON (1988) gegeben. Nähere Einzelheiten hierzu sowie auch über hämatologische Effekte des Lithiums finden sich in Kapitel 8.1.2. Von besonderer klinischer Relevanz sind Veränderungen der Schilddrüsenfunktion unter Lithiumbehandlung. Lithium hemmt die Freisetzung von T3 und T4 aus der Schilddrüse und wirkt dadurch thyreostatisch. Konsekutiv erfolgt eine vermehrte TSH-Sekretion aus dem Hypophysenvorderlappen, die bei gesunder Schilddrüse eine Kompensation des Hormondefizits und eventuell eine Strumabildung induziert. Unter Langzeitbehandlung mit Lithium treten blande Strumen in ca. 5%, Hypothyreosen in ca. 3% der Fälle auf (ALBRECHT 1986a). Bereits bestehende latente Schilddrüsenerkrankungen können unter Lithiumtherapie in manifeste Hypothyreosen übergehen. Des weiteren treten während einer Lithiumbehandlung vermehrt thyreoidale Autoantikörper auf (ALBRECHT 1986a, BOCCHETTA et al. 1992).

Nebenwirkungen einer Lithiumtherapie an der **Haut** treten insgesamt eher selten auf und zwingen nur in Ausnahmefällen (z.B. bei therapieresistenter Exazerbation einer Psoriasis) zum Absetzen des Präparates (Übersicht bei ALBRECHT 1986b).

Als kasuistische Mitteilung wurde von SHUKLA und MUKHERJEE (1984) ein durch Lithium ausgelöster Lichen simplex chronicus beschrieben, welcher nach Absetzen des Lithiumpräparates verschwand und nach dem Wiederansetzen erneut auftrat. Durch lokale Applikation von Corticosteroiden war es möglich, diese Veränderung therapeutisch so zu beeinflussen, daß die Lithiumbehandlung fortgesetzt werden konnte.

Kontraindikationen

Absolute Kontraindikationen gegen eine Lithiumbehandlung sind das akute Nierenversagen, der akute Myokardinfarkt sowie das erste Trimenon einer Schwangerschaft (siehe Tabelle 8.3.4).

Werden im ersten Trimenon einer Schwangerschaft Lithiumpräparate eingenommen, so treten mit einer Häufigkeit von ca. 11% Mißbildungen des Feten auf. Die durchschnittliche Mißbildungsrate ohne Lithiumapplikation liegt demgegenüber bei etwa 3%. Vorherrschend sind in den ersten drei Schwangerschaftsmonaten teratogene Wirkungen auf das kardiovaskuläre System, insbesondere die Ebstein-Anomalie (Übersichten bei KASCHKA 1986, 1990). Eine jüngst erschienene prospektive, kontrollierte Studie (JACOBSON et al. 1992), die zu anderslautenden Ergebnissen gelangt, bedarf zweifelsohne der Überprüfung. Solange aber diese Frage nicht mit hinreichender Sicherheit wissenschaftlich geklärt ist, sollte weiterhin – wie bisher – das erste Trimenon der Schwangerschaft als absolute Kontraindikation für eine Behandlung mit Lithiumsalzen angesehen werden.

Tierexperimentelle Untersuchungen weisen darauf hin, daß bei einer Kombination von Lithiumbehandlung und intensiver Belichtung unter Umständen strukturelle Veränderungen an der Retina des Auges auftreten können (Übersichten bei THÜRAUF und KASCHKA 1991, REMÉ et al. 1991). Beim Menschen muß deshalb die Lithiumapplikation in Verbindung mit einer Phototherapie als relativ kontraindiziert gelten. Wird in besonders begründeten Ausnahmefällen eine solche Kombinationsbehandlung dennoch durchgeführt, sollte dies nur unter engmaschiger ophthalmologischer Kontrolle geschehen (vergleiche auch Kapitel 8.1.2 und 8.3.4).

Lithium tritt in die Muttermilch über und erreicht dort 30%–100% der Serumkonzentration. Demzufolge werden beim Stillen durch lithiumbehandelte Frauen auch die Babys einer Lithiumbehandlung ausgesetzt. Die kindliche Lithium-Serumkonzentration beträgt dabei etwa 10%–50% der Serumkonzentration der Mutter. Will man angesichts dieser Daten nicht überhaupt vom Stillen abraten, ist zumindest auf Frühzeichen einer Lithiumintoxikation beim Kind (z.B. Diarrhoe, Fieber) zu achten. Bisher wurde erst ein Fall einer Lithiumintoxikation des Neugeborenen über die Muttermilch mitgeteilt, so daß das Ausmaß der Gefährdung des Kindes beim Stillen durch eine lithiumbehandelte Mutter letztlich noch nicht sicher zu beurteilen ist (MÜLLER-OERLINGHAUSEN 1986a).

Ist eine Lithiumbehandlung kontraindiziert oder unwirksam, so kommt alternativ eine Behandlung mit Antikonvulsiva, insbesondere Carbamazepin oder Valproinsäure, in Frage (EMRICH 1986, siehe auch Kap. 9.4).

Tabelle 8.3.4. Kontraindikationen von Lithium und besondere Risikosituationen während Lithiumtherapie (modifiziert und erweitert nach MÜLLER-OERLINGHAUSEN und GREIL 1986b)

	Absolute Kontraindikationen	Relative Kontraindikationen	Besondere Vorsicht bei
Renal	akutes Nierenversagen	Störungen mit verminderter glomerulärer Filtration tubuläre Störungen	
Kardio-vaskulär	akuter Myokardinfarkt		Herzrhythmusstörungen arterielle Hypertonie
Neurologisch/psychiatrisch		zerebellare Störungen Myasthenia gravis Phototherapie	Zerebralsklerose Demenz, Epilepsie Morbus Parkinson
Dermatologisch		Psoriasis	
Endokrin		Hypothyreose Morbus Addison	
Gynäko-logisch	Schwangerschaft (1. Trimenon)		Schwangerschaft (2. und 3.Trimenon) Entbindung, Stillen
Hämatologisch		myeloische Leukämie	
Allgemein		natriumarme Diät Narkose/Operation	Diarrhoe, Erbrechen, Fieber
Medikamente		Diuretika	Indometazin, Phenylbuta-zolidin, muskelrelaxierende Anästhesie, Antikonvulsiva, Tetrazykline, Spectinomycin, Methyl-Dopa, Digitalis, Neuroleptika, selektive Serotonin-Reuptake-Inhibitoren, wie z.B. Fluvoxamin, Fluoxetin

Überdosierung und Intoxikation

Für eine Lithiumintoxikation kann grundsätzlich entweder eine überhöhte Lithiumzufuhr oder eine zu geringe Lithiumausscheidung infolge eingeschränkter Nierenfunktion verantwortlich sein. Die therapeutische Breite der Lithiumsalze ist gering. Der 12 h-Lithium-Serumspiegel sollte auf Werte zwischen 0,6 und 0,8 mmol/l, in besonders begründeten Ausnahmefällen bis 1,2 mmol/l eingestellt werden. Ab einem Serumspiegel von 1,5 mmol/l ist generell mit Nebenwirkungen zu rechnen; ab 2,0 mmol/l bestehen eindeutige Zeichen einer Lithiumintoxikation. Bei Serumspiegeln von 3,5 mmol/l und mehr ist der Patient akut vital bedroht (MÜHLBAUER 1986).

Unter den in suizidaler Absicht erfolgenden Intoxikationen spielt die Vergiftung mit Lithium insgesamt quantitativ keine sehr große Rolle. Am häufigsten sind Patienten betroffen, die wegen einer affektiven oder schizoaffektiven Psychose ein Lithiumpräparat einnehmen, gelegentlich auch deren Familienangehörige.

Prädisponierende Konstellationen für eine Lithiumintoxikation sind vor allem: Dehydratation bei fieberhaften Infekten, Gastroenteritiden mit und ohne Erbrechen, willkürliches oder krankheitsbedingtes Dursten, postpartale Veränderungen der Lithiumclearance, ein Myokardinfarkt, renale Erkrankungen, Multimedikation, Non-Compliance auf seiten des Patienten oder Unerfahrenheit des behandelnden Arztes in der Behandlung mit Lithium. Die Lithiumintoxikation stellt das entscheidende Risiko einer Langzeitprophylaxe dar; die prophylaktische Behandlung setzt deshalb eine vertrauensvolle, enge Kooperation zwischen Arzt und Patient voraus.

Nach MÜHLBAUER (1986) lassen sich die durch Lithium hervorgerufenen Intoxikationssymptome in 5 Gruppen unterteilen:

1. Psychomotorisch-kognitive Symptome. Hier sind vor allem eine allgemeine Verlangsamung und Vigilanzminderung zu nennen. Die Patienten berichten über Befindlichkeitsstörungen im Sinne allgemeinen Unwohlseins und Irritierbarkeit. Darüber hinaus werden Störungen des Kurzzeitgedächtnisses und Schwerbesinnlichkeit angegeben. Bei gravierender Ausprägung der Symptomatik können Verwirrtheitszustände nach Art des akuten exogenen Reaktionstyps von BONHOEFFER auftreten.

2. Neurologische Symptome. Eine neurologische Symptomatik ist in über 80% der Fälle nachweisbar (SANSONE und ZIEGLER 1985, MUFF und MEIENBERG 1983). Sie besteht in cerebellären Symptomen, wie grobschlägigem Tremor, Nystagmus, Dysarthrie, unsystematischem Schwindel und Ataxie. Darüber hinaus werden extrapyramidalmotorische Störungen, wie ein Parkinsonoid oder choreoathetotische Bewegungen, beobachtet. Gelegentlich kommt es zu einer pathologischen Steigerung der Muskeleigenreflexe, die seitendifferent auslösbar sein können, sowie zu Zeichen einer Pyramidenbahnschädigung. Bei schweren Intoxikationen können epileptiforme Krampfanfälle und komatöse Zustände auftreten. Auch sind bei Intoxikationen mit Lithium optische Halluzinationen und Aphasien beschrieben worden. Das EEG kann vielgestaltige Veränderungen zeigen, die häufig das Abklingen der Lithiumintoxikation noch längere Zeit überdauern (WARDIN und MÜLLER-OERLINGHAUSEN 1986, KASCHKA 1988).

3. Neuromuskuläre Symptome. Bereits in frühen Stadien der Lithiumintoxikation lassen sich muskuläre Faszikulationen feststellen. Bei höheren Serumkonzentrationen treten auch Fibrillationen und Myoklonien auf.

4. Intestinale Symptome. In einem Drittel bis der Hälfte der Fälle kommt es zu Appetitverlust, abdominellen Krämpfen und unter Umständen schweren Diarrhoen. In seltenen Fällen können weitere Komplikationen hinzutreten; so ist eine Wernicke-Encephalopathie im Gefolge einer lithiuminduzierten Diarrhoe beschrieben worden

(EPSTEIN 1989). Die Leberenzyme im Serum können erhöht sein, wenngleich eine hepatische Schädigung nicht zum typischen Bild einer Lithiumintoxikation gehört (VIEGUT und JEFFERSON 1990).

5. *Renale Symptome.* Die Kranken klagen häufig über starkes Durstgefühl. Bei schwerer Intoxikation werden als Folgen der Nierenschädigung Oligurie, Anurie sowie eine Schocksymptomatik beschrieben.

Versucht man Faktoren namhaft zu machen, welche die Symptomatik einer Lithiumintoxikation mitbestimmen, so sind neben dem Lithium-Serumspiegel vor allem die Dauer einer evtl. erfolgten Prophylaxe zu nennen, ferner die Zeit, während der der Kranke einer erhöhten Lithium-Serumkonzentration ausgesetzt war, und schließlich individuelle dispositionelle Faktoren. Zu den letzteren gehören das Alter, evtl. organische Vorschädigungen sowie medikamentöse Interaktionen, auf die in Kapitel 8.3.4 näher eingegangen wird.

Ein innerhalb des therapeutischen Bereiches liegender Lithium-Serumspiegel schließt eine Intoxikation nicht aus, wie verschiedene Kasuistiken zeigen (SELLERS et al. 1982, ENGELHARDT und NEUNDÖRFER 1988). Die Therapie der Lithiumintoxikation wird durch eine Reihe ungünstiger pharmakokinetischer Eigenschaften erschwert (KASCHKA 1987, 1988). Lithium wird vom Organismus ebenso behandelt wie Natrium. Es besitzt ein großes Verteilungsvolumen, eine lange Eliminations-Halbwertszeit und eine geringe Nierenclearance bei vorwiegend renaler Ausscheidung. Die Verteilung erfolgt in sämtlichen Körpergeweben und Flüssigkeitsräumen. Lithium liegt intrazellulär vor und wird in einer Reihe von Organen angereichert, wie etwa der Schilddrüse, dem Knochen und dem Zentralnervensystem (vergleiche Kapitel 8.1.2). Die Konzentration kann dort etwa das Doppelte der Serumkonzentration betragen. In Abhängigkeit von der Galenik des zugeführten Präparates

ist die Verteilung im Organismus innerhalb von 4 bis 12 Stunden abgeschlossen. Die renale Elimination erfolgt äußerst langsam. Die Eliminations-Halbwertszeit liegt bei ca. 20–27 Stunden, ein Wert, der bei Langzeitprophylaxe gelegentlich noch überschritten werden kann. Lithium wird zu 90% über die Nieren eliminiert. Dabei beträgt die Clearance 10–30 ml pro Minute (siehe auch Kapitel 8.1.1).

Bei Schwangeren kann sich der Clearance-Wert peripartal innerhalb kurzer Zeit stark verändern, so daß in dieser Situation besondere Vorsicht geboten ist (KASCHKA 1986, 1987, 1988, LUNGERSHAUSEN und KASCHKA 1988).

Nach ZILKER und VON CLARMANN (1986) beruht die **Therapie der Lithiumintoxikation** auf drei Grundsätzen:

1. Stabilisierung der kardiovaskulären Funktionen sowie der Atmung durch entsprechende symptomatische Maßnahmen.
2. Elimination des noch nicht resorbierten Lithiums aus dem sog. primären Giftweg, d.h. Magenspülung. Diese ist allerdings nur sinnvoll bei akuter Intoxikation, die in suizidaler Absicht oder akzidentell erfolgt sein kann.
3. Elimination des bereits resorbierten Lithiums aus dem sog. sekundären Giftweg durch Natriumsubstitution, forcierte Diurese (alkalische Harnstoffdiurese!), Peritonealdialyse und/oder Hämodialyse.

Zu den unter 1. genannten Maßnahmen gehören beim bewußtseinsgetrübten Patienten eine nasotracheale Intubation und bei Bedarf die maschinelle Beatmung. Epileptiforme Anfälle lassen sich gut mit Diazepam oder Clonazepam, langsam i.v. injiziert, durchbrechen. Herzrhythmusstörungen in Form von Bradyarrhythmien werden häufig beobachtet. Gleichzeitig ist oft das Serum-Kalium erniedrigt. EKG-Veränderungen im Sinne einer Abflachung oder Umkehr der T-Welle lassen sich nachweisen. In diesen

Fällen hat eine ausreichende, allerdings nicht zu rasche parenterale Kaliumsubstitution zu erfolgen. Die Bradyarrhythmie kann durch Atropin günstig beeinflußt werden. Notfalls muß eine Schrittmachersonde gelegt werden. Bei hypotoner Kreislaufsituation hat sich die Infusion von Dopamin bewährt. Bei gastrointestinalen Symptomen wie Erbrechen und Diarrhoen muß eine ausreichende Flüssigkeits- und Elektrolytsubstitution erfolgen. Hohe Lithiumdosen haben eine nephrotoxische Wirkung, die sich zunächst in Polyurie und Albuminurie äußert. Darüber hinaus kann sich ein ADH-refraktärer Diabetes insipidus entwickeln. Auch hier besteht die adäquate Therapie in einer Substitution von Flüssigkeit und Elektrolyten. Des weiteren sind die Schilddrüsenhormone sowie das Blutbild in den Tagen nach einer Lithiumintoxikation zu kontrollieren, da hier Störungen im Sinne einer Hypothyreose, evtl. auch einer Leukopenie und Thrombopenie auftreten können, die u.U. einer speziellen Therapie bedürfen.

Läßt sich anamnestisch eine erst kurze Zeit zurückliegende Einnahme toxischer Lithiumdosen – etwa in suizidaler Absicht oder akzidentell – eruieren, so ist – unabhängig davon, ob bereits eine Intoxikationssymptomatik besteht oder nicht – eine Magenspülung durchzuführen. Um einen reflektorischen Laryngospasmus zu vermeiden, wird zunächst 1 mg Atropin intramuskulär injiziert. Am bewußtseinsgetrübten Patienten erfolgt die Magenspülung nach Intubation. Als Spülflüssigkeit eignet sich am besten lauwarmes Wasser (Gesamtvolumen der Spülung etwa 30 l). Die Magenspülung ist bis zum klaren Rückfluß fortzusetzen. Da Lithium nicht an Kohle adsorbiert wird, bringt die Instillation von Aktivkohle keine Vorteile.

Zur Entfernung des Lithiums aus dem sekundären Giftweg ist eine Natriumsubstitution vor allem dann sinnvoll, wenn bei dem Patienten ein Wasser-Elektrolyt-Verlust aufgetreten ist. Gleichzeitig besteht eine Kontraindikation für alle natriuretischen Diuretika, wie Thiazide, Furosemid und Etacrynsäure.

Eine forcierte Diurese kann die Lithiumausscheidung beschleunigen, wenngleich sie nicht besonders effektiv ist, da vor allem im proximalen Tubulus der Niere eine Reabsorption des Lithiums aus dem Primärharn erfolgt. Die Einleitung einer forcierten Diurese setzt im übrigen voraus, daß eine manifeste Niereninsuffizienz ausgeschlossen ist und stabile Kreislaufverhältnisse bei Abwesenheit von Herzrhythmusstörungen bestehen. Die Methode der Wahl zur Durchführung der forcierten Diurese ist die alkalische Harnstoffdiurese, bei der pro Stunde 12 g Harnstoff, gelöst in 800 ml Flüssigkeit, infundiert werden. Der Serumharnstoffspiegel soll dabei zwischen 120 und 150 mg/dl liegen und darf auf keinen Fall 180 mg/dl überschreiten. Dieses Verfahren kann über Tage fortgesetzt werden, ohne daß es zu entscheidenden Elektrolytverlusten oder einer Nierenschädigung kommt.

Eine Peritonealdialyse ist gut geeignet, um Lithium beschleunigt aus dem Organismus zu entfernen. Die dadurch erzielte Clearance liegt bei etwa 15 ml/min. Die Nierenclearance wird dadurch nicht beeinflußt.

Bei Lithiumspiegeln über 3 mmol/l sollte auf eine Hämodialyse in der Regel nicht verzichtet werden. Mit dieser Maßnahme läßt sich eine Clearance von 100–200 ml/min. erreichen. Der Kreislauf wird rasch und effektiv von Lithium befreit. Da aber aus den Geweben allmählich Lithium freigesetzt wird und den Serumspiegel erneut ansteigen läßt, besteht die Möglichkeit einer nochmaligen Verschlechterung der klinischen Intoxikationssymptomatik. In diesen Fällen ist man nicht selten gezwungen, die Hämodialyse, die über 12 Stunden durchgeführt werden soll, zu wiederholen. Das Intervall zwischen zwei Hämodialysen kann durch eine Peritonealdialyse überbrückt werden.

8.3.4 Interaktionen

Medikamenten-Wechselwirkungen unter Beteiligung von Lithium sind in den letzten Jahren mehrfach zusammenfassend abgehandelt worden (MÜLLER-OERLINGHAUSEN 1986b, SCHOU 1987, WATSKY und SALZMAN 1991).

Eine Reihe von Beobachtungen weist darauf hin, daß bei gleichzeitiger Applikation von **Lithium** und **Neuroleptika** die Wahrscheinlichkeit des Auftretens gravierender Nebenwirkungen erhöht ist (GREIL und VAN CALKER 1983), insbesondere scheint das Risiko der Entwicklung eines malignen neuroleptischen Syndroms anzusteigen (ROSEBUSH und STEWART 1989). Die letztgenannten Autoren fanden bei 24 Patienten mit malignem neuroleptischem Syndrom in 14 Fällen eine kombinierte Anwendung von Neuroleptika und Lithium. Ob die Lithiumbehandlung bei Kranken, die unter Clozapin-Therapie stehen, die Wahrscheinlichkeit des Auftretens zerebraler Krampfanfälle erhöht, läßt sich aufgrund der vorliegenden Daten noch nicht entscheiden (HALLER und BINDER 1990). Während die Kombination von Lithium mit tri- und tetrazyklischen Antidepressiva meist keine Probleme bietet (SCHOU 1987, LASSEN et al. 1986, vergleiche auch SCHÖPF, dieser Band), kann es bei kombinierter Applikation von Lithium und selektiven Serotonin-Reuptake-Inhibitoren (SSRI), wie z.B. Fluvoxamin und Fluoxetin, im Einzelfall zu einer kaum vorhersehbaren Wirkungsverstärkung serotoninerger Effekte und zur Entwicklung eines unter Umständen lebensbedrohlichen serotoninergen Syndroms mit Tremor, zerebralen Krampfanfällen und Störungen der Thermoregulation kommen (BOYER und FEIGHNER 1991). Eine Kombinationsbehandlung aus Lithium und selektiven Serotonin-Reuptake-Inhibitoren gebietet deshalb besondere Vorsicht. Allerdings hat sie sich bei der Behandlung therapierefraktärer Depressionen im Sinne der Lithium-Augmentation durchaus bewährt (DELGADO et al. 1988, siehe auch SCHÖPF, dieser Band).

Hinsichtlich des Lithium-Serumspiegels besteht die Möglichkeit, daß er bei gleichbleibender Lithiumdosis und sekundärer Zugabe eines selektiven Serotonin-Reuptake-Hemmers auf toxische Werte ansteigt, so daß die Symptome einer Lithiumintoxikation resultieren (BOYER und FEIGHNER 1991, LEVINSON et al. 1991, AUSTIN et al. 1990).

Bei **Kombination von Lithium mit Carbamazepin** kommt es zu einer Rückbildung der Carbamazepin-induzierten Leukopenie, gleichzeitig allerdings zu einem additiven antithyreoidalen Effekt beider Substanzen mit Abfall des Gesamt-T4 sowie des freien T4 und mäßigem Anstieg des TSH (KRAMLINGER und POST 1990). Insbesondere bei Bestehen internistischer oder neurologischer Vorerkrankungen ist gelegentlich auch – trotz therapeutischer Serumspiegel beider Substanzen – mit neurotoxischen Symptomen wie Tremor, Ataxie, Hyperreflexie und Bewußtseinstrübung zu rechnen (SHUKLA et al. 1984).

Prostaglandinsynthese-Inhibitoren wie Phenylbutazon, Naproxen, Diclofenac, Ibuprofen und Indometacin führen – möglicherweise über den gemeinsamen Mechanismus einer Erniedrigung der renalen Durchblutung – zu einem Abfall der renalen Lithiumclearance und erhöhen somit bei gleichbleibender Dosierung des Lithiums das Risiko einer Lithiumintoxikation (MÜLLER-OERLINGHAUSEN 1986b, RAGHEB und POWELL 1986, RAGHEB 1987). Für Acetylsalicylsäure ist dies noch umstritten (BENDZ und FEINBERG 1984, MÜLLER-OERLINGHAUSEN 1986b).

Unter den diuretisch wirkenden Substanzen, die in der antihypertensiven Therapie häufig eingesetzt werden, führen vor allem die **Thiazid-Diuretika** zu einer Inhibierung der renalen Lithiumexkretion; weniger ausgeprägt ist dies auch bei den kaliumsparenden Diuretika der Fall.

Methyldopa sowie eine Reihe von Antibiotika können zu einer Erhöhung des Lithium-Serumspiegels führen und auf diese Weise das Intoxikationsrisiko steigern (siehe Tabelle 8.3.5).

Von großer praktischer Bedeutung ist die **Wechselwirkung von Lithium mit Muskelrelaxantien**. Hier ist mit einer Verlängerung der neuromuskulären Blockade und demzufolge mit einer protrahierten muskelrelaxierenden Wirkung und der Möglichkeit einer respiratorischen Insuffizienz zu rechnen. Bei operativen Eingriffen, die längerfristig geplant werden können, sollte deshalb Lithium etwa 48 Stunden vor der Narkose

Tabelle 8.3.5. Wechselwirkungen von Lithium mit anderen Medikamenten (modifiziert nach Watsky und Salzman 1991)

Medikament	Stärke der Wechselwirkung	Klinischer Effekt der Wechselwirkung
Acetylsalicylsäure Diclofenac Ibuprofen Indometacin Naproxen Phenylbutazon Piroxicam Sulindac Zomepirac	B	Verstärkung der Lithiumwirkung und Erhöhung des Intoxikationsrisikos durch Verminderung der renalen Lithiumclearance
Diltiazem Verapamil	B C	unter Verapamil verminderte Lithium-Serumspiegel und Sinusbradycardie, unter Diltiazem erhöhte Lithium-Serumspiegel, unter Verapamil Neurotoxizität, Choreoathetose
Thiaziddiuretika	A	verstärkte Lithiumwirkung, erhöhtes Intoxikations-risiko durch verminderte renale Lithiumclearance
Furosemid	B	erhöhtes Intoxikationsrisiko durch Natriumverlust
Clonidin	B	verminderter antihypertensiver Effekt
Methyldopa	B	erhöhter Lithium-Serumspiegel
Acetazolamid Aminophyllin Coffein Theophyllin	B	Senkung des Lithium-Serumspiegels durch erhöhte renale Lithiumclearance
Decamethonium Pancuronium Succinylcholin	A	Verlängerung der neuromuskulären Blockade, Ateminsuffizienz, evtl. verstärkte Nebenwirkungen bei EKT
Amphetamine	C	verminderte psychomotorische Stimulation
Neuroleptika	B C	dosisabhängige Neurotoxizität, vermehrt extra-pyramidale Symptome, erhöhtes Risiko eines malignen neuroleptischen Syndroms, AV-Block III. Grades mit Mesoridazin, Kammer-flimmern unter Chlorpromazin bei plötzlichem Absetzen des Lithiums (siehe Watsky und Salzman 1991!), Ausfällung von Chlorpromazin und Trifluperazin in Citratlösung
Benzodiazepine	B C	erhöhter Lithium-Serumspiegel mit Clonazepam, Hypothermie in Verbindung mit Diazepam
Kaliumjodid	B	evtl. Verstärkung einer Hypothyreose
Mannitol Natriumbicarbonat Natriumchlorid Harnstoff	B	Senkung des Lithium-Serumspiegels infolge erhöhter renaler Lithiumclearance
Metronidazol Spectinomycin Tetracycline	A	Verstärkung der Lithiumwirkung und Erhöhung des Intoxikationsrisikos durch verminderte renale Lithiumclearance

(Fortsetzung siehe S. 514)

Tabelle 8.3.5. Fortsetzung

Medikament	Stärke der Wechselwirkung	Klinischer Effekt der Wechselwirkung
Sulfamethoxazol-Trimethoprim	B	Senkung des Lithium-Serumspiegels
MAO-Inhibitoren	B C	Tardive Dyskinesie mit Tranylcypromin, Ataxie und Harnretention
Carbamazepin	B	erhöhtes Risiko einer Neurotoxizität, verstärkte Nebenwirkungen des Lithiums, entgegengesetzte Effekte auf das hämatopoetische System
Heterozyklische Antidepressiva	B C	evtl. verstärkter Tremor, Myoklonien, erhöhte Neurotoxizität Senkung der Krampfschwelle
Ketamine	A	erhöhtes Intoxikationsrisiko infolge Natriumverlust
Digitalis	C	Herzrhythmusstörungen durch intrazelluläre Kaliumverluste, evtl. vermindertes Ansprechen auf Lithium
Phenytoin	B	evtl. erhöhte Neurotoxizität
Fluoxetin	B	erhöhter Lithium-Serumspiegel
Fluvoxamin		sog. serotoninerges Syndrom, Fieber, Bilirubinerhöhung, Leukozytose
Insulin	B	möglicherweise veränderte Glucosetoleranz, ggf. Anpassung der Insulindosis erforderlich
Mazindol	B	erhöhtes Risiko einer Lithiumintoxikation
Noradrenalin	B	verminderter Blutdruckanstieg auf Noradrenalin
Captopril Enalapril Lisinopril	A	Erhöhung des Lithium-Serumspiegels
Propranolol	B	Bradykardie

A signifikant; *B* potentiell signifikant; *C* schwach; *D* in der Regel klinisch nicht signifikant

abgesetzt werden. Handelt es sich dagegen um einen Notfalleingriff, so sollten vorher und nachher Bestimmungen des Lithium-Serumspiegels erfolgen (engmaschige postoperative Überwachung erforderlich!), und es sollte insbesondere auf eine mögliche Verlängerung der Wirkung von Muskelrelaxantien geachtet werden (siehe auch Kapitel 8.3.6). Die unerwünschten Wirkungen einer Elektrokrampftherapie (EKT) können durch Lithium möglicherweise verstärkt werden (siehe Tabelle 8.3.5).

Weibliche Sexualhormone und Kontrazeptiva scheinen den Serum-Lithiumspiegel nicht zu beeinflussen (CHAMBERLAIN et al. 1990). Bei Kombination von Lithium mit Benzodiazepinen wurde eine Zunahme der Häufigkeit von Sexualfunktionsstörungen beschrieben (GHADIRIAN et al. 1992). Auf mögliche ungünstige Wechselwirkun-

Tabelle 8.3.6. Untersuchungen bei Lithiumtherapie (modifiziert und erweitert nach GREIL und VAN CALKER 1983)

Vor der Therapie	Während der Therapie[a]	
Psychiatrische und somatische Anamnese	Fragen nach Nebenwirkungen (Tremor, Polyurie, Polydipsie, Gewichtszunahme)	
Internistische und neurologische Untersuchung	Halsumfang messen (Struma?)	
Labor:	Labor:	
– Kreatinin im Serum	– Lithium-Serumkontrollen	
– Urinstatus	bei Einstellung:	wöchentlich
– T3, T4, TSH	später:	im Abstand von 1 bis 3 Monaten
– Elektrolyte (Natrium, Kalium)	– Kreatinin im Serum	im Abstand von 6 bis 12 Monaten
– Blutbild	– T3, T4, TSH	jährlich
– Blutglucose	– Blutbild	jährlich
EKG	EKG	jährlich
EEG	EEG	gelegentlich

Fakultative Untersuchungen
TRH-Test
Andere klinisch-chemische Parameter: Leberwerte, Kalzium,
Prüfung der glomerulären Filtrationsrate (Kreatininclearance)
Prüfung der renalen Konzentrationsleistung (Durstversuch, ADH-Test)

[a] Bei Auftreten von relevanten interkurrenten Erkrankungen und von gravierenden Nebenwirkungen: häufigere Lithium-Serumkontrollen, geeignete Zusatzuntersuchungen

gen zwischen Lithium und Phototherapie wurde bereits hingewiesen (siehe Kapitel 8.1.2 und 8.3.3). In tierexperimentellen Untersuchungen ließ sich durch gleichzeitige Applikation von Lithium und intensivem weißem Licht eine strukturelle Schädigung der Retina des Auges induzieren (Übersichten bei THÜRAUF und KASCHKA 1991, REMÉ et al. 1991). Eine Kombination dieser beiden Therapieverfahren sollte deshalb beim Menschen vorerst nur in besonders begründeten Ausnahmefällen unter zuverlässiger und engmaschiger ophthalmologischer Kontrolle durchgeführt werden.

8.3.5 Kontrolluntersuchungen

Die Risiken einer Lithiumbehandlung lassen sich minimieren, wenn vor Einleitung und während der Therapie konsequent auf die

Durchführung der erforderlichen anamnestischen Erhebungen und diagnostischen Maßnahmen geachtet wird (GREIL und VAN CALKER 1983, MÜLLER-OERLINGHAUSEN und GREIL 1986, KASCHKA 1990). Tabelle 8.3.6 enthält eine Zusammenstellung der vor bzw. während Lithiumtherapie indizierten Untersuchungen.

Da das Auftreten von Lithiumintoxikationen – auch wenn sie nur leichtgradig sind – offenbar das Risiko einer renalen Schädigung bei der Langzeitprophylaxe erhöht, sollte der Vermeidung von Überdosierungen und Intoxikationen besondere Aufmerksamkeit geschenkt werden (vergleiche auch Kapitel 8.3.3). Diesem Ziel dienen regelmäßige standardisierte Bestimmungen des 12 h-Lithium-Serumspiegels und die Beachtung von Nebenwirkungen, wie etwa einer Polyurie. Darüber hinaus ist bei zunächst nicht erklärbarem Ansteigen des Lithiumspiegels eine gezielte nephrologische Diagnostik erforderlich. Ist die renale Konzentrationsleistung, die mit DDAVP (Minirin) überprüft wird, erheblich vermindert und steigt der Lithiumspiegel an, so sollte Lithium abgesetzt werden. Unter Umständen ist eine Nierenbiopsie erforderlich.

Bei der Neueinstellung eines Patienten auf Lithium sollte eine einschleichende Dosierung gewählt werden (vergleiche KASCHKA 1990). Der Lithium-Serumspiegel ist anfangs wöchentlich, später in 6- bis 8wöchigen Abständen zu kontrollieren. Der therapeutische Konzentrationsbereich von 0,6– 0,8 mmol/l sollte nur in besonders begründeten Ausnahmefällen überschritten werden. In diesen Fällen sind 12 h-Lithium-Serumspiegel bis 1,2 mmol/l vertretbar (vergleiche Kapitel 8.3.2 und 8.3.6 sowie Tabelle 8.3.7). Die Blutentnahme sollte dabei möglichst exakt 12 Stunden nach der letzten Einnahme des Lithiumpräparates erfolgen; andernfalls sind die gemessenen Serumspiegel wenig aussagekräftig. Engmaschigere Kontrollen des Serumspiegels werden erforderlich bei interkurrenten Infekten, Behandlung mit Diuretika, Diarrhoen, starkem Schwitzen, in der Spätschwangerschaft und post partum, vor und nach Operationen sowie unter sonstigen Bedingungen mit veränderter Natriumbilanz (siehe auch Kapitel 8.3.3, 8.3.4 und 8.3.6).

8.3.6 Praktische Durchführung, allgemeine Behandlungsrichtlinien

Lithiumsalze werden sowohl aus kurativer als auch aus prophylaktischer Indikation eingesetzt (vergleiche Kapitel 8.3.1 und Tabelle 8.3.1). Die wichtigsten Indikationen für den kurativen Einsatz auf psychiatrischem Gebiet sind die akute Manie und die endogene Depression, hier vor allem bei therapieresistenten Fällen in Form der sog. Augmentationsbehandlung (vergleiche SCHÖPF,

dieser Band). Es ist dabei zu beachten, daß die Lithiumwirkung nicht sofort, sondern erst nach etwa einer Woche einsetzt, so daß in der Regel eine Kombinationsbehandlung erforderlich ist (MÜLLER-OERLINGHAUSEN und GREIL 1986a). Die wichtigsten Indikationen für eine prophylaktische Lithiumbehandlung auf neuropsychiatrischem Gebiet sind affektive und schizoaffektive Psychosen sowie der Cluster-Kopfschmerz.

Absolute Kontraindikationen gegen eine Lithiumbehandlung sind das akute Nierenversagen, der akute Myokardinfarkt sowie das erste Trimenon einer Schwangerschaft (siehe auch Kapitel 8.3.3). Im **höheren Lebensalter** werden therapeutische Lithium-Serumspiegel im allgemeinen mit geringeren Tagesdosen erreicht als bei jüngeren Patienten (vergleiche Kapitel 8.3.2; Abb. 8.3.1).

Kritische Situationen können sich während einer Lithiumbehandlung darüber hinaus in der fortgeschrittenen **Schwangerschaft**, prä- und postpartal sowie bei der Durchführung von **Narkosen** und **Operationen** ergeben. Infolge von Schwankungen der Serumelektrolyte, Verabreichung von Diuretika, abrupten Änderungen in der Flüssigkeitszufuhr oder Abfall der renalen Lithiumclearance besteht hier die Gefahr, daß der Lithium-Serumspiegel den therapeutischen Bereich überschreitet und auf toxische Werte ansteigt. Dem kann durch engmaschige Kontrollen des Lithiumspiegels begegnet werden. Zwei bis drei Tage vor einer geplanten Operation und vor der Geburt sollte man das Lithiumpräparat absetzen, um postoperativ bzw. postpartal die Lithiumtherapie wieder aufzunehmen (KASCHKA 1986, 1987, LUNGERSHAUSEN und KASCHKA 1988). Neuere Erfahrungen aus drei Zentren (STEWART et al. 1991) bestätigen speziell die prophylaktische Wirksamkeit einer in der Spätschwangerschaft oder unmittelbar postpartal begonnenen Lithiumbehandlung bei Frauen, die früher schon an Puerperalpsychosen oder einer bipolaren

Störung erkrankt waren und bei welchen dementsprechend von einer besonderen Disposition hierfür auszugehen ist (vgl. auch AUSTIN 1992).

Werden in der Spätschwangerschaft Lithiumsalze verabreicht, so ist hier eine besonders engmaschige Kontrolle des Serumspiegels erforderlich, da die renale Lithiumclearance in dieser Zeit absinken kann. Unter Lithiumbehandlung stehende Frauen sollten in der Regel nicht stillen.

Bei **Beginn einer Lithiumbehandlung** kommen unterschiedliche Modifikationen des therapeutischen Vorgehens in Frage. Insbesondere ist zu entscheiden, ob die Therapie oder Prophylaxe mit einem Standard- oder Retardpräparat erfolgen soll und ob die Tagesdosis in einer Einzeldosis oder in mehreren Dosen appliziert wird. Die Vor- und Nachteile dieser unterschiedlichen Vorgehensweisen wurden bereits in den Kapiteln 8.1.1 und 8.3.2 ausführlich dargestellt und sollen deshalb hier nicht wiederholt werden. Eine Applikation der Gesamt-Tagesdosis in mehr als zwei Einzeldosen ist in der Regel nicht sinnvoll oder erforderlich.

Die geringe therapeutische Breite des Lithiums, die unbedingt zu beachtenden Kontraindikationen sowie eine Reihe unter Umständen gravierender Nebenwirkungen machen es erforderlich, daß vor und während der Behandlung bestimmte anamnestische und diagnostische Daten zuverlässig und konsequent erhoben werden, um eine Schädigung des Patienten durch die Lithiumapplikation zu vermeiden. Diese Kontrolluntersuchungen sind in Kapitel 8.3.5 detailliert aufgeführt (siehe auch Tabelle 8.3.6).

Bei der Ersteinstellung auf Lithium zur Langzeitprophylaxe sollte mit einer niedrigen Tagesdosis (etwa 6–12 mmol/die) begonnen werden, um initiale Nebenwirkungen zu vermeiden bzw. gering zu halten. Nach ca. einer Woche hat sich ein „steady state" der Lithium-Serumkonzentration eingestellt. Jetzt sollte in standardisierter Weise ein 12 h-Lithium-Serumspiegel bestimmt werden, d.h. die Blutentnahme sollte möglichst exakt 12 Stunden nach der letzten Ta-

bletteneinnahme erfolgen. In Abhängigkeit von diesem Wert wird eine Korrektur der Lithium-Tagesdosis durchgeführt, wobei eine Verdoppelung der Dosis ungefähr zu einer Verdoppelung des Serumspiegels führt. Die Lithium-Tagesdosis wird stufenweise von Woche zu Woche gesteigert, bis ein therapeutischer Lithium-Serumspiegel erreicht ist. Dabei müssen zunächst wöchentliche Kontrollen der 12 h-Lithium-Serumkonzentration erfolgen. Die erforderliche Gesamt-Tagesdosis liegt beim Erwachsenen meist zwischen 15 und 50 mmol Lithium pro die.

Eine kombinierte Therapie mit Lithium und anderen Pharmaka, insbesondere Neuroleptika, Antidepressiva und Antiepileptika, ist in vielen Fällen sinnvoll (siehe Kapitel 8.3.1 sowie SCHÖPF, dieser Band). Auf mögliche Interaktionen, wie sie in Kapitel 8.3.4 und Tabelle 8.3.5 dargestellt sind, ist dabei besonders zu achten.

Besondere, von dem Vorgehen bei prophylaktischer Indikation abweichende Dosierungsempfehlungen wurden für die Lithiumbehandlung der akuten Depression und der akuten Manie gegeben (SCHÖLDERLE und GREIL 1986a, STOLTZENBURG und GREIL 1986, vgl. Kap. 8.3.2). In den genannten Fällen sollen Serumspiegel zwischen 0,8 und 1,2 mmol/l angestrebt werden. Dies gilt allerdings nicht für die Lithium-Augmentation (Tabelle 8.3.7; siehe auch Kap. 8.3.2 und SCHÖPF, dieser Band).

Nach STOLTZENBURG und GREIL (1986) hat es sich bei der akuten **Manie** bewährt, motorisch unruhige, schwerer erkrankte Patienten zunächst mit einem Butyrophenonderivat wie z.B. Haloperidol oder – etwa bei ausgeprägten Schlafstörungen – mit einem Phenothiazinderivat zu therapieren. Sobald eine Besserung, speziell im psychomotorischen Bereich, eintritt, ist eine zusätzliche Lithiumapplikation angezeigt. Da über eine möglicherweise erhöhte Toxizität der Kombination von Lithium mit Neuroleptika berichtet wurde (vgl. Kap. 8.3.4 und Tabelle 8.3.5), sollten die Patienten während dieser

Tabelle 8.3.7. Empfohlene Bereiche für den 12 h-Lithium-Serumspiegel bei verschiedenen psychiatrischen Indikationen zur Lithiumbehandlung

Indikation	Bereich des 12 h-Lithium-Serumspiegels (mmol/l)
Prophylaxe bei monopolaren und bipolaren affektiven Psychosen sowie bei schizoaffektiven Psychosen	0,6–0,8
Lithium-Augmentation	0,6–0,8
Therapie bei akuten Depressionen und Manien	0,8–1,2

Zeit besonders sorgfältig überwacht werden. Bei fortschreitender Besserung wird die neuroleptische Medikation schrittweise reduziert und eine alleinige Lithiumbehandlung beibehalten. Nach etwa vier bis sechs Monaten sollte dann unter Berücksichtigung der Anamnese und des bisherigen Krankheitsverlaufes entschieden werden, ob die Lithiumtherapie ausschleichend beendet werden kann oder – unter Absenkung des Serumspiegels auf 0,6–0,8 mmol/l – eine prophylaktische Dauerbehandlung vorzuziehen ist. Bei psychomotorisch weniger unruhigen, nur leicht erkrankten Patienten läßt sich eine hypomanische oder manische Phase durchaus auch allein mit Lithium behandeln. Hier ist allerdings zu berücksichtigen, daß erst nach 5–10 Tagen mit einem therapeutischen Effekt gerechnet werden kann.

Operative Eingriffe, Spätschwangerschaft, Stillperiode

Erhöhte Risiken im Zusammenhang mit einer Lithiumbehandlung bestehen bei operativen Eingriffen, in der Spätschwangerschaft, unmittelbar prä- und postpartal sowie bei den Kindern lithiumbehandelter Mütter, sofern sie mit Muttermilch gestillt werden (Kaschka 1986, 1987, 1990, Lungershausen und Kaschka 1988, vergleiche auch Kapitel 8.3.3). Da Lithium zu einem erheblichen Anteil in die Muttermilch übertritt, wird man deshalb in den zuletzt genannten Fällen in aller Regel vom Stillen abraten.

Kann ein operativer Eingriff bei einem mit Lithium behandelten Patienten längerfristig geplant werden, so sollte man das Lithiumpräparat zwei bis drei Tage vor der Operation absetzen, um die Therapie postoperativ wieder aufzunehmen. Engmaschige Kontrollen des Lithium-Serumspiegels sind erforderlich. Bei Notfalleingriffen sollten ebenfalls vor und nach der Operation Kontrollen des Lithium-Serumspiegels stattfinden. Insbesondere ist darauf zu achten, daß die Wirkung von Muskelrelaxantien unter Lithiumtherapie verlängert sein kann, so daß postoperativ die Gefahr einer lebensbedrohlichen Situation infolge Ateminsuffizienz besteht. In der Spätschwangerschaft sowie prä- und postpartal ist das Risiko einer Lithiumintoxikation erhöht. Auch hier sollten besonders engmaschige Kontrollen des Lithium-Serumspiegels erfolgen.

Frauen im gebärfähigen Alter müssen vor Einleitung einer Lithiumbehandlung auf die Notwendigkeit zuverlässiger kontrazeptiver Maßnahmen hingewiesen werden. Kommt es unter Lithiumtherapie zu einer Gravidität, so ist das Lithium unverzüglich abzusetzen (vergleiche Kapitel 8.3.3).

Beendigung einer Lithiumbehandlung, Absetzsyndrome

Besteht nach langfristiger Lithiumprophylaxe einer affektiven oder schizoaffektiven Psychose oder eines Cluster-Kopfschmerzes Rezidivfreiheit, so wird nicht selten von den Patienten der Wunsch geäußert, die Lithiumprophylaxe zu beenden. Mit Beendigung der Lithiumapplikation entfällt jedoch der prophylaktische Schutz, und die Rezidivhäufigkeit kann in den ersten Monaten nach dem Absetzen sogar höher liegen als in einer Vergleichsgruppe ohne Lithiumprophylaxe (GREIL und VAN CALKER 1983, MANDER 1986, GREIL und SCHMIDT 1988).

In einer Metaanalyse von sieben Studien mit insgesamt 107 Patienten fanden GREIL und SCHMIDT (1988) nach abruptem Absetzen von Lithium in 40 Fällen (37,4%) frühe Rezidive einer manischen, depressiven oder schizoaffektiven Psychose, die mit einer Latenz zwischen zwei Tagen und sechs Wochen nach dem Absetzzeitpunkt auftraten.

Absetzversuche nach mehrjähriger Lithiumtherapie sollten deshalb nach Möglichkeit stufenweise über einen Zeitraum von mehreren Monaten durchgeführt werden. Ein Abbruch der Lithiumprophylaxe ist indiziert, wenn keine oder nur eine ungenügende Wirkung der Lithiumbehandlung eingetreten ist, wenn schwerwiegende Nebenwirkungen auftreten oder wenn sich Kontraindikationen, wie eine Schwangerschaft oder interkurrente Erkrankungen (vergleiche Kapitel 8.3.3; Tabelle 8.3.4) einstellen. Als leichtere Störungen nach abruptem Absetzen von Lithium kommen Stimmungsschwankungen, Reizbarkeit, Ängstlichkeit und Schlafstörungen vor (GREIL und SCHMIDT 1988). Endokrinologische Effekte des Absetzens einer längerfristigen Lithiumprophylaxe wurden kürzlich von SOUZA und Mitarbeitern (1991) untersucht. NILSSON und AXELSSON (1990, 1991) fanden in einer kontrollierten Lithium-Abbruchstudie einen höheren Score für Depressivität, schwerere Krankheitsphasen, eine höhere Anzahl stationärer Behandlungstage und einen höheren Neuroleptika-Verbrauch bei den Patienten, die die Lithiumprophylaxe beendet hatten, im Vergleich zu denjenigen, die weiterhin Lithium einnahmen. Des weiteren suchten die Patienten in der Abbruchgruppe in einem höheren Prozentsatz Hilfe durch alternative Heilmethoden außerhalb der konventionellen Medizin.

Literatur

AHLFORS UG, BAASTRUP PC, DENCKER SJ et al. (1981) Flupenthixol decanoate in recurrent manic-depressive illness. A comparison with lithium. Acta Psychiatr Scand 64: 226–237

ALBRECHT J (1986a) Beeinflussung der Schilddrüsenfunktion und des Immunsystems durch Lithiumsalze. In: MÜLLER-OERLINGHAUSEN B, GREIL W (Hrsg) Die Lithiumtherapie: Nutzen, Risiken, Alternativen. Springer, Berlin Heidelberg New York Tokyo, S 276–285

ALBRECHT G (1986b) Unerwünschte Wirkungen der Lithiumtherapie an der Haut. In: MÜLLER-OERLINGHAUSEN B, GREIL W (Hrsg) Die Lithiumtherapie: Nutzen, Risiken, Alternativen. Springer, Berlin Heidelberg New York Tokyo, S 305–315

ANGST J (1981) Ungelöste Probleme bei der Indikationsstellung zur Lithiumprophylaxe affektiver und schizoaffektiver Erkrankungen. In: BERNER P et al. (eds) Current perspectives in lithium prophylaxis. Karger, Basel, pp 32–44 (Bibliotheca Psychiat, vol 161)

AUSTIN LS, ARANA GW, MELVIN JA (1990) Toxicity resulting from lithium augmentation of antidepressant treatment in elderly patients. J Clin Psychiatry 51: 344–345

AUSTIN M-PV (1992) Puerperal affective psychosis: is there a case for lithium prophylaxis? Br J Psychiatry 161: 692–694

BAASTRUP PC, POULSEN JC, SCHOU M, THOMSEN K, AMDISEN A (1970) Prophylactic lithium: double blind discontinuation in manic-depressive and recurrent-depressive disorders. Lancet ii: 326–330

BAXTER LR JR, LISTON EH, SCHWARTZ JM, ALTSHULER LL, WILKINS JN, RICHEIMER S, GUZE BH (1986) Prolongation of the antidepressant response to partial sleep deprivation by lithium. Psychiatry Res 19: 17–23

BENDZ H, FEINBERG M (1984) Aspirin increases

serum lithium ion levels. Arch Gen Psychiatry 41: 310–311

BOCCHETTA A, BERNARDI F, BURRAI C, PEDDITZI M, LOVISELLI A, VELLUZZI F, MARTINO E, DEL ZOMPO M (1992) The course of thyroid abnormalities during lithium treatment: a two-year follow-up study. Acta Psychiatr Scand 86: 38–41

BOUMAN TK, NIEMANTSVERDRIET-VAN KAMPEN JG, ORMEL J, SLOOFF CJ (1986) The effectiveness of lithium prophylaxis in bipolar and unipolar depressions and schizo-affective disorders. J Affect Disord 11: 275–280

BOYER WF, FEIGHNER JP (1991) Pharmacokinetics and drug interactions. In: FEIGHNER J P, BOYER WF (eds) Selective serotonin re-uptakte inhibitors. Wiley, Chichester, pp 81–88

CADE JFJ (1949) Lithium salts in the treatment of psychotic excitement. Med J Aust 36: 349–352

CHAMBERLAIN S, HAHN PM, CASSON P, REID RL (1990) Effect of menstrual cycle phase and oral contraceptive use on serum lithium levels after a loading dose of lithium in normal women. Am J Psychiatry 147: 907–909

COPPEN A, NOGUERA R, BAILEY J, BURNS BH, SWANI MS, HARE EH, GARDNER R, MAGGS R (1971) Prophylactic lithium in affective disorders. Lancet ii: 275–279

COPPEN A, MONTGOMERY SA, GUPTA RK, BAILEY JE (1976) A double-blind comparison of lithium carbonate and maprotiline in the prophylaxis of the affective disorders. Br J Psychiatry 128: 479–485

COPPEN A, GHOSE K, RAO R, BAILEY J, PEET M (1978) Mianserin and lithium in the prophylaxis of depression. Br J Psychiatry 133: 206–210

CUNDALL RL, BROOKS PW, MURRAY LG (1972) A controlled evaluation of lithium prophylaxis in affective disorders. Psychol Med 2: 308–311

DELGADO PL, PRICE LH, CHARNEY DS, HENINGER GR (1988) Efficacy of fluvoxamine in treatment-refractory depression. J Affect Disord 15: 55–60

DUNNER DL, STALLONE F, FIEVE RR (1976) Lithium carbonate and affective disordes. V. A double-blind study of prophylaxis of depression in bipolar illness. Arch Gen Psychiatry 33: 117–120

EMRICH HM (1986) Alternativen zur Lithiumprophylaxe. In: MÜLLER-OERLINGHAUSEN B, GREIL W (Hrsg) Die Lithiumtherapie. Nutzen, Risiken, Alternativen. Springer, Berlin Heidelberg New York Tokyo, S 356–368

ENDICOTT J, SPITZER RL, FLEISS JL, COHEN J (1976) The global assessment scale: a procedure for measuring overall severity of psychiatric disturbance. Arch Gen Psychiatry 33: 766–771

ENGELHARDT A, NEUNDÖRFER B (1988) Downbeat-Nystagmus bei Lithiummedikation. Nervenarzt 59: 624–627

EPSTEIN RS (1989) Wernicke's encephalopathy following lithium-induced diarrhea. Am J Psychiatry 146: 806–807

FALK WE, MAHNKE MW, POSKANZER DC (1979) Lithium prophylaxis of corticotropin-induced psychosis. J Am Med Assoc 241: 1011–1012

FEIGHNER JP, ROBINS E, GUZE SB, WOODRUFF RA, WINOKUR G, MUNOZ R (1972) Diagnostic criteria for use in psychiatric research. Arch Gen Psychiatry 26: 57–63

FIEVE RR, DUNNER DL, KUMBARACHI T et al. (1976) Lithium carbonate prophylaxis of depression in three subtypes of primary affective disorder. Pharmacopsychiatry 9: 100–107

GELENBERG AJ, KANE JM, KELLER MB, LAVORI P, ROSENBAUM JF, COLE K, LAVELLE J (1989) Comparison of standard and low serum levels of lithium for maintenance treatment of bipolar disorder. N Engl J Med 321: 1489–1493

GHADIRIAN A-M, ANNABLE L, BÉLANGER M-C (1992) Lithium, benzodiazepines, and sexual function in bipolar patients. Am J Psychiatry 149: 801–805

GLEN AIM, JOHNSON AL, SHEPHERD M (1984) Continuation therapy with lithium and amitriptyline in unipolar depressive illness: a randomized, double-blind, controlled trial. Psychol Med 14: 37–50

GREIL W, VAN CALKER D (1983) Lithium: Grundlagen und Therapie. In: LANGER G, HEIMANN H (Hrsg) Psychopharmaka. Grundlagen und Therapie. Springer, Wien New York, S 161–202

GREIL W, SCHÖLDERLE M (1986) Rezidivprophylaxe affektiver Psychosen mit Lithium. In: MÜLLER-OERLINGHAUSEN B, GREIL W (Hrsg) Die Lithiumtherapie. Nutzen, Risiken, Alternativen. Springer, Berlin Heidelberg New York Tokyo, S 138–163

GREIL W, SCHMIDT S (1988) Absetzsyndrome bei Antidepressiva, Neuroleptika und Lithium. Münch Med Wochenschr 130: 704–707

GREIL W, STOLTZENBURG MC, MAIRHOFER ML, HAAG M (1985) Lithium dosage in the elderly. A study with matched age groups. J Affect Disord 9: 1–4

GRUBE M, HARTWICH P (1990) Maintenance of antidepressant effect of sleep deprivation with the help of lithium. Eur Arch Psychiatry Neurol Sci 240: 60–61

HALLER E, BINDER RL (1990) Clozapine and seizures. Am J Psychiatry 147: 1069–1071

HELMCHEN H (1990) Gestuftes Vorgehen bei Resistenz gegen Antidepressiva-Therapie. In: MÖLLER HJ (Hrsg) Therapieresistenz unter Antidepressiva-Behandlung. Springer, Berlin Heidelberg New York Tokyo, S 237–250

HELMCHEN H, KANOWSKI S (1971) EEG-Veränderungen unter Lithium-Therapie. Nervenarzt 42: 144–148

HELMCHEN H, HOFFMANN I, KANOWSKI S (1969) Paroxysmale Muskelschwäche bei Lithiumtherapie. Pharmakopsychiatrie 2: 269–273

HETMAR O, CLEMMESEN L, LADEFOGED J, RAFAELSEN OJ (1987) Lithium: long-term effects on the kidney. III. Prospective study. Acta Psychiatr Scand 75: 251–258

HETMAR O, JUUL POVLSEN U, LADEFOGED J, BOLWIG TG (1991) Lithium: long-term effects on the kidney. A prospective follow-up study ten years after kidney biopsy. Br J Psychiatry 158: 53–58

HOLZMAN PS, O'BRIAN C, WATERNAUX C (1991) Effects of lithium treatment on eye movements. Biol Psychiatry 29: 1001–1015

HSU LKG (1984) Treatment of bulimia with lithium. Am J Psychiatry 141: 1260–1262

HULLIN RP, MCDONALD R, ALLSOPP MNE (1972) Prophylactic lithium in recurrent affective disorders. Lancet i: 1044–1046

JACOBSON SJ, JONES K, JOHNSON K, CEOLIN L, KAUR P, SAHN D, DONNENFELD A E, RIEDER M, SANTELLI R, SMYTHE J, PASTUSZAK A, EINARSON T, KOREN G (1992) Prospective multicentre study of pregnancy outcome after lithium exposure during first trimester. Lancet 339: 530–533

JOHNSON FN (1988) Lithium and the endocrine system. Karger, Basel (Lithium therapy monographs, vol 2)

JOHNSON FN, AMDISEN A (1986) Der historische Hintergrund der Lithiumtherapie und -prophylaxe. In: MÜLLER-OERLINGHAUSEN B, GREIL W (Hrsg) Die Lithiumtherapie. Nutzen, Risiken, Alternativen. Springer, Berlin Heidelberg New York Tokyo, S 1–4

JULIUS SC, BRENNER RP (1987) Myoclonic seizures with lithium. Biol Psychiatry 22: 1184–1190

KAMPF D (1986) Lithium und Nierenfunktion. In: MÜLLER-OERLINGHAUSEN B, GREIL W (Hrsg) Die Lithiumtherapie. Nutzen, Risiken, Alternativen. Springer, Berlin Heidelberg New York Tokyo, S 286–296

KANE JM, QUITKIN FM, RIFKIN A, RAMOS-LORENZI JR, NAYAK DD, HOWARD A (1982) Lithium carbonate and imipramine in the prophylaxis of unipolar and bipolar II illness. A prospective, placebo-controlled comparison. Arch Gen Psychiatry 39: 1065–1069

KASCHKA WP (1986) Welche Antidepressiva sind in der Schwangerschaft geeignet? Fortschr Med 104: 20–21

KASCHKA WP (1987) Fragen im Zusammenhang mit Anästhesie und Operation bei psychiatrischen Patienten. Nervenheilkunde 6: 249–254

KASCHKA WP (1988) Intoxikationen. Nervenheilkunde 7: 311–317

KASCHKA WP (1990) Therapie mit Lithiumsalzen. Fundamenta Psychiatrica 4: 148–156

KELLER MB, LAVORI PW, KANE JM, GELENBERG AJ, ROSENBAUM JF, WALZER EA, BAKER LA (1992) Subsyndromal symptoms in bipolar disorder. A comparison of standard and low serum levels of lithium. Arch Gen Psychiatry 49: 371–376

KOSTEN TR, FORREST JN (1986) Treatment of severe lithium-induced polyuria with amiloride. Am J Psychiatry 143: 1563–1568

KRAMLINGER KG, POST RM (1989) Adding lithium carbonate to carbamazepine: antimanic efficacy in treatment-resistant mania. Acta Psychiatr Scand 79: 378–385

KRAMLINGER KG, POST RM (1990) Addition of lithium carbonate to carbamazepine: hematological and thyroid effects. Am J Psychiatry 147: 615–620

LASSEN E, VESTERGAARD P, THOMSEN K (1986) Renal function of patients in long-term treatment with lithium citrate alone or in combination with neuroleptics and antidepressant drugs. Arch Gen Psychiatry 43: 481–482

LENZ G, WOLF R (1986) Prophylaxe der schizoaffektiven Psychosen. In: MÜLLER-OERLINGHAUSEN B, GREIL W (Hrsg) Die Lithiumtherapie. Nutzen, Risiken, Alternativen. Springer, Berlin Heidelberg New York Tokyo, S 164–172

LEVINSON ML, LIPSY RJ, FULLER DK (1991) Adverse effects and drug interactions associated with fluoxetine therapy. DICP Ann Pharmacother 25: 657–661

LINDER J, FYRÖ B, PETTERSSON U, WERNER S (1989) Acute antidepressant effect of lithium is associated with fluctuation of calcium and magnesium in plasma. A double-blind study on the antidepressant effect of lithium and clomipramine. Acta Psychiatr Scand 80: 27–36

LUNGERSHAUSEN E, KASCHKA WP (1988) Risikoerfassung und optimierende Therapie bei Psychosen, Depressionen, Suchterkrankungen. In: RÜGHEIMER E, PASCH TH (Hrsg) Vorbereitung des Patienten zu Anästhesie und Operation. Springer, Berlin Heidelberg New York Tokyo, S 141–165

MAJ M (1988) Lithium prophylaxis of schizoaffective disorders: a prospective study. J Affect Disord 14: 129–135

MANDER AJ (1986) Is there a lithium withdrawal syndrome? Br J Psychiatry 149: 498–501

MELIA PI (1970) Prophylactic lithium: a double-blind trial in recurrent affective disorders. Br J Psychiatry 116: 621–624

MOSS GR, JAMES CR (1983) Carbamazepine and lithium carbonate synergism in mania. Arch Gen Psychiatry 40: 588–589

MÜHLBAUER HD (1986) Die Lithiumintoxikation. In: MÜLLER-OERLINGHAUSEN B, GREIL W (Hrsg) Die Lithiumtherapie. Nutzen, Risiken, Alternativen. Springer, Berlin Heidelberg New York Tokyo, S 329–336

MÜLLER-OERLINGHAUSEN B (1986a) Wirkung von Lithium auf Sexualfunktion und Schwangerschaft. In: MÜLLER-OERLINGHAUSEN B, GREIL W (Hrsg) Die Lithiumtherapie. Nutzen, Risiken, Alternativen. Springer, Berlin Heidelberg New York Tokyo, S 323–328

MÜLLER-OERLINGHAUSEN B (1986b) Wechselwirkungen von Lithiumsalzen mit anderen Arzneimitteln. In: MÜLLER-OERLINGHAUSEN B, GREIL W (Hrsg) Die Lithiumtherapie. Nutzen, Risiken, Alternativen. Springer, Berlin Heidelberg New York Tokyo, S 347–355

MÜLLER-OERLINGHAUSEN B, GREIL W (1986a) Praktische Ratschläge zur Durchführung und Kontrolle einer Lithiumbehandlung. In: MÜLLER-OERLINGHAUSEN B, GREIL W (Hrsg) Die Lithiumtherapie. Nutzen, Risiken, Alternativen. Springer, Berlin Heidelberg New York Tokyo, S 369–389

MÜLLER-OERLINGHAUSEN B, GREIL W (Hrsg) (1986b) Die Lithiumtherapie. Nutzen, Risiken, Alternativen. Springer, Berlin Heidelberg New York Tokyo

MÜLLER-OERLINGHAUSEN B, AHRENS B, VOLK J, GROF P, GROF E, SCHOU M, VESTERGAARD P, LENZ G, SIMHANDL C, THAU K, WOLF R (1991) Reduced mortality of manic-depressive patients in long-term lithium treatment: an international collaborative study by IGSLI. Psychiatry Res 36: 329–331

MUFF S, MEIENBERG O (1983) Irreversible neurologische Schäden durch Lithiumtherapie. Dtsch Med Wochenschr 108: 663–665

MUMENTHALER M (1986) Neurologie, 8. Aufl. Thieme, Stuttgart New York

NILSSON A, AXELSSON R (1990) Lithium discontinuers. I. Clinical characteristics and outcome. Acta Psychiatr Scand 82: 433–438

NILSSON A, AXELSSON R (1991) Lithium discontinuers. II. Therapeutic outcome. Acta Psychiatr Scand 84: 78–82

PERSSON G (1972) Lithium prophylaxis in affective disorders. An open trial with matched controls. Acta Psychiatr Scand 48: 462–479

PLENGE P, MELLERUP ET, BOLWIG TG, BRUN C, HETMAR O, LADEFOGED J, LARSEN S, RAFAELSEN OJ (1982) Lithium treatment: does the kidney prefer one daily dose instead of two? Acta Psychiatr Scand 66: 121–128

PRIEN RF, CAFFEY EM JR, KLETT J (1973a) Prophylactic efficacy of lithium carbonate in manic depressive illness. Arch Gen Psychiatry 28: 337–341

PRIEN RF, KLETT J, CAFFEY EM JR (1973b) Lithium carbonate and imipramine in prevention of affective episodes. A comparison in recurrent affective illness. Arch Gen Psychiatry 29: 420–425

PRIEN RF, KUPFER DJ, MANSKY PA, SMALL JG, TUASON VB, VOSS C B, JOHNSON WE (1984) Drug therapy in the prevention of recurrences in unipolar and bipolar affective disorders. Arch Gen Psychiatry 41: 1096–1104

QUITKIN FM, KANE J, RIFKIN A, RAMOS-LORENZI JR, NAYAK DV (1981) Prophylactic lithium carbonate with and without imipramine for bipolar 1 patients. A double-blind study. Arch Gen Psychiatry 38: 902–907

RAGHEB M (1987) Ibuprofen can increase serum lithium level in lithium-treated patients. J Clin Psychiatry 48: 161–163

RAGHEB M, POWELL AL (1986) Lithium interaction with sulindac and naproxen. J Clin Psychopharmacol 6: 150–154

RASKIN A, SCHULTERBRANDT J, REATIG N, MCKEON JJ (1969) Replication of factors of psychopathology in interview, ward behavior, and self-report ratings of hospitalized depressives. J Nerv Ment Dis 148: 87–98

REMÉ CH E, URNER U, HUBER CH, BUSH RA, KOPP H (1991) Lithium effects in the retina: experimental and clinical observations. In: CHRISTEN Y, DOLY M, DROY-LEFAIX M-T (eds) Retinopathies et Neurotransmission. Les Séminaires Ophtalmologiques d'IPSEN, Tome 3. Springer, Berlin Heidelberg New York Tokyo, pp 37–49

ROSEBUSH P, STEWART T (1989) A prospective analysis of 24 episodes of neuroleptic malignant syndrome. Am J Psychiatry 146: 717–725

SANSONE ME, ZIEGLER DK (1985) Lithium toxicity: a review of neurologic complications. Clin Neuropharmacol 8: 242–248

SCHÖLDERLE M, GREIL W (1986a) Behandlung der akuten Depression mit Lithium. In: MÜLLER-OERLINGHAUSEN B, GREIL W (Hrsg) Die Lithiumtherapie: Nutzen, Risiken, Alternativen. Springer, Berlin Heidelberg New York Tokyo, S 130–137

SCHÖLDERLE M, GREIL W (1986b) Lithium in der Neurologie. In: MÜLLER-OERLINGHAUSEN B,

Greil W (Hrsg) Die Lithiumtherapie: Nutzen, Risiken, Alternativen. Springer, Berlin Heidelberg New York Tokyo, S 231–237

Schou M (1979) Lithium in the treatment of other psychiatric and nonpsychiatric disorders. Arch Gen Psychiatry 36: 856–859

Schou M (1987) Clinically significant lithium interactions. Review and recommendations. Eur J Psychiatry 1: 42–47

Schou M, Juel-Nielsen N, Strömgren E, Voldby H (1954) The treatment of manic psychoses by the administration of lithium salts. J Neurol Neurosurg Psychiatry 17: 250–260

Schou M, Amdisen A, Thomsen K, Vestergaard P, Hetmar O, Mellerup ET, Plenge P, Rafaelsen OJ (1982) Lithium treatment regimen and renal water handling: the significance of dosage pattern and tablet type examined through comparison of results from two clinics with different treatment regimens. Psychopharmacology 77: 387–390

Sellers J, Tyrer P, Whiteley A, Banks DC, Barer DH (1982) Neurotoxic effects of lithium with delayed rise in serum lithium levels. Br J Psychiatry 140: 623–625

Shukla S, Mukherjee S (1984) Lichen simplex chronicus during lithium treatment. Am J Psychiatry 141: 909–910

Shukla S, Godwin CD, Long LEB, Miller MG (1984) Lithium-carbamazepine neurotoxicity and risk factors. Am J Psychiatry 141: 1604-1606

Souza FGM, Goodwin GM (1991) Lithium treatment and prophylaxis in unipolar depression: a meta-analysis. Br J Psychiatry 158: 666–675

Souza FGM, Mander AJ, Foggo M, Dick H, Shearing CH, Goodwin GM (1991) The effects of lithium discontinuation and the non-effect of oral inositol upon thyroid hormones and cortisol in patients with bipolar affective disorder. J Affect Disord 22: 165–170

Spitzer R, Endicott J, Robins E (1978) Research diagnostic criteria: rationale and reliability. Arch Gen Psychiatry 35: 773–782

Stallone F, Shelley E, Mendlewicz J, Fieve RR (1973) The use of lithium in affective disorders. III. A double-blind study of prophylaxis in bipolar illness. Am J Psychiatry 130: 1006–1010

Stewart DE, Klompenhouwer JL, Kendell RE, Van Hulst AM (1991) Prophylactic lithium in puerperal psychosis. The experience of three centres. Br J Psychiatry 158: 393–397

Stoltzenburg MC, Greil W (1986) Behandlung der Manie mit Lithiumsalzen. In: Müller-Oerlinghausen B, Greil W (Hrsg) Die Lithiumtherapie. Nutzen, Risiken, Alternativen. Springer, Berlin Heidelberg New York Tokyo, S 116–129

Taylor MA (1986) The validity of schizoaffective disorders: treatment and prevention studies. In: Marneros A, Tsuang MT (eds) Schizoaffective psychoses. Springer, Berlin Heidelberg New York Tokyo, pp 94–114

Thürauf N, Kaschka WP (1991) Functional and morphological effects of lithium treatment on structures of the eye and oculomotor systems. Eur J Psychiatry 5: 47–54

Viegut V, Jefferson JW (1990) Lithium and the liver. Lithium 1: 9-13

Waller DG, Edwards JG, Polak A (1985) Neuroleptics, lithium and renal function. Br J Psychiatry 146: 510–514

Wardin B, Müller-Oerlinghausen B (1986) Neurologische, neuromuskuläre und neurotoxische Effekte der Lithiumbehandlung. In: Müller-Oerlinghausen B, Greil W (Hrsg) Die Lithiumtherapie. Nutzen, Risiken, Alternativen. Springer, Berlin Heidelberg New York Tokyo, S 246–263

Watsky EJ, Salzman C (1991) Psychotropic drug interactions. Hosp Commun Psychiatry 42: 247–256

Wolpert E, Chansow A, Szidon JP (1985) Respiratory failure and lithium. Psychiatry Res 15: 249–252

Wood IK, Parmelee DX, Foreman JW (1989) Lithium-induced nephrotic syndrome. Am J Psychiatry 146: 84–87

Zilker TR, v Clarmann M (1986) Die Therapie der Lithiumintoxikation. In: Müller-Oerlinghausen B, Greil W (Hrsg) Die Lithiumtherapie. Nutzen, Risiken, Alternativen. Springer, Berlin Heidelberg New York Tokyo, S 337–346

Exkurs: Lithium-Augmentations-Therapie

J. Schöpf

Einleitung

Während die Wirksamkeit von Lithium zur Prophylaxe des manisch-depressiven Krankseins und sein antimanischer Effekt empirisch gut abgesichert sind, gilt seine antidepressive Wirkung bei Einsatz in Form einer Monotherapie als schwach und unverläßlich. Dem stehen allerdings kontrollierte Studien gegenüber, die einen thymoleptischen Effekt von Lithium nahelegen.

Lithium hat eine weitere psychopharmakologisch wichtige Wirkung, die erstmals von DE MONTIGNY et al. (1981) beschrieben wurde. Acht depressive Patienten, die erfolglos mit trizyklischen Antidepressiva (TCA) behandelt worden waren, erhielten zusätzlich zur thymoleptischen Behandlung 900 mg Lithiumkarbonat pro Tag. Dies führte in allen Fällen innerhalb von 48 Stunden zu einer Stimmungsaufhellung. Der angewandten Therapie liegt die Serotoninhypothese der Depression zugrunde. TCA bewirken bei längerer Verabreichung eine Sensibilisierung postsynaptischer Serotoninrezeptoren, und die Gabe von Lithium führt zu einer akuten präsynaptischen Aktivierung von Serotoninneuronen. Die Lithiumzugabe sollte also einen verstärkten klinischen Effekt haben – DE MONTIGNY et al. (1981) nehmen eine Potenzierung an. Eine Übersicht zu aktuellen biochemischen Vorstellungen des Mechanismus der Lithiumzugabe findet sich bei BLIER et al. (1987), eine Zusammenfassung der klinischen Aspekte bei SCHÖPF (1989a, b).

Ergebnisse klinischer Studien

Neben einer größeren Zahl offener Untersuchungen wurden auch placebokontrollierte Studien über die Lithiumzugabe durchge-

Tabelle 1. Placebokontrollierte Doppelblindstudien über Lithium-Augmentations-Therapie

Autor	Dauer der Doppelblindphase	Anzahl untersuchter Patienten		Ergebnis
		Lithium	Placebo	
DE MONTIGNY et al. (1983)	48	10*		+
HENINGER et al. (1983)	12 Tage	8	7	+
COURNOYER et al. (1984)	48 h	12**		+
KANTOR et al. (1986)	48 h	4	3	–
ZUSKY et al. (1988)	14 Tage	8	8	–
SCHÖPF et al. (1989)	7 Tage	14	13	+

* Je fünf Patienten waren mit Amitriptylin bzw. Placebo vorbehandelt; ** Doppelblind-Crossover-Design

führt. In vier der sechs Untersuchungen wurde die therapeutische Wirksamkeit bestätigt (Tabelle 1). Zwei Studien gelangten zu negativen Resultaten, wobei der Untersuchung von KANTOR et al. (1986) mit nur insgesamt sieben Patienten allerdings kaum Aussagekraft zukommt. Generell wurden alle Studien an kleinen Patientengruppen durchgeführt.

Mehrere Untersuchungen bestätigten, daß die Lithiumzugabe innerhalb von 48 Stunden zu einer wesentlichen Besserung führen kann. Der wahrscheinlich größere Teil der Patienten, die sich unter Lithiumzugabe bessern, spricht später an.

In einer Vergleichsstudie von Lithiumzugabe und Elektroschockbehandlung bei therapieresistenten Depressionen waren beide Verfahren gleich effizient, wobei die Besserung unter Lithiumzugabe früher eintrat (DINAN und BARRY 1989).

Man kann annehmen, daß unter Lithiumzugabe ca. jeder vierte bis fünfte Patient innerhalb von 48 Stunden und jeder zweite bis dritte innerhalb von zwei Wochen eine wesentliche Stimmungsaufhellung erfährt.

Die Lithiumzugabe ist bei unipolaren und biplaren Depressionen ähnlich gut wirksam. Auch wahnhafte Depressionen können günstig beeinflußt werden. Alter, Geschlecht, Dauer der Krankheitsphase und Familienanamnese von Affektpsychosen spielen für den Behandlungserfolg offenbar keine Rolle.

Lithiumzugabe wurde nach Vorbehandlung mit TCA, verwandten Substanzen und MAO-Hemmern erfolgreich durchgeführt. Im allgemeinen dürfte es für den therapeutischen Effekt belanglos sein, mit welcher Substanz die Vorbehandlung erfolgte. Allerdings zeigte in einer Untersuchung an depressiven Patienten, die auf Fluoxetin oder Desipramin resistent waren, die mit dem Serotonin-Wiederaufnahmehemmer vorbehandelte Gruppe eine raschere Besserung, zugleich aber auch häufigere Rückfälle, als die Gruppe, welche den Noradrenalin-Wie-

deraufnahmehemmer erhalten hatte (ONTIVEROS et al. 1991).

Lithium wurde meist von Beginn an mit der vollen Erhaltungsdosis von 900 mg Lithiumkarbonat täglich verabreicht. Auch unter einschleichender Vorgangsweise wurde ein therapeutischer Erfolg verzeichnet (BELLWALD 1984). Es ist anzunehmen, daß die Art des Beginns für den Therapieeffekt nicht von Bedeutung ist.

Unsicher ist, inwieweit die Reihenfolge der Verabreichung der beiden Therapeutika für den Effekt eine Rolle spielt. Bei einem Patienten, bei dem Lithium und Desipramin als Monotherapie unwirksam waren, bewirkte die Zugabe der anderen Substanz unabhängig von der Reihenfolge jeweils eine Besserung (PRICE et al. 1988).

Die meisten Autoren versuchten bei der Lithiumzugabe, die für die Prophylaxe empfohlenen Spiegel zu erzielen. Gelegentlich, insbesondere bei geriatrischen Patienten, begnügte man sich mit Konzentrationen zwischen 0,15–0,4 mequ/lt. In mehreren Studien konnte keine Korrelation zwischen Lithium-Plasmaspiegel und therapeutischer Wirksamkeit gefunden werden. Andererseits scheint vereinzelt erst die Hebung des Spiegels zum Erfolg geführt zu haben. Es dürften sich optimale Therapiechancen bieten, wenn die für die Prophylaxe notwendigen Werte von 0,6–0,8 mmol/l angestrebt werden. Dafür, daß sich der Therapieerfolg erst bei noch höheren Konzentrationen einstellt, gibt es keine Hinweise.

Bei den meisten Patienten blieb der erzielte therapeutische Effekt unter kombinierter Therapie bestehen. Das Absetzen von Lithium oder des Antidepresivums führte gelegentlich zu einer Zustandsverschlechterung. Bei Wiederansetzen trat fast durchwegs erneut eine Besserung ein.

Die Verträglichkeit der Lithiumzugabe mit Beginn in der vollen Erhaltungsdosis erwies sich meist als gut. An fraglichen psychiatrischen Nebenwirkungen wurde vereinzelt ein Umschlag in die Manie beobachtet, wobei die Möglichkeit einer spontanen Nachschwankung nicht ausgeschlossen werden kann.

Praktisches Vorgehen

Der Beginn der Lithiumzugabe mit der vollen Wirkdosis von ca. 2 × 400 mg Lithiumkarbonat täglich hat sich bewährt. Der nach 48 h gemessene Lithiumspiegel entspricht ungefähr 2/3 des Fließgleichgewichtes. Bei geriatrischen Patienten soll man mit 2 × 200 mg täglich beginnen. Ergeben sich nach zwei Wochen Therapie keine Anzeichen einer Besserung, kann nach bisherigem Wissen Nichtansprechen angenommen und der Versuch abgebrochen werden. Hat sich der Zustand des Patienten unter der kombinierten Therapie gebessert, sollte diese über die Remission hinaus fortgesetzt werden. Es ist unklar, ob dann zuerst das Antidepressi-

vum oder Lithium abgesetzt werden soll. Unter Annahme der Theorie von DE MONTIGNY et al. (1981) sollte man wohl Lithium zuerst absetzen, da bei Zustandsverschlechterung durch den Wiederbeginn der Lithiumzugabe eine rasche Wiederherstellung der gewünschten biochemischen Verhältnisse erzielt wird. Diese Reihenfolge gilt natürlich nicht, wenn die Indikation zu einer Lithiumprophylaxe gegeben ist. Wenn eine manische Nachschwankung auftritt, soll das Antidepressivum abgesetzt und Lithium weitergegeben werden.

Die Indikation zur Lithiumzugabe bei der Depression und als Prophylaktikum müssen unabhängig voneinander gestellt werden. Nach heutigem Kenntnisstand sagt die Wirksamkeit von Lithium als Zugabe nicht seine Effizienz als Prophylaktikum voraus und umgekehrt.

Literatur

BELLWALD J (1984) Lithium/Antidepressiva-Kombinations-Therapie bei endogenen Depressionen. Dissertation, Zürich

BLIER P, DE MONTIGNY C, CHAPUT Y (1987) Modifications of the serotonin system by antidepressant treatments: implications for the therapeutic response in major depression. J Clin Psychopharmacol 7: 24S–35S

COURNOYER G, DE MONTIGNY C, QUELLETTE J, LEBLANC G, LANGLOIS R, ELIE R (1984) Lithium addition in tricyclic-resistant unipolar depression: a placebo-controlled study. Coll Int Neuropsychopharmacol 14: F–177

DE MONTIGNY C, GRUNBERG F, MAYER A, DESCHENES JP (1981) Lithium induces rapid relief of depression in tricyclic antidepressant drug non-responders. Br J Psychiatry 138: 252–256

DE MONTIGNY C, COURNOYER C, MORISSETTE R, LANGLOIS R, CAILLÉ G (1983) Lithium carbonate in tricyclic antidepressantresistant unipolar depression. Arch Gen Psychiatry 40: 1327–1334

DINAN TG, BARRY S (1989) A comparison of electroconvulsive therapy with a combined lithium and tricyclic combination among depressed tricylic nonresponders. Acta Psychiatr Scand 80: 97–100

HENINGER GR, CHARNEY DS, STERNBERG DE (1983) Lithium carbonate augmentation of antidepressant treatments. Arch Gen Psychiatry 40: 1335–1342

KANTOR D, McNEVIN S, LEICHNER P, HARPER D, KRENN M (1986) The benefit of lithium carbonate adjunct in refractory depression – fact or fiction? Can J Psychiatry 31: 416–418

ONTIVEROS A, FONTAINE R, ELIE R (1991) Refractory depression: the addition of lithium to fluoxetine or desipramine. Acta Psychiatr Scand 83: 188–192

PRICE LH, DELGADO PL, CHARNEY DS, HENINGER GR (1988) Sequence of drug administration in lithium augmentation: a case study. J Clin Psychiatry 49: 161–162

SCHÖPF J (1989a) Lithiumzugabe zu Thymoleptika als Behandlung therapieresistenter Depressionen. Nervenarzt 60: 200–205

SCHÖPF J (1989b) Treatment of depressions resistant to tricyclic antidepressants, related drugs or MAO-inhibitors by lithium addition: review of the literature. Pharmacopsychiatry 22: 174–182

Schöpf J, Baumann P, Lemarchand T, Rey M (1989) Treatment of endogenous depressions resistant to tricyclic antidepressants or related drugs by lithium addition. Results of a placebo-controlled double-blind study. Pharmacopsychiatry 22: 182–187

Zusky PM, Biederman J, Rosenbaum JF, Manschreck TC, Gross CC, Weilberg JB, Gastfriend DR (1988) Adjunct low dose lithium carbonate in treatment-resistant depression: a placebo-controlled study. J Clin Psychopharmacol 8: 120–124

Neuro-Psychopharmaka, Bd. 3
Riederer P. / Laux G. / Pöldinger W. (Hrsg.)
© Springer-Verlag Wien 1993

9
Carbamazepin und andere Antikonvulsiva

H. M. Emrich und M. Dose

9.1 Einteilung

Neben Lithium haben sich in den letzten Jahren auch andere Antiperiodika als phasenprophylaktisch wirksam bei affektiven Psychosen erwiesen, wobei diese Substanzen entweder als Alternativen zu Lithium oder als Adjuvantien, in Kombination mit Lithium, eingesetzt werden. Es handelt sich hierbei um Antikonvulsiva, wobei Carbamazepin, und in geringerem Ausmaß auch Valproat, eine herausragende Rolle spielen. Die Tatsache, daß bestimmte Typen von Antikonvulsiva sich auch als Therapeutika bei affektiven Psychosen erwiesen haben, läßt sich durch die „psychotropen Wirkungen" dieser Substanzen verstehen, die auf neuropsychologischen Mechanismen, speziell des limbischen Systems, beruhen. Die Entdeckung dieser klinischen Wirkungen beruhte allerdings weniger auf derartigen systematischen Überlegungen oder experimentellen Studien, als vielmehr auf „klinischer Intuition" (s.u.).

Historisch gesehen ist **Diphenylhydantoin** das erste Antikonvulsivum, das thera-peutisch bei endogenen Psychosen eingesetzt wurde. Seine psychotropen, besonders seine stimmungsaufhellenden Wirkungen wurden – in deutlichem Gegensatz zu denjenigen anderer Substanzen wie Bromiden und Phenobarbital – in den 30er Jahren von verschiedenen Autoren beobachtet. Einzelne Autoren beschrieben sogar Patienten, bei denen das Absetzen von Diphenylhydantoin zwar weiterhin Anfallsfreiheit, aber das Wiederauftreten von Verhaltensstörungen zur Folge hatte und schlossen daraus auf eine möglicherweise von der antikonvulsiven Effizienz unabhängige psychotrope Wirkung.

Vor diesem Hintergrund lag es angesichts des Mangels an wirkungsvollen Medikamenten zur Behandlung psychotischer Symptome nahe, eine mögliche antipsychotische Wirkung von Diphenylhydantoin zu prüfen. In einer ersten Untersuchung von KALINOWSKY und PUTNAM (1943) zeigte sich bei 14 manischen Patienten eine deutliche Besserung, während von den 41 Patienten mit schizophrenen Psychosen nur wenige (meist mit katatonen Erregungszuständen) eine deutliche Besserung zeigten. Weitere Studien hatten ähnliche Ergebnisse, wobei besonders die Wirkung von Diphenylhydantoin auf aggressive Durchbrüche und Verhaltensstörungen hervorgehoben wurde. Das Interesse an therapeutischen Effekten von Diphenylhydantoin bei psychotischen Symptomen war in der Folgezeit – wahrscheinlich aufgrund der Einführung der Neuroleptika in die Psychopharmakologie – gering. Neben der Arbeitsgruppe um Post, die bei einigen manischen Patienten Replikationsversuche mit Diphenylhydantoin mit bislang nicht eindeutiger Aussage vorgenommen hat, untersuchten KLEIN und GREENBERG (1967) Diphenylhydantoin als Monotherapeutikum bei psychotischen Patienten, wobei im Ergebnis von der weiteren Prüfung einer möglichen antipsychotischen Wirkung von Diphenylhydantoin abgeraten wurde.

Neben den weiter unten zu besprechenden Antikonvulsiva vom Typ des Carbamazepins und Valproats sind auch antimanische und möglicherweise phasenprophylaktische Wirkungen des antikonvulsiv wirksamen Benzodiazepin-Präparates **Clonazepam** beschrieben worden (CHOUINARD 1988). Eine durch kontrollierte Untersuchungen belegte Klärung der Frage, ob es sich hierbei um eine von den sedierenden und anxiolytischen Wirkungen des Clonazepam unabhängige psychotrope Wirkung handelt, steht allerdings noch aus.

Das zweitälteste Antikonvulsivum, das bei affektiven Psychosen therapeutisch verwendet wurde, ist das Säureamid des Valproats, das **Dipropylacetamid**, das von der Arbeitsgruppe um LAMBERT bereits 1966 bei affektiv gestörten Patienten eingesetzt wurde. LAMBERT et al. (1966, 1975) fanden, daß diese Substanz bei akuten Manien therapeutisch wirksam ist und die therapeutische Wirkung von Neuroleptika verstärkt. Neben den schwach ausgeprägten antidepressiven Effekten wurde eine deutliche prophylaktische Wirkung von Dipropylacetamid beobachtet, insbesondere bei Kombination mit Lithium. Die Befunde waren allerdings nicht operationalisiert und beruhten nicht auf kontrollierten Designs, weswegen sie relativ wenig

Beachtung fanden. Seit 1980 wurde von EMRICH et al. **Valproat** als Akuttherapeutikum bei Manien und als Phasenprophylaktikum bei rezidivierenden affektiven und schizoaffektiven Psychosen beschrieben.

Bereits fünf Jahre nach den ersten Befunden von LAMBERT et al. über die Wirkung von Dipropylacetamid wurde von TAKEZAKI und HANAOKA (1971) – völlig unabhängig von LAMBERTS Befunden – beobachtet, daß das Antikonvulsivum **Carbamazepin** bei Patienten mit organisch bedingten maniformen Erregungszuständen therapeutisch wirksam ist, und daß auch Patienten mit endogener Manie auf diese Therapie günstig ansprechen. Daraufhin wurde von OKUMA et al. (1973) eine größere Anzahl von Patienten mit bipolaren affektiven Psychosen mit Carbamazepin behandelt und eine günstige Wirkung sowohl hinsichtlich der akuten maniformen Symptomatik als auch in phasenprophylaktischer Hinsicht beschrieben. Diese Beobachtungen fanden international allerdings erst Beachtung, als die Arbeitsgruppe um POST am National Institute of Mental Health in Washington, D.C. unter Placebo-kontrollierten Doppelblind-Bedingungen die akute antimanische Wirkung von Carbamazepin replizieren konnte. Es erfolgte daraufhin eine stürmische Entwicklung von Carbamazepin als Therapeutikum und Prophylaktikum bei affektiven und schizoaffektiven Psychosen (s.u.). Im Gefolge dieser Entwicklung konnte darüber hinaus auch gezeigt werden, daß das Keto-Derivat von Carbamazepin, das **Oxcarbazepin**, das in gleicher Weise wie Carbamazepin antikonvulsiv wirksam ist, offenbar aber weniger Nebenwirkungen aufweist, antimanisch und phasenprophylaktisch wirksam ist (EMRICH et al. 1984a, EMRICH 1990a). Zusammenfassend läßt sich sagen, daß Carbamazepin und Oxcarbazepin sowie Valproat und Dipropylacetamid die derzeit gängigen bzw. in der Entwicklung befindlichen als Phasenprophylaktika verwendeten Antikonvulsiva darstellen.

9.2 Pharmakologie

9.2.1 *Pharmakokinetik*

Carbamazepin ist ein Dibenzapinderivat, dessen trizyklisches Grundgerüst der sterischen Struktur anderer psychotroper Substanzen wie Chlorpromazin, Imipramin und Maprotilin ähnlich ist. Aufgrund seiner Struktur ist Carbamazepin als lipophile Neutralsubstanz zu charakterisieren, deren rasche Diffusion durch Lipidmembranen zur zentralnervösen Wirksamkeit beiträgt (FAIGLE und FELDMANN 1975). Nach oraler Verabreichung wird Carbamazepin beim Menschen annähernd vollständig resorbiert und verteilt sich rasch, gleichmäßig und reversibel in allen Geweben und Organen, einschließlich des Zentralnervensystems. Maximale Plasmakonzentrationen werden 4–12 Std. nach Einmalgabe gemessen; die Halbwertszeit von 35–40 Std. nach Einmalgabe

kann aufgrund der Induktion metabolisierender Enzyme durch Carbamazepin oder andere Medikamente auf weniger als 10 Std. absinken (Abb. 9.1). Dies ist auch der Grund, weshalb unter einer Dauertherapie mit Carbamazepin sowohl die Plasmakonzentrationen anderer Medikamente (z.B. Neuroleptika, Antikonzeptiva) als auch diejenigen von Carbamazepin absinken können, was bei der Dosierung berücksichtigt werden muß. Der Hauptabbauweg von Carbamazepin führt über das ebenfalls biologisch aktive Epoxid zum aktiven Diolderivat, das zu 1/3 glukuronidiert wird. Carbamazepin ist placentagängig und kann in Foeten sowie in der Muttermilch nachgewiesen werden, wobei die Serumkonzentrationen bei Neugeborenen unter Carbamazepin-Behandlung der Mutter nur geringfügig von derjenigen der Mutter abweichen.

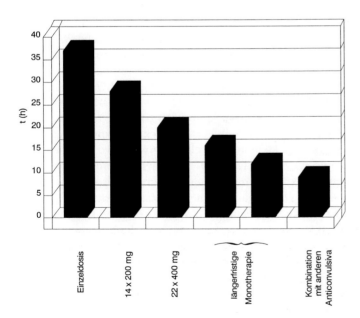

Abb. 9.1. Eliminations-Halbwertszeit (t) von Carbamazepin unter verschiedenen Einnahmebedingungen

Valproinsäure ist eine kurzkettige, mit einer Propylgruppe substituierte Fettsäure, deren Natriumsalze in Wasser und Alkohol sehr gut löslich sind. Nach der Magenpassage wird Valproinat im Dünndarm rasch und nahezu vollständig resorbiert, so daß bereits 1–4 Std. nach Einnahme maximale Blutspiegel erreicht werden. Die Eiweißbindung im Plasma beträgt 80–90%, die Konzentrationen im Liquor und in der Muttermilch etwa 10% der Plasmakonzentration. Nach Oxidation und Glukuronidierung in der Leber erfolgt die Ausscheidung mit einer Eliminationshalbwertzeit von 8–15 Std. überwiegend renal. Da sich die Akkumulationsneigung einzelner der wahrscheinlich über 20 Metabolite der Valproinsäure bei Patienten mit Niereninsuffizienz verstärken kann, sollte die Dosierung entsprechend zurückhaltend erfolgen. Von Bedeutung für die Kombinationsbehandlung mit anderen Psychopharmaka kann die Erhöhung von deren Plasmakonzentrationen aufgrund kompetitiver Hemmung ihres Metabolismus durch Valproinsäure in der Leber sein.

9.2.2 Experimentelle und klinische Pharmakologie

Die Tatsache, daß Antikonvulsiva vom Typ des Carbamazepins und des Valproats bei affektiven Psychosen als Phasenprophylaktika Verwendung finden und auch akuttherapeutisch, insbesondere als Antimanika, wirksam sind, läßt sich von der experimentellen Pharmakologie her am besten durch die Wirkung dieser Substanzen auf die Neurobiologie der den Affekt steuernden Systeme plausibel machen. Durch eine Fülle von neuropsychologischen, neurophysiologischen und neuropharmakologischen Studien läßt sich belegen, daß das limbische System diejenige Substruktur des ZNS darstellt, in der emotionelles Verhalten generiert wird. Die limbischen Strukturen stellen ein komplexes Aggregat cortikaler, subcortikaler und bis zum Hirnstamm reichender

mesencephaler Strukturen dar. Als „Eingangspforte" ins limbische System spielen die Mandelkerne (N. Amygdala) eine herausragende Rolle, da sie Informationen von cortikalen Assoziationsschleifen zusammenführen und in Mittelhirnareale überführen, was letztlich zu einer Modulation der für den Affekt ausschlaggebenden monoaminergen Fasern, beispielsweise des vom locus coeruleus ausgehenden divergenten noradrenergen Systems führt. Durch vielfältige klinische und tierexperimentelle Untersuchungen ist belegt, daß Störungen im Bereich der Temporallappen, insbesondere der Mandelkerne, zu schwerwiegenden affektiven Störungen führen. So konnte bei einem Patienten, der willkürlich als Amokläufer in eine Menschenmenge hineingeschossen hatte, ein Tumor der N. Amygdala nachgewiesen werden. Epilepsieformen dieser Region zeigen eine besonders ausgeprägte affektive Färbung, und es ist somit zu erwarten, daß Antikonvulsiva, die präferentiell in dieser Region angreifen, insofern auch „psychotrope" Wirkungen haben, als sie diesen Bereich des limbischen Systems zu stabilisieren vermögen.

Eine experimentelle Technik, mit deren Hilfe man topische Unterschiede der Wirksamkeit von Antikonvulsiva in verschiedenen Hirnregionen untersuchen kann, ist das „kindling-Modell". Die hierbei ausgenützte grundlegende Beobachtung besteht darin, daß über längere Zeit repetierend gegebene unterschwellige Reize (in der Regel elektrische Reize, es können aber auch pharmakologische Stimuli verwendet werden) nach einiger Zeit eine überschwellige epileptische Entladung zur Folge haben. Man kann auf diese Weise ein „limbisches kindling" bzw. noch spezieller ein „Amygdala-kindling" als Test für die Spezifität von Antikonvulsiva in diesem Hirnareal verwenden, und es hat sich interessanterweise bei diesen Untersuchungen gezeigt, daß insbesondere die Antikonvulsiva Carbamazepin und Valproat beim Amygdala-kindling antikonvulsiv wirksam sind (POST und BALLENGER 1981). Diese wissenschaftliche Legitimation der Verwendung derartiger Antikonvulsiva bei affektiven Störungen ist historisch gesehen allerdings erst der zweite Schritt bei der Entwicklung dieser Substanzen für die Anwendung in der Psychiatrie gewesen. Ursprünglich erfolgte die Entwicklung vielmehr auf zwei unabhängig voneinander ablaufenden Entwicklungsschienen aufgrund von klinischen Beobachtungen.

LAMBERT und Mitarbeiter stellten bereits 1966 fest, daß Dipropylacetamid, das Säureamid von Natrium-Valproat, neben antikonvulsiven Wirkungen auch psychotrope Effekte, insbesondere stabilisierende Wirkungen bei Stimmungsschwankungen hervorrief. Die Autoren hoben insbesondere die Wirkungen bei affektiver Labilität, bei Impulsivität, Irritabilität und anderen eher unspezifischen Symptomen hervor und hatten den Eindruck, daß Dipropylacetamid eine lithiumähnliche Wirkung im Sinne eines „mood-stabilizers" bei affektiven Psychosen hervorruft. Allerdings wurde von den Autoren keine operationalisierte Evaluation dieser Befunde durchgeführt, was den Gang der Entwicklung von DPA als Phasenprophylaktikum nachhaltig verzögerte. Der Einsatz von Valproat als Therapeutikum bei Manien durch EMRICH et al. (1980) erfolgte eher aufgrund theoretischer Überlegungen hinsichtlich der Effizienz einer Aktivierung GABAerger Systeme bei Manien. Es konnte unter Doppelblind-Bedingungen gezeigt werden, daß Valproat akut antimanische

Wirkungen hat (Übersicht: EMRICH und WOLF 1989) und daß darüber hinaus Valproat als Phasenprophylaktikum bei bipolaren affektiven Psychosen einsetzbar ist. Zur tierexperimentellen Pharmakologie von Valproat vgl. die Übersicht von PINDER et al. (1977). Eine von dieser Entwicklungslinie völlig unabhängige Historie hat die Einführung von **Carbamazepin** in die Pharmakopsychiatrie affektiver Psychosen. Wie oben bereits dargestellt, erfolgte aufgrund von klinischen Beobachtungen von TAKEZAKI und HANAOKA (1971) an erregten epileptischen Psychosen und Einzelfällen von endogenen Manien, die auf Carbamazepin günstig ansprachen, Untersuchungen von OKUMA et al. (1973) an einer größeren Anzahl von Patienten mit bipolaren affektiven Psychosen, die die akut antimanischen und prophylaktischen Wirkungen der Carbamazepin-Behandlung nachwiesen. Trotz der Fülle des Materials fanden diese Ergebnisse erst nach den Untersuchungen aus dem NIMH (BALLENGER und POST 1980), die die Befunde replizierten und erweiterten, internationale Beachtung. Inzwischen gibt es sowohl über Valproat und DPA als auch über Carbamazepin (bzw. dessen Nachfolgesubstanz Oxcarbazepin) eine umfangreiche Literatur, die eindeutig belegt, daß diese Substanzen phasenprophylaktische Wirkungen haben und als Alternativen bzw. Adjuvantien der Lithiumprophylaxe einsetzbar sind (Übersicht: EMRICH et al. 1990). Zur tierexperimentellen Pharmakologie von Carbamazepin vgl. die Übersicht von SCHMUTZ (1989).

9.3 Neurobiochemie, Wirkungsmechanismus

9.3.1 Carbamazepin

Das in den Laboratorien der Geigy AG 1957 erstmals synthetisierte Carbamazepin ist ein Dibenzapinderivat, dessen trizyklisches Grundgerüst der sterischen Struktur anderer

psychotroper Substanzen wie Chlorpromazin, Imipramin und Maprotilin ähnlich ist und deshalb zur Familie der polyzyklischen Psychopharmaka gerechnet wird (vgl. Übersichtstabellen Kap. 11).

Aufgrund seiner Struktur sowie seiner Löslichkeits- und Verteilungseigenschaften in wässrigen Lösungen ist Carbamazepin als lipophile Neutralsubstanz zu charakterisieren, deren rasche Diffusion durch Lipidmembranen zur zentralnervösen Wirksamkeit beiträgt (FAIGLE und FELDMANN 1975).

Elektrophysiologische Untersuchungen zeigen, daß Carbamazepin in therapeutischen Konzentrationen keine Beeinflussung der posttetanischen Potenzierung hervorruft (JULIEN und HOLLISTER 1975), wenngleich in früheren Studien (mit allerdings über dem therapeutischen Bereich liegenden Konzentrationen) eine Verminderung der posttetanischen Potenzierung gezeigt worden war (KRUPP 1969).

An Zellkulturen spinaler und kortikaler Neurone von Mäusen wurde bei Konzentrationen von nur 4 µmol eine Hemmung repetitiver Entladungen ohne Beeinträchtigung der Zellerregbarkeit beschrieben (MCLEAN und MACDONALD 1986), was auf eine Hemmung von Natriumkanälen zurückgeführt wurde. An Hippocampus-Schnittpräparaten der Ratte konnten diese Befunde mit Carbamazepin-Konzentrationen von 1 bis 5 µmol durch die Hemmung der spontanen epileptiformen Aktivität repliziert werden (HOOD et al. 1983, HEINEMANN et al. 1985). Obwohl die verwendeten Konzentrationen von Carbamazepin in der Untersuchung von HOOD et al. nicht zu einer Unterdrückung Natrium- oder Calcium-abhängiger Aktionspotentiale führten, schlossen die Autoren in Übereinstimmung mit anderen Studien (HONDA und ALLEN 1973, SCHAUF et al. 1974, WILLOW et al. 1984, MCLEAN und MACDONALD 1986) einen Effekt von Carbamazepin auf „spezifisch lokalisierte Natrium-Kanäle von Nervenzellmembranen" nicht aus. Diese Annahme wird durch Befunde gestützt, die zeigen, daß Carbamazepin Batrachotoxin-A20-alphabenzoat aus seiner Bindung an spezifischen Natrium-Kanälen verdrängen kann (WILLOW und CATTERALL 1982). Demgegenüber interpretierten HEINEMANN und Mitarbeiter (1985) ihre Ergebnisse als Ausdruck einer erhöhten Kalium-Permeabilität der Zellmembran und/oder Unterdrückung Calcium-abhängiger Generatorströme durch Carbamazepin.

Auf mögliche calciumantagonistische Wirkungen von Carbamazepin deuten Interaktionen mit Adenosin – GABA B – und „peripheren" Benzodiazepinrezeptoren hin, die zu einer Verringerung des Calciumeinstroms in Nervenzellen führen (SKERRITT et al. 1982, TERRENCE et al. 1983, MESTRE et al. 1985, GASSER et al. 1988). Unmittelbare Wirkungen von Carbamazepin auf Calciumströme sind an Helix-Neuronen (WINKEL und LUX 1985) und Hippocampus-Schnittpräparaten (GASSER et al. 1988) beschrieben worden.

Insgesamt ähnelt Carbamazepin in seinen elektrophysiologischen Wirkungen dem in dieser Hinsicht gut untersuchten Phenytoin (LÖSCHER 1987), von dem angenommen wird, daß es durch die Wirkung auf Natrium- und Calcium-Ströme stabilisierend auf erregbare Membranen wirkt. Im Gegensatz zu Phenytoin wirkt Carbamazepin jedoch auch auf Strukturen des limbischen Systems – möglicherweise ein Ansatzpunkt seiner multiplen psychotropen Wirkungen.

Hinsichtlich seiner Wirkungen auf einzelne Neurotransmitter, Neuromodulatoren, Botenstoffe im Sinne von „second-messengers" und Neuropeptide haben vor allem biochemische Untersuchungen bislang noch keine einheitliche Theorie über den Wirkungsmechanismus von Carbamazepin erbringen können. Nach intraperitonealer Gabe von 20 mg/kg Carbamazepin in Einzeldosen bei Mäusen (BATTISTINI et al. 1984) sowie nach mehrmaliger Verabreichung von 50 mg/kg/die an Ratten (HIGUCHI et al. 1986) fand sich ein Anstieg der GABA-Konzentration im Gehirn der jeweiligen Versuchstiere, der sich durch eine – zumindest in vitro nachgewiesene – Hemmung des GABA-abbauenden Enzyms SSADH erklären läßt (SAWAYA et al. 1975). Eine vermehrte präsynaptische GABA-Freisetzung durch Carbamazepin konnte demgegenüber durch in vivo- und in vitro-Untersuchungen (ABDUL-GHANI et al. 1981) nicht nachgewiesen werden. In gleicher Weise konnten an Säugetier-Neuronen in therapeutischen Konzentrationen bis zu 40 µmol keine Potenzierung der GABAergen Hemmung (MCLEAN und MACDONALD 1986, VOGLER und ZIEGLGÄNSBERGER 1986) und in vivo bei Mäusen keine Wirkung von Carbamazepin auf die Synthese, den Abbau oder die Konzentration von GABA beobachtet werden (LÖSCHER 1985), so daß eine direkte GABAerge Wirkung von Carbamazepin eher unwahrscheinlich ist.

Auf die Freisetzung einer Vielzahl exzitatorischer Aminosäuren hat Carbamazepin in klinisch relevanten Konzentrationen keinen Einfluß (SKERRITT und JOHNSTON 1984); allerdings wird der Veratridin- und Kalium-induzierte Glutamateinstrom an Hippokampus-Schnittpräparaten durch Carbamazepin reduziert (OLPE et al. 1985). Obwohl Carbamazepin Glutamat nicht aus seiner Rezeptorbindung verdrängt (OLPE et al. 1985), unterdrückt es bei anästhesierten Ratten die L-Glutamatinduzierte neuronale Aktivität kortikaler Neurone (VOGLER und ZIEGLGÄNSBERGER 1986).

Die strukturelle Ähnlichkeit von Carbamazepin mit Imipramin hat – im Analogieschluß zum Wirkungsmechanismus der „reuptake"-Hemmung – die Frage untersuchen lassen, ob Carbamazepin vergleichbare Wirkungen auf Katecholamine hat. Theoretisch läßt sich diese Fragestellung mit Befunden einer erhöhten Anfallsbereitschaft bei Katecholaminmangel (MAYNERT et al. 1975) gut untermauern. Tatsächlich konnte gezeigt werden, daß Carbamazepin in hohen Konzentrationen (100 µmol) die Aufnahme von Noradrenalin in Synaptosomen hemmt – allerdings in weit geringerem Ausmaß als Imipramin (PURDY et al. 1977). Darüber hinaus erhöht Carbamazepin die Aktivität noradrenerger Neurone im locus coeruleus (OLPE und JONES 1983). Für eine mögliche Beteiligung noradrenerger Mechanismen spricht außerdem, daß die antikonvulsive Wirkung von Carbamazepin nach Entleerung der Katecholaminspeicher verringert ist (QUATTRONE et al. 1978), wobei allerdings andere Untersucher keinen Hinweis auf eine Beteiligung von Katecholaminen fanden (RUDZIK und MENNEAR 1966).

Wirkungen von Carbamazepin auf die dopaminerge Übertragung wurden bei Ratten nach sehr hohen Dosen (50 mg/kg) im Sinne einer Reduktion des „turnover" beschrieben (MAITRE et al. 1984), konnten aber beim Menschen (durch Messung von Metaboliten von Dopamin unter Carbamazepingabe im Liquor und Serum) nicht bestätigt werden (POST et al. 1986). Dies entspricht Befunden, daß Carbamazepin an postsynaptischen Dopaminrezeptoren keine antagonistische Wirkung hat (POST et al. 1986) und in Bindungsstudien Spiroperidol nicht von Dopaminrezeptoren verdrängen konnte (MARANGOS et al. 1983).

Im Hinblick auf die in klinischen Untersuchungen (DOSE et al. 1987) beschriebene Verringerung extrapyramidaler Nebenwirkungen durch die Kombination von Carbamazepin mit Neuroleptika könnten Befunde bedeutungsvoll sein, wonach längerfristige Carbamazepin-Gabe sowohl Apomorphininduzierte Stereotypien (BARROS und LEITE 1986), als auch die Supersensitivitätsentwicklung von Dopamin-Rezeptoren unter chronischer Haloperidol-Gabe unterdrücken kann. In ähnliche Richtung gehen Befunde, wonach Carbamazepin die durch akute Neuroleptika-Gabe hervorgerufene Steigerung des Dopamin-„turnover" abschwächen kann (WALDMEIER 1987), was mit Hinblick auf die fehlende postsynaptische Wirkung von Carbamazepin im dopaminergen System als Hinweis auf eine präsynaptische Wirkung interpretiert werden kann.

Im Zusammenhang mit den diskutierten Wirkungen von Carbamazepin auf dopaminerge Systeme sind – auch im Hinblick auf die „imbalance-Theorie" des adrenerg-cholinergen Systems, aber auch wegen der cholinerg-dopaminergen Balance des extrapyramidalmotorischen Systems – Effekte auf die cholinerge Übertragung von Interesse. Intraperitoneale Applikation von 15–25 mg/kg Carbamazepin führte bei Ratten zu einer über 50%igen Zunahme von Acetylcholin im Striatum, bei gleichzeitiger Abnahme des Cholinspiegels (CONSOLO et al. 1976), ohne daß in vitro eine Beeinflussung der in die Synthese oder den Abbau von Acetylcholin verwickelten Enzyme gezeigt werden konnte. Dabei ist hervorzuheben, daß Vorbehandlung mit einem Neuroleptikum (Pimozid) diese Wirkung von Carbamazepin nicht beeinflußte. Dies deutet darauf hin, daß der Effekt nicht auf einer Interaktion von Carbamazepin mit dem dopaminergen System beruht. Diesen bislang bestätigungsbedürftigen Befunden könnte besonders mit Hinblick auf die in einigen Studien beschriebenen Auswirkungen von Carbamazepin auf kognitive Leistungen (SCHMOCKER et al. 1976, THOMPSON et al. 1980, MONDADORI und CLASSEN 1984) Bedeutung zukommen.

Der Befund, daß therapeutisch wirksame Konzentrationen von Carbamazepin an Membranen von Rattenhirnen die Bindung von Adenosinrezeptorliganden hemmen (SKERRITT et al. 1982), wurde angesichts der protektiven Wirkung von Adenosin und anderen Purinen gegenüber audiogenen und Penthylentetrazol-induzierten Krämpfen bei Mäusen (MAITRE et al. 1974) als möglicher Hinweis auf purinerge Wirkungen von Carbamazepin gewertet. Bislang sind die erhobenen Befunde allerdings noch schwer zu interpretieren, da Carbamazepin an Adenosin-Rezeptoren eher antagonistische Wirkungen hat (MARANGOS et al. 1983). In diesem Zusammenhang kann angenommen werden, daß Carbamazepin möglicherweise gemischte Agonisten-Antagonisten-Wirkungen auf Adenosinrezeptoren hat (POST 1988).

Hemmende Effekte auf die Aktivität von Adenylatcyclasen sind von Lithium beschrieben und mit antimanischen Effekten in Zusammenhang gebracht worden (ZOHAR et al. 1982). Auch für Carbamazepin sind hemmende Wirkungen auf die Stimulation der Adenylatcyclase beschrieben worden (PALMER et al. 1981), die jedoch nicht als Ausdruck einer direkten Beeinflussung der Adenylatcyclasen, sondern als hemmende Wirkung von Carbamazepin auf Calcium- und/oder Natrium-induzierte Depolarisationen neuronaler Membranen infolge der erregenden Einflüsse cholinerger und glutamaterger Neurone interpretiert werden.

In ähnlicher Weise könnten überhaupt die vielfältigen biochemischen Befunde und teilweise widersprüchlichen Ergebnisse bezüglich der Wirkung von Carbamazepin auf einzelne zentralnervöse Stoffe als Folge von Membranwirkungen des Carbamazepins verstanden werden, durch die wiederum – je nach Lokalisation und Funktion der betroffenen Membranen – Synthese, Freisetzung, Rezeptorbildung und -bindung, sowie die Aufnahme ausgeschütteter Transmitter-

stoffe beeinflußt werden. Eine einheitliche Theorie über den Wirkungsmechanismus von Carbamazepin ergibt sich aus den bislang durchgeführten Untersuchungen nicht; seine vielfältigen Wirkungen und die beschriebenen elektrophysiologischen Befunde deuten aber auf ubiquitäre Membranwirkungen von Carbamazepin hin, was auch eine Erklärung für seine vielfältigen klinischen Wirkungen sein könnte.

9.3.2 Valproat

Die Valproinsäure ist eine kurzkettige Fettsäure, die mit einer Propylgruppe substituiert ist (s. Übersichtstabelle Kap. 11).

Weitere Bezeichnungen sind 2-Propylpentansäure, 2-Propyl-Valeriansäure und Dipropylacetat. Das Natriumsalz der Valproinsäure ist in Wasser und Alkohol sehr gut löslich.

Entdeckt wurde die Valproinsäure bereits 1881 von BURTON. Lange Zeit wurde die Valproinsäure dazu verwendet, therapeutisch verwendbare Wismutsalz-Präparate herzustellen. Im Rahmen der Anwendung als Lösungsmittel für ganz andere Medikamente entdeckten MEUNIER und Mitarbeiter im Jahre 1963 (MEUNIER et al. 1963), daß die mit Valproinsäure behandelten Tiere vor Pentetrazol-induzierten epileptischen Anfällen geschützt wurden. Nachdem sich in der Folgezeit die antiepileptische Effektivität von Valproinsäure in weiteren Untersuchungen bestätigte, erschien 1964 die erste Arbeit über die erfolgreiche Anwendung des Natriumsalzes der Valproinsäure als Antiepileptikum (CARRAZ et al. 1964). Seit 1973 wurden Valproinsäure und Natriumvalproat in der Bundesrepublik Deutschland, seit 1978 in den USA eingesetzt und gelten heute als Mittel der ersten Wahl bei generalisierten primären Epilepsien.

Als Wirkungsmechanismus der Valproinsäure wird eine Verstärkung der GABAergen Neurotransmission angenommen (LÖSCHER 1985). Weder elektrophysiologische noch biochemische Untersuchungen konnten dabei bislang die Frage klären, ob es sich bei der Wirkung von Valproinsäure auf die GABAerge Übertragung um eine direkte prae- oder postsynaptische Wirkung auf das GABA-System oder um indirekte – beispielsweise durch Membraneffekte hervorgerufene – Veränderungen handelt.

Dafür spricht, daß Valproinsäure in Konzentrationen, bei denen es noch nicht zu Wirkungen auf das GABA-System kommt, Membranveränderungen auslösen kann: An Zellkulturpräparaten spinaler und kortikaler Neurone von Mäusen konnte gezeigt werden, daß Valproinsäure ab Konzentrationen von 10 μmol repetitive Entladungen hemmen kann, ohne die Spontanaktivität dieser Neurone zu beeinflussen (McLEAN und MacDONALD 1986). Diese Wirkung ähnelt den Effekten von Phenytoin und Carbamazepin, die möglicherweise auf einer Blockade von Natriumkanälen beruhen (siehe Diskussion des Wirkungsmechanismus von Carbamazepin). Allerdings scheint Valproinsäure keine unmittelbare blockierende Wirkung an Natriumkanälen zu besitzen, sondern lediglich das „gating" (das Öffnen der Ionenkanäle) zu verlangsamen (FOHLMEISTER et al. 1984). Dieser Effekt auf die Kinetik einzelner Ionenkanäle konnte allerdings bislang nur in sehr hohen Konzentrationen an avertebraten Präparaten (Tintenfisch und Aplysia) nachgewiesen werden, wobei sich ähnliche Effekte beim Tintenfisch auch an Kaliumkanälen zeigten (FOHLMEISTER et al. 1984), während es bei Aplysianeuronen nach Applikation sehr hoher Konzentrationen (5 bis 20 μmol) zu einer Hyperpolarisation durch Erhöhung der Kaliumleitfähigkeit kommt (SLATER und JOHNSTON 1978). Auf Calcium- und Chloridkanäle hat Valproinsäure keine unmittelbaren Wirkungen (NOSEK 1981, FERRENDELLI und DANIELS-McQUEEN 1982). Aufgrund ihrer Lipophilität wird Valproinsäure – ähnlich wie zahlreiche Narkotika – in neuronalen Membranen angereichert und kann deren Lipid-Protein-Konformation verändern (PERLMAN und GOLDSTEIN 1984), was Nebenwirkungen auf einzelne Ionenpermeabilitäten als Wirkungsmechanismus möglich macht.

Hinsichtlich der Beeinflussung einzelner Transmittersysteme weisen zahlreiche Untersuchungen auf eine Verstärkung der inhibitorischen Wirkung von GABA durch Valproinsäure hin, wobei bislang nicht geklärt ist, ob es sich dabei um post- oder praesynaptische Wirkungen handelt. Die iontophoretische Applikation von Valproinsäure in allerdings hohen Konzentrationen (über 1 μmol) führt postsynaptisch zu einer Verstärkung der GABAergen Hemmung (MacDONALD und BERGEY 1979), die jedoch bei therapeutischen Konzentrationen (bis zu 0,7 μmol) nicht nachweisbar ist (HARRISON und SIMMONDS 1982). Ob es sich bei dieser postsynaptischen Wirkung von Valproinsäure um eine Interaktion am GABA-Rezeptorkomplex handelt, konnte bislang nicht eindeutig geklärt werden; lediglich in hohen Konzentrationen (0,5 μmol) konnte eine Affinität zur Barbiturat/Pikrotoxinin-Bindungsstelle nachgewiesen werden (TICKU und DAVIS 1981). In vivo-Untersuchungen an Ratten, bei denen die präoptische Region mit Valproat in therapeutischen Konzentrationen perfundiert und mittels push-pull Kanülen GABA-Konzentrationen gemessen wurden, legen einen negativen Feedback Mechanismus nahe, der zu einer Verringerung der GABA-Freisetzung führt (WOLF et al. 1988). Erst bei höheren Valproat-Konzentrationen konnte ebenfalls eine vermehrte GABA-Freisetzung nachgewiesen werden.

Die mit dem Zeitverlauf des Eintritts der antikonvulsiven Wirkung von Valproinsäure korrelierte Erhöhung der GABA-Konzentration unter antikonvulsiv wirksamen Dosen sowohl in Nervenendigungen verschiedener Hirnregionen bei Ratten (LÖSCHER und VETTER 1985) wie auch unter einer Valproinsäuretherapie im Liquor epileptischer Kinder (LÖSCHER und SIEMES 1985) legen praesynaptische Wirkungen von Valproinsäure auf den GABA-Stoffwechsel nahe. Dabei scheint es sich jedoch nicht um eine vermehrte Freisetzung von GABA zu handeln, da entsprechende Untersuchungen bei Nagern keine vermehrte GABA-Freisetzung unter Valproinsäure ergaben (DE BOER et al. 1982). Außer einer erhöhten Freisetzung könnte der Anstieg der GABA-Konzentration unter Valproinsäure auf eine Hemmung des Abbaus von GABA durch entsprechende Beeinflussung abbauender Enzyme hervorgerufen werden. Tatsächlich hemmt Valproinsäure die Enzyme GABA-Transaminase sowie die GABA-abbauende Succinatsemialdehyddehydrogenase (SSADH), wobei aber nur die Hemmung von SSADH in therapeutisch relevanten Konzentrationen ab 100 μmol nachweisbar ist (SAWAYA et al. 1975). Ob jedoch durch eine Hemmung der GABA-abbauenden Enzyme eine Erhöhung der GABA-Konzentration im Nervensystem erreicht werden kann, wird von einigen Autoren (BALDINO und GELLER 1981, SIMLER et al. 1981) bezweifelt.

Neben einer Hemmung abbauender Enzyme könnte Valproinsäure außerdem die Synthese von GABA in den praesynaptischen Terminalen durch eine Beeinflussung GABA-synthetisierender Enzyme hervorrufen. Tatsächlich konnte eine erhöhte Aktivität des die Synthese von GABA aus Glutaminsäure katalysierenden Enzyms Glutamatdecarboxylase (GAD) in therapeutisch relevanten Konzentrationen und zeitlich mit dem Eintritt der antikonvulsiven Wirkung von Valproinsäure nachgewiesen werden (LÖSCHER 1981, NAU und LÖSCHER 1982).

Hinweise auf eine GABAerge Wirkung von Valproinsäure lassen sich auch Untersuchungen entnehmen, nach denen eine Vorbehandlung mit einem Benzodiazepin zur Entwicklung einer Kreuztoleranz gegenüber Valproinsäure (nicht umgekehrt!) führt (GENT et al. 1986).

Die Freisetzung exzitatorischer Aminosäuren wie Glutamat wird selbst durch hohe Valproinsäure-Konzentrationen (bis zu 10 μmol) nicht beeinträchtigt (DE BOER et al. 1982), während einige Untersucher an kortikalen Neuronen von Ratten nach mikroiontophoretischer Valproinsäure-

Applikation eine Abnahme der Entladungsaktivität Glutamat-aktivierter Neurone beobachteten (VOGLER und ZIEGLGÄNSBERGER 1986). Allerdings beobachteten diese Autoren beim gleichen Präparat zum Teil auch eine Valproat-induzierte Zunahme der Entladungsfrequenz Glutamat-aktivierter Neurone, die sie als Ausdruck der Hemmung inhibitorisch wirkender Interneurone interpretierten.

Eine Senkung des Dopamin-„turnovers" durch allerdings sehr hohe Konzentrationen von Valproinsäure (600 mg/kg i.p.) ohne entsprechende Effekte bei niedrigeren Dosen (60 bis 200 mg/kg i.p.) wurden bei Vergleichsuntersuchungen mit Carbamazepin an Säugetieren gefunden (WALDMEIER 1987), wobei Carbamazepin allerdings bereits in Konzentrationen von 50 mg/kg i.p. so wirksam war wie die Höchstdosis von Valproat. Von WALDMEIER selbst wurden diese Ergebnisse dahingehend interpretiert, daß die Wirkung von Valproinsäure auf den Dopamin-Stoffwechsel möglicherweise auf einer Verstärkung der GABAergen Hemmung dopaminerger Neurone in der Substantia nigra beruht, während Carbamazepin möglicherweise die praesynaptische Dopamin-Freisetzung unmittelbar beeinflußt.

Zusammenfassend ergibt sich, daß die antikonvulsive Wirkung von Valproinsäure wahrscheinlich einerseits durch direkte Membraneffekte, andererseits einer Verstärkung der GABAergen Hemmung hervorgerufen wird, die am wahrscheinlichsten durch eine praesynaptische Wirkung der Valproinsäure zu erklären ist (LÖSCHER 1987, WOLF et al. 1988).

9.4 Klinik

9.4.1 Indikationen

Carbamazepin

Vergleicht man das hinsichtlich der prophylaktischen Wirkung von Valproat vorliegende Datenmaterial mit demjenigen über die Effizienz von Carbamazepin, so ist letzteres ungleich viel umfangreicher, und die klinische Effizienz von Carbamazepin in der Phasenprophylaxe affektiver Psychosen

kann inzwischen als erwiesen gelten. Wie bereits oben dargestellt, geht die Entdeckung der prophylaktischen Wirkung von Carbamazepin bei affektiven Psychosen auf die japanischen Arbeiten der Arbeitsgruppe um OKUMA (TAKEZAKI und HANAOKA 1971, OKUMA et al. 1973) zurück. In Tabelle 9.1 sind die offenen Prophylaxestudien und Falldokumentationen der Jahre 1975–1989 von DEMISCH, BELLAIRE und STOLL zusammen-

Tabelle 9.1a. Offene Studien mit Carbamazepin in der Prophylaxe bei rezidivierenden affektiven Psychosen (zumeist Patienten mit bipolaren affektiven Störungen)

Erstautor	Jahr	Zahl der Patienten	Dauer der Beobachtung (Monate)	Anzahl der gebesserten Patienten
OKUMA	1975	51	6–40	34
BALLENGER	1978	7	6–51	6
INOUE	1981	3	18–31	2
KWAMIE	1984	12	?	5
LIPINSKI	1982	3	3–8	3
YASSA	1982	1	2	1
POST	1983	7	20	6
NOLEN	1984	9	12–60	7
KISHIMOTO	1984	55	24–132	43
POST	1984	1	18	1
GASTPAR	1984	13	14	6
GREIL	1984	13	11–15	3
NELSON	1984	1	21	1
OMURA	1984	26	18	25
FAWCETT	1985	34	54	22
STRÖMGREN	1985	5	18–36	3
SHUKLA	1985	14	12	9
EMRICH	1989	12	18–48	12
CABRERA	1987	2	18–24	2
MÜLLER-KÜPPERS	1989	2	24–60	2
Gesamt		271		193 (71%)

gestellt (DEMISCH et al. 1989). Es ist ersichtlich, daß seit dem Jahre 1982 die Anzahl der Studien erheblich angestiegen ist. Inzwischen sind 271 auf diese Weise dokumentierte Fälle bekannt, bei denen sich in 71% der Fälle deutliche Besserungen gezeigt haben.

Zusätzlich zu diesen offenen Studien und den Fallberichten liegen aber noch eine Reihe von kontrollierten Studien verschiedener Typen vor (Tabelle 9.1). Eine Placebo-kontrollierte Doppelblind-Studie über die prophylaktische Wirkung von Carbamazepin stammt von OKUMA et al. (1981). Dabei wurden von 22 Patienten mit bipolarer af-

fektiver Psychose 10 auf Placebo und 12 auf Carbamazepin eingestellt. Während sich unter Placebo bei 22% der Fälle eine Besserung zeigte, kam es nach Carbamazepin in 60% der Fälle zu einer günstigen Therapiewirkung. Ähnliche Befunde wurden von POST et al. (1983) bei 7 Patienten mit rapid cycling, partiell unter Placebo-kontrollierten Doppelblind-Bedingungen mitgeteilt. Eine Reihe von Doppelblind-Studien wurden hinsichtlich der prophylaktischen Wirkung von Carbamazepin im Vergleich zu Lithium durchgeführt. In den Studien von KISHIMOTO et al. (1984), SVESTKA (1985), PLACIDI et al. (1986), WATKINS et al. (1987)

Tabelle 9.1b. Kontrollierte Studien mit Carbamazepin in der Langzeitprophylaxe bei manisch-depressiver Krankheit

(Erst-) Autor	Design	Ergebnisse (% Erfolg) bei			Bemerkungen
		Placebo	Lithium	CBZ	
OKUMA (1981)	doppelblind vs Placebo N = 12 vs N = 10 (PLC) 1 Jahr	22%		60%	in der Zusammenfassung von 9 Placebo-kontrollierten Studien mit zusammen 651 Patienten 21% Rezidivfreiheit unter Placebo, 64% bei Lithium (vergleichbares Ergebnis)
POST (1983)	doppelblind, cross-over CBZ vs Placebo 3 Jahre	nicht angebbar			Reduktion der Phasenfrequenz um 50% unter CBZ gegenüber Placebo; signifikanter Wirkungsunterschied
KISHIMOTO (1984)	parallelisierte Gruppen N = 48 (CBZ) vs N = 42 (Li) durchschnittlich 5 Jahre		74%	78%	Patienten mindestens 2 Jahre, teilweise mehr als 10 Jahre in Prophylaxe
SVESTKA (1986)	CBZ nach Lithium N = 24 1,3 Jahre		50%	62%	in Folgestudien Kombination CBZ plus Lithium den Monotherapien (mit relativ niedriger Serumkonzentration) überlegen
WATKINS (1987)	randomisiert N = 19 (CBZ) vs N = 18 (Li)		83%	84%	
DEMISCH (1989)	randomisiert N = 50 (CBZ) vs N = 53 (Li) 1 Jahr daraus: N = 40 vs N = 44 2 Jahre		46%	52%	mit Kontrolle der Serumkonzentrationen tendenziell bessere Langzeitverträglichkeit

CBZ Carbamazepin; *Li* Lithium; *PLC* Placebo

und DEMISCH et al. (1989) wurden insgesamt 284 Patienten mit rezidivierenden affektiven Psychosen randomisiert auf Carbamazepin oder Lithium eingestellt. Es handelte sich dabei um insgesamt 131 Carbamazepinfälle. In keiner der Studien wurde ein signifikanter Unterschied zwischen Lithium und Carbamazepin hinsichtlich des Ansprechens auf die Therapie gefunden, und die Prophylaxeerfolgsraten lagen in der Größenordnung zwischen 70–90%. Zur Illustration der phasenprophylaktischen Wirkung von Carbamazepin sei der Phasenkalender einer Patientin mit bipolarer affektiver Psychose dargestellt (Abb. 9.2).

Wie oben bereits angedeutet, wurden hinsichtlich der differential-therapeutisch bedeutungsvollen Frage nach dem Wirkungsprofil von Carbamazepin von EMRICH (1990b) geprüft, welches der beiden Antikonvulsiva Carbamazepin/Valproat präferentiell bei affektiven im Vergleich zu schizoaffektiven Psychosen therapeutisch wirksamer ist. Hierbei zeigte sich beim Vergleich von 12 Carbamazepin-behandelten Fällen mit 12 Valproat-behandelten Fällen, daß Carbamazepin bei schizoaffektiven Patienten therapeutisch besser wirksam war als Valproat. Dieser Befund ist verständlich im Hinblick auf die Tatsache, daß Carbama-

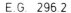

E.G. 296.2

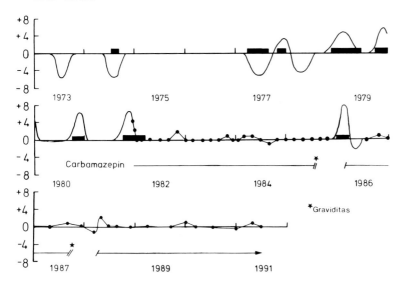

Abb. 9.2. Phasenkalender einer Patientin mit bipolarer affektiver Psychose ohne und mit Carbamazepin; Lithium konnte aus internistischen Gründen nicht gegeben werden. Verlaufsdokumentation
durch Verwendung der Verlaufs-Beurteilungs-Skala (VBS). *Positive Werte:* Schweregrad des manischen Syndroms; *negative Werte:* Schweregrad der Depression; *Blöcke:* stationäre Therapie

zepin bei schizophrenen Psychosen einen
adjuvanten Effekt hinsichtlich der Neurolep-
tikatherapie hervorruft (Dose et al. 1987).

*Kombinationsbehandlung
Carbamazepin/Lithium*
Wegen der besonderen Bedeutung der
Kombinationsbehandlung mit Lithium/Car-
bamazepin für die Therapie von Problemfällen, soll diese Behandlungsform eingehen-
der diskutiert werden. Durch eine Untersuchung von Inoue et al. (1981), in der bei 5
Patienten gezeigt wurde, daß die Kombination Lithium/Carbamazepin der konventionellen Behandlung überlegen war, wurde
das Interesse an dieser Kombinationstherapie geweckt. Aufgrund dieser Beobachtung
wurden in einer größeren Anzahl von Ein-
zelfallstudien bzw. Beobachtungen an kleinen Gruppen von Patienten Kombinations-
behandlungen mit Lithium und Carbamazepin durchgeführt. In der Regel wurde eine
deutliche Besserung bei Zugabe von Carba-

mazepin zur Lithium-Prophylaxe beobachtet. In einer eingehenderen Untersuchung
von Kishimoto et al. (1984) wurde gezeigt,
daß bei 17 Patienten, die auf Lithium
schlecht angesprochen hatten, wobei 8 von
diesen auch auf Carbamazepin allein
schlecht angesprochen hatten, der überwiegende Teil der Patienten hervorragend auf
die kombinierte Behandlung reagierte. Ähnliche Befunde wurden in weiteren Studien
an kleineren Fallzahlen erhoben. Hinsichtlich der Frage, inwieweit die Kombination
Lithium/Carbamazepin die Nebenwirkungen verstärkt, sind die Mitteilungen kontrovers. Einerseits wird von vielen Autoren die
besonders gute Verträglichkeit dieser Kombination herausgestellt, andererseits zeigen
Ghose (1978) sowie Chaudry und Waters
(1983), daß es unter dieser Kombination zu
einer Neurotoxizität mit Auftreten von Ataxie, Hyperreflexie, Nystagmus und Muskel-
faszikulationen kommen kann. Die Erklärung dieser Diskrepanz dürfte darin liegen,

daß in den Fällen, wo starke Nebenwirkungen aufgetreten sind, die Standarddosierung der Teilkomponenten Lithium und Carbamazepin weitergeführt wurden, während ansonsten häufig bei der Kombinationstherapie sowohl Lithium als auch Carbamazepin etwas niedriger dosiert wird. Nach den eigenen bisher vorliegenden Erfahrungen kann man bei der Kombinationsbehandlung sowohl die Lithiumdosierung als auch die Carbamazepindosierung so reduzieren, daß man beide Komponenten im unteren Bereich der üblichen Wirkspiegel hält (d.h. für Lithium bei etwa 0,4–0,5 mmol/l und für Carbamazepin bei etwa 6–8 µg/ml).

Rapid-cycling
Unter rapid-cycling versteht man den relativ selten auftretenden Befund, daß der Verlauf einer bipolaren affektiven Psychose durch vier oder mehr affektive Phasen pro Jahr charakterisiert ist. Bei diesen Patienten findet sich, wie DUNNER und FIEVE (1974) zeigten, in etwa 50% der Fälle ein fehlendes Ansprechen auf die Lithium-Behandlung, so daß gerade bei dieser Subgruppe Alternativen zur Lithium-Prophylaxe besonders wichtig sind. Wie WEHR und GOODWIN (1979) sowie KUKOPULOS et al. (1980) gezeigt haben, scheint eine Dauermedikation mit trizyklischen Antidepressiva einen disponierenden Faktor für das Auftreten von rapid-cycling darzustellen. Sowohl Valproat als auch Carbamazepin scheinen Phasenprophylaktika zu sein, die hier besonders günstig wirken (vgl. EMRICH et al. 1985, MCELROY et al. 1988). Hinsichtlich der prophylaktischen Wirkung von Carbamazepin bei Patienten mit rapid-cycling ist das vorliegende Material allerdings wesentlich umfangreicher: bereits 1973 publizierten OKUMA et al. in der oben beschriebenen Serie von 32 Patienten 15 rapid-cycler, von denen 2/3 gut oder teilweise auf Carbamazepin ansprachen. Auch POST et al. publizierten 1983 vergleichbare Befunde. Bei EMRICH (1990b) findet sich eine Übersicht über insgesamt 31 Patienten mit rapid-

cycling, die mit Carbamazepin behandelt wurden, und von denen 23 (= 75%) auf diese Medikation günstig ansprachen. Ähnliche Befunde wurden hinsichtlich der Kombination von Carbamazepin mit Lithium bei rapid-cycling beschrieben (eine günstige Therapiewirkung bei 12 von 16 Fällen).

Valproat

Wie oben bereits dargestellt, wurde von LAMBERT et al. ursprünglich nicht das Valproat selbst, sondern das Dipropylacetamid, das Säureamid des Valproats, bei affektiven Störungen therapeutisch eingesetzt (LAMBERT et al. 1966, 1975). Da Dipropylacetamid im Körper sehr rasch desaminiert und in Valproat umgesetzt wird, können beide Substanzen hinsichtlich der klinischen Anwendung gemeinsam diskutiert werden. Tabelle 9.2 gibt eine Übersicht über Prophylaxestudien unter Verwendung von Dipropylacetamid (DPA) und Valproat.
Wie in Tabelle 9.2 deutlich wird, hat seit 1984 das Interesse an Dipropylacetamid und Valproat als Phasenprophylaktika sprunghaft zugenommen, und es wurden durchweg günstige Therapieeffekte bei Patienten mit bipolarer affektiver Psychose, in Einzelfällen auch schizoaffektiver Psychose, beschrieben. Dies betrifft sowohl Patienten mit „rapid cycling" (EMRICH et al. 1985, MCELROY et al. 1988) als auch Patienten mit längerdauernden Phasen und Phasenintervallen. Die bisherigen Erfahrungen zeigen, daß Valproat und Dipropylacetamid sowohl als Adjuvantien zu einer Lithium-Behandlung (wobei die Lithiumdosis dann etwas reduziert werden kann auf Plasmaspiegel von etwa 0,5–0,7 mval/l) als auch als Monotherapeutika verwendet werden können. Eine solche Indikation ergibt sich insbesondere dann, wenn Lithium und Carbamazepin sich als unwirksam erwiesen haben oder aus anderen Gründen der Unverträglichkeit oder wegen Noncompliance nicht eingesetzt werden können. Hinsichtlich der differential-therapeutischen Frage, ob das klini-

Tabelle 9.2. Übersicht über Prophylaxestudien unter Verwendung von Dipropylacetamid (DPA) und Valproat (VPA)

Autoren	Medikament	Zahl der Patienten	Diagnose	Methodik	Ergebnisse
SEMADENI et al. (1976)	DPA	32	bipolare affektive Psychose	offene Studie	50% vollständige prophylaktische Wirksamkeit bei allerdings kurzer Beobachtungszeit
BRENNAN et al. (1984)	VPA	4	bipolare affektive Psychose	offene Studie	kein Wiederauftreten affektiver Episoden
EMRICH et al. (1984a)	VPA	12	bipolare affektive und schizoaffektive Psychose (Li-Nonresponder)	offene Studie (Vergleich mit Li-Prophylaxe)	4mal geringere Rückfallhäufigkeit als unter Lithium
LAMBERT (1984)	DPA	32	bipolare affektive Psychose	offene Studie	4mal geringere Rückfallhäufigkeit als ohne Medikation
PUZYNSKI und KLOSIEWICZ (1984)	DPA	15	bipolare affektive und schizoaffektive Psychose (Li-Nonresponder)	offene Studie (Vergleich mit Li-Prophylaxe)	2mal geringere Rückfallhäufigkeit als in der Vorbehandlungsphase
VENCOVSKY et al. (1984)	DPA	38	bipolare affektive Psychose	offene Studie (Vergleich mit Li-Prophylaxe)	gleich hohe Rückfallhäufigkeit wie unter Lithium, aber weniger Nebenwirkungen
McELROY (1988)	VPA	6	bipolare affektive Psychose („rapid cyclers")	offene Studie	vollständige Remission in allen Fällen
HAYES (1989)	VPA	12	bipolare affektive Psychose	offene Studie	deutliche Besserung des Phasenkalenders in allen Fällen
		9	monopolare endogene Depression	offene Studie	deutliche Besserung des Phasenkalenders in 7 Fällen
		14	schizoaffektive Psychose	offene Studie	deutliche Besserung des Phasenkalnders bei 11 Fällen

S.W. 296.3

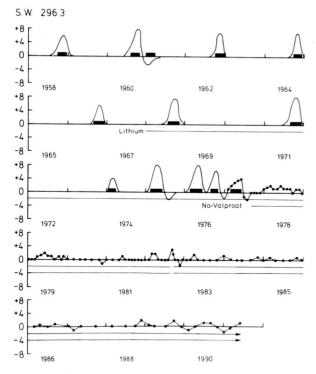

Abb. 9.3. Phasenkalender eines Patienten mit bipolarer affektiver Psychose mit unzureichender Therapiewirkung der Lithiumprophylaxe. Verlaufsdokumentation durch Verwendung der Verlaufs-Beurteilungs-Skala (VBS) (Symbole wie in Abb. 9.2)

sche Profil von Valproat von demjenigen von Carbamazepin abzugrenzen ist, wurde von EMRICH (1990b) eine Untersuchung durchgeführt, in der die Phasenkalender von 12 Patienten mit affektiven und schizoaffektiven Psychosen, die mit Valproat behandelt wurden, mit den Phasenkalendern von Patienten mit affektiven und schizoaffektiven Psychosen, die mit Carbamazepin behandelt wurden, verglichen wurden. Hierbei zeigte sich, daß mit Valproat behandelte Patienten präferentiell eine bessere Response innerhalb der Gruppe der reinen bipolaren affektiven Psychosen aufweisen, während die schizoaffektiven Patienten hier etwas schlechter abschnitten. Das umgekehrte Ergebnis zeigte sich bei der Carbamazepin-behandelten Gruppe (s.o.). Zur Illustration der prophylaktischen Wirkung von Valproat ist in Abb. 9.3 der Phasenkalender

eines Patienten mit unzureichender Therapiewirkung der Lithiumprophylaxe dargestellt.

9.4.2 Dosierung

Für Carbamazepin liegen die klinisch effektiven Dosen für Erwachsene zwischen 800–1200 mg/die, womit Serumspiegel zwischen 8 und 10 μg/ml aufrechterhalten werden können. Bei psychiatrischer Indikation kann eine Initialdosis von 200 mg (am besten abends) gegeben und die Dosissteigerung in Intervallen von 1–3 Tagen um jeweils 100 mg auf 800–1200 mg/die problemlos vorgenommen werden. Bei längerfristiger Anwendung ist zu beachten, daß es durch die Induktion von Leberenzymen zum beschleunigten Metabolismus und Ab-

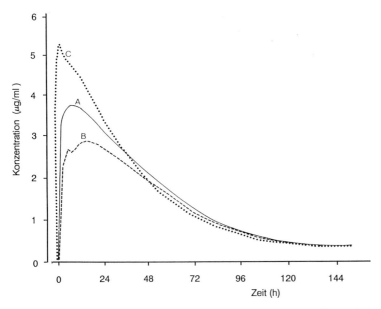

Abb. 9.4. Pharmakokinetik einer Einzeldose Carbamazepin (400 mg) in konventioneller Tabletten-form (A), als Retard-Präparat (B), und in Suspensionsform (C)

sinken der Serumspiegel kommen kann, was höhere Dosierungen erforderlich macht. Bei psychiatrischer Indikation sollte für die Dauerbehandlung die klinische Effizienz entscheidend sein, da gegenwärtig keine gesicherten Erkenntnisse darüber vorliegen, welche Serumspiegel für diese psychopharmakologischen Wirkungen erforderlich sind. In Einzelfällen kann auch ein Absinken der Serumspiegel von Carbamazepin auf bis zu 5 µg/ml toleriert werden. Für die Dauerbehandlung empfehlen sich sogenannte „Retard-Präparate". Bei annähernd gleicher Eliminationsgeschwindigkeit liegt ihr Vorteil in der verzögerten Freisetzung des Wirkstoffes aus der galenischen Zubereitung. Kurzfristige Plasmapeaks, die unter einer Dauerbehandlung den therapeutischen Bereich überschreiten können, werden so vermieden (Abb. 9.4).

Valproinat sollte bei psychiatrischer Indikation ausgehend von einer Initialdosis von 150–300 mg in 1–3tägigen Abständen um jeweils 150–300 mg auf Erhaltungsdosen zwischen 900–1500 mg/Tag gesteigert werden, womit therapeutische Plasmakonzentrationen von 50–100 µg/ml erreicht werden.

9.4.3 Unerwünschte Wirkungen, Kontraindikationen, Überdosierung, Intoxikation

Carbamazepin

Initial kann es bei einer Behandlung mit Carbamazepin zu unerwünschten gastrointestinalen Wirkungen (Appetitlosigkeit, Übelkeit, Durchfall oder Verstopfung), Mundtrockenheit, Kopfschmerzen, Schwindel oder Doppelbildern kommen. Bei älteren Menschen können sich Herzrhythmusstörungen, Verwirrtheit und Unruhe entwickeln. Allergische Hautreaktionen, die sich bereits nach wenigen Behandlungstagen vor allem an lichtexponierten Hautpartien zeigen können, machen bis zu 7% der unerwünschten Effekte einer Carbamazepin-Behandlung aus, wobei sie in seltenen Fällen zu Komplikationen wie exfoliativer Dermatitis führen können. Leukozyten und

Thrombozyten sollten unter einer Behandlung mit Carbamazepin initial für 2 Monate wöchentlich, später monatlich kontrolliert werden. Bei bekannter Überempfindlichkeit gegen trizyklische Antidepressiva und bei atrioventrikulärem Block soll Carbamazepin nicht, bei Bestehen oder Eintritt einer Schwangerschaft nur unter ärztlicher Kontrolle eingenommen werden.

Eine Überdosierung (ab 12 µg/ml) kann zu Tremor, Erregung, Anfällen, Blutdruckveränderungen, Bewußtseinstrübung und Koma führen. In dieser Situation müssen die Vitalfunktionen intensiv-medizinisch überwacht und gesichert werden.

Vorübergehende Erhöhung der gamma-GT ohne gleichzeitigen Anstieg anderer Transaminasen sind als Ausdruck der Enzyminduktion durch Carbamazepin zu deuten und bis zu Werten von 80 U/l kein Grund, eine Carbamazepin-Behandlung abzubrechen.

Valproat

Zu den unerwünschten Wirkungen einer Behandlung mit Valproinsäure-Derivaten gehören in seltenen Fällen schwere Leberschädigungen während der ersten sechs Behandlungsmonate, die nicht in jedem Fall dosisabhängig und durch veränderte Laborwerte gekennzeichnet sein müssen. Daher sollten unter Valproat-Therapie körperliche Schwäche, Teilnahmslosigkeit, Appetitlosigkeit, Übelkeit und Erbrechen bei unklaren Oberbauchbeschwerden erhöhte Aufmerksamkeit hervorrufen. Diese Leberkomplikationen sind mit hoher Wahrscheinlichkeit auf die Akkumulation eines toxischen Metaboliten zurückzuführen, die vorwiegend bei Kindern und Jugendlichen, insbesondere bei Kombinationsbehandlung mit anderen Antikonvulsiva auftreten kann. Darüber hinaus können zu Beginn einer Behandlung mit Valproat harmlose, meist vorübergehende Übelkeit (manchmal auch mit Erbrechen und Appetitlosigkeit) auftreten, die sich von selbst oder durch vorüber-

gehende Dosisreduktion zurückbilden. Leber- und Gerinnungswerte sollten initial wöchentlich, dann vierwöchentlich und später in größeren Abständen bestimmt werden. Kontraindiziert ist Valproinsäure bei gestörter Leberfunktion durch vorausgegangene Knochenmarkschädigung und Schädigungen der Bauchspeicheldrüse. Die Toxizität von Valproat ist gering. Eine massive Überdosierung kann sich durch Bewußtseinstrübung bemerkbar machen. Im Falle einer nachgewiesenen Intoxikation ist eine forcierte Diurese einzuleiten.

9.4.4 Interaktionen

Carbamazepin

Aufgrund der bereits geschilderten Induktion von Leberenzymen kann Carbamazepin bei gleichzeitiger Anwendung die Wirkung verschiedener Medikamente (Antikoagulantien, hormonelle Kontrazeptiva, Neuroleptika) abschwächen. Bei der Kombination mit Valproinsäure sind in Einzelfällen Verwirrtheitszustände und Koma beschrieben worden. Bei der kombinierten Anwendung mit Lithiumsalzen sind bislang keine über die unerwünschten Wirkungen der jeweiligen Einzelsubstanzen hinausgehenden Komplikationen bekannt geworden. Bei der gleichzeitigen Gabe von Haloperidol sind bis zu 50% niedrigere Plasmakonzentrationen von Haloperidol und seinen Metaboliten gemessen worden, die sich jedoch aufgrund der günstigen psychotropen Wirkungen des Carbamazepins nur in wenigen beschriebenen Einzelfällen therapeutisch ungünstig ausgewirkt haben.

Nach PISANI et al. (1984) besteht zwischen dem Antidepressivum Viloxazin und Carbamazepin eine Interaktion in dem Sinne, daß es zu einer Erhöhung der Carbamazepin-Plasmawerte um ca. 50% kam (Zugaben von Viloxazin von 300 mg/Tag). Gleichzeitig kam es zu einer schwach ausgeprägten Form einer Carbamazepin-Intoxikation, die

Besser et al. (1989) damit erklärten, daß nicht nur Carbamazepin sondern auch seine Metaboliten in hohen Konzentrationen im Serum auftreten. Weitere Interaktionen sind: Beschleunigung des Metabolismus und Senkung der Plasmaspiegel anderer Antikonvulsiva (Phenytoin, Primidon, Clonazepam), von Warfarin, Phanazon und Tetrazyklinen. Cardiale Überleitungs- und Repolarisationsstörungen bei gleichzeitiger Gabe von MAO-Hemmern (Erhöhung der Carbamazepin-Konzentration). Störungen des Calciumstoffwechsels und Osteomalacien bei Kombination mehrerer Antikonvulsiva (Sillanpää 1981).

Valproat

Durch die bereits beschriebene kompetitive Hemmung des Metabolismus anderer Medikamente sind unter gleichzeitiger Behandlung mit Valproinat Erhöhungen der Plasmaspiegel von Phenobarbital, Primidon, Phenytoin, Carbamazepin und Clonazepam beschrieben worden. Durch die extensive Bindung an Plasmaproteine kann darüber hinaus die Wirkung von Barbituraten, Antidepressiva, Neuroleptika und MAO-Hemmern verstärkt werden. Eine erhöhte Blutungsneigung ist bei gleichzeitiger Einnahme von Antikoagulantien, Analgetika und Antipyretika beschrieben worden.
Von gleichzeitigem Alkoholgenuß ist sowohl unter Carbamazepin wie auch Valproinsäure-Behandlung abzuraten.

9.4.5 Kontrolluntersuchungen

Carbamazepin

Kontrollen des Blutbildes und der Transaminasen sollen am Anfang einer Therapie über 8 Wochen wöchentlich, später alle 4 Wochen durchgeführt werden (vgl. Tabelle 9.3 und 9.4). Isolierte Anstiege der gamma-GT sind unproblematisch und Ausdruck der Enzyminduktion, während das Ansteigen der anderen Transaminasen pathologische Wertigkeit besitzt und Anlaß geben muß, weitere Bestimmungen engmaschig durchzuführen. Bei Abfall der Leukozyten-Werte unter 4000/mm^3 sollte ein Differentialblutbild mit zusätzlicher Bestimmung der Thrombozyten veranlaßt werden. In seltenen Fällen ergeben sich Gründe für den sofortigen Abbruch der Behandlung mit Carbamazepin bei

- petechialen- oder Purpura-Blutungen
- Abfall der Erythrozyten unter 4 Mio/mm^3
- Abfall des Hämatokrits unter 32%
- Abfall des Hämoglobins unter 11 g%
- Abfall der Leukozyten unter 2000/mm^3
- bzw. der Granulozyten unter 1000/mm^3
- Abfall der Thrombozyten unter 80000/mm^3.

Diese für die Therapie von Epilepsien ausgesprochenen Empfehlungen (Krämer 1987) sollten im Falle der Behandlung affektiver Psychosen besonders bei Kombination mit anderen Psychopharmaka auf Grund

Tabelle 9.3. Dosierungsempfehlungen für Carbamazepin und Valproat bei psychiatrischen Patienten

	Carbamazepin	Valproat
Tagesdosis bei Langzeittherapie	600–1200 mg/d	900–1800 mg/d
Therapeutischer Plasmaspiegel	6–10 µg/ml	40–100 µg/ml
Initialdosis bei psychiatrischen Patienten	200 mg	300 mg
Dosissteigerung	100–200 mg alle drei Tage	200–300 mg alle drei Tage

Tabelle 9.4. Klinische Hinweise zur Anwendung von Carbamazepin und Valproat bei psychiatrischen Patienten (Herstellerinformationen beachten!)

	Carbamazepin	Valproat
Kontraindikation	Überempfindlichkeit; Schwangerschaft; Stillperiode; Knochenmarksdepression; AV-Block	Überempfindlichkeit; Schwangerschaft; Stillperiode; Lebererkrankung
Laborkontrollen	Blutbild; Leber- und Gerinnungswerte im ersten Behandlungsmonat wöchentlich, später monatlich	Blutbild; Leber- und Gerinnungswerte; evtl. Ammoniak und Amylasen
Absetzen bei	allergischen Reaktionen; Entwicklung einer Leuko- oder Thrombopenie; Gamma-GT über 50 U/l	Oberbauchbeschwerden; Übelkeit und Erbrechen unklarer Ätiologie (klinische Symptome können Laborveränderungen vorausgehen!)
Interaktionen	beschleunigter Metabolismus anderer Pharmaka durch Enzyminduktion (Neuroleptika; Kontrazeptiva)	

möglicher additiver Effekte bei unerwünschten Wirkungen restriktiv gehandhabt werden. Dies bedeutet, daß man bei fallender Tendenz der Leukozyten-Werte unter Umständen schon bei der Grenze von 3000/mm³ die Verabreichung von Carbamazepin abbrechen muß.

Häufiger als die Blutbildveränderungen sind dermatologische Komplikationen; während bei den in bis zu 20% der Fälle auftretenden Dermatosen kurzzeitig lokalapplizierte Antihistaminika und Corticoide zum Abklingen beitragen können, gibt es in seltensten Fällen z.B. Steven-Johnson-Syndrome und Lyell-Syndrome, die neben dem Absetzen von Carbamazepin der intensiven Behandlung bedürfen (KRÄMER und BORK 1987).

Valproat

Seit Ende der 70er Jahre wurden Fälle von Hepatoxizität unter Therapie mit Valproat bekannt (WILLMORE et al. 1978, SUCHY et al. 1979; SCHMIDT 1982). Da derartige Komplikationen gehäuft bei jungen Kindern (ge-

legentlich bei Jugendlichen), und dabei wieder insbesondere bei Patienten mit Mehrfachbehinderung und Kombinationsbehandlung von Valproat mit anderen Antikonvulsiva beobachtet wurden, sind die Risiken für erwachsene Patienten in der Psychiatrie als äußerst gering zu bewerten. Dennoch sollte zumindest in den ersten Monaten der Valproat-Therapie in regelmäßigen Abständen die Leberfunktion kontrolliert werden (vgl. Tabelle 9.3 und 9.4).

9.4.6 Praktische Durchführung, allgemeine Behandlungsrichtlinien

Sinnvolle Phasenprophylaxe affektiver Störungen bedeutet längerfristige Medikamenteneinnahme. Darüber und über die möglicherweise zu erwartenden unerwünschten Nebenwirkungen und die durchzuführenden Kontrolluntersuchungen im Verlauf der

Behandlung muß vor deren Beginn aufgeklärt werden. Rechtliche Aspekte müssen beachtet werden: Carbamazepin (Tegretal®) ist inzwischen vom Bundesgesundheitsamt als Monotherapeutikum für die phasenprophylaktische Behandlung affektiver Störungen bei nicht zufriedenstellender therapeutischer Wirkung von Lithium (oder wenn eine Kontrollindikation besteht) zugelassen worden. Die Anwendung von Carbamazepin in Kombination mit Lithium und von Valproinat ist dagegen weiterhin lediglich im Rahmen der ärztlichen Kurierfreiheit möglich. Patienten sind also vom behandelnden Arzt darüber aufzuklären, daß sie ein – für die Indikation Epilepsie zugelassenes und seit Jahren bewährtes – Medikament zur Behandlung ihrer affektiven Störung bekommen, das sich zwar in wissenschaftlichen Untersuchungen als wirksam erwiesen hat, das aber noch nicht für diese Indikation zugelassen wurde.

Frauen müssen über die teratogenen Risiken sowohl von Carbamazepin als auch Valproinat und über die möglicherweise abgeschwächte antikonzeptive Wirkung von Hormonpräparaten unter Carbamazepin hingewiesen werden.

Eine Beeinträchtigung der Eignung zum Führen von Kraftfahrzeugen ist nach Abschluß der Einstellungsphase unter den für die Langzeitbehandlung empfohlenen Dosierungen nicht zu erwarten.

Carbamazepin

Soll Carbamazepin in Kombination mit Lithium eingesetzt werden, so wird der Lithiumspiegel durch entsprechende Reduktion der bisherigen Dosis auf 0,4–0,5 mmol/l abgesenkt. Zur Vereinfachung der Medikamenten-Einnahme sollte die Carbamazepin-Einstellung von Anfang an mit einem sogenannten „Retard-Präparat" mit verzögerter Wirkstofffreisetzung (s. Abb. 9.4) erfolgen. Initial werden abends 150–200 mg eines Retard-Präparates gegeben (Retard-Tablet-

ten können problemlos halbiert werden), ab dem nächsten Tag kommt morgens die gleiche Dosis dazu. Je nach subjektiver Verträglichkeit wird dann täglich oder im Abstand von 2–3 Tagen um jeweils 150–200 mg abends und dann wieder morgens auf eine Tagesdosis von 800–900 mg gesteigert, nach deren Erreichen eine Spiegelbestimmung vorgenommen werden soll. Besonders zu Behandlungsbeginn werden so Serumspiegel zwischen 8 und 12 µg/ml erreicht, die sich jedoch bei konstanter Dosierung (auf Grund der Enzyminduktion in der Leber) nach 2–3 Wochen den für die Langzeittherapie erwünschten Werten von 6–8 µg/ml nähern, so daß dann keine erneute Anpassung der Dosis erforderlich ist.

Wird eine Monotherapie mit Carbamazepin erwogen, sollte der Serumspiegel auf Werte zwischen 8 und 10 µg/ml eingestellt werden.

Für die Langzeitbehandlung werden in der Regel mit 800–1200 mg/Tag ausreichende Serumkonzentrationen erreicht. Entscheidend für die Einstellung der Dosis sollte stets das Befinden des Patienten, nicht der Plasmaspiegel sein.

Valproat

Die therapeutischen Richtlinien der Valproat-Therapie entsprechen grundsätzlich denen der Epilepsie-Behandlung (EMRICH et al. 1984b).

Ausgehend von abendlichen Initialdosen zwischen 150 und 300 mg wird nach der – bei Valproat in der Regel guten – subjektiven Verträglichkeit täglich um 150–300 mg (verteilt auf 2–3 Tagesdosen) auf 900–1500 mg gesteigert. Angestrebt wird (erste Kontrolle bei 900 mg/Tag) ein Serumspiegel zwischen 60 und 100 µg/ml für die Langzeitbehandlung affektiver Störungen. Klinisch sind subjektive Beschwerden wie Übelkeit, Schwindel und Erbrechen als mögliche Frühsymptome von Leberkomplikationen ernst zu nehmen.

Literatur

ABDUL-GHANI A-S, COUTINHO-NETTO J, DRUCE D, BRADFORD HF (1981) Effects of anticonvulsants on the in vivo and in vitro release of GABA. Biochem Pharmacol 30: 363–368

BALDINO F, GELLER HM (1981) Sodium valproate enhancement of γ-aminobutyric acid (GABA) inhibition: electrophysiological evidence for anticonvulsant activity. J Pharmacol Exp Ther 217: 445–450

BALLENGER JC, POST RM (1978) Therapeutic effects of carbamazepine in affective illness. Psychopharmacology 2: 159–178

BALLENGER JC, POST RM (1980) Carbamazepine in manic-depressive illness: a new treatment. Am J Psychiatry 137: 782–790

BARROS HMT, LEITE JR (1986) Effects of acute and chronic carbamazepine administration on apomorphine-elicited stereotypy. Eur J Pharmacol 123: 345–349

BATTISTINI M, VAROTTO M, BERLESE G, ROMAN G (1984) Effects of some anticonvulant drugs on brain GABA level and GAD and GABA-T activities. Neurochem Res 9: 225–231

BESSER R, KRÄMER G, THEISOHN (1989) Antidepressiva und Carbamazepin: Aspekte der Kombinationstherapie und der pharmakologischen Interaktion unter besonderer Berücksichtigung von Viloxazin. In: MÜLLER-OERLINGHAUSEN B, HAAS S, STOLL K-D (Hrsg) Carbamazepin in der Psychiatrie. Thieme, Stuttgart, S 47–50

DE BOER T, STOFF JC, VAN DUIJN H (1982) The effects of convulsant and anticonvulsant drugs on the release of radiolabeled GABA, glutamate noradrenaline, serotonin and acetylcholine from rat cortical slices. Brain Res 253: 153–160

BRENNAN M, SANDYK R, BORSOOK D (1984) Use of sodium valproate in the management of affective disorders. Basic and clinical aspects. In: EMRICH HM, OKUMA T, MÜLLER AA (eds) Anticonvulsants in affective disorders. Excerpta Medica, Amsterdam, pp 56–65

CABRERA J, ALBRECHT J, MÜLLER-OERLINGHAUSEN B (1987) Kombinierte rezidiv-prophylaktische Behandlung der manisch-depressiven Erkrankung mit Lithium und Carbamazepin oder Oxcarbazepin. Nervenarzt 58: 245–249

CARRAZ G, DARBON M, LEBRETON S, BERIEL H (1964) Propriétés pharmacodynamiques de l'acide n-dipropylacétique et de ses dérivés. Therapie 19: 469–475

CHAUDRY RP, WATERS BGH (1983) Lithium and carbamazepine interaction: possible neurotoxicity. J Clin Psychiatry 44: 30–31

CHOUINARD G (1988) The use of benzodiazepines in the treatment of manic-depressive illness. J Clin Psychiatry 49 [Suppl 11]: 15

CONSOLO S, BIANCHI S, LADINSKY H (1976) Effect of carbamazepine on cholinergic parameters in rat brain areas. Neuropharmacology 15: 653–657

DEMISCH K, BELLAIRE W, STOLL K-D (1989) Carbamazepin in der Prophylaxe rezidivierender affektiver Psychosen. In: MÜLLER-OERLINGHAUSEN B, HAAS S, STOLL K-D (Hrsg) Carbamazepin in der Psychiatrie. Thieme, Stuttgart, S 134–141

DOSE M, APELT S, EMRICH HM (1987) Carbamazepine as adjunct of antipsychotic therapy. Psychiatry Res 22: 303–310

DUNNER DL, FIEVE RR (1974) Clinical factors in lithium carbonate prophylaxis failure. Arch Gen Psychiatry 30: 229–233

EMRICH HM (1989) Carbamazepin-Behandlung als Alternative oder als Zusatztherapie zur Lithium-Prophylaxe bei Problemfällen mit affektiven und schizoaffektiven Psychosen. In: MÜLLER-OERLINGHAUSEN B, HAAS S, STOLL K-D (Hrsg) Carbamazepin in der Psychiatrie. G Thieme, Stuttgart, S 146–152

EMRICH HM (1990a) Studies with oxcarbazepine (Trileptal®) in acute mania. Int Clin Psychopharmacol 5 [Suppl 1]: 83–94

EMRICH HM (1990b) Alternatives to lithium prophylaxis for affective and schizoaffective disorders. In: MARNEROS A, TSUANG M (eds) Affective and schizoaffective disorders: similarities and differences. Springer, Berlin Heidelberg New York Tokyo, pp 262–273

EMRICH HM, WOLF R (1989) Valproate and mania. In: CHADWICK D (ed) Fourth international symposium on sodium valproate and epilepsy. Royal Society of Medicine Services, London, pp 217–224

EMRICH HM, VON ZERSSEN D, KISSLING W, MÖLLER HJ, WINDORFER A (1980) Effect of sodium valproate on mania. The GABA-hypothesis of affective disorders. Arch Psychiat Nervenkr 229: 1–16

EMRICH HM, DOSE M, VON ZERSSEN D (1984a) Action of sodium valproate and of oxcarbazepine in patients with affective disorders. In: EMRICH HM, OKUMA T, MÜLLER AA (eds) Anticonvulsants in affective disorders. Excerpta Medica, Amsterdam, pp 211–214

EMRICH HM, STOLL KD, MÜLLER AA (1984b) Guidelines for the use of carbamazepine and of valproate in the prophylaxis of affective disorders. In: EMRICH HM, OKUMA T, MÜLLER AA (eds) Anticonvulsants in affective disorders. Excerpta Medica, Amsterdam, pp 211–214

EMRICH HM, DOSE M, VON ZERSSEN D (1985) The use of sodium valproate, carbamazepine and oxcarbazepine in patients with affective disorders. J Affect Disord 8: 243–250

EMRICH HM, DOSE M, STOLL KD (1990) Die Behandlung von affektiven Psychosen mit Antikonvulsiva. Münch Med Wochenschr 132 [Suppl 1]: S65–70

FAIGLE JW, FELDMANN KF (1975) Pharmacokinetic data of carbamazepine and its major metabolites in man. In: SCHNEIDER H et al. (eds) Clinical pharmacology of anti-epileptic drugs. Springer, Berlin Heidelberg New York Tokyo, pp 159–165

FAWCETT J, KRAVITZ HM (1985) The long-term management of bipolar disorders with lithium, carbamazepine and antidepressants. J Clin Psychiatry 46: 58–60

FERRENDELLI JA, DANIELS-MCQUEEN S (1982) Comparative actions of phenytoin and other anticonvulsant drugs on potassium- and veratridine-stimulated calcium uptake in synaptosomes. J Pharmacol Exp Ther 220: 29–34

FOHLMEISTER JF, ADELMANN WJ JR, BRENNAN JJ (1984) Excitable channel currents and gating times in the presence of anticonvulsants ethosuximide and valproate. J Pharmacol Exp Ther 230: 75–81

GASSER T, REDDINGTON M, SCHUBERT P (1988) Effect of carbamazepine on stimulus-evoked Ca^{2+} fluxes in rat hippocampal slices and its interaction with A_1-adenosine receptors. Neurosci Lett 91: 189–193

GASTPAR M, KIELHOLZ P (1984) Carbamazepine treatment in therapy-resistant patients with manic-depressive psychosis. In: EMRICH HM, OKUMA T, MÜLLER AA (eds) Anticonvulsants in affective disorders. Excerpta Medica, Amsterdam, pp 148–152

GENT JP, BENTLEY M, FEELY M, HAIGH JRM (1986) Benzodiazepine crosstolerance in mice extends to sodium valproate. Eur J Pharmacol 128: 9–15

GHOSE K (1978) Effect of carbamazepine in polyuria associated with lithium therapy. Pharmacopsychiatria 11: 241–245

GREIL W, KRÜGER R, ROSSNAGL G, SCHERTEL M, WALTER A (1984) Prophylactic therapy of affective disorders with carbamazepine: an open clinical trial. In: EMRICH HM, OKUMA T, MÜLLER

AA (eds) Anticonvulsants in affective disorders. Excerpta Medica, Amsterdam, pp 153–159

HARRISON NL, SIMMONDS MA (1982) Sodium valproate enhances responses to GABA receptor activation only at high concentrations. Brain Res 250: 201–204

HAYES SG (1989) Long-term use of valproate in primary psychiatric disorders. J Clin Psychiatry 50 [Suppl 3]: 35–39

HEINEMANN U, FRANCESCHETTI S, HAMON B, KONNERTH A, YAARI Y (1985) Effects of anticonvulsants on spontaneous epileptiform activity which develops in the absence of chemical synaptic transmission in hippocampal slices. Brain Res 325: 349–352

HIGUCHI T, YAMAZAKI O, TAKAZAWA A, KATO N, WATANABE N, MINATOGAWA Y, YAMAZAKI J, OHSHIMA H, NAGAKI S, IGARASHI Y, NOGUCHI T (1986) Effects of carbamazepine and valproic acid on brain immunoreactive somatostatin and γ-aminobutyric acid in amygdaloid-kindled rats. Eur J Pharmacol 125: 169–175

HONDA H, ALLEN M (1973) The effect of an iminostilbene derivative (G32883) on peripheral nerve. J Med Assoc Ga 62: 38–42

HOOD TW, SIEGFRIED J, HAAS HL (1983) Analysis of carbamazepine actions in hippocampal slices of the rat. Cell Mol Neurobiol 3: 213–222

INOUE K, ARIMA S, TANAKA K, FUKNI Y, KATO N (1981) A lithium and carbamazepine combination in the treatment of bipolar disorder. Fol Psychiat Neurol Jpn 35: 465–475

JULIEN RM, HOLLISTER RP (1975) Carbamazepine: mechanism of action. Adv Neurol 11: 263–277

KALINOWSKY LB, PUTNAM TJ (1943) Attempts at treatment of schizophrenia and other nonepileptic psychoses with dilantin. Arch Neurol Psychiat 49: 414–420

KISHIMOTO A, OMURA F, INOUE K, TSUTSUI T, OKAZAKI T, HAZAMA H (1984) A comparative study of carbamazepine and lithium for prophylaxis of bipolar affective disorder. Clin Pharmacol Ther 35 (2): 251

KLEIN DF, GREENBERG IM (1967) Behavioral effects of diphenylhydantoin in severe psychiatric disorders. Am J Psychiatry 124: 847–849

KLEIN E, BENTAL E, LERER B, BELMAKER RH (1984) Carbamazepine and haloperidol v placebo and haloperidol in excited psychoses. Arch Gen Psychiatry 41: 165–170

KRÄMER G (1987) Carbamazepin-induzierte Veränderungen von Laborparametern und ihre klinische Relevanz. In: KRÄMER G, HOPF HC (Hrsg) Carbamazepin in der Neurologie. G Thieme, Stuttgart, S 107–124

KRÄMER G, BORK K (1987) Dermatologische Nebenwirkungen von Carbamazepin. In: KRÄMER G, HOPF HC (Hrsg) Carbamazepin in der Neurologie. G Thieme, Stuttgart, S 130–141

KRÖBER HL, BISSON HE (1986) Carbamazepin-Behandlung affektiver und schizoaffektiver Psychosen. Psycho 11: 444–445

KRUPP P (1969) The effect of tegretol on some elementary neuronal mechanisms. Headache 9: 42–46

KUKOPULOS A, REGINALDI D, LADDOMADA G, FLORIS G, SERRA G, TONDO L (1980) Course of the manic-depressive cycle and changes caused by treatments. Pharmacopsychiatry 13: 156–167

KWAMIE Y, PERSAD E, STANCER H (1984) The use of carbamazepine as an adjunctive medication in the treatment of affective disorders: a clinical report. Can J Psychiatry 29: 605–608

LAMBERT PA (1984) Acute and prophylactic therapies of patients with affective disorders using valpromide (dipropylacetamide). In: EMRICH HM, OKUMA T, MÜLLER AA (eds) Anticonvulsants in affective disorders. Excerpta Medica, Amsterdam, pp 33–44

LAMBERT PA, CARRAZ G, BORSELLI S, CARREL S (1966) Action neuropsychotrope d'un nouvel anti-épileptique: Le Dépamide. Ann Med Psychol (Paris) 1: 707–710

LAMBERT PA, CARRAZ G, BORSELLI S, BOUCHARDY M (1975) Le dipropyl-acetamide dans le traitement de la psychose maniaco-depressive. L'Encephale I: 25–31

LIPINSKI JF, POPE HG (1982) Possible synergistic action between carbamazepine and lithium carbonate in the treatment of three acutely manic patients. Am J Psychiatry 139: 948–949

LÖSCHER W (1981) Valproate induced changes in GABA metabolism at the subcellular level. Biochem Pharmacol 30: 1364–1366

LÖSCHER W (1985) Valproic acid. In: FREY H-H, JANZ D (eds) Handbook of experimental pharmacology, vol 74. Antiepileptic drugs. Springer, Berlin Heidelberg New York Tokyo, pp 508–536

LÖSCHER W (1987) Neurophysiologische und neurochemische Grundlagen der Wirkung von Antiepileptika. Fortschr Neurol Psychiat 55: 145–157

LÖSCHER W, SIEMES H (1985) Cerebrospinal fluid γ-aminobutyric acid levels in children with different types of epilepsy: effect of anticonvulsant treatment. Epilepsia 26: 314–319

LÖSCHER W, VETTER M (1985) In vivo effects of aminooxyacetic acid and valproic acid on nerve terminal (synaptosomal) GABA levels in discrete brain areas of the rat. Biochem Pharmacol 34: 1747–1756

MACDONALD RL, BERGEY GK (1979) Valproic acid augments GABA-mediated postsynaptic inhibition in cultured mammalian neurons. Brain Res 170: 558–562

MAÎTRE L, CIESIELSKI L, LEHMANN A, KEMPF E, MANDEL P (1974) Protective effect of adenosine and nicotinamide against audiogenic seizures. Biochem Pharmacol 23: 2807

MAÎTRE L, BALTZER V, MONDADORI C, OLPE HR, BAUMANN PA, WALDMEIER PC (1984) Biochemical aspects of the mechanism of action of valproate. In: EMRICH HM, OKUMA T, MÜLLER AA (eds) Anticonvulsants in affective disorders. Excerpta Medica, Amsterdam, pp 3–13

MARANGOS PJ, POST RM, PATEL J, ZANDER K, PARMA A, WEISS S (1983) Specific and potent interactions of carbamazepine with brain adenosine receptors. Eur J Pharmacol 93: 175–182

MAYNERT WW, MARCZYNSKI TJ, BROWNING RA (1975) The role of the neurotransmitters in the epilepsies. Adv Neurol 13: 79

MCELROY S, KECK PE JR, POPE HG, HUDSON JI (1988) Valproate in the treatment of rapid-cycling bipolar disorder. J Clin Psychopharmacol 8: 275–279

MCLEAN MJ, MACDONALD RL (1986) Carbamazepine and 10,11-epoxycarbamazepine produce use- and voltage-dependent limitation of rapidly firing action potential of mouse central neurons in cell culture. J Pharmacol Exp Ther 238: 727–738

MESTRE M, CARRIOT T, BELIN C, UZAN A, RENAULT C, DUBROEUCQ MC, GUÉRÉMY C, DOBLE A, LE FUR G (1985) Electrophysiological and pharmacological evidence that peripheral type benzodiazepine receptors are coupled to calcium channels in the heart. Life Sci 36: 391–400

MEUNIER G, CARRAZ G, MEUNIER Y, EYMARD P, AIMARD M (1963) Proprietes pharmacodynamiques de l'acide n-dipropylacetique. Therapie 18: 435

MONDADORI C, CLASSEN W (1984) The effects of various antiepileptic drugs on E-shock-induced amnesia in mice: dissociability of effects on convulsions and effects on memory. Acta Neurol Scand 69 [Suppl 99]: 125–129

MÜLLER-KÜPPERS M (1989) Jugendpsychiatrische Erfahrungen in der Therapie affektiver Psychosen mit Carbamazepin. In: MÜLLER-OERLINGHAUSEN B, HAAS S, STOLL K-D (Hrsg) Carbamazepin in der Psychiatrie. G Thieme, Stuttgart, S 142–145

NAU H, LÖSCHER W (1982) Valproic acid: brain and plasma levels of the drug and its metabolites, anticonvulsant effects and γ-aminobutyric acid (GABA) metabolism in the mouse. J Pharmacol Exp Ther 220: 654–659

NELSON HB, BYCK R (1984) Cost effectiveness of carbamazepine in refractory bipolar illness. Am J Psychiatry 141: 465

NOLEN WA (1984) Carbamazepine: an alternative in lithium-resistant bipolar disorders. In: EMRICH HM, OKUMA T, MÜLLER AA (eds) Anticonvulsants in affective disorders. Excerpta Medica, Amsterdam, pp 132–138

NOSEK TM (1981) How valproate and phenytoin affect the ionic conductances and active transport characteristics of the crayfish giant axon. Epilepsia 22: 651–665

OKUMA T, KISHIMOTO A, INOUE K, MATSUMOTO H, OGURA A, MATSUSHITA T, NAKAO T, OGURA C (1973) Anti-manic and prophylactic effects of carbamazepine (Tegretol) on manic depressive psychosis: a preliminary report. Folia Psychiatr Neurol Jpn 27: 283–297

OKUMA T, KISHIMOTO A, INOUE K, OGURA C, MOTO-IKE M (1975) Antimanic and prophylactic effects of carbamazepine on manic-depressive psychosis. Seishinigaku 17: 617–630

OKUMA T, INANAGA K, OTSUKI S, SARAI K, TAKAKASTI R, HAZAMA H, MORI A, WATANABE S (1981) A preliminary double-blind study of the effect of carbamazepine in prophylaxis of manic-depressive illness. Psychopharmacology 73: 95–96

OLPE HR, JONES RS (1983) The action of anticonvulsant drugs on the firing of locus coeruleus neurons: selective, activating effect of carbamazepine. Eur J Pharmacol 91: 107–110

OLPE HR, BAUDRY M, JONES RSG (1985) Electrophysiological and neurochemical investigations on the action of carbamazepine on the rat hippocampus. Eur J Pharmacol 110: 71–80

OMURA F (1984) Combined therapy of lithium and carbamazepine in bipolar affective disorders. Folia Psychiat Neurol Jpn 39: 401–402

PALMER GC, PALMER SJ, LEGENDRE JL (1981) Guanylate cyclase – cyclic GMP in mouse cerebral cortex and cerebellum: modification by anticonvulsants. Exp Neurol 71: 601–614

PERLMAN BJ, GOLDSTEIN DB (1984) Membrane-disordering potency and anticonvulsant action of valproic acid and other short-chain fatty acids. Mol Pharmacol 26: 83–89

PINDER RM, BROGDEN RN, SPEIGHT TM, AVERY GS (1977) Sodium valproate: a review of its pharmacological properties and therapeutic efficacy in epilepsy. Drugs 13: 81–123

PISANI F, NARBONE MC, FAZIO A, CRISAFULLI P, PRIMERANO G, D'AGOSTINO AA, OTERI G, DI PERRI R (1984) Effect of viloxazine on serum carbamazepine levels in epileptic patients. Epilepsia 25: 482–485

PLACIDI GF, LENZI A, LAZZARINI F, CASSANO GB, AKISKAL HS (1986) The comparative efficacy and safety of carbamazepine versus lithium: a randomized double-blind-3–year-trial in 83 patients. J Clin Psychiatry 47: 490–494

POST RM (1988) Time course of clinical effects of carbamazepine: implications for mechanisms of action. J Clin Psychiatry 49 [Suppl 4]: 35–46

POST RM, BALLENGER JC (1981) Kindling models for the progressive development of psychopathology: sensitization to electrical, pharmacological and psychological stimuli. In: VAN PRAAG HM (ed) Handbook of biological psychiatry, part IV. Marcel Dekker, New York, pp 610–651

POST RM, UHDE TW, BALLENGER J, SQUILLACE KM (1983) Prophylactic efficacy of carbamazepine in manic-depressive illness. Am J Psychiatry 140: 1602–1604

POST RM, BERETTINI W, UHDE TW, KELLNER C (1984) Selective response to the anticonvulsant carbamazepine in manic-depressive illness: a case study. J Clin Psychopharmacol 4: 178–185

POST RM, RUBINOW DR, UHDE TW, BALLENGER JC, LINNOILA M (1986) Dopaminergic effects of carbamazepine. Arch Gen Psychiatry 43: 392–396

PURDY RE, JULIEN RM, FAIRHURST AS, TERRY MD (1977) Effect of carbamazepine on the in vitro uptake and release of norepinephrine in adrenergic nerves of rabbit aorta and in whole brain synaptosomes. Epilepsia 18: 251–257

PUŻYŃSKI S, KŁOSIEWICZ L (1984) Valproic acid amide in the treatment of affective and schizoaffective disorders. J Affect Disord 6: 116–121

QUATTRONE A, CRUNELLI V, SAMANIN R (1978) Seizure susceptibility and anticonvulsant activity of carbamazepine, diphenylhydantoin and phenobarbital in rats with selective depletions of brain monoamines. Neuropharmacology 17: 643–647

RUDZIK AD, MENNEAR JH (1966) Antagonism of anticonvulsants by adrenergic blocking agents. Proc Soc Exp Biol Med 122: 278–280

SAWAYA MCB, HORTON RW, MELDRUM BS (1975) Effects of anticonvulsant drugs on the cerebral enzymes metabolizing GABA. Epilepsia 16: 649–655

SCHAUF CL, DAVIS FA, MARDER JA (1974) Effects of carbamazepine on the ionic conductances of myxicola giant axons. J Pharmacol Exp Ther 189: 538–543

SCHMIDT D (1982) Zur Hepatoxizität von Valproat. In: GROSDANOFF P, HESS R, SCHNIEDERS B, UEBERBERG H (Hrsg) Zur Problematik der arzneimittelbedingten Hepatoxizität. AMI-Berichte 1: 102–104

SCHMOCKER AM, HEIMANN H, EISERT HG (1976) Psychotropic action of tegretol in healthy test subjects. In: JANZ D (ed) Epileptology. G Thieme, Stuttgart, pp 187–189

SCHMUTZ M (1989) Tierexperimentelle Befunde zur Wirkung von Carbamazepin beim Alkoholentzug. In: MÜLLER-OERLINGHAUSEN B, HAAS S, STOLL K-D (Hrsg) Carbamazepin in der Psychiatrie. G Thieme, Stuttgart, S 53–57

SEMADENI GW (1976) Etude clinique de l'effect normothymique du di-propylacétamide. Acta Psychiatr Belg 76: 458–466

SHUKLA S, COOK BL, MILLER MG (1985) Lithium-carbamazepine versus lithium-neuroleptic prophylaxis in bipolar illness. J Affect Disord 8: 219–222

SILLANPÄÄ M (1981) Carbamazepine. Pharmacology and clinical uses. Acta Neurol Scand 64 [Suppl 88]

SIMLER S, CIESEIELSKI L, MAITRE M, KLEIN M, GOBAILLE S, MANDEL P (1981) Sur le méchanisme d'action d'un anticonvulsant, le dipropylaceétate de sodium. C R Soc Biol (Paris) 175: 114–119

SKERRITT JH, JOHNSTON GAR (1984) Modulation of excitant amino acid release by convulsant and anticonvulsant drugs. In: FARIELLO RG et al. (eds) Neurotransmitters, seizures, and epilepsy II, pp 215–224

SKERRITT JH, DAVIES LP, JOHNSTON GAR (1982) A purinergic component in the anticonvulsant action of carbamazepine? Eur J Pharmacol 82: 195–197

SLATER GE, JOHNSTON D (1978) Sodium valproate increases potassium conductance in Aplysia neurons. Epilepsia 19: 379–384

STRÖMGREN LS, BOLLER S (1985) Carbamazepine in the treatment and prophylaxis of manic-depressive disorders. Psychiat Dev 4: 349–367

SUCHY FJ, BALISTRERI WF, BUCHINO JJ, SONDHEIMER JM, BATES SR, KEARNS GL, STULL JD, BOVE KE (1979) Acute hepatic failure associated with the use of sodium valproate. N Engl J Med 300: 962–966

SVESTKA J (1985) Carbamazepine prophylaxis of affective psychosis (Intraindividual comparison with lithium). Activ Nerv Sup 27: 261

TAKEZAKI H, HANAOKA M (1971) The use of carbamazepine in the control of manic depressive states. J Clin Psychiatry 13: 173–182

TERRENCE CF, SAX M, FROMM GH, CHANG CH, YOO CS (1983) Effect of baclofen enantiomorphs on the spinal trigeminal nucleus and steric similarities of carbamazepine. Pharmacology 27: 85–94

THOMPSON P, HUPPERT F, TRIMBLE M (1980) Anticonvulsant drugs, cognitive function and memory. Acta Neurol Scand 62 [Suppl 80]: 75–81

TICKU MK, DAVIS WC (1981) Effect of valproic acid on [^{3}H]diazepam and [^{3}H]dihydropicrotoxinin binding sites at the benzodiazepine-GABA receptor-ionophore complex. Brain Res 223: 218–222

VENCOVSKY E, SOUCEK K, KABES J (1984) Prophylactic effect of dipropylacetamide in patients with bipolar affective disorders. In: EMRICH HM, OKUMA T, MÜLLER AA (eds) Anticonvulsants in affective disorders. Excerpta Medica, Amsterdam, pp 66–67

VOGLER J, ZIEGLGÄNSBERGER W (1986) Effect of carbamazepine and valproate on cortical neurons of the rat in vivo. In: SHAGASS C et al. (eds) Biological psychiatry 1985. Developments in psychiatry, vol 7. Elsevier, New York, pp 314–316

WALDMEIER PC (1987) Is there a common denominator for the antimanic effect of lithium and anticonvulsants? Pharmacopsychiatry 20: 37–47

WATKINS SE, CALLENDER K, THOMAS DR (1987) The effect of carbamazepine and lithium on remission from affective illness. Br J Psychiatry 150: 180–182

WEHR TA, GOODWIN FK (1979) Rapid cycling in manic-depressives induced by tricyclic antidepressants. Arch Gen Psychiatry 36: 555–559

WILLMORE LJ, WILDER BJ, BRUNI J, VILLARREAL HJ (1978) Effect of valproic acid on hepatic function. Neurology 28: 961–964

WILLOW M, CATTERALL WA (1982) Inhibition of binding of [^{3}H]batrachotoxinin A 20-alpha-benzoate to sodium channels by the anticonvulsant drugs diphenylhydantoin and carbamazepine. Mol Pharmacol 22: 627–635

WILLOW M, KUENZEL EA, CATTERALL WA (1984) Inhibition of voltagesensitive sodium channels in neuroblastoma cells and synaptosomes by the anticonvulsant drugs diphenylhydantoin and carbamazepine. Mol Pharmacol 25: 228–234

WINKEL R, LUX HD (1985) Carbamazepine reduces

calcium currents in helix neurones. 4th World Congress of Biological Psychiatry, Philadelphia, Sept 8–13 (Abstracts, p 441, 612.5)

WOLF R, TSCHERNE U, EMRICH HM (1988) Suppression of preoptic GABA release caused by push-pull-perfusion with sodium valproate. Naunyn Schmiedebergs Arch Pharmacol 338: 658–663

YASSA R (1982) An alternative to lithium therapy? Psychiat J Univ 7: 252–253

ZOHAR J, EBSTEIN RP, BELMAKER RH (1982) Adenylate cyclase as the therapeutic target site of lithium. In: EMRICH HM, ALDENHOFF JB, LUX HD (eds) Basic mechanisms in the action of lithium. Excerpta Medica, Amsterdam, pp 154–166

Neuro-Psychopharmaka, Bd. 3
Riederer P. / Laux G. / Pöldinger W. (Hrsg.)
© Springer-Verlag Wien 1993

10

Psychopharmakotherapie von Eßstörungen

M. M. Fichter

10.1 Einführung

In den letzten beiden Dekaden haben Magersucht und insbesondere bulimische Eßstörungen allem Anschein nach beträchtlich an Häufigkeit zugenommen. Die Prävalenz liegt für Mädchen und Frauen im Risikoalter zwischen 15 und 35 Jahre für Magersucht bei 1% und für Bulimia nervosa bei 1–3%, je nach Festlegung der diagnostischen Kriterien (SZMUKLER 1985, FAIRBURN und BEGLIN 1990). Beide Eßstörungen kommen ganz überwiegend, aber nicht ausschließlich, beim weiblichen Geschlecht vor – die Relation Frauen zu Männer beträgt etwa 12:1 (FICHTER 1989). Nach den diagnostischen Kriterien nach DSM III-R (AMERICAN PSYCHIATRIC ASSOCIATION 1987) ist Bulimia nervosa im wesentlichen definiert durch das Vorliegen wiederholter Episoden von „Freßanfällen"(mindestens zweimal pro Woche über drei Monate), das Gefühl, das Eßverhalten während der „Freßanfälle" nicht in Kontrolle halten zu können, das Vorliegen von Maßnahmen, die einer Gewichtszunahme entgegensteuern (z.B. Erbrechen, Fasten, Diät)

und eine andauernde übertriebene Beschäftigung mit Figur und Gewicht. Anorexia nervosa ist nach diesen Kriterien definiert durch ein Untergewicht von mindestens 15%, starker Angst vor Gewichtszunahme und dem Dickwerden, Körperschemastörungen und (bei Frauen) Amenorrhö.

Für Bulimia nervosa gibt es danach keine Gewichtsschwellen nach oben oder unten. In den in Bearbeitung befindlichen DSM IV-Kriterien wird bei der Diagnose Anorexia nervosa zwischen einer bulimischen und einer nicht-bulimischen Form unterschieden werden. Wenn die Kriterien für beide Diagnosen (Anorexia nervosa und Bulimia nervosa) zutreffen, soll nach der DSM IV die Diagnose (bulimische) Anorexia nervosa (und nicht mehr, wie in der DSM III-R, beide Diagnosen) gestellt werden.

Die mit Eßstörungen sehr vertraute, 1984 verstorbene Psychoanalytikerin Hilde BRUCH (1973), formulierte aufgrund ihrer klinischen Beobachtungen drei Kardinalbereiche für Magersucht, bulimische Eßstörungen und psychogenes Übergewicht:

1. Störungen des Körperschemas,
2. Störungen der proprio- und interozeptiven sowie der emotionalen Wahrnehmung und
3. ein alles durchdringendes Gefühl eigener Unzulänglichkeit.

Je nach unserem Blickwinkel können wir anorektische und bulimische Eßstörungen sehen:

1. als eine affektive Störung mit depressiver Symptomatik, dysfunktionalen Werthaltungen und Überzeugungen,
2. als suchtartiges Verhalten mit „Craving for Food" und Kontrollverlust hinsichtlich Essen,
3. als eine Form von Angsterkrankung, bei der Fasten bzw. „Freßanfälle" temporär ein emotionales Gleichgewicht zu geben vermögen, oder
4. (zumindest teilweise) als dissoziative Erkrankung mit Merkmalen einer Borderline-Persönlichkeitsstörung.

Wie immer im Einzelfall die Akzente gesetzt werden, es erscheint wichtig, im Rahmen der Therapie die von Hilde BRUCH herausgearbeiteten Defizite in der intero- und propriozeptiven sowie der emotionalen Wahrnehmung, zu bearbeiten, soziale Kompetenz zu vermitteln und die emotionale Ausdrucksfähigkeit zu verbessern.

Ätiologisch sind von Fall zu Fall soziokulturelle Faktoren, belastende Umweltereignisse und biologische Vulnerabilitätsfaktoren in unterschiedlicher Gewichtung bedeutsam. Eine Vielzahl körperlicher Symptome und medizinischer Komplikationen entstehen entweder als Folge einer temporär reduzierten Nahrungszufuhr (z.B. Kachexie, Veränderungen von neuroendokriner Sekretion und von Neurotransmittern) oder als Folge der bulimischen Symptomatik einschließlich Erbrechen und Laxantienabusus (z.B. Störungen des Elektrolyt- und Säurebasenhaushaltes, kardiale und renale Komplikationen, Sialadenose, Zahnschäden, Kardiainsuffizienz).
Manche Ärzte und Psychotherapeuten gehen davon aus, daß Anorexia und Bulimia nervosa ausschließlich in soziokulturellen und psychologischen Faktoren ihre Ursachen haben und lehnen, darauf aufbauend, eine medikamentöse Behandlung aus ideologischen Gründen ab. Diese Haltung erscheint genausowenig gerechtfertigt, wie eine einseitige biologische Betrachtungsweise. Sowohl soziokulturelle Faktoren, psychologische Konflikte und Belastungen als auch biologische Faktoren dürften von Fall zu Fall in unterschiedlicher Gewichtung zur Krankheitsentstehung dieser Eßstörungen beitragen.
Neuere Forschungen erbrachten wichtige Erkenntnisse über die Funktion des Hypothalamus in Interaktion mit anderen Hirnregionen und mit peripheren Sättigungsregulatoren. In tierexperimentellen Untersuchungen wurde die Bedeutung von $alpha_2$-adrenergen Rezeptoren im Nucleus paraventricularis des Hypothalamus und von $beta_2$-adrenergen Rezeptoren im perifornikalem Hypothalamus auf das Eßverhalten nachgewiesen. Auch serotonerge Neurone sind eng mit Sättigung und der Zufuhr von Kohlehydraten assoziiert. Bemerkenswert für die Reflektion eines psychopharmakologischen Therapieansatzes bei Magersucht und Bulimia nervosa sind auch Befunde, die sowohl für Magersucht (FICHTER 1985) als auch für Bulimia nervosa (FICHTER und NOEGEL 1990) hohe Konkordanzraten bei eineiigen im Vergleich zu zweieiigen Zwillingen nachwiesen. Dieser Befund legt die Existenz biologischer Vulnerabilitätsfaktoren für diese Eßstörungen nahe. Gegenwärtige Therapieansätze für Magersucht und Bulimia nervosa versuchen der Komplexität dieser Störungen Rechnung zu tragen und sind in der Regel multimodal (FICHTER 1990). Die Behandlung beinhaltet eine funktionale Analyse zwischen Belastungssituationen und dem Auftreten gestörten Eßverhaltens, Ernährungsberatung (Nutritional Management), Stabilisierung des Körpergewichts, Behandlung von Wahrnehmungsdefiziten, Vermittlung von sozialen Fertigkeiten zum angemessenen emotionalen Ausdruck, die Behandlung

depressiver Überzeugungen und Werthaltungen und des damit verbundenen erniedrigten Selbstvertrauens und – als eine Modalität bei Bulimia nervosa – eine medikamentöse Behandlung. Die folgende Übersicht beschränkt sich im wesentlichen auf die Darstellung und Diskussion der Ergebnisse kontrollierter Studien zur medikamentösen Behandlung von Anorexia und Bulimia nervosa (FICHTER 1993).

10.2 Psychopharmakologische Behandlung von Bulimia nervosa

Die meisten Untersuchungen zur medikamentösen Beeinflußbarkeit bulimischer Eßstörungen erfolgten mit trizyklischen und serotonergen Antidepressiva sowie Monoamin-Oxidase-Hemmern (vgl.Tabelle 10.1). Insgesamt waren die Ergebnisse hinsichtlich der Wirksamkeit zur Beeinflussung bulimischer Symptome (Heißhungerattacken, Erbrechen) sowie einer Reduktion zusätzlicher depressiver Symptome positiv; in den meisten kontrollierten Studien über Antidepressiva bei Bulimia nervosa ergab sich eine signifikante Besserung dieser Symptome im Vergleich zur Placebo-Gruppe.

10.2.1 Monoaminoxidase-Hemmer

Untersucht wurden in kontrollierten Studien die MAO-Hemmer Isocarboxazid und Phenelzin. Zu dem in Deutschland im Handel befindlichen traditionellen MAO-Hemmer (Tranylcypromin) liegen bis dato keine Ergebnisse kontrollierter Studien zur Bulimia nervosa vor. Isocarboxazid (KENNEDY et al. 1985) und Phenelzin (PRICE und BABAI 1987, WALSH et al. 1988) waren wirkungsvoll bezüglich einer Reduktion der Heißhungerattacken und einer Besserung der depressiven Symptomatik bei Bulimia. Allerdings liegt das wesentliche Problem für die Anwendung dieser Substanzen bei bulimischen Erkrankungen in ihren Nebenwirkungen. Ein nicht unbeträchtlicher Teil bulimi-

scher Patienten verfügt nicht über die erforderliche Kontrollmöglichkeit und Disziplin hinsichtlich der Einhaltung tyraminarmer Diät, welche die Verwendung dieser MAO-Hemmer erfordert. FAIRBURN und COOPER wiesen bereits 1983 auf dieses Problem hin. Kontrollierte Studien mit MAO-Hemmern bei Bulimia zeigten auch hohe Ausfallquoten. So nahmen in der Studie von WALSH et al. (1988) 9 von 31 Patienten (29%) nicht bis zum Ende (8. Woche) an der Studie teil. Reversible (selektive) Inhibitoren der Monoaminoxidase-A (RlMA's) haben aufgrund ihrer selektiven Wirkung ein geringeres Risiko für Blutdruckkrisen nach Tyraminzufuhr (BIECK 1989). Ergebnisse aus kontrollierten Untersuchungen über die Wirksamkeit selektiver Monoaminoxidasehemmer wie z.B. Moclobemid oder Brofaromin bei Bulimia nervosa wurden bis dato nicht publiziert. Lediglich KENNEDY et al. (1991) berichteten in einem Tagungsbeitrag über eine fehlende Wirksamkeit von Brofaromin hinsichtlich einer Reduktion von Heißhungerattacken bei Bulimia nervosa; es fand sich allerdings unter Brofaromin eine Reduktion in der Häufigkeit des Erbrechens.

10.2.2 Trizyklische Antidepressiva

Es liegen kontrollierte Studien zur Bulimia nervosa mit Amitriptylin, Imipramin und Desipramin vor. Die Ergebnisse waren hin-

Tabelle 10.1. Ergebnisse kontrollierter Untersuchungen (Verum vs. Placebo) zur psychopharmakologischen Behandlung von Bulimia nevosa (BN) bis 1991

Medikament	Autoren	Wirksamkeit des Medikaments im Vergleich zu Placebo hinsichtlich:			% Veränderung Häufigkeit „Freßattacken"		max. Dosis mg/Tag	Zeitdauer med. Therapie i.Wo.	Zahl der Patienten bei Ende	Anzahl Dropout n/N	Versuchsplan
		depr. Symptom	Heiß-hunger	Erbre-chen	Verum	Placebo					
Trizyklische Antidepressiva											
Imipramin	AGRAS et al. (1987)	sign[a]	sign[d]	sign	−72,4	−43,1	300	16	20	0/20	DB,R
	KAPLAN et al. (1987)	Trd.[c]	sign	?	?	?	?	6	11	?	C
	POPE et al. (1983,1985)[f]	sign	sign	?	−70,0	−0,0	200	6	19	4/22	DB,R
Amitriptylin	MITCHELL und GROAT (1984)[k]	sign	ns (Trend)	?	−72,1	−50,8	150	8	32	6/32	DB,R
Desipramin	BLOUIN et al. (1988)[i]	ns	sign	?	−40,0	?	150	6	9	?	C
	HUGHES et al. (1986)[g]	sign	sign	sign	−91,0	19,0	200	6	22	3/22	DB
	BARLOW et al. (1988)	?	sign	sign	−46,8	−2,4	150	15	24	23/47	C
	WALSH et al. (1991)[h]	z.T. sign	sign	sign	−47,0	+7,0	300	8	63	17/80	DB,R
Imipramin	MITCHELL et al. (1988/1990)	sign	sign	sign	−49,3	−2,5	300	12	57[b]	28/85[e]	DB,R
Monoaminoxidase-Hemmer											
Isocarboxazid	KENNEDY et al.(1988)	sign	sign	sign	−35,0	7,0	60	6	18	11/29	C
Phenelzin	WALSH et al. (1988)	sign	sign	?	−64,2	−5,5	90	8	50	13/62	DB,R
	PRICE und BARBAl (1987)[l]	sign	sign	sign	?	?	60	6	10	0/10	C
Brofaromin	KENNEDY et al.(1991)	?	ns	sign	−68,0	−64,0	200	8	28	10/38	DB,R
Serotoninerge Antidepressiva											
Fluoxetin	FREEMAN et al. (im Druck)	ns	sign	?	−51,4	16,8	80	6	33	? (15/18)	DB,R

(Fortsetzung siehe S. 561)

Tabelle 10.1. Fortsetzung

Medikament	Autoren	Wirksamkeit des Medikaments im Vergleich zu Placebo hinsichtlich:			% Veränderung Häufigkeit „Freßattacken"		max. Dosis mg/Tag	Zeit-dauer med. Thera-pie i.Wo.	Zahl der Patienten bei Ende	Anzahl Drop-out n/N	Ver-suchs-plan
		depr. Symptom	Heiß-hunger	Erbre-chen	Verum	Placebo					
	FICHTER et al. (1991)[k] (20/20)	ns	Trend	ns	?	?	60	5	40	0/40	DB,R
	FLUOXETINE BULIMIA COLLABORATIVE STUDY	sign	sign	?	−65,0	?	60	8	254	60/442 (127/127)	DB,R
	(1992)	Trend	Trend	?	−40,0	−	20	8	255	− (128/127)	DB,R
Serotoninerge Antidepressiva											
d-Fenfluramin	BLOUIN et al. (1987)	sign	sign z.T.	?	?	?	60	6	11	?	C
	ROBINSON et al. (1985)	? sign	ns	?	?	?	60	−	15	?	C
L-Tryptophan	KRAHN und MITCHELL (1985)	ns	ns	?	?	?	3000	4	13	?	DB,R
Sonstige relevante Studien											
Mianserin	SABINE et al. (1983)	ns	ns	?	?	?	60	8	36	14/50	R
Trazodon	POPE et al. (1989)[i]	ns	sign	sign	−31,0	21,0	400	6	42	4/46	DB,R

[a] Sign. Unterschied nach 6 Wochen, nicht aber nach 16 Wo.; [b] nur Patienten, die nur Verum oder nur Placebo (ohne Verhaltenstherapie) erhielten; [c] Trend = im Trend wirksam; [d] sign. statistisch = signifikanter Unterschied zwischen Verum und Placebo; [e] drop outs bis 10. Arztbesuch; [f] Kat. bis zu 2 J.; 95% zumind. partielle Besserung; Verwendung von DSM III-Kriterien; [g] 15 von 22 Pat. nach 1 Mo frei von Heißhungerattacken (HA); [h] anschließend 16 Wo und 6 Mo Katamnese: beträchtliche Rückfallhäufigkeit (HA); [i] plus Fenfluramin; [k] Verhaltenstherapie parallel zur medikamentösen Behandlung; [l] plus Nomifensin 200 mg; *ns* nicht signifikant, *DB* doppelblind, *r* randomisiert, *c* Crossover

sichtlich der Wirksamkeit insgesamt gut und hinsichtlich der Nebenwirkungen weniger kritisch als bei MAO-Hemmern. In den USA hat die medikamentöse Behandlung bulimischer Patienten mit trizyklischen Antidepressiva bzw. mit serotonergen Substanzen (z.B. Fluoxetin) eine weitere Verbreitung als in Deutschland gefunden. Nur in einer der in Tabelle 10.1 aufgeführten kontrollierten Studien zur Wirksamkeit trizyklischer Antidepressiva bei Bulimia zeigte sich keine signifikante Reduktion der Heißhungerattakken (MITCHELL und GROAT 1984); in dieser Studie war die medikamentöse Behandlung (Amitriptylin) mit Verhaltenstherapie kombiniert. Es ist möglich, daß sich bei dieser Kombination, ähnlich wie in den Studien von MARCUS et al. (1990) sowie FICHTER et al. (1991), kein zusätzlicher Effekt zur Verhaltenstherapie nachweisen ließ (Deckeneffekt). Bei den meisten kontrollierten Studien über trizyklische Antidepressiva bei Bulimia fand sich neben der antibulimischen Wirkung auch eine Besserung der depressiven Symptomatik. Es gibt allerdings kaum Anhaltspunkte dafür, daß die antibulimische Wirkung trizyklischer Antidepressiva unmittelbar mit ihrer depressionsreduzierenden Wirkung bei bulimischen Patienten zusammenhängt.

Antidepressiva mit serotoninerger Wirkung

Bis dato wurden im wesentlichen Fluoxetin und d-Fenfluramin hinsichtlich ihrer Wirksamkeit auf Bulimia nervosa untersucht. FREEMAN et al. (unveröffentlicht) fanden bei leicht übergewichtigen Patienten mit atypischer Eßstörung und Heißhungerattacken eine insgesamt positive Wirkung von Fluvoxamin, doch waren die beobachteten unerwünschten Arzneimittelwirkungen nicht unbeträchtlich. Mehrere weitere Studien mit Fluvoxamin bei bulimischen Symptomen stehen kurz vor dem Abschluß. Insgesamt hatten Antidepressiva mit seroto-

ninerger Wirkung (Fluoxetin und Fluvoxamin sowie d-Fenfluramin) positive Auswirkungen auf die bulimische Symptomatik, und im Vergleich zu MAO-Hemmern und trizyklischen Antidepressiva waren unerwünschte Arzneimittelwirkungen etwas geringer ausgeprägt. Die FLUOXETIN BULIMIA NERVOSA COLLABORATIVE STUDY GROUP (1992) führten in den USA eine große multizentrische Untersuchung zur Prüfung der Wirksamkeit von Fluoxetin bei Bulimia nervosa durch. Die Studie zeigte bei einer höheren Dosis (60 mg) eine statistisch signifikante Reduktion sowohl der bulimischen als auch der depressiven Symptomatik; dagegen zeigte eine niedrigere Dosis (20 mg), die der für Depressionen empfohlenen Dosis entspricht, auch bei der relativ großen untersuchten Patientenanzahl keine statistisch signifikante Besserung sondern lediglich einen Trend für eine Verminderung der bulimischen und depressiven Symptomatik. Unter der höheren Dosis von Fluoxetin (60 mg/die) zeigten „Freßattacken" in ihrer Häufigkeit eine Reduktion um 65%. Auch FREEMAN et al. (im Druck) fanden bei Patienten mit Bulimia nervosa unter Fluoxetin eine Verminderung der depressiven Symptomatik. HAWTHORNE und LACEY (1992) berichteten bei einem Einzelfall über schwere Nebenwirkungen. FICHTER et al. (1991) beobachteten bei stationär behandelten Patientinnen mit Bulimia nervosa keinen zusätzlichen Effekt von Fluoxetin, der über die Auswirkungen eines intensiven, stationären psychotherapeutischen Behandlungsprogamms hinausging. Die Studie stellte vermutlich einen besonderen „Härtetest" für das Medikament dar und es ist plausibel, daß ein „Deckeneffekt" (Ceiling Effect) vorlag. Eine von Patientinnen üblicherweise begrüßte Nebenwirkung von Fluoxetin und anderen serotonergen Substanzen ist die Verminderung von Appetit und die damit verbundene Gewichtsabnahme. Dies vermindert für die Patienten, die ohnehin den intensiven Wunsch haben, schlank zu werden oder zu bleiben, den gesellschaftlichen und inneren Druck nach Schlankheit. Allerdings ist dieser Effekt nur solange vorhanden, wie das Medikament eingenommen wird. Die Compliance der Patienten für eine längerfristige Einnahme eines Medikamentes ist unter diesen Voraussetzungen bei bulimischen Patienten für serotonerge Substanzen besser als für trizyklische Antidepressiva. Letztere haben meist eine appetit- und gewichtssteigernde Wirkung. Kontrollierte Studien mit d-Fenfluramin (ROBINSON et al. 1985, BLOUIN et al. 1987) zeigten insgesamt positive Ergebnisse.

10.2.3 Sonstige Psychopharmaka

HSU et al. (1987) berichteten vorläufige Ergebnisse einer an 13 Patienten mit Bulimia nach den DSM III-Kriterien unter **Lithiumkarbonat** (vergl. auch HSU 1984). Sowohl unter Lithium als auch unter Placebo nahm die bulimische Symptomatik (Anzahl von „binge eating and purge episodes") um 70% ab. Die mit Lithium behandelte Gruppe unterschied sich im Ergebnis (Häufigkeit von „Freßattacken" bzw. Erbrechen) nicht signifikant von der Placebogruppe. Hinsichtlich einer Abnahme depressiver Symptome fand sich lediglich ein Trend zugunsten der Lithiumgruppe. Die Autoren hoben die Bedeutung, begleitende Behandlungen zu spezifizieren, hervor. Ergebnisse kontrollierter Studien über Lithium bei Bulimia nervosa stehen derzeit allerdings noch aus. POPE JR et al. (1989) und HUDSON et al. (1989) beobachteten einen mäßig antibulimischen Effekt von **Trazodon** bei Patienten mit Bulimia nervosa; in dieser Untersuchung traten Nebenwirkungsraten nur in geringem Ausmaß auf und die Ausfallquote war gering. Untersuchungen über die Wirksamkeit für **Bupropion** bei Bulimia nervosa (HORNE et al. 1988) wurden abgebrochen, nachdem bei 4 von 51 Patienten Grand Mal-Anfälle

aufgetreten waren. In einer Übersichtsarbeit über elektrophysiologische Abnormitäten bei Bulimia kamen POPE et al. (1989) zu der Folgerung, daß diese „keine wesentliche Rolle bei Bulimia spielen ...". In EEG-Untersuchungen dazu von POPE et al. sowie von WERMUTH et al. (1977), MITCHELL et al. (1983) und KAPLAN (1987) fanden sich keine ungewöhnlich hohen Raten und EEG-Veränderungen bei Patienten mit Bulimia nervosa. Unter trizyklischen Antidepressiva wurde bisher keine nennenswerte Erhöhung der Häufigkeit von zerebralen Krampfanfällen bei Bulimia (nervosa) beobachtet (POPE et al. 1983). Die unter Bupropion beobachtete Häufung zerebraler Anfälle könnte zufällig sein oder die Folge einer noch unbekannten Wirkung des Medikamentes darstellen. Zu dieser generellen Thematik ist auch zu bedenken, daß Alkohol- und Medikamentenabusus bei bulimischen Patienten gehäuft vorkommen und damit auch Entzugskrämpfe vermehrt auftreten können.

In einer Studie von SABINE et al. (1983) fand sich keine antibulimische und keine antidepressive Wirkung von **Mianserin** bei Patienten mit Bulimia nervosa; allerdings wurde bei dieser Studie die Verwendung einer relativ geringen Dosis sowie die kleine Anzahl untersuchter Patienten kritisiert.

Studien mit **Opiatantagonisten**, wie das oral verabreichbare Naltrexon (JONAS und GOLD 1986, 1987, IGOIN-APFELBAUM und APFELBAUM 1987) zeigten keine überzeugend positive Wirkung hinsichtlich Eßstörung und depressiver Symptomatik. Bezüglich des Effektes intravenöser Gaben von Naloxon berichteten MITCHELL et al. (1986) eine Abnahme der bei „Freßattacken" konsumierten Nahrungsmenge; dagegen zeigten Infusionen einer anderen appetitmindernden Substanz (CCK-8) keinen Effekt bei Bulimia. Eine Studie, in der eine höhere Dosis von Naltrexon bei Patienten mit Bulimia nervosa Verwendung fand, mußte wegen Hepatotoxizität abgebrochen werden (MITCHELL et al. 1989, 1990). ALGER et al.

(1991) fanden bei über- und normalgewichtigen Frauen mit bulimischer Symptomatik weder für Naltrexon noch für Imipramin eine signifikante Abnahme der Häufigkeit bulimischer Symptome. Lediglich die Dauer der Heißhungerattacken wurde bei normalgewichtigen Frauen durch Naltrexon und bei übergewichtigen Frauen durch Imipramin signifikant reduziert. Die Autoren hoben die hohe Placebo-Responserate hervor. Hier würde interessieren, inwieweit begleitende andere Behandlungen (implizit oder explizit) stattfanden, sowie deren Art und Umfang.

10.3 Psychopharmakologische Behandlung der Magersucht

10.3.1 Neuroleptika

Ende der 50er und in den 60er Jahren wurde Chlorpromazin und andere **Neuroleptika** in England (DALLY und SARGANT 1960) und in Deutschland (FRAHM 1966) für sich allein oder in der Kombination mit Sondenernährung und Bettruhe klinisch in der stationären Behandlung Magersüchtiger eingesetzt, ohne daß dafür eine empirische Grundlage bestanden hätte. Zum Teil wurden damals auch sehr hohe Dosen (z.B. von DALLY und SARGANT mehr als 1000 mg Chlorpromazin/Tag in Kombination mit 40 bis 80 Einheiten Insulin pro Tag) verordnet, was erhebliche Nebenwirkungen mit sich brachte (u.a. zerebrale Krampfanfälle bei bis zu 1/4 der Patienten). Für eine Magersüchtige ist dies eine beträchtliche Tortur, mit der ihre Bestrebungen dünn zu sein mit Gewalt gebrochen werden. Über die kurz- und langfristige Wirksamkeit dieses Vorgehens, das inzwischen der Medizingeschichte angehört, ist so gut wie nichts ist bekannt. HOW und DAVIDSON (1977) beschrieben zwei Fälle von Magersucht mit hämolytischer Anaemie, die durch Chlorpromazin induziert war. Auch eine Spätdyskinesie nach langfristiger neuroleptischer Behandlung wurde bei Magersucht beschrieben (CONDON 1986). Erst in späteren Jahren wurden kontrollierte Studien über die Wirksamkeit von Neuroleptika bei Magersucht durchgeführt – insgesamt mit negativen Ergebnissen. HOES (1980) postulierte eine dopaminerge Überfunktion bei Magersucht als Folge von Kupfermangel und einer erniedrigten Aktivität der Dopamin-beta-Hydroxylase. In einer unkontrollierten Studie mit 8 Magersüchtigen meinte er positive Auswirkungen durch Pimozid und Kupfersulfat zu sehen. HALMI et al. (1983) berichteten über eine verminderte Response von Wachstumshormonen auf Stimulation L-DOPA und über eine verminderte Response von Prolaktin nach Stimulation mit dem Dopaminantagonisten Chlorpromazin. Sie schlossen aus ihren Befunden auf einen Defekt des negativen Feedbacks hinsichtlich der Dopaminsynthese, wie z.B. eine Störung am postsynaptischen Dopaminrezeptor bei Magersucht. VANDEREYCKEN et al. (1982) untersuchten das Diphenylbutylpiperidinderivat Pimozid bei 18 Magersüchtigen; sie fanden darunter eine etwas größere, statistische aber nicht signifikante Gewichtszunahme im Vergleich zu Placebo. Parallel zur medikamentösen Behandlung (Pimozid bzw. Placebo) erfolgte auch eine Verhaltenstherapie (Kontingenzmanagement). In einer späteren Studie (VANDEREYCKEN 1984) wurde bei 18 Magersüchtigen – ebenfalls in einem Crossover-Versuchsplan – die Wirksamkeit von Sulpirid geprüft, das mehr im mesolimbischen als im nigrostriatären System über eine Blockade der D_2-Rezeptoren wirksam ist. Die Studie ergab keine signifikanten positiven Auswirkungen hinsichtlich Gewichtszunahme, keine Besserung der anorektischen Einstellungen und keine Besserung der Stimmung.

10.3.2 Cyproheptadin

In mehreren anderen Studien wurde **Cyproheptadin** hinsichtlich seiner Wirksamkeit bei Magersucht untersucht. Cyproheptadin ist ein potenter Serotonin-Antagonist. Ein wesentliches Motiv für den Einsatz von Cyproheptadin bei Magersucht dürfte es gewesen sein, die appetitsteigernden Wirkung des Medikamentes bei untergewichtigen Magersüchtigen zu nutzen. In klinischen Fallstudien war bei Magersüchtigen eine Gewichtszunahme beobachtet worden (BENADY 1970). Allerdings zeigten spätere kontrollierte Untersuchungen von VIGERSKY et al. (1977) sowie GOLDBERG et al. (1979) keinen nennenswerten Effekt von Cyproheptadin bei Magersüchtigen hinsichtlich einer Gewichtszunahme; auch fand sich keine Besserung anorektischer Einstellungen und keine Besserung der depressiven Stimmung. In einer Untersuchung von HALMI et al. (1982, 1986) fand sich bei 72 Magersüchtigen nur ein marginaler Effekt von Cyproheptadin hinsichtlich Gewichtszunahme und Stimmung. Bemerkenswert und bis dato unrepliziert ist ein differentieller Therapieeffekt, der sich in dieser Studie zeigte: Cyproheptadin verminderte signifikant die Therapieeffizienz für bulimisch Magersüchtige bezüglich Gewichtszunahme (im Vergleich zu Placebo bzw. Amitriptylin) und erhöhte signifikant die Therapieeffizienz für nicht bulimisch Magersüchtige.

10.3.3 Trizyklische Antidepressiva

Auch **trizyklische Antidepressiva**, die ebenfalls eine appetitsteigernde Wirkung aufweisen, wurden hinsichtlich ihrer Wirksamkeit auf die magersüchtige Symptomatik überprüft. In einer Reihe von Untersuchungen fand sich eine Häufung depressiver Erkrankungen bei Familienangehörigen von Magersüchtigen (GERSHON 1984) und eine relativ hohe Rate depressiver Symptome bei den Magersüchtigen selbst. Auch wurden ähnliche neuroendokrine Befunde beschrieben wie sie bei „Major Depression" berichtet worden waren. Die Arbeitsgruppe um HUDSON und POPE am McLean-Hospital/ Harvard University in Boston stellten auf dieser Basis die These auf, daß anorektische und bulimische Eßstörungen eine nosologische Untergruppe affektiver Erkrankungen seien und leiteten daraus auch therapeutische Implikationen ab (HUDSON et al. 1983). In einer größeren Zahl unkontrollierter Studien wurden Antidepressiva bei Magersucht eingesetzt, und sie schienen eine positive Wirkung auf den Verlauf zu haben (MILLS 1973, NEEDLEMAN und WABER 1976, WHITE und SCHMAULTZ 1977, HUDSON et al. 1985). Kontrollierte Studien mit trizyklischen Antidepressiva zur Behandlung von Magersucht liegen bis dato nur wenige vor. LACEY und CRISP (1980) und CRISP et al. (1987) beschrieben eine Studie mit 16 Magersüchtigen unter Verwendung des starken, aber nicht ganz spezifischen Serotonin-Wiederaufnahmehemmers Clomipramin. Clomipramin stellt das chlorierte Imipramin dar. Die Gesamtwirkung von Clomipramin hinsichtlich des Neurotransmitters Serotonin im ZNS ist somit im Wesentlichen der von Cyproheptadin entgegengesetzt. Die Tatsache, daß sowohl Serotonin-Antagonisten (Cyproheptadin) als auch Serotonin-Agonisten (Clomipramin, Fluoxetin) sowie sowohl Dopamin-Blocker (Neuroleptika) als auch Dopamin-Agonisten (Bromocryptin vergl. HARROWER 1977) zur Behandlung von Magersucht untersucht wurden, zeigt den Mangel an konsistenter Hypothesenbildung für Psychopharmakastudien bei Anorexia nervosa auf. Die Arbeitsgruppe von CRISP in London fand unter Clomipramin im Vergleich zu Placebo eine

– allerdings nur anfangs auftretende – Steigerung des Appetits; über den gesamten Behandlungszeitraum hatte Clomipramin weder eine signifikante Wirkung auf Gewichtszunahme noch auf Stimmung oder Körperaktivität. Zu einem anderen klassischen trizyklischen Antidepressivum, dem Amitriptylin liegen zwei kontrollierte Untersuchungen vor. BIEDERMAN et al. (1985) gaben Magersüchtigen in einer randomisiert doppelblinden Studie bis zu 120 mg Amitriptylin bzw. Placebo. Es fand sich weder eine signifikante Gewichtszunahme noch eine Beeinflußung anderer Symptome der Eßstörung oder der Depressivität. Hinsichtlich der Plasmaspiegel zeigte sich eine große Streubreite. Die unerwünschten Arzneimittelwirkungen waren unter Amitriptylin insgesamt beträchtlich. Dies spiegelt sich möglicherweise auch darin wieder, daß 18 der insgesamt 43 für die Studie in Frage kommenden Patienten die Teilnahme an der Studie verweigerten. In einer anderen, oben bereits erwähnten Studie mit Amitriptylin im Vergleich mit Cyproheptadin und Placebo (HALMI et al. 1982, 1986) wurden 72 Magersüchtige behandelt. Die Ergebnisse hinsichtlich Cyproheptadin wurden bereits berichtet. Bezüglich Amitriptylin (Dosis bis 160 mg/die) fand sich weder eine signifikante Auswirkung auf das Körpergewicht noch auf die Stimmung.

10.3.4 Andere Psychopharmaka

FERGUSON (1987) und GWIRTSMAN et al. (1990) behandelten eine kleine Patientenzahl (N = 6) mit dem Serotonin-Wiederaufnahmehemmer **Fluoxetin**; sie berichteten positive Effekte hinsichtlich Gewichtszunahme und Abnahme depressiver Symptomatik. Die Ergebnisse kontrollierter Studien mit größeren Patientengruppen stehen allerdings aus.
GROSS et al. (1981) untersuchten **Lithium** im

Vergleich zu Placebo auf seine Wirksamkeit bei Magersüchtigen. In einer kontrollierten Studie (randomisiert, doppelblind) mit 16 Magersüchtigen fanden die Autoren erst gegen Ende der Behandlung eine signifikant erhöhte Gewichtszunahme während sich positive Auswirkungen auf die Stimmung nicht fanden. Mehr als die Hälfte aller Magersüchtigen sind bulimisch Magersüchtige. Bei Magersüchtigen mit bulimischer Symptomatik (mehr als die Hälfte der Magersüchtigen) dürfte die Behandlung mit Lithium aufgrund des schmalen „therapeutischen Fenster" von Lithium nicht unproblematisch sein, da sich aus dem unkontrollierten Eßverhalten Probleme bezüglich Unterdosierung oder toxischer Wirkung bei Überdosierung ergeben können.
Für Neuroleptika, trizyklische Antidepressiva und Cyproheptadin war die appetitanregende Wirkung ein wesentlicher Gedanke, diese Substanzklassen bei Magersüchtigen überhaupt einzusetzen. Dieser Ansatz erscheint insofern naiv, als Magersüchtige in der Regel keinen verminderten Appetit haben, sondern im Rahmen ihrer bestehenden Psychodynamik – trotz des vorhandenen Hungers oder Appetits – fasten. Bis dato wurde empirisch nicht untersucht, in welcher Weise appetitstimulierende Medikamente bei Magersüchtigen die Psychodynamik beeinflussen. Nach klinischen Beobachtungen scheinen Magersüchtige nicht selten kognitiv gegenzuregulieren, wenn sie ein Medikament mit appetit- und gewichtssteigernder Wirkung einnehmen und eher noch mehr zu fasten. Viele Magersüchtige wehren sich auch, appetitssteigerende Medikamente überhaupt einzunehmen.
Eine Reihe anderer Substanzen, die in kontrollierten Untersuchungen ingesamt aber ohne nennenswerten Effekt bei Magersüchtigen untersucht wurden, sollen im Folgenden kurz erwähnt werden. CASPER et al. (1987) untersuchten den alpha$_2$-adrenergen Rezeptoragonisten **Clonidin** als orale Medikation bei Magersüchtigen. Clonidin war

hinsichtlich einer Besserung der Symptome der Magersucht unwirksam, zeigte jedoch erheblich Nebenwirkung (Bradykardie, Blutdrucksenkung), so daß es für die Behandlung von Magersüchtigen nicht empfohlen werden kann. Theoretische Basis für die Durchführung dieser Untersuchung waren Befunde über die Bedeutung nor-adrenerger Mechanismen besonders im Hypothalamus für die Kontrolle von Hunger und Sättigung (LIEBOWITZ 1983).

MOORE und MILLS (1981) bauten auf vorläufigen Befunden einer erhöhten Opiataktivität im Nervenwasser von Magersüchtigen (KAYE et al. 1982, BARANOWSKA et al. 1984) auf und untersuchten die Wirkung des **Opiatantagonisten** Naloxon; sie berichteten über eine gewichtssteigernde Wirkung bei Gabe von 3,2 bis 6,4 mg Naloxon pro Tag. Später wurde die mögliche Wirksamkeit von Opiatantagonisten bei Magersüchtigen allerdings nicht konsequent weiterverfolgt.

Am National Institute of Mental Health untersuchten GROSS et al. (1983) Tetrahydrocannabinol (THC) hinsichtlich seiner Auswirkung auf den Gewichtsverlauf bei Magersüchtigen; die Substanz zeigte sich hier hinsichtlich einer Gewichtszunahme als unwirksam und führte bei mehreren der 11 untersuchten Patienten zu dysphorischen Reaktionen, so daß die Behandlung mit THC abgebrochen werden mußte. In der gleichen Untersuchung wurde auch **Diazepam** (15 mg) bei Magersüchtigen geprüft. Auch Diazepam zeigte keine substantielle Wirkung hinsichtlich Gewichtszunahme, Einstellungsänderung und Stimmungsaufhellung. Ansonsten wurden Anxiolytika bei Magersüchtigen kaum in kontrollierten Untersuchungen untersucht. Ein wesentlicher Grund dafür dürfte in der potentiellen Abhängigkeitsgefahr für diese Patientengruppe liegen.

Magersüchtige weisen, vermutlich als Folge des Untergewichts, eine verzögerte Magenentleerung auf (ROBINSON et al. 1988). Das Symptom ist mit Gewichtsrestitution reversibel (RIGAUD et al. 1988). Die Patienten klagen nicht selten über epigastische und andere Verdauungsbeschwerden – sei es als Folge der verzögerten Magenentleerung oder als rationalisierende Erklärung gegenüber den Arzt für mangelnde Gewichtszunahme. Antidopaminerge und cholinerge Substanzen schienen in unkontrollierten Studien für diese Symptomatik Erleichterung zu bringen (DUBOIS et al. 1979, SALEH und LEBWOHL 1979, RUSSELL et al. 1983, STACHER et al. 1985). Kontrollierte Studien mit **Domperidon** (CRAIGEN et al. 1987) sowie mit **Metoclopramid** (MOLDOFSKY et al. 1977 [N = 5, Crossover-Versuchsplan 30 mg/Tag]) zeigten außer einer Besserung „dyspeptischer Beschwerden" keine eindeutig positiven Ergebnisse bezüglich einer Normalisierung der Magenentleerung.

Magersüchtige haben (per definitionem) eine Amenorrhoe. Diese ist Ausdruck einer Regression der Sekretionsmuster der Sexualhormone bis auf ein infantiles Niveau. Kachektisch Magersüchtige haben ein infantiles Sekretionsmuster des von der Hypophyse ausgeschütteten luteinisierenden Steuerhormones für die Gonadenfunktion (LH). Damit verbunden bestehen nur sehr niedrige Plasmaspiegel für Östrogene und Gestagene. In zurückliegenden Jahrzehnten wurde viel darüber debattiert, inwieweit eine Östrogen-/Gestagensubstitution bzw. eine Induktion der Regelblutung z.B. durch Clomiphen oder LH/RH-Infusionen in der routinemäßigen Behandlung Magersüchtiger indiziert ist. Erst in den letzten Jahren wurden Kliniker und Wissenschaftler auf eine mit dem Hypogonadismus verbundene Gefahr für Magersüchtige aufmerksam. Ein über längere Zeit bestehendes Untergewicht führt z.B. bei Magersüchtigen aufgrund der unzureichenden Mineralisation der Knochen zu einer Osteoporose (RIGOTTI et al. 1984, SALISBURY und MITCHELL 1991) und diese scheint mit einer späteren Gewichtszunahme nicht reversibel zu sein (RIGOTTI et al. 1991). Deshalb wird neuerdings für chro-

nisch Magersüchtige eine Kalziumsupple-
mentation und **Östrogen/Gestagen-Sub-
stitution** ernsthaft erwogen und empfohlen, um damit langfristigen Risiken einer
Osteoporose (z.B. multiple Faktoren) entgegenzuwirken.

10.4 Kritische Folgerungen

Ergebnisse psychopharmakologischer Untersuchungen bei **Anorexia nervosa** sind
hinsichtlich der Wirksamkeit der untersuchten Substanzen bis dato wenig ermutigend.
Auch erscheint die Compliance Magersüchtiger oft unzureichend, speziell wenn ihnen
bekannt ist, daß das verabreichte Medikament die Gewichtszunahme fördert. Auf
dem derzeitigen Stand ist die medikamentöse Behandlung von Magersucht eher Einzelfällen vorbehalten, z.B. Magersüchtige mit
ausreichender Compliance, zusätzlichen affektiven Symptomen und Häufung affektiver Erkrankungen in der Familie. Im Vergleich zur Magersucht waren die Ergebnisse
kontrollierter Untersuchungen zur medikamentösen Behandlung von **Bulimia nervosa** mit trizyklischen Antidepressiva (Desipramin, Imipramin, Amitriptylin) mit Serotonin-Agonisten (Fluoxetin, d-Fenfluramin)
und mit einigen anderen antidepressiven
Substanzen (Trazodon) deutlich positiver.
Im folgenden werden theoretische, methodische und praktische Aspekte der Behandlung anorektischer und bulimischer Eßstörungen mit psychopharmakologisch
wirksamen Substanzen diskutiert.

10.4.1 Theoretische Aspekte

Antidepressiva finden bei verschiedenarti-
gen Krankheitsbildern wie z.B. chronischen
Schmerzsyndromen, Zwangserkrankungen, bulimischen Eßstörungen, Enuresis
und Depression Einsatz. HUDSON und POPE
(1990) stellten die Hypothese auf, daß diese
Erkrankungen über das Ansprechen auf
Antidepressiva hinaus nosologische Ge-
meinsamkeiten aufweisen. In einer früheren
Arbeit (HUDSON et al. 1983) vertraten sie die
These einer nosologischen Entität von anorektischen und bulimischen Eßstörungen
mit Depression. Als Argumentation dafür
wurde angeführt, daß diese Krankheitsbilder auf eine depressive Medikation ansprechen, zum Teil ähnliche Veränderungen an
Neurotransmittern und hinsichtlich der neuroendokrinen Sekretion haben und bezüglich Eßstörungen eine Häufung affektiver
Erkrankungen bei Familienangehörigen berichtet wurde. Diese These ist keineswegs
unumstritten. So konnte gezeigt werden,
daß depressive Symptome bei bulimischen
Patienten phänomenologisch andersartig
sind als bei Depression (COOPER und FAIR-
BURN 1986). FAIRBURN et al. (1985) wies auch
daraufhin, daß die depressive Symptomatik
bei Bulimia durch eine spezifische psychologische Intervention hinsichtlich des Eßverhaltens ebenfalls Besserung zeigt. Nach
MURPHY et al. (1985) impliziert die Wirksamkeit von Antidepressiva bei verschiedenen
Erkrankungen nicht, daß diese Manifestatio-
nen einer Depression darstellen. Auch
konnte gezeigt werden, daß depressive
Symptome als Folge temporär reduzierter
Nahrungszufuhr auftreten, und daß Veränderungen an neuroendokriner und Neuro-
transmittersekretion bei Anorexia und
Bulimia nervosa im wesentlichen Folge temporär reduzierter Nahrungszufuhr darstellt
(FICHTER 1985, FICHTER et al. 1986).
Sehr wenig präzises ist über den **Wirkmechanismus** von Psychopharmaka hinsichtlich der Besserung der bulimischen bzw.
anorektischen Symptomatik einerseits und
der depressiven Symptomatik bei Anorexia

oder Bulimia nervosa bekannt. Eine Reihe von Beoachtungen scheinen mehr die These zu bestätigen, daß der antibulimische und der antidepressive Effekt der untersuchten Substanzen auf unterschiedliche Wirkmechanismen zurückgeht. So wurde über eine unterschiedliche Zeitdauer bis zum Ansprechen auf die Medikation für bulimische bzw. depressive Symptome berichtet. Die Veränderungen der bulimischen und depressiven Symptomatik erfolgen unter antidepressiver Behandlung bei Bulimia nervosa häufig nicht parallel; so kann sich die depressive Symptomatik bessern und die bulimische Eßstörung unverändert bleiben und umgekehrt (BROTMAN et al. 1984, BLOUIN et al. 1987). Bemerkenswert ist auch die Tatsache, daß sich bei einer großen multizentrischen Studie mit Fluoxetin die für Bulimia nervosa wirksame Dosis (60 mg) deutlich über der für Depression empfohlenen Dosis (20 mg) liegt. Nachdem verschiedenartige Antidepressiva bei Bulimia nervosa wirksam waren, scheinen sowohl noradrenerge als auch serotoninerge neuronale Mechanismen für die psychopharmakologische Behandlung von Bulimia nervosa eine Rolle zu spielen.

Bis dato ergaben Studien zur medikamentösen Behandlung von Anorexia oder Bulimia nervosa keine Hinweise für eine **differentielle Therapieindikation**. Die Ergebnisse der vorliegenden Studien geben für die Entscheidungen in der Praxis, welcher Patient mit welchem Medikament, mit welcher Medikamentenkombination, mit Psychotherapie statt mit einem Medikament, mit einem Medikament statt mit Psychotherapie oder mit einer Kombination von Psychotherapie und Medikament behandelt werden soll, keinerlei Hilfe. Lediglich in der Studie von HALMI et al. (1986) zeigte sich ein differentieller Therapieeffekt von Cyproheptadin im Sinne einer antitherapeutischen Wirkung bei bulimisch Magersüchtigen. Dieser Befund bedarf, bei den insgesamt schwach ausgeprägten Ergebnissen dieser wie an-

derer Studien zur Psychopharmakotherapie bei Anorexia nervosa allerdings der Replikation.

Über **Interaktionseffekte zwischen medikamentöser Behandlung und Psychotherapie** bei Eßstörungen ist kaum etwas bekannt. MITCHELL et al. (1990) führten dazu eine beachtenswerte randomisierte doppelblinde Studie mit folgenden vier Behandlungsbedingungen bei Bulimia nervosa gemäß DSM-III durch:

1. Placebo alleine,
2. Imipramin alleine,
3. Gruppenbehandlung und Placebo und
4. Gruppenbehandlung und Imipramin.

Die Ergebnisse zeigten einen statistisch signifikanten Effekt von Imipramin alleine vs. Placebo bezüglich Verbesserung von Eßstörung und depressiver Symptomatik. Die verhaltenstherapeutische Gruppenbehandlung (plus Placebo) zeigte einen statistisch signifikanten und klinisch substantiellen Zusatzeffekt im Vergleich zur Behandlung ausschließlich mit Imipramin (und im Vergleich zu Placebo allein). Dagegen zeigte die Kombination von Gruppenbehandlung plus Imipramin insgesamt keinen nennenswerten zusätzlichen Effekt im Vergleich zur Behandlungsbedingung Gruppentherapie plus Placebo.

10.4.2 Methodische Aspekte

Patientenselektion und diagnostische Ein- und Ausschlußkriterien waren in einzelnen Untersuchungen unterschiedlich. Es dürfte eine Rolle spielen, ob Patienten für eine Studie über Zeitungsannoncen gewonnen werden (z.B. MARCUS et al. 1990), eine ambulante Behandlung suchten (z.B. MITCHELL et al. 1990) oder die Untersuchung im Rahmen einer stationären Behandlung stattfand (z.B. FICHTER et al. 1991). Viel spricht dafür, daß Patienten dieser unterschiedlichen Quellen eine sehr ähnliche und zum Zeitpunkt der Erfassung ebenso stark ausgeprägte Eßstörung aufweisen können, sich aber hinsichtlich zusätzlich bestehender psychopathologischer Auffälligkeiten und **Komorbidität** mit anderen psychischen und körperlichen Erkrankungen deutlich unterscheiden. In künftigen Studien sollte nicht nur die Pathologie des Eßverhaltens beschrieben, sondern auch die sonstige Psychopathologie im Detail mit strukturierten Interviews (z.B. SKID, CIDI) erfaßt werden. Nicht in allen in Tabelle 10.1 aufgeführten, kontrollierten Studien zur medikamentösen Behandlung von Bulimia nervosa wurden dieselben **diagnostischen Kriterien** für die Eßstörung zugrunde gelegt. Ältere Studien basieren auf den DSM-III Kriterien (AMERICAN PSYCHIATRIC ASSOCIATION 1980), die gegenüber den neueren DSM-III-R Kriterien etwas breiter gefaßt sind und mehr Personen mit einschließen. Auch wenn Anorexia und Bulimia nervosa hinsichtlich des gestörten Eßverhaltens z.B. in den DSM III-R Kriterien klar definiert sind, dürfte es sich trotz der phänomenologischen Homogenität von Magersucht bzw. Bulimia nervosa bei jeder der beiden Erkrankungen um ein **nosologisch uneinheitliches Krankheitsbild** handeln. Anorexia bzw. Bulimia nervosa stellen vermutlich die gemeinsame Endstrecke einer Vielzahl unterschiedlicher pathogenetischer Faktoren dar. Künftige Untersuchungen zur medikamentösen Behandlung von Anorexia und Bulimia nervosa könnten einzelne Subgruppen, wie z.B. in der Untersuchung von HALMI et al. (1986) geschehen, mehr herausarbeiten.

Ein wichtiger, in der Diskussion der Ergebnisse zahlreicher Studien über pharmakologische Effekte bei anorektischen und bulimischen Eßstörungen völlig ungenügend beachteter Aspekt ist die Frage von **Umfang, Art und Auswirkung begleitender Behandlungen** parallel zur pharmakologischen Behandlung (GRIFFITH et al. 1987). Eine psychopharmakologische Studie erfor-

dert es auch, den Patienten aufzuklären und ihn im Verlauf der Studie zu begleiten, zu befragen und seine Fragen zu beantworten. So gut wie immer hat der Patient Anliegen, die über die Verschreibung und Einnahme eines Medikamentes hinausgehen. In der Beschreibung und Diskussion der Ergebnisse psychopharmakologischer Untersuchungen wird in der Regel das Studienprotokoll berichtet, kaum aber die Fakten über zusätzliche, potentiell therapeutisch wirksame Einflußvariablen dargestellt. Dies können Krisengespräche mit der diensthabenden Nachtschwester, Gespräche mit dem Prüfarzt oder Therapeuten, Gespräche mit anderen Patienten, Teilnahme an Selbsthilfegruppen sowie offiziell als Therapie bezeichnete Interventionen (Einzeltherapie, Gruppentherapie etc.) sein. In einigen der Studien (MITCHELL und GROAT 1984, MARCUS 1990, FICHTER et al. 1991) wurde explizit erwähnt, daß begleitende psychotherapeutische (verhaltenstherapeutische) Interventionen stattfanden und Art und Umfang dieser Behandlung wurde zumindest kursorisch beschrieben. In anderen publizierten Studien wurden begleitende Behandlungen kaum oder nicht erwähnt. Es ist kaum anzunehmen, daß diese (implizit oder explizit) überhaupt nicht stattfanden. In den drei genannten Studien von MITCHELL und GROAT (1984), MARCUS et al. (1990) und FICHTER et al. (1991) fanden sich negative Ergebnisse bezüglich der untersuchten pharmakologischen Substanz. Dies könnte, ähnlich wie in der oben geschilderten differenzierten Untersuchung von MITCHELL et al. (1990), Ausdruck eines Deckeneffektes (Ceiling-Effect) darstellen, in dem die verhaltenstherapeutischen Interventionen bereits beträchtliche Veränderungen induzierten und damit für ein– unter anderen Bedingungen wirkungsvolles – Pharmakon der Nachweis der Wirksamkeit erschwert ist. Die z.T. hohen Placeboeffekte in psychopharmakologischen Studien mit bulimischen Patienten können Ausdruck unerwähnter anderer, begleitender (auch impliziter) Behandlungen darstellen. In diesem Kontext stellt sich auch die Frage, inwieweit eine nachgewiesene **statistische Signifikanz** (z.B. Wirksamkeit trizyklischer Antidepressiva bei Bulimia nervosa) auch als Ausdruck einer **klinisch** substantiellen und **relevanten Wirksamkeit** gesehen werden können.

Beim jetzigen Stand fehlen, von einer Ausnahme abgesehen (FLUOXETINE BULIMIA NERVOSA COLLABORATIVE STUDY GROUP 1992), systematisch kontrollierte Dosisfindungsstudien für Medikamente zur Behandlung anorektischer und bulimischer Eßstörungen. Bei der Behandlung bulimischer Erkrankungen wirft die Frage der geeigneten Dosis beträchtliche Probleme auf. Wenn die bulimische Symptomatik teilweise oder ganz fortbesteht, kann ein beträchtlicher Teil des zugeführten Medikamentes durch Erbrechen verlorengehen. Auch sind Veränderungen der Resorption eines oral zugeführten Medikamentes bei Magersucht (verzögerte Magenentleerung) und bei Bulimia nervosa (z.B. im Zusammenhang mit Laxantienabusus) denkbar und möglich. Damit stellt sich die Frage, auf welches Zielkriterium hin dosiert werden soll. Mehr noch als bei der Behandlung affektiver Erkrankungen dürfte bei Bulimia nervosa der **Plasmaspiegel** eines Medikamentes als therapeutischer Richtwert wichtig sein. Ein Fortbestehen der bulimischen Symptomatik während der Einnahme eines Medikamentes wirft besonders dann, wenn nur ein „enges therapeutisches Fenster" besteht die Gefahr von Überdosierung und Toxizität auf. Bei aller (letztlich wenig untersuchten) möglichen Wirksamkeit von Lithium bei anorektischen und bulimischen Eßstörungen dürfte die bulimische Symptomatik den Einsatz von Lithium auf jene Patienten begrenzen, die hinsichtlich des Eßverhaltens ausreichend kontrolliert und bezüglich der Einnahme des Medikamentes und der Plasmaspiegelkontrollen ausreichend gewissenhaft sind. Traditionelle Monoamin-Oxidasehemmer erwiesen sich zwar in allen kontrollierten Studien zur Bulimia nervosa als wirksam hinsichtlich einer Reduktion sowohl der bulimischen als auch der depressiven Symptomatik. Aufgrund der beträchtlichen Nebenwirkungen, die sie speziell bei Nichteinhaltung tyraminarmer Diät haben können, erscheint ihr Einsatz nur auf wenige, hinsichtlich Eßverhalten ausreichend kontrollierte und hinsichtlich der Einnahme gewissenhafte Patienten begrenzt. Die Frage ist offen, ob selektive Monoamin-Oxidase-A-Hemmer einen festeren Platz in der medikamentösen Behandlung bulimischer Erkrankungen werden erreichen können. Von der Verwendung traditioneller Monoaminoxidasehemmer (in Deutschland ist Tranylcypromin im Handel) ist im Rahmen der Behandlung bulimischer Eßstörungen im Regelfall aufgrund der Tatsache, daß wirksame Medikamente zur Verfügung stehen, eindeutig abzuraten.

Auch Studien mit ausgefeiltem Versuchsplan entsprechen den pharmakotherapeutischen **Realitäten der Praxis** nur sehr begrenzt. In der Praxis wird der Arzt ein Medikament, das nicht wirkt oder zu viele unerwünschte Wirkungen in einem konkreten Fall hat ausschleichend absetzen und ggf. eine andere Substanz verordnen. Dies wurde hinsichtlich bulimischer Eßstörungen bisher nur in einer Studie (MITCHELL et al. 1989) analysiert. Patienten mit Bulimia, die in einer kontrollierten Studie auf Imipramin nicht ausreichend angesprochen hatten, erhielten in einer offenen Studie ein anderes Antidepressivum. 47% dieser Patientinnen zeigte im Verlauf des zweiten pharmakologischen Behandlungsversuchs (in der Regel ein Monoamin-Oxidase-Hemmer oder Fluoxetin) eine „complete remission of symptoms".

In den meisten Studien wurde die Häufigkeit der Heißhungerattacken („Freßattacken"), die Häufigkeit des Erbrechens und das Ausmaß depressiver Symptome als Ergebnisvariable (**Outcome-Kriterien**) definiert und erfaßt. In der Regel ist man für die Erfassung dieser Symptome auf die Bereitschaft des Patienten angewiesen, wahrheitsgemäß Auskunft zu geben.

Nach dem derzeitigen Stand der Entwicklungen fehlen **Langzeituntersuchungen** mit Medikamenten bei anorektischen und bulimischen Untersuchungen nahezu völlig. Zahlreiche Fragen sind offen: Wie ist der langfristige Effekt des kürzerfristigen (mehrwöchigen) Einsatzes von Medikamenten bei diesen Eßstörungen? Welche erwünschten und unerwünschten Arzneimittelwirkungen finden sich beim langfristigen Einsatz von Medikamenten bei anorektischen und bulimischen Eßstörungen? Es sollte darüber nachgedacht werden, ob – wenn unerwünschte Wirkungen ausreichend gering sind – ein langfristiger (z.B. mehrjähriger) Einsatz von Medikamenten zur Rückfallprophylaxe sinnvoll sein kann. Eine weitere Frage ist, was passiert, wenn ein Patient, der über einen mittleren oder längeren Zeitraum ein Medikament zur Besserung bulimischer und depressiver Symptome einnahm, dieses Medikament absetzt. Bis dazu Ergebnisse für Eßstörungen vorliegen, sollte eine Regel aus der Depressionsforschung Anwendung finden: Nicht abruptes Absetzen, sondern Ausschleichen des Medikamentes bei genügender Stabilität des seelischen Zustandes.

10.4.3 Praktische Hinweise

Bezüglich Anorexia nervosa fehlen substantiell positive Befunde über die Wirksamkeit von Medikamenten für eine beschleunigte Gewichtzunahme bzw. Besserung der anorektischen Verhaltensweisen. Im Kontext dieser geringen oder fehlenden Wirksamkeit von trizyklischen Antidepressiva, Cyproheptadin, Neuroleptika und anderen untersuchten Substanzen sind die unerwünschten Arzneimittelwirkungen für die Indikationsstellung in Rechnung zu stellen. Dazu

kommt, daß viele magersüchtige Patienten gegenüber einem psychopharmakologischen Behandlungsansatz sehr skeptisch oder offen ablehnend sind. In der Regel wird bei Magersucht ein mehrdimensionaler psychotherapeutischer Ansatz indiziert sein und eine psychopharmakologische Behandlung nur in Ausnahmefällen in Frage kommen. Solche Ausnahmen können sein:

1. negative Ergebnisse anderer (psychotherapeutischer) Behandlungsansätze oder
2. Magersüchtige mit positiver Familienanamnese hinsichtlich phasisch verlaufender (endogener) Depressionen.

Für Patienten mit Bulimia nervosa zeigen die Ergebnisse empirischer kontrollierter Studien eine in den meisten Fällen statistisch signifikante Besserung sowohl der bulimischen als auch der bestehenden depressiven Symptomatik. Die Frage ist offen, inwieweit diese Veränderung substantiell und klinisch relevant sind. Eine besondere Indikation für die Behandlung mit antidepressiver Medikation bei Bulimia nervosa kann gesehen werden:

1. bei Patienten, für die aufgrund äußerer Umstände oder mangels Motivation eine Psychotherapie (im weiteren Sinne) gar nicht oder nicht in dem erforderlichem Maße möglich ist,
2. vermutlich darf eine spezielle Indikation in den bulimischen Patienten gesehen werden, bei denen Anzeichen für eine phasische (endogene Depression vorliegt bzw. phasischer Verlauf, Morgentief, Häufung von Depression in der Familie, hypomane Phase) besteht.
3. Eine weitere Indikation dürfte die Rückfallprophylaxe bei Bulimia nervosa durch Antidepressiva nach Beendigung einer intensiven Therapie (z.B. Entlassung aus stationärer Therapie oder Beendigung einer intensiven ambulanten Psychotherapie) darstellen. Dies kann bis dato aus Verlaufsuntersuchungen, die im ersten Halbjahr

nach Beendigung einer intensiven Therapie bei Zunahme der Rückfallraten (FICHTER et al. 1992) und der Tatsache, daß antidepressive Medikamente eine statistisch signifikante Wirkung bei Bulimia nervosa haben, indirekt geschlossen werden. Allerdings fehlen konkrete Untersuchungen dazu. Antidepressiva, die nach dem derzeitigen Stand für eine medikamentöse Behandlung von Bulimia nervosa in Frage kommen sind trizyklische Antidepressiva (Desipramin, Imipramin), Serotoninagonisten (Fluoxetin, d-Fenfluramin, Fluvoxamin) und Trazodon. Abgeraten wird von nicht selektiven MAO-Hemmern. Die Rolle von selektiven und reversiblen Monoaminoxidase-A-Hemmern (RIMA) für die Behandlung von Bulimia nervosa ist bis dato nicht ausreichend untersucht, um ihren Einsatz in der Praxis zu rechtfertigen.

Literatur

AGRAS WS, DORIAN B, KIRKLEY BG, ANROW B, BACHMAN J (1987) Imipramine in the treatment of bulimia: a double-blind controled study. Int J Eating Dis 6: 29–38

ALGER SA, SCHWALBERG MD, BIGAOUETTE JM (1991) Effect of tricyclic antidepressant and opiate antagonist on binge-eating behavior in normoweight bulimic and obese, binge-eating subjects. Am J Clin Nutr 53: 865–871

AMERICAN PSYCHIATRIC ASSOCIATION (1980) Diagnostic and statistical manual of mental disorders – revision (DSM III). APA, Washington DC

AMERICAN PSYCHIATRIC ASSOCIATION (1987) Diagnostic and statistical manual of mental disorders, 3rd ed (DSM-III-R). APA, Washington DC

BARANOWSKA B, ROZBICKA G, JESKE W, ABDEC-FATIAH MH (1984) The role of endogenous opiates in the mechanism of inhibited luteinizing hormone (LH) secretion in women with anorexia nervosa: the effect of NAl+oxone on LH, follicle-stimulating hormone, prolactin and beta endorphin secretion. J Clin Endocrinol Metab 59: 412–416

BARLOW J, BLOUIN J, BLOUIN A (1988) Treatment of bulimia with desipramine. A double-blind crossover study. Can J Psychiatry 330: 129–133

BENADY DR (1970) Cyproheptadine hydrochloride (periatin) and anorexia nervosa: a case report. Br J Psychiatry 117: 681–682

BIECK PR (1989) Hypertensive Krisen unter reversiblen Hemmstoffen des Monoaminoxidase? Ergebnisse von Tyramin-Interaktionsstudien. Psychiat Prax 16 [Suppl]: 25–31

BIEDERMAN J, HERZOG DB, RIVINUS TM, HARPER GP, FERBER RA, ROSENBAUM JF, HARMATZ JS, TONDORF R, ORSULAK J, SCHILDKRAUT J (1985) Amitriptyline in the treatment of anorexia nervosa: a double-blind, placebo-controlled study. J Clin Psychopharmacol 5 (1): 10–16

BLOUIN AG, BLOUIN JH, PEREZ EL, BUSHNIK T, MULDER E, ZURO C (1987) Bulimia treated with desipramine and fenfluramine. American Psychiatric Association Annual Meeting, Chicago (Abstract)

BLOUIN AG, BLOUIN JH, PEREZ EL, BUSHNK T, ZURO C, MULDER E (1988) Treatment of bulimia with fenfluramine and desipramine. J Clin Psychopharmacol 8: 261–270

BROTMAN AW, HERZOG DB, WOODS SW (1984) Antidepressant treatment of bulimia. The relationship between bingeing and depressive symptomatology. J Clin Psychiatry 47: 7–9

BRUCH H (1973) Eating disorders. Obesity, anorexia nervosa and the person within. Basic Books, New York

CASPER RC, SCHLEMMER RF, JAVAID JI (1987) A placebo controlled crossover study of oral clonidine in acute anorexia nervosa. Psychiatry Res 20: 249–260

COOPER PJ, FAIRBURN CG (1986) The depressive symptoms of bulimia nervosa. Br J Psychiatry 148: 268–274

CONDON JT (1986) Long-term neuroleptic therapy in chronic anorexia nervosa complicated by tardive dyskinesia. A case report. Acta Psychiatr Scand 73 (2): 203–206

CRAIGEN G, KENNEDY SH, GARFINKEL PE, JEEJEEBHOY K (1987) Drugs that facilitate gastric emptying. In: GARFINKEL PE, GARNER DM (eds) The role of drug treatment for eating disorders. Brunner/Mazel, New York, pp 161–176

CRISP AH, LACEY JH, CRUTCHFELD M (1987) Clomipramine and „drive" in people with anorexia nervosa: an inpatient study. Br J Psychiatry 150: 355–358

DALLY PJ, SARGANT W (1960) A new treatment of anorexia nervosa. Br Med J 1: 1770–1773

DUBOIS A, GROSS HA, EBERT MH, CASTELLO DO (1979) Altered gastric emptying and secretion in primary anorexia nervosa. Gastroenterology 77: 319–323

FAIRBURN CH G (1985) Cognitive-behavioral treatment for bulimia. In: GARNER DM, GARFINKEL PE (eds) Handbook of psychotherapy for anorexia nervosa and bulimia. Guildorf Press, London New York, pp 160–176

FAIRBURN CH G, COOPER PJ (1983) MAOIs in the treatment of bulimia (letter). Am J Psychiatry 40: 949–950

FAIRBURN CF, BEGLIN SJ (1990) Studies of the epidemiology of bulimia nervosa. Am J Psychiatry 147: 401–408

FAIRBURN CH G, COOPER PJ, KIRK J, CONNOR M (1985) The significance of the neurotic symptoms of bulimianervosa. J Psychiatr Res 19: 135–140

FERGUSON JM (1987) Treatment of an anorexia nervosa patient with fluoxetine. Am J Psychiatry 144: 1239–1240

FICHTER MM (1985) Magersucht und Bulimia. Springer, Berlin Heidelberg New York Tokyo

FICHTER MM (1989) (Hrsg) Bulimia nervosa: Grundlagen und Behandlung. Enke, Stuttgart

FICHTER MM (1993) Die medikamentöse Behandlung von Anorexia und Bulimia nervosa – eine Übersicht. Nervenarzt 64: 21–35

FICHTER MM, NOEGEL R (1990) Concordance for bulimia nervosa in twins. Int J Eating Dis 9: 255–263

FICHTER MM, PRIKE KM, HOLSBOER F (1986) Weight loss causes neuroendocrine disturbances. Experimental study in healthy starving subjects. Psychiatry Res 17: 61

FICHTER MM, LEIBL C, BRUNNER E, SCHMIDT-AUBERGER S, ENGEL RR (1990) Fluoxetine vs. Placebo: a double-blind study with bulimic inpatients undergoing intensive psychotherapy. Pharmacopsychiatry 24: 1–7

FICHTER MM, LEIBL C, RIEF W, BRUNNER E, SCHMIDT-AUBERGER S, SCHULZE-SOLCE, ENGLEL R (1991) Fluoxetine versus placebo: a double-blind study with inpatients receiving intensive psychotherapy. Pharmacopsychiatry 214: 1–7

FICHTER MM, QUADFLIEG N, RIEF W (1992) The german longtudinal bulimia nervosa study I. In: HERZOG W et al. (eds) The course of eating disorders. Springer, Berlin Heidelberg New York Tokyo, pp 133–149

FLUOXETINE BULIMIA COLLABORATIVE STUDY GROUP. LEVINE LR, POPE HG, ENAS GG, BALLENGER JC, BLINDER BJ, DIXON K, DUNLOP SR, GOLDBLOOM DS, FERGUSON JM, HALIKAS J, HERZOG DB, HSU LKG, HUDSON JI, POWERS PS, REINHER FW, YATES WR (1992) Fluoxetine in the treatment of bulimia nervosa: a multicenter placebo-controlled double-blind trial. Arch Gen Psychiatry 49: 137–139

FRAHM J (1966) Beschreibung und Ergebnisse einer somatisch orientierten Behandlung von Kranken mit Anorexia Nervosa. Med Wochenschr 17: 2004–2074

FREEMAN CPL, GARDINER H, JESSAINGER DK COLLINS SA. Fluvoxamine, an open pilot study in moderately obese, female patients suffering from atypical eating disorders and episodes of bingeing (unpublished)

FREEMAN CPL, DAVIES F, MORRIS J, CHESHIRE K, HAMPSON M (1993) A double-blind controlled trial of fluoxetine versus placebo for bulimia nervosa. Br J Psychiatry (in press)

GERSHON ES, SCHREIBER JL, HAMOVIT JR, DIBBLE ED, KAYE WH (1984) Clinical findings in patients with anorexia nervosa and affective illness in their key relatives. Am J Psychiatry 141: 1419–1422

GOLDBERG SC, HALMI KA, ECKERT ED (1979) Cyproheptadine in anorexia nervosa. Br J Psychiatry 346: 67–70

GRIFFITH R, TOUYZ SW, MITCHELL BP, BACON W (1987) The treatment of bulimia nervosa: a review. Aust N Z J Psychiatry 21: 5–15

GROSS H, EBERT MH, FADEN VB (1981) A double-blind controlled trial of lithium carbonate in primary anorexia nervosa. J Clin Psychopharmacol 1: 376–381

GROSS HA, EBERT MH, FADEN VB, GOLDBERG SY, KAYE WH (1983) A double-blind trial of delta 9-tetrahydro-Cannabinol in primary anorexia nervosa. J Clin Psychopharmacol 3: 165–171

GWIRTSMAN HE, GUZE BH, YAGER J, GAINSLEY B (1990) Fluoxetine treatment of anorexia nervosa: an open clinical trial. J Clin Psychiatry 51: 378–382

HALMI KA, ECKERT E, FALK JR (1982) Cyproheptadine for anorexia nervosa. Lancet i: 1357–1358

HALMI KA, OWEN WP, LASLEY E, STOKES P (1983) Dopaminergic regulation in anorexia nervosa. Int J Eating Disord 2/4: 129–133

HAÖLMI KA, ECKERT E, LADU TJ, COHEN J (1986) Anorexia nervosa. Treatment efficacy of cyproheptadine and amitriptyline. Arch Gen Psychiatry 43: 177–181

HARROWER ADB, YAP PL, NAIRN JM, WALTON HJ, STONG JA (1977) Growth hormone, insulin, prolactin secretion in anorexia nervosa and obesity during bromocriptine treatment. Br Med J 2: 156–159

HAWTHORNE ME, LACEY JH (1992) Severe disturbance occurring during treatment for depression of a bulimic patient with fluoxetine. J Affect Dis 26: 205–208

HOES M (1980) Coppersulphate and pimozide for anorexia nervosa. J Orthomol Psychiatry 9 (1): 48–51

HORNE RL, FERGUSON JM, POPE HG (1988) Treatment of bulimia with bupropion. A multicenter controlled trial. J Clin Psychiatry 49: 262–266

HOW J, DAVIDSON RJL (1977) Chlorpromazine induced haemolytic anaemia in anorexia nervosa. Postgrad Med J 53 (619): 278–279

HSU LKG (1984) Treatment of bulimia with lithium. Am J Psychiatry 141: 1260–1262

HSU LKG, CLEMENT L, SANTHOUSE R (1987) Treatment of bulimia with lithium. A preliminary study. Psychopharmacol Bull 23: 45–48

HUDSON JI, POPE HG (1990a) Psychopharmacological treatment of bulimia. In: FICHTER MM (ed) Bulimia nervosa: basic research, diagnosis and therapy. Wiley, Chichester, pp 331–342

HUDSON JI, POPE HG (1990b) Affective spectrum disorder: does antidepressant response identify a family of disorders with a common pathophysiology? Am J Psychiatry 147: 552–564

HUDSON JI, POPE HG JR, JOANS JM, YURGELUN-TODD D (1983) Phenomenologic relationship of eating disorders to major affective disorder. Psychiatry Res 9: 345–354

HUDSON JI, POPE HG JR, JONAS JM, YURGELUN-TODD D (1985) Treatment of anorexia nervosa with antidepressants. J Clin Psychopharmacol 5 (1): 17–23

HUDSON JI, POPE HG, KECK PE, MC ELROY S (1989) Treatment of bulimia nervosa with trazodone: short-term response and long-term follow-up. Clin Neuropharmacol 12 (1): 38–46

HUGHES PL, WELLS LA, CUNNINGHAM CJ, ILSTRUP DM (1986) Treatment bulimia with desipramine: a placebo-controlled double-blind study. Arch Gen Psychiatry 43: 182–186

IGOIN-APFELBAUM L, APFELBAUM M (1987) Naltrexone and bulimic symptoms (Letter). Lancet ii: 1087–1088

JONAS JM, GOLD MS (1986) Naltrexone reverses bulimic symptoms. Lancet i: 807

JONAS JM, GOLD MS (1987) Treatment of antidepressant-resistant bulimia with naltrexone. Int J Psychiatry Med 16: 305–309

KAPLAN AS (1987) Anticonvulsant treatment of eating disorders. In: GARFINKEL PE, GARNER DM (eds) The role of drug treatments for eating disorders. Brunner/Mazel, New York, pp 96–123

KAPLAN AS, GARFINKEL PE, GARNER DM (1987) Bulimia treated with carbamazepine and imipramine. American Psychiatric Association Annual Meeting, Chicago (Abstract)

KAYE WH, PICKAR D, NABER D, EBERT MH (1982) Cerebrospinal fluid activity in anorexia nervosa. Am J Psychiatry 139: 643–645

KENNEDY SH, PIRAN N, GARFINKEL PE (1985) Monoamine oxidase inhibitor therapy for anorexia nervosa and bulimia: a preliminary trial of isocarboxazid. J Clin Psychopharmacol 5: 279–285

KENNEDY SH, PIRAN N, WARSH RR, PRENDERGAST P, MAINPRIZE E, WHYNOT C, GARFINKEL PE (1988) A trial of isocarboxazid in the treatment of bulimia. J Clin Psychopharmacol

KENNEDY SH, GOLDBLOOM DS, D'SOUZA J, LOFCHY J (1991) Brofaromine – a selective MAO-Inhibitor in bulimia nervosa. 5th World Congress of Biological Psychiatry, Florence (Abstract)

KRAHN D, MITCHEL J (1985) Use of L-Tryptophan in treating bulimia. Am J Psychiatry 142: 1130

LACEY JH, CRISP AH (1980) Hunger, food intake and weight: the impact of clomipramine on a receding anorexia nervosa population. Postgrad Med J 56: 79–85

LIEBOWITZ SF (1983) Hypothalamic catecholamine systems controlling eating behavior: a potential model for anorexia nervosa. In: DARBY PL et al. (eds) Anorexia nervosa: recent developments in research. Alan R Liss, New York, pp 221–229

MARCUS MD, WING RR, EWING L, KERN E, MCDERMOTT M, GOODING W (1990) A double-blind, placebo-controlled trial of fluoxetine plus behavior modification in the treatment of obese binge-eaters and non-binge-eaters. Am J Psychiatry 147 (7): 877–881

MILLS IH (1973) Endocrine and social factors in self-starvation amenorrhea. In: ROBERTSON RF, PROUDFOOT AT (eds) Anorexia nervosa and ebesity. Royal College of Physicians of Edinburgh, Edinburgh, pp 31–43

MITCHELL JE, GROAT R (1984) A placebo-controlled, double-blind trial of amitriptyline in bulimia. J Clin Psychopharmacol 4: 186–193

MITCHELL JE, HOSFIELD N, PYLE R (1983) EEG findings in patients with the bulimia syndrome. Int J Eating Disord 2: 17–21

MITCHELL JE, LKAINE DE, MORLEY JE, LEVINE AS (1986) Naloxone but not CCK-8 may attenuate binge-eating behavior in patients with the bulimia-syndrome. Biol Psychiatry 21: 1399–1406

MITCHELL JE, PYLE RL, ECKERT ED, HATSUKAMI D, POMEROY C (1988) Preliminary results of a comparison treatment trial of bulimia nervosa. In: PIRKE KM, VANDEREYCKEN W, PLOOG D (eds) The psychobiology of bulimia nervosa. Springer, Berlin Heidelberg New York Tokyo, pp 152–157

MITCHELL JE, CHRISTENSON G, JENNINGS J, HUBER M, THOMAS B (1989a) A placebo controlled double blind crossover study of maltrexone hydrochloride in outpatients with normal weight bulimia. J Clin Psychopharmacol 9: 94–97

MITCHELL JE, PYLE RL, ECKERT ED, HATSUKAMI D, POMEROY C, ZIMMERMAN R (1989b) Response to alternative antidepressants in imipramine nonresponders with bulimia nervosa. J Clin Psychopharmacol 9 (4): 291–293

MITCHELL JE, PYLE RL, ECKERT ED, HATSUKAMI D, POMEROY C (1990) A comparison study of antidepressant and structured intensive group psychotherapy in the treatment of bulimia nervosa. Arch Gen Psychiatry 47: 149–157

MITCHELL JE, MORLEY JE, LEVINE AS, HATSUKAMI D, GANNON M, PFOHL D (1993) High dose naltrexone therapy combined with dietary counseling in the treatment of obesity. Biol Psychiatry (in press)

MOLDOFSKY H, JEUNIEWIC N, GARFINKEL PJ (1977) Preliminary report of metoclopramide in anorexia nervosa. In: VIGERSKY RA (ed) Anorexia nervosa. Raven Press, New York, pp 373–376

MOORE R, MILLS JH (1981) Naloxone in the treatment of anorexia nervosa. Effect on weight gain and lipolysis. J Proc Roy Soc Med 74: 129–131

MURPHY DL, SIEVER LJ, INSEL TR (1985) Therapeutic responses to tricyclic antidepressants and related drugs in non-affective disorder patient populations. Prog Neuropsychopharmacol Biol Psychiatry (Oxford) 9: 3–13

NEEDELMAN HL, WABER D (1976) Amitriptylin therapy in patients with anorexia nervosa. Lancet 42: 471

POPE HG JR, HUDSON JI, JONAS JM, YURGELUN-TODD (1983) Bulimia treated with imipramine. A placebo-controlled, double-blind study. Am J Psychiatry 140: 554–558

POPE HG JR, HUDSON JI, JONAS JM, YURGELUN-TODD D (1985) Antidepressant treatment of bulimia: a two-year follow-up study. J Clin Psychopharmacol 5,6: 320–327

POPE HG JR, KECK PE, MCELROY SL (1989) A placebo-controlled study of trazodone in bulimia nervosa. J Clin Psychopharmacol 5: 320–327

POPE HG, MCELROY SL, KECK PE, HUDSON JI, FERGUSON JM, HORNE RL (1989) Electrophysiologic abnormalities in bulimia and their implications for pharmacotherapy: a reassessment. Int Eating Disord 8 (2): 191-201

PRICE WA, BABAI MR (1987) Antidepressant drug therapy for bulimia (letter). J Clin Psychiatry 48: 385

RIGAUD D, BEDIG G, MERROUCHE M, VULPILLAT M, BONFILS S (1988) Delayed gastric emptying in anorexia nervosa is improved by completion of a renutrition program. Dig Dis Sci 33: 919–925

RIGOTTI NA, NUSSBAUM SR, HERZOG DB, NEER RM (1984) Oesteoporosis in women with anorexia nervosa. N Engl J Med 311: 1601–1606

RIGOTTI NA, NEER RM, SKATES SJ, HERZOG DB, NUSSBAUM SR (1991) The clinical course of oesteoporosis in anorexia nervosa. A longtudinal study of cortical bone mass. JAMA 265 (9): 1133–1138

ROBINSON PH, CHECKLEY SA, RUSSELL GFM (1985) Suppression of eating by fenfluramine in patients with bulimia nervosa. Br J Psychiatry 146: 169–176

ROBINSON PH, CLARKE M, BARRETT J (1988) Determinations of delayed gastric emptying in anorexia nervosa and bulimia nervosa. Gut 29: 458–464

RUSSELL DMcR, FREEDMAN ML, FEIGLIN DHI (1983) Delayed gastric amptying and improvement with domperidone in a patient with anorexia nervosa. Am J Psychiatry 140 (9): 1235–1236

SABINE EJ, YONACE A, FARRINGTON AJ, BARRAT KH, WAKELING A (1983) Bulimia nervosa: a placebo controlled double-blind therapy trial of mianserin. Br J Clin Pharmacol 15: 195–202

SALEH JW, LEBWOHL P (1979) Gastric emptying studies in patients with anorexia nervosa: effect of metochlopramide. Gastroenterology 76/5II: 1233

SALISBURY JJ, MITCHELL JE (1991) Bone mineral density and anorexia nervosa in women. Am J Psychiatry 148: 768–774

STACHER G, BERGMANN H, WIESNAGROTZKI S, KISS A, HOBARTH J (1985) Anorexia nervosa and bulimia: delayed gastric emptying accelerated by cisapride. International Symposium on Disorders of Eating Behavior, Pavia, Italy (Abstract)

SZMUKLER GI (1985) The epidemiology of anorexia nervosa and bulimia. J Psychiatr Res 19: 143–153

VANDEREYCKEN W (1984) Neuroleptics in the short-term treatment of anorexia nervosa: a double-blind-controlled study with sulpride. Br J Psychiatry 144: 288–292

VANDEREYCKEN W, PIERLOOT R (1982) Pimozide combined with behavior therapy in the short-term treatment of anorexia nervosa: a double-blind placebo-controlled cross-over study. Acta Psychiatr Scand 66: 445–450

VIGERSKY RD, LORIAUX DL (1977) The effect of cyproheptadine in anorexia nervosa: a double-blind trial. In: VIGERSKY RA (ed) Anorexia nervosa. Raven Press, New York, pp 349–356

WALSH BT (1990) Persönliche Mitteilung

WALSH BT (1991) Fluoxetine treatment of bulimia nervosa. J Psychosom Res 35 (1): 33–40

WALSH BT, STEWART JW, ROOSE SP, GLADIS M, GLASSMAN AH (1984) Treatment of bulimia with phenelzine: a double-blind, placebo-controlled study. Arch Gen Psychiatry 41: 1105–1109

WALSH BT, GLADIS M, ROOSE SP, STEWART JW, STETNER F, GLASSMAN AH (1988) Phenelzine vs. placebo in 50 patients with bulimia. Arch Gen Psychiatry 45: 471–477

WALSH BT, HADIGAN CM, DEVLIN MJ, GLADIS M, ROOSE SP (1991) Long-term outcome on antidepressant treatment for bulimia nervosa. Am J Psychiatry 148: 1206–1212

WERMUTH BM, DAVIS KL, HOLLISTER LE, STUNKARD AJ (1977) Phenytoin treatment of the binge-eating syndrome. Am J Psychiatry 134: 1249–1253

WHITE JH, SCHMAULTZ NL (1977) Successful treatment of anorexia nervosa with imipramine. Dis Nerv Syst 38: 567–568

Neuro-Psychopharmaka, Bd. 3
Riederer P. / Laux G. / Pöldinger W. (Hrsg.)
© Springer-Verlag Wien 1993

11 Übersichtstabellen

O. Dietmaier und G. Laux

In diesen Tabellen sind die in Deutschland (D), Österreich (A) und der Schweiz(CH) im Handel erhältlichen Antidepressiva alphabetisch nach ihren gebräuchlichen Kurzbezeichnungen aufgeführt. Es wurden die in der Roten Liste 1993 verwandten internationalen Freinamen (INN), INNv (vorgeschlagene Freinamen) oder sonstige Kurzbezeichnungen gewählt.

Bezugsquellen für die Präparateauswahl sind für Deutschland die Rote und Gelbe Liste 1993, für Österreich der Austria-Codex 1992/93 einschließlich 1. und 2. Nachtrag, für die Schweiz das Arzneimittel-Kompendium der Schweiz 1992 und für das Gebiet der ehemaligen DDR das Arzneimittelverzeichnis 1988.

Mit ® gekennzeichnet sind die Handelsnamen der registrierten Präparate. Zusätze zu Präparatenamen wie „forte", „retard" u.ä. sind nicht mit aufgeführt. Generika, die im Namen die gebräuchliche Kurzbezeichnung (z.B. INN) enthalten, sind nicht aufgelistet. Als Eliminationshalbwertszeit ist die mittlere Halbwertszeit oder ein Halbwertszeit-Bereich eines nierengesunden Erwachsenen angegeben. Bei Leber- oder Niereninsuffizienz, bei Kindern oder im Alter können klinisch bedeutsame Abweichungen auftreten.

Internat. Freiname (INN, generic name) Chemische Formel	Stoffgruppe	Handelsname (D, A, CH)	Substanzcharakteristik Besondere Hinweise	Übliche durchschnittliche Tagesdosis (Erwachsene)	Eliminationshalbwertszeit (in Stunden)	Übersichtsliteratur
Alprazolam	Benzodiazepinderivat	Tafil® (D) Xanax® (CH) Xanor® (A) Cassadan® (D)	Triazolo-Benzodiazepin mit hoher Bindungsaffinität zum Benzodiazepinrezeptor. Auch zugelassen zur Behandlung reaktiv-neurotischer Depressionen. Der Nachweis einer antidepressiven Wirkung ist – nach strengen Prüfkriterien – bislang nicht erbracht. Nicht bei schweren bzw. endogenen Depressionen einsetzen. In Anbetracht des Abhängigkeitsrisikos sollen Benzodiazepinderivate nicht länger als 3 Monate eingenommen werden. Das Präparat muß ausschleichend abgesetzt werden	0,75–4 mg	ca. 12–15	FAWCETT und KRAVITZ (1982) DAWSON et al. (1984) LAUX und KÖNIG (1985)
Amitriptylin	trizyklisches Antidepressivum. Dibenzocycloheptenderivat	Saroten® (D, A, CH) Amineurin® (D) Euplit® (D) Laroxyl® (D) Novoprotect® (D) Tryptizol® (A, CH)	Standardantidepressivum mit angstlösend-dämpfender und schlafanstoßender Wirkung. Hemmt die Wiederaufnahme von Noradrenalin und Serotonin; starke anticholinerge und antihistaminerge Wirkkomponente. „Therapeutischer Plasmaspiegel" (einschl. aktiver Metabolit): 150–250 ng/ml	ambulant: 50–150 mg stationär: 100–225 mg Tropfinfusion: 2–4 Amp. (100–200 mg)	10–20 (Hauptmetabolit Nortriptylin ca. 30)	KATZ et al. (1991) BREYER-PFAFF et al. (1989) LEHMANN et al. (1982) ORSULAK und WALLER (1989) BECKMANN und SIEBERNS (1985)

Internat. Freiname (INN, generic name) Chemische Formel	Stoffgruppe	Handelsname (D, A, CH)	Substanzcharakteristik Besondere Hinweise	Übliche durchschnittliche Tagesdosis (Erwachsene)	Eliminationshalbwertszeit (in Stunden)	Übersichts-Literatur
Amitriptylinoxid	modifiziertes trizyklisches Antidepressivum. N-oxid des Amitriptylins	Equilibrin® (D)	Pro-Drug. Wichtigste Metabolite sind Amitriptylin und Nortriptylin. Die Bioverfügbarkeit dieser Metabolite ist nach Gabe von Amitriptylinoxid nur etwa 35% verglichen mit der Amitriptylingabe selbst. Die daraus resultierenden niederen Plasmaspiegel werden mit geringeren peripheren Nebenwirkungen in Verbindung gebracht	ambulant: 60–150 mg stationär: 120–300 mg	10–20 (Metabolit Amitriptylin) ca. 30 (Metabolit Nortriptylin)	KANIG und TULLWEIT (1978) JUNGKUNZ (1989)
Butriptylin	trizyklisches Antidepressivum. Dibenzocycloheptenderivat	Evasidol® (A)	chemisch eng dem Amitriptylin verwandt. Relativ schwache Wiederaufnahmehemmung von Noradrenalin und Serotonin. Starke anticholinerge Wirkkomponente	50–150 mg		GUELFI et al. (1983)

Internat. Freiname (INN, generic name) Chemische Formel	Stoffgruppe	Handelsname (D, A, CH)	Substanz-charakteristik Besondere Hinweise	Übliche durchschnitt-liche Tages-dosis (Er-wachsene)	Elimina-tionshalb-wertszeit (in Stun-den)	Übersichts-Literatur
Carbamazepin	Phasen-prophylaktikum. Dibenzazepin-derivat	Tegretal® (D) Timonil® (D, CH) Fokalepsin® (D) Sirtal® (D) Tegretol® (A, CH) Finlepsin® (D) Neurotop® (A)	Antiepileptikum mit deutlich psychotropen Wirkungen; chemisch dem Imipramin verwandt. Einsatz in der Psychiatrie v.a. zur Rezidiv-prophylaxe affektiver Psychosen, insbesondere wenn Kontraindikationen für Lithium bestehen, oder bei Unverträglichkeiten, mangelnder Wirksamkeit, bzw. Wirkverlust von Lithium. Als primäre Alternative zu Lithium insbesondere bei schnellen Phasenwechseln (sog. rapid cyclers) Des weiteren liegen Untersuchungen vor zur Behandlung von Manien, Alkoholentzugssyndromen, sowie zur Rezidivprophy-laxe schizoaffektiver Psychosen. Cave zerebrale Krampfanfälle bei abruptem Absetzen. Therapeutische Plasmaspiegel: 6–12 µg. Konsequente Überwachung der Blut-und Leberwerte	150–400 mg (Anfangsdo-sis), bis zu 900 mg in der Dauer-therapie (gilt für psychiatrische Indikationen)	30–50 bei Einzel-dosis, ca. 20 bei Mehrfach-gabe (bedingt durch Enzymin-duktion)	ISRAEL und BEAUDRY (1988) KRAVITZ und FAWCETT (1987) GERNER und STANTON (1992) MÜLLER-OERLING-HAUSEN et al. (1989) POST (1992)

Internat. Freiname (INN, generic name) Chemische Formel	Stoffgruppe	Handelsname (D, A, CH)	Substanz-charakteristik Besondere Hinweise	Übliche durchschnittliche Tagesdosis (Erwachsene)	Eliminationshalbwertszeit (in Stunden)	Übersichts-Literatur
Citalopram	nicht-trizyklisches Antidepressivum; SSRI (= Selektiver Serotonin-Wiederaufnahmehemmer [Reuptake Inhibitor]). Bizyklisches Phtalanderivat	Seropram® (A, CH)	chemisch neuartiger selektiver Hemmer der Wiederaufnahme von Serotonin ohne wesentliche Wirkung auf andere Neurotransmitter oder Rezeptoren. Derzeit serotonin-selektivste im Handel befindliche Substanz. Minimale anticholinerge und kardiovaskuläre Nebenwirkungen. Häufigste Nebenwirkung ist Übelkeit, mit oder ohne Erbrechen. Relativ gering sedierend	ambulant: 20 mg stationär: bis maximal 60 mg Tropfinfusion: 20–60 mg	19–45 (im Mittel ca. 33)	Milne und Goa (1991)
Clomipramin	trizyklisches Antidepressivum. Dibenzazepinderivat	Anafranil® (D, A, CH) Hydiphen® (D)	chloriertes Imipramin mit bevorzugter Hemmung der Serotonin-Wiederaufnahme. Potentes Standard-Antidepressivum mit leicht antriebssteigernder Wirkkomponente. Medikament der Wahl bei der Behandlung von Zwangssyndromen. Der aktive Metabolit Desmethyl-clomipramin ist ein potenter Noradrenalin-Aufnahmehemmer	ambulant: 50–150 mg stationär: 100–225 mg Tropfinfusion: 50–175 mg	20–30	Peters et al. (1990) McTavish und Benfield (1990) Trimble (1990)

Internat. Freiname (INN, generic name) Chemische Formel	Stoffgruppe	Handelsname (D, A, CH)	Substanzcharakteristik Besondere Hinweise	Übliche durchschnittliche Tagesdosis (Erwachsene)	Eliminationshalbwertszeit (in Stunden)	Übersichts-Literatur
Desipramin CH₂–CH₂–CH₂–NH–CH₃	trizyklisches Antidepressivum. Dibenzazepinderivat	Pertofran® (D, A, CH) Petylyl® (D)	Desmethylimipramin ist der Hauptmetabolit von Imipramin. Relativ spezifisch noradrenerg. Im klinischen Wirkprofil deutlich antriebssteigernd. Keine abendliche Gabe. „Therapeutische Plasmaspiegel": 100–300 ng/ml	ambulant: 50–150 mg stationär: 100–250 mg	15–18	NELSON (1984) SALLEE und POLLOCK (1990)
Dibenzepin CH₂–CH₂–N〈CH₃ CH₃	trizyklisches Antidepressivum. Dibenzodiazepinderivat	Noveril® (D, A, CH)	Wirkspektrum ähnlich dem Imipramin. Wirkpräferenz für das noradrenerge System. Geringe anticholinerge Wirkung	ambulant: 120–240 mg stationär: 360–720 mg Tropfinfusion: 120–360 mg	ca. 4 (retardiert ca. 9)	BARON et al. (1976)
Dosulepin (Dothiepin) CH–CH₂–N〈CH₃ CH₃	modifiziertes trizyklisches Antidepressivum. Dibenzothiepinderivat	Idom® (D) Protiaden® (CH) Xerenal® (A)	Thioanalog des Amitriptylins mit v.a. angstlösenddämpfender und schlafanstoßender Wirkung. Wirkpräferenz für das noradrenerge System. Anticholinerge Effekte geringer ausgeprägt	ambulant: 75–150 mg stationär: 100–225 mg	ca. 45	SCHULTE (1986) LANCASTER und GONZALEZ (1989a) STILLE (1986)

Internat. Freiname (INN, generic name) Chemische Formel	Stoffgruppe	Handelsname (D, A, CH)	Substanz-charakteristik Besondere Hinweise	Übliche durchschnittliche Tagesdosis (Erwachsene)	Elimina-tionshalbwertszeit (in Stunden)	Übersichts-Literatur
Doxepin	trizyklisches Antidepressivum. Dibenzoxepinderivat	Aponal® (D) Sinquan® (D, CH) Sinequan® (A)	Standardantidepressivum mit angstlösend-dämpfender und schlafanstoßender Wirkung. Stärker noradrenerg als serotonerg wirksam, daneben auch anticholinerge und starke antihistaminerge Eigenschaften. Auch als Ulcustherapeutikum sowie zur Behandlung von chronischen Schmerzsyndromen und Entzugssyndromen. Von einer Verordnung an Abhängige wird abgeraten	ambulant: 50–150 mg stationär: 150–300 mg parenteral: 50–150 mg	11–19 (aktiver Metabolit ca. 40)	AYD (1984) PINDER et al. (1977a)
Fluoxetin	nicht-trizyklisches Antidepressivum. SSRI; Propylaminderivat	Fluctin® (D) Fluctine® (A, CH)	Chemisch neuartiger, selektiver Serotonin-Wiederaufnahmehemmer ohne wesentliche Wirkung auf andere Neurotransmitter oder Rezeptoren. Leicht aktivierende Eigenschaften. Typische Nebenwirkungen: Nausea, Insomnie, Agitiertheit, Diarrhoe. Substanz führt eher zur Gewichtsabnahme (anorektische Wirkung). Verordnung bei Angstzuständen und Schlaflosigkeit nicht empfehlenswert. Kombination mit MAO-Hemmern o. Tryptophan kontraindiziert	ambulant: 20 mg stationär: 20–50 mg	2–4 Tage, aktiver Metabolit Norfluoxetin: 7–9 Tage	BENFIELD et al. (1986a) SOMMI et al. (1987) FREEMAN (1988) HIPPIUS und LAAKMANN (1991) SILVERSTONE (1989)

Internat. Freiname (INN, generic name) Chemische Formel	Stoffgruppe	Handelsname (D, A, CH)	Substanzcharakteristik Besondere Hinweise	Übliche durchschnittliche Tagesdosis (Erwachsene)	Eliminationshalbwertszeit (in Stunden)	Übersichts-Literatur
Flupentixol (chemische Strukturformel)	Thioxanthenderivat	Fluanxol® (D, A, CH)	Neuroleptikum mit leicht antidepressiver Wirkung. Die in niedriger Dosierung aktivierende und antidepressive Wirkung dieses Dopaminantagonisten wird möglicherweise durch Effekte auf inhibitorische Dopamin-Autorezeptoren verursacht	0,5–4 mg (bei antidepressiver Indikation). Nicht nach 16.00 Uhr	30	PÖLDINGER und SIEBERNS (1983) OSTERHEIDER (1991)
Fluspirilen (chemische Strukturformel)	Diphenylbutylpiperidinderivat	Imap® (D, CH)	Depot-Neuroleptikum mit in niedriger Dosierung leicht aktivierender und antidepressiver Wirkung	1–1,5 mg wöchentlich!	ca. 7 Tage	OSTERHEIDER (1990)
Fluvoxamin (chemische Strukturformel)	nicht-trizyklisches Antidepressivum. SSRI	Fevarin® (D) Floxyfral® (A, CH)	selektiv serotonerges Antidepressivum ohne wesentliche anticholinerge oder kardiovaskuläre Nebenwirkungen. Leicht aktivierendes Wirkprofil. Typ. Nebenwirkungen: Nausea, Anorexie, Zephalgie. Bei agitierten oder suizidalen Patienten kontraindiziert. Keine Kombination mit MAO-Hemmern	ambulant: 50–200 mg stationär: 150–300 mg	ca. 15	BENFIELD und WARD (1986)

Internat. Freiname (INN, generic name) Chemische Formel	Stoffgruppe	Handelsname (D, A, CH)	Substanzcharakteristik Besondere Hinweise	Übliche durchschnittliche Tagesdosis (Erwachsene)	Eliminationshalbwertszeit (in Stunden)	Übersichts-Literatur
Hypericum (Johanniskraut)	Phytotherapeutikum	u.a. Hyperforat® (D) Sedariston® (D) Psychotonin® (D, A) Jarsin® (D) Biosedil® (D) Esbericum® (D)	für den aus der Pflanze Hypericum perforatum gewonnenen Extrakt (standardisiert auf den Inhaltsstoff Hypericin) werden stimmungsaufhellende und antidepressive Wirkqualitäten diskutiert. In pharmakologischen Untersuchungen zeigten sich deutlich MAO-hemmende Eigenschaften. Typische Nebenwirkung: Photosensibilisierung	200–900 mg (bezogen auf Hypericinstandardisierten Extrakt)		HARRER (1991)
Imipramin	trizyklisches Antidepressivum. Dibenzazepinderivat	Tofranil® (D, A, CH) Melipramin® (D) Pryleugan® (D)	Standard- und Referenzsubstanz bei der Prüfung der Wirksamkeit neuer Antidepressiva. Erstes Antidepressivum (1957). Stärker noradrenerg als serotonerg wirksam, daneben auch antihistaminerge und starke anticholinerge Wirkungen. Psychomotorisch leicht aktivierend. „Therapeutische Plasmaspiegel": 150–250 ng/ml. Spezielle Indikationen stellen Enuresis, Kataplexie (Narkolepsie), hyperkinetische Syndrome sowie Panikattacken und Eßstörungen (Anorexie, Bulimie) dar	ambulant: 75–150 mg stationär: 150–300 mg	7–26 (Metabolit Desimipramin 15–18)	ANGST und THEOBALD (1970) REISBY et al. (1977) KOCSIS et al. (1988) DEGATTA et al. (1990)

Internat. Freiname (INN, generic name) Chemische Formel	Stoffgruppe	Handelsname (D, A, CH)	Substanzcharakteristik Besondere Hinweise	Übliche durchschnittliche Tagesdosis (Erwachsene)	Eliminationshalbwertszeit (in Stunden)	Übersichtsliteratur
Lithium (-salze)	anorganische Verbindung	Quilonum® (D) Hypnorex® (D, CH) leukominerase® (D) Li 450® (D) Lithium Apogepha® (D) Lithium-Aspartat® (D) Lithium-Duriles® (D) Lithiumorotat® (D) Neurolepsin® (A) Quilonorm® (A, CH) Lithiofor® (CH) Litarex® (CH)	metallisches Element; nur der Lithiumanteil des Salzes ist wirksam. Hauptanwendungsgebiet ist die rezidivprophylaktische Behandlung affektiver Psychosen. Des weiteren auch zur Rezidivprophylaxe schizoaffektiver Psychosen sowie zur Behandlung von Manien. Evtl. auch zur Zusatztherapie sog. therapieresistenter Depressionen. Enge therapeutische Breite; Plasmaspiegelüberwachung unerläßlich. Therapeutische Spiegel bei Prophylaxe: 0,5–0,8 mmol/l; bei Manie-Behandlung: 0,8–1,2 mmol/l. Cave Nebenwirkungen und Kontraindikationen!	abhängig vom Lithiumgehalt pro Tablette. Dosierung wird therapeutischem Plasmaspiegel angepaßt	14–24	BIRCH (1987) MÜLLER-OERLINGHAUSEN und GREIL (1986)
Lofepramin	modifiziertes trizyklisches Antidepressivum	Gamonil® (D, CH) Tymelyt® (A)	Prodrug; wird nach Resorption zum aktiven Metaboliten Desipramin umgewandelt. Wirkpräferenz für das noradrenerge System. Weniger anticholinerge und kardiotoxische Wirkungen	ambulant: 70–140 mg stationär: 140–280 mg	ca. 5 (Metabolit Desimipramin 15–18)	KERIHUEL und DREYFUS (1991) LANCASTER und GONZALEZ (1989b)

Internat. Freiname (INN, generic name) Chemische Formel	Stoffgruppe	Handelsname (D, A, CH)	Substanzcharakteristik Besondere Hinweise	Übliche durchschnittliche Tagesdosis (Erwachsene)	Eliminationshalbwertszeit (in Stunden)	Übersichts-Literatur
Maprotilin CH_2–CH_2–NH–CH_3	nicht-trizyklisches Antidepressivum	Ludiomil® (D, A, CH) Aneural® (D) Depressase® (D) Deprilept® (D) Kanopan® (D) Mapro-GRY® (D) Maprolu® (D) Mapro-Tablinen® (D) Mirpan® (D) Psymion® (D)	durch eine zusätzliche Ethylenbrücke modifiziertes trizyklisches Antidepressivum (= tetrazyklisch). Selektivste noradrenerg wirksame Substanz unter den dzt. verfügbaren Antidepressiva. Schwächer ausgeprägte anticholinerge Eigenschaften. Cave erhöhte zerebrale Krampfbereitschaft	ambulant: 50–150 mg stationär: 100–225 mg parenteral: 50–150 mg	20–58	Wells und Gelenberg (1981)
Melitracen 	trizyklisches Antidepressivum. Anthracenderivat	Dixeran® (A, CH)	pharmakologisch und klinisch dem Imipramin verwandte Substanz. Neurobiochemisch v.a. noradrenerg wirksam	ambulant: 50–150 mg stationär: 100–225 mg	ca. 19	

Internat. Freiname (INN, generic name) Chemische Formel	Stoffgruppe	Handelsname (D, A, CH)	Substanz-charakteristik Besondere Hinweise	Übliche durchschnitt-liche Tages-dosis (Er-wachsene)	Elimina-tionshalb-wertszeit (in Stun-den)	Übersichts-Literatur
Mianserin	nicht-trizykli-sches Anti-depressivum. Tetrazyklisches Grundgerüst	Tolvin® (D) Prisma® (D) Tolvon® (A, CH)	Antidepressivum mit pharmakologischer Sonderstellung: Präsynap-tische alpharezeptor-, postsynaptische serotonin-rezeptor-blockierende Wirkung. Fehlende anticholinerge und geringe kardiovaskuläre Nebenwir-kungen. Substanz deshalb auch bei Risikopatienten (Glaukom, Prostatahyper-trophie, Alterspatienten und Herzkranken geeig-net). Deutlich sedierende Wirkeigenschaften. Wöchentliche Kontrollen des weißen Blutbildes erforderlich! (Cave Leukopenien und Agranulozytosen)	ambulant: 30–120 mg stationär: 90–180 mg	ca. 17	BROGDEN et al. (1978) MONTGOMERY et al. (1991) LINGJAERDE (1983)

Internat. Freiname (INN, generic name) Chemische Formel	Stoffgruppe	Handelsname (D, A, CH)	Substanzcharakteristik Besondere Hinweise	Übliche durchschnittliche Tagesdosis (Erwachsene)	Eliminationshalbwertszeit (in Stunden)	Übersichtsliteratur
Moclobemid 	MAO-Hemmer. Benzamidderivat	Aurorix® (D, A, CH)	neuer, relativ selektiver Inhibitor der Monoaminoxidase A. Im Gegensatz zu den älteren MAO-Hemmern ist die Hemmung reversibel (RIMA) und es sind keine Diätrestriktionen zu beachten. Leicht aktivierende Wirkung. Keine Gabe nach 16.00 Uhr. Besonders günstig bei gehemmten Depressionen und Trizyklika-Nonrespondern. Kann wegen fehlender anticholinerger Wirkung auch bei nicht agitierten Altersdepressionen eingesetzt werden	ambulant: 150–450 mg stationär: 300–600 mg	ca. 2 (Dauer der MAO-Hemmung ca. 16 Stunden)	LAUX und RIEDERER (1989) FITTON et al. (1992) WETZEL und BENKERT (1991)
Nortriptylin 	trizyklisches Antidepressivum. Dibenzocycloheptenderivat	Nortrilen® (D, A, CH)	leicht antriebssteigerndes Antidepressivum mit überwiegend noradrenerger Wirkung. Geringere anticholinerge und kardiovaskuläre Nebenwirkungen. „Therapeutische Plasmaspiegel": 50–150 ng/ ml. Aktiver Metabolit des Amitriptylins	ambulant: 75–150 mg stationär: 100–300 mg	ca. 30	RUBIN et al. (1985)

Internat. Freiname (INN, generic name) Chemische Formel	Stoffgruppe	Handelsname (D, A, CH)	Substanz-charakteristik Besondere Hinweise	Übliche durchschnittliche Tagesdosis (Erwachsene)	Eliminationshalbwertszeit (in Stunden)	Übersichts-Literatur
Noxiptilin	trizyklisches Antidepressivum. Dibenzocycloheptenderivat	Elronon® (D)	leicht antriebssteigerndes Antidepressivum vom Imipramin-Typ	ambulant: 100–200 mg stationär: 100–400 mg		
Opipramol	Trizyklikum. Dibenzazepinderivat	Insidon® (D, A, CH)	trizyklische Substanz mit tranquillisierenden Eigenschaften. Keine noradrenerge und serotonerge Wirkung, schwach anticholinerg. Dopaminantagonistische und stark antihistaminische Eigenschaften. Relativ schwache antidepressive Wirkung; tranquillisierend-sedative Wirkqualitäten stehen im Vordergrund	50–300 mg	6–9	Wendt et al. (1985)

Internat. Freiname (INN, generic name) Chemische Formel	Stoffgruppe	Handelsname (D, A, CH)	Substanzcharakteristik Besondere Hinweise	Übliche durchschnittliche Tagesdosis (Erwachsene)	Eliminationshalbwertszeit (in Stunden)	Übersichtsliteratur
Oxitriptan (L-5-Hydroxytryptophan) 	Aminosäurederivat	Tript-OH® (CH) Triptum® (CH) Levothym® (D)	Aminpräkursor; Oxitriptan ist eine biologische Serotoninvorstufe. Der Nachweis der antidepressiven Wirkung ist nach strengen Prüfkriterien bisher nicht erbracht. Evtl. zur Kombinationstherapie mit trizyklischen Antidepressiva zur Dosiseinsparung letzterer. In Deutschland wurde durch das BGA das Ruhen der Zulassung von Oxitriptan veranlaßt. Die Substanz wird verdächtigt – wie L-Tryptophan – für die Entstehung eines Eosinophilie-Myalgie-Syndroms verantwortlich zu sein. Mit Bescheid vom 28.8.92 wurde die Anwendung bei hereditären Enzymopathien sowie bei cerebellaren Ataxien und Myoklonien freigegeben. Während der Behandlung müssen in regelmäßigen Abständen Kontrollen des Differential-Blutbildes durchgeführt werden. Für die Anwendung bei depressiven Erkrankungen gilt weiterhin das Anwendungsverbot	200–400 mg	ca. 6	SANO (1972) VAN HIELE (1980)

Internat. Freiname (INN, generic name) Chemische Formel	Stoffgruppe	Handelsname (D, A, CH)	Substanzcharakteristik Besondere Hinweise	Übliche durchschnittliche Tagesdosis (Erwachsene)	Eliminationshalbwertszeit (in Stunden)	Übersichtsliteratur
Paroxetin	nicht-trizyklisches Antidepressivum. SSRI; Phenylpiperidinderivat	Seroxat® (D)	chemisch neuartiger selektiver Serotonin-Wiederaufnahmehemmer ohne wesentliche Wirkung auf andere Neurotransmitter oder Rezeptoren. Relativ geringe anticholinerge Nebenwirkungen sowie praktisch keine kardiotoxischen Wirkungen. Häufigste Nebenwirkung Übelkeit. Bevorzugt morgendliche Einmalgabe. Keine Kombination mit MAO-Hemmern	ambulant: 20 mg stationär: bis max. 50 mg	ca. 20	DECHANT und CLISSOLD (1991) BOYER und FEIGHNER (1992) BROICH und LAUX (1993)
Sulpirid	Benzamidderivat. Atypisches Antidepressivum	Dogmatil® (D, A, CH) Meresa® (D) Neogama® (D) Arminol® (D)	Neuroleptikum vom Benzamid-Typ, das in niedriger Dosierung aufgrund dopaminerger Wirkung antriebssteigernd und leicht antidepressiv wirkt. Antivertiginöse und antiemetische Eigenschaften. Typische Nebenwirkungen sind Unruhe und Prolaktinanstieg (Galaktorrhoe, Amenorrhoe)	100–250 mg (bei antidepressiver Therapie). Nicht nach 16.00 Uhr	ca. 8	BENKERT und HOLSBOER (1984) SERRA et al. (1990) LAUX und BROICH (1993)

Internat. Freiname (INN, generic name) Chemische Formel	Stoffgruppe	Handelsname (D, A, CH)	Substanzcharakteristik Besondere Hinweise	Übliche durchschnittliche Tagesdosis (Erwachsene)	Eliminationshalbwertszeit (in Stunden)	Übersichts-Literatur
Tranylcypromin	irreversibler MAO-Hemmer. Cyclopropylaminderivat	Jatrosom N ® (D) Parnate® (D)	MAO-Hemmer mit enger chemischer Verwandtschaft zu Amphetamin. Deutlich antriebsteigernde, aber auch anxiolytische Eigenschaften. Die Substanz bewirkt eine nicht-selektive, irreversible MAO-Hemmung. Keine anticholinergen oder kardiotoxischen Wirkungen. Einsatz v.a. bei sog. atypischen und therapieresistenten Depressionen. Tyraminfreie Diät erforderlich wegen Gefahr der Provokation hypertensiver Krisen. Medikationspause von mindestens 7 Tagen bei Umstellung auf andere Antidepressiva, bei serotonin-spezifischen Substanzen 14 Tage und mehr. Cave Kombination mit Clomipramin, Fluoxetin, Fluvoxamin, Paroxetin und Citalopram	ambulant: 10–40 mg stationär: 20–60 mg	ca. 1–2 Wegen der irreversiblen MAO-Hemmung ist die biologische Wirkdauer jedoch wesentlich länger (3–10 Tage nach Absetzen!)	WHITE und WHITE (1986) BECKMANN und LAUX (1991)

Internat. Freiname (INN, generic name) Chemische Formel	Stoffgruppe	Handelsname (D, A, CH)	Substanzcharakteristik Besondere Hinweise	Übliche durchschnittliche Tagesdosis (Erwachsene)	Eliminationshalbwertzeit (in Stunden)	Übersichts-Literatur
Trazodon	nicht-trizyklisches Antidepressivum. Triazolopyridinderivat	Thombran® (D) Trittico® (A, CH)	anxiolytisch-sedierendes Wirkprofil. Serotonerge und alpha-adrenerge Wirkung; relativ geringe anticholinerge Eigenschaften. Typische Nebenwirkungen sind Priapismus, orthostatische Hypotonie und ventrikuläre Extrasystolen	ambulant: 100–300 mg stationär: 300–600 mg parenteral: 100–300 mg	ca. 4	GEORGOTAS et al. (1982) SCHATZBERG (1987) CAZZULLO und SILVESTRINI (1989)
Trimipramin	trizyklisches Antidepressivum. Dibenzazepinderivat	Stangyl® (D, A) Surmontil® (CH) Herphonal® (D)	chemisch gleicht die Substanz in ihrem trizyklischen Kern dem Imipramin, die Seitenkette stammt von dem niederpotenten Neuroleptikum Levomepromazin. Wegen seines ungewöhnlichen Wirkprofils wird Trimipramin eher den sog. atypischen Antidepressiva zugerechnet. Die Substanz wirkt als Dopamin-Antagonist, sie hat anticholinerge und antihistaminische Eigenschaften und beeinflußt nicht die serotonerge und noradrenerge Neurotransmission. Stark sedierendes Antidepressivum. Kann aufgrund fehlender REM-Schlafunterdrückung auch als Hypnotikum eingesetzt werden	ambulant: 100–200 mg stationär: 200–400 mg parenteral: 50–150 mg	ca. 23	LAPIERRE (1989)

Internat. Freiname (INN, generic name) Chemische Formel	Stoffgruppe	Handelsname (D, A, CH)	Substanzcharakteristik Besondere Hinweise	Übliche durchschnittliche Tagesdosis (Erwachsene)	Eliminationshalbwertszeit (in Stunden)	Übersichtsliteratur
Viloxazin	nicht-trizyklisches Antidepressivum. Bizyklisches Oxazinderivat	Vivalan® (D)	leicht stimulierendaktivierendes, chemisch von den Betarezeptorenblockern abgeleitetes Antidepressivum. Neurobiochemisch wirkt Viloxazin leicht noradrenerg und besitzt wahrscheinlich betamimetische und MAO-hemmende Wirkeigenschaften. Keine anticholinergen Nebenwirkungen. Geringere Inzidenz zur Senkung der zerebralen Krampfschwelle als bei anderen Antidepressiva. Eine verläßliche, den Trizyklika vergleichbare antidepressive Wirkung dzt. noch nicht ausreichend belegt	ambulant: 100–300 mg stationär: 200–500 mg parenteral: 200–400 mg Morgendliche Hauptdosis, nicht nach 16.00 Uhr	2–5	BAN et al. (1980) PINDER et al. (1977b)

Literatur

ANGST J, THEOBALD W (1970) Tofranil (Imipramin). Stämpfli, Bern

AYD FJ (1984) Long-term treatment of chronic depression: 15-year experience with doxepin HCL. J Clin Psychiatry 45: 39–45

BAN TA, McEVOY JP, WILSON WH (1980) Viloxazine: a review of the literature. Int Pharmacopsychiatry 15: 118–123

BARON DP, UNGER HR, WILLIAMS HE et al. (1976) A double blind study of the antidepressants dibenzepin and amitriptyline. NZ Med J 83: 273–274

BECKMANN H, SIEBERNS S (Hrsg) (1985) Wie aktuell ist Amitriptylin für die Therapie der Depression? pmi, Frankfurt

BECKMANN H, LAUX G (1991) Aktuelles zur Therapie mit MAO-Hemmern. Krankenhauspsychiatrie 2: 201–202

BENFIELD P, HEEL RC, LEWIS SP (1986a) Fluoxetine: a review of its pharmacodynamic and pharmacokinetic properties, and therapeutic efficacy in depressive illness. Drugs 32: 481–508

BENFIELD P, WARD A (1986b) Fluvoxamine: a review of its pharmacodynamic and pharmacokinetic properties and therapeutic efficacy in depressive illness. Drugs 32: 313–334

BENKERT O, HOLSBOER F (1984) Effect of sulpiride in endogenous depression. Acta Psychiatr Scand 69 [Suppl 311]: 43–48

BREYER-PFAFF U, GIEDKE H, GAERTNER HJ et al. (1989) Validation of a therapeutic plasma level range in amitriptyline treatment of depression. J Clin Psychopharmacol 9: 116–121

BIRCH NJ (ed) (1987) Lithium: inorganic pharmacology and psychiatric use. IRL Press, Oxford Washington

BOYER WF, FEIGHNER JP (1992) An overview of paroxetine. J Clin Psychiatry 53 [Suppl 2]: 3–6

BROGDEN RN, HEEL RC, SPEIGHT TM et al. (1978) Mianserin: a review of its pharmacological properties and therapeutic efficacy in depressive illness. Drugs 16: 273–301

BROICH K, LAUX G (1993) Paroxetin. Selektiver Serotonin-Wiederaufnahmehemmer zur Depressionsbehandlung. Arzneimitteltherapie 11: 114–117

CAZZULLO C, SILVESTRINI B (eds) (1989) Trazodone: an antidepressant with adrenolytic activity. Clin Neuropharmacol 12 [Suppl 1]: 1–59

DAWSON GW, JUE SG, BROGDEN RN (1984) Alprazolam: a review of its pharmacodynamic properties and efficacy in the treatment of anxiety and depression. Drugs 27: 132–147

DECHANT KL, CLISSOLD SP (1991) Paroxetine: a review of its pharmacodynamic and pharmacokinetic properties and therapeutic potential in depressive illness. Drugs 41: 225–253

DEGATTA MMF, GALINDO P, REY F et al. (1990) The influence of clinical and pharmacological factors on enuresis treatment with imipramine. Br J Clin Pharmacol 30: 693–698

FAWCETT JA, KRAVITZ HM (1982) Alprazolam: pharmacokinetics, clinical efficacy, and mechanism of action. Pharmacotherapy 2: 243–254

FITTON A, FAULDS D, GOA KL (1992) Moclobemide. A review of its pharmacological properties and therapeutic use in depressive illness. Drugs 43: 561–596

FREEMAN H (ed) (1988) Progress in antidepressant therapy. Fluoxetine: a comprehensive overview. Br J Psychiatry 153 [Suppl 3]: 1–112

GEORGOTAS A, FORSELL TL, MANN JJ et al. (1982) Trazodone hydrochloride: a wide spectrum antidepressant with a unique pharmacological profile. Pharmacotherapy 2: 255–265

GERNER RH, STANTON A (1992) Algorithm for patient management of acute manic states: lithium, valproate or carbamazepine? J Clin Psychopharmacol 12 [Suppl 1]: 57–63

GUELFI JD, DREYFUS JF, DELCROS M, PICHOT P (1983) A double-blind controlled multicenter trial comparing butriptyline with amitriptyline. Neuropsychobiology 9: 142–146

HARRER G (Hrsg) (1991) Therapie mit Hypericum-Extrakt. Nervenheilkunde 10: 305–320

HIPPIUS H, LAAKMANN G (Hrsg) (1991) Neue Strategien der Depressionsbehandlung. Fluoxetin. Springer, Berlin Heidelberg New York Tokyo

ISRAEL M, BEAUDRY P (1988) Carbamazepine in psychiatry: a review. Can J Psychiatr 33: 577–584

JUNGKUNZ G (1989) Strategien und Hintergründe der medikamentösen Depressionsbehandlung. Stellung des Amitriptylinoxids in der Reihe der Antidepressiva. Vieweg, Braunschweig

KANIG K, TULUWEIT K (1978) Synopsis of results of clinical trials with amitriptylinoxide. Arzneimittelforschung/Drug Res 28: 1920–1924

KATZ MM, KOSLOW SH, MAAS JW et al. (1991) Identifying the specific clinical actions of amitriptyline: interrelationships of behaviour, affect and plasma levels in depression. Psychol Med 21: 599–611

KERIHUEL JC, DREYFUS JF (1991) Meta-analyses of the efficacy and tolerability of the tricyclic antidepressant lofepramine. J Int Med Res 19: 183–201

KOCSIS JH, FRANCES AJ, VOSS C et al. (1988) Imipramine treatment for chronic depression. Arch Gen Psychiatry 45: 253–257

KRAVITZ HM, FAWCETT J (1987) Carbamazepine in the treatment of affective disorders. Med Sci Res 15: 1–8

LANCASTER SG, GONZALEZ JP (1989a) Dothiepin: a review of its pharmacodynamic and pharmacokinetic properties, and therapeutic efficacy in depressive illness. Drugs 38: 123–147

LANCASTER SG, GONZALEZ JP (1989b) Lofepramine: a review of its pharmacodynamic and pharmacokinetic properties, and therapeutic efficacy in depressive illness. Drugs 37: 123–140

LAPIERRE YD (1989) A review of trimipramine: 30 years of clinical use. Drugs 38 [Suppl 1]: 17–24

LAUX G, KÖNIG W (1985) Neues Anxiolytikum. Alprazolam – ein Triazolo-Benzodiazepin. Münch Med Wochenschr 127: 142–145

LAUX G, RIEDERER P (Hrsg) (1989) Neue selektive Monoaminoxidase-Hemmer in der Therapie depressiver Erkrankungen. Psychiat Prax 16 [Suppl]: 1–50

LAUX G, BROICH K (1993) Sulpirid – Eine Übersicht. Fundamenta Psychiatrica 7 (im Druck)

LEHMANN LS, BOWDEN CL, REDMOND FC et al. (1982) Amitriptyline and nortriptyline response profiles in unipolar depressed patients. Psychopharmacology 77: 193–197

LINGJAERDE O (ed) (1983) Depression and its treatment with mianserin (Tolvon). Acta Psychiatr Scand 67 [Suppl 302]: 1–106

McTAVISH D, BENFIELD P (1990) Clomipramine. An overview of its pharmacological properties and a review of its therapeutic use in obsessive compulsive disorder and panic disorder. Drugs 39: 136–153

MILNE RJ, GOA KL (1991) Citalopram. A review of its pharmacodynamic and pharmacokinetic properties, and therapeutic potential in depressive illness. Drugs 41: 450–477

MONTGOMERY SA, BULLOCK T, PINDER RM (1991) The clinical profile of mianserin. Nord Psykiat Tidsskr [Suppl 45/24]: 27–35

MÜLLER-OERLINGHAUSEN B (Hrsg) (1989) Carbamazepin in der Psychiatrie. Thieme, Stuttgart

MÜLLER-OERLINGHAUSEN B, GREIL W (Hrsg) (1986) Die Lithium-Therapie. Nutzen, Risiken, Alternativen. Springer, Berlin Heidelberg New York Tokyo

NELSON JC (1984) Use of desipramine in depressed inpatients. J Clin Psychiatry 45: 10–15

ORSULAK PJ, WALLER D (1989) Antidepressant drugs: additional clinical uses. J Fam Pract 28: 209–216

OSTERHEIDER M (1990) Flupentixol-Decanoat und Fluspirilen im Vergleich. Münch Med Wochenschr 132 [Suppl]: 10–12

OSTERHEIDER M (1991) Flupentixol (decanoat) bei Patienten mit depressivem Syndrom. Forschungsüberblick und vorläufige Ergebnisse einer laufenden Untersuchung zum Vergleich von Flupentixoldecanoat mit Fluspirilen und anderen Referenzsubstanzen. In: PÖLDINGER W (Hrsg) Niedrigdosierte Neuroleptika bei ängstlich-depressiven Zustandsbildern und psychosomatischen Erkrankungen. Braun, Karlsruhe, S 97–105

PETERS MD II, DAVIS SK, AUSTIN LS (1990) Clomipramine: an antiobsessional tricyclic antidepressant. Clin Pharm 9: 165–178

PINDER RM, BROGDEN RN, SPEIGHT TM et al. (1977a) Doxepin up-to-date: a review of its pharmacological properties and therapeutic efficacy with particular reference to depression. Drugs 13: 161–218

PINDER RM, BROGDEN RH, SPEIGHT TM et al. (1977b) Viloxazine: a review of its pharmacological properties and therapeutic efficacy in depressive illness. Drugs 13: 401–421

PÖLDINGER W, SIEBERNS S (1983) Depression-inducing and antidepressive effects of neuroleptics: experiences with flupenthixol and flupenthixol decanoate. Neuropsychobiology 10: 131–136

POST RM (1992) Anticonvulsants and novel drugs. In: PAYKEL ES (ed) Handbook of affective disorders. Guilford, New York, pp 387–417

REISBY N, GRAM LF, BECK P et al. (1977) Imipramine: clinical effects and pharmacokinetic variability. Pschopharmacology 54: 263

RUBIN EH, BIGGS JT, PRESKORN SH (1985) Nortriptyline pharmacokinetics and plasma levels: implications for clinical practice. J Clin Psychiatry 46: 418–424

RUDORFER MV, POTTER WZ (1989) Antidepressants. A comparative review of the clinical pharmacology and therapeutic use of the „newer" versus the „older" drugs. Drugs 37: 713–738

SALLEE FR, POLLOCK BG (1990) Clinical pharmacokinetics of imipramine and desipramine. Clin Pharmacokinet 18: 346–364

SANO J (1972) L-5-Hydroxytryptophan (L-5-HTP)-Therapie bei endogener Depression. Münch Med Wochenschr 114: 1713–1716

SCHATZBERG AF (1987) Trazodone: a 5-year review of antidepressant efficacy. Psychopathology 20 [Suppl 1]: 48–56

SCHULTE RM (1986) Porträt eines Antidepressivum. Dosulepin im Spektrum internationaler Studien. Med Welt 37: 1203–1208

SERRA G, FORGIONE A, D'AQUILA PS et al. (1990) Possible mechanism of antidepressant effect of L-sulpiride. Clin Neuropharmacol 13 [Suppl 1]: 76–83

SILVERSTONE T (ed) (1989) Clinical studies of fluoxetine in depression. CNS, London

SOMMI RW, CRISMON ML, BOWDEN CL (1987) Fluoxetine: a serotonin-specific, second generation antidepressant. Pharmacotherapy 7: 1–15

STILLE G (Hrsg) (1986) Dosulepin. Zuckschwerdt, München

TACKE U (1989) Fluoxetine: an alternative to the tricyclics in the treatment of major depression? Am J Med Sci 298: 126–129

TRIMBLE MR (1990) Worldwide use of clomipramine. J Clin Psychiatry 51 [Suppl]: 51–58

VAN HIELE LJ (1980) L-5-Hydroxytryptophan in depression: the first substitution therapy in psychiatry? Neuropsychobiology 6: 230–240

WELLS BG, GELENBERG AJ (1981) Chemistry, pharmacology, pharmacokinetics, adverse effects, and efficacy of the antidepressant maprotiline hydrochloride. Pharmacotherapy 1: 121–139

WENDT G, BINZ U, MÜLLER AA (1985) Opipramol bei Angst und Schlafstörungen – eine Alternative zu Tranquilizern. Med Welt 36: 506–512

WETZEL H, BENKERT O (1991) Moclobemid, ein reversibler Inhibitor der Monoaminoxidase A (RIMA). Fundam Psychiat 5: 91–100

WHITE K, WHITE J (1986) Tranylcypromine. Patterns and predictors of response. J Clin Psychiatry 47: 380–382

Sachverzeichnis

Pierre Baumann (Hrsg.)

in Zusammenarbeit mit
W.W. Fleischhacker, W. Gaebel, G. Laux,
H.-J. Möller, B. Saletu, B. Woggon

Biologische Psychiatrie der Gegenwart

1993. 270 Abbildungen. XXII, 804 Seiten.
Gebunden DM 228,–, öS 1596,–
ISBN 3-211-82419-7

Preisänderungen vorbehalten

Dieser Band vereint die wissenschaftlichen Beiträge zum 3. Dreiländer-symposium für Biologische Psychiatrie. Damit spiegelt er den gegenwärtigen Stand der Forschung auf dem Gebiet im deutschsprachigen Raum dar. Auffallend ist der stark interdisziplinäre Charakter dieser Veranstaltung, die Psychiater, klinische Pharmakologen, Psychologen, Statistiker, Genetiker, Immunologen und Vertreter der „Neurosciences" vereinigt und Themen der Erwachsenen-, aber auch der Kinder- und Gerontopsychiatrie behandelt.
Das Buch ist nach den Hauptthemen gegliedert: Biochemie der Schizophrenie, Chronobiologie und Schlaf, bildgebende Verfahren und Elektrophysiologie, Verlaufsparameter, Opiatabhängigkeit, Kinder-, Jugend- und Gerontopsychiatrie, klinische Psychopharmakologie, neurologische softsigns, Behandlung und Prophylaxe von affektiven Psychosen, Genetik und Immunologie der Geisteskrankheiten, Psychoneuroendokrinologie.
Die 200 Beiträge illustrieren den Aufschwung der biologischen Psychiatrie und sind ein Zeugnis für die intensive Forschung auf diesem Gebiet.

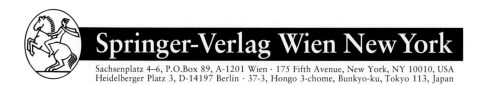

Springer-Verlag Wien New York

Sachsenplatz 4–6, P.O.Box 89, A-1201 Wien · 175 Fifth Avenue, New York, NY 10010, USA
Heidelberger Platz 3, D-14197 Berlin · 37-3, Hongo 3-chome, Bunkyo-ku, Tokyo 113, Japan

Peter Riederer, Gerd Laux, Walter Pöldinger (Hrsg.)

Neuro-Psychopharmaka

Ein Therapie-Handbuch in 6 Bänden

Die in sich abgeschlossenen Einzelbände des Werkes Neuro-Psychopharmaka werden in ihrer Vollständigkeit den in Klinik und Praxis tätigen Nervenärzten, Psychiatern und Neurologen sowie Grundlagenforschern als kompetentes Standardwerk der Psychopharmakologie zur Verfügung stehen. Die Mitarbeit namhafter Experten bürgt für höchste wissenschaftliche Kompetenz unter Einbeziehung neuester klinischer und biochemisch-pharma-kologischer Befunde.
Intensive redaktionelle Bearbeitung sichert eine strikte Gliederung des Textes, wobei größter Wert darauf gelegt wird, die komplexe Thematik übersichtlich darzustellen.
Für eine rasche Vermittlung praxisrelevanter Informationen sorgen Übersichtstabellen; den einzelnen Kapiteln sind zusätzlich ausführliche Hinweise auf die Literatur beigegeben. Jeder Band wird durch ein umfangreiches Präparate- und Sachverzeichnis der in deutschsprachigen Ländern verfügbaren Substanzen ergänzt.

Band 1:
Allgemeine Grundlagen der Pharmakopsychiatrie
1992. 70 Abbildungen. XV, 524 Seiten.
Gebunden DM 118,–, öS 826,–. ISBN 3-211-82209-7

Mit Beiträgen von P. Baumann, M. Bergener, W. Berger, J. Bohlken, T. Buclin, C. Eggers, G. Erdmann, U. Gerhard, K. Heinrich, H. Helmchen, C. Hesse, V. Hobi, W. Janke, E. Kienzl, H.E. Klein, E. Klieser, J. Kornhuber, D. Ladewig, G. Laux, O.K. Linde, M. Linden, H.J. Möller, W.E. Müller, B. Müller-Oerlinghausen, N. Nedopil, P. Netter, M. Philipp, W. Pöldinger, P. Riederer, E. Rüther, B. Saletu, A. Schmidtke, T. Schuurman, R. Spiegel, F.J. van der Staay, J. Staedt, C. Thiels, J. Traber, H. Wachtel, H. Wartensleben, B. Woggon

Band 2:
Tranquilizer und Hypnotika
1994. Mit zahlreichen Abbildungen. Etwa 320 Seiten.
Gebunden etwa DM 98,–, etwa öS 690,–. ISBN 3-211-82210-0

Mit Beiträgen von M. Berger, J. Bruinvels, O. Dietmaier, W. Fleischhacker, J. Fritze, T. Glaser, J.M. Greuel, W. Haefely, R. Hänsel, K. Heininger, F. Hohagen, E. Klieser, G. Laux, W.E. Müller, N. Nedopil, H. Oelschläger, M. Osterheider, W. Platz, E. Rüther, E. Schönbrunn, S. Sieberns, J. De Vry, C. Wurthmann

Band 4:

Neuroleptika

1992. 44 Abbildungen. IX, 224 Seiten.
Gebunden DM 78,–, öS 546,–. ISBN 3-211-82212-7

Mit Beiträgen von O. Dietmaier, E. Etzersdorfer, J. Fritze, W. Gaebel, C. Haring, K. Heininger, H. Hinterhuber, H. Katschnig, T. Konieczna, P. König, J. Kornhuber, G. Laux, H.J. Möller, H. Rittmannsberger, W. Schöny, S. Sieberns

Band 5:

Parkinsonmittel und Nootropika

1992. 54 Abbildungen. XII, 352 Seiten.
Gebunden DM 92,–, öS 644,–. ISBN 3-211-82213-5

Mit Beiträgen von A. Colzi, M. Da Prada, T. Dierks, O. Dietmaier, P.-A. Fischer, M. Gerlach, F. Gerstenbrand, H. Herrschaft, R. Ihl, R. Kettler, J. Kornhuber, G. Laux, K. Maurer, W. Poewe, H. Przuntek, P. Riederer, E. Schneider, M. Streifler, G. Ulm, H. Wachtel, G. Zürcher

Band 6:

Notfalltherapie, Antiepileptika, Beto-Rezeptorenblocker und sonstige Psychopharmaka

1992. 65 Abbildungen. X, 257 Seiten.
Gebunden DM 86,–, öS 598,–. ISBN 3-211-82326-3

Mit Beiträgen von H. Berzewski, J. Böning, U. Borchard, P. Clarenbach, J. Deckert, O. Dietmaier, C. Eggers, J. Fritze, L. Frölich, W. Fröscher, M. Gastpar, C.H. Gleiter, A. Hartmann, G. Laux, W.E. Platz, H. Przuntek, J. Rimpel, N. Weiner, W. Wesemann

Bei Bezug der Bände 1 - 6   20 % Preisermäßigung

Preisänderungen vorbehalten

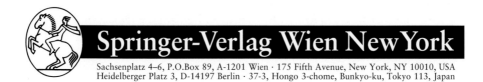

Springer-Verlag Wien New York

Sachsenplatz 4–6, P.O.Box 89, A-1201 Wien · 175 Fifth Avenue, New York, NY 10010, USA
Heidelberger Platz 3, D-14197 Berlin · 37-3, Hongo 3-chome, Bunkyo-ku, Tokyo 113, Japan

Hans-Jürgen Möller (Hrsg.)

Therapieresistenz unter Neuroleptikabehandlung

1993. 8 Abbildungen. VII, 182 Seiten.
Broschiert DM 49,–, öS 345,–
ISBN 3-211-82461-8

Preisänderungen vorbehalten

In der Behandlung schizophrener Patienten mit Neuroleptika kommt es in einem nicht unerheblichen Prozentsatz zu Therapieresistenz. Das Ausmaß dieser Problematik wird bereits aus den kontrollierten Therapiestudien zu den ersten Neuroleptika deutlich. Selbst unter den, im Vergleich zu kontrollierten Therapiestudien, weniger restriktiven Bedingungen der psychiatrischen Routineversorgung (Möglichkeit zu längerer Behandlung, zu höherer Dosierung, zu Präparatewechsel etc.) kommt es in einem noch immer erheblichen Prozentsatz, insbesondere bei den selektierten Patienten im stationären Bereich, zu einem unbefriedigenden Therapieerfolg.

Im Rahmen eines Workshops, der anläßlich des Symposions der AGNP (Arbeitsgemeinschaft für Neuropsychopharmakologie und Pharmakopsychiatrie) im Herbst 1989 stattfand, stand diese Thematik im Zentrum. Hintergrundfaktoren und Behandlungsmöglichkeiten der Therapieresistenz von Neuroleptika wurden von verschiedenen Experten dargestellt und diskutiert. Die überarbeiteten und aktualisierten Beiträge dieses Symposions wurden in dem hier vorliegenden Band publiziert, um allen wissenschaftlich oder praktisch an dieser Thematik interessierten Kollegen den „state of the art" nahezubringen.

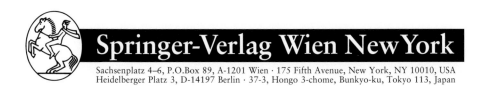

Springer-Verlag Wien New York

Sachsenplatz 4–6, P.O.Box 89, A-1201 Wien · 175 Fifth Avenue, New York, NY 10010, USA
Heidelberger Platz 3, D-14197 Berlin · 37-3, Hongo 3-chome, Bunkyo-ku, Tokyo 113, Japan